U0233465

临床决策

Decision Making in Medicine

An Algorithmic Approach

（第 3 版）

注 意

这一领域的知识和临床实践在不断进步。由于新的研究与临床经验不断扩展着我们的知识，有必要在研究、专业实践和治疗方面作出适当的改变。

实践者和研究者在评价和使用本书提供的信息、方法、资料和经验的时候，必须将其建立在自身经验和知识的基础上。在应用这些信息或方法时，读者必须注意确保自身和他人的安全，包括其所负责的患者的安全。

建议读者核对每种药品的生产厂家所提供的最新产品信息（包括产品特性、使用方法），确认药物的推荐剂量、服用方法、持续时间及禁忌证。根据自己的经验和患者的病情对每一位患者作出诊断，决定服药剂量和最佳治疗方法，并注意用药安全是主治医生的责任。

不论是出版商、著作者、合著者还是编辑，对于因本出版物引起的任何个人或财产的损伤和（或）损失，均不承担任何责任。

临床决策

Decision Making in Medicine

An Algorithmic Approach

（第 3 版）

原著 **Stuart B. Mushlin，MD，FACP，FACR**
Assistant Professor of Medicine
Harvard Medical School
Master Clinician
Brigham and Women's Hospital
Julian Cohen Teaching Scholar
Brigham and Women's Hospital
Director of Primary Care，ad interim，Department of Medicine
Brigham and Women's Hospital
Boston，Massachusetts

Harry L. Greene Ⅱ，MD，FACP
Former Executive Vice President
Massachusetts Medical Society
Waltham，Massachusetts
Instructor in Medicine
Harvard Medical School
Boston，Massachusetts

主译 **陆　伟**
博士，主任医师，天津市第二人民医院院长，天津市肝病研究所所长
李　萍
博士，主任医师，天津市第二人民医院，中西医结合肝病科主任

北京大学医学出版社

LINCHUANG JUECE

图书在版编目（CIP）数据

临床决策：第3版/（美）穆施林，（美）格林原著；陆伟，李萍译. —北京：北京大学医学出版社，2014.7

书名原文：Decision making in medicine：an algorithmic approach

ISBN 978-7-5659-0833-0

Ⅰ. ①临… Ⅱ. ①穆…②格…③陆…④李… Ⅲ. ①临床医学 Ⅳ. ①R4

中国版本图书馆 CIP 数据核字（2014）第 070286 号

北京市版权局著作权合同登记号：图字：01-2014-4559

Decision Making in Medicine：An Algorithmic Approach，Third Edition
Stuart B. Mushlin，Harry L. Greene Ⅱ.
ISBN-13：**978-0-323-04107-2**
ISBN-10：**0-3230-4107-8**

Elsevier（Singapore）Pte Ltd.
3 Killiney Road
#08-01 Winsland House I
Singapore 239519
Tel：(65) 6349-0200
Fax：(65) 6733-1817

First Published 2014
2014年初版

临床决策（第3版）

主　　译：陆　伟　李　萍
出版发行：北京大学医学出版社
地　　址：（100191）北京市海淀区学院路38号　北京大学医学部院内
电　　话：发行部：010-82802230；图书邮购：010-82802495
网　　址：http：//www.pumpress.com.cn
E-mail：booksale@bjmu.edu.cn
印　　刷：北京佳信达欣艺术印刷有限公司
经　　销：新华书店
责任编辑：高　瑾　黄　越　刘陶陶　　**责任校对：**金彤文　　**责任印制：**李　啸
开　　本：889mm×1194mm　1/16　　**印张：**40　　**字数：**1200千字
版　　次：2014年7月第1版　2014年7月第1次印刷
书　　号：ISBN 978-7-5659-0833-0
定　　价：198.00元

译者名单

主　译　陆　伟　李　萍

译　者　（按姓名汉语拼音排序）

曹丽霞	陈　暐	董红筠	高丽英	郭丽颖
江智龙	李　萍	李秋伟	李胜男	李　爽
李秀梅	刘　欢	刘晓丹	刘亚敏	卢琳琳
陆　伟	马艳红	马　月	苗　静	郄春花
申晓敏	史琪玉	苏　瑞	王会清	王俊华
王俊岭	王　丽	王利娜	王　麟	王　瑞
魏　巍	文　君	吴红丽	吴　畏	伍喜良
邢文立	徐　亮	徐媛媛	许　岚	闫　妍
杨秋辉	于爱平	于芳芳	张德发	张贵贤
张　弘	张孝盈	张云静	赵　洁	赵黎莉
赵　宇	郑高云	周　莉	朱海鸥	

秘　书　徐　亮

致　谢

致我美丽的妻子，Francine。她大方，聪明，机智，博学，富有建设性和耐心。为了编著本书，我们放弃了许多事情。我感谢她信任我以及坚信我们可以努力做到比我们想象更多。

SBM

致我的家庭：Linda Clark Greene，Harry L. GreeneⅢ，Evelyn Lockwood Greene，Michele Greene Moynihan，Chris Moynihan，Hayden Myonihan，Jennifer GreeneR-eynoso，以及 David Reynoso。

HLG

分篇主编

Sherleen Chen, MD, FACS
Instructor in Ophthalmology, Harvard Medical School; Director, Comprehensive Ophthalmology Service, Boston, Massachusetts
Ocular

Bradford C. Dickerson, MD
Instructor in Neurology, Harvard Medical School; Assistant in Neurology, Department of Neurology, Massachusetts General Hospital; Associate Neurologist, Division of Cognitive and Behavioral Neurology, Brigham and Women's Hospital, Boston, Massachusetts
Neurology

M. Brian Fennerty, MD
Professor of Medicine, Division of Gastroenterology and Hepatology, Health and Science University, Portland, Oregon
Gastroenterology

John A. Fromson, MD
Assistant Clinical Professor of Psychiatry, Harvard Medical School; Chairman, Department of Psychiatry, Metro West Medical Center, Boston, Massachusetts
Behavioral Medicine

Barbara A. Gilchrest, MD
Professor and Chair, Department of Dermatology, Boston University School of Medicine; Chief of Dermatology, Boston Medical Center, Boston, Massachusetts
Dermatology

Michael D. Katz, PharmD
Associate Professor, Department of Pharmacy Practice and Service, University of Arizona, College of Pharmacy, Tucson, Arizona
Pharmacology

Lisa Kaufmann, MD
Professor of Medicine, SUNY Upstate Medical University, Syracuse, New York
General Medicine

Michael Klompas, MD, MPH, FRCPC
Associate Hospital Epidemiologist, Brigham and Women's Hospital, Boston, Massachusetts
Infectious Diseases

Patricia Kritek, MD
Pulmonary and Critical Care Medicine, Brigham and Women's Hospital, Boston, Massachusetts
Pulmonary Disease

Ana Maria López, MD, MPH, FACP
Associate Dean for Outreach and Multicultural Affairs, Professor of Medicine and Pathology, Medical Director, Arizona Telemedicine Program, University of Arizona, Tucson, Arizona
Hematology/Oncology

Graham T. McMahon, MD, MMSc
Department of Endocrinology, Brigham and Women's Hospital, Boston, Massachusetts
Endocrinology

Paul A. Monach, MD, PhD
Assistant Professor of Medicine, Section of Rheumatology, Boston University School of Medicine, Boston, Massachusetts
Rheumatology

Stuart B. Mushlin, MD, FACP, FACR
Assistant Professor of Medicine, Harvard Medical School; Master Clinician, Brigham and Women's Hospital; Julian Cohen Teaching Scholar, Brigham and Women's Hospital; Director of Primary Care, ad interim, Department of Medicine, Brigham and Women's Hospital, Boston Massachusetts
Women's Health

Ajay K. Singh, MBBS, FRCP
Associate Professor of Medicine, Harvard Medical School; Renal Division, Brigham and Women's Hospital, Boston, Massachusetts
Nephrology

Graeme Steele, MD, FCS, FACS
Division of Urologic Surgery, Brigham and Women's Hospital, Boston, Massachusetts
Urology

Stephen D. Wiviott, MD
Assistant Professor of Medicine, Cardiovascular Division, Department of Medicine, Harvard Medical School; Investigator, TIMI Study Group, Brigham and Women's Hospital, Boston, Massachusetts
Cardiology

Richard D. Zane, MD, FAAEM
Assistant Professor of Medicine, Harvard Medical School; Vice Chair, Department of Emergency Medicine, Brigham and Women's Hospital, Boston, Massachusetts
Emergency Medicine

著者名单

Sandeep K. Agarwal, MD, PhD
Assistant Professor, Division of Rheumatology and Immunogenetics, University of Texas Medical School at Houston, Houston, Texas
Scleroderma; Elevated Creatine Kinase Level

Frederick R. Ahmann, MD
Professor of Medicine and Surgery, University of Arizona, Arizona Cancer Center, Tucson, Arizona
Superior Vena Caval Syndrome

Essam Al-Ansari, MD
Pulmonary Specialists-Northern, Florence, Kentucky
Dyspnea

Erik K. Alexander, MD
Assistant Professor of Medicine, Harvard Medical School; Department of Endocrinology, Brigham and Women's Hospital, Boston, Massachusetts
Tests of Thyroid Function; Goiter; Thyroid Function Tests in Nonthyroidal Illness

Elaine J. Alpert, MD
Formerly Associate Professor of Medicine, Boston University, Boston, Massachusetts
Domestic Violence

Nenad Antic, MD
Arizona Center for Hematology and Oncology, Glendale, Arizona
Polycythemia

Elliott M. Antman, MD
Professor of Medicine, Harvard Medical School; Department of Medicine, Brigham and Women's Hospital, Boston, Massachusetts
Assessment and Initial Management of ST-Segment Elevation Myocardial Infarction

Mohammed Asmal, MD, PhD
Division of Infectious Diseases, Brigham and Women's Hospital, Boston, Massachusetts
Encephalitis

Usman Baber, MD
Department of Medicine, University of Texas Southwestern Medical School, Dallas, Texas
Hypertension

Aaron L. Baggish, MD
Division of Cardiology, Massachusetts General Hospital, Boston, Massachusetts
Systolic Murmurs; Diastolic Murmurs; Cardiac Dyspnea

Homeira Baghdadi, MD
Clinical Associate in Medicine, University of Arizona College of Medicine, Tucson, Arizona
Nipple Discharge

Juan Diego Baltodano, MD
Assistant Professor of Medicine, Virginia Commonwealth University, Division of Gastroenterology, Hepatology, and Nutrition, Richmond, Virginia
Acute Abdominal Pain; Chronic Abdominal Pain; Nausea and Vomiting; Dyspepsia; Jaundice; Ascites; Rectal Bleeding; Chronic Diarrhea; Asymptomatic Abnormal Liver Aminotransferases

Glen W. Barrisford, MD
Department of Urology, National Naval Medical Center, Bethesda, Maryland
Urinary Retention

Iris R. Bell, MD, PhD
Associate Professor, Department of Psychiatry, University of Arizona College of Medicine; Director, Program in Geriatric Psychiatry, Tucson VA Medical Center, Tucson, Arizona
Depression

Jeanne E. Bishop, MD
Associate Professor of Medicine, SUNY Upstate Medical University, Syracuse, New York
Falls in Geriatric Patients

Marc P. Bonaca, MD
Division of Cardiovascular Medicine, Brigham and Women's Hospital, Boston, Massachusetts
Stable Angina; Post–Myocardial Infarction Care and Counseling

Yvette M. Bordelon, MD, PhD
Assistant Professor, Department of Neurology, University of California Medical School, Los Angeles, California
Tremor; Hyperkinesias

Jessica Byron, MD
Clinical Assistant Professor, Department of Obstetrics and Gynecology, University of Arizona College of Medicine, Tucson, Arizona
Premenstrual Dysphoric Disorder

Christopher P. Cannon, MD
Associate Professor of Medicine, Harvard Medical School; TIMI Study Group, Brigham and Women's Hospital, Boston, Massachusetts
Unstable Angina/Non-ST-Elevation Myocardial Infarction

Shari Carney, MD
Clinical Instructor of Ophthalmology, SUNY Upstate Medical University, Syracuse, New York
The Red Eye

Daniela Carusi, MD, MSc
Instructor of Obstetrics, Gynecology and Reproductive Biology, Harvard Medical School; Director of Ambulatory General Gynecology, Department of Obstetrics and Gynecology, Brigham and Women's Hospital, Boston, Massachusetts
Ectopic Pregnancy

Sherleen Chen, MD, FACS
Instructor in Ophthalmology, Harvard Medical School; Director, Comprehensive Ophthalmology Service, Boston, Massachusetts
Dilated Pupil; Corneal Abrasion; Conjunctivitis; Acute Visual Loss

Michael Cho, MD
Channing Laboratory, Brigham and Women's Hospital, Boston, Massachusetts
Solitary Pulmonary Nodule

Sherry Chou, MD
Stroke and Neurological Critical Care Fellow, Massachusetts General Hospital, Boston, Massachusetts
Transient Ischemic Attack and Stroke Evaluation; Stroke Treatment and Prophylaxis

Lynn Cleary, MD
Professor of Medicine, SUNY Upstate Medical University, Syracuse, New York
Involuntary Weight Loss

Nancy A. Curosh, MD
Private Practice, Endocrinologist, Portland, Oregon
Secondary Amenorrhea

Paul Currier, MD
Pulmonary Unit, Massachusetts General Hospital, Boston, Massachusetts
Diffuse Interstitial Lung Disease

James A. De Lemos, MD
Department of Cardiology, University of Texas Southwestern Medical School, Dallas, Texas
Hypertension; Hypotension; Syncope

Ashwin Dharmadhikari, MD
Pulmonary and Critical Care Medicine, Massachusetts General Hospital, Boston, Massachusetts
Positive Tuberculin Skin Test (PPD)

Allitia B. DiBernardo, MD
Instructor in Neurology, Harvard Medical School; Assistant in Neurology, Massachusetts General Hospital; Boston, Massachusetts
Weakness

Bradford C. Dickerson, MD
Instructor in Neurology, Harvard Medical School; Assistant in Neurology, Department of Neurology, Massachusetts General Hospital; Associate Neurologist, Division of Cognitive and Behavioral Neurology, Brigham and Women's Hospital, Boston, Massachusetts
Memory Loss; Acute Confusional State; Chronic Behavior Change

Gregory L. Eastwood, MD
Professor of Bioethics and Humanities, SUNY Upstate Medical University, Syracuse, New York
Belching; Gastrointestinal Bleeding; Flatulence

Robert E. Eckart, DO
Cardiovascular Division, Brigham and Women's Hospital, Boston, Massachusetts
Bradycardia

Brian L. Erstad, PharmD
Professor and Assistant Department Head, Department of Pharmacy Practice and Science, University of Arizona College of Pharmacy, Tucson, Arizona
Antimicrobial Prophylaxis in Surgical Patients; Use and Monitoring of Aminoglycoside Antibiotics; Use and Evaluation of Serum Drug Levels

Laurie L. Fajardo, MD
Professor and Head, Department of Radiology, University of Iowa, Iowa City, Iowa
Breast Mass

James C. Fang, MD
Professor of Medicine, Case Western Reserve University, School of Medicine, Cleveland, Ohio
Evaluation of a New Diagnosis of Congestive Heart Failure; Diagnosis and Treatment of Acute Pulmonary Edema

John J. W. Fangman, MD
Assistant Professor of Medicine, Medical College of Wisconsin, Milwaukee, Wisconsin
Respiratory Symptoms in HIV-Infected Patients

M. Brian Fennerty, MD
Professor of Medicine, Division of Gastroenterology and Hepatology, Oregon Health and Science University, Portland, Oregon
Noncardiac Chest Pain; Acute Diarrhea; Irritable Bowel Syndrome; Positive Fecal Occult Blood Test (FOBT); Elevated Serum Iron

John A. Fromson, MD
Assistant Clinical Professor of Psychiatry, Harvard Medical School; Chairman, Department of Psychiatry, Metro West Medical Center, Boston, Massachusetts
Alcoholism; Anxiety; Depression; Emotional Disorders with Somatic Expression; Grief; Psychosis; Suicidal Patient

Deborah Fuchs, MD
Anatomic and Clinical Pathology, Hematology, University Medical Center, Tucson, Arizona
Coagulation Abnormalities

Diana Gallagher, MD
Pulmonary, Critical Care, and Sleep Medicine, Beth Israel Deaconess Medical Center, Boston, Massachusetts
Hemoptysis; Stridor

Alan J. Gelenberg, MD
Professor and Head, Department of Psychiatry, University of Arizona College of Medicine, Tucson, Arizona
Psychosis

David W. Gibson, MD
Henry County Medical Center, Paris, Tennessee
Edema

Barbara A. Gilchrest, MD
Professor and Chair, Department of Dermatology, Boston University School of Medicine; Chief of Dermatology, Boston Medical Center, Boston, Massachusetts
Leg Ulcer; Generalized Pruritus

Guillermo Gonzales-Osete, MD
Arizona Oncology Associates, Tucson, Arizona
Deep Venous Thrombosis; Lymphadenopathy; Spinal Cord Compression

Heather L. Gornik, MD
Staff Physician and Medical Director, Noninvasive Vascular Laboratory, Department of Cardiovascular Medicine, Cleveland Clinic, Cleveland, Ohio
Claudication

Harry L. Greene II, MD, FACP
Former Executive Vice President, Massachusetts Medical Society, Waltham; Instructor in Medicine, Harvard Medical School, Boston, Massachusetts
Edema; Smoking Cessation

David M. Greer, MD
Assistant Professor in Neurology, Harvard Medical School; Assistant in Neurology, Massachusetts General Hospital, Boston, Massachusetts
Coma; Brain Death

Kristyn M. Greifer, MD
Associate Medical Director for Ambulatory and Hospital Medicine, The Southeast Permanente Group, Inc., Atlanta, Georgia
Sexual Dysfunction

Sarah P. Hammond, MD
Instructor in Medicine, Harvard Medical School; Division of Infectious Diseases, Brigham and Women's Hospital, Boston, Massachusetts
The Acutely Ill Patient with HIV

Simon Helfgott, MD
Division of Rheumatology, Immunology, and Allergy, Brigham and Women's Hospital, Boston, Massachusetts
Neck Pain; Low Back Pain

Leigh R. Hochberg, MD
Instructor in Neurology, Harvard Medical School; Acute Stroke and Neurocritical Care Service, Massachusetts General Hospital and Brigham and Women's Hospital, Boston, Massachusetts
Acute Stroke

Risa Hoffman, MD, MPH
Clinical Instructor, Department of Medicine, Division of Infectious Diseases, David Geffen School of Medicine, University of California, Los Angeles, Los Angeles, California
Postexposure Prophylaxis for HIV and Hepatitis B and C

Maria K. Houtchens, MD
Instructor in Neurology, Harvard Medical School; Associate Neurologist, Multiple Sclerosis Program, Brigham and Women's Hospital, Boston, Massachusetts
Transient Monocular Visual Loss; Dizziness

Tomaz Hruczkowski, MD
Assistant Professor of Medicine, Cardiology Arrhythmia Services, University of Alberta, Edmonton, Alberta, Canada
Sudden Cardiac Death

Philip E. Jaffe, MD
Private Practice, New Haven, Connecticut
Dysphagia; Biliary Colic; Constipation; Fecal Incontinence

Alyssa Johnsen, MD, PhD
Division of Rheumatology, Immunology, and Allergy, Brigham and Women's Hospital, Boston, Massachusetts
Raynaud's Phenomenon; Low Bone Density; Antinuclear Antibody Test

William P. Johnson, MD
Associate Professor of Medicine, University of Arizona, College of Medicine, Tucson, Arizona
Chronic Pain

Anthony Karabanow, MD
Director, Section of Hospital Medicine, Assistant Professor of Medicine, SUNY Upstate Medical University, Syracuse, New York
Preoperative Evaluation

Banu A. Karimi-Shah, MD
Critical Care Practitioner, Internist, Pulmonologist, Solver Springs, Maryland
Pleural Effusion

Michael D. Katz, PharmD
Associate Professor, Department of Pharmacy Practice and Service, University of Arizona College of Pharmacy, Tucson, Arizona
Urinary Tract Infection in Women; Acute Anticoagulation; Long-Term Anticoagulation; Anaphylaxis; Evaluation of Adverse Drug Reactions; Choosing Appropriate Antimicrobial Therapy

Richard M. Kaufman, MD
Assistant Professor of Pathology, Harvard Medical School; Medical Director, Adult Transfusion Service; Brigham and Women's Hospital, Boston, Massachusetts
Transfusion Therapy: Fresh Frozen Plasma and Cryoprecipitate; Transfusion Therapy: Platelets; Transfusion Therapy: Red Blood Cells; Transfusion Therapy: Granulocytes; Transfusion Reactions

Lisa Kaufmann, MD
Professor of Medicine, SUNY Upstate Medical University, Syracuse, New York
Fatigue; Persistent Excessive Sweating

Santosh Kesari, MD
Instructor in Neurology, Harvard Medical School; Associate Neurologist, Center for Neuro-Oncology, Dana-Farber/Brigham and Women's Cancer Center, Division of Cancer Neurology, Department of Neurology, Brigham and Women's Hospital, Boston, Massachusetts
Acute Headache; Chronic Headache; Disturbances of Smell and Taste

Megan Tamburini Khosla, MD
SUNY Upstate Medical University, Syracuse, New York
Prevention and Screening

Peter Kim, MD
Division of Rheumatology and Immunology, David Geffen School of Medicine, University of California, Los Angeles, Los Angeles, California
Polyarticular Arthritis; Hyperuricemia and Gout; Diffuse Muscle Pain and Stiffness: Polymyalgia Rheumatica and Giant Cell Arteritis

Michael Klompas, MD, MPH, FRCPC
Associate Hospital Epidemiologist, Brigham and Women's Hospital, Boston, Massachusetts
Chronic Meningitis; Toxic Shock Syndromes

William H. Kreisle, MD
Mountain State Tumor Institute, Boise, Idaho
Leukopenia

Patricia Kritek, MD
Pulmonary and Critical Care Medicine, Brigham and Women's Hospital, Boston, Massachusetts
Cough; Mediastinal Lymphadenopathy; Multiple Pulmonary Nodules; Respiratory Symptoms and Occupational Exposure to Asbestos; Asthma

Dawn Lemcke, MD
Assistant Professor of Clinical Medicine, University of Arizona College of Medicine, Tucson, Arizona
Chest Pain in Women

Norman Levine, MD
Professor of Medicine, Department of Dermatology, University of Arizona College of Medicine, Tucson, Arizona
Pigmented Lesions; Urticaria; Generalized Pruritus; Palpable Purpura

Ana Maria López, MD, MPH, FACP
Associate Dean for Outreach and Multicultural Affairs, Professor of Medicine and Pathology, Medical Director, Arizona Telemedicine Program, University of Arizona, Tucson, Arizona
Coagulation Abnormalities; Neutropenia and Fever; Pathologic Fractures; Contraceptive Choices

Philip A. Lowry, MD
Medical Director, Simonds-Simon Regional Cancer Center, Fitchburg, Massachusetts
Clinical Considerations for Stem Cell Transplantation; Late Issues for Patients Who Survive the Initial Diagnosis and Treatment of Cancer

Colm C. Magee, MD
Renal Unit, Beaumont Hospital, Dublin, Ireland
Selection of Patients for Transplantation; Fever in the Transplant Recipient

Daruka Mahadevan, MD, PhD
Associate Professor of Medicine, Department of Medicine, Hematology/Oncology, University of Arizona College of Medicine, Arizona Cancer Center, Tucson, Arizona
Carcinoma of Unknown Primary Site (CUPS)

Lorna A. Marshall, MD
Associate Clinical Professor, Department of Obstetrics and Gynecology, University of Washington; Pacific Northwest Fertility and IVF Specialists, Seattle, Washington
Female Infertility

Kathryn R. Matthias, PharmD
Clinical Assistant Professor, Department of Pharmacy Practice and Science, University of Arizona College of Pharmacy, Tucson, Arizona
Use and Evaluation of Serum Drug Levels; Use and Evaluation of Vancomycin Serum Drug Level

David McDermott, MD
Division of Urologic Surgery, Brigham and Women's Hospital, Boston, Massachusetts
Scrotal Mass

Graham T. McMahon, MD, MMSc
Department of Endocrinology, Brigham and Women's Hospital, Boston, Massachusetts
Hypoglycemia; Hyperglycemia; Hypocalcemia; Hypercalcemia; Hypothyroidism; Hyperthyroidism; Thyroid Nodule; Sick Euthyroid Syndrome; Adrenal Incidentaloma; Cushing's Syndrome; Pituitary Tumor; Hirsutism; Gynecomastia

Lisa M. Mielniczuk, MD
Cardiology Director, Ottawa PH Program, University of Ottawa Heart Institute, Ottawa, Ontario, Canada
Evaluation of a New Diagnosis of Congestive Heart Failure; Diagnosis and Treatment of Acute Pulmonary Edema

Hugh S. Miller, MD
Clinical Associate Professor, Department of Obstetrics and Gynecology, University of Arizona College of Medicine, Tucson, Arizona
Cervicitis; Abnormal Vaginal Bleeding; Abnormal Pap Smear

Tracey A. Milligan, MD
Instructor in Neurology, Harvard Medical School; Associate Neurologist, Brigham and Women's and Faulkner Hospitals; Director of EEG/Epilepsy at Faulkner Hospital, Boston, Massachusetts
Seizures; Status Epilepticus

John Misiaszek, MD
Professor of Clinical Psychiatry, University of Arizona College of Medicine; Medical Director, Psychiatric Outpatient Clinic, University of Arizona Health Sciences Center, Tucson, Arizona
Emotional Disorders with Somatic Expression

Manuel Modiano, MD
Medical Director and Chairman, Arizona Clinical Research Center, Tucson, Arizona
Leukopenia; Deep Venous Thrombosis; Coagulation Abnormalities; Lymphadenopathy; Spinal Cord Compression

Paul A. Monach, MD, PhD
Assistant Professor of Medicine, Section of Rheumatology, Boston University School of Medicine, Boston, Massachusetts
Seronegative Arthritis; Soft-Tissue Pain; Shoulder Pain; Hip Pain; Hand and Wrist Pain; Knee Pain; Foot Pain; Dry Eyes and Dry Mouth (Sjögren's Syndrome); Temporomandibular Pain; Elevated Serum Alkaline Phosphatase Level

Janet Moore, MD
Private Practice, Obstetrics and Gynecology, Scottsdale and Phoenix, Arizona
Vaginal Bleeding in Pregnancy

David A. Morrow, MD, MPH
Division of Cardiovascular Medicine, Brigham and Women's Hospital, Boston, Massachusetts
Stable Angina; Post–Myocardial Infarction Care and Counseling

Myra L. Muramoto, MD
Assistant Professor, Department of Family and Community Medicine, University of Arizona College of Medicine, Tucson, Arizona
Alcoholism

Stuart B. Mushlin, MD, FACP, FACR
Assistant Professor of Medicine, Harvard Medical School; Master Clinician, Brigham and Women's Hospital; Julian Cohen Teaching Scholar, Brigham and Women's Hospital; Director of Primary Care, ad interim, Department of Medicine, Brigham and Women's Hospital, Boston, Massachusetts
Obesity; Joint Hypermobility

Amir Nasseri, MD
Private Practice, Obstetrics and Gynecology, Las Vegas, Nevada
Vaginal Discharge

William H. Nesbitt, MD
HeartPlace, Arlington, Texas
Syncope

MingMing Ning, MD
Instructor in Neurology, Harvard Medical School; Assistant in Neurology, Stroke Service, Massachusetts General Hospital, Boston, Massachusetts
Transient Ischemic Attack and Stroke Evaluation; Stroke Treatment and Prophylaxis

Erika Noss, MD, PhD
Division of Rheumatology, Immunology, and Allergy, Brigham and Women's Hospital, Boston, Massachusetts
Monoarticular Arthritis

Bisola Ojikutu, MD, MPH
Clinical Instructor in Medicine, Harvard Medical School, Infectious Disease Associates, Massachusetts General Hospital, Boston, Massachusetts
Sexually Transmitted Diseases; Approach to the Newly Diagnosed HIV-Positive Patient

Cynthia A. O'Neil, MD
355th Medical Group, Tucson, Arizona
Leg Ulcer

Steven Palley, MD
Private Practice, Gastroenterology and Internal Medicine, Flagstaff, Arizona
Acute Abdominal Pain

Lamioko Shika Pappoe, MD
Department of Medicine-Nephrology and Internal Medicine, Pomona Valley Hospital Medical Center, Pomona, California
Hypophosphatemia

Mahesh J. Patel, MD
Private Practice, Cardiology, Durham, North Carolina
Hypotension

Daniel O. Persky, MD
Assistant Professor of Clinical Medicine, Arizona Cancer Center, University of Arizona, Tucson, Arizona
Classical Hodgkin's Lymphoma

Christopher Pickett, MD
Assistant Professor of Medicine, Co-director, Heart Rhythm Program, Cardiac Electrophysiology Laboratory, University of Connecticut Health Center, Farmington, Connecticut
Wide-Complex Tachycardia; Palpitations

Rebeca M. Plank, MD
Instructor in Medicine, Harvard Medical School; Division of Infectious Diseases, Brigham and Women's Hospital, Boston, Massachusetts
Foreign Travel: Immunizations and Infections; Aseptic Meningitis; Central Nervous System Infection in the Patient with HIV

Ann Partridge, MD, MPH
Assistant Professor of Medicine, Harvard Medical School, Dana Farber Cancer Center, Boston, Massachusetts
Adjuvant Therapy Choices in Breast Cancer

Carol S. Portlock, MD
Professor of Clinical Medicine, New York Weill Cornell University Medical College, Attending Physician, Department of Medicine/Lymphoma Service, Memorial Sloan-Kettering Cancer Center, New York, New York
Classical Hodgkin's Lymphoma

Rebecca L. Potter, MD
Professor of Clinical Psychiatry, University of Arizona College of Medicine, Tucson, Arizona
Suicidal Patient

Caitlin Reed, MD
Research Associate, Johns Hopkins Center for Tuberculosis Research, Johns Hopkins Bloomberg School of Public Health, Baltimore, Maryland
Staphylococcus aureus *Bacteremia, Fever of Unknown Origin*

Eric M. Reiman, MD
Professor of Psychiatry, University of Arizona College of Medicine, Tucson; Scientific Director, Samaritan PET Center, Good Samaritan Regional Medical Center, Phoenix, Arizona
Anxiety

Robert M. Rifkin, MD, FACP
Director of Cellular Therapeutics, Rocky Mountain Cancer Center, Denver, Colorado
Neutrophilia; Chronic Myelogenous Leukemia

Terra A. Robles, PharmD
Director, US Medical, Pfizer Inc., New York, New York
Use of Oral Contraceptives

Theresa Rohr-Kirchgraber, MD
SUNY Upstate Medical University, Syracuse, New York
Tinnitus; Hearing Loss

Jason M. Rominski, PharmD
University of Arizona Health Sciences Center, Tucson, Arizona
Use and Evaluation of Serum Drug Levels; Use and Evaluation of Vancomycin Serum Drug Level

Anastasia Rowland-Seymour, MD
SUNY Upstate Medical University, Syracuse, New York
Rhinitis

Alison C. Roxby, MD, MSc
Infectious Disease Fellow, University of Washington, Seattle, Washington
Acute and Subacute Meningitis; Sepsis

George Ruiz, MD
Medicine/Cardiovascular Disease, Washington Hospital Center, Washington, DC
Right Ventricular Failure

Marc S. Sabatine, MD
Division of Cardiovascular Medicine, Brigham and Women's Hospital, Boston, Massachusetts
Systolic Murmurs; Diastolic Murmurs; Cardiac Dyspnea

Richard E. Sampliner, MD
Southern Arizona VA Health Care System, Tucson, Arizona
Heartburn

Robert N. Samuelson, MD
Private Practice, Obstetrics and Gynecology, Waterbury, Connecticut
Acute Abdominal Pain in Women

Susan Fisk Sander, MD
SUNY Upstate Medical University, Syracuse, New York
Tinnitus; Hearing Loss

Bipin Saud, MD
Assistant Professor of Medicine, SUNY Upstate Medical University, Syracuse, New York
Acute Abdominal Pain; Chronic Abdominal Pain; Nausea and Vomiting; Dyspepsia; Jaundice; Ascites; Rectal Bleeding; Chronic Diarrhea; Asymptomatic Abnormal Liver Aminotransferases

Mark J. Scharf, MD
University of Arizona Health Science Center, Tucson, Arizona
Pigmented Lesions

Gail L. Schwartz, MD
Housestaff Counselor, University of Arizona College of Medicine, Tucson, Arizona
Grief

Benjamin M. Scirica, MD
Brigham/Faulkner Cardiology Associates, Boston, Massachusetts
Unstable Angina/Non-ST-Elevation Myocardial Infarction

Michael E. Scott, MD
Clinical Assistant Professor, Department of Psychiatry, University of Arizona College of Medicine; Medical Director, Clinical Psychiatry, Sierra Tucson Hospital, Tucson, Arizona
Alcoholism

Sunita Sharma, MD
Channing Laboratory, Brigham and Women's Hospital, Boston, Massachusetts
Wheezing

Ajay K. Singh, MBBS, FRCP
Associate Professor of Medicine, Harvard Medical School; Renal Division, Brigham and Women's Hospital, Boston, Massachusetts
Chronic Kidney Disease; Acute Renal Failure; Proteinuria; Hematuria; Kidney Stones; Renal Cysts and Masses; Metabolic Acidosis; Metabolic Alkalosis; Hyponatremia; Hypernatremia; Hypomagnesemia; Hypermagnesemia; Hypophosphatemia

Micheal Singh, MD
Children's Hospital Boston, BACH Group, Boston, Massachusetts
Right Ventricular Failure

Marsha Smith, MD
Atlanta Neurological Associates, PC; Rockdale Medical Center, Conyers, Georgia
Gait Disturbances; Parkinson's Disease

Ana R. Stankovic, MD
Renal Division, Brigham and Women's Hospital, Boston, Massachusetts
Renal Cysts and Masses

Graeme Steele, MD, FCS, FACS
Division of Urologic Surgery, Brigham and Women's Hospital, Boston, Massachusetts
Scrotal Mass; Benign Prostatic Hypertrophy; Prostatitis; Urinary Incontinence; Urinary Retention

Khatuna Stepkovitch, MD
SUNY Upstate Medical University, Syracuse, New York
Geriatric Functional Assessment

Emily Deborah Szmuilowicz, MD
Fellow in Endocrinology, Diabetes and Metabolism, Harvard Medical School, Endocrine Division, Brigham and Women's Hospital, Boston, Massachusetts
Thyroid Pain

Raymond Taetle, MD
Clinical Professor of Medicine and Pathology, University of Arizona College of Medicine, Tucson, Arizona
Anemia

Usha B. Tedrow, MD, MS
Cardiovascular Division, Brigham and Women's Hospital, Boston, Massachusetts
Bradycardia; Sudden Cardiac Death

Sheeba K. Thomas, MD
Assistant Professor, Department of Lymphoma/Myeloma, Division of Cancer Medicine, University of Texas M. D. Anderson Cancer Center, Houston, Texas
Abnormal Serum Protein Electrophoresis

M. Angelo Trujillo, MD
Flagstaff Medical Center, Flagstaff, Arizona
Anorexia; Anorectal Pain; Elevated Serum Amylase

J. Kevin Tucker, MD
Renal Division, Brigham and Women's Hospital, Boston, Massachusetts
Choosing a Chronic Dialysis Modality

Ronan J. Walsh, MD
Instructor in Neurology, Harvard Medical School; Associate Neurologist, Division of Neuromuscular Disease, Department of Neurology, Brigham and Women's Hospital; Boston, Massachusetts
Peripheral Neuropathy; Muscle Cramps and Aches

Michael Wang, MD
Assistant Professor, Department of Lymphoma and Myeloma, University of Texas M. D. Anderson Cancer Center, Houston, Texas
Abnormal Serum Protein Electrophoresis

Donna M. Weber, MD
Associate Professor, Department of Lymphoma/Myeloma, University of Texas M. D. Anderson Cancer Center, Houston, Texas
Abnormal Serum Protein Electrophoresis

Robert W. Weisenthal, MD
Clinical Professor of Ophthalmology, SUNY Upstate Medical University, Syracuse, New York
The Red Eye

Steven B. Williams, MD
Division of Urologic Surgery, Brigham and Women's Hospital, Boston, Massachusetts
Urinary Incontinence

Stephen D. Wiviott, MD
Assistant Professor of Medicine, Cardiovascular Division, Department of Medicine, Harvard Medical School; Investigator, TIMI Study Group, Brigham and Women's Hospital, Boston, Massachusetts
Assessment and Initial Management of ST-Segment Elevation Myocardial Infarction

Cynthia Cooper Worobey, MD
Department of Medicine, Massachusetts General Hospital, Boston, Massachusetts
Proteinuria; Hematuria

Alexi Wright, MD
Hematology/Oncology Fellow, Dana-Farber Cancer Institute /Partners Cancer Care, Boston, Massachusetts
Adjuvant Therapy Choices in Breast Cancer

David Yeo, MD
Division of Urologic Surgery, Brigham and Women's Hospital, Boston, Massachusetts
Benign Prostatic Hypertrophy; Prostatitis

Maria A. Yialamas, MD
Instructor in Medicine, Harvard Medical School; Associate Program Director, Internal Medicine Residency, Brigham and Women's Hospital, Boston, Massachusetts
Osteoporosis and Osteopenia

Kambiz Zandi-Nejad, MD
Renal Division, Brigham and Women's Hospital, Boston, Massachusetts
Hypokalemia; Hyperkalemia

Richard D. Zane, MD, FAAEM
Assistant Professor of Medicine, Harvard Medical School; Vice Chair, Department of Emergency Medicine, Brigham and Women's Hospital, Boston, Massachusetts
Acute Pulseless Extremity; Foreign Body Ingestion; Caustic Ingestion and Exposure; Mammal Bites; Snake Venom Poisoning; Hypothermia; Submersion

Paul C. Zei, MD, PhD
Instructor in Medicine, Cardiac Electrophysiology, Stanford University School of Medicine, Stanford, California
Narrow-Complex Tachycardia

Peter Zimetbaum, MD
Clinical Director of Cardiovascular Division, Director of the Cardiac Intensive Care Unit, Beth Israel Deaconess Medical Center, Boston, Massachusetts
Wide-Complex Tachycardia; Palpitations

译者前言

随着科技发展，人类对疾病的认识愈发深入。而随着人们生活水平的提高，人们对健康及疾病防治重要性的理解愈来愈深刻，对医疗水平、医疗服务的要求愈来愈高。同时，由于各医疗机构医疗条件、医疗水平及医疗环境的差异，使得医疗行为差别较大、疾病诊治方案不统一。为规范医护人员执业行为，加强医疗质量管理，保障医疗安全，提高卫生资源利用效率，均衡分配医疗资源，规范、统一医疗行为，减少或避免疾病诊治方案不统一，规范医疗市场，控制和降低临床常见病医药费用，减轻患者负担，卫生部（现国家卫生和计划生育委员会）出台了《临床路径管理指导原则（试行）》等文件，制订了临床路径管理实施方案。

《临床决策》一书是由来自美国的数十家权威医疗机构的近百名医学工作者编写，内容涉及综合内科、内科医学、急诊医学、行为医学和药理学五部分。其中，疾病诊治描述语言精简、重点突出，路线图一目了然，规范临床医师的诊治流程及其诊疗方案的制订，以减少医疗偏差，提高工作效率，使医护人员行为规范化、标准化。本书简明、易懂，易于青年医师、全科医师、医学研究生、医学博士生，以及实习医师掌握，易于在临床推广应用，恰符合国家号召，亦对我们制订临床路径工作有较好指导和借鉴作用。故而我们从提高青年医师诊疗水平，规范青年医师医疗行为出发，历经 2 年，由我院青年医师编译。译者具有硕士研究生及以上学历，均为我院的精英骨干。由于我们的水平有限，不到之处敬请同道批评指正。

本书的编译过程中得到北京大学医学出版社审编老师的大力支持，以及天津市第二人民医院人事科所有老师的通力协调，在此一并表示感谢。

陆 伟 李 萍

原著序言

《临床决策》这本书可为执业医师、住院医师、医学生、执业护师以及助理医师提供诊断指南。书中部分内容采用来自临床专家经验的循证医学证据。本版根据前两版读者的反馈和诊断医疗设备的进步进行了扩充。

本书主题简洁，由症状、体征、问题或异常实验室检查构成。大多数主题由正文以及与之相对应的诊断决策树组成。通过决策树可做出恰当诊断、家族性疾病诊断或给予关注的问题恰当的治疗。

本书设想为医学诊断理清思路。这种方法提供了一个模板，可减少不必要的检查和医疗花费，并为患者评估提供统一的护理质量。

医学学习不能像学习"烹饪书"，许多医学的艺术来源于医生风格和患者偏好的相互影响。它们之间的相互影响处于逐渐被外部力量控制的环境中。本书中提及的方法反映了各作者自己的专业水平和偏好，但对于医学艺术读者仍有自己的空间。

自从我（SBM）由从事多年的社区医生岗位回到单纯的学术环境中后，就萌生了编著一部医学书籍的念头。当我的朋友、同事和老师，医学博士 Harry Greene Ⅱ，邀请我参与《临床决策》第 3 版的编写时，我充满了兴致。我们的团队人心鼓舞且没有压力。在编写的过程中充满了乐趣。

我们要感谢栏目编辑和特约编辑，他们成功地将日常实践经验和最好的循证医学证据编入系统形式中，为广大临床工作者提供了一条可遵循的可靠路线。我们要感谢 Mike Maricic，William P. Johnson 和 Dawn Lemcke，他们作为高级编辑负责早期的编辑工作。他们的辛勤努力使本书具备了较高的水平。

我们同样要感谢在 Elsevier 工作的同事：策划编辑 Druanne Martin，开发编辑 Agnes Byrne，以及项目经理 Mary Stermel，感谢他们的支持、鼓励和提供的出版技术。

在此要特别感谢我的搭档和老师 Marshall Wolf，他总是比我看到更多。医学部主席 Joseph Loscalzo，为我们提供了一个临床医学环境和研究工作平台。我（SBM）对他们非常感激。布莱根妇女医院的医师们教育我，激励我，并且严格要求我。能够与他们在一起工作是我的荣幸。

特别感谢 Mushlin 博士的行政助理 Rachel Willis，以及 Greene 博士的编辑助理 Carla Perez。

Stuart B. Mushlin

Harry L. Greene Ⅱ

目 录

急诊医学

行为医学

药理学

综合内科

Lisa Kaufmann

1. 预防和筛查

Megan Tamburini Khosla

郑高云　杨秋辉　译

A. 所谓筛查，指的是一种检查方法，而这种方法能够帮助我们从一些没有临床症状的人群中检测出哪些人患有某种特定疾病或是有患此病的危险因素。筛查是一种廉价的诊断方法。这种筛查可以通过多种形式来完成，比如问病史、体格检查、实验室检查等方法。根据中等程度危险因素来设定评价标准去评估高风险患者疾病及危险因素。

B. 美国预防工作组（USPSTF）总结出一种关于筛查建议的等级评价方法，这种等级评价方法是建立在对诊断证据不同的支持力度及利弊权衡的基础上（受益减去危害）。

- **A 级**：USPSTF 强烈建议把这种筛查方法应用于有适应证的患者。USPSTF 有确凿的证据来证实这种方法能带来非常重要的结果及结论，并且利远大于弊。
- **B 级**：USPSTF 建议把这种筛查方法应用于有适应证的患者。USPSTF 有可观的证据来证实这种方法能带来非常重要的结果及结论，并且利明显大于弊。
- **C 级**：USPSTF 没有常规地建议或是反对这种方法。USPSTF 有可观的证据来证实这种方法能带来有益结果及结论，但是也总结出其利弊接近，以至于不能提供一个公正的评价。
- **D 级**：USPSTF 反对常规地把这种方法应用于无临床症状的人群。USPSTF 有可观的证据说明这种方法的无效性，或是弊大于利。
- **E 级**：没有足够的证据支持或反对 USPSTF 常规地提供这种方法。用来证实这种方法有效性的证据是缺失的、少量的或是自相矛盾的，而且利弊无法权衡。

加拿大预防保健工作组（CTFPHC）也总结出了一套关于筛查建议的等级评价系统。A 级和 B 级与 USPSTF 的评分系统相似。其 C 级指出：在定期查体中，没有有效的证据将某种症状或治疗方法排除或是纳入此评价框架范围，但是建议可以根据其他方面制订。D 有合理的证据来支持某种建议，这种建议是被定期体检排除在外的症状或治疗方法。E 有确凿的证明证实这种评价方法不能检出特定的疾病。

剩下的讨论主要集中在预防措施的细节上（比如被 USPSTF 评为 A 级和 B 级的评价方法），以及越来越有争议的前列腺癌的筛查方法的评估细节上。

C. **酗酒的筛查**：USPSTF 和 CTFPHC 都推荐：在最开始的关注检测阶段，通过筛查和行为咨询来减少成人酗酒（B 级）。“酗酒”一词被定义为“危险的”和“对身体有害的”饮酒。在美国，这种“危险的”饮酒方式被这样定义：女性，每周喝酒多于 7 次，或每一个场合喝酒多于 3 次；男性，每周喝酒多于 8 次，或每一个场合喝酒多于 4 次。如果喝酒以后只是感受到由酒精带来的身体、心理或社会上的伤害，但是还不到酒精依赖的程度，人们通常习惯于把这种饮酒方式称为“有害”的饮酒方式。对于酒精依赖的筛查和干预，USPSTF 并没有进行评估，因为对于这方面的评估已经有公认的结论了。在已探索过的方法中，酒精滥用病症鉴定测定（AUDIT）是在初级保健中研究与酒精相关问题最深入的筛查方法。在初级保健阶段，对于酗酒和酒精依赖的检测中，CAGE 问卷调查是流行最广泛的筛查方法。对于筛查和预防的最佳间隔时间是不确定的，但至少部分应该建立在之前问卷调查答案的基础上。

乳腺癌的筛查：USPSTF 推荐乳房 X 线照相术的筛查方法，同时参考或不参考以下内科检查结果：即对于≥40 岁的女性，每 1～2 年进行一次胸部检查（B 级）。对于筛查的间期长短一直存在争议，尤其是对于 40～49 岁年龄段的女性。美国妇产科医师学会（ACOG）建议这个年龄组的女性人群每1～2年筛查一次，而对于50岁以上的人群则每年筛查一次。美国癌症协会（ACS）推荐对于40岁以上人群每年进行一次乳房X线照相术检查。加拿大指南声称有足够的证据支持对50～69岁的女性人群每1～2年进行一次体检和乳房X线照相术检查是非常有益的筛查方法（A级）。他们还声称，目前的研究成果并不支持以下筛查建议，即在周期性的健康体检中包括或不包括乳房X线照相术检查，同样他们也不认为罹患乳腺癌的平均风险年龄段位于40～49岁（C级）。停止筛查的具体年龄段并不明确，很大一部分原因是因为这些研究没有把老年女性包含进来，进而导致数据不可用。很多研究机构认为，老年女性没有像年轻女性一样能够从这些筛查方法中获益，是因为没有发现早期症状而缩短了她们的预期寿命。USPSTF认为目前没有有效的证据支持或是反对去教授或是实施乳腺自我检测方法（BSE或CBE）（I级）。ACS则建议年轻女性至少每3年自我检测一次，40岁以上女性每年自我检测一次。他们还建议从20岁开始，这种自我检测方法应该提供给女性，但是患者有是否采取自我检测的选择权而不是直接被强制实施。

宫颈癌的筛查：USPSTF强烈建议对已婚女性（A级）展开宫颈癌的筛查。目前还没有确切的证据可以确定最佳筛查年龄，但是，在ACS的指南中，建议从21岁，或者是有3年以上性行为的女性开始筛查。多数美国的组织机构认为，老龄人群的筛查往往中断而不能长期坚持。然而，最佳的筛查年龄仍然是不确定的。大于65岁且检查结果是正常的，或者大于65岁且没有高危风险的人群的宫颈癌的发病率极低，故USPSTF不建议对65岁以上的妇女进行常规的宫颈癌筛查。ACS建议可以在70岁时停止筛查，但是这些女性必须是至少连续3次筛查结果都是正常的，或者在过去的10年内筛查结果都是正常的。USPSTF同样认为每年筛查一次并不比3年筛查一次更有效果。然而多数美国的组织机构认为，如果连续2～3年，每年检查都是正常的，可以适当延长筛查的间隔时间。另外，ACS建议在30岁以后再适当延长筛查的间隔时间。多数的美国组织认为，曾因良性病变而行子宫切除术的患者，其停止筛查后不会有罹患宫颈癌的风险。USPSTF认为没有充足的证据证实，人类乳头状瘤病毒的筛查有必要作为宫颈癌筛查的手段。CTFPHC同意在已婚女性的定期检查中宫颈涂片检查是很重要的（B级）。

大肠癌的筛查：USPSTF强烈建议内科医生对≥50岁的人群进行大肠癌的筛查（A级），尽管他们没有指定具体的方法。ACS提出了可供选择的方法：①每年在家中取3个样本的粪便，进行潜血试验检查（FOBT）；②每5年进行一次乙状结肠镜检查；③每年进行1次FOBT加每5年进行一次乙状结肠镜检查；④每5年进行一次气钡双重造影检查；⑤每10年进行一次结肠镜检查。值得注意的是，在检查室于直肠检查中直接取材的粪便样本不能取代在家中的粪便样本。另外，FOBT结合乙状结肠镜检查是最好的筛查手段。可以停止这种筛查的年龄尚不明确。多数组织机构认为这取决于那些导致寿命缩短的合并症的情况。加拿大的指南建议，对于大于50岁的人群每年或每两年进行一次FOBT加乙状结肠镜检查。加拿大指南认为没有充足的证据支持我们形成一个关于联合检查或者是关于结肠镜检查的定论。

衣原体和淋病感染的筛查：USPSTF强烈建议内科医生对≤25岁有性生活史的女性进行衣原体感染（A级）和淋病感染（B级）的筛查。假设这个年龄段的女性因为年轻所以有更高的感染风险。如果没有任何症状的男性处在高风险环境中，USPSTF没有确切的证据证明有对其进行定期筛查的必要性（I级）。对于低风险人群，他们没有明确的态度是否进行定期筛查（C级）或是不建议进行筛查（D级）。筛查的间期取决于以前的检查结果以及是否发生性行为习惯的改变。加拿大指南认为有充足的证据支持对这些人群每年都进行筛查（B级），而不对普通人群进行筛查（D级）。

抑郁症筛查：美国预防服务工作组和加拿大预防保健工作组推荐对成年抑郁症进行筛查，需系统地进行诊断、治疗，及进行B级筛查。这些筛查方法包括Zung抑郁自测量表、白氏（Beck）抑郁症量表、主要的健康问卷、抑郁症流行病学，但没有确凿的证据表明哪种方法最好，所以实习医师应该尽量选择适合患者性格和特点的方法，至于具体选择哪种和间隔多久筛查是不是固定的，需要根据患者反应情况确定。

高血压筛查：美国预防服务工作组强烈推荐临床医师对于大于18周岁的成人均应进行高血压的筛查（A级）。加拿大健康预防工作组称应将血压测量纳入常规健康检查。虽然缺乏筛查最适间隔的证据，但全国联合委员会关于高血压的预防、检测、评估和治疗的第七次报告中建议收缩压＜130mmHg，舒张压＜85mmHg的人群每两年进行一次筛查较合适。

血脂异常的筛查：USPSTF强烈建议临床上对≥35岁的男性、≥45岁的女性进行常规筛查，并治疗冠状动脉性心脏病（冠心病）风险增高人群（A级）的血脂异常。USPSTF未建议对于无冠心病高危因素的较年轻的20～35岁的男性和20～45岁的女性进行常规筛查（C级）。他们建议对于血脂异常人群的筛检应包括总胆固醇和高密度脂蛋白的测定（B级），但没有充分的证据表明是否应将三酰甘油的测定纳入常规检查的范围中（I级）。虽然适当的筛查间隔目前未知，但根据专家的意见和其他的指南，间歇期定为5年较合适。全国胆固醇教育计划成人治疗组（NCEP ATPⅢ）的专家团建议所有≥20岁的成年人均应每5年进行一次禁食胆固醇检查。但CTFPHC报道称没有充分的证据证明血清总胆固醇的测量是否应纳入定期健康检查。虽然没有有效的评估，但他们建议考虑对30～59岁的所有男性进行筛查并对其他病例进行个体的临床诊断。

免疫：疾病预防控制中心（CDC）建议≥50岁的人群或高危人群每年接受流感疫苗注射，建议≥65岁或其他因素导致患肺炎风险增高的所有具免疫活性的个体接受肺炎链球菌疫苗，建议进入研究生学院的学生接受MMR（麻疹、腮腺炎、风疹）疫苗的再接种。同时，CDC建议成人每10年接受一次破伤风疫苗的加强注射。

肥胖症筛查：USPSTF建议对所有的成年肥胖症患者进行筛查并对成年肥胖者（B级）进行密集辅导和行为干预治疗以督促其坚持减肥。他们声称无证据表明是否应建议在初级防预阶段对未经筛选的患者进行行为辅导以促使其形成健康饮食习惯或体育锻炼习惯（I级）。临床上常用腰围或体质指数（BMI）测定肥胖症。CTFPHC称有证据支持（向肥胖症患者）提供常规饮食建议或建议他们进行规律的中等强度的体育锻炼（B级）。然而，其同时也声明没有充分的证据证明减肥干预措施的长期有效性，也没有充分的证据表明是否将BMI的测量作为定期健康检查的一部分（C级）。

骨质疏松症的筛查：USPSTF建议≥65岁的女性应进行常规的骨质疏松症筛查，同时患骨质疏松性骨折的风险增高的女性应在60岁时开始进行常规的骨质疏松症筛查（B级）。他们无关于小于60岁的绝经女性或骨质疏松性骨折患病风险增高的60～64岁的女性是否进行骨质疏松筛查的建议。ACOG建议临床上向≥65岁的女性和存在1～2个危险因素（除白种、绝经、女性外）的较年轻绝经女性提供骨质密度（BMD）测定。低体重（小于70kg）是评估低骨质密度最好的独立预测因素，被广泛认知的其他危险因素包括吸烟、体重下降、家族史、缺乏体育锻炼、饮酒或咖啡、钙和维生素D的摄取量低。通过双重能量X射线吸收比色计法（DEXA）对膝关节进行骨密度测定是对髋部骨折最好的预测因子，并可通过与前臂测量的比较预测其他部位的骨折。目前尚无关于再次筛查的最佳时间间隔的研究。但依据试验精密程度的限制性和测量骨质密度改变最少需要的时间，两年被认为是合适的最短时间间隔。目前没有关于筛查的最佳停止年龄的相关数据。CTFPHC认为有证据支持有骨折病史的绝经女性、年龄≥65岁或有危险因素的女性［骨质疏松风险评估体系（ORAI）中得分高者］进行筛查以预防脆性骨折（B级）。ORAI同低体重、无近期使用雌激素和年龄共同构成三点评分。CTFPHC认为有确凿证据证明ORAI可以被用来预测低骨质密度（A级），同时有证据支持用骨质密度预测骨折的建议（B级）。

吸烟筛查：USPSTF和CTFPHC均强烈建议临床医生筛查所有吸烟的成年人，并对吸烟者进行戒烟干预（A级）。

前列腺癌的筛查：USPSTFS声称前列腺特异性抗原（PSA）检测或直肠指诊（DRE）是否应被建议作为前列腺癌常规筛查的相关证

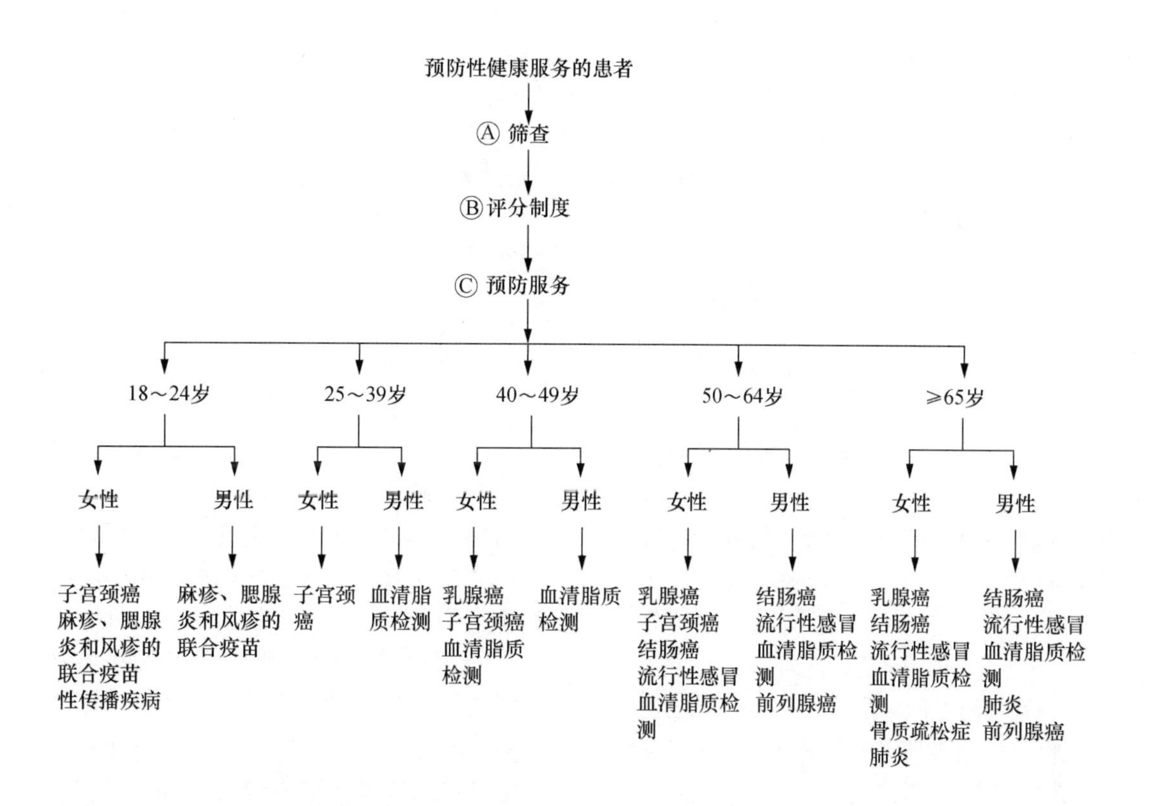

据不足。（I级）虽然有强有力的证据表明PSA检测可以发现早期的前列腺癌，但现阶段可降低患病率和死亡率的可靠的早期前列腺癌治疗方法尚不明确。对于早期前列腺癌的发现，PSA比DRE更灵敏。临床医生不建议在未和患者商讨该项检查存在不确定利益和潜在伤害的情况下安排PSA检测。如果早期发现可以提高健康收益，那么可能最大的受益者是50～70岁的处在平均患病风险水平的男性。CTF-PHC称是否将DRE纳入大于50岁的无临床症状男性的定期健康检查的相关证据不足，同时称有证据表明PSA筛查不应包括在其中。他们声明该项建议是建立在其低阳性率和已知的疗效与未知的治疗相关副作用相结合的基础上。

如想了解各组织的最新指南，请访问美国国立实践技术指南库（NGC）www. guidelines. gov。NGC是由美国医疗与公共服务部的医疗保健研究与质量局（AHRQ）所倡导建立的循证医学临床实践指南的法案。

参考文献

Advisory Committee on Immunization Practice, American Academy of Family Physicians. General recommendations on immunization. MMWR Recomm Rep 2002;51(RR-2):1–36.

American College of Obstetricians and Gynecologists (ACOG). Breast cancer screening. Washington, DC: ACOG 2003 (ACOG practice bulletin; no. 42).

Canadian Task Force on Preventive Health Care. www.ctfphc.org

Guide to Clinical Preventive Services, 2005. AHRQ Publication No. 05-0570, June 2005. Agency for Healthcare Research and Quality, Rockville, MD. http://www.ahrq.gov/clinic/pocketgd.htm.

Harper SA, Fukuda K, Uyeki TM, et al. Prevention and control of influenza. Recommendations of the Advisory Committee on Immunization Practices (ACIP). MMWR Recomm Rep 2005;54(RR-8):1–40.

National Osteoporosis Foundation. Physician's guide to prevention and treatment of osteoporosis. Washington, DC: National Osteoporosis Foundation, 2003.

Smith RA, Cokkinides V, Eyre HJ. American Cancer Society guidelines for the early detection of cancer, 2003. CA Cancer J Clin 2003;53(1):27–43.

Smith RA, Saslow D, Sawyer LA, et al. American Cancer Society guidelines for breast cancer screening: update 2003. CA Cancer J Clin 2003;53(3):141–169.

2. 乏 力

Lisa Kaufmann

杨秋辉 李 萍 译

急性乏力（病程＜6 个月）和慢性乏力（病程＞6 个月）与许多疾病相关，但大多数患者都有与基础疾病相关的表现和症状。在大城市的内科治疗中，有 25%的患者承认乏力至少有一个月的时间，因此会影响他们的日常活动；在另外两部分中，11%～12%的患者患有慢性乏力。1%～7%的成人患者就诊时都以乏力为主诉。较慢性乏力而言，急性乏力有较明确的病因，并容易自限。

A. 尽管在以乏力为主诉的患者中，有 75%仅伴有精神症状、20%没有明显临床症状，但是还有大约 7%的患者患有严重的生理疾病（其中 4%既有临床症状又有精神疾病，3%仅患有临床症状）。由于乏力病因不明确，所以必须仔细询问病史、全面地做体格检查，其中包括乏力的具体表现（例如是否存在乏力、短气、情绪淡漠等症状）、突发和缓解因素（如是否与工作和缺乏休息有关，是否受卧床休息、发病和活动影响?），以及相关的生理病理症状。

B. 刚生过孩子的父母、一边带孩子一边工作的妈妈和循环倒班、过度工作的人们往往都缺乏睡眠，这些都容易引起生理乏力，运动员过劳、营养不良和过度的噪音也是引起生理性乏力的原因。适当的休息、改善作息安排和（或）（使用护耳用具）可以缓解疲劳，无聊的、低收入的工作比有激发性的工作更容易引起疲劳，特别是当机体生理功能水平降低时（低到难以保持清醒的水平）。

C. 还必须考虑药物或毒素的影响，例如乙醇、禁药、镇静药（抗组胺药等）、β受体阻断剂、类固醇药，包括非处方药（OTC）和中草药以及职业性中毒。神经病（例如多发性硬化、癫痫发作）和内科疾病也可引起乏力。肾上腺素不足可能表现为疲劳，但这种情况通常与直立性高血压有关。甲状腺功能减退、垂体功能减退、哮喘、肉瘤样病、贫血、狼疮、肝炎、慢性感染和恶性肿瘤等都被鉴定为一个病例系。许多疾病可以产生严重的乏力，但通常其他症状更加明显（例如心力衰竭、肺结核）。

D. 除非最初评估时有其他明显的引起乏力的原因存在，否则要认真询问所有乏力患者是否有人类免疫缺陷病毒（HIV）、梅毒、乙型肝炎病毒（HBV）、丙型肝炎病毒（HCV）感染的危险因素，这些都能单独表现为乏力。

E. 莱姆病发生在树木繁茂的高温环境。球孢子菌病由真菌引起，发生在沙漠西南部，短时间暴露即可感染，例如从此地开车而过。这两个疾病都可单独表现为乏力。

F. 总人群中约 3%的成年女性患有纤维肌痛，表现为肌肉酸痛包括腰的上部或下部，多压痛点，无其他可解释该症状的疾病。尽管美国风湿病组织提出标准是在 18 项测试中有 11 项压痛点，人口研究表明症状谱包括肌肉酸痛和压痛点数量增加，同时睡眠不好，疲劳，低落。高达 70%的患者满足此标准即慢性乏力综合征（图 1），也符合纤维肌痛的标准。因为其他风湿病也会有相似症状，仔细进行关节和皮肤检查，同时当怀疑有纤维肌痛时进行风湿病实验室检测［肌酸磷酸激酶（CPK），C-反应蛋白（CRP），抗核抗体（ANA），类风湿因子（RF）］进行疲劳的常规实验室评估筛查。

G. 因为表现出疲劳症状的大部分患者都有精神病的诊断，应进行仔细的社会心理学评估（表 1），因为很少有患者认为自己的症状在本源上是精神病症状。如果有可能，这对患者的主治医师维护强有力的治疗关系以对病情进行评估是非常有帮助的。

H. 引起慢性疲劳最常见的原因是焦虑和躯体障碍引起的重度抑郁，这些症状的治疗在本书其他章节具体介绍。此组中的许多疲劳患者没有沮

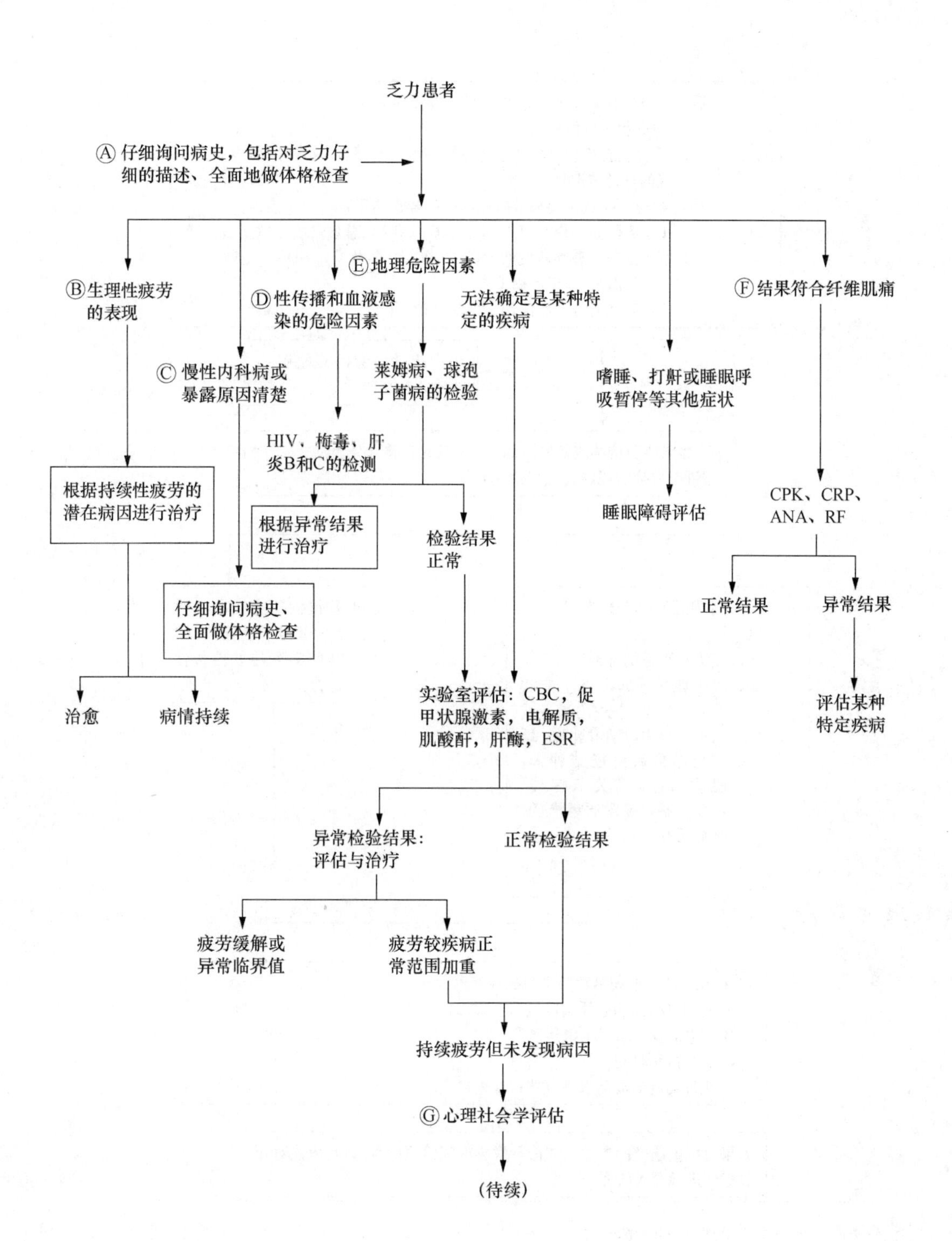
乏力患者
Ⓐ仔细询问病史，包括对乏力仔细的描述、全面地做体格检查
Ⓑ生理性疲劳的表现
根据持续性疲劳的潜在病因进行治疗
治愈
病情持续
Ⓒ慢性内科病或暴露原因清楚
仔细询问病史、全面做体格检查
Ⓓ性传播和血液感染的危险因素
HIV，梅毒，肝炎B和C的检测
根据异常结果进行治疗
Ⓔ地理危险因素
莱姆病、球孢子菌病的检验
检验结果正常
无法确定是某种特定的疾病
实验室评估：CBC，促甲状腺激素，电解质，肌酸酐，肝酶，ESR
异常检验结果：评估与治疗
疲劳缓解或异常临界值
疲劳较疾病正常范围加重
正常检验结果
持续疲劳但未发现病因
Ⓖ心理社会学评估
（待续）
嗜睡、打鼾或睡眠呼吸暂停等其他症状
睡眠障碍评估
Ⓕ结果符合纤维肌痛
CPK、CRP、ANA、RF
正常结果
异常结果
评估某种特定疾病

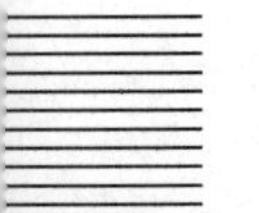

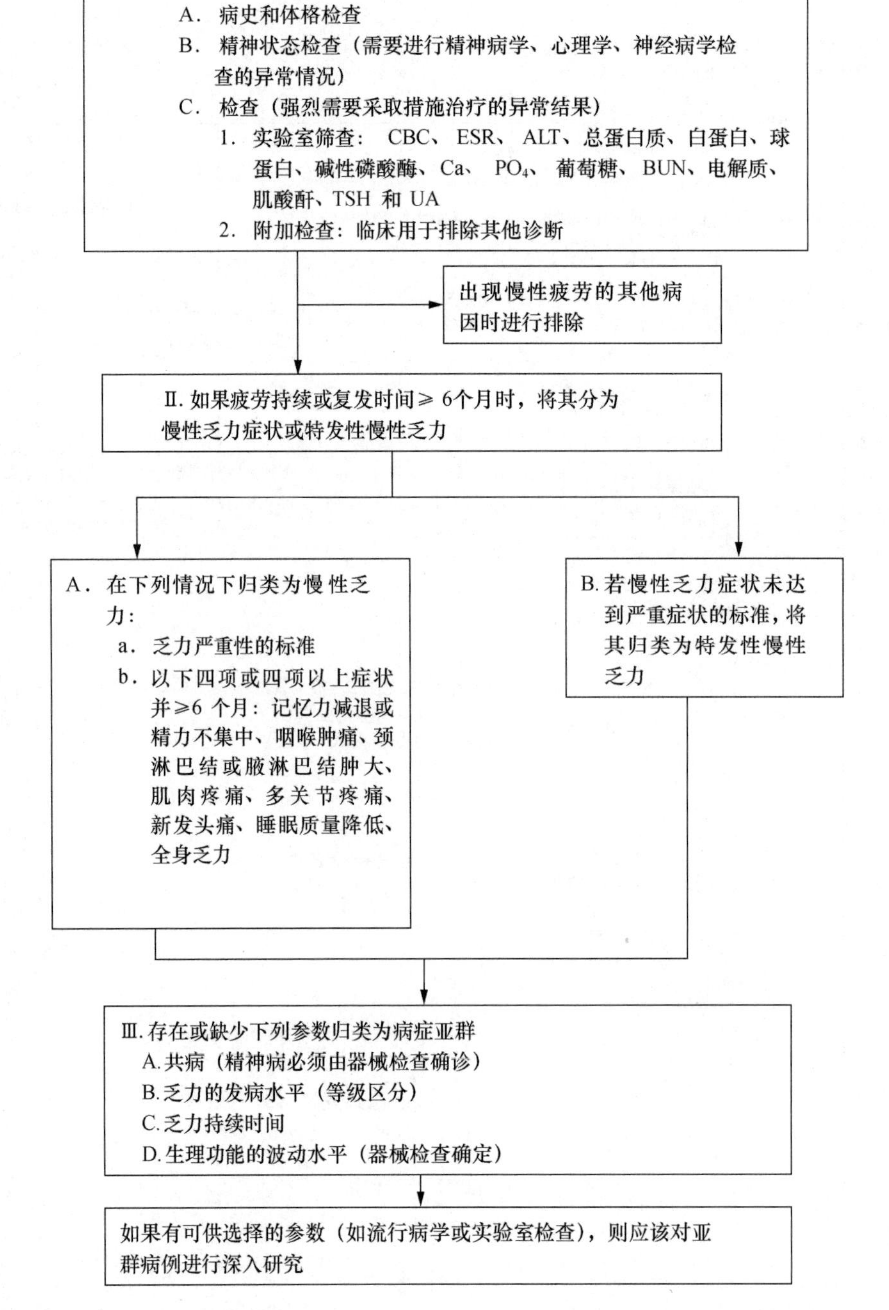

图1 对于不明原因慢性乏力的评估和分级，ALT：谷丙转苷酶；BUN：尿素氮；CBC：全血细胞计数；ESR：红细胞沉降率；PO_4：磷酸；TSH：促甲状腺激素；UA：尿酸（From Fukuda K，Strauss SE，Hickie I，et al：The chronic fatigue syndrome：a comprehensive approach to its definition and study. International Chronic Fatigue Syndrome Study Group. Ann Intern Med 1994；121：953-959.）

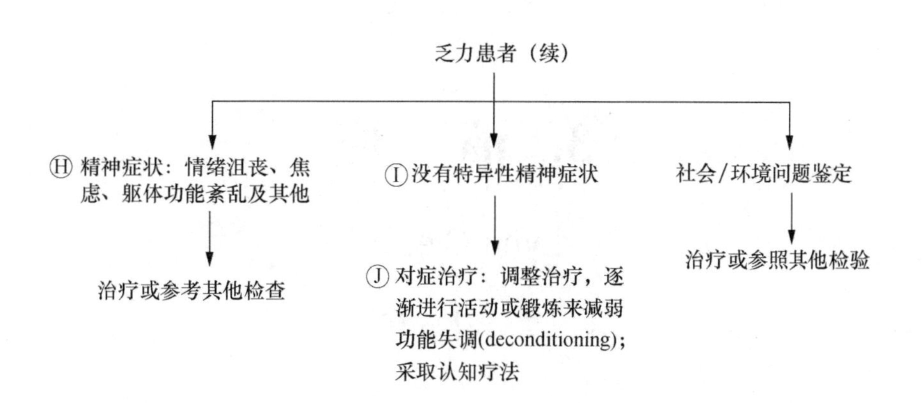

表 1　疲劳症状的社会心理学评估

历史数据	现在功能
工作史	现在工作经验
过去及现在的药物滥用情况	人际关系或网络支持
其他行为模式	性行为和功能
失落、焦虑，或其他精神病诊断	食欲饮食
	生活目标
恶习（身体的、性、精神的）	自尊心
慢性健康问题的家族史	运动或创造性活动
重大生活变故	模仿能力
	放松技巧

丧和焦虑情绪，患者认为这些疾病属于生理现象，如果失眠和疲劳这些被强调的症状得到改善，他们愿意选择进行适当的药物治疗。有时将精神症状作为处理总体生命状况时的辅助参考可能更容易被接受。

I. 没有明确病因但长期乏力大于 6 个月的患者可能满足慢性乏力综合征的诊断标准（见表 1）。这些诊断标准是以研究为目的的，但由于这些诊断标准没有与之相关的特定病因或治疗方法，所以针对这些患者采取与病因不明的慢性疲劳患者相同的治疗方法。

J. 20％的慢性乏力患者没有明显的临床病因或精神诱因，这种情况不仅困扰患者，也困扰着内科医生。过多的睡眠可以引起去适应作用，使疲劳加剧所以要鼓励患者尽量保持积极的态度，当疲劳还不严重时（记录症状很有帮助）将重要的表现列举出来，积极鼓励进行常规适度的运动（避免精力严重耗损）能够完成疾病的预防。患有纤维肌瘤的疲劳患者，伸展运动和游泳对其很有帮助，早期慢性乏力和失去社会活动能力被认为会使患者产生严重的社会压力和悲伤感。事实证明用于调整目标和期望的短暂的认知疗法是有用的，患者支持团体帮助并不大。这些物理疗法对病因明确的慢性乏力也有帮助。

参考文献

Bates DW, Schmitt W, Buchwald D, et al. Prevalence of fatigue and chronic fatigue syndrome in a primary care practice. Arch Intern Med 1993;153:2759.

Manu P, Lane TJ, Matthews DA. Chronic fatigue and chronic fatigue syndrome: clinical epidemiology and aetiological classification. CIBA Foundation Symposium 1993;173:23.

Patel V, Kirkwood BR, Weiss H, et al. Chronic fatigue in developing countries: populations-based survey of women in India. BMJ 2005;330:1990.

Ruffin MT, Cohen M. Evaluation and management of fatigue. Am Fam Physician 1994;50:625.

Wessely S, Chalder T, Hirsh S, et al. The prevalence and morbidity of chronic fatigue and chronic fatigue syndrome: a prospective primary care study. Am J Public Health 1997;87:1449.

Whiting P, Bagnall AM, Sowden A, et al. Interventions for the treatment and management of chronic fatigue syndrome: a systematic review. JAMA 2001;286:1360.

3. 消　瘦

Lynn Cleary

李　萍　译

无意识消瘦（IWL）是指在6个月之内体重下降>5%。很显然，它是与年龄较大、健康状况较差、吸烟、较低的体质指数等有关。不管患者有没有疫病，有没有明确诊断，有没有治疗干预，消瘦与高死亡率相关。

对于潜在原因临床进行了少量患者研究，而这些患者人口学特征变异性大（如：老年人，住院患者和门诊患者，长期需要护理的居民，退伍军人等）。诊断IWL是有限的，因此适用于的人群不同。

65%～90%消瘦的原因与诊断有关，接受治疗的住院患者身体因素引起消瘦占高比例，而非住院患者精神疾病的原因与身体原因大致相当。上述的两个原因在老年病学研究显示高度流行。有10%～35%的病例尚不能明确原因。

A. 记录消瘦的原因是很重要的，如果没有相关的资料，就直接寻找消瘦的证据。许多患者抱怨说消瘦其实没有任何影响。

B. 常见的潜在原因包括肿瘤，主要消化系统疾病、慢性基础疾病（心血管、代谢、肺）、营养不良、甲状腺功能亢进、痴呆、抑郁症和焦虑等。消瘦可能会先于痴呆的诊断。每个疾病的患病率很大程度上取决于正在被研究的小组。

C. 根据病因，症状，和检查结果的证明癌症、糖尿病、心/肺疾病、口腔/牙齿疾病、PI病理、甲状腺功能亢进，感染（包括艾滋病），酗酒或其他药物滥用、痴呆和精神疾病。

D. 物理原因通常是早期明确诊断的重要方法。这可能不适用于老年人，在其他的疾病经常呈现非特异性方式，IWL更为普遍。尽管没有更有力的数据支持测试在老年人中也是合理的，如果最初的评估也是模糊的，则应更多地关注口腔/牙科、消化、认知、心理、社会心理对IWL的作用。

E. 是否能够证实诊断的原因，应密切关注存在IWL的患者，因为无论有怎样的特殊原因，IWL可能与高死亡率和较低的健康状况有关。

参考文献

Alibhai SM, Greenwood C, Payette H. An approach to the management of unintentional weight loss in elderly people. CMAJ 2005;172(6):773–780.

Meltzer AA, Everhart JE. Unintentional weight loss in the United States. Am J Epidemiol 1995;142:10.

Sahyoun NR, Serdula MK, Galuska DA, et al. The epidemiology of recent involuntary weight loss in the United States population. J Nutr Health Aging 2004;8(6):510–517.

Wise GR, Craig D. Evaluation of involuntary weight loss. Where do you start? Postgrad Med 1994;95:4.

Yaari S, Goldbourt U. Voluntary and involuntary weight loss: associations with long term mortality in 9,228 middle-aged and elderly men. Am J Epidemiol 1998;148(6):546–555.

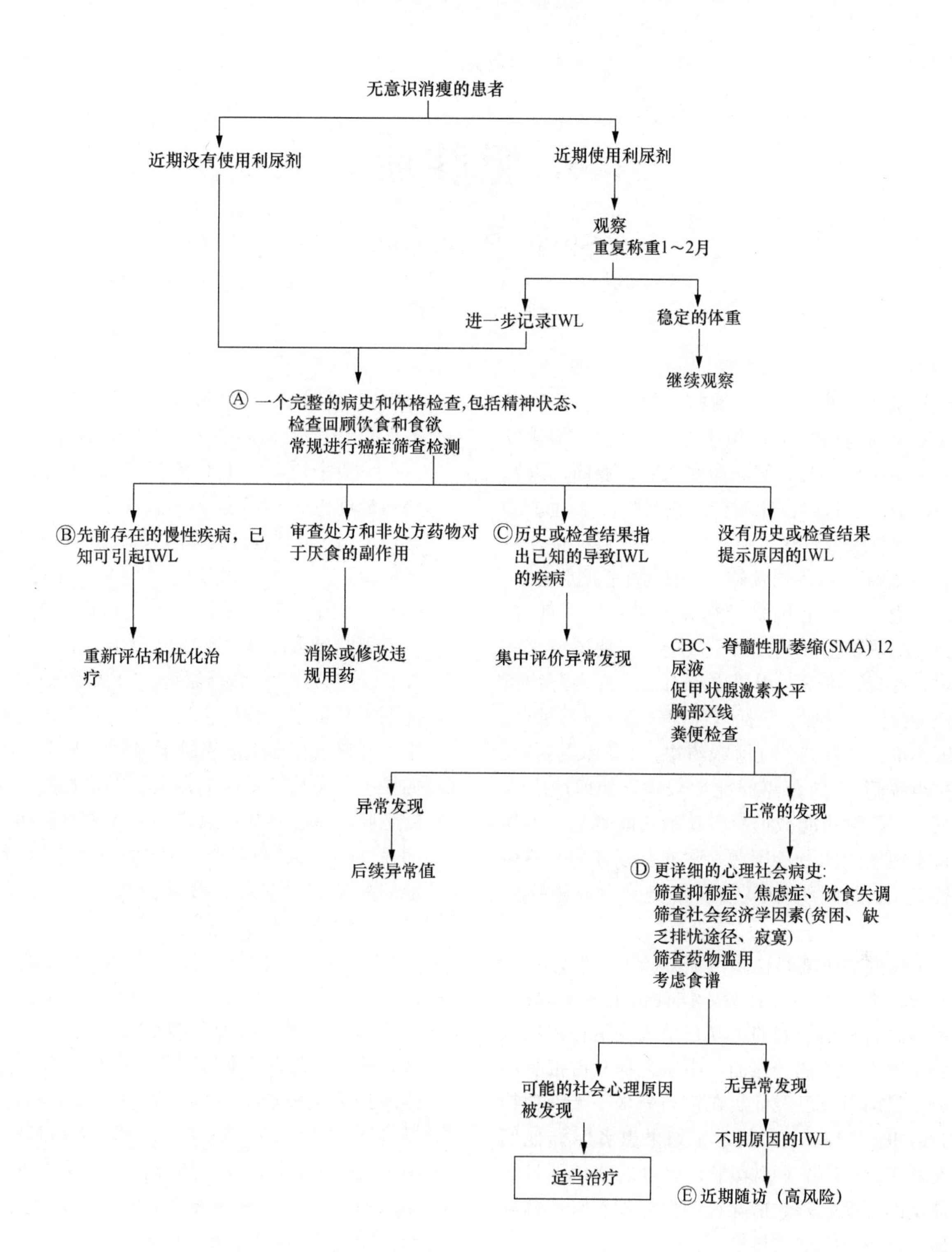

无意识消瘦的患者
近期没有使用利尿剂
近期使用利尿剂
观察
重复称重1～2月
进一步记录IWL
稳定的体重
继续观察
Ⓐ 一个完整的病史和体格检查,包括精神状态、
检查回顾饮食和食欲
常规进行癌症筛查检测
Ⓑ先前存在的慢性疾病，已知可引起IWL
审查处方和非处方药物对于厌食的副作用
Ⓒ历史或检查结果指出已知的导致IWL的疾病
没有历史或检查结果提示原因的IWL
重新评估和优化治疗
消除或修改违规用药
集中评价异常发现
CBC、脊髓性肌萎缩(SMA) 12
尿液
促甲状腺激素水平
胸部X线
粪便检查
异常发现
正常的发现
后续异常值
Ⓓ 更详细的心理社会病史:
筛查抑郁症、焦虑症、饮食失调
筛查社会经济学因素(贫困、缺乏排忧途径、寂寞)
筛查药物滥用
考虑食谱
可能的社会心理原因被发现
无异常发现
不明原因的IWL
适当治疗
Ⓔ 近期随访（高风险）

4. 肥胖症

Stuart B. Mushlin

徐 亮 译

A. 肥胖症已在世界范围内流行。估计当前美国成人肥胖率约 32.2%，并且从 20 世纪 80 年代以后还在稳步上升。肥胖症在西欧、亚洲，以及大部分第三世界国家流行。在英国，在超过 50 岁的男性和女性中约有 23%患有肥胖症；在巴基斯坦约 13%的男性和 8%的女性患肥胖症。

肥胖症的病因是最初评估患者的一部分。饮食与热量消耗是非常重要的。其他还与家族史、社会经济学、用药史等有关。许多药物可以导致体重增加（包括多种镇静药、抗抑郁药、胰岛素、磺脲类、抗惊厥药物、β受体阻断剂、抗组胺药）。内分泌问题比较少，如库欣综合征、甲状腺功能减退、下丘脑功能紊乱。不建议常规检测内分泌问题，除非有家族史、体格检查、脂肪组织分布等数据支持内分泌疾病诊断。

肥胖症可能是由多因素导致的，但是在大多数西方和非西方社会，饮食仍是主要原因。很多患者相信他们的肥胖是由内分泌和神经内分泌因素导致的。然而，事实上那只占很少部分。目前研究已经证实在室内静坐一天消耗约 4807 焦（1150 卡）热量。如果患者声称他们在低于 5016 焦（1200 卡）热量的饮食下没有体重的降低，多数情况说明他们没有坚持精确地记录各自摄取的热量。

B. 肥胖一般定义为体质指数（BMI）>30。病态肥胖一般认为 BMI>40，这种病态肥胖增加了代谢综合征如 2 型糖尿病的发病率。BMI 是一种很好评估身体脂肪的方法，它的计算方法为

体重（kg）/身高（m）的平方

另外一种评估肥胖的方法是腰围（测量平行于地板的髂前上棘的冠状线或过脐线）或是腰围/臀围比值。男性腰围超过 101.6cm（40 英寸）或女性腰围超过 87.63cm（34.5 英寸）以及 BMI 在 24～34.9 是 2 型糖尿病、冠状动脉性心脏病（冠心病）、高脂血症、高血压的高危因素。如果 BMI≥35，腰围与疾病联系减少。

一般来说，超重时依据 BMI 进行风险分层。最理想的 BMI 是 22（高于和低于 22 都有死亡率增加的风险）。BMI<25 被认为是无或低风险，25～30 为低风险，30～35 为高风险，35～40 为显著高风险，>40 为极高风险。

肥胖提示即将出现或已经出现病态，即关节炎、胆石症、2 型糖尿病、冠状动脉性疾病、睡眠呼吸暂停，及社会歧视，在对患者的调查中发现普遍存在生活质量下降的情况。

C. 如果患者愿意接受这个方案，无论长期与短期的肥胖，减肥多数可以成功，要坚持随访（比如在一个正在执行这个方案的群体中），教给他们关于热量摄入、锻炼消耗过多热量的信息。节食的方法有好多种，单一的方法不可能适合所有人。长期、反弹是极其普通（约 85%）的现象，坚持不懈的锻炼经证明对预防反弹非常有效。极低热量饮食容易诱发胆石症，并且目前有证据表明每餐增加 10%的脂肪或应用鹅去氧胆酸可预防胆石症发生的可能。没有证据表明 3344 焦（800 卡）以下的饮食与体重减轻呈线性相关，所以没必要采取低于这个水平的饮食而去追求最大程度的体重下降。与传授给患者关于节食、锻炼、反弹和冲动的信息一样，体重下降的实际期望也是很重要的。患者希望在 6 个月内减重超过体重的 5%是不对的，尽管很多患者制订的减肥计划甚至超过 2 倍这个水平。

其他减肥的方法有药物减肥及手术减肥。美国内科医师学会指南给出了何时采取这些方法的建议，但是简要概括一下，如果存在伴随疾病（如冠状动脉疾病、高血脂）则门槛可以降低。有许多药通过了 FDA，并且作用机制有所不同。他们包括：奥利司他、西布曲明、安

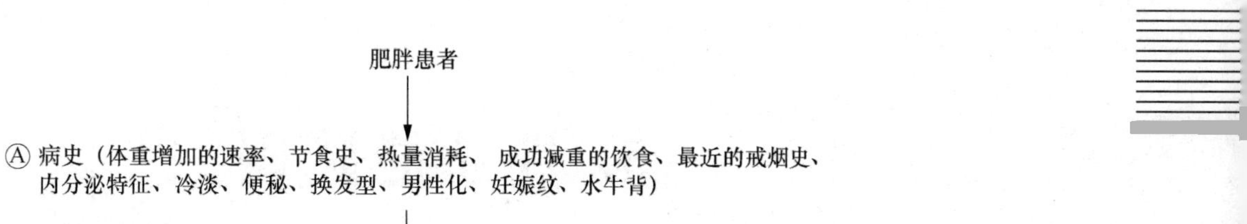

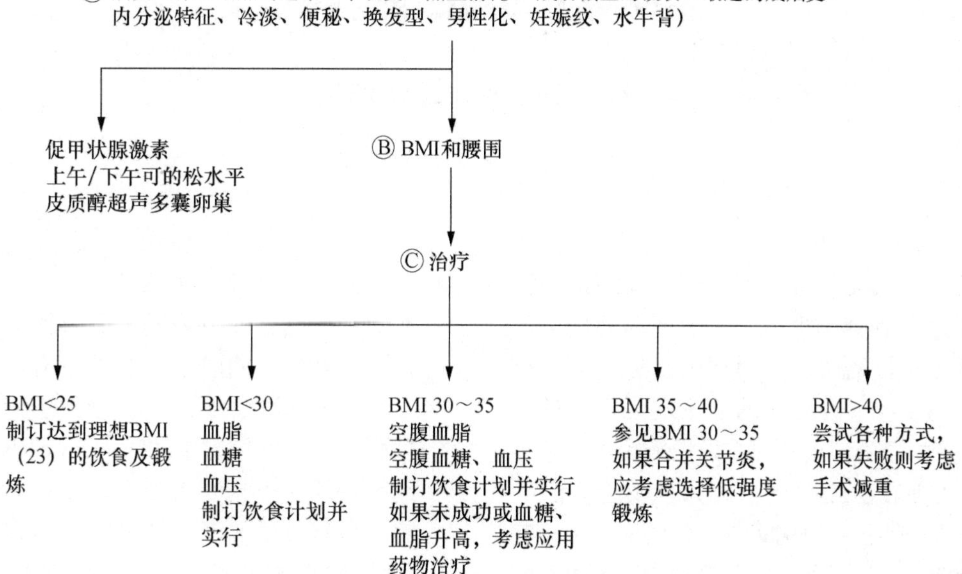

非拉酮（二乙胺苯丙酮）、芬特明、苄非他明和苯甲曲秦。除了奥利司他为Ⅲ、Ⅳ级证据的药外，其他都不是。有些新药在欧洲已经上市或是在做Ⅲ期临床试验（利莫那班、氯卡色林等）。减肥手术仅仅适用于 BMI≥40 或有明显伴随疾病的患者。除非保守治疗失败，一般不建议手术。死亡率比较高（众多研究为约2%），即使应用侵害性较小的微创胃扎带术，长期随访的结果亦为无效。值得注意的是一系列的研究表明，吸脂手术无法明改善胰岛素抵抗和长期的体重下降。

参考文献

Bardia A, Holtan SG, Slezak JM, et al. Diagnosis of obesity by primary care physicians and impact on obesity management. Mayo Clinic Proc 2007;82:927.

Bray GA. Medical consequences of obesity. J Clin Endoc Metab 2004;89:2583.

Snow V, Barry P, Fitterman N, et al. Pharmacologic and surgical management of obesity in primary care: a clinical practice guideline from the American College of Physicians. Ann Int Med 2005;142:525.

5. 性功能障碍

Kristyn M. Greifer

杨秋辉　李　萍　译

A. 虽然会有一部分患者承认自己性功能有问题，但是大部分患者都不承认。一个详细的病史的询问应该包括性行为史，用来引出患者对疾病的抱怨。还要问一些普通的非主观无偏见的问题，包括疾病对当前正常关系的影响，用此来展开谈论。不能假定设想患者的性取向及性经历。

B. 性欲减低与抑郁、精神疾病及其他的医学治疗有关。在处理人际关系及工作中遇到的压力也与性欲降低有关。精神疾病的评估和咨询可能会对患者有一定帮助。降低性欲的医学因素包括药物治疗，如降压药和选择性五羟色胺再摄取抑制剂（SSRIs），药物滥用和急、慢性疾病。性腺功能减退症用睾酮替代治疗法，对于夫妻关系存在严重问题的患者，性行为和（或）夫妻间的治疗都需要被考虑（这是性欲降低的原因也是结果）。

C. 阴茎勃起功能障碍或阳痿分为器官性和心理性，一些人是混合性，早期勃起障碍很大程度上是心理原因，虽然不是很敏感。导致勃起功能障碍的器质性原因包括内分泌、血管及神经疾病。外科手术过程如彻底的前列腺手术切除术可能会导致阴茎勃起功能障碍。仔细的询问病史及体格检查也会引出疾病的病因，对器质性阳痿患者检查睾酮水平。血清学检查不足以代替病史的询问及体格检查。药物治疗（如降压药和SSRIs）已经谈论过，急、慢性疾病也可导致器质性和心理性阴茎勃起功能障碍。用标记或是变形测量器做夜间阴茎勃起监测试验可以更明确发现之间的不同。除非存在禁忌证，每一例的治疗都应该使用5型磷酸二酯酶（PDE5）抑制剂，如西地那非、伐地那非或他达拉非，局部服用硝酸盐的患者禁止使用PDE5抑制剂。其他治疗方法包括注射治疗，前列腺素药剂如前列地尔或者外用器械来提高勃起功能如阴茎环和真空泵。对于有精神心理因素的患者的性治疗也是很有用的。难治的病例要参照泌尿学。

D. 早泄在年轻患者和无性经验的患者中是普遍存在的，在与压力有关或在压力环境中的患者中也可以看到，同时它与疲惫也有一定关系。除了性刺激的治疗方法外，其他的治疗是暂停的，性刺激可以延长射精的时间。SSRIs和PDE5抑制剂对延迟射精是有效的。在一些病例中性治疗也是有效的。不射精可能是器官性的也可能是性腺功能减退症或复杂的前列腺手术造成的，射精功能减退需要参照泌尿学，在无性腺功能减退症的患者中出现性快感缺失的情况是非常少见的，最好采用性治疗对其处理。

E. 女性的性欲减退和男性一样，可能与药物治疗有关（如降血压药和SSRIs），药物滥用和慢性疾病。还与绝经有关（自然的或是手术），激素替代治疗能够提高性欲，尤其是由于润滑不充分而造成性交疼痛的原因使其性欲降低，鉴于对激素替代疗法的新认识，临床医师在用之前一定要衡量益处和可能带来的危险。双侧卵巢切除或是雄激素严重缺乏类似患有艾迪生（Addison）病的女性用雄激素替代疗法将受益颇多。抑郁、身体不适和母亲的角色都会使性欲减低，规则的锻炼使疲倦减少，同时会伴随着性欲提高，性滥交史和家庭暴力可能会使性欲降低或避免性接触。抑郁在医学上是可以治疗的，虽然一些抗抑郁的措施可能是降低性欲的主要原因（用PDE5抑制剂去克服性欲降低研究正在进行）。精神心理方面的转诊治疗对于有性滥交史的女性及任何原因导致的性欲减低均是适用的。

F. 性快感缺失在女性中比在男性中更常见，经常是由于与性本身相关的抑制和对女性性觉醒知识的缺乏。解剖知识的学习以及色情材料的自我刺激可能会增加女性的性经验，在这些病例中性治疗是可以用的，药物治疗如SSRIs或是骨盆创伤都可以使获得性高潮的能力降低。

G. 性交疼痛是女性患者常见的问题，分清是浅插

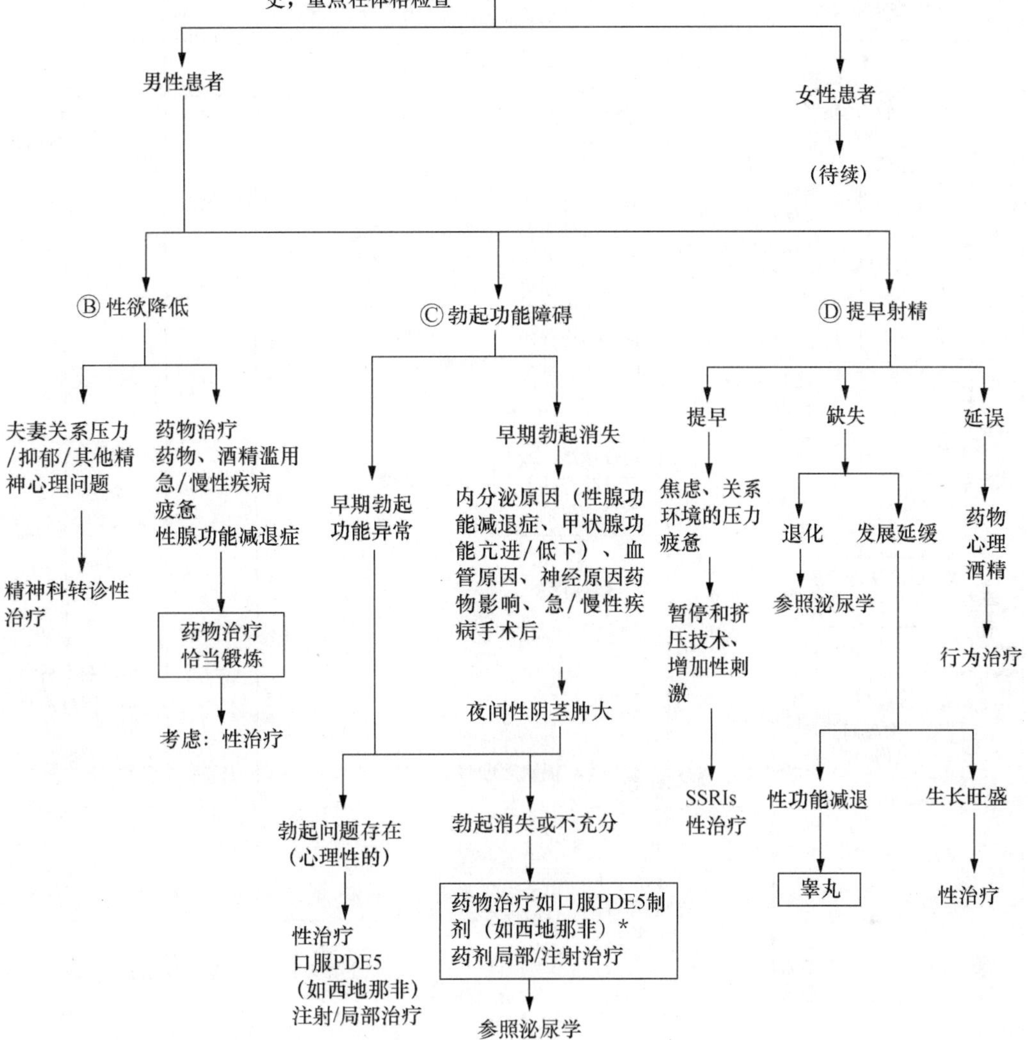

注：服用硝酸盐的患者禁服PDE5抑制剂

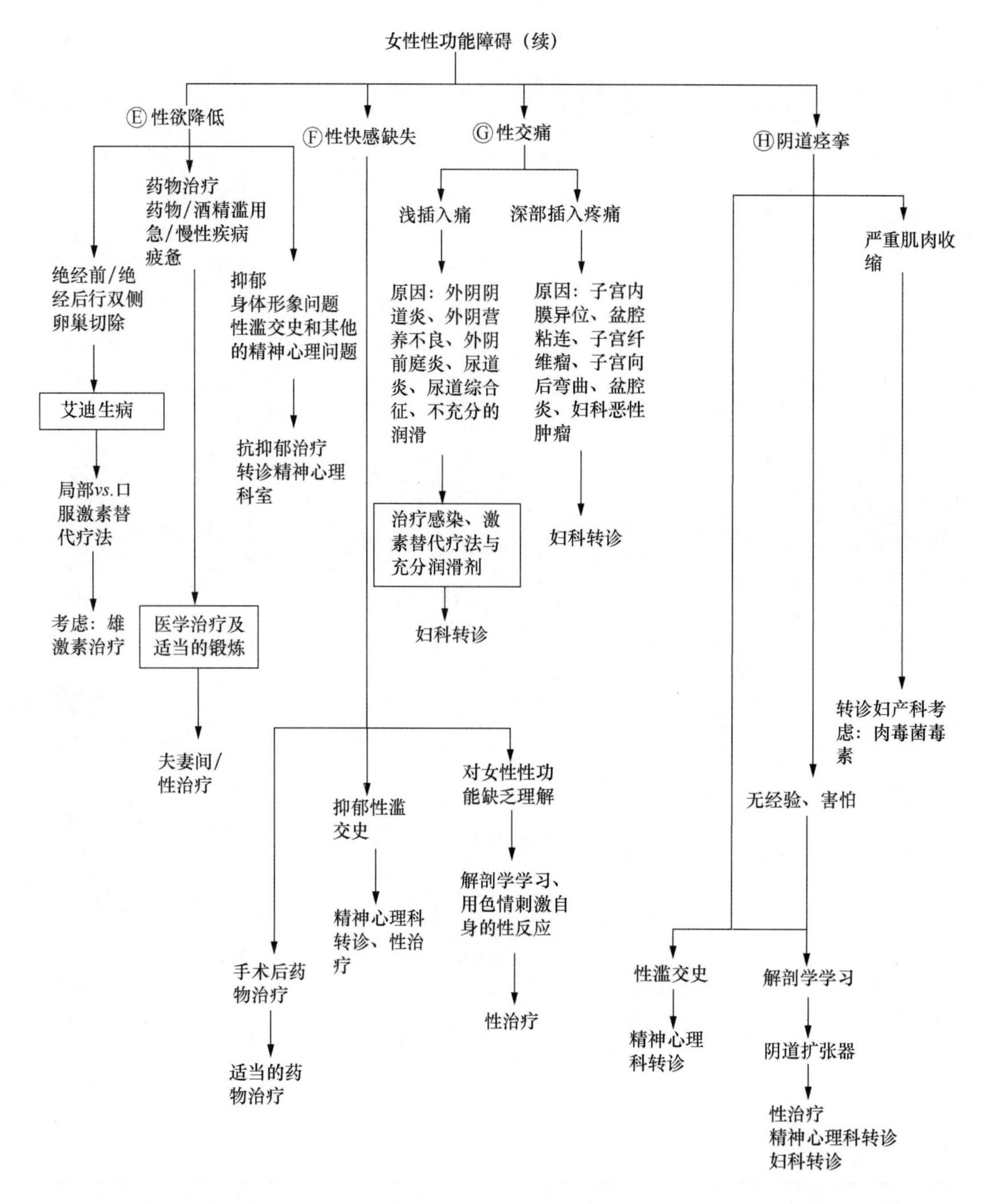

入（阴茎插入前或插入过程中）还是深插入时产生疼痛是非常重要的，浅插入疼痛可能的原因有外阴阴道炎、尿道炎或者是不充分的润滑。但确诊后用抗生素治疗以及处在绝经期前和绝经期后的女性用雌激素治疗就可以消除疼痛问题。雌激素替代可产生萎缩性阴道炎，外阴营养不良、外阴前庭炎和尿道综合征都需要参照妇产科学。大部分深插入性交痛都需要妇产科的检查评估。

H. 阴道痉挛是一种严重的浅性交痛的类型。一些患者抱怨她们不能忍受阴茎插入——可能卫生棉条都无法插入或不能容忍阴道扩张器检查——肌肉会自动收缩，如果没有性滥交史，那么就可能与害怕或者周围环境的性抑制有关系，解剖知识的学习以及日益增多的更大的阴道扩张器将渐渐地使患者能够接受其插入，现在正在研究的肉毒菌毒素可作为一种有效的治疗措施用于严重的病例，性治疗、心理评估，或是两者同时进行可能都是必须的，有性滥交史的患者需要转诊到精神病科治疗。

参考文献

Arlt W. Androgen therapy in women. Eur J Endocrinol 2006;154(1):1–11.

Lightner D. Female sexual dysfunction. Mayo Clin Proc 2002;77(7):698–702.

Montague DK, Jarow JP, Broderick GA, et al. Chapter 1: the management of erectile dysfunction: an AUA update. J Urol 2005;174(1):230–239.

Ralph DJ, Wylie KR. Ejaculatory disorders and sexual function. BJU Int 2005;95:1181–1186.

6. 水　肿

David W. Gibson，Harry L. Greene Ⅱ

郑高云　译

所谓水肿是指体液异常地出现在组织间隙内，包括局部水肿和全身水肿。体液在血管内外的移动与以下因素有关：静脉压力、胶体渗透压、毛细血管通透性和淋巴回流。这些因素存在一种平衡，当这些因素失衡时就会导致水肿发生，比如血浆胶体渗透压降低、静脉压升高、毛细血管通透性增加、淋巴回流受阻等，或者是以上因素综合作用所致。

A. 问病史和体格检查很重要，可以帮助确定是全身水肿还是局部水肿。

B. 全身性水肿可以通过称体重的方法来记录，这通常是因为毛细血管内压力增加导致，比如充血性心力衰竭（CHF）。水钠潴留可见于肾衰竭和大剂量静脉滴注。水肿还可发生于皮质类固醇、雌激素或其他药物治疗后。这种全身性水肿包括腹水或胸腔积液。全身性水肿评估的第一步是通过测量颈静脉压力（JVP）来估测中心静脉压。

C. 全身水肿程度和颈静脉压力值取决于血清白蛋白及尿蛋白水平。

D. 如果血清白蛋白是正常的，则进行尿检，寻找异常尿沉淀，并检查肌酐（BUN）以评估肾功能。如果尿检结果是正常的，则进行甲状腺功能测试（TFTs）来判断是否存在黏液水肿。其他患者应该被视为可能有特发性水肿或药物引起水肿。

E. 如果血清白蛋白减少，应首先进行尿液检查。如果尿蛋白≥3.5g 则建议诊断为肾病综合征；如果尿蛋白＜3.5g，可能存在另外的病因，如肝炎或肝浸润疾病。此时应查肝功能，如果异常则进行肝穿刺病理检查；如果正常则检查前白蛋白和胆固醇水平以评估是否存在营养不良。如果前白蛋白＜20mg/dl，且胆固醇水平较低，则可考虑存在营养不良。如果前白蛋白＞20mg/dl，则可能存在毛细血管渗漏综合征、蛋白质合成异常；或者是蛋白质丢失性肠病。

F. 颈静脉压力增高或是全身水肿的患者建议拍胸部 X 片以评估是否存在心脏肥大。

G. 若果发现心脏肥大，则应进行超声心动图检查，以辅助发现心包积液、心包增厚（如急、慢性心包炎）、充血性心力衰竭、心肌浸润性疾病（如肥厚性心肌病、淀粉样变或肿瘤）。

H. 如果胸部 X 片提示心脏大小正常，则应评估肺动脉压以判断是否存在肺心病。可采用超声心动图来检测心脏收缩情况。

I. 局部水肿或区域性水肿常常是由于毛细血管压力增加导致。常见原因包括慢性静脉功能不全、静脉瓣功能不全或血栓形成。血栓形成常有外在因素作用，如肿瘤、淋巴结、手术、纤维化或辐射；或是有内在因素作用如深静脉血栓形成、手术感染、静脉缓慢、外伤或是高凝状态（如蛋白 C 缺乏症、蛋白 S 缺乏症、抗凝血酶Ⅲ不足、肿瘤或是继发的血管扩张影响药物如钙拮抗剂）。

J. 当局部水肿出现时，注意它的位置。如果它是一侧上肢或双上肢，则测定 JVP。

K. 如果患者上肢水肿和 JVP 正常应该进行多普勒检查、阻抗体积描记法（IPG）、静脉造影术或颜色流双扫描寻找静脉阻塞来自内在或外在因素。如果未检出则提示淋巴阻塞。

L. 评估患者的上肢水肿和上腔静脉综合征应做胸部 X 线、计算机断层扫描（CT）或胸部的磁共振成像（MRI）。

M. 如果水肿局限于下肢，注意是单侧还是双侧。应考虑到创伤、肿瘤导致的高凝状态引起淋巴管、静脉的阻塞形成。

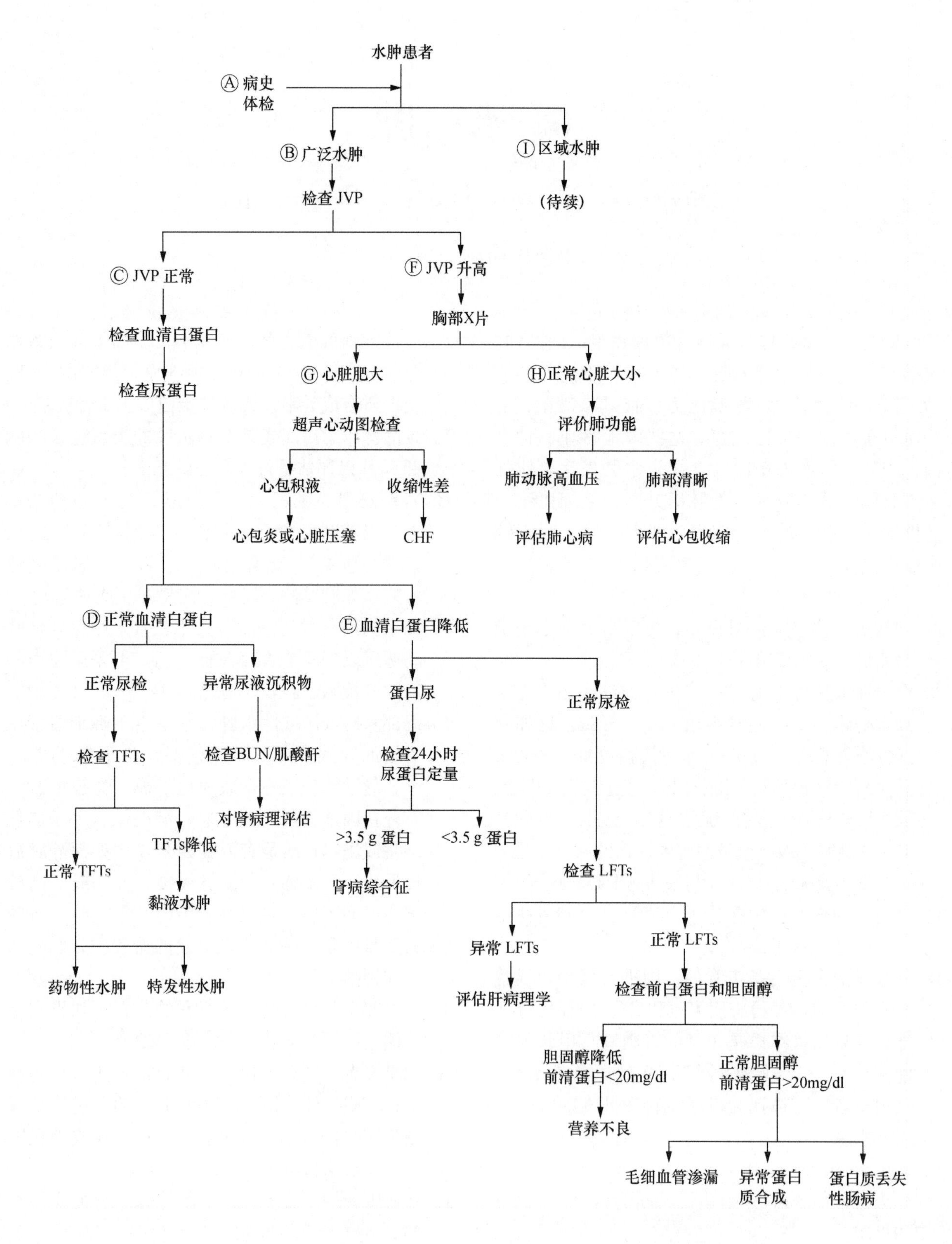

水肿患者
Ⓐ病史
体检
Ⓑ广泛水肿
Ⓘ区域水肿
检查 JVP
(待续)
Ⓒ JVP 正常
Ⓕ JVP 升高
检查血清白蛋白
胸部X片
检查尿蛋白
Ⓖ心脏肥大
Ⓗ正常心脏大小
超声心动图检查
评价肺功能
心包积液
收缩性差
肺动脉高血压
肺部清晰
心包炎或心脏压塞
CHF
评估肺心病
评估心包收缩
Ⓓ正常血清白蛋白
Ⓔ血清白蛋白降低
正常尿检
异常尿液沉积物
蛋白尿
正常尿检
检查 TFTs
检查BUN/肌酸酐
检查24小时
尿蛋白定量
对肾病理评估
TFTs降低
>3.5 g 蛋白
<3.5 g 蛋白
正常 TFTs
黏液水肿
肾病综合征
检查 LFTs
异常 LFTs
正常 LFTs
药物性水肿
特发性水肿
评估肝病理学
检查前白蛋白和胆固醇
胆固醇降低
前清蛋白<20mg/dl
正常胆固醇
前清蛋白>20mg/dl
营养不良
毛细血管渗漏
异常蛋白
质合成
蛋白质丢失
性肠病

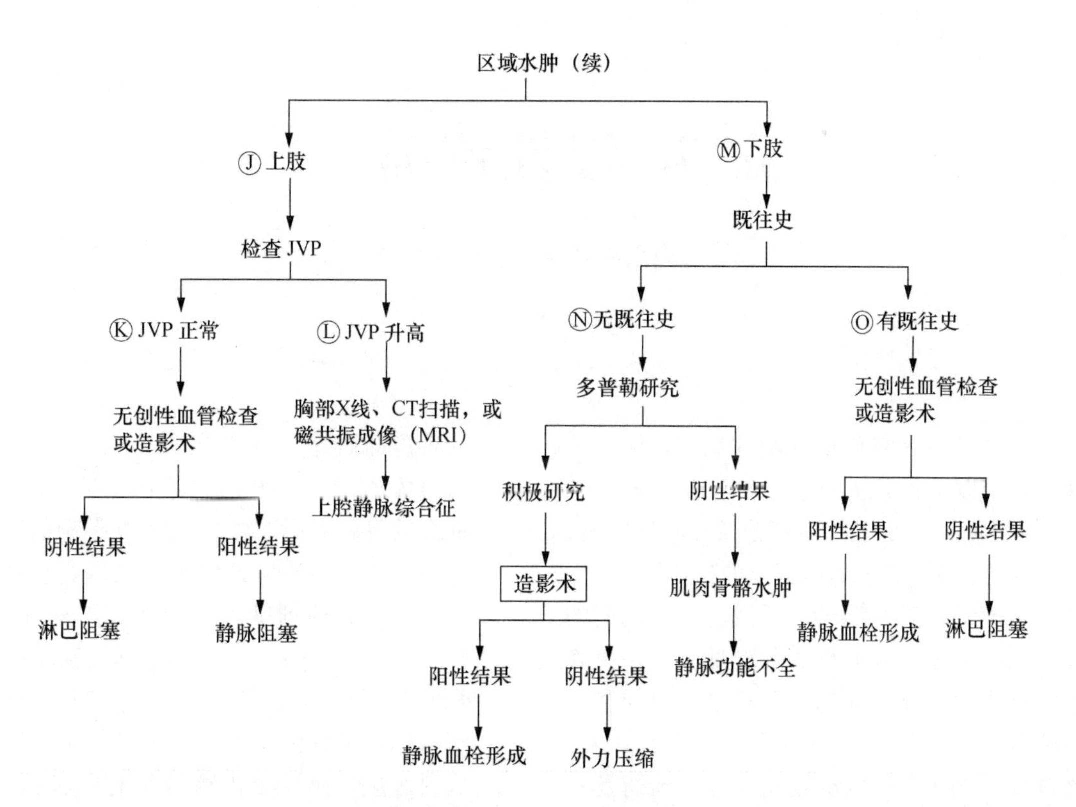

N. 如果病史是阴性的。可申请多普勒检查或是IPG检查。如果有阳性发现，可行静脉造影以评估是否存在血栓或是静脉管壁受压；如果检查是阴性的，则水肿可能是由于横纹肌溶解、骨骼肌水肿或是局部血管缺陷造成。

O. 患者如有下肢水肿的阳性病史应该接受多普勒检查或下肢静脉造影术。重申一次，阳性的研究结果可能显示静脉血栓形成，阴性研究结果可能显示淋巴阻塞。阴性结果可被淋巴管造影术评估。

参考文献

Berczeller PH. Idiopathic edema. Hosp Pract (Off Ed) 1994;29:115.

Braunwald E. Edema. In Fauci AS, Braunwald E, Isselbacher KJ, et al, eds. Harrison's Principles of Internal Medicine, 14th ed. New York: McGraw-Hill, 1997:210.

Ciocon JO, Fernandez BB, Ciocon DG. Leg edema: clinical clues to the differential diagnosis. Geriatrics 1993;48:34.

Goroll AH, May LA, Mulley AG. Primary Care Medicine, 3rd ed. Philadelphia: Lippincott-Raven, 1995:105.

Greene HL, Kreis SR, Kahn KL. Edema. In Greene HL, ed. Clinical Medicine. 2nd ed. St. Louis: Mosby, 1996:138.

Rogers RL, Feller ED, Gottlieb SS. Acute congestive heart failure in the emergency department. Cardiol Clin 2006;24(1):115–123, vii.

Schmittling ZC, McLafferty RB, Bohannon WT, et al. Characterization and probability of upper extremity deep venous thrombosis. Ann Vasc Surg 2004;18:552–557.

Ware LB, Matthay MA. Clinical practice. Acute pulmonary edema. N Engl J Med 2005;353:2788–2796.

7. 慢性疼痛

William P. Johnson

李秀梅　译

A. 用于评估患者的信息包括详细的病史，疼痛的特征，对于以前治疗的反馈，对于患者病史的彻底了解（如患者的长期用药记录和心理状态）和疾病开始到恶化期间各因素间的相互关系。

B. 急性疼痛通常伴随着循环、呼吸、新陈代谢的加速，同时排尿量和血糖指数降低。如果患者处于显著疼痛时还会伴随面色苍白、出汗和恶心等症状。

C. 慢性疼痛不同于平时的突发伤害性疼痛而是一种持久性的过程，给疼痛一个严格的时间限制是很危险的，比如说6个月。例如受损的手腕伤痛最多可能持续2个星期左右。任何持续性疼痛都表明可能存在反射性交感性营养不良，这也是倡导要早发现早治疗慢性疾病的原因所在。延期6个月治疗慢性病可能会导致患者永远的机体受损。伴随有持续性疼痛的患者还会有发展成植物人的迹象，即睡眠和饮食失衡、便秘、兴奋过度、性欲减退、心理障碍以及疼痛耐受力下降。有间歇性慢性疼痛的患者（例如周期性神经痛、头痛或者心绞痛）的反应和急性疼痛类似。

D. 良性的慢性疼痛在诊治上是个挑战。如果可能的话，有时候它有助于定位受疼痛影响最严重的靶器官。

E. 有些患者并不明确地归属于通常的良性慢性疼痛的范畴，对于这类患者的处理要区别对待。

F. 事实证明所有的慢性疼痛患者在与疼痛较量的过程中都经历了心理上的变化，心理和环境因素在慢性疼痛中起到了重要作用，30%的患者会成为躁狂抑郁病患者。然而，神经性疼痛是在心理机制作用下产生的。事实上，医生并不能为神经性疼痛找到器质性的原因，因为疼痛本身并不足以保证能做出精神病学诊断。必须找到精神病学诊断的有利证据（可适用于DSM-IV标准）。

G. 多种疼痛研究中心（MPC）应该致力于研究有关身体的、心理上的、药物上的、职业上的、社会的等各方面对慢性疼痛有影响的因素。多种疼痛研究团队应该包括一名内科医生、药理治疗医师、药剂师、麻醉师、神经外科医生、护士、牙科医生、心理治疗师、物理康复医师和职业治疗师。MPC的人员至少有三种医学特长。如果其中一名内科医师并不是一名精神病科医生，则要求内科医生有两种医学特长，同时团队中要求一名临床心理医师。MPC可以设在病房区边也可以设在门诊区。MPC应该制订患者管理条款，定期评定各条款的效能。对于两性疼痛，应将重点放在疾病治疗和康复上，不使用各类控制作用的药物。许多麻醉医师致力于研究慢性疼痛，但并未寻找到综合的方法。这些方法可能在某些治疗过程中有效，例如硬膜麻醉，但是方法通常过于单一。

H. 有效的疼痛治疗需要持续不断地进行：①确定治疗目标，建立确切的治疗时间表，②定期医患碰面，③建立更替药物指导规程，④建立患者行为指导规程。患者按照用药指导了解自身身体状态。如果患者没有明确的治疗指导，可以在医学诊断网站寻找（www.azmd.gov点击“医生中心”，进入“阿片样物质处方指南”）。

I. 除非患者做到以下几点，否则会陷入窘境。
- 进行初步临床全面诊断有助于得到明确的诊断结果。
- 咨询最近一次的诊断医师，讨论病情。
- 回顾所有的诊断记录。
- 制订书面治疗计划，并附有客观的数据记录。
- 如果使用习惯性药物，医患必须达成一致，医师必须明确治疗风险，包括备用治疗方法、治疗的副作用、潜在的交叉反应、风险指数、如何中断治疗、药物依赖的风险、错误诊断的风险。

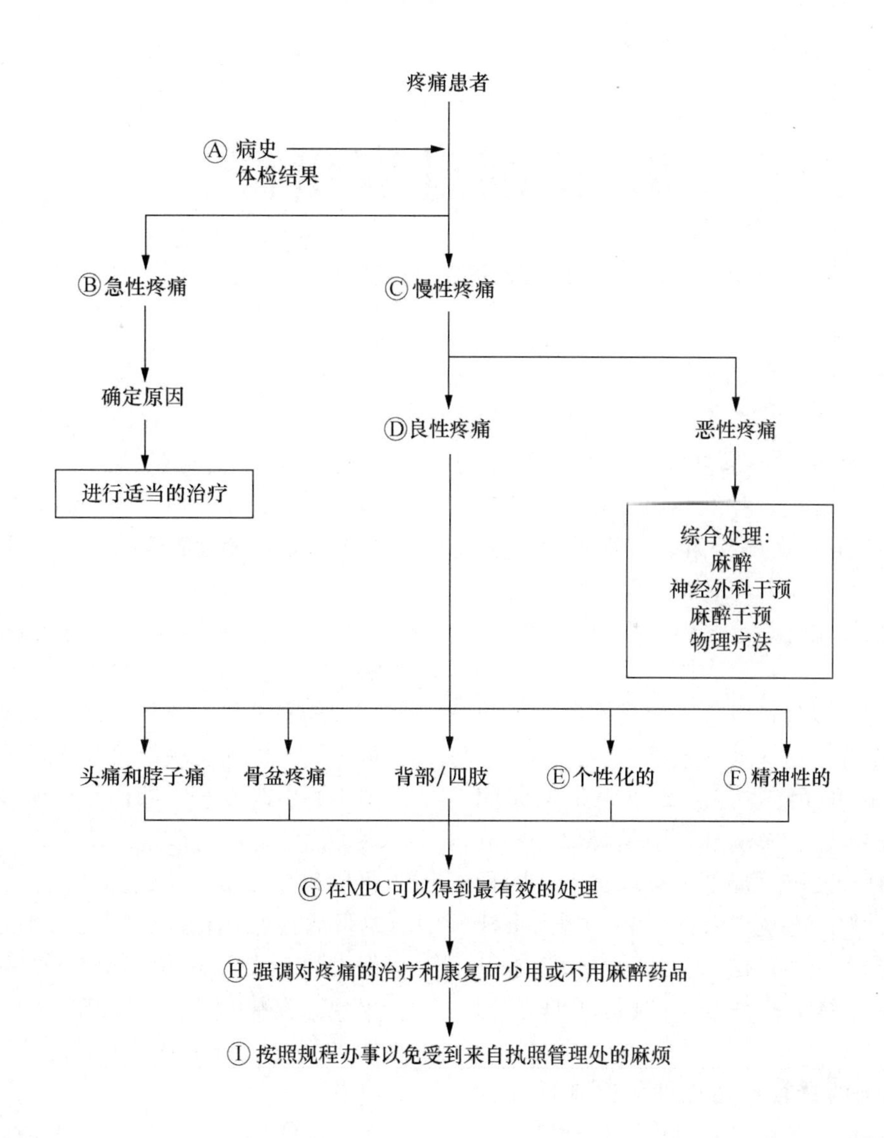

- 按照疾病特征总结，改进当前治疗方案。
- 按照疾病特征进行会诊。
- 进行综合性、全面性、强制性地记录。

参考文献

Arnold RM, Han PK, Seltzer D. Opioid contracts in chronic nonmalignant pain management: objectives and uncertainties. Am J Med 2006;119:292.

Ballantye JC, Mad J. Opioid therapy for chronic pain. N Engl J Med 2003;349:1943–1953.

Godfrey RG. A guide to the understanding and use of tricyclic antidepressants in the overall management of fibromyalgia and other chronic pain syndromes. Arch Intern Med 1996;156:1047.

Levy MH. Pharmacologic treatment of cancer pain. N Engl J Med 1996;335:1124.

Portenoy RK. Opioid therapy for chronic nonmalignant pain: a review of the critical issues. J Pain Symptom Manage 1996;11:203.

Vasudevan SV, Lynch NT. Pain centers: organization and outcome. In Rehabilitation medicine—adding life to years (special issue). West J Med 1991;154:532.

8. 持续过度出汗

Lisa Kaufmann

李秀梅 译

A. 一些皮肤病症状是与局部多汗症息息相关的，如白癜风、颗粒体病、鼻红粒病、湿疹、皮肤肥厚骨膜增生症、表皮松解、大疱性表皮松解、先天性厚甲、甲髌综合征、掌跖角化病以及其他部位出汗增加。这些情况都可以在体检时查出来。

B. 焦虑和兴奋都可以促进发汗，但是有些人不明原因地剧烈出汗。这些人一般都有多汗症的家族史。严重的多汗症也许会导致手工工作困难，受到潮湿环境的影响（特别是脚部）并成为了重大的社交苦恼。局部治疗取得了不同程度的成功。针对一些重症患者利用A型肉毒杆菌毒素，电离子透入疗法，交叉神经切除术以及腋窝汗腺切除等疗法已经取得了理想的疗效。

C. 交感神经系统的器官损伤也许会出现排汗异常。大脑皮质瘤、卒中以及感染通过抑制释放的作用可能会导致对侧多汗。当受损的交感神经重新再生，交感与副交感神经之间的连接会重新生成。这会导致神经支配的皮肤排汗，就像味觉性出汗一样。脊髓疾病（包括脊髓空洞症、脊髓损伤和脊髓痨）也许会导致节段性多汗症。胸腔交感神经干损伤可能也会导致局部性多汗症。大面积的无汗症，比如严重的糖尿病自主神经病变或交感神经切除后会影响到不止一侧肢体，可能会导致在其他部位的代偿性多汗症。

D. 许多化学类药品也会导致出汗反应，不管是撤药状态（如乙醇或阿片类药物）还是用药状态（例如乙醇、抗抑郁药、一些抗精神病药、茶碱、西地那非、阿片类、胆碱能药和肾上腺素能药和乙酰胆碱酯酶等）。慢性摄入水银或砒霜会导致严重的排汗反应。

E. 疟疾、肺结核、人类免疫缺陷病毒、布氏菌病、腹腔脓肿、风湿热，以及心内膜炎等一般会伴随有发热，并且发汗是主要症状，但是任何感染产生的发热都可能通过下丘脑的温度调节中心引起发汗。即使热性疾病消退以后，患者的出汗症状可能还会持续数日甚至几个月。

F. 可以确定的是，包括淋巴瘤、单核细胞白血病和肾癌在内的恶性情况一般都会导致发热，但发热与出汗并发症也会在其他恶性症状下出现。类癌综合征可能导致大量出汗。风湿性关节炎和雷诺现象等风湿病也与出汗过多有关。

G. 多汗症的其他内分泌方面的原因包括绝经期、怀孕、糖尿病、痛风、肥胖、卟啉症、佝偻病和垂体功能亢进。在一些低血糖症病例中，在没有其他肾上腺素能症状的情况下可能会发生中枢神经系统功能障碍和发汗症状。

参考文献

Champion RH. Disorders of the sweat glands. In Champion RH, Burton JL, Ebling FJG, eds. Rook/Wilkinson/Ebling Text-book of Dermatology. London: Blackwell Scientific, 1992:1745.

Eisenbach JH, Atkinson JLD, Fealy RD. Hyperhidrosis: evolving therapies for a well established phenomenon. Mayo Clin Proc 2005;80:657.

Haider A, Nowell S. Focal hyperhidrosis: diagnosis and management. CMAJ 2005;172:69.

Viera AJ, Bond MM, Yates SW. Diagnosing night sweats. Am Fam Physician 2003;67:1019.

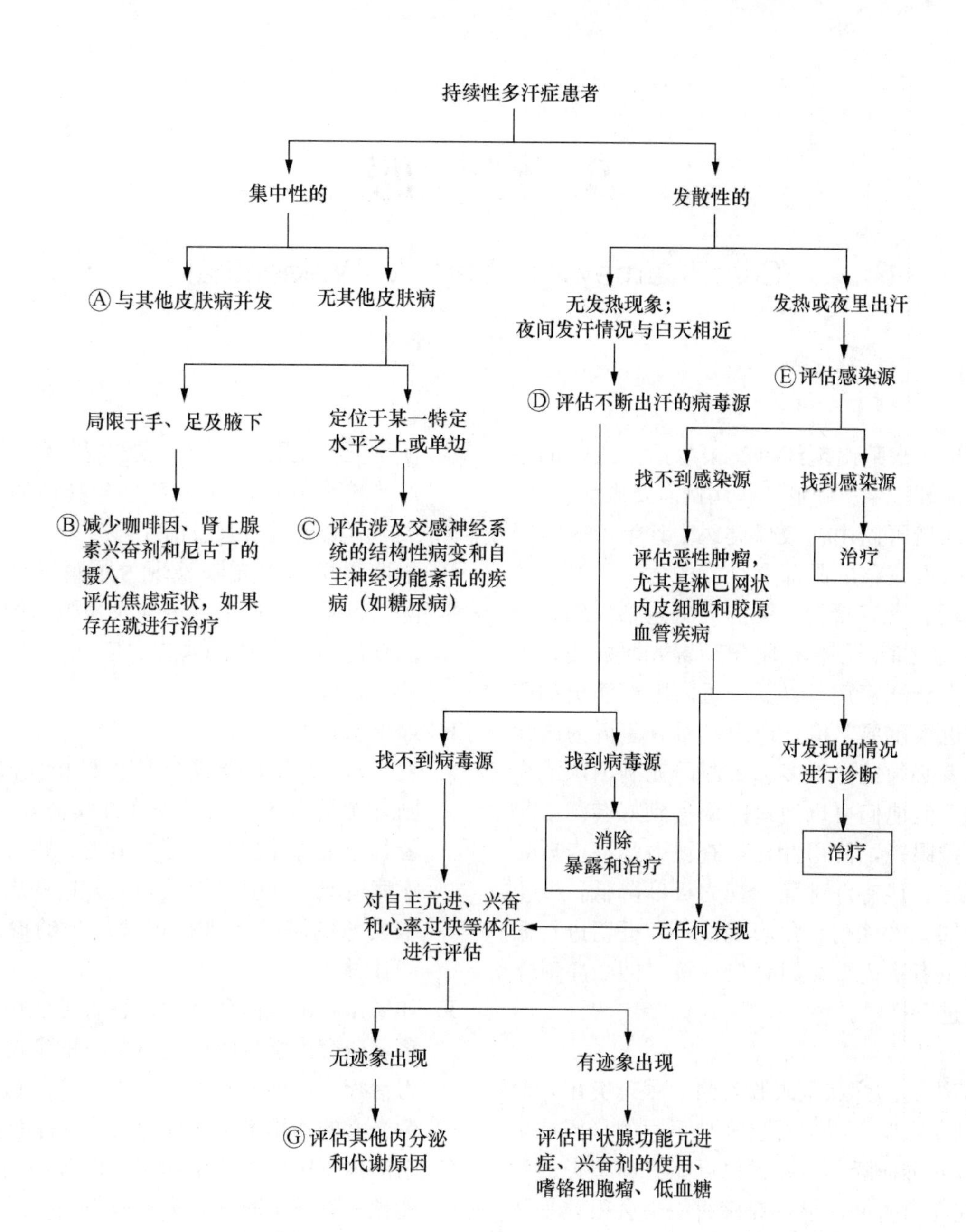
持续性多汗症患者
集中性的
发散性的
Ⓐ与其他皮肤病并发
无其他皮肤病
无发热现象；
夜间发汗情况与白天相近
发热或夜里出汗
局限于手、足及腋下
定位于某一特定
水平之上或单边
Ⓓ评估不断出汗的病毒源
Ⓔ评估感染源
找不到感染源
找到感染源
Ⓑ减少咖啡因、肾上腺
素兴奋剂和尼古丁的
摄入
评估焦虑症状，如果
存在就进行治疗
Ⓒ评估涉及交感神经系
统的结构性病变和自
主神经功能紊乱的疾
病（如糖尿病）
治疗
评估恶性肿瘤，
尤其是淋巴网状
内皮细胞和胶原
血管疾病
找不到病毒源
找到病毒源
对发现的情况
进行诊断
消除
暴露和治疗
治疗
对自主亢进、兴奋
和心率过快等体征
进行评估
无任何发现
无迹象出现
有迹象出现
Ⓖ评估其他内分泌
和代谢原因
评估甲状腺功能亢进
症、兴奋剂的使用、
嗜铬细胞瘤、低血糖

9. 红　眼

Shari Carney，Robert W. Weisenthal

李秀梅　译

许多患者眼睛出现红色就去急诊室或咨询他们的初级保健医生。确定哪些病例需要眼科转诊，同时哪些病情可以由初级保健医生诊治，这是很重要的。一份完整的眼部及全身的病史，对于作出这个判断非常有帮助。关键病史包括失明、深部痛 *vs.* 表浅痛、创伤、闭角型青光眼病史、葡萄膜炎或全身性疾病，以及最近的眼部病史如手术。体检也很重要。检查视力对所有主诉为眼部不适的患者必须的。许多患者眼睛充满泪水或者视力模糊，但他们可以通过眨眼得到好转。如果患者忘记戴眼镜，使用针孔检查视力弥补未矫正的屈光不正。伴有深部痛、视力极度降低，严重的角膜缘周充液注射，角膜混浊，和近期进行眼部手术的患者都需要眼科评定。按时间顺序对于详细信息进行排序。

A. 眶蜂窝织炎的症状是眼睑红斑，眼球突出，眼球运动受限制。眼睑看起来是下垂的（假性上睑下垂）继而隆起。患者也可能有鼻窦炎的病史。在儿童时期，眼眶蜂窝组织炎会很容易从鼻眶隔前蜂窝织炎蔓延。这些患者需要使用第四代抗生素。一些患者可能有真正的眼睑下垂和红眼。医生需要对颅神经麻痹进一步检查。眶出血继发于海绵窦血栓，眼部呈现红色充血，独立或合并第Ⅲ、Ⅳ，或Ⅵ神经麻痹。第Ⅶ神经麻痹可能会导致红眼，从而继发眼睑的功能减弱，造成慢性暴露。

B. 患者有甲状腺异常、眼睑退缩、眼球突出和眼直肌感染的病史说明患有格雷夫斯眶病。这些患者需要进行甲状腺的诊断检查和眼科评估，以确定半紧急的视神经治疗方案。

C. 巩膜炎就像牙痛似的，表现为一种严重的深部痛。如果得不到足够的诊断和治疗，它就会产生显著的眼部疾病发病率。接触眼球的时候一定要小心谨慎。由于巩膜外层大量血管的存在使得巩膜在阳光下会呈现紫罗兰色。呈现出局灶状或弥散状发红一般与全身性的免疫病相关，有必要进行紧急治疗。

D. 急性闭角型青光眼表现为眼睛发红、视力下降、眼痛、头痛中度散瞳及角膜水肿。患者可能有过前期发作的病史。应立即（1～2h 内）转入眼科治疗。

E. 如果患者主要是角膜部位受到感染（睫状体部发红），视力下降或与对侧眼相比瞳孔较小，则可能是前部葡萄膜炎（虹膜炎）。应询问患者其他全身性症状，如关节炎、腰背痛及共存疾病情况，如溃疡性结肠炎。这些患者需要在半紧急的基础上进行正确适当的诊断和治疗（24h 内）。

F. 如果角膜出现白色混浊，患者可能患有角膜溃疡，应交由眼科医生进行紧急的细菌培养和强力治疗。单纯疱疹性角膜炎患者的透明角膜在荧光素的作用下会呈现为树状骨针的形状。

G. 眼前房积脓是位于眼前房上的分层白细胞，可能预示着整个眼部感染（眼内炎）或继发角膜溃疡。患者可能近期做过眼科手术或者眼部受过创伤。患者需要立刻进行就诊和适宜的治疗。

H. 检查红眼患者的眼前房是很重要的。眼前房的分层血（前房积血）可能和扁平变浅的眼前房有关，可能是眼球破裂的迹象，需要立即就医。良好的眼前房出现积血和没有迹象的眼球破裂可能出现在同一天。

I. 红眼的患者合并视力下降，但没有其他明显的迹象表征视可能是存在网膜炎、玻璃体炎，或后巩膜炎。这是红眼的罕见原因。紧急情况下将这些患者转到眼科。

J. 如果患者从事的是金属或木材工作，对眼部异物进行检查。用生理盐水冲洗眼睛有助于清除异物，去除结膜上的异物可以用棉签擦拭去除。

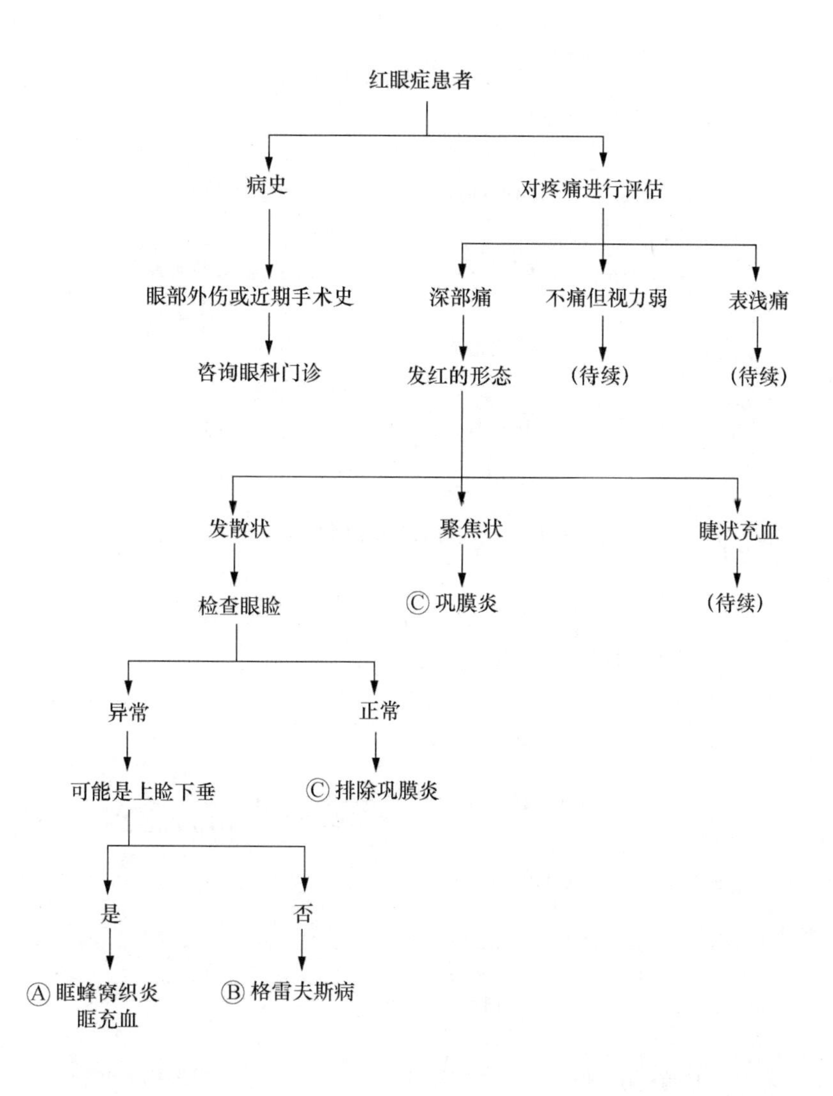

如果患者眼部进入植入性结膜异物，并不需要清洗，而是应该尽快看医生，24h 内去除异物。起初要对患者局部使用抗生素，以防止感染。如果患者眼部有残留锈环，应该听从医生指导在 24～48h 内去除。如果视力骤减，或者眼球异物撕裂，必须进行紧急治疗。

K. 如果眼部接触了化学药品应该用大量的生理盐水冲洗（500ml）。如果眼部受化学试剂的伤害为中度且没有接触荧光类物质，应该进行局部抗菌治疗，疗程是 1～2 天。如果眼部受化学试剂的损伤严重，角膜浑浊，失去眼部造血器官（玻璃体），患者应该立刻去看医生。

L. 角膜损伤并伴有严重的异物感，用伍德灯检查另一侧透明角膜中的荧光反应，用抗生素软膏和修补片进行局部治疗，在 24h 内对这些患者再进行一次诊治，如果没有明显的好转，应该将他们转诊至眼科医生处进行治疗。

M. 眼睑炎是一种发生于眼睑的炎症，伴随有眼睑发红、结痂、对异物敏感，用热敷进行治疗并做好眼睑卫生保健。红斑痤疮会导致眼睑炎复发，应该用四环素或多西环素（强力霉素）进行治疗。睑腺炎和睑板腺囊肿应该用热敷和局部抗生素软膏进行治疗。如果经过两个星期的治疗病情没有好转的话，就需要切除睑板腺。

N. 结膜炎最常见的病因是病毒感染，眼睛发红并释放水状物质。很多患者同侧的耳前淋巴结会受到影响，治疗方法是姑息性的，可用冷敷和收敛剂因为是症状具有自限性的。如果病情在 7～10 天内没有治愈，患者就应该在常规治疗的基础上进行治疗。

O. 过敏性结膜炎具有典型的季节性，并伴有发痒及轻微的异物感。局部使用抗组胺剂和（或）肥大细胞稳定剂可以消除这些症状。如果症状没有消除就应进行进一步的治疗。

P. 细菌性结膜炎在所有结膜炎中的比例不到 5%。毒性较强的细菌种类例如淋病双球菌会引起危及视力的疾病。通常开始时的急性症状（24h 内）是出现大量黏液，这就要求迅速进行革兰

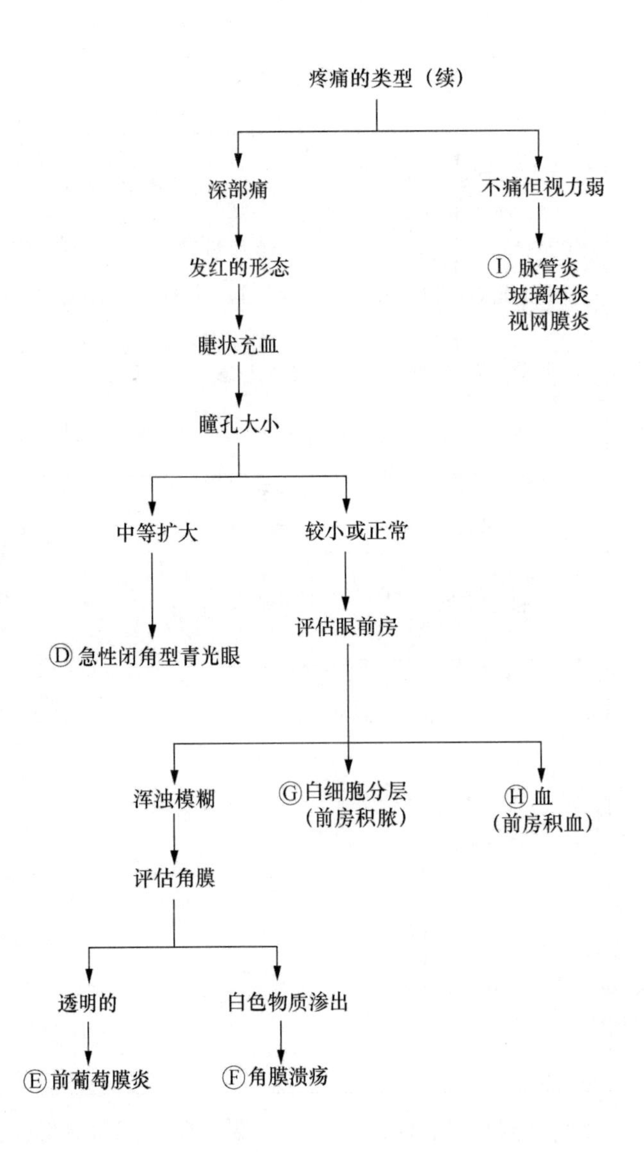

菌群的治疗。肺炎链球菌、流行性感冒嗜血杆菌和衣原体都是常见的病原体，会引起轻度化脓性结膜炎。在一些严重的病例中，有些全身的抗生素治疗是以革兰染色结果作为参考依据的。如果起初使用广谱抗生素对于结膜炎没有效果，就应根据菌群改变治疗方法。如果患者的角膜或巩膜变薄就需及时转诊到眼科。

Q. 非特异性结膜炎是由于眼睑表面轻度炎症导致的，可以使用局部抗组胺剂或中度局部抗生素进行治疗。

R. 翼状胬肉是纤维组织增生，蔓延到角膜靠近鼻子部位。有时候会发炎，在未成年时期生长缓慢（数月至数年）。如果翼状胬肉蔓延到角膜中央部位，会降低患者的视力，应该将其切除。结膜黄斑是球状结膜退化性损伤，并不会蔓延到角膜。在紫外线照射下，它们就会复发。它们通常位于鼻腔内，呈现黄白色，并且还是良性的。如果发炎了，人们自身的眼泪就会起到治疗作用，如果症状没有消失，就应该进行常规随访。

S. 结膜下出血是指结膜下充满受阻的血液，该症状发生于眼球受损或瓦氏动作（Valsalva's maneuvers）。通常是良性的，然而，如果有过与扁平眼前房相关的外伤史则需要对眼部进行紧急检查。如果患者结膜下出血复发，同时找不出任何问题，需要对血液进行检查。巩膜外层炎是巩膜血管局部发炎，以对局部用激素做出回应。在患者开始治疗之前还要确保之前没有疱疹性角膜炎。

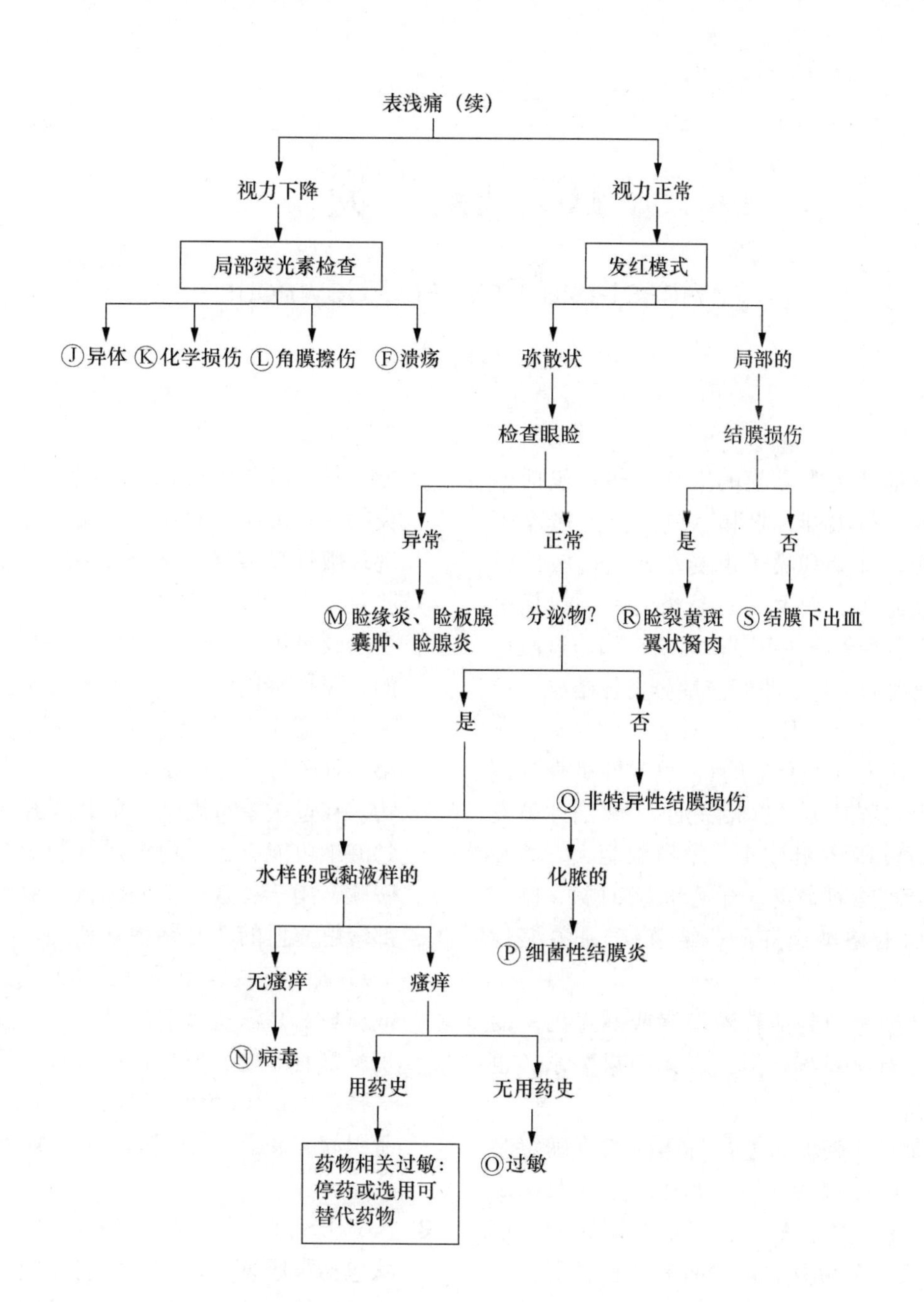

表浅痛（续）
视力下降
视力正常
局部荧光素检查
发红模式
Ⓙ异体
Ⓚ化学损伤
Ⓛ角膜擦伤
Ⓕ溃疡
弥散状
局部的
检查眼睑
结膜损伤
异常
正常
是
否
Ⓜ睑缘炎、睑板腺囊肿、睑腺炎
分泌物?
Ⓡ睑裂黄斑翼状胬肉
Ⓢ结膜下出血
是
否
Ⓠ非特异性结膜损伤
水样的或黏液样的
化脓的
Ⓟ细菌性结膜炎
无瘙痒
瘙痒
Ⓝ病毒
用药史
无用药史
药物相关过敏：停药或选用可替代药物
Ⓞ过敏

10. 鼻　炎

Anastasia Rowland-Seymour

李秀梅　译

鼻炎常被描述为鼻黏膜的炎症，并且包括鼻阻塞、鼻溢液、打喷嚏、眼和（或）鼻的瘙痒等症候群。鼻窦、耳朵和嗓子也受牵连。过敏性鼻炎是至今最普通的一种鼻炎。鼻炎的种类包括过敏性鼻炎、感染性鼻炎（病毒和细菌）和非过敏性鼻炎。非过敏性鼻炎包括非变应性鼻炎伴嗜酸性粒细胞增多综合征（NARES）、血管运动性鼻炎、味觉神经鼻炎（迷走神经介导的）、激素性鼻炎（例如和妊娠及甲状腺功能减退相关的）、解剖性鼻炎（例如隔膜偏离、后鼻孔闭锁、增殖腺肥大、鼻肿瘤）、不动纤毛综合征鼻炎（纤毛动力障碍）、肉芽肿鼻炎（例如韦格纳肉芽肿、结节病）、萎缩性鼻炎。

同时也必须考虑到脑脊液渗漏或鼻息肉。变应性鼻炎常伴有鼻息肉，但二者无因果关系，也无需药物处理。

仔细地询问家族史和进行身体检查可确定鼻炎的病因。家族史包括环境、职业、个人及家庭的过敏史，还有过去的病史（妊娠及甲状腺功能减退、结节病），近期接触的患者和用药情况。身体检查包括过敏性黑眼圈、脸色苍白、鼻甲骨发青、咽喉部鹅卵石样改变及鼻甲骨发红。

A. 变应性鼻炎是最普通的一种鼻炎。美国人口中有9%～40%存在不同程度的变应性鼻炎。80%的患者发病年龄在20岁，随着年龄的增长，病例数下降，在老年人群中极少发生。湿疹病史和特应性的家族史对变应性鼻炎的诊断有帮助。症状的发生是由于机体产生IgE与特殊的变应原发生应答反应。变应原可能是一个或多个，季节性或常年性。季节性变应原有树、草和种子。常年性变应原包括尘螨、蟑螂、动物蛋白、毛皮垢屑、真菌。职业性鼻炎的诊断具有挑战性，因为在接触后症状可以持续几个小时。另外，长期接触后症状在一周不能缓解，需要较长时间的回避。具有职业性鼻炎的患者常伴有职业性哮喘。身体检查可以发现过敏性黑眼圈、充血的结膜、清澈的鼻涕、脸色苍白、鼻甲骨发青、咽喉部鹅卵石样改变，及鼻甲骨发红。远离变应原是至关重要的，保持室内湿度≤50%来限制尘螨和真菌的生长。变应性鼻炎治疗首选鼻内局部类固醇。第二种较好的选择是口服或给予鼻内抗组胺药物。在过敏季节到来之前几周开始给予鼻内色甘酸钠可能有效。白三烯抑制剂单独或与抗组胺联合用药有效。口服降低充血的药有效，局部缓解充血的药必须保守使用，因为在用药后3～7天产生快速耐受。长期使用会出现鼻阻塞或鼻炎。高渗盐水清洗鼻孔对于急性或慢性鼻窦炎都有好处。假如这些医疗手段失败，可以选择皮肤试验和免疫疗法。长期变应性鼻炎由于引起口部阻塞而造成急性细菌性鼻窦炎的产生。

B. NARES占鼻炎患者的15%～20%。长期的症状包括鼻阻塞、鼻溢液、打喷嚏、鼻瘙痒、嗅觉减退等症状。这些症状比长期变应性鼻炎的患者要轻，但仍很令人焦虑。鼻分泌物涂片上发现25%嗜酸性粒细胞，IgE抗体常缺失。一些研究者认为这是哮喘、鼻息肉和阿司匹林过敏三联症的前兆。最有效的疗法已证明是使用鼻浅表类固醇药物，假如有鼻息肉，白三烯抑制剂对其有效。

C. 血管运动性鼻炎（自发性鼻炎）是许多种非反应性鼻炎的一种保护性术语，包括味觉神经性鼻炎和激素性鼻炎。具有血管运动性鼻炎的患者常伴有慢性鼻阻塞，有或无持续性鼻溢液发生，遇冷空气、刺激性气味、压力或吸入性刺激物而加重。最重要的是血管运动性鼻炎起因于受副交感神经系统支配的鼻的自发性功能障碍，导致血管舒张和鼻血管水肿。自发性鼻炎

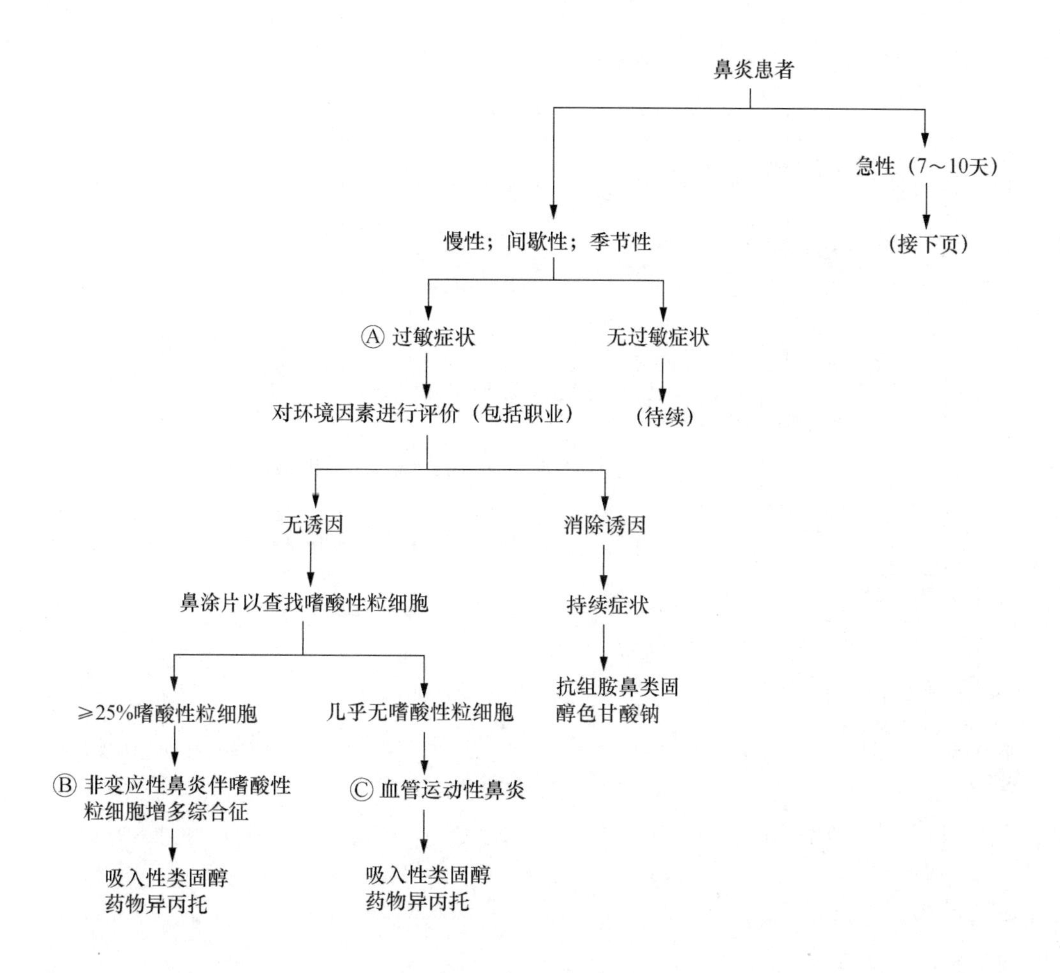

是排他性诊断，皮肤过敏试验阴性。鼻类固醇有效，假如鼻溢液是主要因素，异丙托溴铵有效。

D. 应当限制有持续性症状或症状复发的患者进行窦道的 CT 扫描。鼻窦炎的复发表明存在潜在的其他疾病，例如鼻息肉、解剖学异常、纤毛功能障碍、胆囊纤维化、免疫功能缺乏、结节病、韦格纳肉芽肿病，或者复发性多软骨炎。最后，萎缩性鼻炎是一种老年虚弱的人鼻黏膜的渐进性萎缩综合征。患者称存在持续性恶臭气味，这是鼻黏液聚集的结果。

E. 延长鼻内减充血剂的使用时间可以导致充血的反弹。鼻正常功能的恢复需要在拟交感神经药停用 21 天后。另外，许多药物可以导致鼻炎，包括抗高血压药物，例如血管紧张素转化酶抑制剂、利舍平、酚妥拉明、甲基多巴、β 受体阻滞剂、氯丙嗪、加巴喷丁、青霉胺、阿司匹林、外源性雌激素和口服避孕药。鼻内可卡因的使用也可造成这些症状。

F. 感染性鼻炎是由病毒和细菌造成细菌性鼻炎，普通感冒是感染性鼻炎最普通的症状。急性感染性鼻炎通常认为与急性鼻窦炎同时发生，包括鼻阻塞、化脓、鼻溢液、鼻后漏、脸或牙的疼痛、咳嗽。患者具有上呼吸道病毒感染的症状，但这种感染症状 10 天没确诊或在 5～7 天后症状加重，指南上建议诊断为急性细菌性鼻窦炎（ABRS）。肺炎链球菌和流感嗜血杆菌单独引起的感染占细菌性鼻窦炎的 50%，其他如卡他莫拉菌、其他种属链球菌、金黄色葡萄球菌、厌氧菌占比例很小。30%有症状的患者的细菌培养为阴性，提示也可能是病毒感染或反应性疾病。因为对可自愈的急性细菌性鼻窦炎无法进行预测，因此建议用抗菌药。

以前使用过抗生素是有耐药性感染的主要危险因素。具有轻微症状之前 4～6 周未使用过抗生素的患者，最初的治疗应当选用阿莫西林克拉维酸盐、阿莫西林颗粒、头孢泊肟、头孢呋辛或头孢地尼。氟喹诺酮或高剂量阿莫西林克拉维酸盐是治疗具有轻度或中度症状患者的首选。对于用阿莫西林或头孢菌素治疗失败的患者用大环内酯类抗生素治疗将导致 60%的病例出现第二次治疗失败，并将导致对抗肺炎链球菌和流感嗜血杆菌的耐药性。

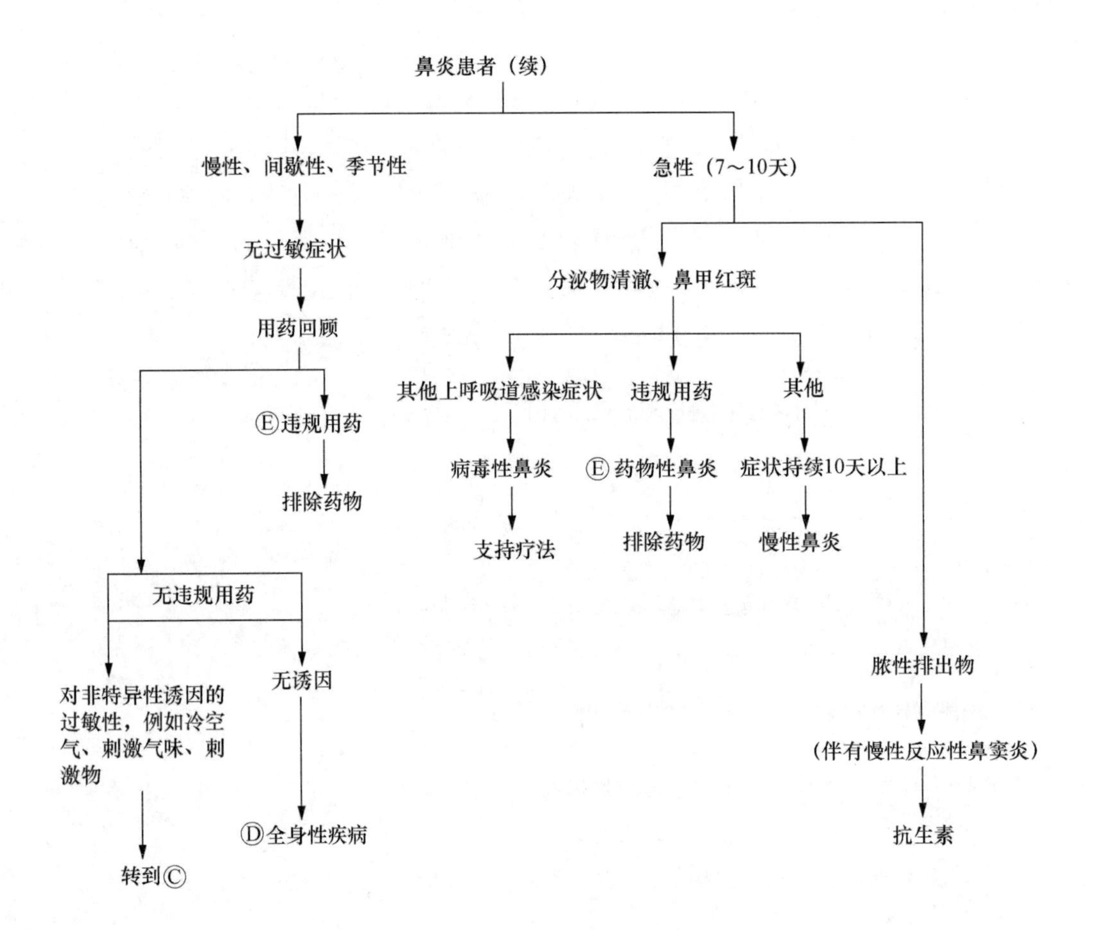

参考文献

Becker B, Borum S, Nielsen K, et al. A time-dose study of the effect of topical ipratropium bromide on methacholine-induced rhinorrhoea in patients with perennial non-allergic rhinitis. Clin Otolaryngol 1997;22(2):132–134.

deShazo RD, Kemp SF. Rhinosinusitis. South Med J 2003;96(11):1055–1060.

Dykewicz MS, Fineman S. Executive Summary of Joint Task Force Practice Parameters on Diagnosis and Management of Rhinitis. Ann Allergy Asthma Immunol 1998;81(5 Pt 2):463–468.

Dykewicz MS, Fineman S, Skoner DP, et al. Diagnosis and management of rhinitis: complete guidelines of the Joint Task Force on Practice Parameters in Allergy, Asthma and Immunology. American Academy of Allergy, Asthma, and Immunology. Ann Allergy Asthma Immunol 1998;81(5 Pt 2):478–518.

Meltzer EO, Hamilos DL, Hadley JA, et al. Rhinosinusitis: establishing definitions for clinical research and patient care. Otolarygol Head Neck Surg 2004;131(6):S1–62.

Poole MD, Portugal LG. Treatment of rhinosinusitis in the outpatient setting. Am J Med 2005;118(7A):455–505.

Tomooka LT, Murphy C, Davidson TM. Clinical study and literature review of nasal irrigation. Laryngoscope 2000;110(7):1189–1193.

11. 耳　鸣

Susan Fisk Sander，Theresa Rohr-Kirchgraber

李秀梅　译

耳鸣就是接收不到外部的声音。它通常被患者描述为铃声、破裂声、嗡嗡声或吹打声。大多数具有耳鸣的患者都有潜在的耳部问题，主要是听力损伤。耳鸣被假定为听觉路径兴奋和抑制失衡的结果。这种失衡可以是多等级的，包括耳蜗脑细胞、中脑、听觉皮质中枢。

A. 对于耳鸣的诊断需要详细的病史。发作、持续时间、频率和定位对于潜在原因的评估有帮助。耳鸣可由全身性疾病、感染、代谢异常、药物或炎症造成。考虑氨基糖苷类药物、髓袢利尿药、水杨酸盐类药物、奎宁、抗疟药、非类固醇性抗炎药，以及一些有毒重金属的接触。

B. 体检应当包括血压、头和颈部检查、血管及心脏杂音的听诊。

C. 假如耳鸣是弥散的并不能定位是哪只耳朵，应考虑颞叶脑炎和精神疾病。因有精神病的患者最初都有听力幻觉。

D. 耳鸣可以他觉性（可由检查者和患者感觉到）和自觉性（只由患者能听到）形式发生。

E. 自觉性耳鸣比他觉性耳鸣要普遍，但诊断其潜在的原因却较困难。自觉性耳鸣的诊断包括药物及毒物的接触、代谢异常、耳蜗表面或耳蜗后病理的改变、焦虑、抑郁和牙科疾病。代谢异常包括甲状腺功能减退、甲状腺功能亢进、高脂血症、贫血和缺锌。患者最初的检查应包括全血细胞计数、空腹血糖、三酰甘油、胆固醇、甲状腺激素。自觉性耳鸣的病理包括耳硬化、慢性化脓性中耳炎、梅尼埃病、老年性耳聋、鼻引起的听力损失。

F. 他觉性耳鸣少见。原因包括获得性或先天性血管畸形、神经肌肉损伤（腭肌阵挛、镫骨肌痉挛、颞下颌损伤）、颅内肿瘤，以及耳结构缺陷。他觉性耳鸣包括两种类型：血管型和机械型。

G. 搏动性耳鸣是指非外部的声音伴随患者脉搏同步放大。不同的诊断包括颅内高血压、颈静脉球和颈动脉异常。如发现鼓膜肿块，建议做骨高分辨率 CT 检查。耳镜检查正常的患者做血管造影术和 MRI 以检查硬脑膜静脉血栓形成和颅内高血压。如怀疑动脉粥样硬化性疾病、纤维肌肉发育不良和硬脑膜动静脉畸形做血管造影术，患者准备手术。

H. 镫骨肌痉挛诱导的耳鸣是外部声音的放大，并且是间歇性的。镫骨肌痉挛通常伴随面神经瘫痪。严重的病例需要分离镫骨肌和张肌腱。不建议长期使用苯二氮䓬类治疗镫骨肌痉挛。

I. 腭肌痉挛在口腔检查是显而易见的。耳鸣认为是由咽鼓管的张与合及黏膜表面的摩擦产生的。腭肌的肌电图能确诊。苯二氮䓬类治疗可致焦虑症的减少。

J. 耳鸣伴随咽鼓管扩张与呼吸同时发生。患者可能经历自声增强（听到他或她自己的声音）。快速体重减少和高雌激素水平常伴随咽鼓管扩张（流行性腮腺炎，巨细胞病毒、EB 病毒、风疹、麻疹、疱疹和单纯疱疹）。

K. 听力测试包括感觉神经听力阻抗试验和音调的辨别。这些试验可以帮助定位耳部的缺陷。非震动性耳鸣包括耳蜗（75%）、中耳（4%）、中枢神经系统（18%）的损伤。

L. 浅表耳鸣常伴随对称的听力损伤，并是逐步发作的。老年性耳聋通常这样，当听力损伤加重时，耳鸣也加重。治疗听力损伤可使耳鸣减少，因为周围环境噪音被放大了。如果有听力损伤的患者不能用手术治疗，助听器可以改善耳鸣。如单独使用助听器无效则采取助听器和耳罩联合使用。对于重度残疾的患者应当采取药物治疗。

M. 中枢耳鸣需要对颅后窝问题进行评估，包括小脑桥脑角肿瘤。最普通的小脑桥脑角肿瘤是听神经瘤。听神经瘤症状包括单向听力损伤、耳鸣和失衡。临床上区分梅尼埃氏病和听神经瘤

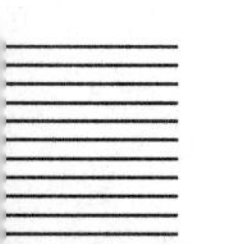

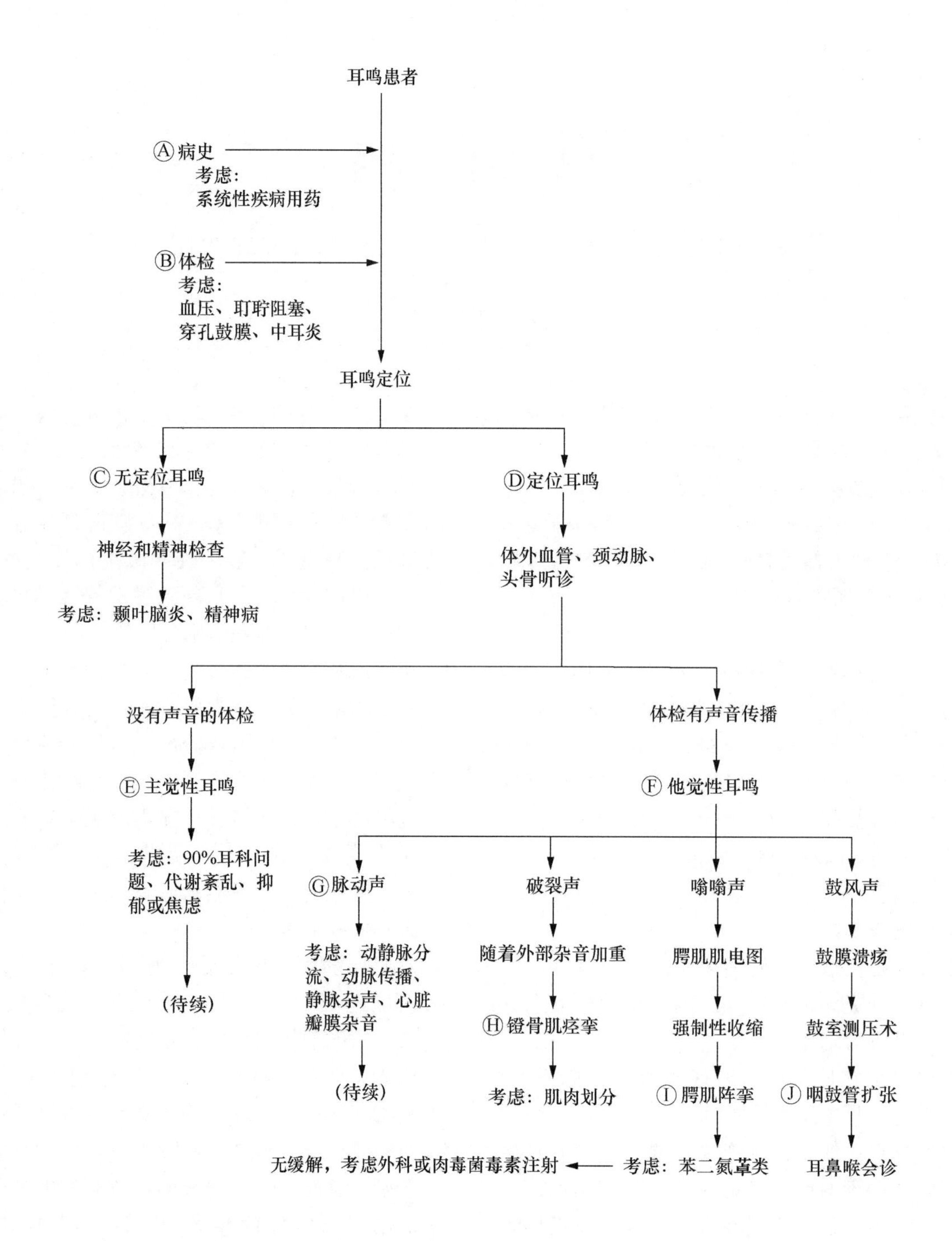

很难，梅尼埃氏耳鸣是间歇性的，而听神经瘤耳鸣是不间断的。梅尼埃氏病是眩晕，而听神经瘤是失衡。对于<15mm 的听神经瘤，MRI 敏感性比高分辨率 CT 敏感性高。监测单向听力损伤和正常听脑干反应（ABR）的患者 6 个月或 1 年以评估症状的进展。有不对称听力损失的患者观察耳鼻喉。对于肿瘤的治疗要参考肿瘤的大小、位置，以及患者手术前的状态。

N. 传导性听力损失需要外耳和中耳病理情况、恶性肿瘤、血管球瘤和胆脂瘤的评估。建议尽早转诊进行耳鼻喉检查。

参考文献

Crummer RW, Hassan GA. Diagnostic approach to tinnitus. Am J Family Physician 2004;69:120.

Dinces EA. Tinnitus UpToDate 206. www.uptodate.com.

Dobie RA, Sakai CS, Sullivan MD, et al. Antidepressant treatment of tinnitus patients: report of a randomized clinical trial and clinical prediction of benefit. Am Otol 1993;14:18.

House JW. Tinnitus. In Rakel RE, Bope ET, eds. Conn's Current Therapy.Philadelphia: WB Saunders, 2005:45.

Johnson RM, Brummett R, Scheuning A. Use of alprazolam for relief of tinnitus. Arch Otolaryngol Head Neck Surg 1993;119:842.

Marai K, Tyler RS, Harker LA, Stouffer JL. Review of pharmacologic treatment of tinnitus. Am J Otol 1992;13:454.

Schleuning AJ II. Management of the patient with tinnitus. Med Clin North Am 1991;75:1225.

Sismanis A, Smoker WRK. Pulsatile tinnitus: recent advances in diagnosis. Laryngoscope 1994;104:681.

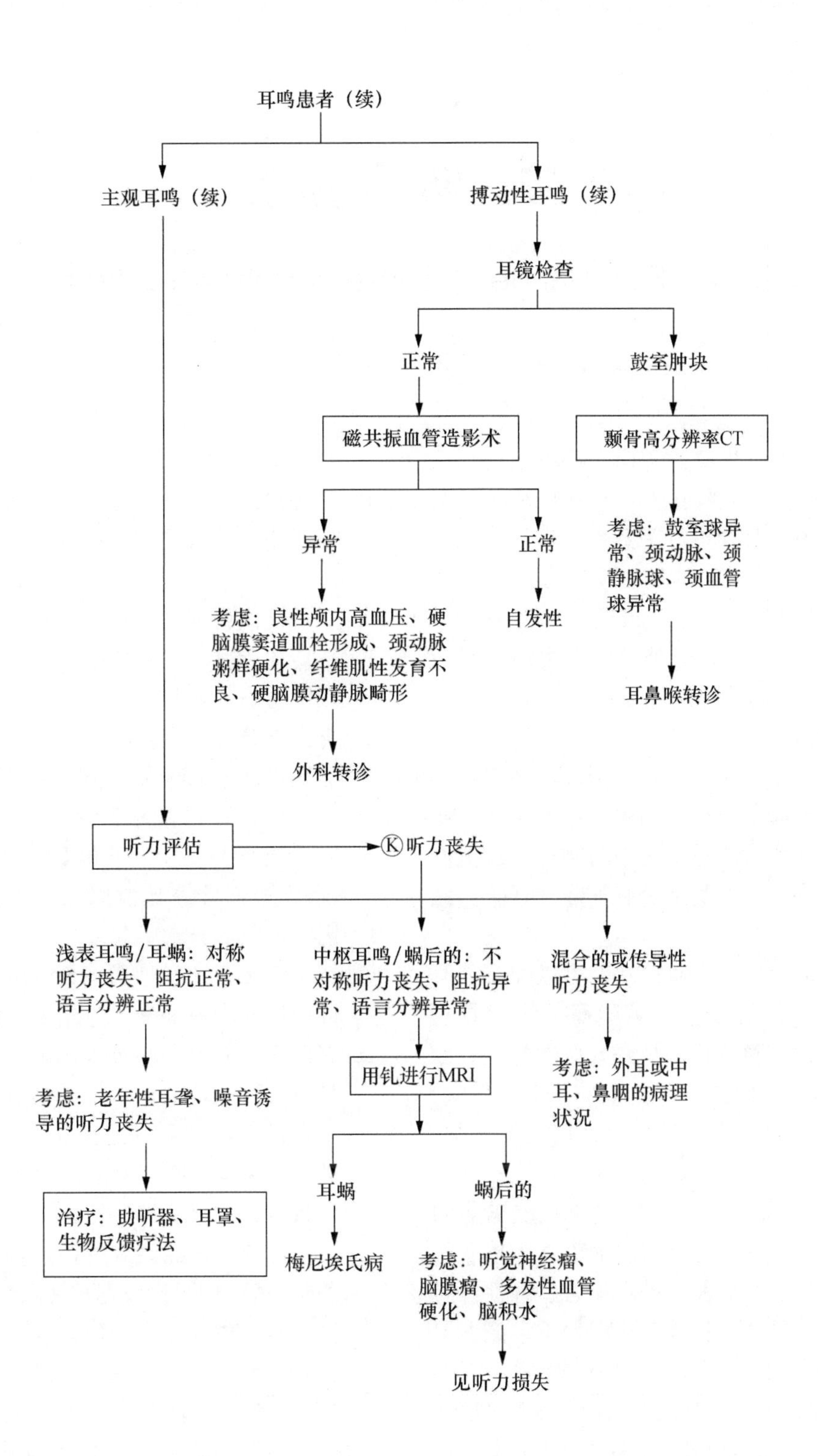
耳鸣患者（续）
主观耳鸣（续）
搏动性耳鸣（续）
耳镜检查
正常
鼓室肿块
磁共振血管造影术
颞骨高分辨率CT
异常
正常
考虑：鼓室球异常、颈动脉、颈静脉球、颈血管球异常
考虑：良性颅内高血压、硬脑膜窦道血栓形成、颈动脉粥样硬化、纤维肌性发育不良、硬脑膜动静脉畸形
自发性
耳鼻喉转诊
外科转诊
听力评估
Ⓚ听力丧失
浅表耳鸣/耳蜗：对称听力丧失、阻抗正常、语言分辨正常
中枢耳鸣/蜗后的：不对称听力丧失、阻抗异常、语言分辨异常
混合的或传导性听力丧失
考虑：老年性耳聋、噪音诱导的听力丧失
用钆进行MRI
考虑：外耳或中耳、鼻咽的病理状况
耳蜗
蜗后的
治疗：助听器、耳罩、生物反馈疗法
梅尼埃氏病
考虑：听觉神经瘤、脑膜瘤、多发性血管硬化、脑积水
见听力损失

12. 听力损失

Susan Fisk Sander，Theresa Rohr-Kirchgraber

闫 妍 译

在美国，有超过 2800 万美国人都有不同形式的听力损失，听力下降的 160 万人中大约有 50% 年龄超过了 65 岁。耳聋可分为急性、慢性、永久性和暂时性，都需要全面的病史询问和体格检查来诊断。声音通过外耳、中耳或两者兼有时需增大才能听到时。耳蜗内感音神经可发生病变或者是传导至听觉皮层的传导通路发生病变，或者是以上两种病变都存在时。

A. 病史采集应包括是否有外伤史、耳气压伤、听觉障碍、耳毒性物质暴露史、药物史、最近有无上呼吸道感染，以及是否有耳痛、耳鸣、眩晕等相关症状。

B. 耳部检查包括①耳镜，通过耳镜可以检查外耳道炎、异物、耵聍填塞、胆脂瘤、外生骨疣（骨软骨瘤）、鼓膜穿孔、耳漏（血性耳漏、脓性耳漏、浆液性耳漏）。韦伯试验是指通过比较患者两侧的骨传导测定患耳听力损失的性质。检查时将音叉置于受检者前额中央，让受检者指出哪一侧听到的声音较响，若偏向受检者自我感觉听力较差的一侧，则表示该耳为传音性听觉障碍；反之，则表示对侧耳为感音性听觉障碍。若无偏向，则表示双耳听力正常或两耳听觉损失性质相同，程度相等的感应性听觉障碍或传导性听觉障碍。③林纳试验指取振动的音叉置于乳突鼓窦区，待患者听不到声音时记录其时间，立即将音叉移置于外耳道口外侧约 1cm 处，待患者听不到声音时记录其时间。正常人气导比骨导时间长 1～2 倍，为林纳试验阳性. 传导性聋因气导障碍，则骨导比气导长，为阴性。

C. 听力评估方法包括听力描记法（气导和骨导的纯音听阈试验）、言语接受阈、言语识别率和声阻抗-导纳测试。在感音神经性聋（SNHL）中气导和骨导的听觉阈值较正常均有下降，而传音性耳聋中，骨导阈值大于气导阈值，在混合性聋中，两者均下降，且气导阈值又低于骨导阈值。

D. 感音神经性聋是指螺旋器或者中枢神经冲动传导通路（第八脑神经和听觉皮质）的病变所引起的听力下降。遗传性疾病、先天性异常以及获得性损伤都可导致感音神经性聋。

E. 遗传性聋可在婴幼儿期、儿童期、青少年期出现听力障碍，其家族史为最重要因素。

F. 先天性聋可在出生后不久出现听力障碍，由妊娠期母体病毒感染［如巨细胞病毒（CMV）、风疹病毒、腮腺炎病毒等］、妊娠期母体甲状腺功能减退、新生儿缺氧、接触耳毒性物质、Rh 血型不合等其他原因造成。先天性聋也可因常染色体异常引起。

G. 突发性感音神经性聋（SNHL）是指 3 日内不同程度的听力下降，急剧下降提示预后不良。

H. 有创伤史的突发性聋提示颞骨骨折。颞骨纵向骨折可使中耳损伤，导致传音性聋；横向骨折可致使面神经和耳迷路损伤，导致感音性聋，都需要去耳鼻喉专科就诊。单纯性脑震荡也可导致暂时的感音神经性聋。

I. 突发性感音神经性聋的治疗与基础疾病密切相关。当病因不明时，应卧床休息，保持头部平衡，避免声音过大，建议使用激素类药物。对自发性突发性耳聋患者的激素治疗的对照研究显示，激素疗法对听力的明显改善有统计学意义。突发性感音神经性聋发病快、情况紧急，需要立刻就诊。气压突变使内耳的圆窗或前庭窗膜破裂合，内耳淋巴液漏出，导致耳聋和前庭功能障碍。

J. 感染性突发性感音神经性聋，包括因中耳炎、乳突炎引起的化脓性迷路炎和病毒感染（腮腺炎病毒、巨细胞病毒、EB 病毒、风疹病毒、麻疹病毒、单纯性疱疹病毒和带状疱疹病毒）引起。

K. 血管性感音神经性聋的病因包括动脉供血不足、栓塞、高凝血状态和基底动脉病变。

L. 许多药物可引起突发性耳聋，由利尿剂和氨基糖苷类药物引起的耳聋是可逆的，停止使用水杨酸类药物，大多数患者的听力可以改善。

M. 获得性因素包括代谢紊乱、血管供血不足、自身免疫病、感染、退行性病变和肿瘤。尽管在老年人中最常见的病因是老年性聋，即一种对称的进行性听力减退，但它是一种排除性诊断。双侧进行性感音神经性聋的检查包括对糖尿病、甲状腺功能亢进、甲状腺功能减退、贫血、高血脂、肾疾病、感染和梅毒的评估。回顾可引起耳聋的常见药物的暴露史，如氨基糖苷类药物、利尿剂、水杨酸类、奎宁、氯喹和抗肿瘤药物（顺铂）。没有全身症状的自身免疫性感音神经性聋，其检查应包括抗中性粒细胞胞质抗体、抗核抗体、类风湿因子、抗环瓜氨酸肽抗体、抗双链 DNA 抗体、抗 ENA 抗体、冷球蛋白、补体 C3、补体 C4 等，用以提示 Cogan 综合征、巨细胞动脉炎、系统性红斑狼疮、结节性多动脉炎和 Wegner 肉芽肿等自身免疫病。听神经瘤和乳腺、前列腺、肾脏的转移癌亦可引起感音神经性聋。超过 22%的听神经瘤患者存在双侧耳聋，通过 MRI 与老年性聋、噪声聋、梅尼埃病等退行性病变进行鉴别诊断。

应针对潜在性因素进行治疗：停用耳毒性药物、治疗自身免疫病、试用类固醇激素治疗特发性突发性耳聋、手术、肿瘤的放疗或化疗、鼓膜修复术、应用抗生素和激素治疗梅毒。尽管听神经瘤可以用手术治疗，但对于老年性聋和经药物、手术介入仍不能改善的耳聋患者，建议使用助听器辅助治疗。

N. 单侧耳聋多与颞骨骨折、鼓膜破裂使外淋巴流入中耳等外伤有关，受伤后可能仅是轻微的打喷嚏、用力或气压改变就可以引起耳聋。梅尼埃病也可以导致单侧耳聋。单侧或非对称性的进行性感音神经性聋要通过听性脑干反应（ABR）试验确定后耳蜗病变部位。MRI 对于＜15mm 的听神经瘤的诊断比高分辨率 CT 的灵敏度高。颅后窝脑膜瘤和原发性胆脂瘤引起后耳蜗进行性感音神经性聋的其他病因。听神经瘤的治疗要以肿瘤大小、脑神经的侵犯程度和患者的术前状态为依据，不能进行手术的患者可以进行放疗。如果 ABR 试验不能发现非对称性 SNHL 的病变部位，可考虑使用 MRI 定期进行检查。

O. 慢性中耳炎、结核病、耳硬化症、颅骨骨质、耳穿通伤、Wegner 肉芽肿和鳞状细胞癌的患者在疾病晚期，可能会发展成为传音性和感音性的混合性聋。

P. 传音性聋是指经空气径路传导的声波，受到外耳道、中耳病变的阻碍，到达内耳的声能减弱，致使患者产生不同程度听力减退。

Q. 在进行外耳道检查时要注意考虑以下引起传导通路障碍的因素：外耳道闭锁、耵聍填塞、外生骨疣、异物、外耳道胆脂瘤、外耳道炎、鼓膜穿孔或硬化、耳漏和听小骨损伤。鼓膜的多处穿孔提示中耳结核感染。由于外耳道气压不平衡引起的耳气压伤可以导致耳漏和暂时性的传音性聋。

R. 用于镫骨肌定位的镫骨肌声反射试验也可用于诊断传音性耳聋。耳硬化症——传音性耳聋最常见的先天性原因，可通过镫骨肌声反射试验诊断，并且经镫骨肌切除术治疗。

S. 胆脂瘤、血管瘤和鼻咽癌（鳞状细胞癌、腺癌、基底细胞癌）也会引起传音性耳聋。颞骨的高分辨率 CT 显像是评估中耳病变的试验性方法。对潜在疾病的治疗可以改善传音性耳聋，如去除异物或耵聍、使用抗结核药物、鼓膜成形术、听骨链成形术、镫骨切除术和切除外生骨疣。中耳病变的治疗取决于病变位置、病理状态，以及患者的术前评估等。建议及时去耳鼻喉专科就诊。

参考文献

Arts HA. Differential diagnosis of sensorineural hearing loss. In Cummings CW, Fredrickson JM, Harker LA, et al, eds. Otolaryngology: Head and Neck Surgery, 4th ed. St. Louis: Mosby, 1998.

Backous D, Niparko J. Differential diagnosis of conductive hearing loss. In Cummings CW, Fredrickson JM, Harker LA, et al, eds. Otolaryngology: Head and Neck Surgery, 4th ed. St. Louis: Mosby, 1998.

Grandis JR, Hirsch BE, Wagener MM. Treatment of idiopathic sudden sensorineural hearing loss. Am J Otol 1993;1:183.

Isaacson JE, Vora NM. Differential diagnosis of hearing loss. Am Fam Physician 2003;68:1125.

Nadol JB. Hearing loss. N Engl J Med 1993;329:1092.

Shikowitz MJ. Sudden sensorineural hearing loss. Med Clin North Am 1991;75:1239.

Weber PC. Etiology of hearing loss in adults. Up-To-Date 2006;13:3.

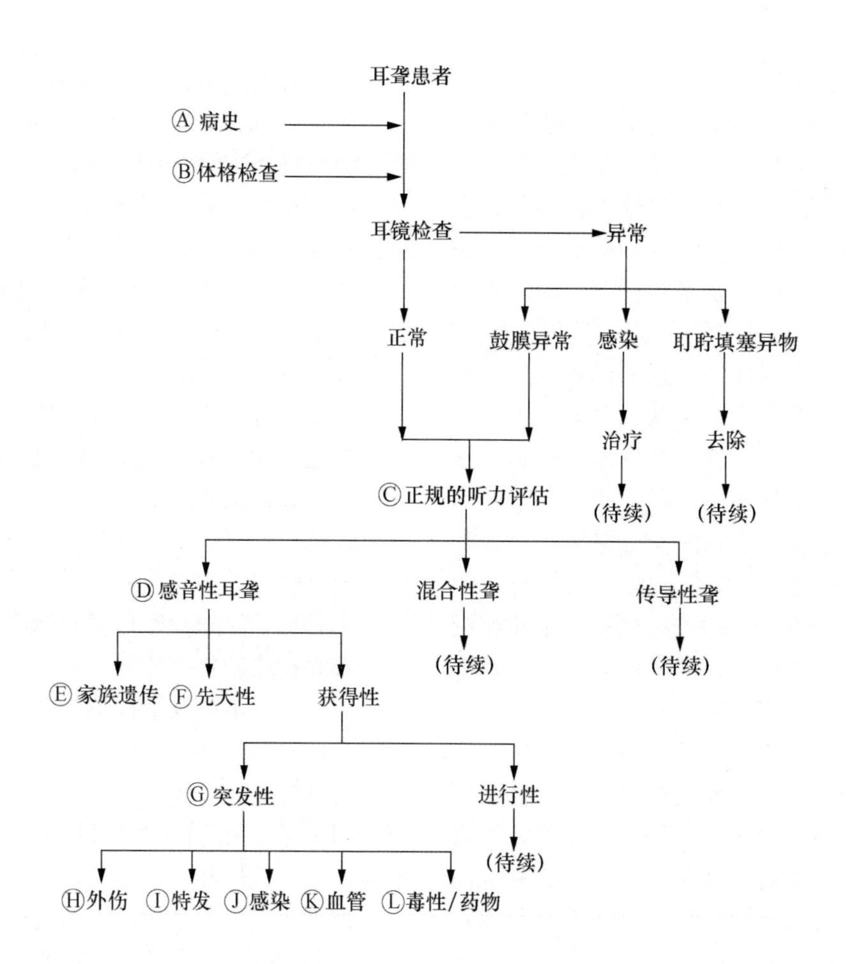

耳聋患者
Ⓐ病史
Ⓑ体格检查
耳镜检查
异常
正常
鼓膜异常
感染
耵聍填塞异物
治疗
去除
（待续）
（待续）
Ⓒ正规的听力评估
Ⓓ感音性耳聋
混合性聋
传导性聋
（待续）
（待续）
Ⓔ家族遗传
Ⓕ先天性
获得性
Ⓖ突发性
进行性
（待续）
Ⓗ外伤
Ⓘ特发
Ⓙ感染
Ⓚ血管
Ⓛ毒性/药物

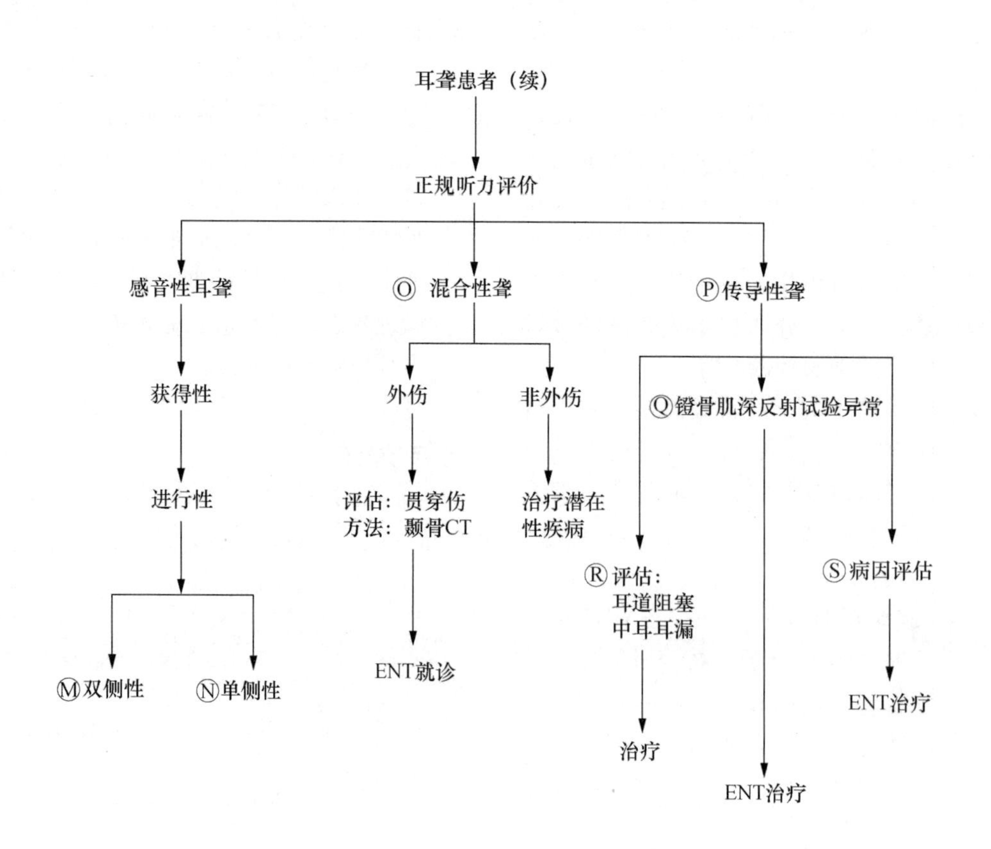

耳聋患者（续）
正规听力评价
感音性耳聋
Ⓞ 混合性聋
Ⓟ传导性聋
获得性
外伤
非外伤
Ⓠ镫骨肌深反射试验异常
进行性
评估：贯穿伤
方法：颞骨CT
治疗潜在
性疾病
Ⓡ评估：
耳道阻塞
中耳耳漏
Ⓢ病因评估
Ⓜ双侧性
Ⓝ单侧性
ENT就诊
ENT治疗
治疗
ENT治疗

13. 术前评估

Anthony Karabanow

闫 妍 李 萍 译

几点值得马上提出。首先，明确要求紧急手术的患者不会受益于术前评估所需的延迟。其次，术前评估不能使患者免于手术，并且这样的说法应该被避免。术前评估可评价医疗风险并且作为降低风险的措施。第三，会诊医生需要对自己在患者治疗中的角色有一个清楚地了解。从形式上看，会诊医生只是提出建议而不是做出安排。然而，对于外科医生来说，他们希望共同管理而不是纯粹提出建议。后来，人们期待会诊医生承担有关患者治疗的所有非手术责任。

A. 术前评估意味着对心脏风险的评估。围手术期心脏风险评估的目的是确定不稳定型心脏病的患者。对于这些人进一步研究和治疗会增加因手术延迟而导致的风险。美国心脏病学会最新指南是通过演算法归纳出来的。对于功能性尚佳的患者来说（例如：能够走一段陡峭的楼梯），压力测验是不必要的。此外，这样的测验不应该被推荐，除非患者愿意去延迟手术以便于心脏的血管重塑。对于那些卧床不起的患者来说，如此的耽搁本身可能有害，会使他们处于发生褥疮性溃疡、吸入性肺炎、深静脉血栓（DVT）和功能减退的危险之中。冠状动脉支架的应用要求术后使用抗血小板药物。停用这些药物会使支架处有可能再狭窄，连续使用则会出现围手术期出血的风险。在制订一项压力测试之前应对患者及其家属说明这些情况。同一个美国心脏病学会指南也指出常规术前超声心动图没有适应证。超声心动图是为根据临床表现不能确诊心力衰竭患者保留的。

最近的数据为需在围手术期积极对患者进行压力测验的会诊医生提供了帮助。冠状动脉重建患者的预防性用药试验表明稳定型冠状动脉疾病患者不会从术前血管再生中受益。这一研究排除性标准包括：＞50％左主干病变，射血分数＜20％和严重的主动脉狭窄。这一研究强化了这一概念：对于术前患者的心脏血管再生指南与其他患者一样。

通常认为β受体阻断剂可以减少围手术期心脏风险。然而，2005年的一项调查表明只有高危患者才能受益，那些有中度危险患者不能受益。同时，实际上增加了低危患者的死亡率。因此，β受体阻断剂仅对那些确定有冠状动脉疾病（CAD）的患者或有以下两种或两种以上危险因素的患者推荐使用。这些危险因素包括：充血性心力衰竭（CHF）、冠状动脉疾病（CAD）、心血管意外（CVA）、舒张期杂音（DM），正进行血管手术或中度风险（胸腔内、腹腔内、骨科）手术而心脏风险指标（CRI）（肌酐＞2）。

B. 术后发生肺部并发症的概率可能比心脏病事件更频繁。这些事件包括肺不张、支气管痉挛、肺炎、长期机械通气和潜在肺疾病加重。Arozullah和同事已经发表了针对呼吸衰竭的指南，这部指南可根据手术类型、患者存在的危险因素和功能状态对发生呼吸衰竭的风险进行预测。然而，确诊为肺疾病的患者更容易患围手术期肺部并发症。会诊医生的作用是确定哪些患者存在可逆性肺部病变，以保证可受益于围手术期的干预措施。这些患者可能需要通过胸部X片，肺功能测试或可能的ABG测试进行肺部评估。然后这些测试的结果能够用于确定具体的疾病治疗，进而可减少术后并发症。先前发现肺部病理和基本症状不需要在对患者的管理中进行调查或改变。正进行肺切除或可能经过长时期机械通气的患者受益于早期肺部输入。应该建议所有目前吸烟者戒烟（至少在手术前两周）。

在术前评估中患者经常遇到内分泌紊乱，

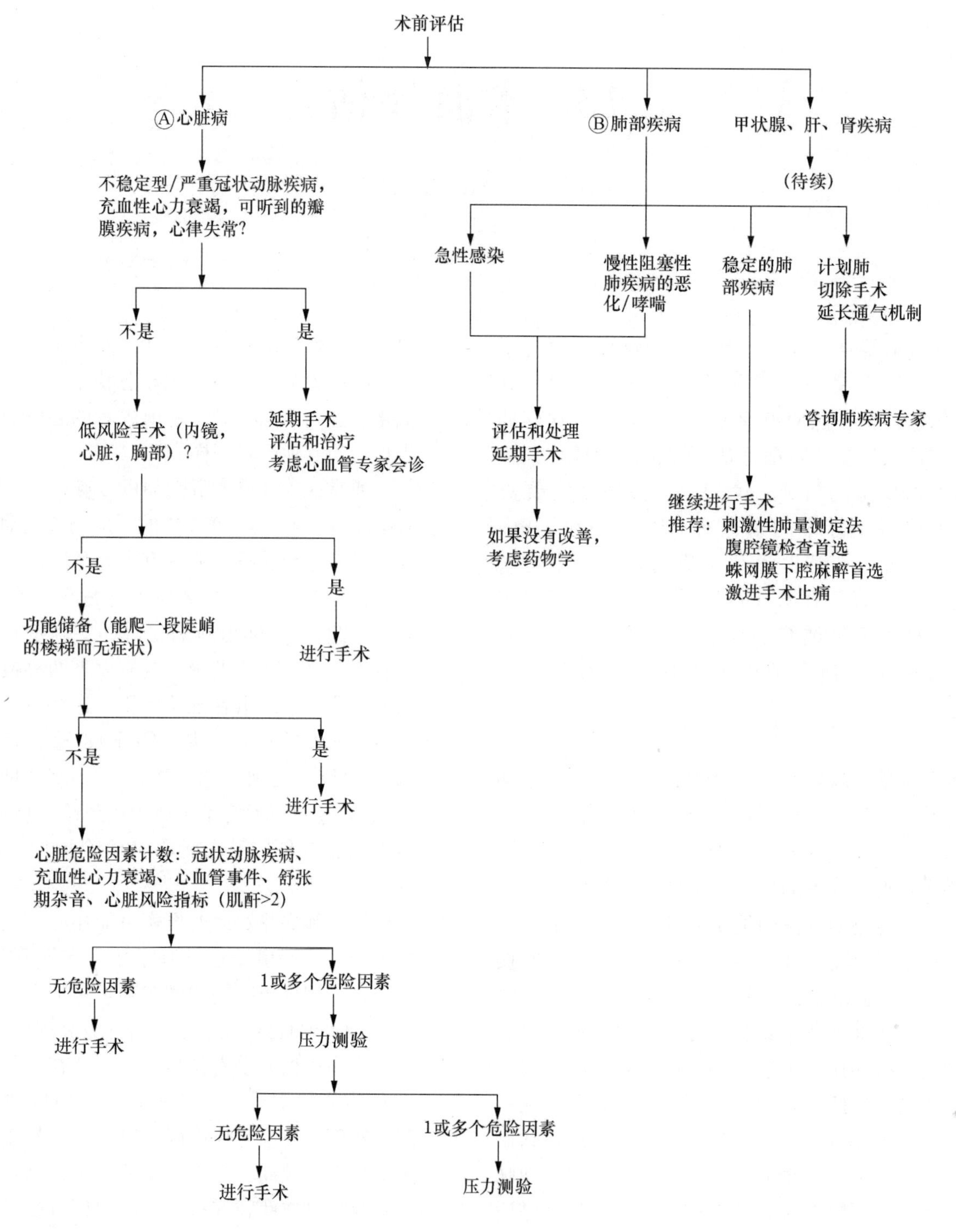

包括糖尿病、甲状腺疾病和肾上腺功能不全。美国糖尿病协会认可的住院患者血糖控制指标，即餐前血糖 90～130，餐后血糖＜180。然而，大量住院患者严格的血糖控制数据来源于在重症监护病房和加护病房进行的研究。会诊医生应该意识到对急性调整期的患者来说，低血糖可能比高血糖更危险。尽管如此，随机血糖控制在 200 以下才安全。二甲双胍在所有住院患者中应该被停用，因其会加剧血容量不足，发生缺氧和急性肾衰竭诱发乳酸性酸中毒的风险也会增加。

C. 甲状腺测试在急性病住院患者中的解释是悬而未决的。因此，这样的测试不被提倡，除非高度怀疑患有甲状腺疾病。可利用的数据表明，轻度或中度甲状腺功能减退患者有最小的额外手术风险。重度甲状腺功能减退（如甲状腺素水平＜1μg/dl）患者的手术会增加急性的黏液性水肿性昏迷的发生概率。非甲状腺功能亢进者在手术中有发生甲状腺危象的理论风险，应该对他们推迟手术。如果必须手术的话，那么

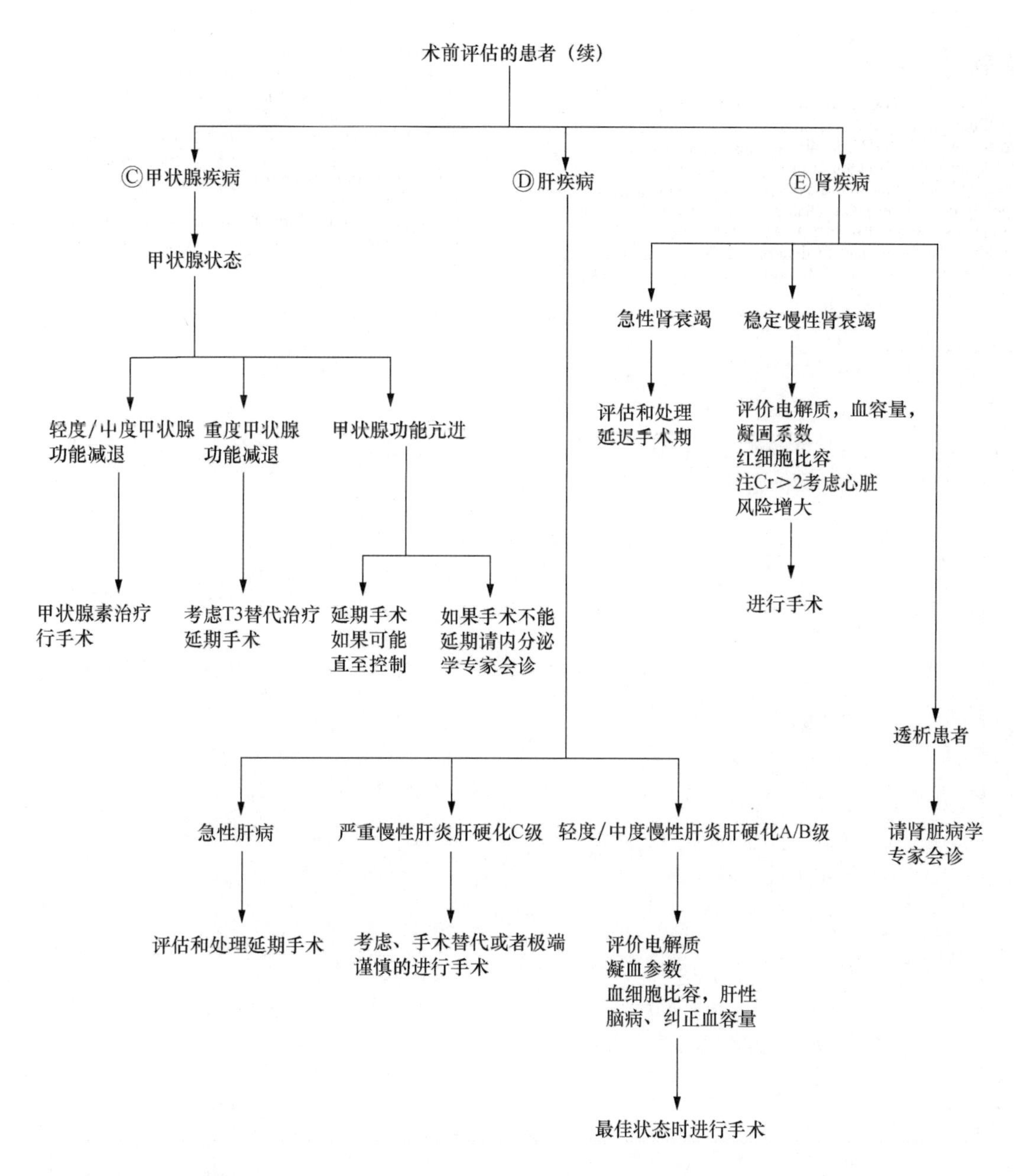

应该建议早期给予激素。

肾上腺功能不全及长期服用高剂量类固醇（例如泼尼松>20mg/d，>3 周）的患者在围手术期易于发生肾上腺危象。这些患者应该控制类固醇量（例如每 8 小时静脉注射氢化可的松 100mg）。这一方案应该在术前启用并且对有重大外科疾病的患者应尽快应用。

D. 肝病患者面临来自手术过程和麻醉的双重危险。对于急性肝炎（病毒性和酒精性）常规手术被认为是禁忌的。重度慢性肝炎和晚期肝硬化（例如：Child-Paugh 分级 C）常有难以置信的围手术期高死亡率。稳定型肝病患者经过对凝血障碍、电解质异常和胸部病变仔细评估后可进行手术。

E. 在处理肾衰竭患者时，由于血栓医院发病率和死亡率可避免的一个重要原因，因此，会诊医生应该常规推荐用类肝素药物预防深静脉血栓（例如分离的肝素或低分子量肝素）。深静脉血栓高危患者（例如脊髓损伤或多重危险因素的普通手术）受益于药物性和非药物性方法。非药物性方法包括有刻度的弹力袜和间歇性充气加压法。对任何类型的患者只使用阿司匹林是不够的。

应该常规问及患者饮酒量和任何戒酒之前症状。被认为有危险的患者应该戒酒。根据症状轻重或固定时间给予苯二氮草类药物。

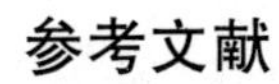

参考文献

Arozullah AM, Daley J, Henderson WG, et al. Multifactorial risk index for predicting postoperative respiratory failure in men after major noncardiac surgery. The National Veterans Administration Surgical Quality Improvement Program. Ann Surg 2000;232:242.

Clement S, Braithwaite SS, Magee MF, et al. Management of diabetes and hyperglycemia in hospitals. Diabetes Care 2004;27(2):553–591.

Fleisher LA, Beckman JA, Brown KA. ACC/AHA 2007 Guidelines on Perioperative Cardiovascular Evaluation and Care for Noncardiac Surgery: Executive Summary. A Report of the American College of Cardiology/American Heart Association Task Force on Practice Guidelines. J Am Coll Cardiol 2007;50:e159–241.

Geerts WH, Pineo GF, Heit JA, et al. Prevention of venous thromboembolism: the Seventh ACCP Conference on Antithrombotic and Thrombolytic Therapy. Chest 2004;126:338S–400S.

Lindenauer PK, Pekow P, Wang K, et al. Perioperative beta-blocker therapy and mortality after major noncardiac surgery. N Engl J Med 2005;353:349–361.

McFalls EO, Ward HB, Moritz TE, et al. Coronary-artery revascularization before elective major vascular surgery. N Engl J Med 2004;351: 2795–2804.

14. 老年患者摔倒

Jeanne E. Bishop

闫 妍 译

传统医学认为摔倒是初级医疗条件功能性改变的结果，医疗条件被研究过也被排除掉，摔倒的原因仍未得到解释，随着人口老龄化，摔倒的风险也在提高。老年医学认为摔倒是老年人的一种症候，它经仔细分析原因有多样性。随着这些原因被质疑，治疗和预防措施也被用来防止复发。

摔倒的评估需要被密切关切或者要特别关注一些细节，适用于自己的一套规则系统，包括复杂的病史和体格检查，这些可能会发现不同的病因，一般都是多因素的原因，管理措施的干扰也是可能在这里是起一定作用的。

A. 考虑到摔倒的既往史是常被忽视的。基于这一点，临床医师应每年在功能性评估的背景下咨询这一问题，应该确立功能评估包括个人步态、平衡的基线水平并且使用一些辅助行走装置。被告知的摔倒完全可以通过确定频率（单发或复发）和严重度（轻微受伤如软组织损伤/扭伤或重大伤害等需要缝合撕裂、骨折或头部受创）来探索的。摔倒的细节应该以系统的方式被引出，这个系统来自摔倒患者或一个目击者。是否已失去知觉是一个关键点。而且失去知觉会导致晕厥。没有失去知觉的应该进一步与头晕眼花进行区别，或同样做个适当的“眩晕”检查。用药史包括非处方药和草药，环境危害史是关键，如从地毯上滑倒。记住摔倒大部分都是多因素引起的。

B. 一个全面的身体检查，包括视力、五官（头部、眼睛、耳朵、鼻子、喉咙），心血管、神经、肌肉骨骼、步态/平衡和高度集中在任何其他领域的病史。生命体征包括体位测量和血压，疼痛应评估为“第五生命体征”。系统的审查应包括评估行走使用功能状态的工具，如“迪奈蒂步态和平衡”测试或定时的“起立行走”测试。

C. 有许多原因导致老年人摔倒，通常许多因素发挥作用。

1. 正常与年龄有关的变化，包括以下：
   a. 视觉、本体和前庭系统，这是必须保持直立姿势
   b. 姿势控制所表现出增加姿势摇摆
   c. 自动调节机制，帮助维持血压
   d. 身体总含水量，增加脱水和低血压的风险
2. 急性症状破坏了已经不完善的身体储备
3. 终生慢性病症状，尤其是眼科、耳鼻喉科（耳、鼻、喉）、心血管、神经、风湿病和骨科
4. 药物治疗，包括心脏动力药、酒精、抗组胺和抗胆碱药
5. 环境危害
6. 冒险行为
7. 旅行、滑倒、绊倒，或失平衡的事故

D. 干预可能导致摔倒的原因。这些措施包括治疗急性病和慢性病的临床症状、药物治疗的修正、环境危险的修正、冒险行为的修正并取得平衡的运动项目（另外解决适当的鞋类和辅助行走装置的需求）。

参考文献

Kiel DP. Falls. In Cobbs EL, Duthie EH, Murphy JB, eds. Geriatrics Review Syllabus, 5th ed. New York: Blackwell Publishing, 2002–2004.

Podiasdlo D, Richardson S. The timed “Up & Go”: a test of basic functional mobility for frail elderly persons. J Am Geriatr Soc 1991;39:142–148.

Tinetti M. Performance oriented assessment of mobility problems in elderly patients. J Am Geriatr Soc 1986;14:61–65.

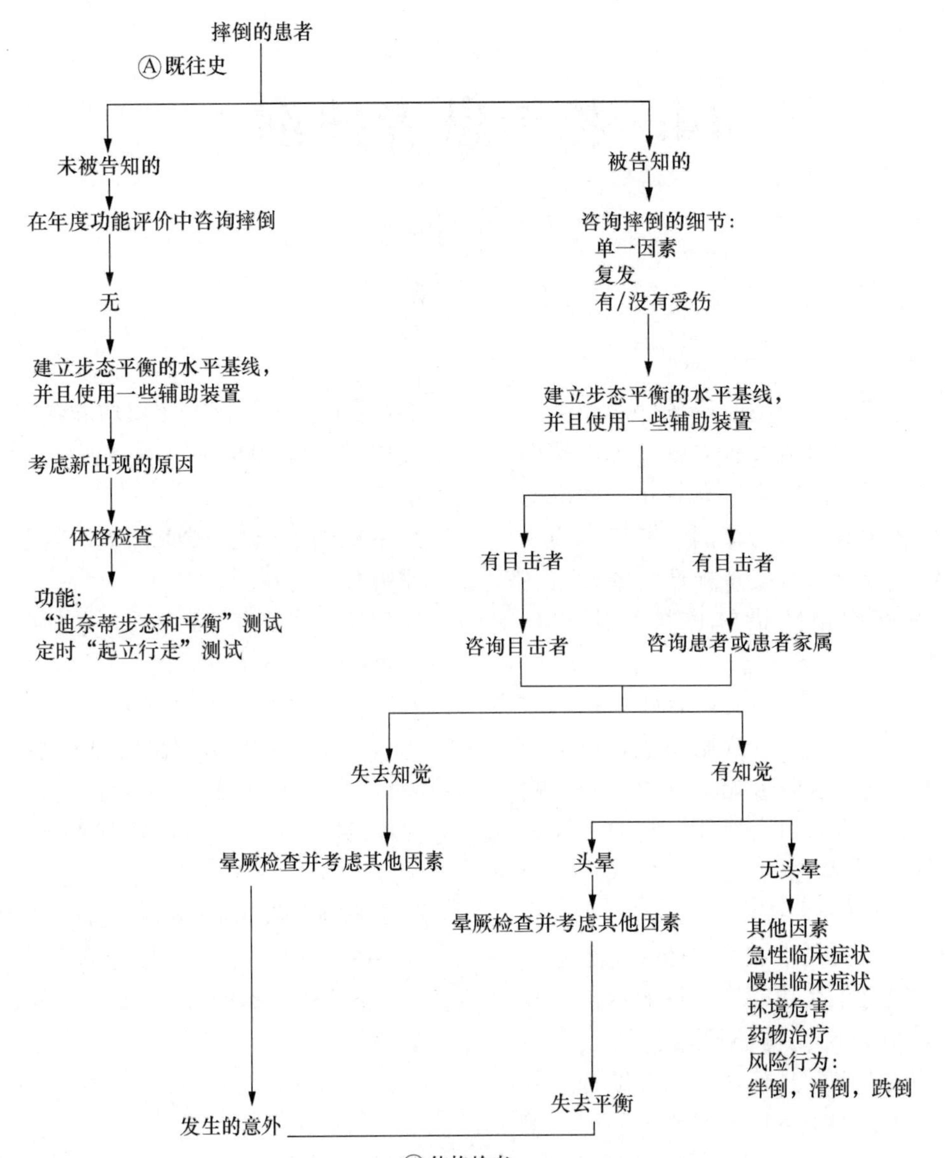

Ⓑ体格检查:
生命体征：直立BPIP、体温、疼痛
五官：视觉、听觉、眼球震颤
颈部：脊柱后凸、脊柱侧凸
心脏/肺：充血性心力衰竭、心律失常、杂音
四肢：关节炎、关节活动度、畸形、足
骨骼肌肉：关节活动度
神经：精神状态、震颤、硬化、弱化、神经病变
功能：“迪奈蒂步态和平衡”测试
定时“起立行走”测试。

Ⓒ原因:
晕厥
头晕眼花
其他原因

Ⓓ干预:
处理急性临床症状
处理慢性临床症状
药物修正
环境危害修正
步态、平衡、运动项目
足部穿着、辅助装置

15. 老年人功能评估

Khatuna Stepkovitch

闫　妍　译

功能评估是综合性的老年人身心健康评估的重要组成部分，其目的是促进健康和独立并改善生活质量。一个正确的护理评估和充分的援助是减少入院人数或预防入院的组成部分，在改善老年人的护理质量，延迟甚至避免不必要的疗养院人员配置等方面起着重要作用。

A. 身体评估

营养评估：营养评估首先从目测外观开始，计算患者的体质指数（BMI），一个详细的病史来排除体重减轻可能性。对于一个体质指数＜20 和有明显体重减轻史的患者需进行进一步评估（见本章无意识体重减轻）。对不同的营养不良老年患者的病因不仅包括医学病理因素还应包括抑郁等其他的精神疾病、经济问题，或者是日常生活障碍，例如不能自己做饭等。

视力评估：患者们经常忽略他们在视觉上的感受，所以一个快速的视力评估可以应用在每个患者身上。一个最简单的视力评估是从一份报纸或期刊上读一段话。患者可以通过斯耐伦视觉图片（Snellen chart）和耶格卡片（Jeager card）做进一步的评估。视力受损的原因可被发现并做相应的治疗。白内障、青光眼、黄斑变性和异常情况适应等会随着年龄恶化。

听力评估：听力损失在老年人中很普遍而且很容易被忽视。如果不治疗，它很容易导致社交恐惧症和抑郁。就这点而言，听力评估是老年人身体评估的重要组成部分。在进行快速的听力评估之前应进行耳镜检查以排除耳垢阻塞。医生应低声耳语一会儿，脸不要直接面向患者，问一个容易回答的问题。不能确认这个问题的需做进一步的评估。多数听力减退的患者，被归为老年性聋（老年人听力）——感觉神经性，通常是对称性听力损失。一些老年性聋的患者可以借助电子声音放大装置，通常是助听器。

功能状态评估：功能状态的评估包括日常生活能力和可动性，它们是老年患者独立生活能力的直接反映。日常生活能力的基本特征是基本的和辅助的。基本的生活能力包括洗浴、穿衣、刷拭、吃饭、从床上移动到椅子上，还有上厕所等。辅助性日常生活能力包括使用电话、家庭财务管理、正确服用药物、购物时应用的交通工具、洗衣服和做家务。一个认知能力受损和辅助性日常生活能力受损的患者可能仅仅需要的是药物的服用和资金的支持。多重基本日常生活能力障碍的患者需要更多的援助，可以通过家庭/资金援助或者将患者安置在特殊疗养院。如果患者无法独立洗浴，那么一个家庭看护已经足够了。

关于有基本和辅助日常生活能力障碍的信息通常由患者或由能够提供信息的患者家属（特别是在患者有认知能力障碍的情况下）提供，所以准备一份详尽的病史势在必行。可动性的问题应被询问，包括患者爬楼梯、从一个房间到另一个房间以及外出散步的能力。通过在办公室对患者进行访问期间进行的观察，大量的信息可以被收集到。患者解开或扣上衬衫上的纽扣、用笔写一个句子、脱下或穿上鞋子这些简单的动作行为可以给医生提供极为丰富的信息。当观察到一个患者存在可动性受损的迹象时，检测患者是否双手很难够到后脑勺，或者上下检查台时是否困难。

如果对可动性受损存在怀疑，医生可以通过基础表现的功能状态测试进行检测，主要在门诊，集中在步态、平衡、还有转移上。患者被要求两臂合拢从坐有坚硬后背的椅子上站起来，不能完成此动作的表明有一块下肢（肌）无力，并且高度预测未来存在障碍。一旦站起来，可以看到患者在他们通常使用的步行辅助

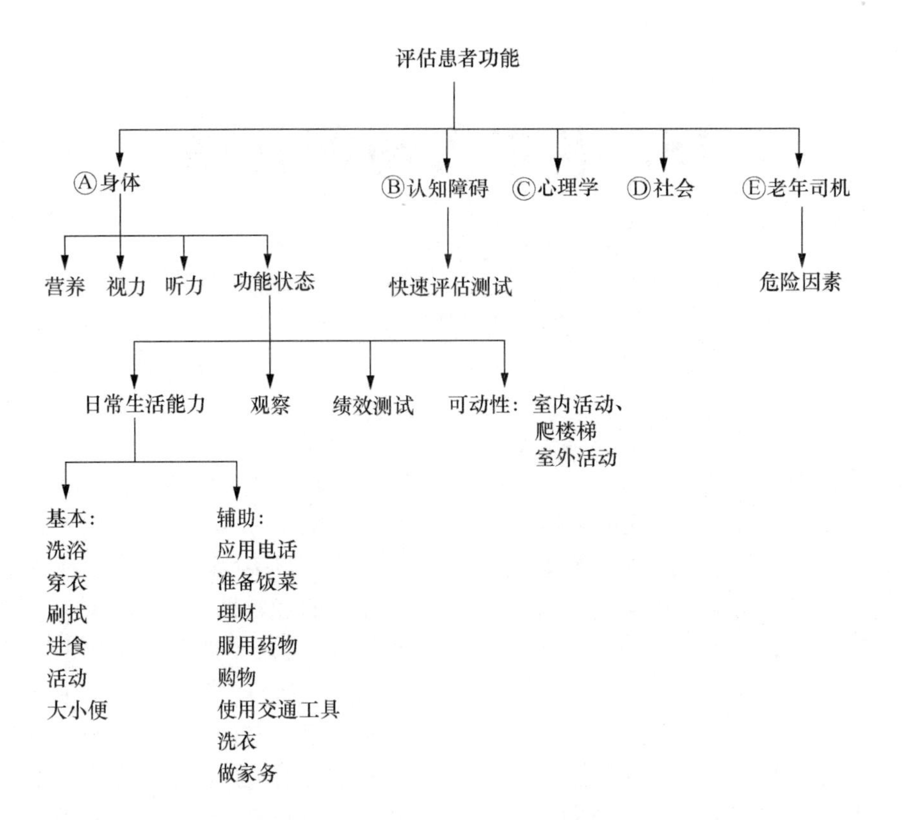

工具的帮助下向前或向后走很短距离。异常步态包括路径的背离、减弱步态的高度或长度、绊倒、滑到、跌倒和很难转弯。

跌倒危险能通过“站起”和“走”测试快速评估。这个试验是让患者从椅子上站起来，步行 10 英尺，约 3 米，转身重新再坐回到椅子上。完成这一系列动作花费大于 10s 的患者会增加跌倒的危险性；那些花费在 10～19s 的患者正当移动；花费在 20～29s 的患者被认为是畸变的移动，那些＞30s 的患者被认为对平衡和移动存在依赖性。有步态和平衡受损的患者应进行进一步评估，以确定病因，而且应利用理疗师进行步态评估和训练。

B. 认知能力评估

由于老年痴呆的发病率很高，认知障碍的筛选非常重要。认知障碍可以在一些功能受损老年患者里探测到，他们有或者没有机体功能异常。因为一个全面的认知能力评估是耗时的，它可以应用处于高危或者有痴呆征象的患者身上。

一个快速的评估，例如 1min 后回忆 3 个单词可以对是否需要进行进一步评估作出评价。如果记忆受损，该患者应进行一个全面的评估以排除老年痴呆（见慢性行为改变）。

C. 心理评估

都知道抑郁是诊断不足的。如果不治疗，则可以导致更严重的功能障碍，包括认知能力（假性痴呆），这就需要与痴呆相区别。一个肯定的回答“你经常感到伤心和抑郁吗?”证明需要进一步检测（可以采用老年人抑郁标准可以）。

D. 社会评估

患者生活环境，家庭和社会支持，经济状况良好是为老年患者制订全面的治疗计划的重要组成部分。医生需要社会服务人员的帮助，以提供家庭可以获得的物力资源，像成年人日托中心，生活辅助/专业的护理设备，特别是对于重要的功能障碍患者。在疑似老年患者误治或护理人员负担过重的情况下，社会服务人员证明是非常有价值的。拜访护理人员或许有助于评估家庭安全。先行指导应该被明确。

E. 驾驶能力评估

禁驾通常被认为缺乏独立性，很多患者不情愿做出禁驾的决定。老年司机发生事故率与那些年龄在 16～24 岁的司机发生事故率持平。驾驶能力受损的危险因素包括视力减退、老年痴呆，颈部受损和卡车转弯，肩、髋、踝的受限、足异常，运动不协调，服用药物，药物依赖性或成瘾性。

通过解释危险因素，提供数据和帮助找出可替代的交通工具，有效地与患者和家属交流可以避免冲突。

对于那些有驾驶能力的老年患者，不宜推荐他们在高速路上开车，尤其是在繁忙时期、开夜车和在恶劣的天气下开车。钟表摆动试验可用于筛选出合适的驾驶工具，并推荐用于正规驾驶能力的评估。

当一个患者有明显的功能障碍但执意驾驶时，医生在道德上有责任通知机动车辆管理部门。医生应该熟悉驾照最新的法律、医生报告的法律强制性和法律报告的自愿性，这些都因地而异。

参考文献

Comprehensive Geriatric Assessment. The Merck Manual of Geriatrics, 2005. Section 1. Chapter 4. Accessed September 24, 2007 at http://www.merck.com/mkgr/mmg/sec2/ch20/ch20a.jsp.

Freund B. Clock drawing test tracks progression of driving performance in cognitively impaired older adults. Case comparisons. Clin Geriatr 2004;12(7):33–36.

Gill TM. Assessment. In Cobbs EL, Duthie EH, Murphy JB, eds. Geriatrics Review Syllabus, 5th ed. New York: Blackwell Publishing, 2002–2004:49–54.

Reuben DB. Comprehensive geriatric assessment and systems approaches to geriatric care. In Cassel CK, Leipzig RM, Cohen HJ, et al eds. Geriatric Medicine, 4th ed. New York: Springer-Verlag, 2003:195–203.

内科医学

心脏病学

Stephen D. Wiviott

16. 心动过缓

Robert E. Eckart，Usha B. Tedrow

闫　妍　译

心动过缓可以是生理性、病理性或药理性原因。窦房（SA）或房室（AV）传导系统的改变都可能对其发挥作用。心动过缓的症状包括疲劳、头晕、晕厥、呼吸急促和心绞痛。

A. 在一般人群，大约有25%的男性和10%的女性在睡觉时会因夜间副交感神经的增强导致心率降至低于50次/分（每分钟节拍数）。窦性心脏停搏2s在无症状的个体可以被认为是正常的。经过训练的运动员们在白天安静状态下，机体的迷走神经张力较高。在迷走神经张力增加期间，窦性心动过缓、窦性停搏，以及一度和二度莫氏Ⅰ型（文氏）房室传导阻滞常有发生，一般预后良好。

B. 房室结的退行性病变是渐进性房室传导阻滞的主要原因之一。传导系统的退化过程可能是原发性（勒内格尔病）或继发性于周围组织纤维化或钙化（列夫病）的相互作用而引起的。

大量的全身性疾病都伴随着心动过缓。低体温症、低血糖症、高碳酸血症和甲状腺功能减退症因代谢的改变产生缓慢的心脏节律。电解质紊乱（如高钾血症）可导致窦房结和房室结疾病。心肌炎与窦房结和房室结疾病有关，一般预后不良。莱姆心肌炎与传导系统疾病有关，但是往往能在急性调整期通过适当的抗生素治疗得到解决。心内膜炎合并环形脓肿可能导致房室传导阻滞。浸润性疾病，如淀粉样变和血色素沉着病也有可能导致传导系统疾病的进程加速。

在下壁心肌梗死中，窦性心动过缓和二度莫氏Ⅰ型（文氏）房室传导阻滞并不少见。迷走神经张力往往很高，心脏传导阻滞由于房室结动脉的解剖位置通常发生于房室结水平，因此阻滞一般是可逆的，伴随着逸搏（QRS<100ms）。相比之下，节下传导系统从左前降支的间隔分支获得血液供应。房室传导阻滞伴随着前壁心肌往往是节下的，并可能与束支传导阻滞相关联。逸搏心律往往很宽（QRS>120ms），一般需要永久起搏。

主动脉瓣或二尖瓣置换术术后所引起的机械破坏和炎症可能导致房室传导阻滞，因为心脏传导阻滞可能会由水肿引起，考虑到任何可能发生的传导恢复，永久起搏的实施应推迟至少4天。

心房颤动的发现以及因缺少药物治疗引起的缓慢心室反应可能反映了窦房结功能障碍和抵消停顿的敏感性。

C. 地尔硫䓬和维拉帕米减慢房室结的传导。β受体阻滞剂阻滞和消除交感神经张力，并通过迷走神经兴奋效应减慢房室结的传导。地高辛增加迷走神经张力并直接作用于房室结的生理机能。胺碘酮和普罗帕酮通过对抗钙离子通道和β受体发挥作用。另外，奎尼丁、普鲁卡因胺、丙吡胺通过钠离子通道途径影响节下传导系统。

D. 症状的存在通常会指导病情检查。通过发病的剧烈程度和产生并发症的可能性来确定患者的高危状态很重要。评估应该包括一个完整的12导联心电图、基线超声心电图和应力测试来确定基线传导系统疾病、结构性心脏病和心肌缺血的潜力。对于那些疑似变时性功能不全的患者，心电图运动负荷试验可能具有额外的诊断价值。对于评估怀疑是迷走神经介导的传导障碍，在老年人群中明智的使用颈动脉窦按摩（CSM），可能重现相同的结果。动态心电图记录是有必要的，要么对那些有常见症状的患者进行24小时动态心电图检测，或者对缺少常见症状的患者进行2～4个星期的循环记录。一项临床试验表明，经验性起搏器植入术可能对有颈动脉窦过敏症和非机械性机能障碍史的

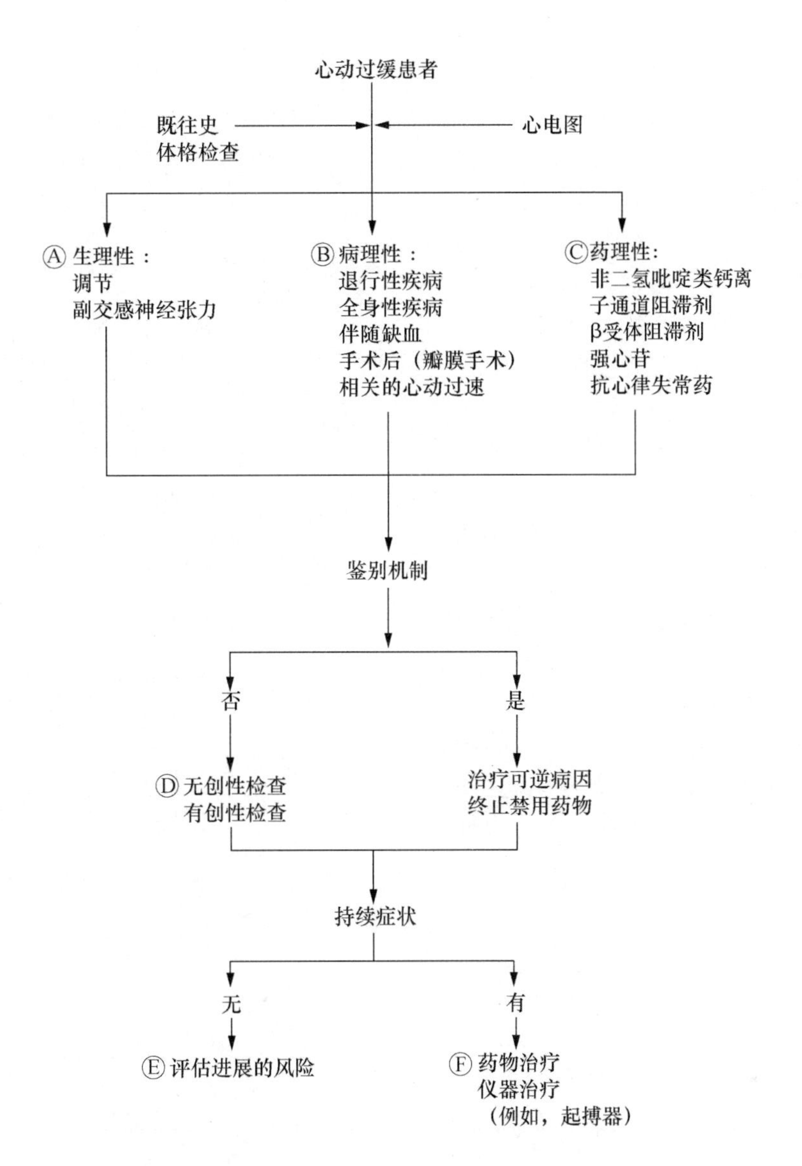

老年患者有价值。由于缺乏颈动脉窦过敏症的记录，经验性永久起搏的证据尚不清楚。

电生理学检测可以用来确定固有心率，测量窦房结自动节律性（校正窦房结恢复时间，或 cSNRT），窦房传导时间，房室结传导和不应性。心动过缓的侵入性检查具有较低的诊断率，敏感度为 20%～75%，患者的症状对疾病的治疗具有指导意义。

E. 通常情况下，无症状的窦性心动过缓、窦性停搏和一度房室传导阻滞不需要治疗。但当其与快速性心律失常同时存在时，需要药物治疗。二度莫氏Ⅰ型（文氏）房室传导阻滞常发生在房室结，预后良好。莫氏Ⅱ型房室传导阻滞最常发生于下节板（位于希氏束内或束支部位），与固定的末梢传导系统疾病有关，病容易发展为完全性心脏传导阻滞。建议临时性给予永久起搏的治疗。

2∶1 房室传导阻滞可发生在房室结或远端传导系统。PR 间期延长且 QRS 波群变窄提示房室传导阻滞，而宽大畸形的 QRS 波群提示远端传导系统疾病。三度房室传导阻滞可以是先天性的也可以是后天性的。逸搏心律提示传导阻滞位于房室结（约 50%）或希氏束（约 50%）。广泛性逸搏的阻滞常发生于下节板（约 80%），不稳定，频率为 30～45 次 / 分。任何形式的节下传导阻滞的患者，不论症状情况如何，都推荐进行永久性心脏起搏器植入治疗。

F. 心动过缓的诊治不仅包括鉴别症状和病因，还包括疾病表现的剧烈程度。

在急性期，怀疑阻滞位于房室结时，用阿托品治疗。但注意阿托品可能加剧节下传导阻滞。经静脉临时起搏器的安装可以在床边使用球囊导管，或在透视的引导下使用固定的导管进行。植入临时性起搏器的适应证包括对有症状的心动过缓可逆性病因的临时治疗和有可能发展为完全性心脏传导阻滞的高危患者的支持治疗。同样，经皮起搏可以用作对有症状的心动过缓患者植入起搏器的紧急方法。早期转换到静脉系统应当考虑到经皮起搏的已有不适，和间歇性未观察到得风险。注意，临时起搏对心脏骤停患者不起作用并且不推荐使用。

在一些患者中，使用具有内在拟交感活性的β受体阻滞剂（如醋丁洛尔、吲哚洛尔）可能对治疗快速性心律失常有效，但有少量心动过缓的副作用。因为不存在对慢性传导障碍的药物治疗，所以可选择的治疗要么是针对可逆的病因安装临时起搏器，要么植入永久性心脏起搏器。

在许多情况下，独立病因，不可逆转的条件下才考虑永久起搏器植入术。当代起搏器植入术，作为一个小型外科手术，其严重危险程度<1%。由于心内膜导线被放置在中央静脉循环中，所以患者在做植入术之前无感染（如尿路感染）至关重要，因为取出被感染的设备可能引起重大的发病率。在考虑实施起搏时，必须考虑到双心室起搏的作用（改善心力衰竭的症状）。如果患者的射血分数较低，建议植入除颤器。通过咨询电生理学家、植入心脏学专家和熟练掌握现在常用手术技术的外科专家，得到的建议是鼓励实施。

参考文献

Brodsky M, Wu D, Denes P, et al. Arrhythmias documented by 24 hour continuous electrocardiographic monitoring in 50 male medical students without apparent heart disease. Am J Cardiol 1977;39:390–395.

Cummins RO, Graves JR, Larsen MP, et al. Out-of-hospital transcutaneous pacing by emergency medical technicians in patients with asystolic cardiac arrest. N Engl J Med 1993;328:1377–1382.

Johnson RL, Averill KH, Lamb LE. Electrocardiographic findings in 67,375 asymptomatic subjects. VII. Atrioventricular block. Am J Cardiol 1960;6:153–177.

Kenny RA, Richardson DA, Steen N, et al. Carotid sinus syndrome: a modifiable risk factor for nonaccidental falls in older adults (SAFE PACE). J Am Coll Cardiol 2001;38:1491–1496.

Koplan BA, Stevenson WG, Epstein LM, et al. Development and validation of a simple risk score to predict the need for permanent pacing after cardiac valve surgery. J Am Coll Cardiol 2003;41:795–801.

Reiffel JA, Schwarzberg R, Murry M. Comparison of autotriggered memory loop recorders versus standard loop recorders versus 24-hour Holter monitors for arrhythmia detection. Am J Cardiol 2005;95:1055–1059.

Strickberger SA, Fish RD, Lamas GA, et al. Comparison of effects of propranolol versus pindolol on sinus rate and pacing frequency in sick sinus syndrome. Am J Cardiol 1993;71:53–56.

17. 窄 QRS 波群心动过速

Paul C. Zei

徐 亮 译

窄 QRS 波群心动过速患者的临床评估

A. 当临床医生接诊窄 QRS 波群心动过速的患者时应立即评估血流动力学指标，并参照高级心脏生命支持（ACLS）指南进行治疗。病情稳定后，可以再安全地评估及治疗。窄 QRS 波群心动过速几乎都是室上性心动过速（SVTs）的结果，尤其是在心动过速的 QRS 波群为窦性节律时。

B. 病史及体格检查应该注意寻找心脏器质性病变。心动过速出现血流动力学的危害表现为晕厥、胸部不适和呼吸困难，需要及时查明。心电图（ECG）诊断窦性节律时应该将焦点放在有无预激综合征上。强烈建议窄 QRS 波群心动过速的患者行超声心动检查来发现存在的心脏器质性病变。

C. 存在预激综合征时应请心脏电生理学专家来鉴定其电生理学诊断（EPS）采用导管消融治疗预激综合征的可能性，以及发生房室交互性心动过速的潜在风险。如果不能明确预激综合征，但有典型的症状，特别是存在晕厥，同样应请心脏电生理学专家来鉴定。

D. 如果出现持续室上性心动过速（SVT），并且有症状，尤其药物抑制发作失败的患者应该求助于心脏电生理学专家来为其进行电生理学诊断及行导管消融治疗。包括以下几种不同诊断，即房室结折返性心动过速（AVNRT）、房室折返性心动过速（AVRT）、永久交界往复性心动过速（PJRT）和心房扑动伴随规律心室反应。

E. 如果出现心房颤动、多病灶引起的房性心动过速（MAT）或心房扑动，药物治疗应该包括缓解症状、心动过速时控制心率，以及抗凝。如果药物治疗缓解症状及控制心室率失败则应当考虑行导管消融治疗。

窄 QRS 波群心动过速患者的心电图诊断

A. 如果可以，心电图诊断窄 QRS 波群心动过速往往从诊断窦性心律开始。预激有可能会找到，如果被发现，则应该怀疑存在 AVRT。

B. 如果没有发现预激，心电图诊断心动过速应该从判断 RR 间期是否提示心房颤动、房性心动过速伴多种心室反应、心房扑动伴随各类心室反应、病灶引起的房性心动过速。如果 RR 间期规律并且固定，则仍有多种可能的诊断，应寻找 P 波以进一步诊断。

C. 如果在心动过速时未发现 P 波，则 AVNRT 可能性大，因为典型的 AVNRT 通过前行的慢传导通路传导，而后行的快速传导通路传导导致 P 波埋藏在 QRS 融合波里。如果出现 P 波多于 R 波（比如心房率快于心室率），则可能为房性心动过速或者心房扑动，因为这种现象提示房室结不是维持心动过速的必然环路。如果 P 波与 R 波出现的频率之比为 1∶1，则应该进一步观察 RP 间期。

D. 一个长 RP 间期是指 RP 间期大于 PR 间期。一个短 RP 间期的定义则相反，即 RP 间期少于 PR 间期。一个长 RP 间期说明心动过速为快速的前行房室结通路传导，包括房性心动过速、永久交界往复性心动过速（PJRT）、病态窦房结综合征、窦房结折返、非典型房室结折返性心动过速（快速通路前行支、慢速通路后行支）。一个短的 RP 间期说明快速通路后行支与一个辅助路径形成环路传导的心动过速，包括典型的 AVNRT 和 AVRT。

E. 短 RP 间期的心动过速是指 RP 间期＜70ms，一般认为与房室结折返性心动过速相关，但是 RP 间期＞70ms 不是一个能区分 AVNRT 与 AVRT 的方法。因为向后通过窦房结、希氏-浦肯野系统、心室去极化导致后附加路径去极

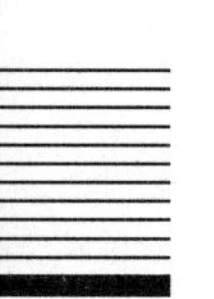

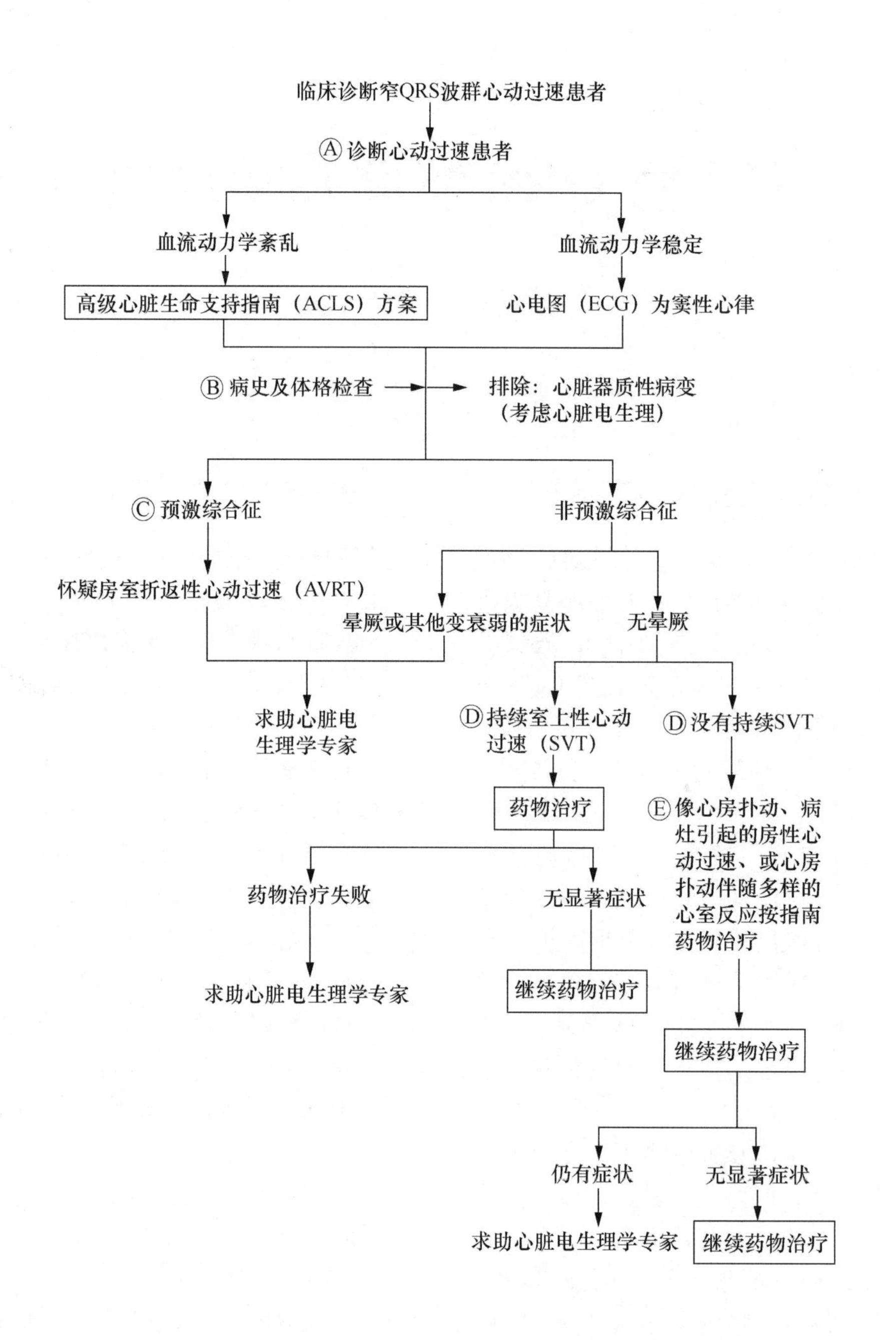

化，必然出现 RP（心室到心房的去极化）间期永远不会<70ms。

参考文献

Blomström-Lundqvist C, Scheinman MM, Aliot EM, et al. CC/AHA/ESC guidelines for the management of patients with supraventricular arrhythmias—executive summary. A report of the American College of Cardiology/American Heart Association Task Force on Practice Guidelines and the European Society of Cardiology Committee for Practice Guidelines (Writing Committee to Develop Guidelines for the Management of Patients with Supraventricular Arrhythmias) developed in collaboration with NASPE-Heart Rhythm Society. J Am Coll Cardiol 2003;42(8):1493–1531.

Josephson ME. Clinical Cardiac Electrophysiology: Techniques and Interpretations, 3rd ed. Philadelphia: Lippincott, 2001.

Morady F. Catheter ablation of supraventricular arrhythmias. J Cardiovasc Electrophysiol 2004;15(1):124–129.

Wellens HJJ. Twenty-five years of insights into the mechanisms of supraventricular arrhythmias. J Cardiovasc Electrophysiol 2003; 14:1–6.

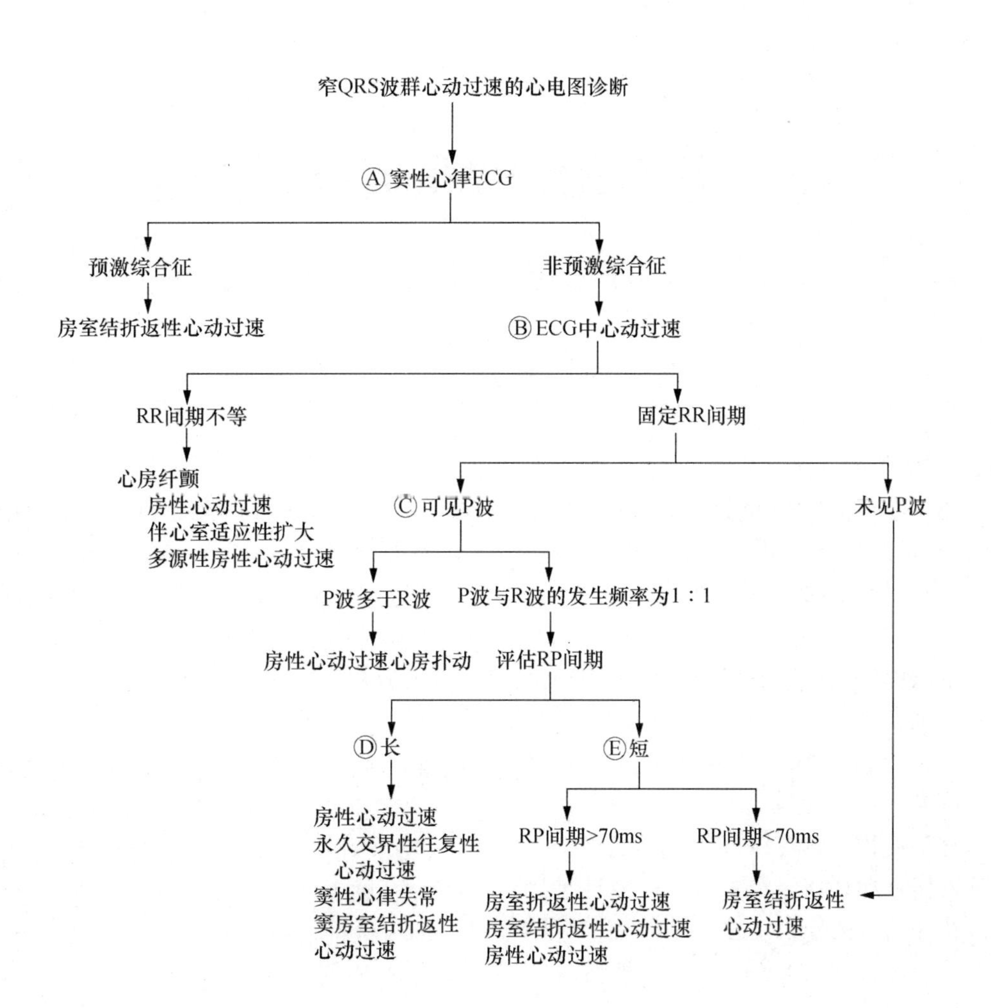
窄QRS波群心动过速的心电图诊断
Ⓐ窦性心律ECG
预激综合征
非预激综合征
房室结折返性心动过速
Ⓑ ECG中心动过速
RR间期不等
固定RR间期
心房纤颤
房性心动过速
伴心室适应性扩大
多源性房性心动过速
Ⓒ可见P波
未见P波
P波多于R波
P波与R波的发生频率为1：1
房性心动过速心房扑动
评估RP间期
Ⓓ长
Ⓔ短
房性心动过速
永久交界性往复性
心动过速
窦性心律失常
窦房室结折返性
心动过速
RP间期>70ms
RP间期<70ms
房室折返性心动过速
房室结折返性心动过速
房性心动过速
房室结折返性
心动过速

18. 宽 QRS 波群心动过速

Christopher Pickett，Peter Zimetbaum

徐 亮 译

宽 QRS 波群心动过速（WCT）定义为心率（HR）>100 次/分伴随 QRS 间期>120ms，是一种常见的、具有危及生命后果的心律不齐，快速、准确地诊断以及早期合理地治疗非常重要。

A. 当临床医生认识到是这种心律失常后必须马上评估患者的血流动力学稳定性，如果不稳定，高级心脏生命支持（ACLS）指南建议应该开始进行直流电（DC）复律。

如果这种心律失常持续发作但已经耐受或没有持续发作，那么临床医生应该针对这种反常情况进行评估，区分是室性心动过速（VT）还是室上性心动过速（SVT），这两种情况的预后及治疗截然不同。

B. 病史对提示诊断很有帮助，既往有心肌梗死（MI）和器质性心脏病是 VT 最强的临床预警。缺血性心肌病和宽 QRS 波群心动过速超过 98%的时间出现 VT。年龄大和充血性心力衰竭（CHF）也容易发生 VT。年轻的患者和幼时开始、周期性出现或已经出现 3 年以上心动过速的成人更容易出现反常的 SVT。

心动过速的症状从精神萎靡到轻度晕厥不等。一个普遍的错误认识就是 WCT 患者在血流动力学稳定的时候不容易发生 VT。许多 VTs 患者的血流动力学为耐受期，如果不考虑室性心动过速诊断将会导致不恰当的治疗方案和治疗药物，并且将发生循环衰竭。

在评估了重要的信号以后，体格检查应该直接注意房室脱节的证据，这种现象在 VT 时常见而在 SVT 时罕见。血压节拍改变在 S1 期中易变，在大炮波是房室结裂解的重要信号。按摩颈动脉可以终止心律失常则提示房室结是心动过速的通路，这种是发生 SVT 的机制。

C. 一个 12 导联的心电图 ECG 会提供比心律纸带大得多的信息，应该赶紧应用。既往做的心电图同样可以提供有帮助的线索。如果有心室预激或束支传导阻滞样类似形态的 WCT，则提示为 SVT。如果有 Q 波或其他先前心肌梗死的证据，则 VT 诊断成立。

D. 心电图的评估首先应该从寻找 P 波及它与 QRS 波群的关系开始。P 波与 QRS 波群分离或其他房室分离的证据，如融合波或其他夺获波就是诊断 VT 的依据。应该注意在 WCT 的发生率不能够区分 VT 和 SVT，尽管这种不规律提示为心房颤动，但也还可以在 VT 开始与终止时看到。

E. 如果初步的评估没有能够做出诊断，则需要更多细节的分析，这些是采取具体形体学的标准鉴别 WCT 是右束支传导阻滞和左束支传导阻滞。

F. 在右束支传导阻滞型的 WCT，一个心室来源的则 QRS 波群>140ms，电轴右偏，在 V_1 导联中出现一个单独的 R 或两个阶段（QR or RS）的 R 波，或在 V_1 导联中出现一个三相 R 波伴随第 1 个 R 波高于第 2 个 R 波，在 V_6 导联中 R/S<1，确实一致。

G. 在左束支传导阻滞型的 WCT，一个心室来源的则 QRS 波群>160ms，V_1 中出现一个宽（>40ms）R 波，获得 QRS 波群和（或）延迟下传，在 V_1 中 R 波与 S 波间隔>100ms，电轴右偏，V_6 波中的 Q 波不一致。

除非有明确的证据证明 WCT 是 SVT，否则永远不能用腺苷或维拉帕米（异搏定），因为这样可以导致快速血流动力学崩溃。普鲁卡因胺是控制 WCT 的首选药物。

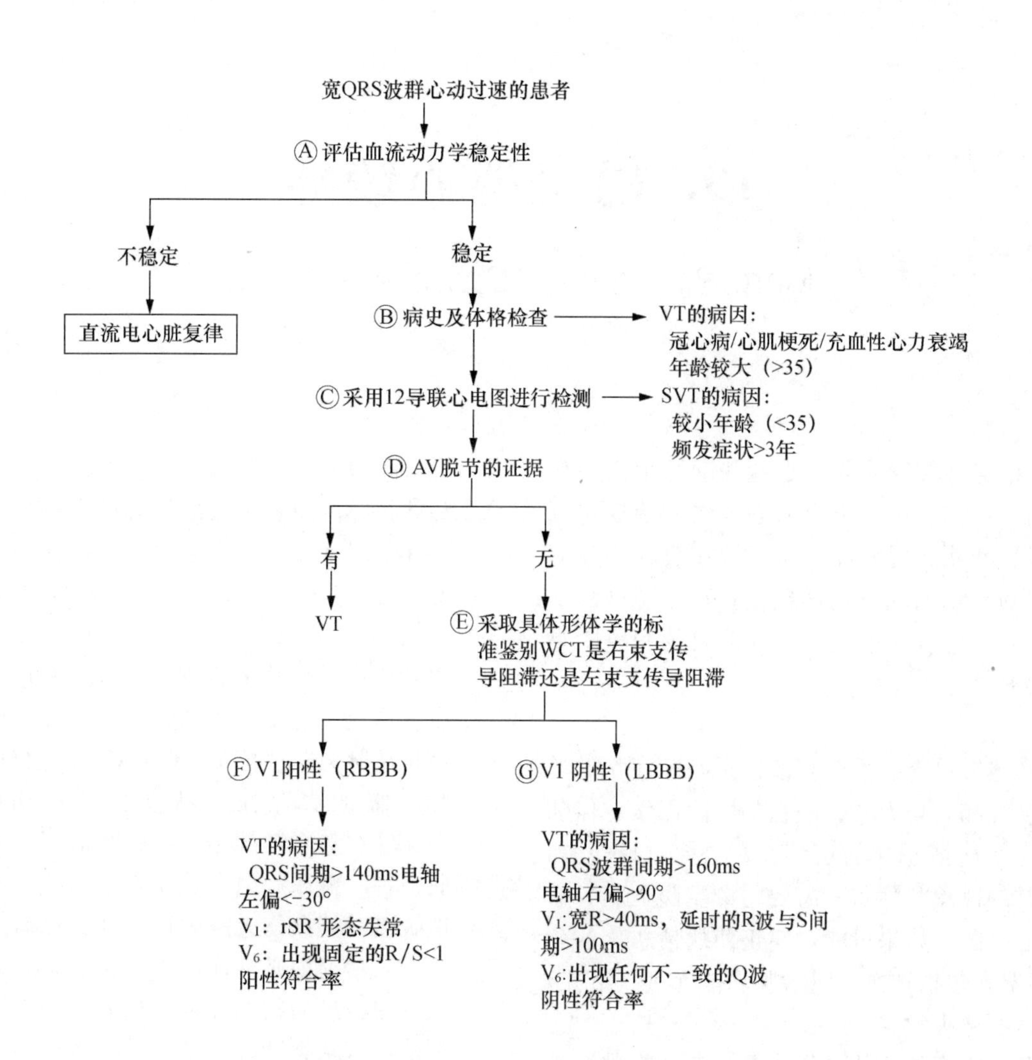

参考文献

Brugada P, Brugada J, Mont L, et al. A new approach to the differential diagnosis of a regular tachycardia with a wide QRS complex. Circulation 1991;83:1649–1659.

Buxton AE, Marchlinski FE, Doherty JU. Hazards of intravenous verapamil for sustained ventricular tachycardia. Am J Cardiol 1987;59:1107–1110.

Kindwall E, Brown J, Josephson ME. Electrocardiographic criteria for ventricular tachycardia in wide QRS complex left bundle-branch block morphology tachycardia. Am J Cardiol 1988;61:1279–1283.

Stewart RB, Bardy GH, Greene HL. Wide complex tachycardia: misdiagnosis and outcome after emergent therapy. Ann Intern Med 1986;104:766–771.

Wellens HJJ. Ventricular tachycardia: diagnosis of broad QRS complex tachycardia. Heart 2001;86:579–585.

19. 稳定型心绞痛

Marc P. Bonaca，David A. Morrow

徐 亮 译

慢性稳定型心绞痛通常是冠状动脉粥样硬化性心脏病进展的证据。稳定型心绞痛的治疗包括生活方式、药物、侵入性方法，旨在改善心肌氧供和稳定易受伤的动脉粥样斑块。在处理这种疾病时，医生与患者讨论关于治疗的目的和风险是非常必要的。

A. 病史和体格检查的目标应该包括判断症状的严重程度性和表现方式、潜在的危险因素、伴随的可能使病情恶化的疾病、左心室（LV）功能失常的征象和症状。需要检测空腹血脂、血糖和心电图。如果可能，纠正使病情恶化的药物/情况，包括贫血、甲状腺功能亢进（甲亢）和快速心律失常。

B. 行为危险因素的评估和纠正是治疗的基础，包括节食、运动、减轻体重和戒烟。

C. 对于改变生活方式无法达到预期治疗效果的患者应该开始药物治疗。如果没有禁忌证，所有患者均应服用阿司匹林进行二级防治。冠状动脉性疾病患者的血压和血脂应该控制到目标值［预防检测评估和治疗高血压全国联合委员会（JNCT）和全国胆固醇教育计划（NCEP）］。

D. 开始就应该进行风险评估。如果病史中有左室功能失常或冠状动脉性疾病（CAD）高危险因素、查体、X线、心电图和心脏插管等检查均应该考虑进行。如果风险分层未完成，则应该评估左心室功能和进行负荷试验（除非有禁忌证存在）。

E. 负荷试验被认为是为有发生CAD可能的潜在患者提供辅助诊断依据和指导治疗，从而直接对早期血管重造的患者进行干预。运动测试较药物负荷试验更能提供有价值的数据信息。运动心电图是首选，如果心电图不能做出解释时超声图像可以提高对心肌缺血和早期心肌梗死的部位及面积的预先评估。

F. 评估伴随症状的严重程度（和对治疗的反应性）可以判断稳定型心绞痛的预后。

G. 症状持续的患者一般应该开始药物治疗，除非存在禁忌证。钙通道阻滞剂可以在一项特殊情况选用如肺部疾病（慢性阻塞性肺疾病、哮喘）、心电传导异常（二氢吡啶类）和血管痉挛性绞痛。长效硝酸盐对缓解症状更有优势。

H. 血管重建［经皮冠状动脉介入治疗（PCI）*vs.* 冠状动脉旁路移植术（CABG）］是解决冠状动脉造影证实存在冠状动脉性疾病的方法。CABG更符合解剖结构，尤其适用于大面积心肌损害、糖尿病患者、左心室功能障碍及有其他脏器功能损伤无法进行PCI的患者。当决定行介入治疗前必须评估患者的手术风险。

I. 患者在经过药物治疗和器械介入治疗后需重新评估临床状态和症状的严重程度。患者如果经过大剂量药物治疗后仍存在明显的症状则应该考虑行冠状动脉造影及介入治疗。患者如果已经行血管重建并且应用了大剂量的药物治疗仍存在明显症状者应该选择另一种方法（脊髓刺激等）。

参考文献

The BARI Investigators. Seven-year outcome in the Bypass Angioplasty Revascularization Investigation (BARI) by treatment and diabetic status. J Am Coll Cardiol 2000;35:1122–1129.

Beller GA, Zaret BL. Contributions of nuclear cardiology to diagnosis and prognosis of patients with coronary artery disease. Circulation 2000;101:1465–1478.

Califf RM, Armstrong PW, Carver JR, et al. 27th Bethesda Conference: matching the intensity of risk factor management with the hazard for coronary disease events. Task Force 5. Stratification of patients into high, medium and low risk subgroups for purposes of risk factor management. J Am Coll Cardiol 1996;27:1007–1019.

Gibbons RJ, Abrams J, Chatterjee K, et al. ACC/AHA 2002 guideline update for the management of patients with chronic stable angina—summary article: a report of the American College of Cardiology/American Heart Association Task Force on practice guidelines (Committee on the Management of Patients With Chronic Stable Angina). J Am Coll Cardiol 2003;41:159–168.

Heidenreich PA, McDonald KM, Hastie T, et al. Meta-analysis of trials comparing beta-blockers, calcium antagonists, and nitrates for stable angina. JAMA 1999;281:1927–1936.

Lee TH, Boucher CA. Clinical practice. Noninvasive tests in patients with stable coronary artery disease. N Engl J Med 2001;344:1840–1845.

Yusuf S, Zucker D, Peduzzi P, et al. Effect of coronary artery bypass graft surgery on survival: overview of 10-year results from randomised trials by the Coronary Artery Bypass Graft Surgery Trialists Collaboration. Lancet 1994;344:563–570.

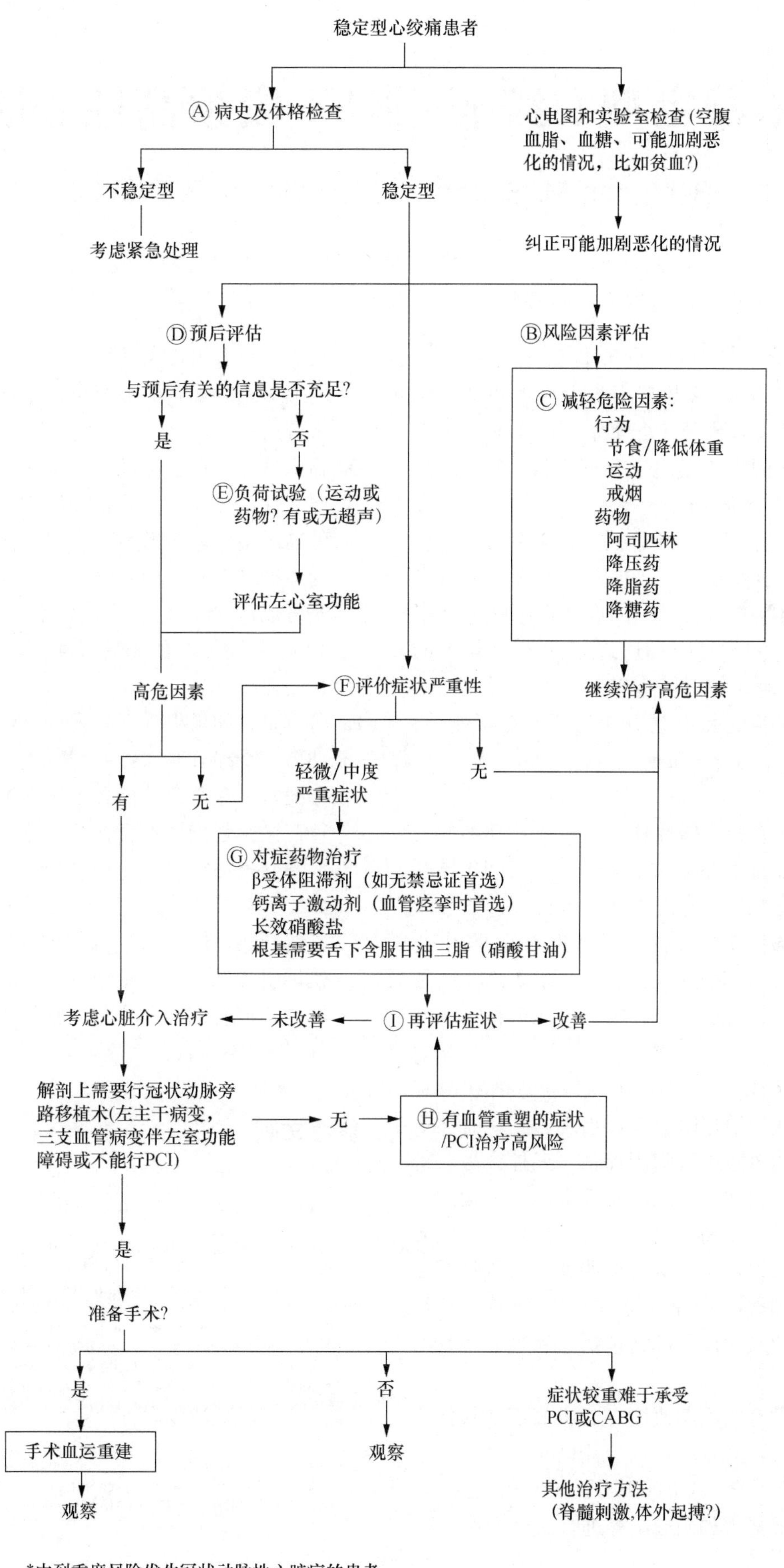

*中到重度风险发生冠状动脉性心脏病的患者

20. 不稳定型心绞痛/非 ST 段抬高性心肌梗死

Benjamin M. Scirica，Christopher P. Cannon

徐 亮 译

不稳定型心绞痛（UA）和非 ST 段抬高性心肌梗死（USTEMI）多数是因为血小板和纤维组织增生导致冠状动脉不完全闭塞而产生的。发生 UA/NSTEMI 的患者代表了不同人群，1 年内死亡率和再梗死率波动于＜5%和＞20%。UA/NSTEMI 患者的治疗选择方法不断增多，包括各种强效的抗血小板聚集药、抗血栓形成药和改良的经皮冠状动脉介入技术。因此，临床医生有很多可以选择的治疗方法，但为让患者得到最大的益处应该准确地评估低风险患者在进行侵入性治疗时所获得的益处和由此引起的并发症，效果、风险分析是确定治疗方案的关键。

A. 判断一个患者是否需要住院，需要有详细的关于心肌缺血症状的病史、查体、一个 12 导联心电图和心脏生化标志物实验室检查［肌酸激酶（CKMB）或心脏特异肌钙蛋白］。发生心肌缺血的可能性为中度到高度的患者应该住院，没有这些特征的患者则应该在观察室或到门诊观察。

B. 对于诊断为 UA/NSTEMI 的每位患者在决定对其进行适当治疗时应该对出现心脏缺血性事件和死亡的风险进行临床评估。三种容易获得的提示存在周期性心肌缺血性事件高风险的方法包括心肌酶升高（比如肌钙蛋白），ST 段异常，高临床评分用于鉴定那些处于高风险需要药物治疗和介入治疗的患者。TIMI 是一个被广泛应用的风险评分，它包括 7 项容易得到的临床参数。

C. 患者如果没有心电图改变、心肌酶正常和低临床风险因素，必要时可以应用阿司匹林、肝素［或低分子肝素（UFH/LMWH）］、β 受体阻滞剂、氯吡格雷和硝酸盐等进行保守治疗。如果他们没有出现周期性心脏缺血或其他不稳定的临床表现，则应该行负荷试验进一步进行风险分层。

D. 临床试验证据已经证实了很多积极药物治疗和侵入性治疗在发生死亡和周期性心脏缺血性事件高风险患者的作用。血小板糖蛋白Ⅱb/Ⅲa 受体抑制剂和早期导管介入治疗的益处已经证实可以降低心肌酶升高的程度、ST 段改变、TIMI 评分≥3 的患者发生死亡和再次心肌梗死的概率。

E. 所有患者如果出现反复发作性心肌缺血、血流动力学受损、充血性心力衰竭，严重的室性心律失常、左心室功能降低（射血指数＜40%）、负荷试验强阳性不管初始治疗如何均应该考虑导管介入治疗。

F. UA/NSTEMI 的患者应该长期应用降低风险因素的药物，同时采用阿司匹林、氯吡格雷、β-受体阻滞剂、高剂量他汀类药物、血管紧张素转化酶抑制剂（ACEI）/血管紧张素受体拮抗剂（ARBs）联合治疗。

参考文献

Antithrombotic Trialists' Collaboration. Collaborative meta-analysis of randomised trials of antiplatelet therapy for prevention of death, myocardial infarction, and stroke in high risk patients. BMJ 2002;324:71–86.

Antman EM, Cohen M, Bernink PJ, et al. The TIMI risk score for unstable angina/non-ST elevation MI: a method for prognostication and therapeutic decision making. JAMA 2000;284:835–842.

Braunwald E, Antman EM, Beasley JW, et al. ACC/AHA 2002 guideline update for the management of patients with unstable angina and non-ST-segment elevation myocardial infarction—summary article. A report of the American College of Cardiology/American Heart Association Task Force on Practice Guidelines (Committee on the Management of Patients with Unstable Angina). J Am Coll Cardiol 2002;40:1366–1374.

Cannon CP, Weintraub WS, Demopoulos LA, et al. Comparison of early invasive and conservative strategies in patients with unstable coronary syndromes treated with the glycoprotein IIb/IIIa inhibitor tirofiban (TACTICS-TIMI 18). N Engl J Med 2001;344:1879–1887.

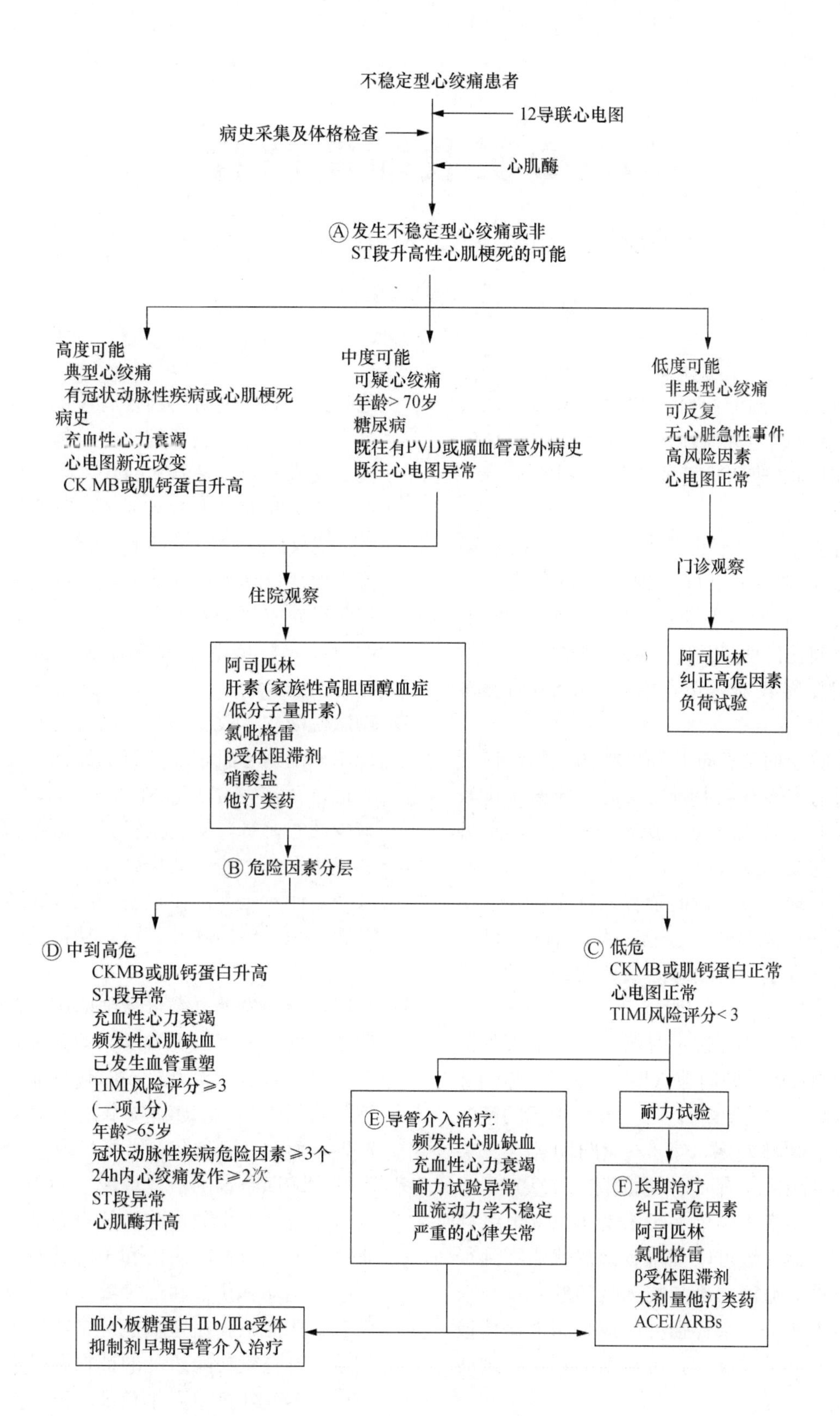

不稳定型心绞痛患者
12导联心电图
病史采集及体格检查
心肌酶
Ⓐ发生不稳定型心绞痛或非
ST段升高性心肌梗死的可能
高度可能
典型心绞痛
有冠状动脉性疾病或心肌梗死
病史
充血性心力衰竭
心电图新近改变
CK MB或肌钙蛋白升高
中度可能
可疑心绞痛
年龄> 70岁
糖尿病
既往有PVD或脑血管意外病史
既往心电图异常
低度可能
非典型心绞痛
可反复
无心脏急性事件
高风险因素
心电图正常
门诊观察
阿司匹林
纠正高危因素
负荷试验
住院观察
阿司匹林
肝素(家族性高胆固醇血症
/低分子量肝素)
氯吡格雷
β受体阻滞剂
硝酸盐
他汀类药
Ⓑ危险因素分层
Ⓓ中到高危
CKMB或肌钙蛋白升高
ST段异常
充血性心力衰竭
频发性心肌缺血
已发生血管重塑
TIMI风险评分≥3
(一项1分)
年龄>65岁
冠状动脉性疾病危险因素≥3个
24h内心绞痛发作≥2次
ST段异常
心肌酶升高
Ⓒ低危
CKMB或肌钙蛋白正常
心电图正常
TIMI风险评分< 3
Ⓔ导管介入治疗:
频发性心肌缺血
充血性心力衰竭
耐力试验异常
血流动力学不稳定
严重的心律失常
耐力试验
Ⓕ长期治疗
纠正高危因素
阿司匹林
氯吡格雷
β受体阻滞剂
大剂量他汀类药
ACEI/ARBs
血小板糖蛋白Ⅱb/Ⅲa受体
抑制剂早期导管介入治疗

21. 心脏收缩期杂音

Aaron L. Baggish，Marc S. Sabatine

徐 亮 译

心脏杂音是由湍流的血液和软组织的震动共同形成的。湍流或是无层流的血液在通过较窄的瓣膜和血管时因加速和减速而发出的声音。

A. 当发现存在心脏杂音时应该开始寻找在心动周期的哪个部位可以被听到。在心率较慢时（<80 次/分）收缩期杂音可以被听诊器听到，因为收缩期比舒张期短。当心率增快，收缩期和舒张期变得较难区分，需要触诊颈动脉来区分。

产生收缩期杂音有几种可能的原因，包括血流经过房室瓣（三尖瓣）反流，快速流过较窄的或异常半月瓣（主动脉或肺动脉），和流过解剖上的缺陷（室间隔）

一旦发现心脏收缩期杂音，就应该采取一系列办法来明确病因。包括寻找杂音听诊区、杂音构成、音量、持续时间及放射部位。进一步检查来证实可能的病因。

B. **位置**：杂音是血流经过半月瓣时音量最大的部位，位于胸骨第二肋间隙（ICS）左侧（肺动脉瓣）和右侧（主动脉瓣）。心室瓣膜引起的杂音较低，位于胸部左缘、第 5～6 肋间隙（三尖瓣），和锁骨中线，第 5～6 肋间隙（二尖瓣）。

强度：杂音的强度一般分为 6 级，1 级几乎听不到，而 6 级可以不用听诊器就能听到很多声音。湍流血液的量与临床听到的杂音与杂音的强度不相关。杂音强度应该是用来评估最初患者心脏基础情况的，可帮助判断疾病进展和治疗反应情况。

C. **构成**：收缩期杂音既可以是钻石样递增递减样，也可以是全收缩期一种节律。向前射血通过半月瓣产生的杂音一般为递增递减样变化的杂音，然而血流经过心室瓣膜反流产生的杂音通常为全收缩期杂音。

音量：一些常见的收缩期杂音可以很清楚地听到，对于判断病因很有帮助。因为动脉狭窄产生的杂音是刺耳的、喀嚓样杂音，然而二尖瓣反流性杂音是温和的吹风样杂音。

持续时间：收缩期杂音在整个收缩期均存在，或仅仅在收缩早期和晚期出现。房室瓣反流不伴有脱垂和室间隔缺损引起的杂音可以在收缩早期或整个射血期听到。出现在收缩晚期的杂音一般是由房室瓣脱垂和随后的反流引起的。

D. **刺激性动作**：改变心脏血液流动和心脏容量可以用来阐明心肌收缩杂音的原因。突然的站立和进行瓦尔萨尔瓦动作（Valsalva maneuver）减少回心血量，从而减轻了前负荷、心脏容积和反流血流。这些动作减少了所有心脏收缩期杂音，而对肥厚性梗阻型心肌病无效。被动抬高腿、握手、站立和蹲下、精神紧张都有助于区分杂音。

E. **放射**：杂音先远离音量最强的部位放射可以为诊断提供线索。二尖瓣反流的杂音会向腋下放射（二尖瓣前叶无力）或向胸骨前放射（二尖瓣前叶无力）。主动脉狭窄杂音常常向颈动脉放射，而主动脉硬化杂音则局限于胸骨缘。

F. 心脏收缩期杂音的治疗取决于病因、严重性及其对血流动力学的影响。超声心动图可以用于查找收缩期杂音的病因和了解其对心脏结构的影响。主动脉狭窄和二尖瓣反流可以很长时间没有临床症状和左室功能异常的证据。症状的加重及有左室功能紊乱的证据则是需要进行瓣膜修补术或外科换瓣术指征。三尖瓣反流在临床上通常认为是良性过程，但如果三尖瓣反流加重并认为是导致心衰的病因时则需行修补术。肺动脉狭窄很少发生在成年人，因为这往往是先天的机体功能障碍所致。如果发生在成人，可以考虑经皮瓣膜成形术。成年人室间隔缺损一般多为心肌梗死的一个并发症。心肌梗

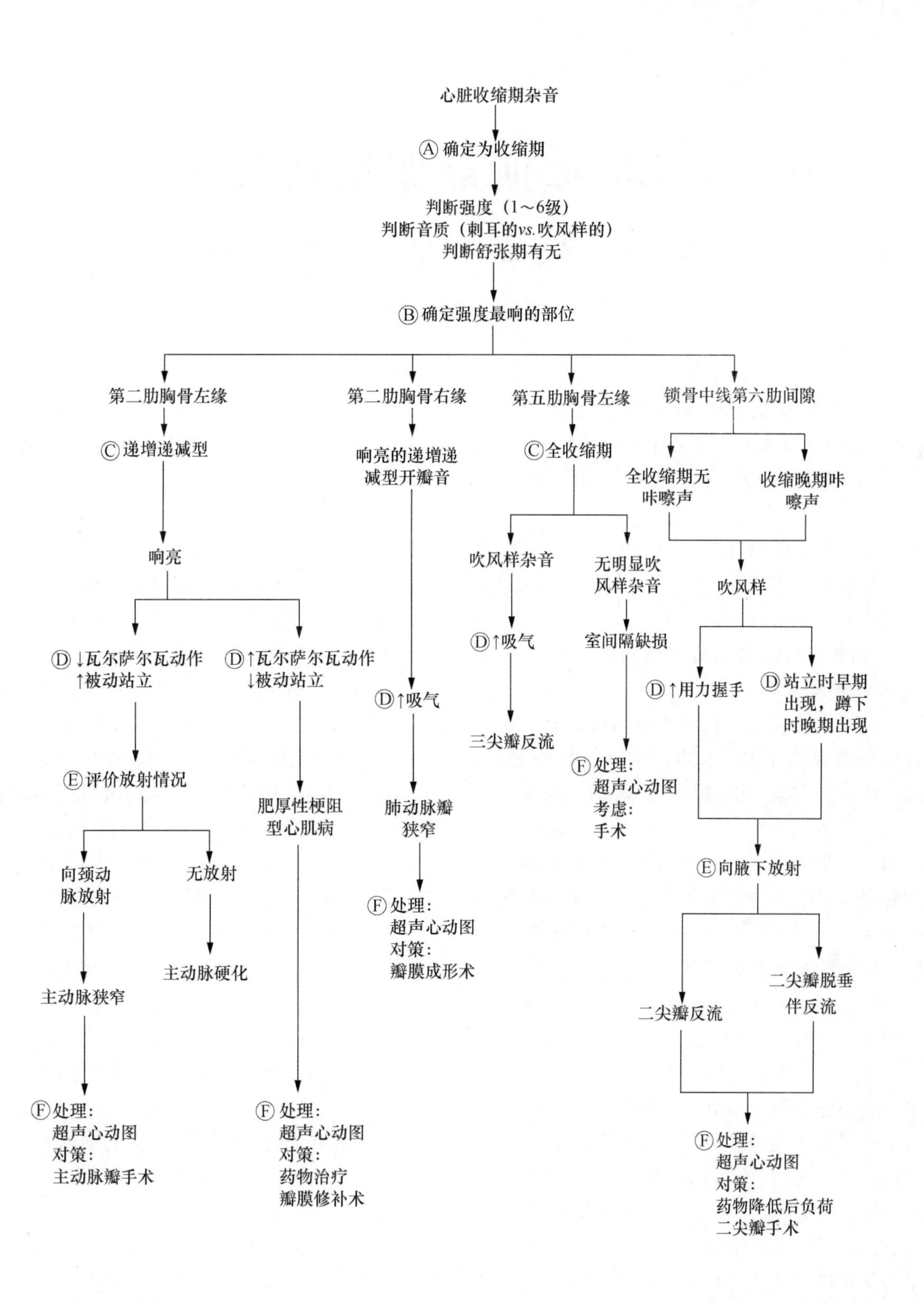

死患者发生室间隔缺损将会明显增加短期死亡率并应行急诊手术修补。

参考文献

ACC/AHA guidelines for the management of patients with valvular heart disease. J Am Coll Cardiol 1998;32(5):1486–1588.

Chen CR, Cheng TO, Huang T, et al. Percutaneous balloon valvuloplasty for pulmonic stenosis in adolescents and adults. N Engl J Med 1996;335(1):21–25.

Maron BJ, McKenna WJ, Danielson GK, et al. American College of Cardiology/European Society of Cardiology clinical expert consensus document on hypertrophic cardiomyopathy. A report of the American College of Cardiology Foundation Task Force on Clinical Expert Consensus Documents and the European Society of Cardiology Committee for Practice Guidelines. J Am Coll Cardiol 2003;42(9):1687–1713.

22. 心脏舒张期杂音

Aaron L. Baggish，Marc S. Sabatine

朱海鸥 译

湍急的血流和邻近软组织的振动会产生杂音。杂音是湍急或是无层叠的血流流经狭窄的瓣膜或是某段血管时产生的突然加速或减速的声音。

A. 导致心脏舒张期杂音的原因有很多，包括血液经半月瓣处（主动脉或肺部）的回流，在异常狭窄或者不正常的房室瓣膜（二尖瓣或三尖瓣的）处的迅速流动，或者是病理上易损伤处（心室的隔膜）的流动。

杂音被确定发生在舒张期后可采取一系列方法来确定其原因，发生时间（舒张期的早、中、晚期）和杂音最强的位置对于发现潜在病变是必需的。

B. 周期：舒张期的杂音是在心脏收缩周期的舒张期显现，早期的舒张期杂音以主动脉或肺部组成的第二心音开始，并有一个持续的渐弱波形。中期的舒张期杂音在第二心音后的安静间歇末端出现，并在第一心音前就完全终止。舒张期末期（收缩前期）的杂音会立刻出现在第一心音之前，并通常模糊不清。

C. 早期的心脏舒张期杂音：早期的心脏舒张期杂音主要是由于血液经半月瓣逆流引起的。主动脉处的反流可以产生微弱的杂音，这种杂音在靠近最右端胸骨听得极为清晰并且向顶端放射。以听诊器测听患者的隔膜也可以很好地听到，患者此时最好采取坐位或微向前弯曲。这种持久的杂音可以很好地判断动脉瓣瓣膜功能损伤的严重程度，严重的瓣膜损伤会产生简短或慢性的杂音，补偿型的瓣膜损伤可以导致更加持久的杂音。

在左侧第 2 或第 3 肋间隙可以很好地听到肺瓣膜反流产生的杂音，与动脉瓣相似，这种杂音也逐渐变弱。成人肺部瓣膜的反流常伴有肺动脉高压症（脆而坚硬的杂音），因而可通过其他肺动脉压力升高的信号特征将其与大动脉反流相区分，如主要构成第二心音的肺动脉瓣第二心音，以及右心室肥大等。有时候根据这些信号的缺失可以判定肺部的反流是由于肺瓣膜先天性缺失或异常所致，而不是由于肺部高压所致。

导致早期舒张期杂音比较少见的一个原因是血流经过狭窄的冠状动脉，通常是指靠近前面的下降段的主动脉，它极其接近前胸壁。

D. 中期的心脏舒张期杂音：中期的心脏舒张期杂音通常是由湍急的血液流经异常狭窄或者不正常的房室瓣膜（二尖瓣或三尖瓣的）而引起的，它恰好在第二心音之后并且呈低沉的轰隆轰隆声。二尖瓣狭窄是导致风湿性心脏病的最常见的原因之一，它是低沉的轰隆轰隆的杂音，开始时会有折断样的空响声并在心脏顶端听得尤为清晰，用听诊器测听左侧卧姿的患者可很好地听到这种杂音。这种持久的杂音反映了血流通过狭窄的二尖瓣时的压力梯度，因此也可以反映二尖瓣狭窄的严重程度。二尖瓣狭窄的心杂音一直发展成 S1 才反应出病症的严重性。

三尖瓣狭窄产生的杂音在时间和音质上都与二尖瓣狭窄产生的心杂音相似，但是它在左侧低一些的胸骨边缘听得更为清晰。三尖瓣狭窄所致的心杂音最为显著的特点是当吸气后它就会变得更加强烈。

中期的心脏舒张期杂音也可能伴有房室瓣膜流动的阻滞，这种阻滞可能是由于肿瘤所致，例如心房黏液瘤。也同时伴有动脉反流（奥斯汀·弗林特杂音）和心血流量超常（分流或是高输出血流）。

E. 后期的心脏舒张期杂音：后期的心脏舒张期杂音通常是由同样的潜在瓣膜异常而导致的如上述的收缩中期心杂音，因此晚期的舒张期心杂音通常是舒张中期杂音的放大。这一现象是由于心房收缩时血管的流量迅速增加所致。

F. 部位：由通过半月瓣反流的血量而产生的心舒

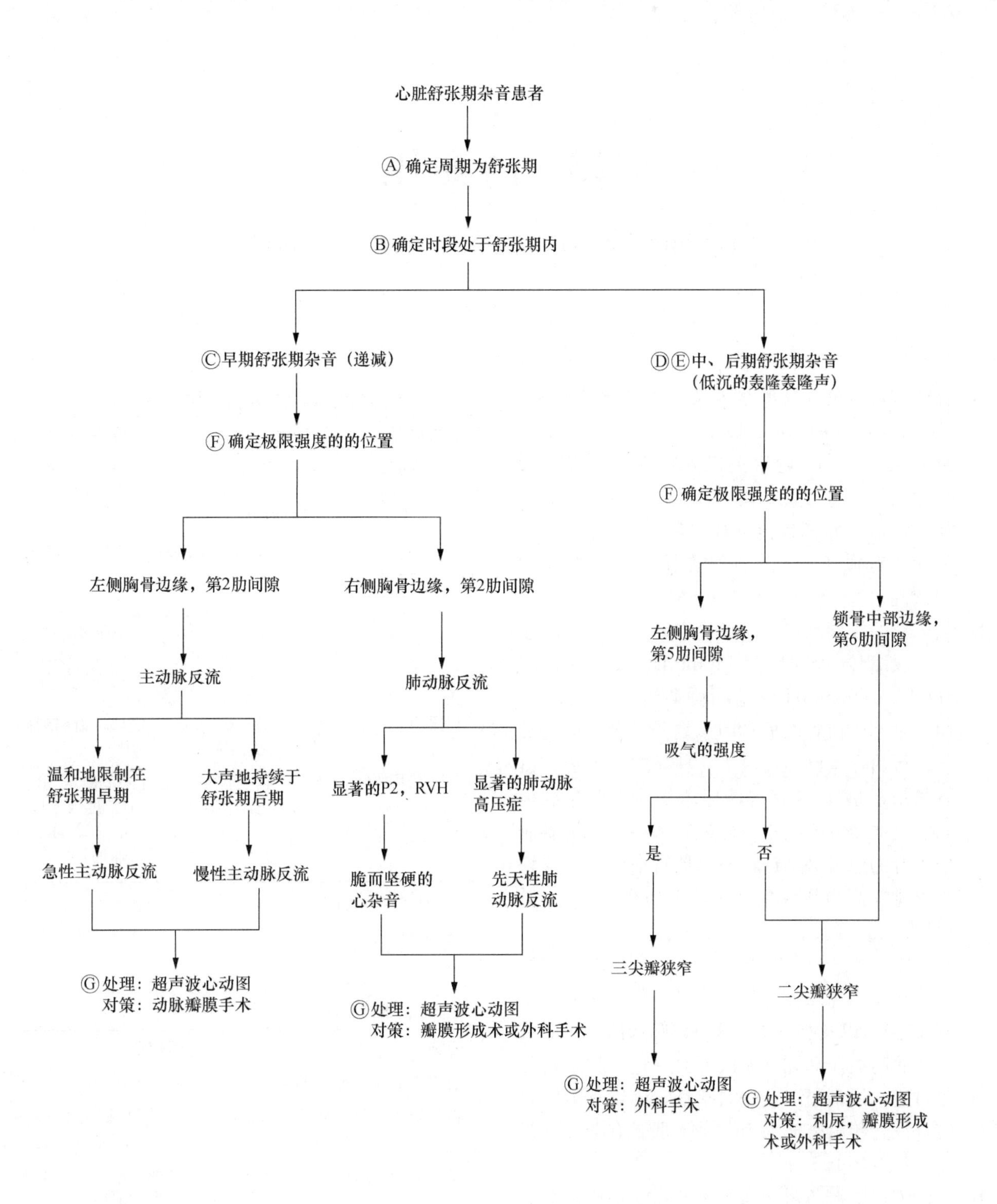

张期杂音在左侧（肺瓣膜）和右侧（动脉瓣）胸骨交界在第二肋间隙处最强。这是由于通过异常狭窄的动脉瓣所产生的杂音比较低沉，一般在胸壁，靠左侧胸骨边缘第5～6肋间隙（三尖瓣）和位于锁骨中线第5～6肋间隙（二尖瓣）。

G. 舒张期杂音的治疗要基于病因、杂音的尖锐程度，以及潜在的异常血液动力学指标。可利用超声心动图近一步确认产生心杂音的病因。虽然对无症状的患者进行观察是十分合理的方案，但对于动脉瓣反流和肺部反流通常需要进行外科手术矫正。对二尖瓣狭窄的最佳治疗方案是非常复杂的，可以选择药物治疗、二尖瓣瓣膜手术治疗，以及经皮球囊瓣膜成形术。

参考文献

Bonow RO, Carabello B, et al. ACC/AHA guidelines for the management of patients with valvular heart disease. J Am Coll Cardiol 1998; 32(5):1486–1588.

23. 高血压

Usman Baber，James A. De Lemos

朱海鸥　李　萍　译

A. 合适和标准的血压测量方法对于精确地诊断、控制和治疗高血压是必须的。患者应该在测量前至少 30min 内避免摄入咖啡因、体育锻炼和吸烟，并在测试时将上臂置于心脏水平，强制性血压监测包括可疑“白大衣”高血压，治疗中低血压，发作性高血压和自主神经功能紊乱。

B. 临床新的控制高血压的指导方针是对所有高血压［收缩压（SBP）＞140mmHg 或者舒张压（DBP）＞90mmHg］患者强调治疗的重要性，而不是基于血管的危险因素划分患者，决定谁该进行治疗。已经发现了一种新的标志物“血管紧张素原”，含有这种标志物的患者存在很高的高血压发病概率。此外，那些具有明显血压上升的患者必须进行终末器官损伤程度的评价以排除高血压危象（紧急发病或意外发病）（见表 2）。

C. 高血压患者最初的血压升高可见于病史、体检、实验室检测［尿液分析、血糖、化学物质、空腹血脂），以及心电图。这可以筛选出一些已被确认的高血压病因（如低钾血→肾上腺激素分泌过盛，肌酸酐升高→肾疾病，细纹→类库兴综合征，年龄＜30 岁和（或）股骨有杂音→肾血管病变等］。

D. 生活方式的调节对于高血压的治疗是非常必要的。减肥、体育锻炼，以及接受低盐饮食可以使血压降低 20mmHg。

E. 大量的随机对照试验证明了应该基于患者潜在的并发症（明显的症状）使用不同级别的降压药物，最开始的药理学治疗应该基于表格 1 所示。当一种药物不能起效，噻嗪类利尿药或是血管紧张素转化酶抑制剂（如果存在很高的冠状动脉发病概率）应该成为一线治疗药物，如果不能达到目标血压，应该加入另一级别的降压药物，但不能替代。因为目前的数据显示多数患者需要多种药物配合使用以达到他们的目标血压。因此，对于第 2 阶段的高血压患者，两种药物合并使用理应成为第一选择，当高血压出现危象时，应见表格 2 所示药物。

表 1　基于明显症状的降压药物分级

药物等级	适应证	副作用
血管紧张素转化酶抑制剂	心力衰竭，心肌梗死后，CKD，DM，高 CAD 风险	咳嗽，肾衰竭，高钾血症
肾上腺素受体结合剂	心力衰竭，DM，CKD，LVH	高钾血症，肾衰竭
β受体阻滞剂	心力衰竭，心肌梗死后，CKD，心绞痛	支气管痉挛，心脏传导阻滞（二度或三度），外周血管恶化
利尿药	心力衰竭，老年人，非洲裔美国人	痛风，血脂障碍
钙通道阻滞剂	心绞痛，阵发性室上性心动过速，雷诺病	心脏传导阻滞（二度或三度），心力衰竭（收缩期）

DM，糖尿病；LVH，左心室肥大；CAD，冠状动脉疾病；CKD，慢性肾炎

表 2　高血压危象

药物	机制	适应证
硝酸甘油	静脉舒张	心肌缺血
硝普盐	小动脉 / 静脉血管扩张药	主动脉壁夹层形成（伴有β阻滞）受体
尼卡地平	钙通道阻滞剂（二氢吡啶）	多种情形（心力衰竭患者慎用）
拉贝洛尔	α/β受体阻滞剂	适合多种情形
肼屈嗪	直接血管扩张药	孕期（先兆子痫）

如果有明显的末端器官损伤（心肌梗死，脑血管意外，充血性心力衰竭，肾小球性肾炎），必须用非肠道吸收剂进行紧急降低血压。如果无症状，可以使用常规制剂并应尽快实施

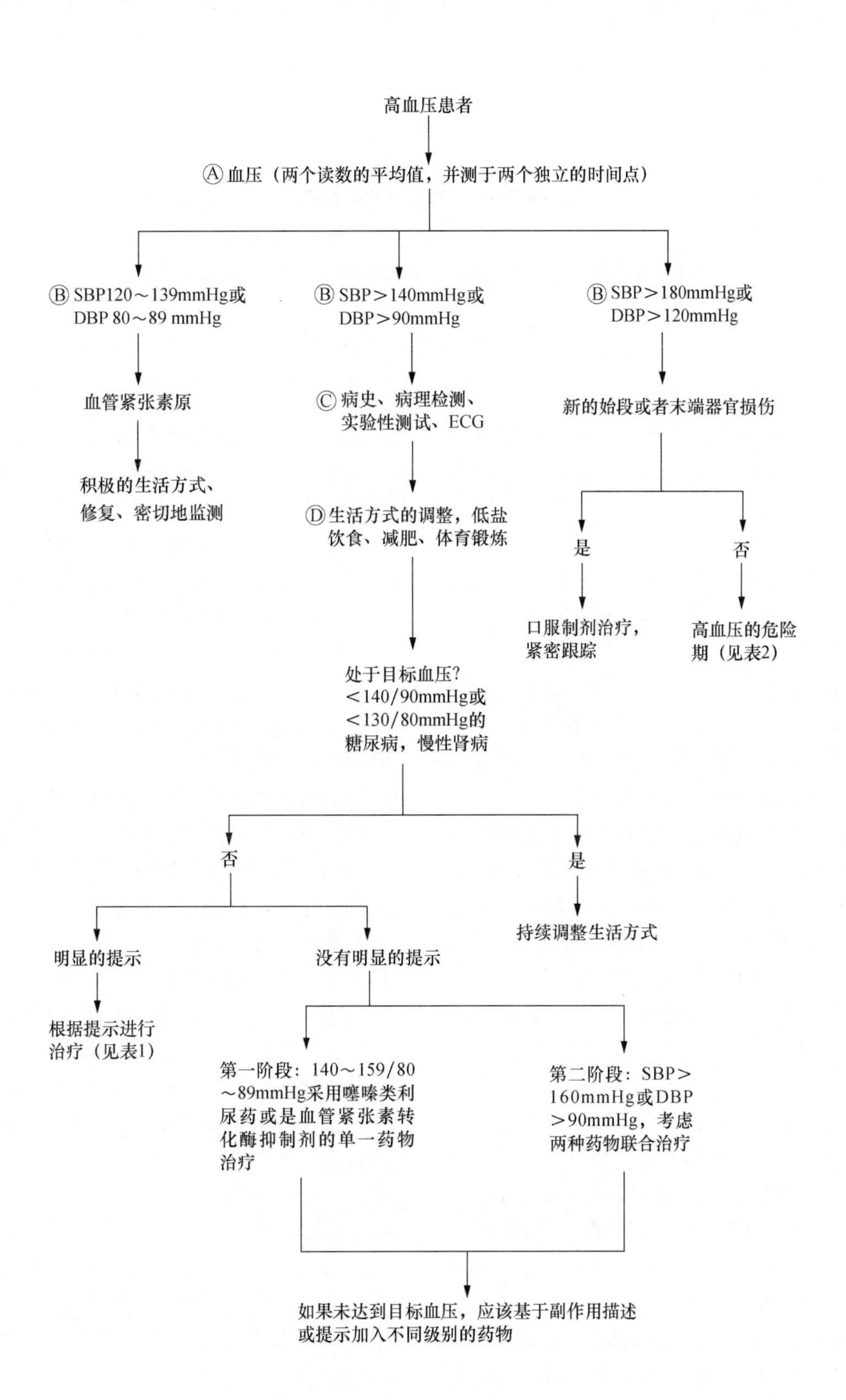

参考文献

The ALLHAT Officers and Coordinators for the ALLHAT Collaborative Research Group. Major outcomes in high-risk hypertensive patients randomized to angiotensin-converting enzyme inhibitor or calcium channel blocker vs. diuretic: the Antihypertensive and Lipid-Lowering Treatment to Prevent Heart Attack Trial (ALLHAT). JAMA 2002;288:2981–2997.

August P. Initial treatment of hypertension. N Engl J Med 2003;348: 610-617.

Chobanian AV, Bakris GL, Black HR, et al. The seventh report of the Joint National Committee on Prevention, Detection, Evaluation, and Treatment of High Blood Pressure: the JNC 7 Report. JAMA 2003;289:2560–2572.

The Heart Outcomes Prevention Evaluation Study Investigators. Effects of an angiotensin-converting-enzyme inhibitor, ramipril, on cardiovascular events in high-risk patients. N Engl J Med 2000;342:145–153.

Kaplan N. Kaplan's Clinical Hypertension, 8th ed. Philadelphia: Lippincott Williams & Wilkins, 2002.

24. 低血压

Mahesh J. Patel，James A. De Lemos

杨秋辉　李　萍　译

如果治疗不够及时，低血压能够引起多种功能障碍，因此，对低血压患者应该迅速做出诊断，及时提出治疗方案。

A. 起初，必须识别出哪些患者是危重的或是无反应的，哪些患者是不稳定的。对于这些患者需立刻实行基本及高级心脏生命支持治疗。

B. 应该通过临床检查、实验室数据，以及无创性检测来区别心源性低血压和非心源性低血压，因为二者的治疗方法不同。注意观察体积和灌注状态，这可以有助于找出病因。

C. 有创的肺动脉血流动力学检测有助于鉴别不同原因的低血压。使用肺动脉导管时需要谨慎，因为没有临床试验提示规范操作对临床是有益处的（CO 心输出量，PCWP 肺毛细血管楔压，SVR 全身血管阻力，PVR 肺血管阻力）。

D. 心源性休克多是由心肌梗死（心梗）导致（面积大于左心室的 40%）心脏泵衰竭所致。心梗的并发症包括右心室功能障碍、急性二尖瓣反流、间隔破裂，以及游离壁破裂，这些均可以导致心源性休克。患者如发生并发症，必须进行紧急的手术修补。导致心源性低血压其他的原因包括心脏压塞、严重的阻塞性心脏瓣膜病和进展期的慢性心肌病。急诊超声心动图有利于找出心源性休克的原因。

E. 源于急性的心肌梗死的心源性休克，应该实施紧急冠状动脉重建术，通常要在主动脉内气囊泵（IABP）的帮助下。对于开始稳定的和心源性休克正在治疗的患者都应该使用多巴酚丁胺或多巴胺（多巴酚丁胺更常用，因为多巴胺有明显的变时性和血管收缩特性，这会加重心肌局部缺血）。如果持续存在低血压，可以尝试使用米力农（米利酮）或去甲肾上腺素等类药物。

F. 引起血管舒张性低血压常见原因包括脓毒病、肾上腺危象、药物影响、过敏性反应、神经性休克和需要治疗的潜在性病理过程，容量复苏的支持性治疗以及 IV 类血管升压药物。尤其，治疗脓毒症的首选是容量复苏，因为脓毒症与低血容量性低血压是相关的，然而，脓毒症与心肌病也是密切相关的，这也限制了实施血容量复苏的效果。

G. 阻塞性低血压通常是由大面积肺栓塞引起的。治疗方法包括溶栓法和外科栓子切除手术。支持治疗包括血容量复苏和使用血管升压类药物。这些支持治疗应该被谨慎使用，因为它们可能会增加右心室压力。

H. 对于血容量减少性低血压的治疗应该包括容量复苏和对引起血管内容量减少原因的治疗（如出血、腹泻、第三间隙的隔离）。晶体液，胶体液或是血液制品都可用来进行容量复苏，然而，在容量复苏方面胶体液优于晶体液未得到证实。

参考文献

Connors AF Jr, Speroff T, Dawson NV, et al. The effectiveness of right heart catheterization in the initial care of critically ill patients. SUPPORT Investigators. JAMA 1996;276:889–897.

Finfer S, Bellomo R, Boyce N, et al. A comparison of albumin and saline for fluid resuscitation in the intensive care unit. N Engl J Med 2004;350:2247–2256.

Goldhaber SZ, Haire WD, Feldstein ML, et al. Alteplase versus heparin in acute pulmonary embolism: randomised trial assessing right-ventricular function and pulmonary perfusion. Lancet 1993;341:507–511.

Hochman JS, Sleeper LA, Webb JG, et al. Early revascularization in acute myocardial infarction complicated by cardiogenic shock. SHOCK Investigators. Should we emergently revascularize occluded coronaries for cardiogenic shock? N Engl J Med 1999;341:625–634.

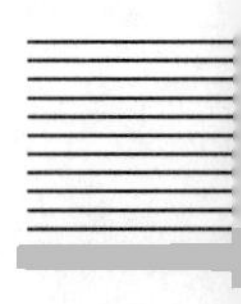

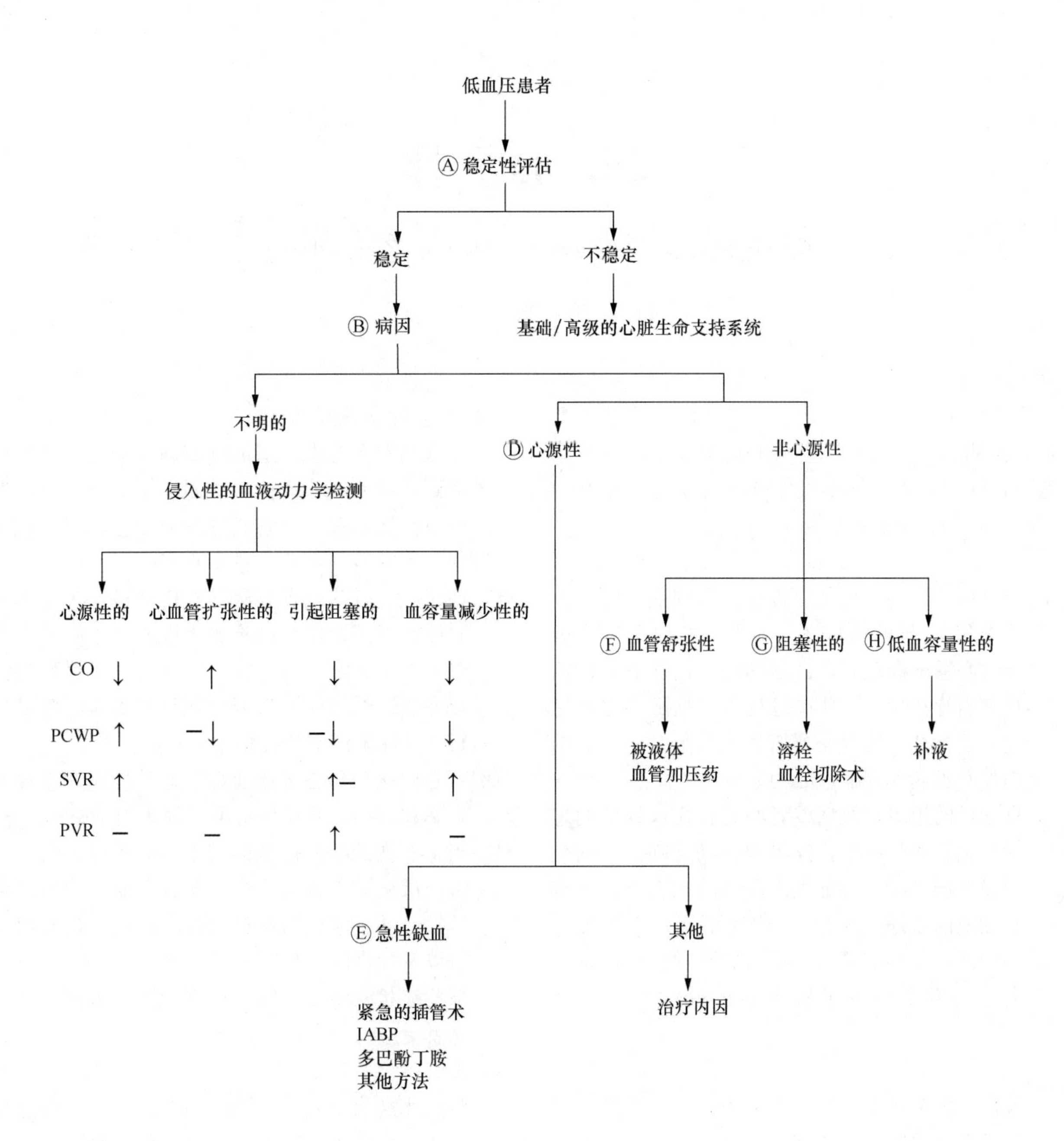

低血压患者
Ⓐ稳定性评估
稳定
不稳定
Ⓑ病因
基础/高级的心脏生命支持系统
不明的
Ⓓ心源性
非心源性
侵入性的血液动力学检测
心源性的
心血管扩张性的
引起阻塞的
血容量减少性的
CO ↓ ↑ ↓ ↓
PCWP ↑ –↓ –↓ ↓
SVR ↑ ↑– ↑
PVR – – ↑ –
Ⓕ血管舒张性
Ⓖ阻塞性的
Ⓗ低血容量性的
被液体
血管加压药
溶栓
血栓切除术
补液
Ⓔ急性缺血
其他
紧急的插管术
IABP
多巴酚丁胺
其他方法
治疗内因

25. 心 悸

Christopher Pickett，Peter Zimetbaum

江智龙 李 萍 译

心悸是一种常见的疾病。虽然经常症状不严重，但偶尔也会有威胁生命的情况发生。逐步筛选、排除的诊查方法不仅能够有助于避免不必要的检查，仍然也能够识别高危的患者。

A. 所有患者的初步评估应该包括既往病史、体格检查和12导联心电图。对于那些因恶性病因导致心悸的高危患者，最初的既往病史对诊断具有引导作用。这些高危患者包括那些之前患过心肌梗死，尤其是心脏射血分数＜40%的结构性心脏病和充血性心力衰竭患者；心悸合并有晕厥的患者；肌病或者心脏猝死家族史的患者。患者对症状的描述可以帮助诊断。尤其是当患者静卧时，心脏发出砰砰的拍击声提示有室性期前收缩（早搏）。快速不规则心跳提示心房颤动。胸部振动、重击的感觉提示房室分离并且经常可见于房室结折返性心动过速（AVNRT）。

特别是对于年轻女性，焦虑导致的心悸常被误诊为精神疾病的一个征象。这一诊断不应该被随意诊断，除非排除了真正导致心律不齐的原因。

12导联心电图在某些情况下对于疾病的诊断是很有用的：PR间期的缩短和预激波的出现提示预激综合征，明显的左心室肥大并在I、aVL和V_4～V_6导联中伴有深宽Q波常提示心肌肥大；心房颤动的患者常可见左心房异常，畸形Q波的出现提示陈旧性心肌梗死导致的单形室性心动过速；而一个QT间期的延长可见于多形室性心动过速。

B. 如果患者没有任何高风险的特性和心悸不是特别严重，那么他们就可以比较放心。否则，让患者在门诊周期性监测心电图2周以上，或者直到诊断明确。应该将实际的患者持续地联系在检测器上至少2周进行流动性的心脏监测或直到获得诊断。这种方法比使用动态心电图监测更经济划算。动态心电图由于监测时间比较短，不能得到更多有意义的数据。

C. 如果心室脱落或者心房异位搏动被认为是引起心悸的根源，那么排除咖啡因或者乙醇等潜在沉淀剂是非常有帮助的。安慰通常是最好的治疗方法，然而如果患者症状仍然不减，尝试进行β受体阻滞剂治疗也是合理的。

D. 对心房颤动和心房扑动患者的处理应注重控制心率和心律，并运用抗凝剂预防脑卒中。

E. 当患者被诊断为持续的室上性心动过速时，通常应该接受消融术治疗。尤其是对于房室结折返性心动过速，房室折返性心动过速，心房扑动以及加剧的心房颤动是非常正确的。特别是那些症状频繁高发以及伴有晕厥或近似晕厥的患者更应该考虑做这样的治疗。

F. 患有持续心室心动过速或是具有高发特质-心脏猝死家族史或是心脏结构性疾病（射血分数＜40%）的患者应该进行电生理检测以求更适合的治疗方法，包括必要的电生理学研究，抗心律失常的治疗以及植入心脏除颤装置。

参考文献

Josephson ME, Wellens HJJ. Differential diagnosis of supraventricular tachycardia. Cardiol Clin 1990;8:411–442.

Kennedy HL, Sprague MK, Kennedy LJ, et al. Long-term follow-up of asymptomatic healthy subjects with frequent and complex ventricular ectopy. N Engl J Med 1985;312:193–197.

Lessmeier TJ, Gamperling D, Johnson-Liddon V, et al. Unrecognized paroxysmal supraventricular tachycardia: potential for misdiagnosis as panic disorder. Arch Intern Med 1997;157:536–543.

Mayou R, Sprigings D, Birkhead J, Price J. Characteristics of patients presenting to a cardiac clinic with palpitation. QJM 2003;96(2):115–123.

Zimetbaum PJ, Kim KY, Josephson ME, et al. Diagnostic yield and optimal duration of continuous-loop event monitoring for the diagnosis of palpitations: a cost-effectiveness analysis. Ann Intern Med 1998;128(11):890–895.

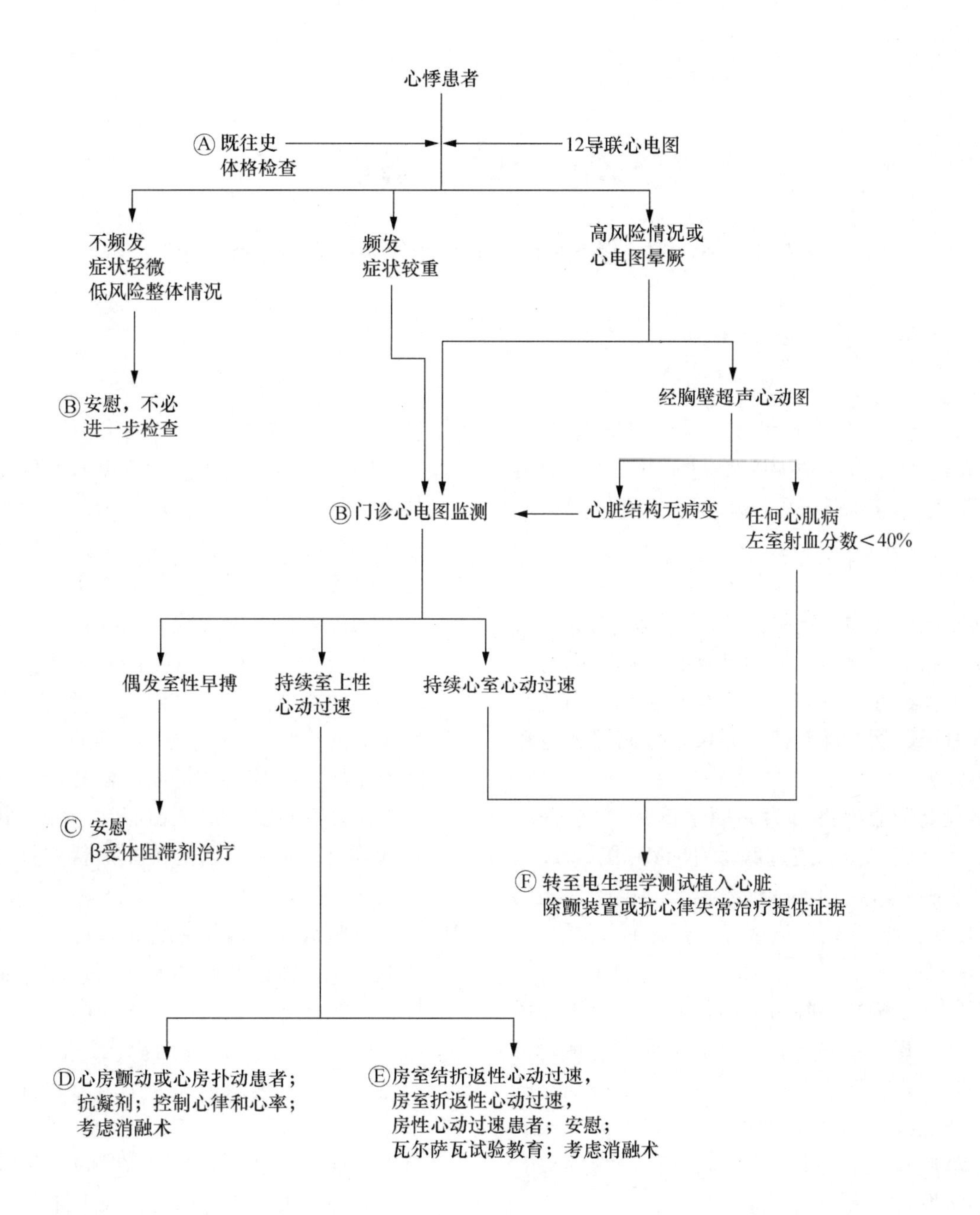
心悸患者
Ⓐ既往史
体格检查
12导联心电图
不频发
症状轻微
低风险整体情况
频发
症状较重
高风险情况或
心电图晕厥
Ⓑ安慰，不必
进一步检查
经胸壁超声心动图
Ⓑ门诊心电图监测
心脏结构无病变
任何心肌病
左室射血分数<40%
偶发室性早搏
持续室上性
心动过速
持续心室心动过速
Ⓒ安慰
β受体阻滞剂治疗
Ⓕ转至电生理学测试植入心脏
除颤装置或抗心律失常治疗提供证据
Ⓓ心房颤动或心房扑动患者；
抗凝剂；控制心律和心率；
考虑消融术
Ⓔ房室结折返性心动过速，
房室折返性心动过速，
房性心动过速患者；安慰；
瓦尔萨瓦试验教育；考虑消融术

26. 晕 厥

William H. Nesbitt，James A. De Lemos

王俊岭 李 萍 译

晕厥是指由于脑部血供减少导致的意识丧失，据报道高达3%的人一生中发生过晕厥。对晕厥的评估主要集中在区别心源性和非心源性，因为心源性晕厥与高死亡率有关。

A. 包括家族史在内的病史是诊断晕厥病因的重要信息。患者的年龄可为诊断提供思路，因为血管迷走神经性晕厥在年轻人中较常见，而直立性低血压、病窦综合征、心脏传导阻滞在老年人更常见。

B. 体格检查和心电图可为病因学诊断提供线索。例如：立位血压，通过触诊/叩诊和胸部X线发现心脏肥大，颈动脉性晕厥，心电图证实的陈旧性心肌梗死、房室传导阻滞或长QT间期。

C. 研究发现结构性心脏病可增加心源性晕厥的风险，并与高死亡率相关。影像学检查包括超声心动图、磁共振或心室造影有助于了解如心脏收缩功能减弱，室壁运动异常，以及高危疾病如心瓣膜病、肥厚性心肌病、结节性心肌病、右心室发育不良的病理情况。

D. 室上性和室性快速型心率失常在结构性心脏病患者中较常见。患有结构性心脏病伴冠状动脉病变或陈旧性心肌梗死的晕厥患者，可考虑行心电生理评估，因为室性心动过速在此种情况下较常出现。

E. 心电生理检查包含置管，可以起搏和刺激心脏内的各个部位。通常电描记图记录从高位右心房，前室间隔到房室结和右心室的心电活动。获得的心电生理学属性包括不应期、房室结和浦肯野传导系统。另外，预设的刺激可诱导室性或室上性心律失常。电生理检查对缺血性心肌病引起的室性心动过速较敏感，而对非缺血性心肌病所致的敏感性较低。左室射血分数（LVEF）<35%对安装植入型心率转复除颤器的患者具有早期预警作用，因此，此类患者无论是否行心电生理检查均应安置ICD。

F. 心动过缓是导致老年人晕厥的常见原因。对心动过缓患者的电生理检查，在建立持久稳定节律的需要上其价值是有限的；因此使用霍尔特式心电动态检测仪甚至记录仪来监测与心率缓慢相关的症状。

G. 除外结构性心脏病性晕厥，血管迷走神经性也较常见。其特点是出现由心动过缓、低血压或晕厥等有害刺激引起的前驱症状如打呵欠、恶心或温暖感。

H. 倾斜试验有助于对血管迷走神经性晕厥，直立性低血压，体位性心动过速综合征和血管抑制性晕厥的诊断。在安静的房间内嘱患者躺于倾斜60°的桌子上，同时对患者进行血压和心率的监测。血管迷走神经性晕厥患者将出现各种反应，大多数会发生与血压和（或）心率降低有关的前驱症状（敏感性70%）。此时患者常出现意识丧失，需将患者置回于仰卧位。

I. 心脏正常、倾斜试验阴性的晕厥患者，若怀疑有心律失常，可较安全的在门诊行心率和心律的心脏监测。霍尔特氏心电动态监测仪是在患者身上穿戴24或48h的一种装置，可记录心脏的每一次跳动。被患者磨损的连续循环监测仪可记录和回顾患者的心律，且当出现症状时可被患者激活。非连续循环监测仪只有被患者激活时才会开始记录。连续循环监测仪更适合晕厥患者。植入式监测仪是植入胸骨左侧的一个小装置。当出现症状时可被患者激活或当心律过慢或过快时自动激活，可在植入部位保留1～2年。

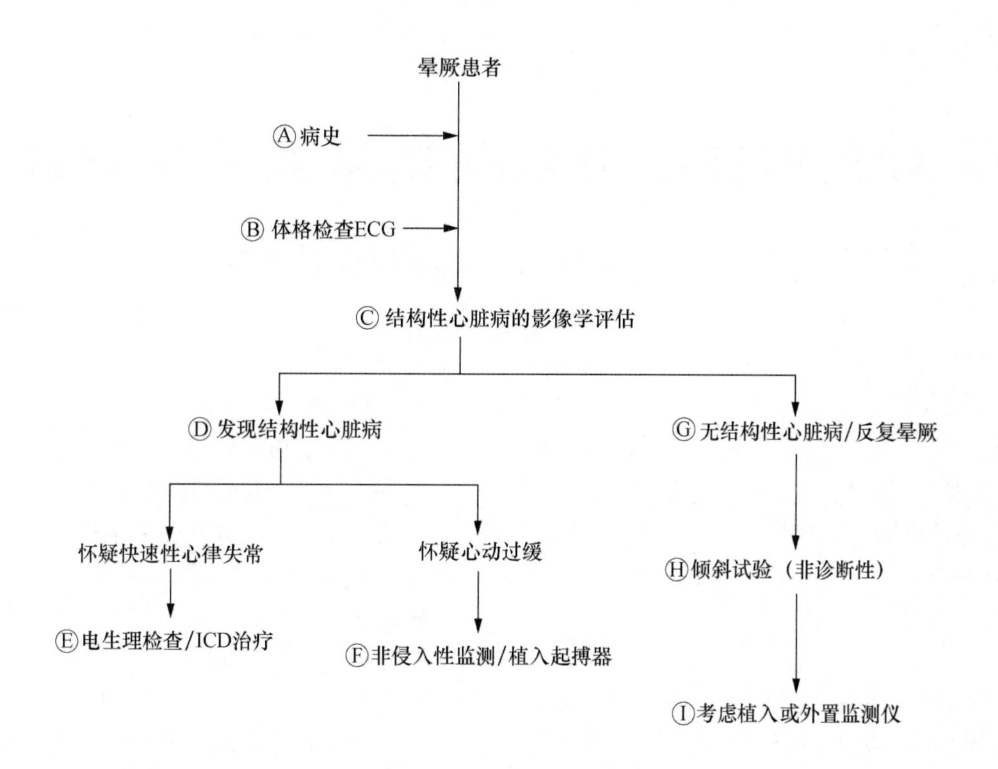

*若左室射血分数显著降低，在未行电生理检查情况下放置ICD是必须的

参考文献

Benditt DG. Pathophysiology and causes of syncope. In Cardiac Arrhythmia: Mechanisms, Diagnosis and Management. Baltimore: Williams & Wilkins, 1995:1073–1084.

Calkins H. Syncope. In Zipes D, Jalife J, eds. Cardiac Electrophysiology: From Cell to Bedside. Philadelphia: WB Saunders:, 2000:873–881.

Kapoor W. Evaluation and management of syncope. JAMA 1992;268: 2553–2560.

Kapoor W. Syncope. N Engl J Med 2000;343:1856–1862.

27. 对充血性心力衰竭新诊断方法的评价

Lisa M. Mielniczuk，James C. Fang

于爱平　译

在美国，心力衰竭（HF）是发病率和死亡率增加的重要因素。据估计，全美现有 500 万 HF 患者，HF 的每年新增病例约 55 万，对 HF 的潜在可逆原因的早期诊断和治疗是很重要的，这能防止病情进一步恶化。

A. 病史和体格检查应集中于区分缺血性原因引起的 HF［比如冠状动脉性疾病（CAD）］和非缺血性原因引起的 HF（瓣膜病、糖尿病、高血压、酗酒、神经肌肉疾病和心肌病），应该考察过早患 CAD、HF、心律失常和心源性猝死的家族史。我们应该关注心肌梗死、传导阻滞和心律失常的心电图证据。

B. 40%～60%的 HF 患者有 CAD 证据，心绞痛患者和临床上的 CAD 疑似患者应该考虑行心脏介入检查，虽然对心肌缺血的无创性检查也应被考虑，但对于采用了任何无创检查后仍不能确诊为 CAD 的患者都应行心脏介入检查。

C. 如果发现 CAD 和心肌缺血，应积极考虑机械性血运重建。如果左心室功能异常［射血分数（LVEF）<40%］，应评价心肌存活程度。在心肌存活量足够的情况下，如果患者符合标准应行机械性血运重建。

D. 超声心动图是一种重要的临床检查手段，用于区别正常收缩功能和异常收缩功能的 HF、评价瓣膜异常情况、右心功能及心室大小。

E. 先天性瓣膜结构异常（比如二尖瓣黏液变性、二叶式主动脉瓣）揭示 HF 是瓣膜病的结果，其他原因包括风湿性心脏病、结缔组织病比如马方综合征或钙化变性。如果 HF 继发于先天性瓣膜病，则应考虑外科手术治疗。

F. 对于 HF 伴非缺血性左心室功能障碍的患者，还有很多其他原因需要考虑。病史中要尤其注意服药和饮酒、近期病毒感染性疾病和家族遗传病。收缩功能障碍可由于接触特定药物［比如蒽环药物、曲妥珠单抗（群司珠单抗）和环磷酰胺］通过超敏反应直接损伤心肌。持续性房性和室性心动过速也可导致非缺血性心肌病。通过心内膜心肌活检可诊断心肌炎。尽管经过广泛调查很多患者（20%～30%）还是没有获得特发性心肌病的明确诊断。人们普遍认为这些患者中的很多人有家族遗传史或者病毒感染。

G. HF 伴心脏收缩功能代偿（也就是众所周知的“舒张性心力衰竭”）有很多原因。这一诊断通常认为射血分数>40%。很多患者也表现出舒张功能异常。出于存在这一风险的患者通常同时合并糖尿病和高血压。没有高血压的患者应该考虑限制性心肌病。这些障碍包括浸润性疾病（比如淀粉样变性、肉瘤和血色素沉着病）、遗传性心肌疾病（肥厚性心肌病）和放射性损伤。尽管心电图可提示结果，但心肌活检对于诊断浸润性心肌病是必需的。最后，缩窄性心包炎通常应该被排除。

H. 所有 HF 患者应当进行生化检查，以便发现肾功能不全、贫血、电解质紊乱和甲状腺功能不全，因为这些因素可以导致并加重 HF。特殊检验有助于诊断血色素沉着症和淀粉样变。心肌活检有助于诊断患有急性心肌炎或者临床上高度怀疑浸润性心肌病的患者。

参考文献

Chareonthaitawee P, Gersh BJ, Araoz PA, Gibbons RJ. Revascularization in severe left ventricular dysfunction: the role of viability testing. J Am Coll Cardiol 2005;46(4):567–574.

Fang J, Eisenhauer. Profiles in heart failure. In Baim DS, ed. Grossman's Cardiac Catheterization, Angiography, and Intervention. Philadelphia: Lippincott, Williams & Wilkins, 2005.

Felker GM, Thompson RE, Hare JM, et al. Underlying causes and long-term survival in patients with initially unexplained cardiomyopathy. N Engl J Med 2000;342(15):1077–1084.

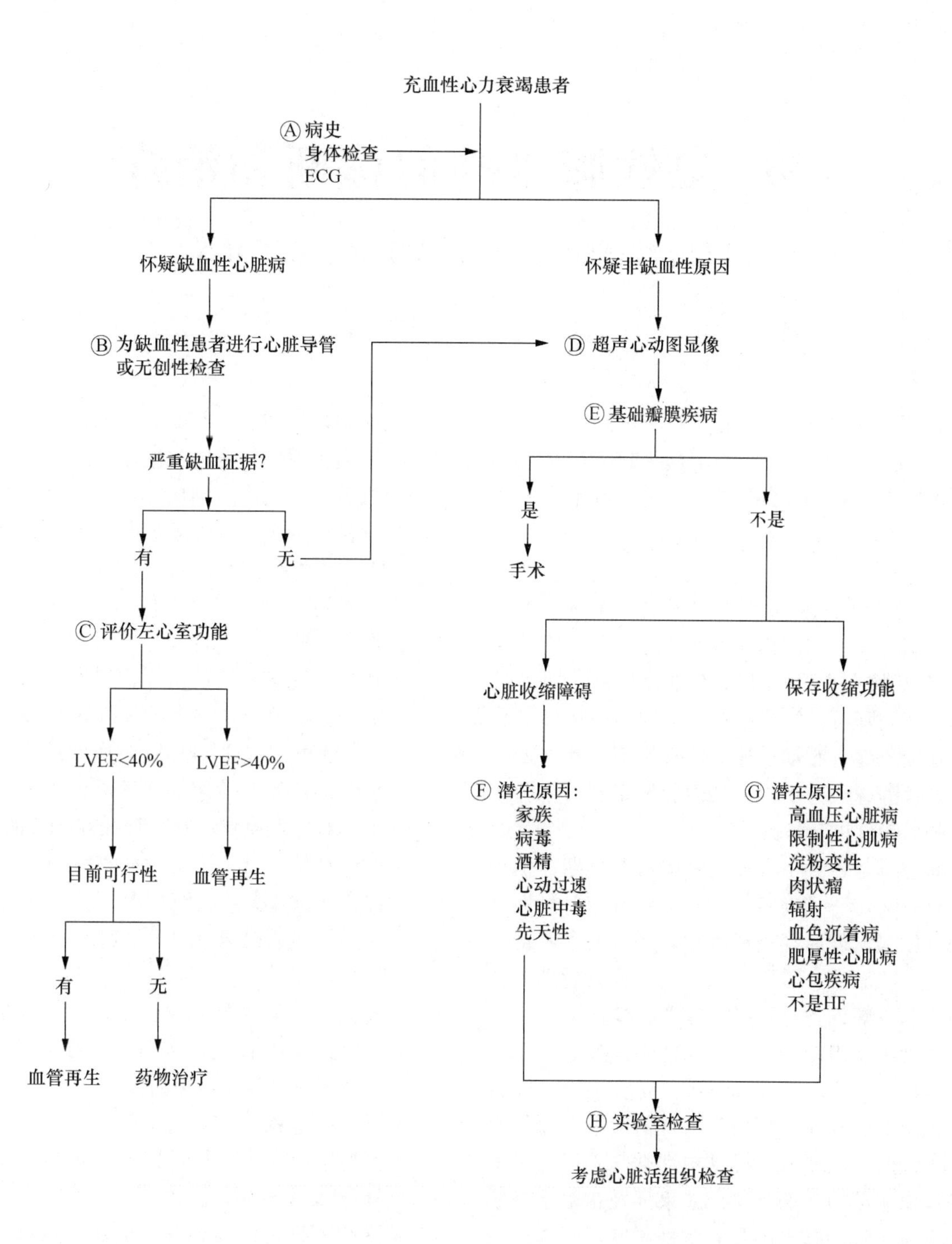

Fox KF, Cowie MR, Wood DA, et al. Coronary artery disease as the cause of incident heart failure in the population. Eur Heart J 2001;22(3):228–236.

Hunt SA, Abraham WT, Chin MH, et al. ACC/AHA 2005 guideline update for the diagnosis and management of chronic heart failure in the adult: a report of the American College of Cardiology/American Heart Association Task Force on Practice Guidelines (Writing Committee to Update the 2001 Guidelines for the Evaluation and Management of Heart Failure): developed in collaboration with the American College of Chest Physicians and the International Society for Heart and Lung Transplantation: endorsed by the Heart Rhythm Society. Circulation 2005;112(12):e154–235

28. 急性肺水肿的诊断和治疗

Lisa M. Mielniczuk，James C. Fang

于爱平　译

急性肺水肿急需住院治疗。由于肺静脉和毛细血管压力增加引起的左心房压力增大，从而导致心源性肺水肿。这使得体液渗透入肺泡，并影响肺内气体交换。

A. 肺水肿以及可能会出现的严重并发症的诊断需要以病史询问和体格检查为依据。临床症状主要有急性或进行性呼吸困难、咳嗽、端坐呼吸、夜间阵发性呼吸困难和咯血。临床体征包括呼吸急促、心动过速、病理性第三和第四心音、颈静脉压力增加、颈静脉怒张和由于肺泡水肿所导致的低氧血症。

B. 判断患者是否会出现呼吸衰竭对于早期评估较为有意义，一旦确定，这些患者就需要早期开展有创或无创通气支持治疗。所有的患者都需要足够的氧供。需要进行动脉血气分析来评估通气和供氧设备是否能够提供足够氧气。

C. 患者会出现组织器官血流灌注不足症状，包括收缩压（SBP）＜90mmHg、皮肤湿冷、神智意识改变、少尿或无尿。这种情况下需要给患者正性肌力药或者是提供主动脉气囊反搏术来进行血流动力学的支持。如果怀疑是由于心肌缺血所导致的肺水肿和心源性虚脱，则需进行冠状动脉造影和血运重建。

D. 最初的诊断性检查应该主要是集中在对肺水肿的确诊，以及对于其严重性和病因的探讨上。胸部X线检查显示双侧肺门水肿，肺血管纹理模糊，呈“蝶翼状”。心电图可以诊断心律不齐、心肌缺血和损伤。脑钠肽（BNP）低于100pg/ml时对于心力衰竭（HF）的诊断并没有太大的意义，相反如果BNP高于500pg/ml时会增加HF发生的可能性。在某些情况下，需要进行右心导管检查来确诊并提供血流动力学资料。肾的基础检查和电解质检测对于评估肾功能不全至关重要。超声心动图可以评估心肌和瓣膜的功能，有助于确定肺水肿的病因。

E. 如果临床评估和辅助诊断不能为肺水肿的诊断提供有力的支持，则应考虑是否为其他肺部疾病，例如肺炎、急性肺栓塞和非心源性肺水肿[如急性呼吸窘迫综合征（ARDS）]。

F. 及时进行治疗并同时进行诊断评估。心源性肺水肿会出现左心灌注压增高，因此应考虑以下病因，并制定相应的治疗措施

- 急性心肌缺血——这种情况可根据患者的病史，心电图提供的心肌缺血的改变，以及心肌酶的异常来确诊。这种情况下治疗就应包括针对急性冠状动脉综合征和HF的治疗。
- 急性心律失常——窦性心律失常和心动过缓都会导致HF，这种情况下治疗方案应以心律失常的最根本原因为依据来确定。
- 瓣膜功能不全——急性二尖瓣反流和主动脉瓣关闭不全情况下也会出现，这种情况下就需要药物或者机器来降低心脏的前后负荷，或者通过外科手段来解决。
- 高血压危象——最常用的药物是拉贝洛尔和硝普钠，这些药物可以快速地将平均动脉压降低25%～30%。
- 慢性HF失代偿期——贫血、感染、饮食不规律和不合理用药等都可能会引起慢性HF患者出现肺水肿。

G. 不同的患者需要不同剂量的利尿药。急性肺水肿患者静脉注射利尿药可快速利尿，并可扩张静脉，减少静脉回流。对于使用慢性利尿药的患者，其静脉注射剂量应是口服剂量的两倍。对于未服用过利尿药的患者，应使用强效利尿药0.5～1.0mg/kg。使用利尿药后1h内没有足够的反应则增加一倍剂量。

H. 静脉注射血管扩张药物对于急性肺水肿患者十分有效。它们可以改善心肌缺血状况（硝酸甘油），扩张肺血管（硝普钠、利钠肽和硝酸甘

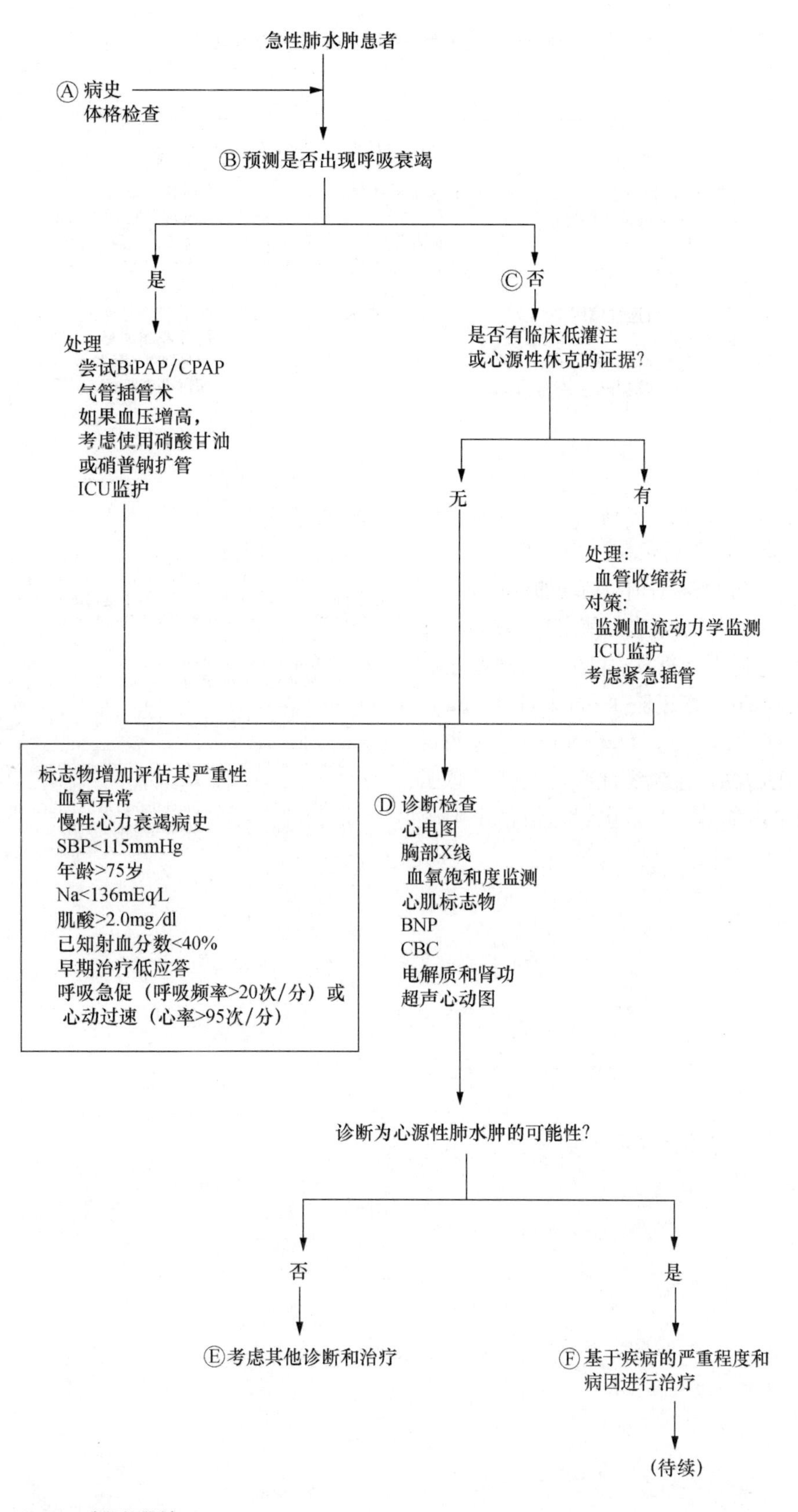

BiPAP: 双相正压通气
CPAP: 持续正压通气

Ⓕ基于疾病的严重程度和病因进行治疗（续）

Ⓖ临床症状较轻
（无任何高风险症状）
吸氧
利尿药
病患教育
排除可逆性病因
或突发病因
重新评估患者对于治疗的
应答状况并确定处理方案

Ⓗ临床症状中等程度
吸氧
如需要使用血管舒张剂
探讨调查发病的根本原因
实时监测
送入监控床

Ⓘ症状严重（会
出现呼吸衰竭或低
灌注状态）
吸氧
口服利尿药
如需要静脉滴注
持续监测尿量
重症加护病房
探讨调查病因

油），改善呼吸（静脉注射利钠肽、静脉注射硝酸甘油），降低心脏后负荷（硝普钠）。

I. 正性肌力药适用于出现心脏前负荷增加且心肌处于低灌注状态的急性肺水肿患者。使用时应缓慢调整药物的剂量以达到血流动力学目标［多巴酚丁胺 2～10μg/(kg・min)、多巴胺 1～5μg/(kg・min)，或米力农 0.375～0.75μg/(kg・min)］这些目标主要有血压增高，血流灌注状态改善，脉压增加，或尿量增加等。一旦患者病情稳定则应尽早停止使用正性肌力药。

参考文献

1. Drazner MH, Rame JE, Stevenson LW, Dries SL. Prognostic importance of elevated jugular venous pressure and a third heart sound in patients with heart failure. N Engl J Med 2001;345:574–581.
2. Francis GS, Pierpont GL. Pathophysiology of congestive heart failure secondary to congestive and ischemic cardiomyopathy. In Shaver JA, ed. Cardiomyopathies: Clinical Presentation, Differential Diagnosis, and Management. Philadelphia: FA Davis, 1988:57–74.
3. Maisel A, Hollander JE, Guss D, et al. Primary results of the Rapid Emergency Department Heart Failure Outpatient Trial (REDHOT). A multicenter study of B-type natriuretic peptide levels, emergency department decision making, and outcomes in patients presenting with shortness of breath. J Am Coll Cardiol 2004;44:1328–1333.
4. Nohria, A, Lewis E, Stevenson LW. Medical management of advanced heart failure. JAMA 2002;287:628–640.

29. 右心衰竭

Michael Singh，George Ruiz

于爱平 李 萍 译

右心（RV）衰竭是很多临床疾病的共同结局，右心功能对于监测肺循环、体循环和左心室功能是很有用的指标，尽管在很多病例中，导致右心衰竭的原因是明确的，但困难的是这一区分潜在的功能不全是否继发于①“左翼”或系统性心功能不全②肺部疾病（肺血管、肺实质、气管疾病）③独立于“右翼”或肺循环，或④以上列举因素的综合。尽管左心功能不全和右心功能不全的传统定义还在使用，但是值得注意的是这些定义在遇到复杂先天性心脏异常时可能会使人感到迷惑。因此，体循环和肺循环可能是更精确的描述。因为右心衰竭是共同结局，所以我们提倡系统化的诊断和治疗。

A. 在明确右心衰竭病因时，完整的病史和体格检查是很有用的。

病史应该能够系统地排除或确定之前列举的情况，也就是说体循环功能不全、肺部疾病、独立的肺循环功能不全或综合以上病因。关于体循环的质疑，如获得性血管或者瓣膜功能不全和诱因［冠状动脉危险因素、心肌梗死（MI）史、饮酒史和风湿热］。夜间阵发性呼吸困难和端坐呼吸也可能继发于左心房高压的右心衰竭。任何病史或症状暗示肺动脉高压、间质性肺病（ILD）、慢性气管疾病、睡眠呼吸暂停综合征、脊柱后侧凸、胸膜疾病和膈肌功能不全都有助于指明肺病变是首要病因。家族性晕厥病史、猝死或先天性心脏异常可能有辅助作用。右心衰竭的症状包括疲劳（由于心排血量低）、呕吐伴随或不伴随模糊的右上象限不适（由于肝淤血）、体重增加、腹围增加、下肢严重水肿、劳力性症状（胸痛、呼吸困难、运动耐量下降）。根据患者的主诉了解病情进展的快慢是很重要的。

体格检查除了定性地明确肺循环和体循环的压力或血容量，应当着重于包括或排除病理的可能性。生命体征（体温、血压、心率、呼吸频率、体重）不仅能够反映呼吸困难的程度，还能指明特定病因。胸壁和脊柱的检查有助于直观地反映呼吸模式和潮气量。胸骨切开术和胸廓切开术后的瘢痕能提供有用的线索［先天性心脏病（CHD）、肺部疾病］。颈静脉压是很重要的，因为它为评价右心室充盈压和三尖瓣功能提供观察的平台（明显 A 波——三尖瓣狭窄，明显 V 波——三尖瓣反流），可见 Kussmaul 征（缩窄性心包炎）肺动脉高压基础上的右心衰竭，胸骨左缘第二肋间可闻及收缩期末肺动脉瓣关闭。肺动脉搏动可在胸骨两侧第二肋间触到，检查者将手置于患者胸骨上可感到右室抬举，剑突下可触到显著的右室搏动。听诊应当着重于评价瓣膜病变、CHD 和右侧或左侧的奔马律（S_4 或 S_3）。应当注意第二心音分裂（宽分裂提示右束支传导阻滞、固定分裂提示房间隔缺损）。Graham Steell 音（源于肺动脉高压的肺动脉瓣反流）会出现。将听诊器的钟形面轻轻地置于胸骨左下边缘和剑突下可闻及右室奔马律。奔马律的出现表明任一心室压力和容量负荷过重。肝大、腹水和下肢水肿可能也会出现。触诊四肢近端也是评价全身血管阻力的有用指标，下肢冰冷提示外周血管阻力增加，心排血量降低。

B. 胸部 X 线是一种有用的诊断工具，辅助体格检查。胸部 X 线可作为有用的工具初步筛选肺实质和胸膜疾病患者。胸部 X 线也可以整体评价心脏大小和心室扩张程度。理论上讲，除了传统的后前位片还应该行胸部侧位片。侧位片可诊断罕见疾病比如先天性心包缺失（后前位片可见心脏扩大，侧位未见）和埃勃斯坦畸形。肺血管的直径和平衡不仅仅可以作为病因学的

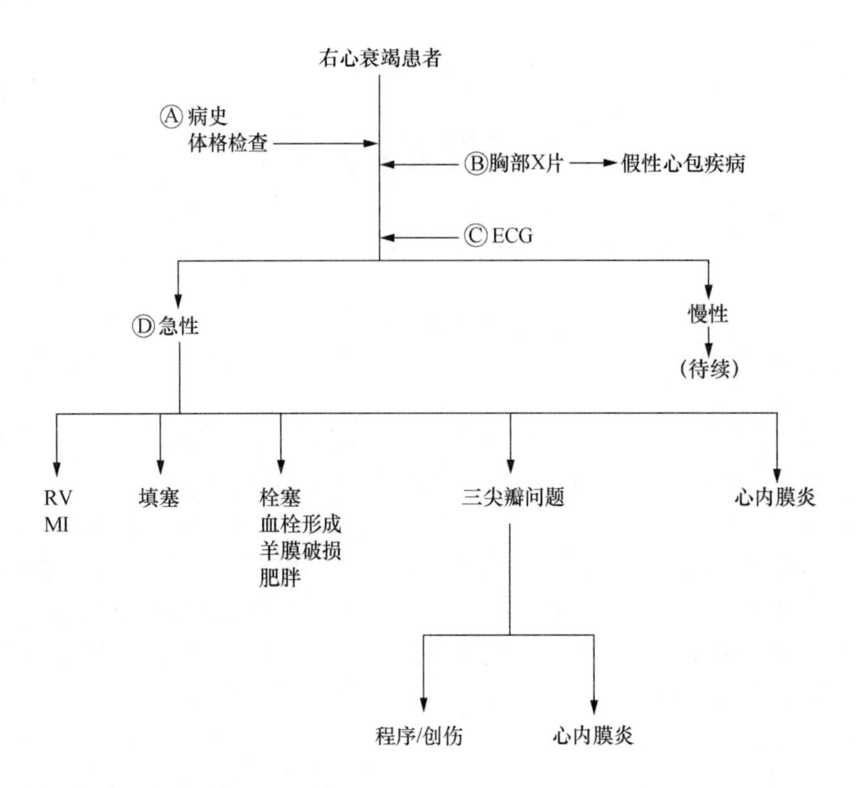

提示还可作为病情严重性的提示。

C. 心电图是初步诊断右心衰竭的重要手段。它对于证明心腔增大和压力增高是有用的。心电图对于诊断急性右心衰竭是有特殊作用的，右室梗死（V_1 导联 ST 段抬高且下壁导联 ST 段改变；V_3 或 V_{4R} 的 ST 段抬高），急性肺栓塞（窦性心动过速，右束支传导阻滞，$S_1Q_3T_3$，心前区导联 T 波倒置）可能是最主要病因。右室发育正常也能通过心电图初步诊断（ε 波）。

D. 急性右心功能不全总是很危重的，需要快速诊断和治疗。右室主要用于高容量做功，任何使右心室后负荷增加都可以导致严重心血管功能恶化。心电图对于诊断导致急性右心衰竭的潜在原因和指导治疗是很有用的。值得注意的是很多慢性右心衰竭的体征（外周性水肿、腹水、右室肥大）可能不会出现。这在急性肺栓塞时也是正确的，估计的肺动脉压力（基于三尖瓣速率）只能轻度升高。体循环低压和心源性虚脱可能只是唯一提示。心脏科会诊和心血管外科医生能够诊断和控制急性右心室功能失代偿。

E. 慢性右心衰竭可能较急性右心衰竭没有那么明显的变化，但是前者预后更差。与正常后负荷下的右心室不同，慢性压力负荷下右心室明显肥大并且压力超过体循环心室（超体循环右心室）。由于是急性右心衰竭，胸超声心动图检查是解释右心功能不全发病原因的第一步。

F. 引起右心衰竭的常见原因之一就是左心或体循环衰竭。在开始研究其他罕见原因之前，需要排除体循环心室或体循环瓣膜功能不全和少数引起左房压力增高的原因（三房心、二尖瓣环或左房黏液瘤）。在患有左侧心脏的老年患者中以上情况更为普遍。影响两室充盈的其他病因比如缩窄性心包炎或限制性心肌病也是存在的。增加右心室后负荷的更罕见的原因包括源于外周压迫的肺静脉狭窄（包括肉芽肿性疾病，比如肉瘤、组织胞浆菌病引起的纤维纵隔）或肺血管腔比如因为肺动脉纤维化引起的肺静脉隔离。积极地治疗体循环衰竭同时改善了右心衰竭症状。

G. 如果左心衰竭已基本被排除，治疗重点转向右心室和与肺动脉连接的接口，肺动脉高压存在与否是评价病因的分支点。如果肺动脉高压存在，那么诊断的重点就是找到引起肺动脉高压的潜在病因。

H. 如果肺动脉高压不存在，考虑右心室功能的根本问题包括致心律失常性右室发育不全（ARVD），埃布斯坦综合征或其他类型的先心病。先天性心脏病伴肺动脉高压、肺动脉低压和右心室功能不全。一旦发现先天性心脏病应当尽快将患者转往专门治疗先天性心脏病的中心。

I. 大部分慢性右心衰竭特别是伴肺动脉高压，最

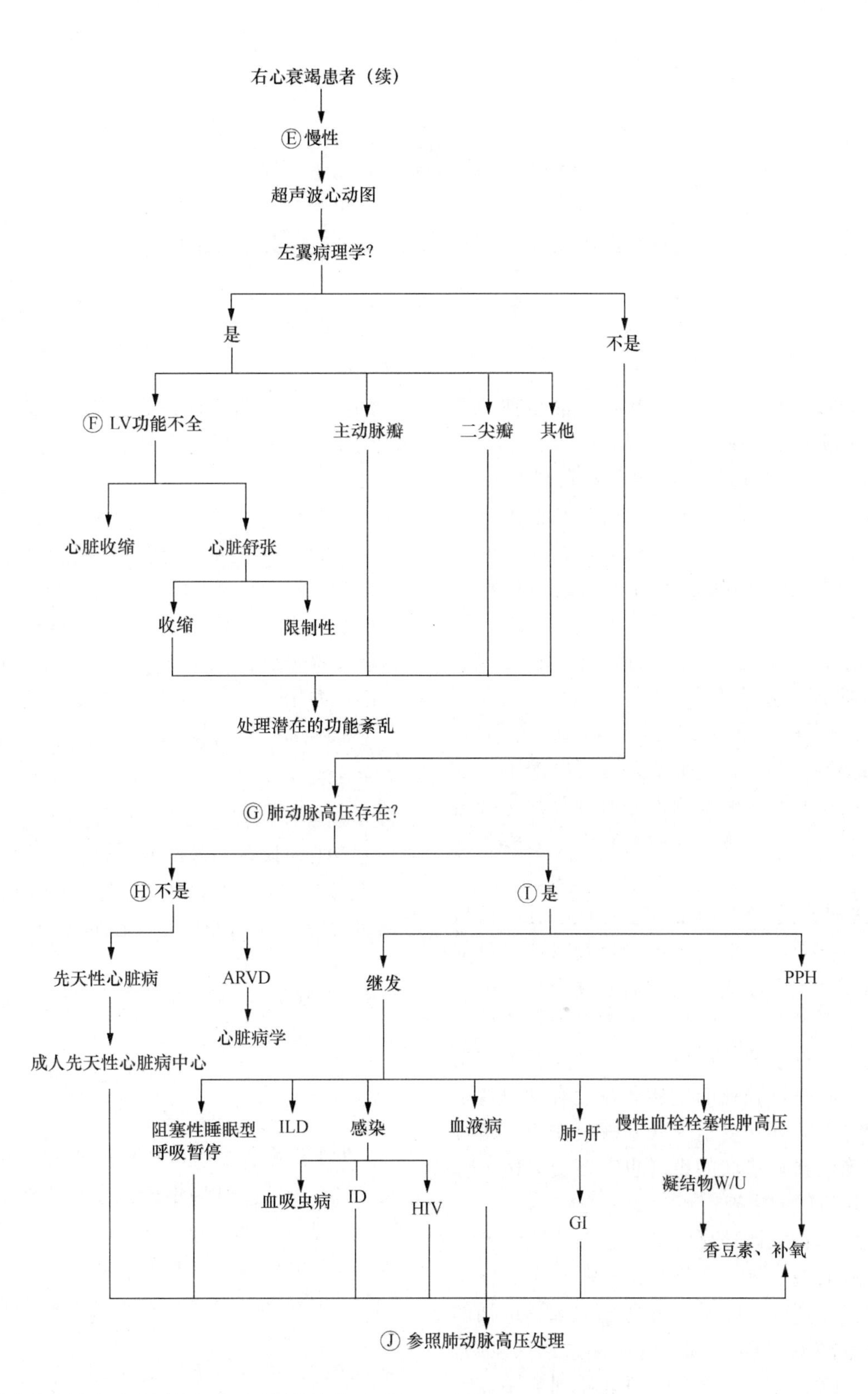

终需要通过采用右心导管介入和适当的肺血管舒张药进行评价。

J. 在过去的几年里，治疗肺动脉高压的设备已经发展到包括持续性静脉注射、皮下注射和吸入性前列环素除了口腔内皮素拮抗剂、PDE5 抑制剂和钙通道阻滞剂，因为治疗方法在不断变化，所以推荐尽快转入专门治疗肺动脉高压的中心。

参考文献

Cook AL, Hurwitz LM, Valente AM, Herlong JR. Right heart dilatation in adults: congenital causes. AJR AM J Roentgenol 2007;189(3): 592–560.

Farber HW, Loscalzo J. Pulmonary arterial hypertension. N Engl J Med 2004;351:1655–1665.

Haddad F, Hunt SA, Rosenthal DN, Murphy DJ. Right ventricular function in cardiovascular disease, part I: anatomy, physiology, aging, and functional assessment of the right ventricle. Circulation. 2008;117(11): 1436–1448.

McLaughlin VV, McGoon MD. Pulmonary arterial hypertension. Circulation 2006;114(13):1417–1431.

30. 心脏性猝死

Tomaz Hruczkowski，Usha B. Tedrow

于爱平　于芳芳　译

在美国每年估计超过30万人突发心脏性猝死。在发展中国家心血管疾病是自然死亡中最常见的疾病，约50%是猝死。冠状动脉性疾病是文献记载的死亡病因。90%心脏性猝死的患者在死后发现冠脉有损伤。心脏性猝死是20%的与冠状动脉疾病相关的死亡患者中的最初和唯一表现。

其他心脏性猝死的原因包括扩张型心肌病、肥厚性心肌病、左室肥厚、长QT间期综合征（先天性或获得性）、致心律失常性右室发育不良、Brugada综合征、心肌炎和先天性冠脉畸形。非心律失常性和非心源性导致的心脏性猝死包括主动脉瘤破裂、颅内出血、肺栓塞和人工心瓣膜功能不全。

在没有神经系统禁忌证的患者在心脏停搏成功复苏之后需要心导管介入联合，及时地评价冠状动脉病变情况。心电图、超声心动图、了解家族史都是最重要的辅助手段。了解患者家族史是很重要的，不仅仅要了解发病的患者还要了解其整个家庭。心脏性猝死的生还者在没有发现可逆性病因情况下需要接受植入式除颤仪作为二级预防，已经确诊缺血症状的患者也需要接受植入作为预防未来事件的措施。

记载发生心脏性猝死的最初心脏节律依赖于心电图。有研究表明，在携带动态心电图（Holter）的83%的患者中，在心脏停搏之前，最初的心律是心室颤动（VF）或室性心动过速（VT），剩下17%的患者是心动过缓。在其他研究中，评价时间<4min，在心搏骤停中AF占95%。复苏12～15min后，记录到的AF占71%，心脏停搏占21%。

心脏性猝死后复苏的出院存活率高度取决于最初记录的心律。生存率最高的是VT，2/3的患者存活，紧随其后的是AF，但是当出现电机械分离时生存率几乎为零。因此，心脏性猝死的生存率与两者有关，一是心律，二是复苏时间的长短。每延长1分钟患者生存率下降7%～10%。

其他影响生存率的因素包括训练有素的专业人员实施心肺复苏（CPR）和高级心脏生命支持（ACLS）联合心脏除颤和药物治疗的开始时间。美国心脏学会出版的紧急心脏救护（ECC）指南强调“救护链”的概念。从而实现复苏成功可能性的最大化。

1. 早期识别：旁观者识别猝死患者并通知急救医疗系统。
2. 早期复苏：有旁观者进行早期有效的复苏。
3. 早期心脏除颤：理论上由急救医疗系统（EMS）或旁观者在VF开始的1～2min内使用自动体外除颤仪（AED）进行心脏除颤使其恢复正常节律。
4. 早期ACLS：由训练有素的专业人员（急救中心或战时流动医院的医生或伞兵军医）进行心脏除颤、插管术、静脉液注、抗心律失常药物治疗。

为了最大程度地提高心脏性猝死患者的复苏成功率，美国心脏病学提倡重视心血管健康并为公众提供统一的基础生命活动的支持（BLS）训练方案。医护人员按照整个北美采用的ACLS进行进一步训练。美国心脏学会的紧急心脏救护方案总结也已出版。这不是为了代替复杂的ACLS训练课程，也不是为了取代补习课程。我们的目的是为熟知ACLS的人提供一种可快速记忆的指南。

方案阐明了抢救大部分心脏停搏患者的顺序和围绕顺序进行的第一步和进一步的治疗。适当的行为、信息采集、考虑潜在原因、合作是实施成功复苏的关键。

参考文献

1. American Heart Association Guidelines for Cardiopulmonary Resuscitation and Emergency Cardiovascular Care. Circulation 2005;24(Suppl I).
2. Cummins RO, Ornato JP, Thies WH, Pepe PE. Improving survival from sudden cardiac arrest: the "chain of survival" concept. A statement for health professionals from the Advanced Cardiac Life Support Subcommittee and the Emergency Cardiac Care Committee, American Heart Association. Circulation 1991;83(5):1832–1847.
3. de Luna AB, Coumel P, Leclercq JF. Ambulatory sudden cardiac death: mechanisms of production of fatal arrhythmias on the basis of data from 157 cases. Am Heart J 1989;117:151–159.
4. Deshpende SS, Akhtar M. Sudden cardiac death. In Topol EJ (ed). Textbook of Cardiovascular Medicine. 2nd ed. Philadelphia: Lippincott Williams & Wilkins, 2002.
5. Hallstrom AP, Eisenberg MS, Bergner L. The persistence of ventricular fibrillation and its implication for evaluating EMS. Emerg Health Serv Q 1983;1:42–47.
6. Mehta D, Curwin J, Gomesw A, Fuster V. Sudden death in coronary artery disease: acute ischemia versus myocardial substrate. Circulation 1997;96:3215–3223.
7. Myerburg R, Kessler KM, Castellanos A. Sudden cardiac death: epidemiology, transient risk, and intervention assessment. Ann Intern Med 1993;119:1187–1197.
8. Schatzkin A, Cupples LA, Heeren T, et al. Sudden death in the Framingham Heart Study. Differences in incidence and risk factors by sex and coronary disease status. Am J Epidemiol 1984;120:888–899.
9. Weaver WD, Hill D, Fahrenbruch CD, et al. Use of the automatic external defibrillator in the management of out-of-hospital cardiac arrest. N Engl J Med 1988;319:661–666.
10. Weaver WD, Cobb LA, Hallstrom AP, et al. Factors influencing survival after out-of-hospital cardiac arrest. J Am Coll Cardiol 1986;7:754.
11. Wyse DG, Friedman PL, Brodsky MA, et al. Life-threatening ventricular arrhythmias due to transient or correctable causes: high risk for death in follow up. J Am Coll Cardiol 2001;38(6):1718–1724.
12. Zheng ZJ, Croft JB, Giles WH, Mensah GA. Sudden cardiac death in the United States, 1989 to 1998. Circulation 2001;104:2158–2163.

1. 不论是亲眼目击或被唤来处理一起心脏骤停事件，评估环境因素以确保患者能被安全转运，评估患者的发病过程以帮助缩小可能的诊断范围，例如进食过程中出现的进行性胸痛可能是心源性或肺源性疾病所致，通过与患者讲话以及大声呼喊患者来评估其意识，一旦确定无意识，立刻寻求帮助。
2. 激活 EMS（911），调用代码，请求旁观者和（或）辅助医疗/医疗援助。请求一个 AED 或带有编号的除颤器、气道支持设备和 ACLS 药物。开始主要的检查，打开/清除气道，“看、听、感觉”自发呼吸。
3. 使用单向阀门通风屏障装置，或面罩和口咽导气管，评估和治疗气道阻塞。检查颈动脉脉搏 5～10s。
4. 心脏停搏完全被证实后，发起足够的胸外心脏按压和持续的人工呼吸。附上 AED/除颤器。负责或向更有经验的救助者请教，把任务委托给旁观者/代码的团队成员。
5. 继续购外按压，监测其是否有效（颈动脉搏动）评估心律。
6. 如果是 VF 或无脉性 VT。
7. 提供三个直流（DC）冲击的需要（200J、300J、360J 单相或等效两相的）。三个冲击后，检查脉搏；如果没有脉搏，恢复心肺复苏，发起二次冲击。
8. 如果心脏停搏，重新检查除颤器电极密切关注心脏骤停发生到抢救结束的时间。如果出现无脉性电活动（PEA）不要除颤！确定为无脉性电活动后应区分是低心排量所致还是考虑为常见原因的休克，鉴别诊断。
9. 要尽早考虑实施经皮心脏起搏，尤其是在目击到心脏骤停的发生通过区分起搏波形和真正的 QRS 波形来监测心律，通过区分真正的脉搏和由起搏器放电引起的上肢末端骨骼肌收缩来确定是否存在脉搏搏动。
10. 接下来的抢救措施一般是由医学专业人员来完成（经 ACLS 培训过的人员），在 ACLS 团队中各人职责分明，插管、固定，气管导管的安全放置以及充分通气（听诊、血氧饱和度，呼气未二氧化碳值）。建立静脉通路，监测生命体征如果可触及脉搏，监测血压、施予肾上腺受体激动剂，必要时予以抗心律失常药。
    a. 持续的 VF/VT 采取胺碘酮 300mg 静脉注射，VF/VT 复发则采用 150mg 静脉注射。24 小时内最大剂量为 2.2g。
    b. 持续或复发性 VF/VT，利多卡因 1～1.5mg/kg 静脉注射；在 3～5min 内持续推入，最大剂量为 3mg/kg。
    c. 如果出现尖端扭转性心律失常或怀疑低镁血症时静脉注射 1～2g 硫酸镁。
    d. 如果 VF/VT 复发，静脉注射普鲁卡因胺 50mg/min，最大剂量为 17mg/kg。

    在长时间的心脏骤停后，对于先前存在高钾血症、酸中毒、三环类抗抑郁药或阿司匹林过量者，可考虑予以碳酸氢钠 1mEq/kg 静脉注射治疗。
11. 寻找和治疗可逆性代谢原因。考虑/回忆引起 PEA 和心脏骤停常见原因列表。

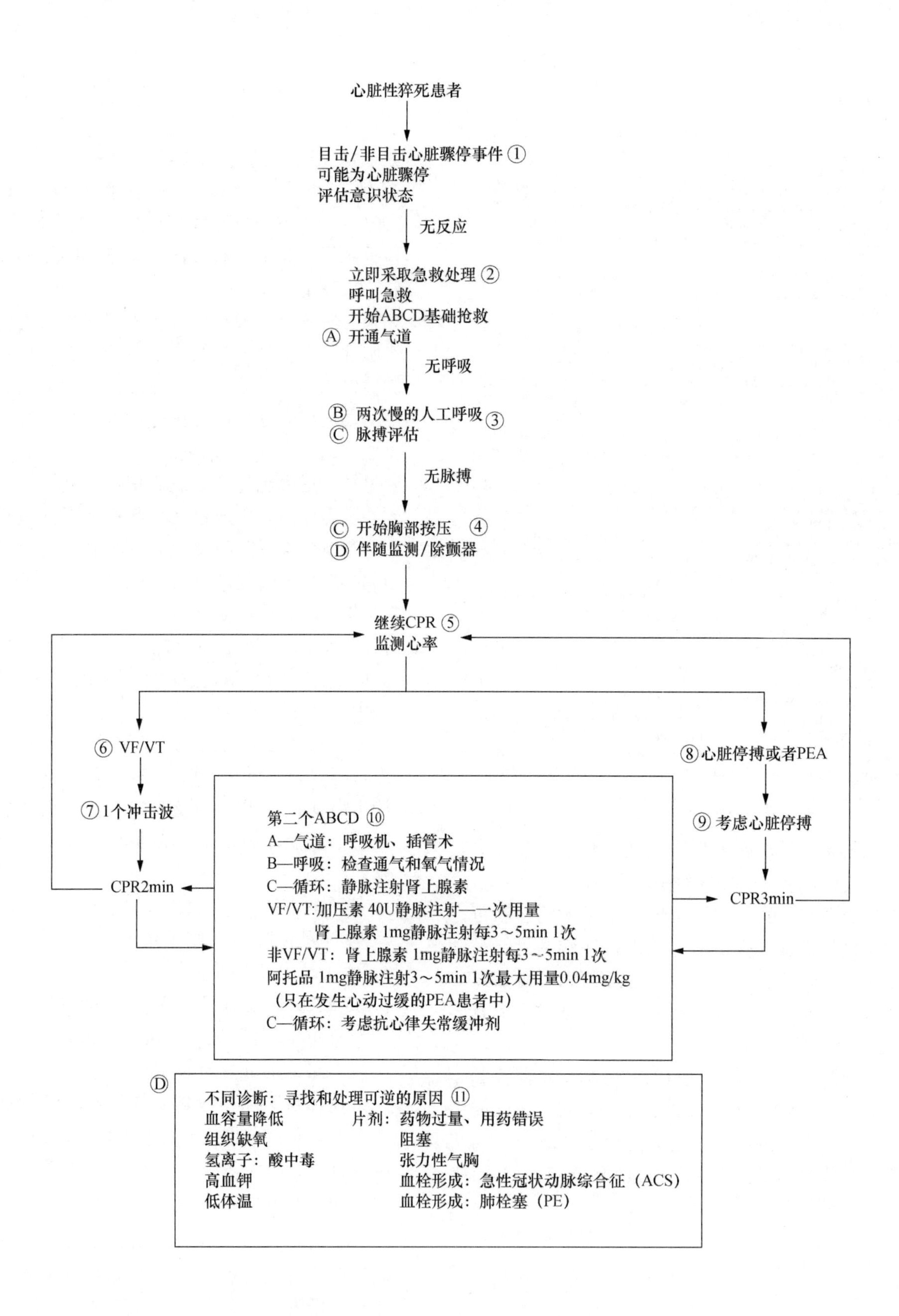

心脏性猝死患者
目击/非目击心脏骤停事件 ①
可能为心脏骤停
评估意识状态
无反应
立即采取急救处理 ②
呼叫急救
开始ABCD基础抢救
Ⓐ 开通气道
无呼吸
Ⓑ 两次慢的人工呼吸 ③
Ⓒ 脉搏评估
无脉搏
Ⓒ 开始胸部按压 ④
Ⓓ 伴随监测/除颤器
继续CPR ⑤
监测心率
⑥ VF/VT
⑦ 1个冲击波
CPR2min
⑧ 心脏停搏或者PEA
⑨ 考虑心脏停搏
CPR3min
第二个ABCD ⑩
A—气道：呼吸机、插管术
B—呼吸：检查通气和氧气情况
C—循环：静脉注射肾上腺素
VF/VT:加压素 40U静脉注射——一次用量
肾上腺素 1mg静脉注射每3～5min 1次
非VF/VT：肾上腺素 1mg静脉注射每3～5min 1次
阿托品 1mg静脉注射3～5min 1次最大用量0.04mg/kg
（只在发生心动过缓的PEA患者中）
C—循环：考虑抗心律失常缓冲剂
Ⓓ
不同诊断：寻找和处理可逆的原因 ⑪
血容量降低
组织缺氧
氢离子：酸中毒
高血钾
低体温
片剂：药物过量、用药错误
阻塞
张力性气胸
血栓形成：急性冠状动脉综合征（ACS）
血栓形成：肺栓塞（PE）

31. 心源性呼吸困难

Aaron L. Baggish，Marc S. Sabatine

于爱平　于芳芳　译

呼吸困难和呼吸急促的主观感受是潜在心脏病患者的共同问题。因为呼吸困难有很多心源性的或非心源性的原因，明确诊断是很困难的。病史、体格检查和几项重要检查对呼吸困难病因的确定十分重要的。

尽管呼吸困难的病理生理学基础是很复杂的并且还未完全明确，但大部分心源性原因可归咎于心腔内压力、肺血管弹性、周围神经纤维张力升高。

A. 病史和体格检查应首先排除非心源性呼吸困难（肺部、骨骼肌、神经性）然后确定潜在心功能不全的部位［右心室（RV）*vs.* 左心室（LV）］。

B. 心源性呼吸困难可简单地分为两类：主要右心室功能不全和主要左心室功能不全。

C. 体格检查发现右心室功能不全包括颈静脉压升高、腹水和下肢水肿。不同的是左心室功能不全伴随肺静脉压力升高俺是肺部啰音出现。

D. 右心室衰竭可根据病理生理基础分为三类，包括原发右室心肌功能不全、心包疾病导致右室充盈受限和右室后负荷增加导致的心排血量不足。

E. 右室抬举样搏动和额外心音（S_3 或 S_4）暗示右室心肌固有功能不全。主要病因包括急性和慢性缺血、限制性心肌病、由于先天性或获得性原因引起心室内分流导致的压力/容量负荷过重。

F. 心包疾病导致临床上右心衰竭包括心脏压塞和限制性心包疾病。心包炎、心包炎症伴随平卧位时胸痛加重、心包摩擦音和心电图示广泛ST段抬高，可以加速心包填塞并为今后限制性疾病埋下伏笔。心音遥远，颈静脉压力升高，低血压提示心包积液出现并最终导致心包填塞。具有心包损伤史并且检查发现右心衰竭和心包炎症提示限制性疾病。

G. 发现右心室功能不全伴随 S_2 中的 P_2 增大并且肺动脉杂音提示肺动脉高压（PAH）的出现。肺动脉高压的病因很少归咎于原发疾病（PPH），大部分肺动脉高压是明确的伴随疾病。继发于肺动脉高压的共同原因包括栓塞性疾病、结缔组织病、HIV感染和药物副作用。

H. 呼吸困难归因于原发性左心室功能不全是通过肺静脉压力增加和血管外液体转移影响气体交换。这些过程可通过体格检查发现啰音反映出来。收缩、舒张和瓣膜功能受损成为这一过程的基础。

I. 弥漫的、向侧面移动的左心室伴随 S_3 左心室射血分数下降和左室心腔扩大。扩张的心肌大部分由于冠状动脉性疾病导致，但其他原因包括毒物接触、感染、内分泌疾病、长期心律失常和慢性高血压也应该考虑在内。

J. 正常心尖搏动最强点（PMI）常可提示目前的左室的射血分数源于左室功能障碍所致呼吸困难可能原因为心脏舒张功能不全急性心肌缺血、左室肥厚。限制性心肌病或者是左室后负荷增加（高血压急症和主动脉缩窄）。

K. 心脏杂音的出现常提示瓣膜疾病。在呼吸困难患者，心脏杂音的发现是不言自明的，并应当采用有效的检查方法和超声心动图明确诊断。

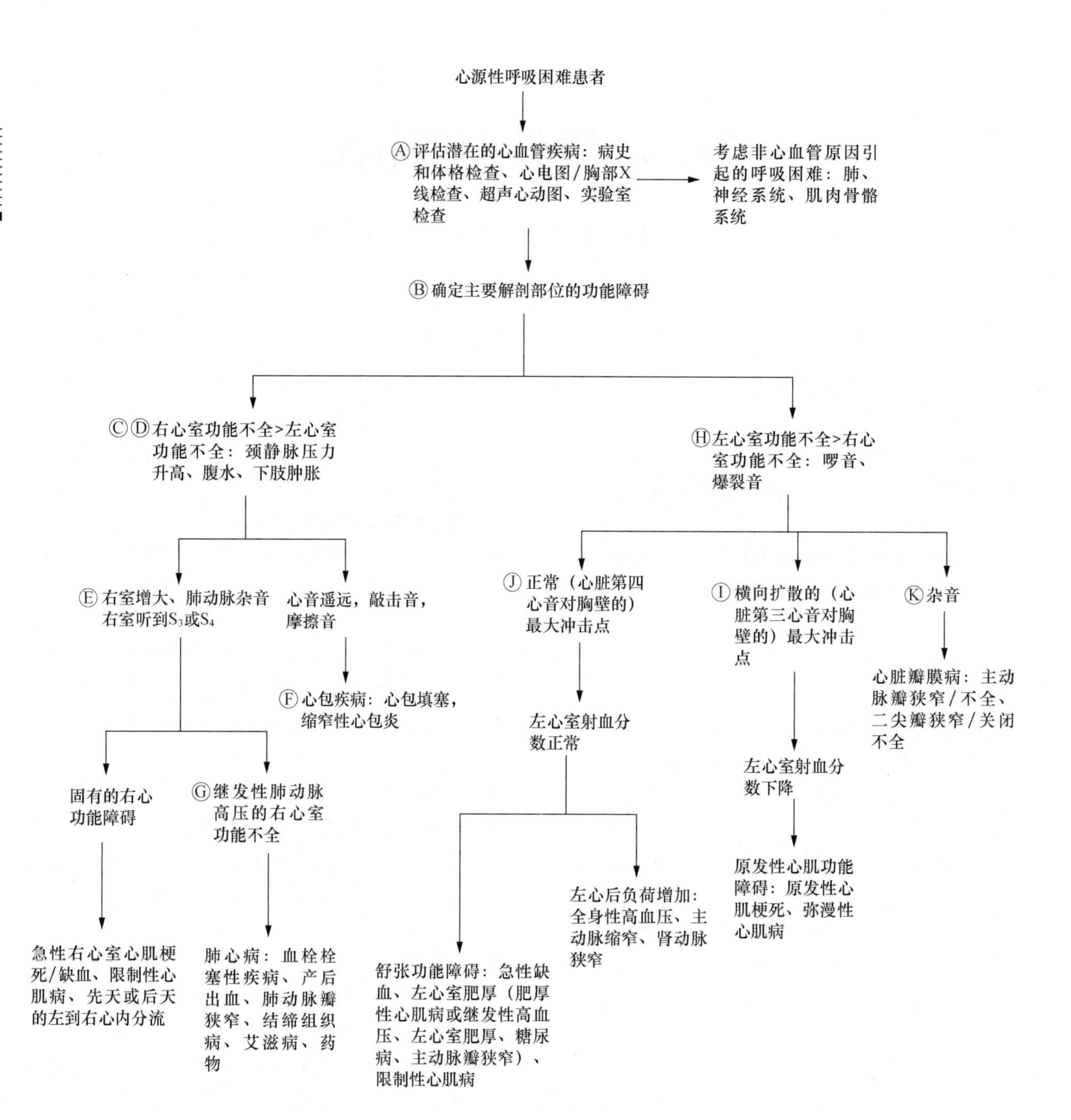

参考文献

Antman EM, Anbe DT, Armstrong PW, et al. ACC/AHA guidelines for the management of patients with ST-elevation myocardial infarction: a report of the American College of Cardiology/American Heart Association Task Force on Practice Guidelines (Committee to Revise the 1999 Guidelines for the Management of patients with acute myocardial infarction). J Am Coll Cardiol 2004;44(3):E1–E211.

Braunwald E, Antman EM, Beasley JW, et al. ACC/AHA 2002 guideline update for the management of patients with unstable angina and non-ST-segment elevation myocardial infarction—summary article: a report of the American College of Cardiology/American Heart Association task force on practice guidelines (Committee on the Management of patients With Unstable Angina). J Am Coll Cardiol 2002;40(7):1366–1374.

Büller HR, Agnelli G, Hull RD, et al. Antithrombotic therapy for venous thromboembolic disease: the Seventh ACCP Conference on Antithrombotic and Thrombolytic Therapy. Chest 2004;126(3 Suppl):401S–428S.

Hunt SA, Abraham WT, Chin MH, et al. ACC/AHA 2005 guideline update for the diagnosis and management of chronic heart failure in the adult: a report of the American College of Cardiology/American Heart Association Task Force on Practice Guidelines (Writing Committee to Update the 2001 Guidelines for the Evaluation and Management of Heart Failure). Developed in collaboration with the American College of Chest Physicians and the International Society for Heart and Lung Transplantation: endorsed by the Heart Rhythm Society. Circulation 2005;112(12):e154–e235.

32. ST段抬高型心肌梗死的评估和早期处理

Stephen D. Wiviott，Elliott M. Antman

吴 畏 译

急性冠状动脉综合征（ACS）是在世界范围内造成死亡的主要原因。在有ST段抬高的心肌梗死（STEMI）患者中，也就是说完全的冠状动脉梗阻，治疗的原则采取对这种状态迅速和早期的识别和冠状动脉血流的恢复来减少大多数STEMI的主要后遗症，包括心力衰竭、心律失常、机械性并发症（心室破裂、心室间隔缺损、心室功能不全）以及死亡。早期可提示心肌梗死（MI）的症状包括胸、背、脖子、下颌痛，以及医疗服务的开始，导致对于这种状态最迅速的治疗。疑似MI的患者应该接受162～325mg的阿司匹林，如果可行急症医务人员应在之前到达或者第一时间与患者进行医疗上的接触。入院前处理包括适当的纤维蛋白溶解不在本文范围之内。

A. 在早期入院治疗中，一个给患者分类的早期简单的判定，目的应在于识别有心绞痛的患者和有类似心绞痛症状提示有MI的患者。所有疑似MI患者应做一个12导联心电图并且需要一个有经验的医生在入院10min之内进行评估。如果之前没有使用阿司匹林，应给予阿司匹林（162～325mg）。

B. 与医生的早期接触应获得一份有目标性的病史和用来判定MI可能性的体格检查，或者一个可替代的诊断、与MI关联的风险评估，以及可能的治疗。病史应包括心血管疾病因素的存在、之前的MI病史、ACSs以及心血管疾病处理措施，并应关注与急性冠状动脉综合征、主动脉切割、出血风险和脑血管疾病（急性的和慢性的）相关的症状。身体检查应该用来帮助诊断MI以及判定可能的并发症，包括机械性并发症、右心室梗死和心源性休克。在进行纤维蛋白溶解治疗之前，一个专门的神经系统评估应该用来评估之前的卒中的体征，包括心脏生物标记物在内的实验室评估应该进行，但不应该拖延到开始再灌注治疗。与之相似的情况是胸部X线也应该进行，但也不应该拖延到开始再灌注治疗，除非对于再灌注疑似禁忌证，例如主动脉切割。

与早期病史和身体评估同时进行的早期医疗处理应包括安置心率监视器、静脉内接入口，对于以前还没有使用过阿司匹林的患者给予阿司匹林，补充氧气，为胸部不适的患者使用舌下硝酸甘油［收缩压（SBP）大于90mmHg，心率每分钟50～100次，并且无疑似的右心室梗死］。

C. 如果是早期评估已将STEMI排除，则应该开始采用合适的检查来评估和处理选择性诊断

D. 对于已经确诊的STEMI患者，采用再灌注治疗的决策应基于早期症状开始的时间，STEMI相关的风险，治疗选择的风险和可用的资源。不复杂且快速的表现对于预测很有帮助，这与治疗方法无关。对于STEMI患者，风险分级包括梗死的位置（上部还是下部）、心源性休克的存在、心力衰竭、血流动力学的改变或者机械性并发症，与纤维蛋白溶解相关的并发症风险，以及取决于治疗方案确定的开始进行治疗的时间。纤维蛋白溶解的禁忌证大体包括胸痛时间超过12h、SBP＞180mmHg、舒张压（DBP）＞110mmHg、两臂血压差距＞15mmHg、已知的结构上的中枢神经系统病变、在3个月内的头/面部外伤、6周之内的大面积外伤或者手术、胃肠或泌尿生殖系统出血、有出血或粘连或血液试剂使用病史、心肺复苏＞10min、怀孕期以及严重的系统性病变例如晚期癌症。

E. 与再灌注方案同时进行的内科治疗，对于无禁忌证的患者，给予β肾上腺素受体阻滞剂（β受体阻滞剂）；对于尽管接受初步处理但仍感

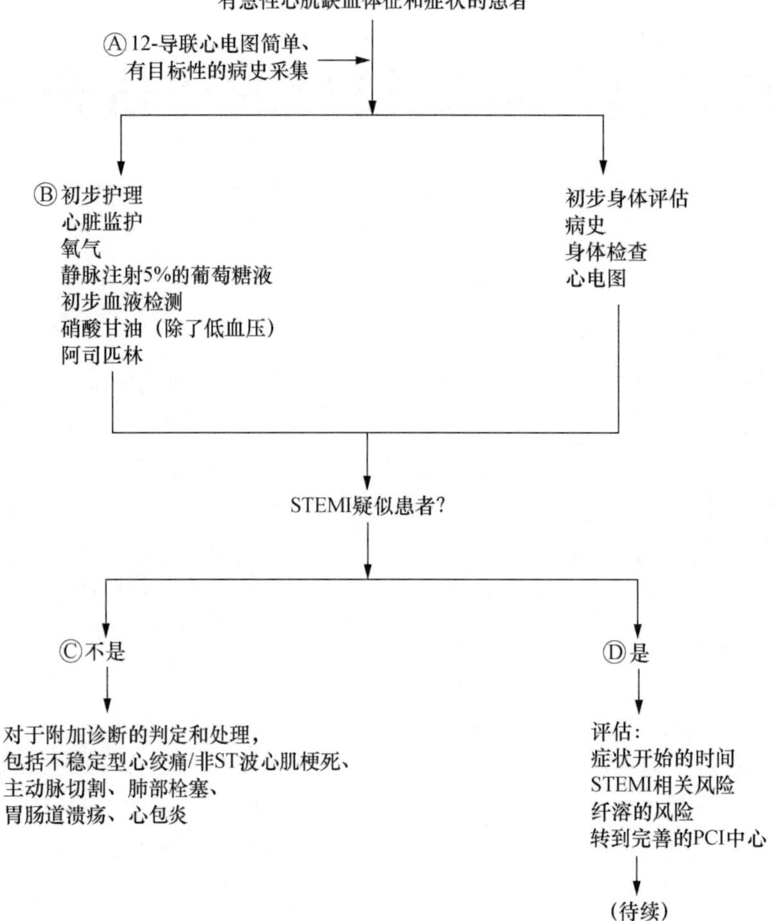

觉不适的患者，给予吗啡，以及那些从属于再灌注疗法的抗凝血疗法。

F. 选择再灌注疗法是因为D部分中提到的因素。侵入性心脏导管插入疗法对于多数患者为首选，对于他们来说在一个专业的经皮冠状动脉介入中心（门到囊的时间＜60min以及医疗接触到囊的时间＜90min）可以进行迅速处理。侵入性疗法同时也适用于发现时间较晚（＞12h），那些禁止进行纤溶疗法，以及心源性休克或Killip分级≥3的患者。如果侵入性疗法不可用或发生延迟（门到针的时间＞60min或者医疗接触到囊的时间＞90min），适宜使用纤溶法，尤其是在症状开始3h内发现。

G. 对于选择侵入性疗法的患者，应合理地使用抗纤维蛋白酶［不分级肝素（UFH）或者低分子量肝素（LMWH）］、血小板糖蛋白Ⅱb/Ⅲa受体抑制剂，以及在心脏导管插入之前合理地使用氯吡格雷。对于正在接受特异性纤维蛋白溶解治疗的患者，使用的是抗凝血疗法。对于非特异性纤维蛋白溶解疗法，例如链激酶。近期临床实验数据表明氯吡格雷（75岁以下人群给予300mg，75岁以上人群给予75mg）可提高临床疗效，缓解由梗死引起的长期动脉扩张并且无禁忌证出现。

H. 在允许进行纤维蛋白溶解（纤溶疗法）的患者中，如果有通过持续心绞痛症状证实的再灌注失败的迹象以及ST波消散失败的体征，应该进行心脏导管插入。在无这些特点的患者中，在出院之前，心脏导管插入适用于带有某些迹象的患者，如充血性心力衰竭、明显的左心室功能异常、再发性临床局部缺血、复杂的室性心律失常或者在功能报告中明显的局部缺血。

I. 对于为了再灌注或经皮冠状动脉介入进行初步侵入性治疗，或在纤溶之后进行心脏导管插入的患者，机械性血管再通术是在冠状动脉解剖学的基础上进行的。

J. 心肌梗死后的处理在另一篇文章中阐述。

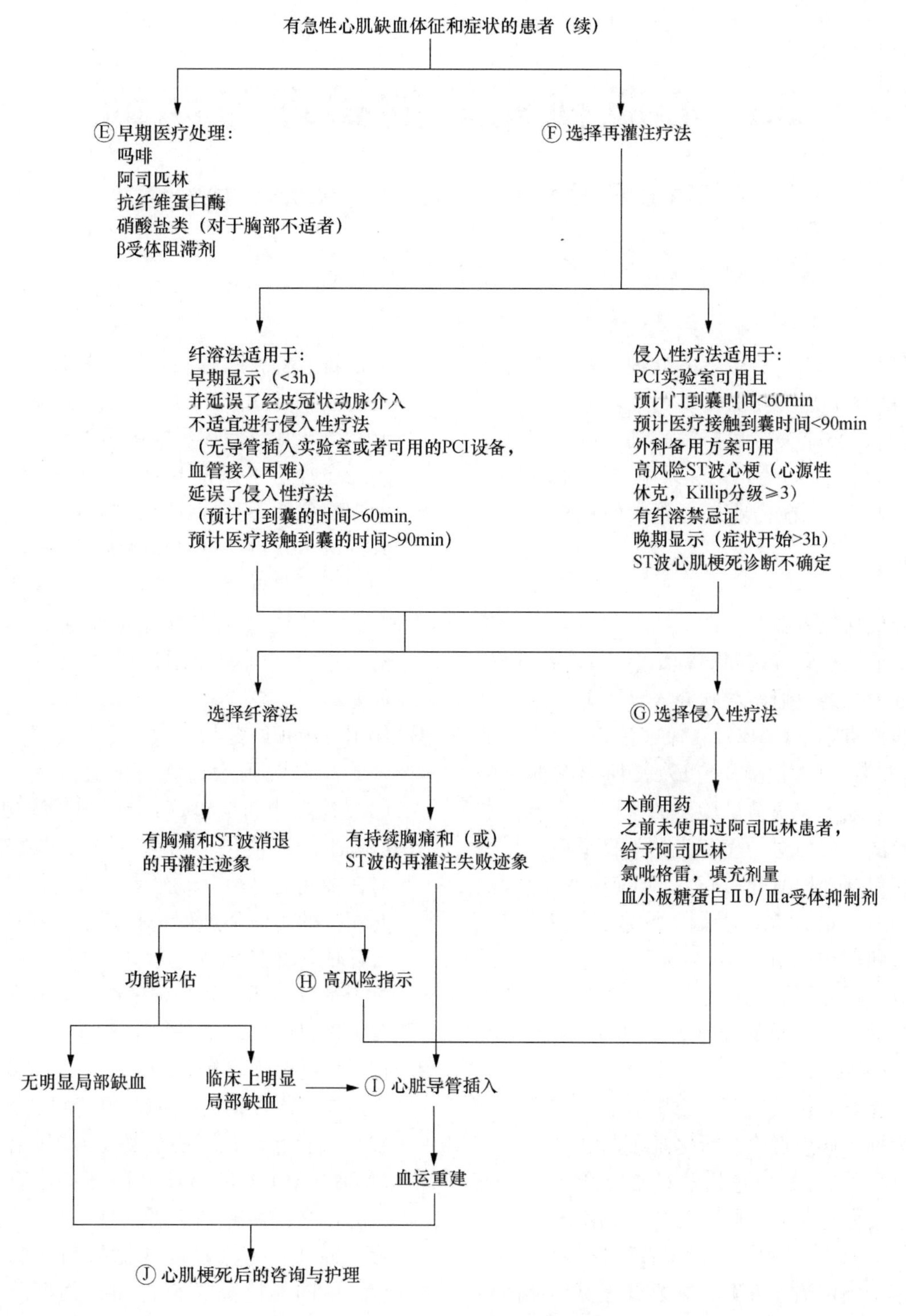

参考文献

Antman EM, Anbe DT, Armstrong PW, et al. ACC/AHA guidelines for the management of patients with ST-elevation myocardial infarction: a report of the American College of Cardiology/American Heart Association Task Force on Practice Guidelines (Committee to Revise the 1999 Guidelines for the Management of patients with acute myocardial infarction). J Am Coll Cardiol 2004;44(3):E1–E211.

Antman EM, Anbe DT, Armstrong PW, et al. ACC/AHA guidelines for the management of patients with ST-elevation myocardial infarction—executive summary. A report of the American College of Cardiology/American Heart Association Task Force on Practice Guidelines (Writing Committee to revise the 1999 guidelines for the management of patients with acute myocardial infarction). J Am Coll Cardiol 2004;44(3):671–719.

Armstrong PW, Bogaty P, Buller CE, et al; Canadian Cardiovascular Society Working Group. The 2004 ACC/AHA Guidelines: a perspective and adaptation for Canada by the Canadian Cardiovascular Society Working Group. Can J Cardiol 2004;20(11):1075–1079.

Fox KA, Goodman SG, Anderson FA Jr, et al. From guidelines to clinical practice: the impact of hospital and geographical characteristics on temporal trends in the management of acute coronary syndromes. The Global Registry of Acute Coronary Events (GRACE). Eur Heart J 2003;24(15):1414–1424.

Giugliano RP, Braunwald E. 2004 ACC/AHA guideline for the management of patients with STEMI: the implications for clinicians. Nat Clin Pract Cardiovasc Med 2005;2(3):114–115.

Sabatine MS, Cannon CP, Gibson CM, et al. CLARITY-TIMI 28 Investigators. Addition of clopidogrel to aspirin and fibrinolytic therapy for myocardial infarction with ST-segment elevation. N Engl J Med 2005;352(12):1179–1189.

33. 心肌梗死后的护理与问询

Marc P. Bonaca，David A. Morrow

吴 畏 王俊岭 李 萍 译

心肌梗死（MI）后患者的处理与咨询重点应放在病因的评估与变化上，以及处理并发病，例如心力衰竭、心律失常和控制心绞痛的再发。干扰因素包括教育、行为纠正和采用二级预防药物。在某些情况下，可能需要进行深入的检查和侵入性治疗。

A. 病史应包括患者在医院期间的病程以及一般病史的细节。在医院期间病程细节应包括心脏损伤，处理［经皮冠状动脉介入（PCI）、冠状动脉旁路移植术（CABG）、保守治疗］、并发症（心律失常、心力衰竭）以及任何出院前诊断报告（心电图、负荷试验）的范围。应该注意排泄疗法和任何对治疗产生的不良反应。一般病史应包括外周血管疾病（PVD）或脑血管疾病（CVD）的症状、吸烟、饮食、锻炼习惯、糖尿病和药物使用。

B. 检查应包括评估心室功能不全、瓣膜疾病和心律不齐的体征。应测量血压、体重/体质指数（BMI）和腰围。

C. 实验室检查应包括肌酐、空腹血脂、空腹血糖以及为糖尿病患者检查糖化血红蛋白。

D. MI 后患者的检查应包括静息心电图且大多数情况下要做超声心动图。为精确判定恢复期心室功能，超声心动图应在 6 周后进行。然而，如果用于确定治疗方案，则要保证更早期的检查。在没有进行血管造影术和（一些病例中）做过简单的血管再通术的患者中，出院之前应进行亚极量负荷试验。运动测试比药物反应更适宜进行。

E. 风险评估应包括对左心室功能不全、负荷试验中的高风险指示、与心律失常相关的症状，或者中重度心绞痛症状的评估。在某些病例中，可以适当地进行心脏导管检查、电生理学评估或血运重建。

F. 应该对患者和家属同时进行教育。重点应放在改变生活方式（戒烟、锻炼、减肥、饮食控制）以及其对病程影响的重要性上。在采用抗心绞痛疗法［硝酸甘油（NIG）］的同时应注意观察急性心脏病症状，知道如何与急救医疗系统取得联系。可以传授家属关于心肺复苏术的知识以及自动式外部除颤仪（AED）的使用方法。应建议患者避免接受存在潜在危害的药物治疗（例如使用硝酸盐类同时使用西地那非）。

G. 使用二级预防药物可改善血脂异常和高血压带来的高风险因素，这与抗血小板、抗心绞痛（β受体阻滞剂）和局部抗缺血治疗相关。

H. 心理上的评估包括当抑郁或焦虑情绪出现时，对在接受适当治疗时患者出现的情绪症状或与此相关的焦虑和抑郁进行评估。对应对机制进行评估，并且当此症状出现时，应进行咨询。对于难以进行预后评估的病例，对于价值和所有护理目的的讨论是很重要的。

I. 行为咨询对于二级预防是一个关键要素，并且应该在每次探访中宣传，包括减少饮食/体重、戒烟和锻炼。美国心脏协会/美国心脏病学会（AHA/ACC）的指导方针推荐低脂肪和低胆固醇饮食。所有的患者在发生 MI 后都应进行营养咨询，尤其是合并糖尿病和肥胖症的患者，应向他们提供教育和相关可用资源的信息。MI 后大多数患者可以每天散步 10～15min 且告知其可能出现的症状。体育锻炼每天可以增加到 30min。平板运动实验（ETT）对于判定患者运动需求很有用，并且症状限制测试应该在那些没有经过血运重建处理的患者中进行。对于进行风险压力测试的患者、低功能或家庭康复护理效果较差的患者，推荐心脏康复治疗。

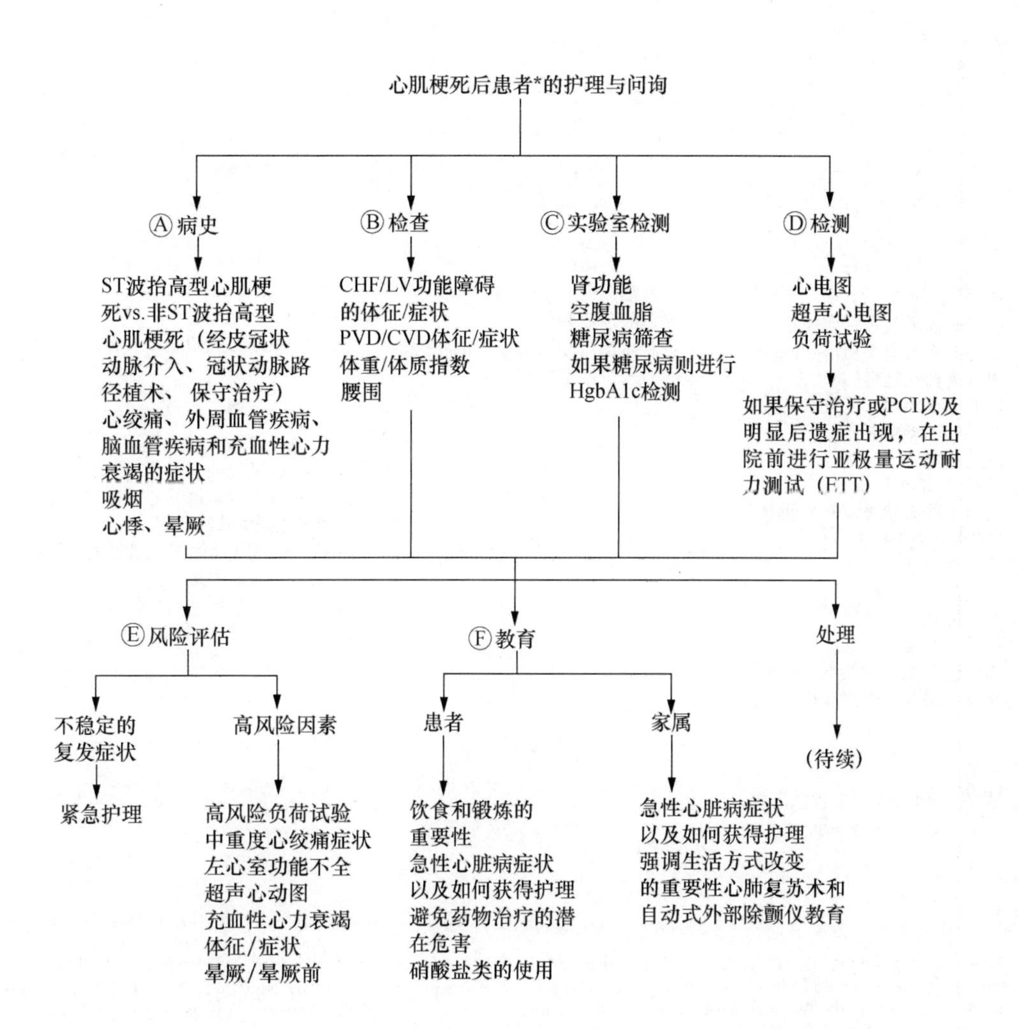

*发生心肌梗死的患者已出院

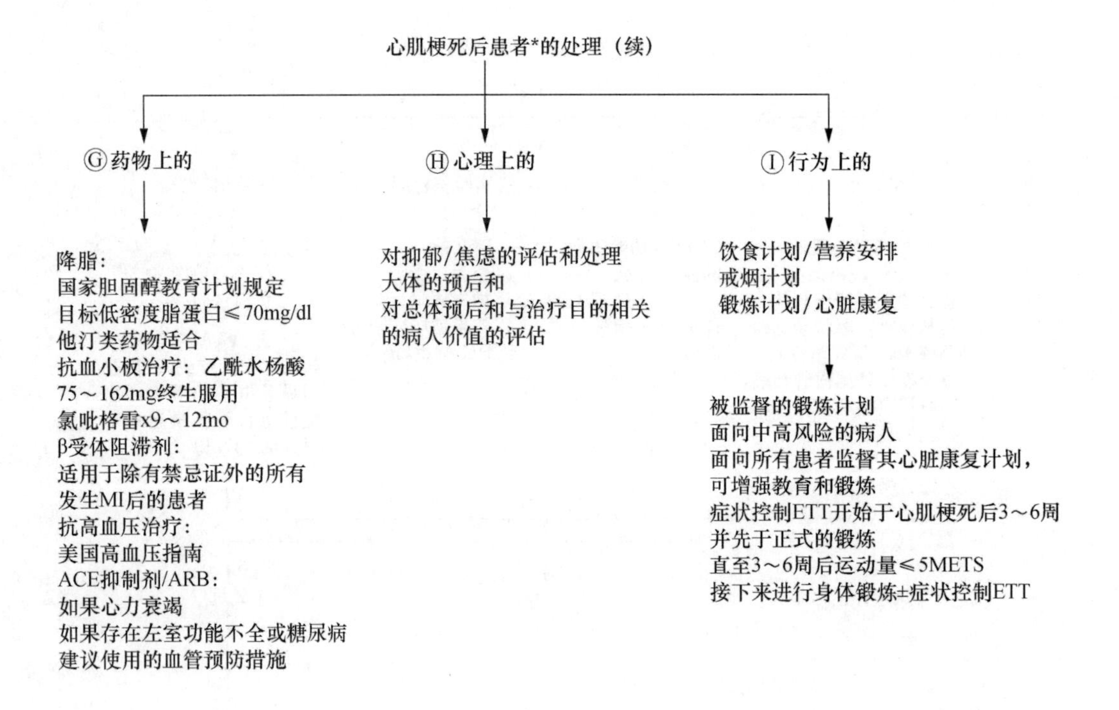

*发生心肌梗死的患者已出院

参考文献

Antman EM, Anbe DT, Armstrong PW, et al. ACC/AHA guidelines for the management of patients with ST-elevation myocardial infarction: executive summary: a report of the ACC/AHA Task Force on Practice Guidelines (Committee to Revise the 1999 Guidelines on the Management of Patients With Acute Myocardial Infarction). J Am Coll Cardiol 2004;44:671–719.

Berkman LF, Blumenthal J, Burg M, et al., Enhancing Recovery in Coronary Heart Disease Patients Investigators (ENRICHD). Effects of treating depression and low perceived social support on the clinical events after myocardial infarction: the Enhancing Recovery in Coronary Heart Disease Patients (ENRICHD) Randomized Trial. JAMA 2003;289:3106–3116.

Dalal H, Evans PH, Campbell JL. Recent developments in secondary prevention and cardiac rehabilitation after acute myocardial infarction. BMJ 2004;328:693–697.

Daly LE, Mulcahy R, Graham IM, Hickey N. Long term effect on mortality of stopping smoking after unstable angina and myocardial infarction. BMJ (Clin Res Ed) 1982;287:324–326.

Froelicher ES, Kee LL, Newton KM, et al. Return to work, sexual activity, and other activities after acute myocardial infarction. Heart Lung 1994;23:423–435.

Krone RJ, Gillespie JA, Weld FM, et al. Low-level exercise testing after myocardial infarction: usefulness in enhancing clinical risk stratification. Circulation 1985;71:80–89.

O'Connor GT, Buring JE, Yusuf S, et al. An overview of randomized trials of rehabilitation with exercise after myocardial infarction. Circulation 1989;80:234–244.

Smith SC, Blair SN, Bonow RO, et al. AHA/ACC Scientific Statement: AHA/ACC Guidelines for Preventing Heart Attack and Death in Patients with Atherosclerotic Cardiovascular Disease: 2001 update: a statement for healthcare professionals from the American Heart Association and the American College of Cardiology. Circulation 2001;104:1577–1579.

34. 跛　行

Heather L. Gornik

吴　畏　王俊岭　李　萍　译

跛行，经休息可恢复的劳累性肢体（下肢）不适，在老年患者中是一种普遍疾病，据估计在大于70岁的患者中占到10%。跛行大都是由下肢动脉粥样硬化阻塞所致，称为外周动脉疾病（PAD）。流行病学研究证实PAD患病率已经超过典型跛行，包括具有非典型的腿部症状的患者，具有步态异常的患者，以及完全无腿部症状的患者。事实上，大多数PAD患者并无典型跛行症状。对于诊断所有的PAD患者，拥有跛行病史有限可信度的踝臂指数（ABI）是识别PAD的关键性临床工具。这篇文章在于阐述跛行的处理。虽然大致涵盖，但对于具有无症状PAD或具有非典型的腿部症状的患者的处理就超出了这篇文章的范围。

A. 病史和身体检查对于评估跛行疑似患者来说是重要组成部分。病史采集的重点在于是否具有典型跛行腿部症状或是否与可替代的诊断一致。跛行是一种腿部不适的感觉，可预知在劳累后获得，并在休息5min后缓解。这种不适可以是单侧或是双侧的，并可以包含臂、髋骨、大腿和腓骨，这取决于动脉阻塞的解剖学位置。确定肢体不适是发生在休息时还是劳累过后是很重要的。发生在休息时的不适代表临界性肢体缺血（CLI），这是一种血管急症。一个完整的心血管（CV）评价系统是很重要的，因为很多PAD患者也有隐藏的冠状动脉和脑血管疾病。应询问患者关于勃起功能障碍、神经病学症状以及饭后腹痛（肠系膜缺血症状）的情况。在评估其他动脉粥样硬化风险因素的同时，应详细询问吸烟史。身体检查应包括一个综合性的血管检查，包括量双臂血压、对上下端主要的脉搏进行触诊、对杂音进行听诊。在出现劳累性腿部症状的患者中脚步脉搏的缺失暗示有PAD。胫后脉搏是一个更专门的PAD信号，因为有超过10%的患者足背部脉搏天生缺失。脱去鞋和袜了检查脚部很关键。缺血性溃疡可能发生在脚部、脚后跟或者在两脚趾中间（相对面溃疡）。与PAD同时发生的其他身体症状包括脱发、皮肤温度下降以及有症状肢体末端凸起发白。

B. ABI是诊断PAD的基础。ABI应在患者休息至少5min后处于仰卧位时测量。使用标准的血压套和便携式多普勒血压计用于测量双臂收缩压（手臂压）以及每个脚踝处的血压。套囊直接放置在脚踝上，通过听后胫和足背部的动脉来测量收缩压。ABI是每条腿高脚踝压（足背或后胫）超过高双臂压的比率。正常休息时的ABI规定在0.91～1.3，但是真正的正常值应≥1.1。当ABI≤0.9时诊断为PAD，当ABI>1.3时也属异常情况，这是由于血管僵硬的个人现象。这在糖尿病和末期肾病患者中是一个常见现象。ABI>1.3并非能解释清楚，且需要观察选择性诊断报告，例如趾臂指数、脉搏记录、磁共振血管造影（MRA），或下肢CT血管造影（CTA）。

C. 休息时ABI正常，如果在0.91～1.1之间，并不排除患者由于腿部症状所致的PAD。一些病情较轻的患者，或者当病变集中在主动脉和髂动脉时，ABI在休息时正常但在运动期间降低。大多数血管试验室都有正式的运动计划。患者采用标准计划在跑步机上走，直到出现腿部症状或计划完成。在运动完成后尽可能快采取仰卧位再次测量ABI。运动后任何脚踝压的下降现象都是不正常的。在测试期间习惯性跛行的PAD患者正式的ABI会下降≥20%。有个简便而不用选择进行正式的运动计划的方法是在休息室测量ABI，然后要求患者站立时小腿抬高直到腿部出现不适。再次测量有症状腿的ABI。

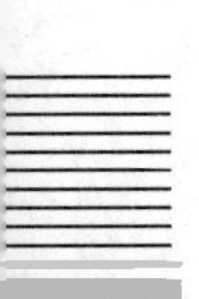

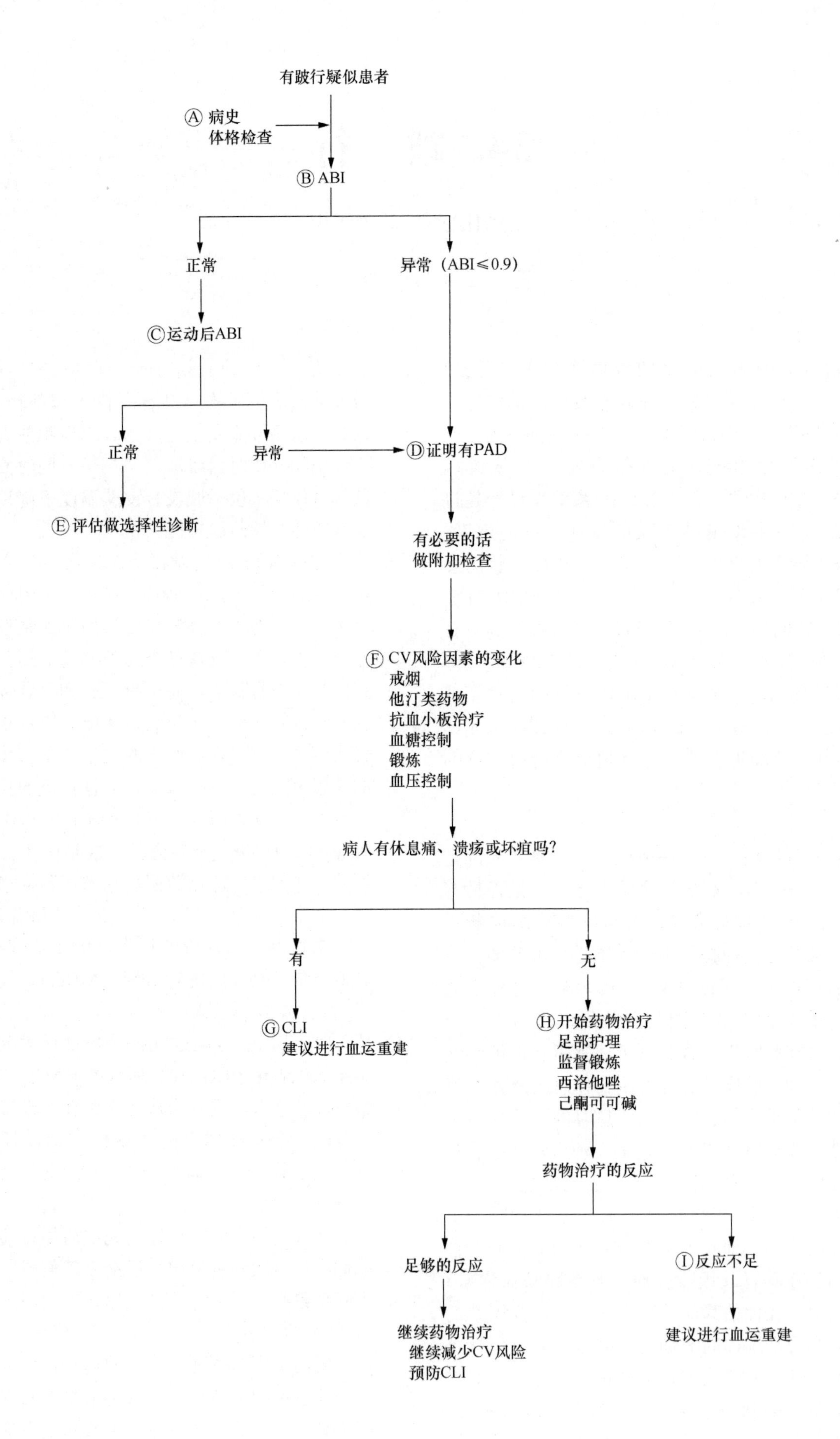

有跛行疑似患者
Ⓐ 病史
体格检查
Ⓑ ABI
正常
异常（ABI≤0.9）
Ⓒ运动后ABI
正常
异常
Ⓓ证明有PAD
Ⓔ评估做选择性诊断
有必要的话
做附加检查
Ⓕ CV风险因素的变化
戒烟
他汀类药物
抗血小板治疗
血糖控制
锻炼
血压控制
病人有休息痛、溃疡或坏疽吗？
有
无
ⒼCLI
建议进行血运重建
Ⓗ开始药物治疗
足部护理
监督锻炼
西洛他唑
己酮可可碱
药物治疗的反应
足够的反应
Ⓘ反应不足
继续药物治疗
继续减少CV风险
预防CLI
建议进行血运重建

D. 在大多数跛行病例中，临床评估和 ABI 测定完成了对于 PAD 的诊断。实际操作时，在血液实验室，带有局部腿压和脉搏记录测定的 ABI 要进行常规的观察。实际操作时，附加采用影像学的诊断，例如 MRA 或 CTA，仅限于可以获得解剖学信息的病例。进行影像诊断后，治疗安排包括对无动脉粥样硬化风险的患者进行 PAD 评估，这时怀疑患者有不常见的动脉疾病（例如，多发性大动脉炎、肌肉纤维发育异常、动脉压迫症），有疑似动脉瘤，或者动脉解剖等因素来决定是否进行血管再通，这也是为了再通术之后接下来的治疗。

E. 如果已经排除 PAD 是患者肢体症状病因，应考虑其他选择性诊断，这取决于患者症状的特征。腿部疼痛的诊断难度在于范围广并且包括腰椎椎管狭窄（伪跛行）、骨关节炎、静脉疾病、疼痛性外周神经病变。相似的情况还有腿或脚部溃疡和休息时正常的 ABI 患者必须进行选择性诊断。大多数非缺血性肢体溃疡的病因是由于静脉功能不全以及糖尿病合并神经系统病变。

F. 在 PAD 中心肌梗死和卒中是主要的死亡原因。例如对于所有跛行患者和有临界性肢体缺血的 PAD 患者以及有非典型腿部症状的患者，强大的心血管风险因素的变化是很关键的。患者应专门接受抗血小板药物治疗（阿司匹林或氯吡格雷）、他汀类药物治疗，以及精确的血压控制。戒烟对于改善肢体血流和预防心血管急性症状是很重要的。合并糖尿病的 PAD 患者应该对血糖进行控制，同时经常咨询内分泌科专家。

G. 肢体存在静息痛、未痊愈的溃疡或坏疽且 ABI 不正常的患者有 CLI。这类患者的 ABI 大都＜0.4。有 PAD 和糖尿病以及继续吸烟的患者会增加 CLI 发展的风险。CLI 是一种有截肢可能性和导致 CV 高发病率的血管急症。临床医生必须警惕跛行患者发展成 CLI。病情恶化成 CLI 可以发生在病情稳定的患者中，包括已经开始保守治疗的患者。虽然这并不典型，有些跛行患者也可能出现未痊愈的溃疡但并无局部缺血性疼痛。所有 CLI 患者都应立即去请血管病专家评估血运重建的必要性。

H. 对于大多数患者来说，跛行的初步处理包括治疗方法的尝试。所有患者都应接受有关足部护理的咨询。被监督的运动训练计划在跛行患者中提高运动能力大有好处，虽然这还没有被广泛推广。应建议 PAD 患者进行每周五次，每次 1.5h（不包括休息时间）的走路计划。相对于 FDA 提出的两种治疗跛行可用的药物（西鲁唑啉和己酮可可碱），有更强有力的数据支持使用西鲁唑啉。西鲁唑啉禁止在充血性心力衰竭的患者中使用。

I. 如果患者进行保守治疗并无腿部症状的改善，特别是如果在生活或生理功能的质量上重大的损伤的话，患者应转诊至血管病专家进行血管再通。在过去的二十年间，插管术有了很大发展，可以给患者实时非手术血运重建。经过仔细筛选具有严重疾病症状或因跛行无法工作的患者可以优先考虑血运重建，特别是患者对于插管术有合适的解剖学特征。有主动脉髂动脉疾病或股骨血管局部损伤的患者更适宜进行插管术。

参考文献

Creager MA, White CJ, Hiatt WR, et al. Atherosclerotic Peripheral Vascular Disease Symposium II: executive summary. Circulation 2008;118(25):2811–2825.

Gornik HL, Creager MA. Contemporary management of peripheral arterial disease: I. Cardiovascular risk-factor modification. Cleve Clin J Med 2006;73(Suppl 4):S30–37.

Hirsch AT, Criqui MH, Treat-Jacobson D, et al. Peripheral arterial disease detection, awareness, and treatment in primary care. JAMA 2001;286(11):1317–1324.

Hirsch AT, Haskal ZJ, Hertzer NR, et al. ACC/AHA 2005 practice guidelines for the management of patients with peripheral arterial disease (lower extremity, renal, mesenteric, and abdominal aortic): a collaborative report from the American Association for Vascular Surgery/Society for Vascular Surgery, Society for Cardiovascular Angiography and Interventions, Society for Vascular Medicine and Biology, Society of Interventional Radiology, and the ACC/AHA Task Force on Practice Guidelines (Writing Committee to Develop Guidelines for the Management of Patients With Peripheral Arterial Disease): endorsed by the American Association of Cardiovascular and Pulmonary Rehabilitation; National Heart, Lung, and Blood Institute; Society for Vascular Nursing; TransAtlantic Inter-Society Consensus; and Vascular Disease Foundation. Circulation 2006;113(11):e463–654.

McDermott MM, Greenland P, Liu K, et al. Leg symptoms in peripheral arterial disease: associated clinical characteristics and functional impairment JAMA 2001;286(13):1599–1606.

Norgren L, Hiatt WR, Dormandy JA, et al. Inter-Society Consensus for the Management of Peripheral Arterial Disease (TASC II). J Vasc Surg 2007;45(Suppl S):S5–67.

Stewart KJ, Hiatt WR, Regensteiner JG, et al. Exercise training for claudication. N Engl J Med 2002;347(24):1941–1951.

皮肤病

Barbara A. Gilchrest

35. 色素沉着性皮损

Mark J. Scharf，Norman Levine

吴　畏　王俊岭　译

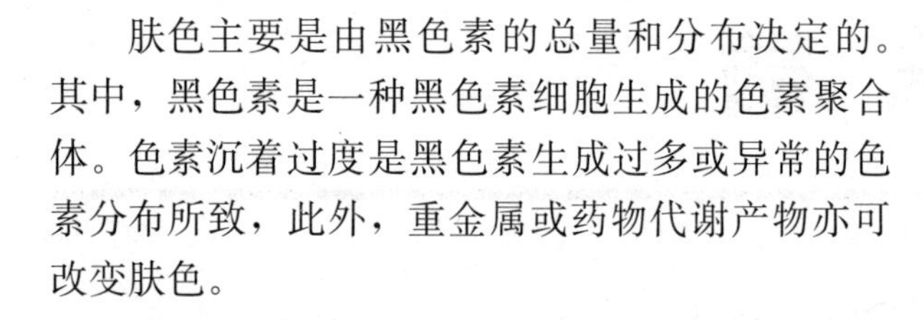

肤色主要是由黑色素的总量和分布决定的。其中，黑色素是一种黑色素细胞生成的色素聚合体。色素沉着过度是黑色素生成过多或异常的色素分布所致，此外，重金属或药物代谢产物亦可改变肤色。

A. 皮肤黑变病/黑色素细胞增多症即为一种皮肤色素状态，这种状态下数量增加的黑色素细胞正在深度真皮下生成黑色素。有这些色素细胞的皮肤呈现带有石板色的蓝和带有蓝色的黑。胎记（mongolian spot）是出现于出生时或出生前的淡蓝色斑点，95％的黑种人和10％的白种人新生儿都会出现。这些损伤75％会出现在骶骨上，可能是单个或多个的，并可达10cm。大都会在5岁之内消失。太田痣（nevus of Ota）是涉及第5脑神经分布的一种皮肤黑变病的表现形式。这在亚洲人中更常见，并在黑人中也可见到。60％的人在出生时会出现这种皮肤病变。肤色呈现蓝灰色至蓝棕色。眼巩膜也会被影响。

B. 蓝痣是黑色素细胞的集中良性增生，可以是先天性或获得性的。分为两种类型。普通蓝痣的大小在2～10mm，呈小圆形到椭圆形，表面光滑，表现为明显的蓝黑色色素沉着的丘疹形态。细胞性蓝痣更少见且大小通常＞1cm，也是蓝黑色，并且容易误诊为结节性黑色素瘤。但其很少会恶变。

C. 当黑色素细胞产生的色素聚集于表皮时，肤色可由褐色变为棕色甚至黑色。例如，雀斑是由增加的色素产物引起，并通过正常的黑色素细胞聚集产生的一个聚集区。它们在曝光的皮肤区域呈现小褐色至棕色斑点（2～5mm），并持续2～4年。通过夏天加重、冬天消散的事实，它们可以与雀斑痣（“肝痣”）或痣区别。咖啡牛奶色斑（Café-au-lait spot）是出现于出生时、有清晰边缘的褐色斑点。有6个或者6个以上直径＞1.5cm的损伤可诊断神经纤维瘤（NF）。在这些患者中获取个人或家族NF病史。在疑似NF的患者中进行眼部裂隙灯检查来寻找Lisch瘤，其对于NF来说是具有特异性的病症，并且所有病例都在5岁时出现。雀斑痣是出现在皮肤任意位置，特别是脸部曝光区域和手背范围的清晰的褐色至棕色斑点。与雀斑不同，它们并不会随时间而消散。它们是由位于表皮真皮（DE）交界处的带有递增的色素产物的黑色素细胞数量增多引起的。大多数雀斑痣＜5mm。当雀斑痣＞5mm并且具有不规则边缘时，则需进行活组织检查（活检）来检查其是否为恶性雀斑样痣（LM）。LM是原位黑色素瘤的一种形式，若不及时处理会转变为恶化的黑色素瘤。如果怀疑有LM，要进行切开活检。

D. 先天性痣出现于出生时，直径范围分布从2mm到大于20cm。它们呈深棕色至黑色丘疹形态或有疣状表面并生有密毛的斑块。巨大先天性痣（GCN）可以涉及整个四肢或者躯干、头皮或脸部的大部分。据估计GCN中发生黑色素瘤的风险是5％。虽然中小型先天性痣都与黑色素瘤有关，但是其发生恶性转移的可能性远低于GCN；然而，如果发现变化，应该进行照相以及活检或切除。

E. 普通的获得性痣出现于30岁前并于65岁以后消退，平均每人有40个。获得性痣根据黑色素细胞集中的位置可分为三类。结合性痣是黑色素细胞出现于DE交界处。这些损伤是＜5mm的边缘光滑斑点，且颜色从浅棕至深棕甚至黑色呈均匀分布。混合型痣是边界清晰匀称的丘疹或薄的斑块。它们呈现由浅至深的棕色，有些呈现斑点状。黑色素细胞出现于DE交界处或者真皮之内。真皮痣呈现肉色或粉红色丘疹形态。所有黑色素细胞都在真皮内。当

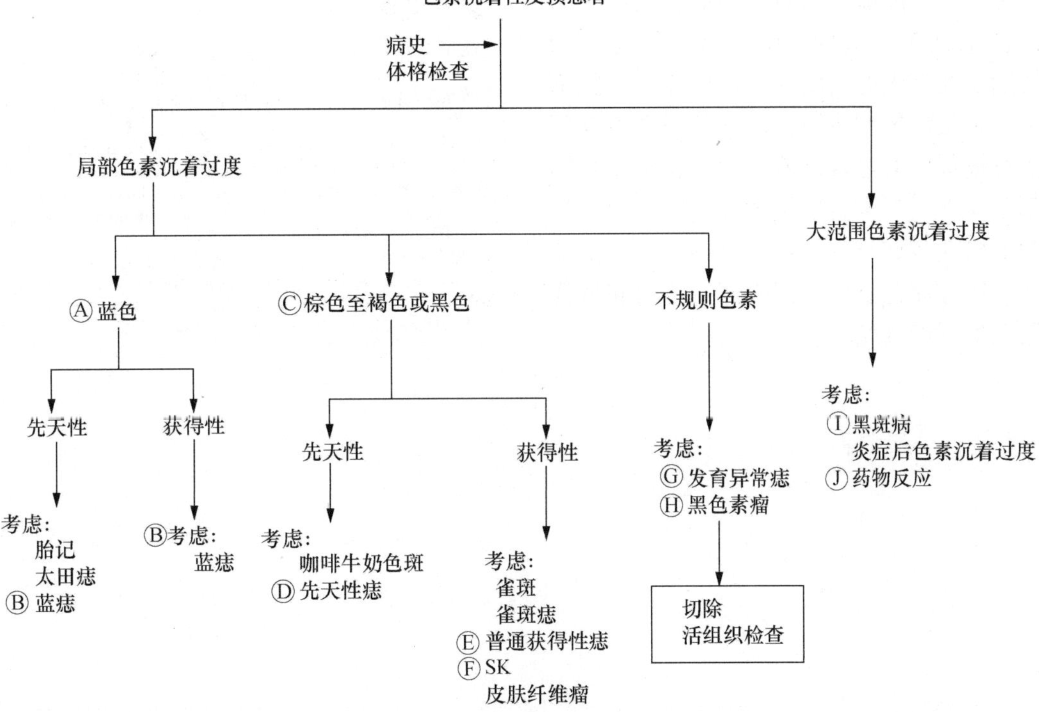

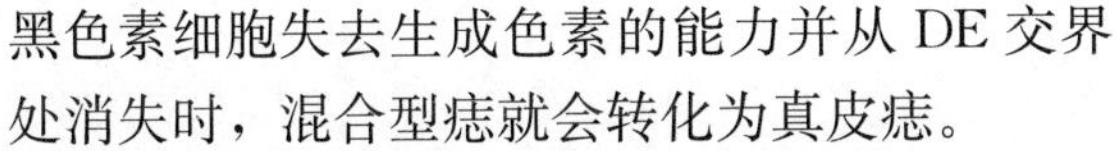

黑色素细胞失去生成色素的能力并从 DE 交界处消失时，混合型痣就会转化为真皮痣。

F. 很多获得性色素损伤很像痣，其中最常见的就是脂溢性角化病（SKs）和皮肤纤维瘤。SKs 通常发生在 35 岁以后，且是区分明显、疣状、通常色素沉着过度的丘疹或周边无色素的色素沉着斑块。它们可被衣物或者外伤刺激，产生发炎和瘙痒的迹象并且需要通过冰冻疗法、刮除术或者剃除术去除。SKs 偶尔会因颜色深被误诊为黑色素瘤。同样，黑色素瘤也可被误判为 Sks。当存有怀疑时，可以进行活组织检查。皮肤纤维瘤是光滑、棕色或粉红色丘疹，从边缘压的时候中间会皱起（Fitzpatrick 浅凹征）。虽然病因不明，但会在小型外伤后出现，如昆虫叮咬或剃刀刮伤。贝克尔痣（Becker 痣）为均匀的褐色至棕色斑块，最初发生于上身和肩部。男性比女性更常见。这种损伤通常出现于青少年并且容易与较大的先天性痣混淆，因为它们的成熟化且有深色粗毛。这是结缔组织痣的一种形式且并无恶化的可能性。

G. 发育异常或非典型痣是直径>5mm，并且有区分不清或不规则边缘的不规则或杂色色素沉着（蓝色、棕色、黑色、红色或白色）的一种获得性痣。这类损伤可能是黑色素瘤的前兆。有 2 个或 2 个以上具有发育异常痣一级亲属且有黑色素瘤病史的非典型痣患者几乎 100%会发展成黑色素瘤。仔细观察这类患者的痣的变化迹象。这些变化可以通过高质量照片很好地判定，也可以把当前的发现与之前的照片进行对比。

H. 黑色素瘤是由黑色素细胞恶变来的皮肤癌。根据讨论，它们可能是由前体损伤产生，例如非典型痣、先天性痣和 LM。它们也可能在皮肤内的黑色素细胞中新生。如果一个色素损伤显示不均整、边缘不规则、杂色或是直径>5mm，就考虑是黑色素瘤。其他令人担心的迹象包括瘙痒、溃疡、出血或损伤处颜色和大小的改变。

I. 黑斑病是色素沉着过度的一种形式，特征是在面部褐色至棕色小斑点合并为不规则斑。前额、面颊和上嘴唇也包括在内。黑斑病在妊娠期很常见，而且也可能因口服避孕药引起。这可以是自发性或家族遗传的，并在男性中也可发现。炎症后色素沉着过度是发生在皮肤外伤或炎症性皮肤病后的局部斑点样色素沉着过度的另一种形式，更为常见，并且在某些深色皮肤的患者中更为严重。

J. 皮肤色素异常包括外源性的和内源性的。很多药物可引起色素沉着过度。如果长期给予足够量的米诺环素，就会在旧的痤疮瘢痕上产生灰棕色的变色或在前部下肢或前部躯干上产生更多弥散性色素沉着过度。吩噻嗪可引起蓝灰色，特别是在曝光的皮肤上。羟氯喹可在腿部产生不规则灰色斑。使用胺碘酮的患者可在面部产生石板灰色的色素沉着过度，特别是长期暴露于阳光下。与重金属接触，如金或银可导致皮肤上出现淡蓝灰色。系统性疾病，例如艾迪生病、尿毒症、血色素沉着病，可引起特征性扩散色素沉着过度。

参考文献

Arndt KA, Leboit PE, Robinson JK, Wintroub BU, eds. Cutaneous Medicine and Surgery. Philadelphia: WB Saunders, 1996.

Bolognia J, Jorizza J, Rapine R. Dermatology, 2nd ed. Philadelphia: Elsevier, 2007.

Swerdlow AJ, English JS, Qiao Z. The risk of melanoma in patients with congenital nevi: a cohort study. J Am Acad Dermatol 1995;32:595.

Tucker MA, Halpern A, Holly EA, et al. Clinically recognized dysplastic nevi: a central risk factor for cutaneous melanoma. JAMA 1997;277:1439.

Wolff K, Goldsmith LA, Katz Sl, et al: Fitzpatrick's Dermatology in General Medicine, 7th ed. New York: McGraw-Hill, 2007.

Yohn J, Hoffman S, Norris D, Robinson W. Melanoma: diagnosis and treatment. Hosp Pract (Off Ed) 1994;29:27.

36. 腿部溃疡

Cynthia A. O'Neil，Barbara A. Gilchrest

吴 畏 译

A. 腿部溃疡的病因可以通过病史和体格检查来确定。因此询问患者关于外伤以及其他任何疾病的病史非常重要，例如冠状动脉疾病、深度静脉血栓以及糖尿病。询问关于血管炎、慢性炎症以及肿瘤的症状。体格检查的重点在于检查是否有水肿、静脉曲张、动脉供血不足、神经系统病变以及感染。

B. 动脉溃疡占所有腿部溃疡的5%。这是由血流损伤引起并且有多重病因，包括栓子、血栓、动脉硬化、血栓闭塞性脉管炎、高血压、血管痉挛、血管炎和血液学失调。患者主诉休息时有疼痛感，且腿部抬高就会加重，有依靠则减轻。溃疡的特征为苍白色或有焦痂覆盖且带有小肉芽组织，通常出现于足部末端。动脉溃疡的其他重要特征是肢端冰冷、脉搏较弱和毛细血管再充盈缓慢、股动脉可触及或可听到的杂音以及腿部末端毛发脱落。如果动脉脉搏无法触及，使用多普勒流速计在足背或胫后动脉听搏动，并且计算收缩压的踝臂指数（ABI）。如果数值＜0.7，显示有中重度疾病，并考虑做动脉造影。

C. 慢性静脉功能不全占腿部溃疡的90%。静脉淤滞由静脉血流异常造成，大多数由瓣膜缺陷引起（通常是次级到深度静脉血栓形成或者先天性缺陷）。与动脉疾病患者相比，这类患者有水肿，但很少有相关疼痛。在体格检查方面，有渗出液和肉芽组织的溃疡见于内踝上。静脉曲张、棕色含铁血黄素的色素以及淤滞性皮炎可支持这一诊断。

D. 脉管系统正常且无明显病因时，考虑坏疽性脓皮症（PG，有紫罗兰色的边缘且不易剥离）、炎性肠病、恶性血液病或者其他系统性疾病。

E. 神经营养性溃疡是由重复外伤或重负且有受损的皮肤感觉区域的压力所致。糖尿病占这种溃疡病因的绝大多数，其他病因包括其他形式的血管疾病（结节性多动脉炎）、铅/砷多神经病、醇类多神经病、结节病、麻风以及梅毒。

F. 感染是腿部溃疡的另一个病原学因素。这大都是在初步接触病原体之后出现，虽然从其他地方传播也是有可能的。损伤会发炎流脓，并且可能有引流窦道。在溃疡范围内进行活组织检查，并将组织送去做细菌、真菌、分枝杆菌以及病毒病原体培养，同时也进行常规的组织学检查。

G. 治疗无反应的溃疡或者之前很稳定而后损伤快速增长应考虑是肿瘤。溃疡边缘凸起中间有痂或肉芽组织是很多肿瘤的特征。溃疡范围的活组织检查也应该进行。

H. 外伤性溃疡可通过病史来诊断。很多有自感病症的患者不愿泄露病因或者可能不适合提及。这类溃疡的特点是具有奇怪的形状且周围有小型红斑。

参考文献

Bolognia J, Jorizza J, Rapine R. Dermatology, 2nd ed. Philadelphia: Elsevier, 2007.

Burton CS III. Treatment of leg ulcers. Dermatol Clin 1993;11:315.

Douglas WS, Simpson NB. Guidelines for the management of chronic venous leg ulceration. Br J Dermatol 1995;132:446.

Krull EA. Chronic cutaneous ulcerations and impaired healing in the human skin. J Am Acad Dermatol 1995;12:394.

Phillips TJ, Dover JS. Leg ulcers. J Am Acad Dermatol 1991;25:965.

Wolff K, Goldsmith LA, Katz SI, et al: Fitzpatrick's Dermatology in General Medicine, 7th ed. New York: McGraw-Hill, 2007.

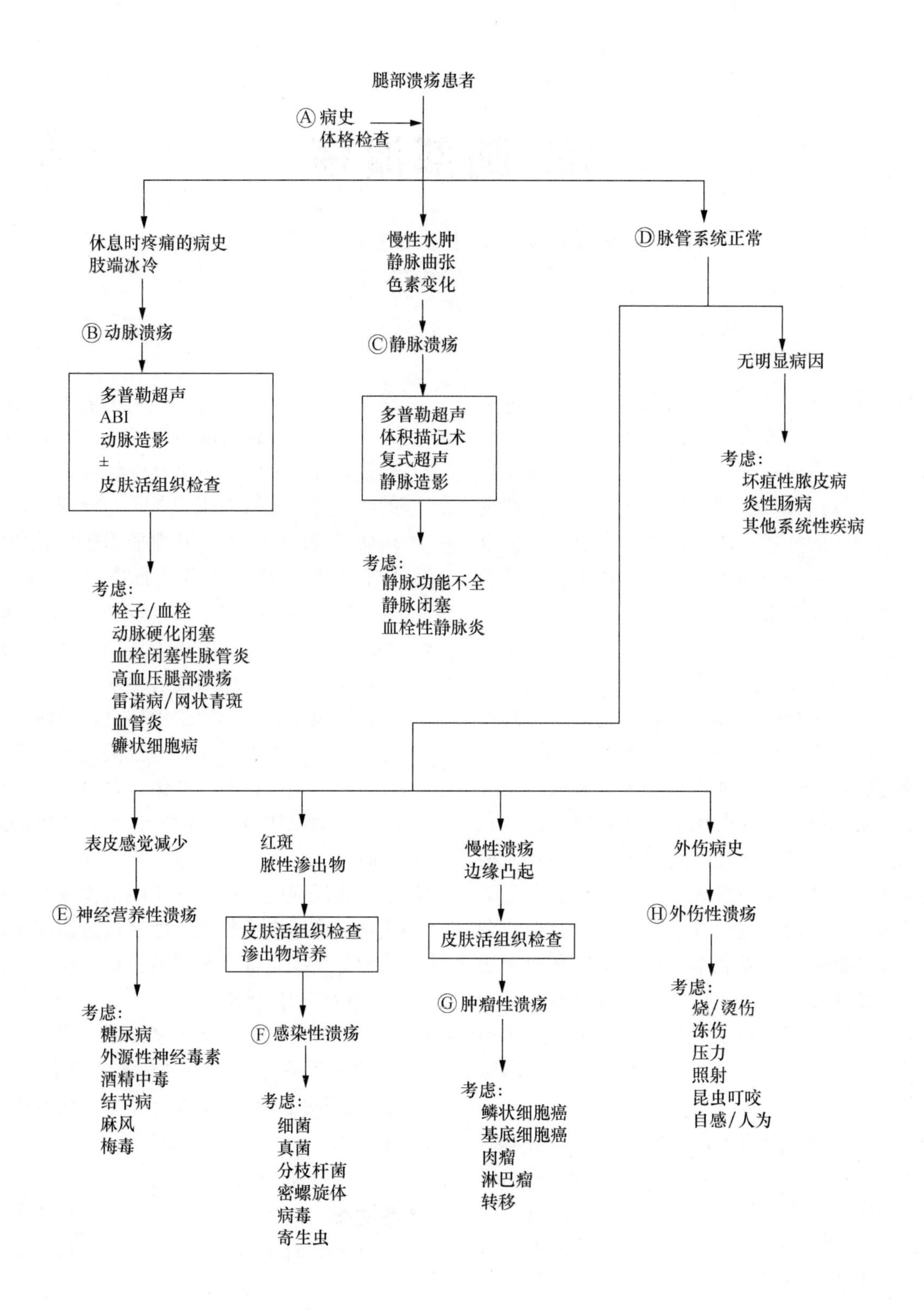
腿部溃疡患者
Ⓐ病史
体格检查
休息时疼痛的病史
肢端冰冷
Ⓑ动脉溃疡
多普勒超声
ABI
动脉造影
±
皮肤活组织检查
考虑:
栓子/血栓
动脉硬化闭塞
血栓闭塞性脉管炎
高血压腿部溃疡
雷诺病/网状青斑
血管炎
镰状细胞病
慢性水肿
静脉曲张
色素变化
Ⓒ静脉溃疡
多普勒超声
体积描记术
复式超声
静脉造影
考虑:
静脉功能不全
静脉闭塞
血栓性静脉炎
Ⓓ脉管系统正常
无明显病因
考虑:
坏疽性脓皮病
炎性肠病
其他系统性疾病
表皮感觉减少
Ⓔ神经营养性溃疡
考虑:
糖尿病
外源性神经毒素
酒精中毒
结节病
麻风
梅毒
红斑
脓性渗出物
皮肤活组织检查
渗出物培养
Ⓕ感染性溃疡
考虑:
细菌
真菌
分枝杆菌
密螺旋体
病毒
寄生虫
慢性溃疡
边缘凸起
皮肤活组织检查
Ⓖ肿瘤性溃疡
考虑:
鳞状细胞癌
基底细胞癌
肉瘤
淋巴瘤
转移
外伤病史
Ⓗ外伤性溃疡
考虑:
烧/烫伤
冻伤
压力
照射
昆虫叮咬
自感/人为

37. 荨麻疹

Norman Levine

王俊岭　李　萍　译

荨麻疹是一种皮肤血管反应，特点为容易消散的水肿性斑块（风疹块、荨麻疹）。血管性水肿不同于扩散在深度真皮和皮下组织内的水肿。人群中大约有15％的人在一生中的某时会得这种病。大约60％的患者该损伤会在6周之内恢复（急性荨麻疹）；在剩余的患者中疾病持续时间更长，通常是以再度复发的形式出现。

A. 大约25％的病例都有一个明确的病因，并且大都可通过病史和单纯的体格检查来确定。

B. 急性荨麻疹最常见的病因是药物反应。相关的药物包括氨苯磺胺、青霉素衍生物、巴比妥盐、利尿药以及抗炎药。在荨麻疹出现前14天内使用的药物是罪魁祸首。某些食物，如坚果、贝类和鸡蛋在易感人群中可产生荨麻疹。局部感染（如鼻窦炎、泌尿生殖系统感染）以及系统性感染（如病毒性肝炎或传染性单核细胞增多症），偶尔可产生荨麻疹。也有少数病例，患者在与诱导因素直接接触（接触荨麻疹）后会发生局部风团。

C. 某些慢性皮肤病有出现具有荨麻疹性质的损伤且必须与荨麻疹相区别。色素性荨麻疹（肥大细胞增生病）在摩擦时有荨麻疹样稳定棕色丘疹出现。荨麻疹性血管炎的损伤为持续数天的风团且常呈紫罗兰色。这些诊断可通过皮肤活组织检查证实。

D. 很多慢性荨麻疹病例继发于易感患者通过身体刺激产生荨麻疹。出现皮肤划痕现象者占人群的5％，而且在皮肤轻擦之后1～3min会出现风团。无害的刺激如洗浴后用毛巾擦或擦眼睛都会产生荨麻疹。但不常见到患者在遇到冷、热、水或暴露于阳光后会发生风团。胆碱能性荨麻疹患者在身体过热（如剧烈运动）后的2～20min内会产生2～4mm的风团。

E. 在非身体刺激继发的慢性荨麻疹患者中，需进行常规的无创性实验室筛查。然而，表面上看病史和体格检查都正常的情况下，异常的实验室检查结果很难找到隐藏的病因。

F. 很多患者中，慢性荨麻疹病因很难找到。其中有些患者心理因素的影响会加重荨麻疹发作。而另一些则可能因其遗传因素使他们更易因各种刺激产生荨麻疹。一些慢性荨麻疹病例由自身免疫现象引起，自身抗体与肥大细胞表面的IgE受体结合，结果导致肥大细胞激活并脱颗粒。

参考文献

Arndt KA, Leboit PE, Robinson JK, Wintroub BU, eds. Cutaneous Medicine and Surgery. Philadelphia: WB Saunders, 1996.

Bolognia J, Jorizza J, Rapine R. Dermatology, 2nd ed. Philadelphia: Elsevier, 2007.

Hirschmann JV, Lawlor F, English JSC, et al. Cholinergic urticaria: a clinical and histologic study. Arch Dermatol 1987;123:462.

Jacobson KW, Branch CB, Nelson HS. Laboratory tests in chronic urticaria. JAMA 1980;243:1644.

Kulp-Shorten CL, Callen JP. Urticaria, angioedema, and rheumatologic disease. Rheum Dis Clin North Am 1996;22:95.

Mahmood T. Urticaria. Am Fam Physician 1995;51:811.

Pollack CV Jr, Romano TJ. Outpatient management of acute urticaria: the role of prednisone. Ann Emerg Med 1995;26:547.

Sveum RJ. Urticaria: the diagnostic challenge of hives. Postgrad Med 1996;100:77.

Wolff K, Goldsmith LA, Katz SI, et al: Fitzpatrick's Dermatology in General Medicine, 7th ed. New York: McGraw-Hill, 2007.

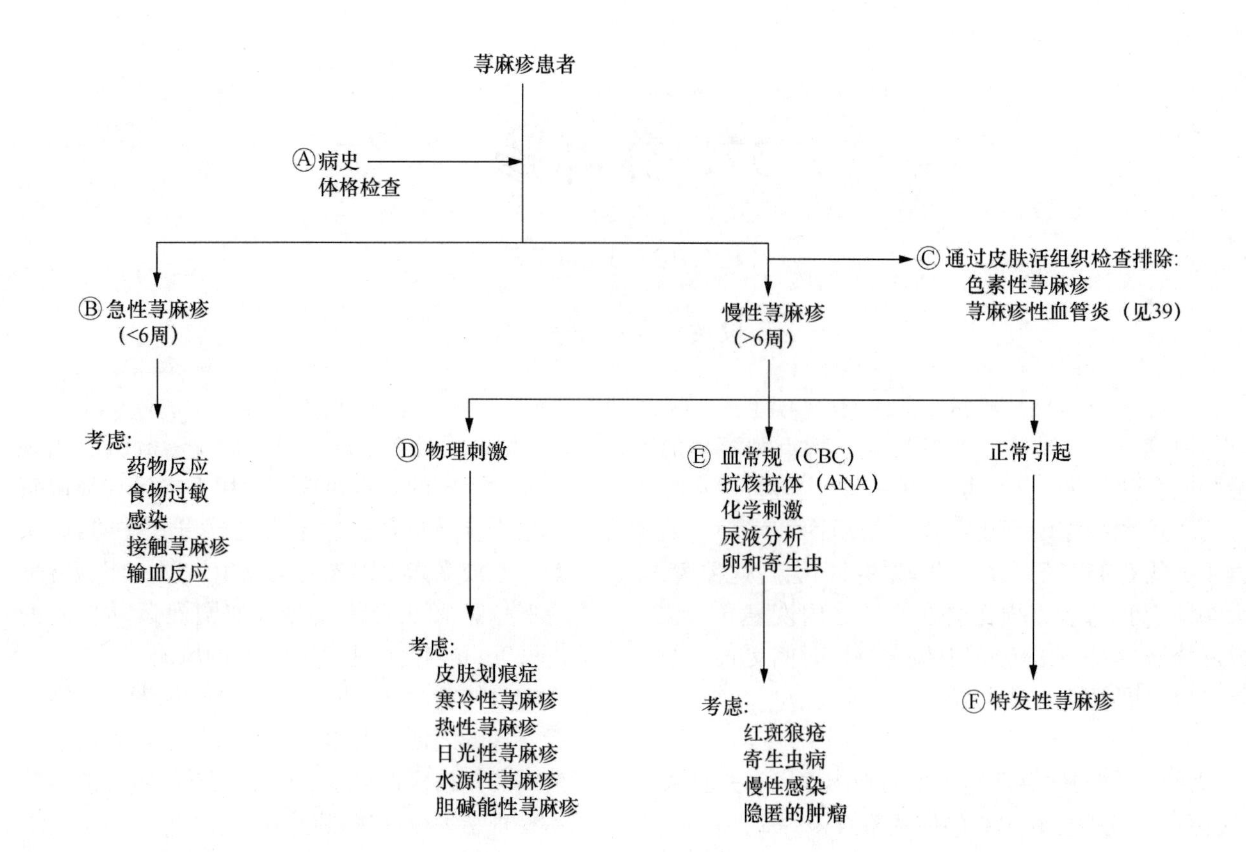
荨麻疹患者
Ⓐ病史
体格检查
Ⓑ急性荨麻疹
(<6周)
慢性荨麻疹
(>6周)
Ⓒ通过皮肤活组织检查排除:
色素性荨麻疹
荨麻疹性血管炎（见39）
考虑:
药物反应
食物过敏
感染
接触荨麻疹
输血反应
Ⓓ物理刺激
Ⓔ血常规（CBC）
抗核抗体（ANA）
化学刺激
尿液分析
卵和寄生虫
正常引起
考虑:
皮肤划痕症
寒冷性荨麻疹
热性荨麻疹
日光性荨麻疹
水源性荨麻疹
胆碱能性荨麻疹
考虑:
红斑狼疮
寄生虫病
慢性感染
隐匿的肿瘤
Ⓕ特发性荨麻疹

38. 泛发性瘙痒症

Norman Levine，Barbara A. Gilchrest

李　萍　译

瘙痒症是一种不舒服的感觉，会引起划痕。当其发生时，至少一半的情况下有诊断的必要。它通常是多因素的。在老年人中，干燥病是常见的原因，注意保湿可能会降低特发性（常见）或系统性疾病引起的瘙痒的症状。不管什么原因，大多数患者在睡前瘙痒最严重。有许多会出现瘙痒症状的皮肤疾病，但相对而言，这些很少可导致泛发性瘙痒症。泛发性瘙痒症被分为与皮肤病有关的和以瘙痒为症状的非皮肤病。

A. 体格检查本身是不足以诊断大多数原发性皮肤瘙痒疾病的。在缺乏一个明显的原发病灶时，病史可能会揭示神秘的皮肤病。例如，干燥病经洗澡后的皮肤痒（干）。疥疮可能会影响多个家庭成员，可以是一个广泛传播的情况。特应性皮炎可以连续数代发生，通常伴随着哮喘和变应性鼻炎出现。

B. 泛发性瘙痒症的两个最常见的原因是干燥病和变应性皮炎。干燥病最突出表现在下肢前部和上肢侧部，斑块有细裂缝，看起来就像一个有裂缝的罐子（“红斑的裂缝”）。变应性皮炎的病变为增厚（苔藓样变的）和擦破的皮肤。偶尔精神病患者会选择挠自己而驱赶虫子。仔细检查时这些都是不存在的。

C. 诊断往往可以通过皮肤活检证实。如果怀疑是疥疮，通过刮皮肤检查表面的内容。

D. 干燥病会在沉闷的干燥皮肤的外观基础上产生温和的片状或脱皮。它经常与其他问题并存，特别是在老年人中。还要考虑刺激物或变应性接触性皮炎。原因包括外用酒精、刺激的肥皂、羊毛衣服、洗涤剂以及织物软化剂。

E. 保湿霜对干燥皮肤引起泛发性瘙痒症的作用缺乏明显实证分析。如果瘙痒持续，应进行实验室检查，包括血象、血清化学反应、葡萄糖耐量试验、甲状腺功能研究、尿液分析和胸片。

F. 瘙痒很少在系统恶性肿瘤之前诊断，除了霍奇金病，其中6%的病例目前仅出现瘙痒。如果在一次例行检查中没有恶性肿瘤的迹象，进一步评估通常并不明确。

G. 真性红细胞增多症伴随与快速温度变化有关（例如洗澡）的瘙痒。瘙痒通常发生在白血病但很少发生在缺铁性贫血，甚至没有其他症状和体征。

H. 瘙痒常是胆汁性肝硬化和肝外胆管梗阻的第一症状。有血清碱性磷酸酶水平持续升高的特性。

I. 瘙痒在糖尿病患者中发生率<5%，并且与疾病的严重程度无关。

J. 甲状腺功能亢进可能增加广泛瘙痒症产生的机会，患者有时甲状腺功能正常。大多数情况下甲状腺功能减退时的瘙痒继发于干燥病。

K. 慢性肾衰竭常在BUN>50mg/dl的患者中引起泛发性瘙痒症。透析可能产生发作强烈的瘙痒。紫外线B（UVB）光疗可能使这些患者止痒。

L. 虽然精神性瘙痒是一个常见的引起的瘙痒原因，但它只有在所有其他原因被排除时考虑。

参考文献

Bergasa NV, Jones EA. The pruritus of cholestasis. Semin Liver Dis 1993; 13:319.

Bolognia J, Jorizza J, Rapine R. Dermatology, 2nd ed. Philadelphia: Elsevier, 2007.

Denman ST. A review of pruritus. J Am Acad Dermatol 1986;14:375.

Greaves MW. New pathophysiological and clinical insights into pruritus. J Dermatol 1993;29:735.

Kantor GR, Lookingbill DP. Generalized pruritus and systemic disease. J Am Acad Dermatol 1983;9:375.

Levine N. "Winter itch": what's causing this rash? Geriatrics 1996; 51:20.

Lober CW. Pruritus and malignancy. Clin Dermatol 1993;11:125.

Martin J. Pruritus. Int J Dermatol 1985;24:634.

Wolff K, Goldsmith LA, Katz SI, et al: Fitzpatrick's Dermatology in General Medicine, 7th ed. New York: McGraw-Hill, 2007.

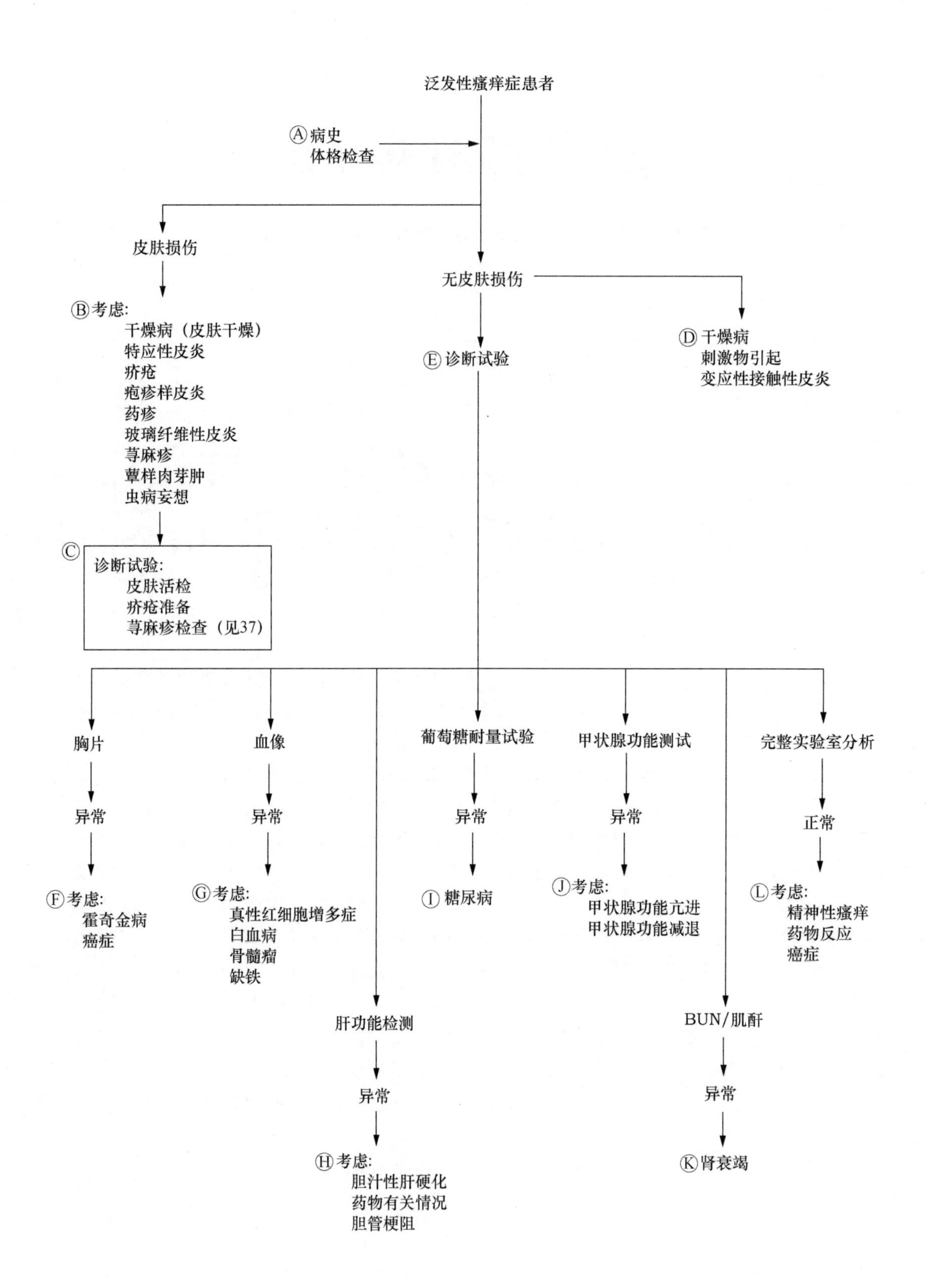
泛发性瘙痒症患者
Ⓐ病史
体格检查
皮肤损伤
无皮肤损伤
Ⓑ考虑:
干燥病（皮肤干燥）
特应性皮炎
疥疮
疱疹样皮炎
药疹
玻璃纤维性皮炎
荨麻疹
蕈样肉芽肿
虫病妄想
Ⓒ
诊断试验:
皮肤活检
疥疮准备
荨麻疹检查（见37）
Ⓓ干燥病
刺激物引起
变应性接触性皮炎
Ⓔ诊断试验
胸片
异常
Ⓕ考虑:
霍奇金病
癌症
血像
异常
Ⓖ考虑:
真性红细胞增多症
白血病
骨髓瘤
缺铁
肝功能检测
异常
Ⓗ考虑:
胆汁性肝硬化
药物有关情况
胆管梗阻
葡萄糖耐量试验
异常
Ⓘ糖尿病
甲状腺功能测试
异常
Ⓙ考虑:
甲状腺功能亢进
甲状腺功能减退
BUN/肌酐
异常
Ⓚ肾衰竭
完整实验室分析
正常
Ⓛ考虑:
精神性瘙痒
药物反应
癌症

39. 明显紫癜

Norman Levine

王俊岭 李 萍 译

明显紫癜是一种紫色的实质性的皮肤损害。它可以是一个丘疹、小疱或者脓疱。这些病变高度指示皮肤血管壁炎症性破坏（血管炎）。免疫介导性机制的治疗往往是有效的。一般的血管炎有许多截然不同的临床紊乱，但病理过程大多类似。

A. 明显紫癜会被认为是败血症性血管炎，事实证明并非如此。因此，在进行其他检查之前需排除脓毒症潜在的原因。脓毒症的迹象和症状包括发热、发冷、精神状态的变化、心动过速、呼吸急促和低血压。在这个临床症状下，通过血培养和皮肤活检观察紫癜在光学显微镜下的病变，细菌涂片，是有特异性的。

B. 尽管很少有将导致特定感染诊断败血症性血管炎的有区别的临床特征，但偶尔亦可见线索。在葡萄球菌败血症时会有紫癜的脓疱出现。革兰染色显示有机物。在淋球菌血症，有相对较少的肢端紫癜的丘疹和小疱，后来发展成脓疱。脑膜炎球菌血症患者出现了爆炸式的数以百计的出血性斑点及丘疹在整个身体。在落基山斑疹热，明显紫癜的病变发生于疾病后数天，只有在病变已经实现了从粉红色斑点到红色丘疹，直至紫癜的丘疹后。

C. 在许多情况下，皮肤系统性血管炎的明显紫癜，其中大部分由免疫介导。虽然是实验室异常在系统性血管炎很常见，但很少有异常可以指示某一特定的疾病。因此，包括测量器官功能和免疫状态的检查需要进行，同时收集病史及进行体格检查。

D. 过敏性（Henoch-Schönlein）紫癜是一种小血管炎，通常发生在儿童，包括皮肤（明显紫癜）、关节、肾和胃肠道。在90%的情况下是上呼吸道感染，持续7～14天，并可能有复发。一些慢性疾病具有涉及血管的肉芽肿形成可以产生明显紫癜的病变。韦格纳肉芽肿病是一种涉及皮肤、肾和上呼吸道的疾病。变应性肉芽肿病（Churg-Strauss综合征）发生在哮喘患者，发展为明显紫癜、高血压、慢性肺炎和一种神经病。结节性多动脉炎是一种中小型动脉与参与的皮肤、肾、肺、神经系统和关节的血管炎。皮肤病变可能产生紫癜的丘疹、皮下结节和（或）皮肤溃疡以及网状青斑。荨麻疹性血管炎是一种多系统紊乱与紫癜风团的复发性产物，可持续数天。其中一些患者与低补体血症相关。这是区别于其他形式的血管炎的相对稍纵即逝的病变，同时也显得更加重要的。

E. 在许多情况下，明显紫癜（血管炎）发生在其他方面健康的患者。有限的临床实验室检查，包括皮肤活检，表明排除免疫复杂疾病（如特发性混合性冷球蛋白血症和高球蛋白血症紫癜）以及纯粹的皮肤血管炎（如持久性隆起性红斑）至关重要。

F. 超敏感性血管炎没有特殊的标准，但取决于患者的症状和体征。绝大多数患者均超过16岁，可能已经摄入了一种可以诱发的药物。他们有明显紫癜和非漂白红色丘疹和斑点，并通常出现在下肢。

参考文献

Bolognia J, Jorizza J, Rapine R. Dermatology, 2nd ed. Philadelphia: Elsevier, 2007.

Calabrese LH, Michel BA, Bloch DA, et al. The American College of Rheumatology 1990 criteria for the classification of hypersensitivity vasculitis. Arthritis Rheum 1990;33:1108.

Lightfoot RW Jr, Michel BA, Bloch DA, et al. The American College of Rheumatology 1990 criteria for the classification of polyarteritis nodosa. Arthritis Rheum 1990;33:1088.

Manders SM. Serious and life-threatening drug eruptions. Am Fam Physician 1995;51:1805.

Mills JA, Michel BA, Bloch DA, et al. The American College of Rheumatology 1990 criteria for the classification of Henoch-Schönlein purpura. Arthritis Rheum 1990;33:1114.

Tapson KM. Henoch-Schönlein purpura. Am Fam Physician 1993;47:633.

Wolff K, Goldsmith LA, Katz SI, et al. Fitzpatrick's Dermatology in General Medicine, 7th ed. New York: McGraw-Hill, 2007.

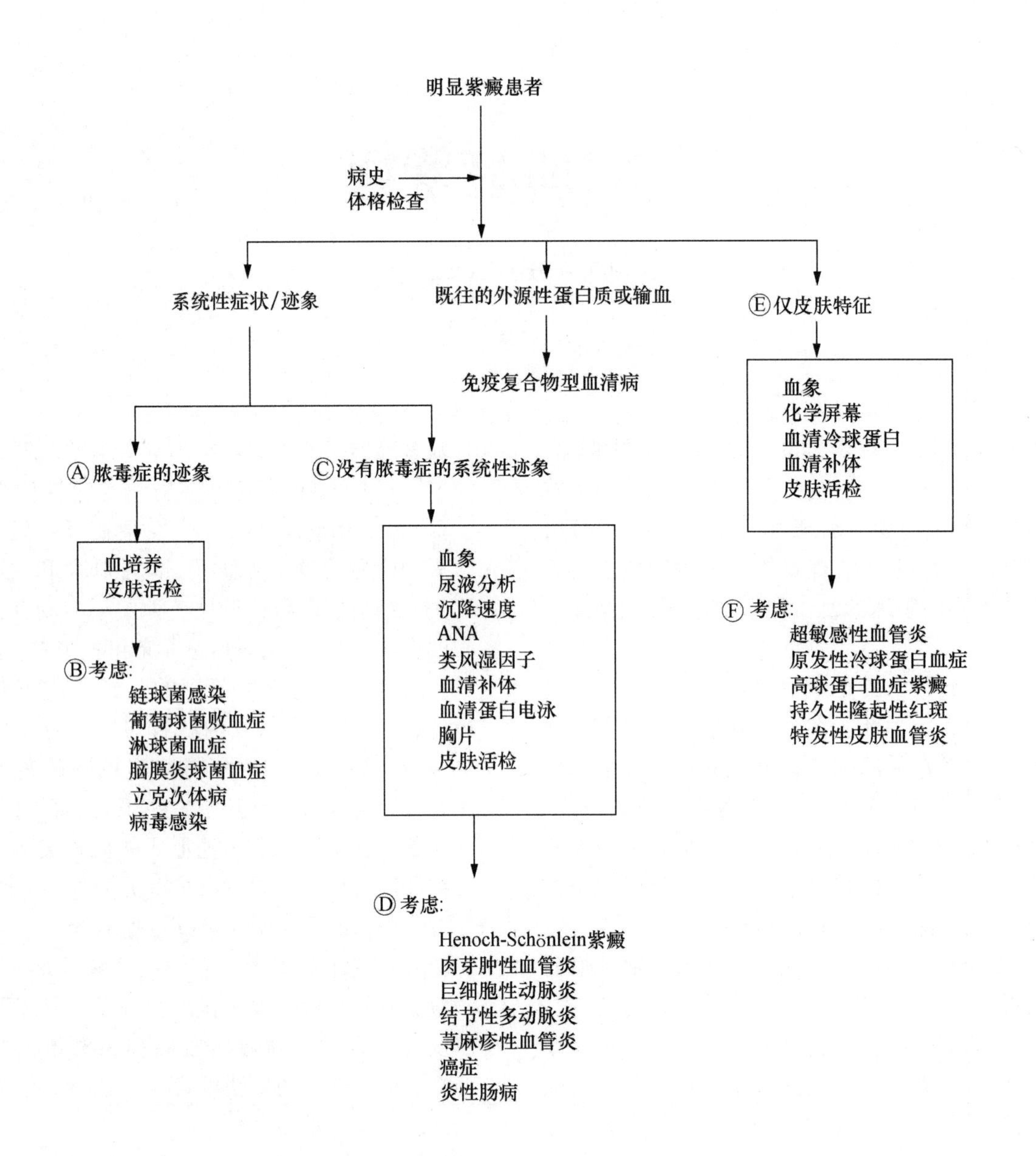

明显紫癜患者
病史
体格检查
系统性症状/迹象
既往的外源性蛋白质或输血
Ⓔ仅皮肤特征
免疫复合物型血清病
血象
化学屏幕
血清冷球蛋白
血清补体
皮肤活检
Ⓐ脓毒症的迹象
Ⓒ没有脓毒症的系统性迹象
血培养
皮肤活检
血象
尿液分析
沉降速度
ANA
类风湿因子
血清补体
血清蛋白电泳
胸片
皮肤活检
Ⓕ考虑:
超敏感性血管炎
原发性冷球蛋白血症
高球蛋白血症紫癜
持久性隆起性红斑
特发性皮肤血管炎
Ⓑ考虑:
链球菌感染
葡萄球菌败血症
淋球菌血症
脑膜炎球菌血症
立克次体病
病毒感染
Ⓓ考虑:
Henoch-Schönlein紫癜
肉芽肿性血管炎
巨细胞性动脉炎
结节性多动脉炎
荨麻疹性血管炎
癌症
炎性肠病

内分泌学

Graham T. McMahon

40. 低血糖症

Graham T. McMahon

李 萍 译

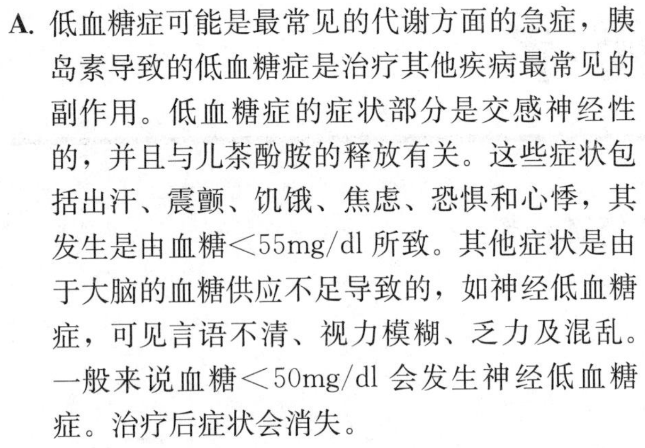

A. 低血糖症可能是最常见的代谢方面的急症，胰岛素导致的低血糖症是治疗其他疾病最常见的副作用。低血糖症的症状部分是交感神经性的，并且与儿茶酚胺的释放有关。这些症状包括出汗、震颤、饥饿、焦虑、恐惧和心悸，其发生是由血糖＜55mg/dl 所致。其他症状是由于大脑的血糖供应不足导致的，如神经低血糖症，可见言语不清、视力模糊、乏力及混乱。一般来说血糖＜50mg/dl 会发生神经低血糖症。治疗后症状会消失。

治疗轻度发作的低血糖症可摄入快速吸收的碳水化合物，如糖。重度发作可静脉输入葡萄糖，或者静脉或肌内注射胰高血糖素。在使血糖恢复正常以及意识恢复正常上，胰高血糖素治疗要比葡萄糖慢 1～2min。

B. 如果存在胰岛素水平（内源性胰岛素或磺脲类导致）和代谢需要量不符，糖尿病治疗期间会出现低血糖症。低血糖症的患者应该记录检查结果、使用胰岛素的剂量并及时调整，以减少发生低血糖症的风险，而不需要改变葡萄糖的总量。血糖控制的目标越低，低血糖症的发病率越高。血糖控制差的患者随着逐渐升高的血糖阈值会出现低血糖的肾上腺素症状，血糖水平常常＞100mg/dl。如果使用磺脲类降糖药，则要在患者的需要范围内重新评估，或者考虑短效降糖药。磺脲类药物半衰期长，因此服用磺脲类导致症状性低血糖症的患者至少要在医院观察 24h。

C. 乙醇是另一个引起低血糖症的常见原因。如果非糖尿病者近一两天进食不足，中等量或大量饮酒 6～24h 后常常会发生低血糖症。有报道称药物会引起低血糖症，这些药物包括大剂量水杨酸盐、奎宁、氟哌啶醇、喷他脒以及甲氧苄啶-磺胺甲噁唑。

D. 有低血糖症状的患者如果不知道患有糖尿病，应该备有家用血糖仪，并学会如何使用，以便低血糖发作时可以进行血糖测量。如果低血糖症通过血糖监测证实，或临床高度怀疑，那么长期监测空腹血糖可以明确诊断。血糖水平正常情况下出现症状则不需要进一步评价低血糖症。

禁食可以确认症状是由低血糖症引起，并且进食后症状减轻。禁食从上一次食物摄入开始，可以是前一天晚餐。患者服用无热量和无咖啡因的饮料，并保持活动。一旦血糖＜60mg/dl，需每 6h 采集血样本测定血糖、胰岛素、C 肽和胰岛素原；如果任意时间的血糖水平均＜60mg/dl，则需每小时采集。当血糖降至 45mg/dl 以下时，如果患者出现低血糖症的症状或体征，或已达 72h，则禁食结束。取血测定是否含有磺脲类药物，静脉给予葡萄糖，并且进食。

E. 当血糖水平＜55mg/dl 时，胰岛素水平＞6μU/dl 被认为是不适当的胰岛素水平。C 肽和胰岛素原水平可以鉴别外源性或内源性的胰岛素来源：当胰岛素来源是内源性时，C 肽和胰岛素原水平应该和胰岛素水平相关。内源性的高胰岛素血症可由磺脲类药物的使用造成，可以通过血浆检测。而服用长效磺脲类的老年患者尤其存在高风险。

F. 可产生胰岛素的肿瘤、胰岛素瘤以及非胰岛细胞瘤可能是引起非糖尿病患者低血糖症的潜在原因。如果禁食结果显示有胰岛素瘤，则应该进一步咨询内分泌专家或内分泌外科医生。肿瘤的进一步鉴定可以通过超声内镜进行。来源可能需要术中超声或选择性动脉钙灌注试验来鉴定，因为这些肿瘤常常非常小。

G. 空腹低血糖症与高胰岛素血症不相关，一般会发现存在进展性疾病，如肾衰竭、肝衰竭或营养不良。也可能是肾上腺皮质功能不全的表现。

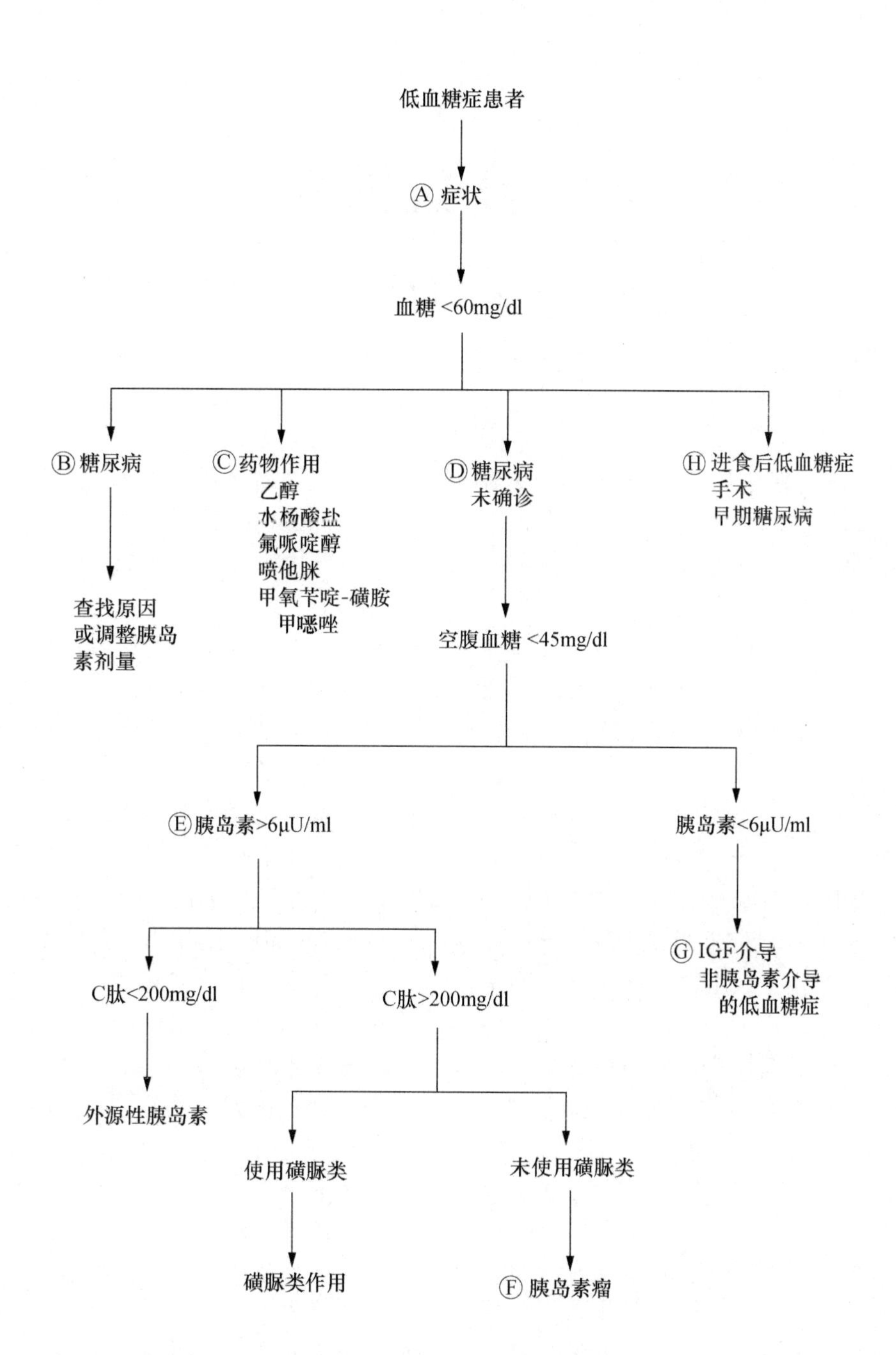

非胰腺的肿瘤可能通过肿瘤旁分泌类胰岛素生长因子 2 或其前体而引起低血糖症。

H. 多数进食后有自发症状的患者并非低血糖症，正常人进食后血糖水平可以低于 50mg/dl。进行减肥手术后和早期糖尿病的患者可以出现进食后的低血糖症，是由于胰岛素分泌调节紊乱所致。

参考文献

Palardy J, Havrankova J, Lepage R, et al. Blood glucose measurements during symptomatic episodes in patients with suspected postprandial hypoglycemia. N Engl J Med 1989;321:1421.

Proye CA, Lokey JS. Current concepts in functioning endocrine tumors of the pancreas. World J Surg 2004;28(12):1231–1238.

Service FJ. Classification of hypoglycemic disorders. Endocrinol Metab Clin North Am 1999;28(3):501–517, vi.

Service FJ. Diagnostic approach to adults with hypoglycemic disorders. Endocrinol Metab Clin North Am 1999;28(3):519–532.

Thompson GB. Diagnosis and management of insulinomas. Endocr Pract 2002;8(5):385–386.

41. 高血糖症

Graham T. McMahon

张云静　王俊岭　译

在美国乃至全球，糖尿病的患病率正在逐渐升高。此病困扰着将近 1800 万美国人。糖尿病患者中 95%为 2 型糖尿病，以高血糖症和胰岛素抵抗为主要特征。高血糖症在疾病早期即发生，但不一定一直持续。许多患者需要使用胰岛素以维持血糖在正常水平。因为 90%的糖尿病患者会死于心血管事件，所以降低心血管事件的风险是首要目标。

A. 诊断：糖尿病症状（多尿、多食、无原因的消瘦）并随机血糖＞200mg/dl。空腹血糖＞126mg/dl，或服用 75g 糖 2h 后血糖＞200mg/dl 同样可以诊断。糖化血红蛋白（HbA1c）不是必需的。

B. 高血糖症不足以诊断糖尿病，糖尿病（糖尿病早期）表现为空腹葡萄糖受损或糖耐量减低。减肥及运动可以阻止上述患者中糖尿病的发生。二甲双胍可用于高风险的糖尿病早期患者，预防其糖尿病的发生。

C. 糖尿病的继发原因也不容忽视。可导致糖尿病的药物，如糖皮质激素、噻嗪类利尿药、哌替啶（度冷丁）以及蛋白酶抑制剂，需要减量或者用其他药物替代。如果有明显的糖尿病家族史或表型（如唐氏综合征、特纳综合征、克兰费尔特综合征），需要考虑遗传因素。内分泌疾病如库欣综合征、肢端肥大症、嗜铬细胞瘤、甲状腺功能亢进和其他则需要询问病史并进行其他检查。患者患有会影响胰岛外分泌功能的疾病，如血色素沉着病、慢性胰腺炎、胰腺纤维化、恶性纤维化或囊性纤维化，这些都是糖尿病的高危因素。对潜在疾病的治疗主要是减少胰岛素损害的进展与解决糖尿病问题。

D. 1 型糖尿病患者需要终身胰岛素治疗。典型的基础胰岛素与超短效胰岛素在饭前一同使用。1 型糖尿病患者需要学习计数热量并计算校正及每餐胰岛素用量。这些患者需要与糖尿病团队一同工作并采用胰岛素泵疗法。血压、脂类以及肾、眼、足的保护指导与 2 型糖尿病患者相似。

E. 新诊断 2 型糖尿病的患者需要一个血糖仪并学习使用方法，参加糖尿病教育学习和医学营养疗法。戒烟以及运动和减肥的益处需要强调。

F. 对于需要治疗的患者来说，二甲双胍一直是一线药物。需要告知患者早期的胃肠道反应是常见的，需要尽可能忍受，一般 2 周后会自动减轻。二甲双胍的使用可以降低心血管事件发生的风险，但是不能用于肌酸酐水平＞1.5mg 的患者或者是有严重慢性疾病的患者。磺脲类作为二线药物比较划算。短效磺脲类药物，如格列吡嗪半衰期短，适用于老年人。噻唑烷二酮类，如吡格列酮作为三线药物，用于对一线、二线药物有禁忌证的患者。然而，其功效比较局限而且与心血管风险和骨丢失相关。

DPP-4 酶抑制剂（Gliptins）药效有限，但可以均衡体重且耐受较好。艾塞那肽胃肠道反应的发生率高且药效有限，但可以减肥。

G. 胰岛素初始量一般为 0.3U/kg。胰岛素治疗包括餐前增加使用基础胰岛素［甘精胰岛素或中性鱼精蛋白哈格多恩胰岛素（NPH）］和短效胰岛素。用量需根据餐前和餐后血糖来定。需要胰岛素治疗的患者在开车前需检测血糖。目前血糖管理的方法包括胰高血糖素样肽（GLP）-1 类似物、DPP-4 抑制剂和糊精类似物。

H. 控制血压与控制血糖同等重要。血管紧张素转化酶（ACE）抑制剂作为一线药物，与钙通道阻滞剂和噻嗪类利尿药合用是必要的。大多数患者需要 2～4 种药物合用以控制血压在 130/80mmHg 以下。

I. 尿微量白蛋白水平每年都需评估一次。目前来

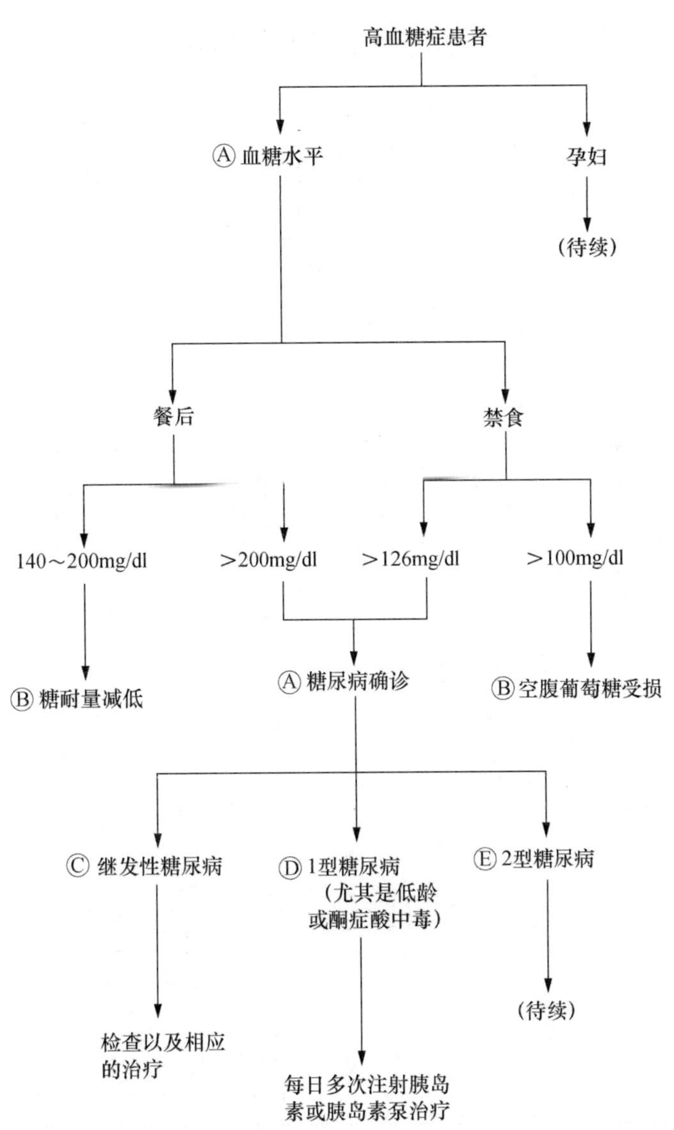

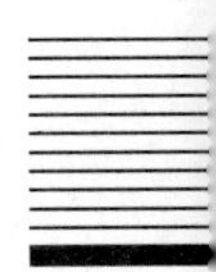

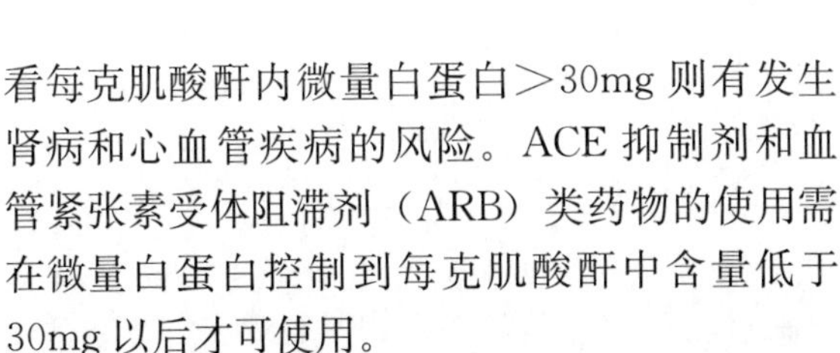
看每克肌酸酐内微量白蛋白＞30mg 则有发生肾病和心血管疾病的风险。ACE 抑制剂和血管紧张素受体阻滞剂（ARB）类药物的使用需在微量白蛋白控制到每克肌酸酐中含量低于 30mg 以后才可使用。

J. 糖尿病中的高脂血症典型特点是高三酰甘油血症和低高密度脂蛋白（HDL）水平。随后的治疗用贝特类药物或烟酸。低密度脂蛋白（LDL）水平＞100mg/dl 会增加心血管事件发生的风险。这类患者可以使用他汀类药物。

K. 妊娠糖尿病是指妊娠期间被诊断出的糖尿病。在妊娠 24～28 周或更早对高危人群（有家族史、肥胖、早期巨大儿者）进行筛检是最佳时期。空腹血糖＞126mg/dl、随机血糖＞200mg/dl 或服用 50g 糖 1h 后血糖＞140mg/dl 可以诊断。妊娠期间的诊断需采用口服葡萄糖耐量试验（OGTT），3h 口服 100g 葡萄糖。3h 糖耐量试验阳性包括：空腹血糖＞95mg/dl，1h＞180mg/dl，2h＞155mg/dl，或 3h＞140mg/dl。妊娠糖尿病的患者需要营养咨询并使用血糖仪。空腹血糖读数需要保持在 90mg/dl 以下，且餐后 1h 水平＜120mg/dl。妊娠糖尿病患者需要采用最小剂量的胰岛素治疗，通常使用胰岛素 NPH 和超短效胰岛素（赖脯人胰岛素和门冬胰岛素）。口服药不作为妊娠期糖尿病的常规治疗。磺脲类对孕妇禁忌，二甲双胍的安全使用数据也很有限。

L. 住院期间的高血糖症年患病率和死亡率均在增加。对于医疗和外科重症监护病房的患者控制血糖在正常水平是有益的，血糖水平＞120mg/dl 且随后＜140mg/dl 需静脉滴注胰岛素。患者稳定后（如拔管后、取消加压后）无论是否进食都可以换成 SC 胰岛素。若血糖控制达到目标，许多临床医生将每天的胰岛素总量减到之

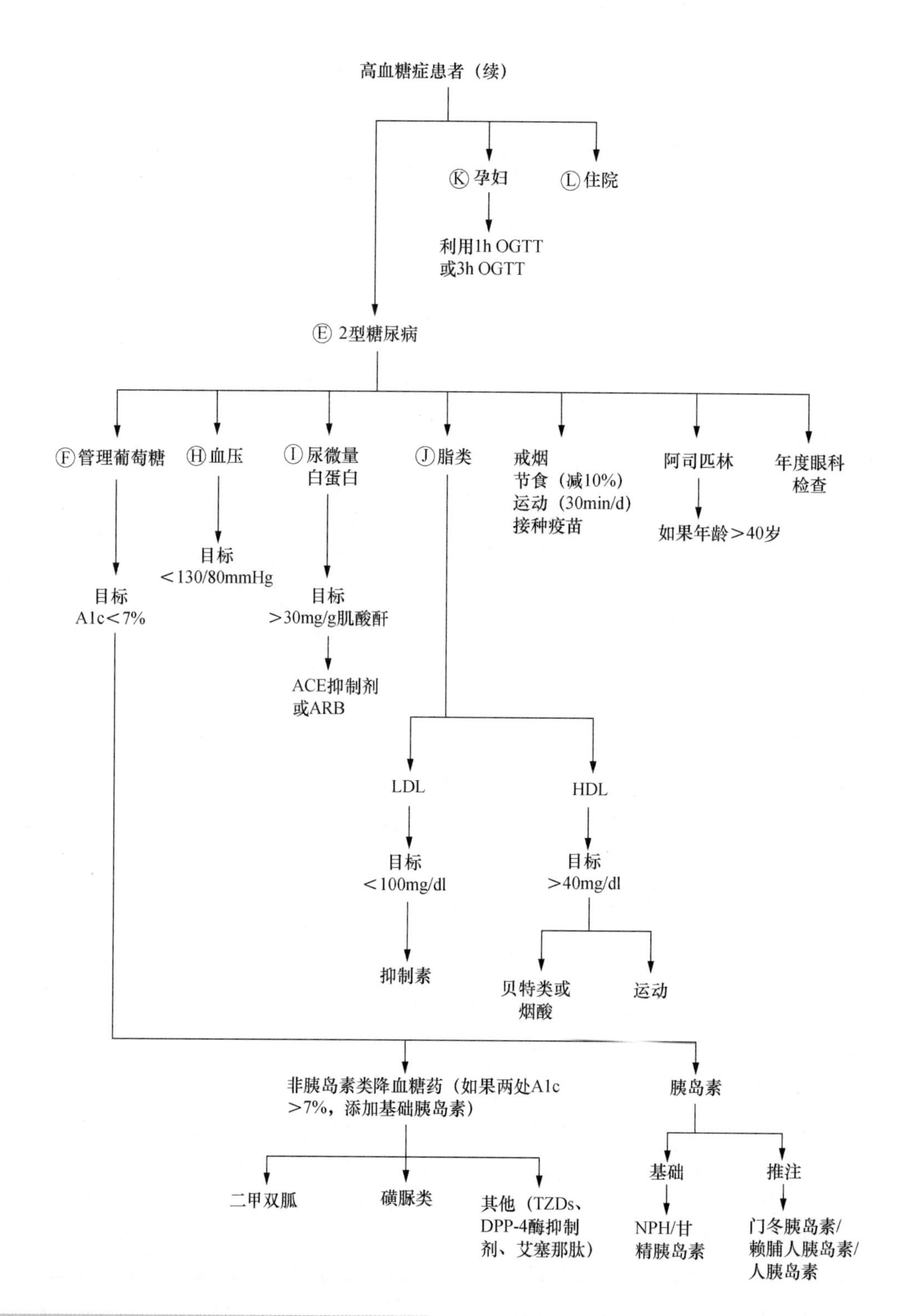

表 1　糖尿病患者的目标

HbA1c	＜7%
空腹血糖	90～130mg/dl
餐后血糖峰值	＜180mg/dl
血压	＜130/80mmHg
尿微量白蛋白	＜30mg/d 肌酸酐
脂类	
LDL	＜100mg/dl（如额外风险因素存在则＜70mg/dl）
HDL	＞40mg/dl
每日低剂量阿司匹林疗法（年龄＞40 岁或额外风险因素）	
每年足部检查	
每年眼科医师行眼部检查	

前的 80%。处方应注明基础用量、膳食和校正用量。

参考文献

American Diabetes Association. Clinical practice recommendations 2009. Diabetes Care 2009;28(Suppl 1):S1–79.

DeWitt DE, Hirsch IB. Outpatient insulin therapy in type 1 and type 2 diabetes mellitus: scientific review. JAMA 2003;289(17):2254–2264.

Galerneau F, Inzucchi SE. Diabetes mellitus in pregnancy. Obstet Gynecol Clin North Am 2004;31(4):907–933, xi–xii.

Moghissi ES, Hirsch IB. Hospital management of diabetes. Endocrinol Metab Clin North Am 2005;34(1):99–116.

Van den Berghe G, Wouters P, Weekers F, et al. Intensive insulin therapy in the critically ill patients. N Engl J Med 2001;345(19):1359–1367.

42. 低钙血症

Graham T. McMahon

张云静　译

低钙血症是过多的钙流失（到组织、尿液或骨）或结合的结果，也可能是钙来源（胃肠道或骨）的问题。甲状旁腺激素（PTH）促进钙从骨释放，并且可活化维生素 D 促进肠道对钙的吸收，以维持血钙水平。

A. 钙是正常神经活动所必需的，低钙血症与感觉异常和腕足痉挛有关。潜在性手足搐搦可以通过轻敲面部神经（Chvostek 征）或测量手臂脉压显示高于收缩压 5min 并观察手臂痉挛情况（低钙束臂征）来解释。这项检查是要观察慢性低钙血症的体征，如高血压、张力失常、共济失调、痴呆、营养不良、皮肤干燥、皮炎、稀疏和脆弱的毛发、白内障、视（神经）盘水肿。严重的低钙血症，心电图可不正常，典型表现为 QT 间期延长。

B. 低白蛋白血症与低血清钙浓度有关，但钙离子水平正常。适用于血清白蛋白的简单校正公式［如，校正钙＝血清钙 mg/dl＋0.8（4－血清白蛋白 g/dl)］如果直接测量不能达到，那么总体估算离子钙就足够了。如果可能的话，离子钙、磷酸盐、25-维生素 D 都应测量。

C. 病情严重的患者，需进行低钙血症的鉴别诊断。急性高磷酸盐血症（如由急性肾衰竭、横纹肌溶解或肿瘤溶解引起）会直接导致急性低钙血症。胰腺炎引起的低钙血症（在胰岛形成肥皂泡样物质）往往十分明显。急性呼吸性碱中毒可以增加血液里结合钙的形成，所以降低游离钙。镁对于 PTH 十分重要，低镁血症可引起 PTH 缺陷和抵抗。低磷酸盐血症在酗酒、吸收不良或接受肠外营养的患者中较常见。静脉滴注钙可用于有症状的患者或潜在患者的治疗。

D. 肾疾病与高磷酸盐血症有关，导致肾小球滤过功能受损并降低 1-α 羟化酶的活性，最终引起慢性低钙血症。此慢性低钙血症会进一步导致二次或三次高磷酸盐血症，所以 PTH 水平是高的。

E. 长期低钙血症和高磷酸盐血症在排除肾衰竭或进行性组织分解后，可诊断为术后或先天性甲状旁腺功能减退症。这些患者的 PTH 水平低下。先天性甲状旁腺功能减退症很少见，可孤立发生或与乙型家族性多腺内分泌疾病相关（皮肤黏膜念珠菌病、艾迪生病或甲状旁腺功能减退）。通常在儿童时期就有表现。其他引起甲状旁腺功能减退的疾病包括：迪格奥尔格综合征、肝豆状核变性以及血色素沉着病。头颈部手术、原发性甲状腺或甲状旁腺疾病，放射手术（少见），这些都能引起一过性或永久性的 PTH 缺陷。有合适的表型（如短掌骨）和其他糖蛋白激素抵抗表现的患者要考虑假性甲状旁腺功能减退症。

F. 低钙血症并伴有低磷酸盐和低 25-维生素 D 通常说明有吸收问题。鉴别诊断需考虑吸收不良状态（口炎性腹泻、短肠综合征、局限性肠炎），肝胆管疾病，抗惊厥治疗和维生素 D 缺乏或抵抗状态。维生素 D 储备缺乏时，双膦酸盐类可引起低钙血症。

G. 治疗包括用充足的钙、镁和维生素 D 替代。如果维生素 D 转化成 1，25-维生素 D 障碍（即肾疾病、抗维生素 D 佝偻病），则用骨化三醇或相似的代谢物替代是必要的。维生素 D 缺乏病可使用高剂量维生素 D 予以治疗（如 50 000U 口服，每周 2 次）。

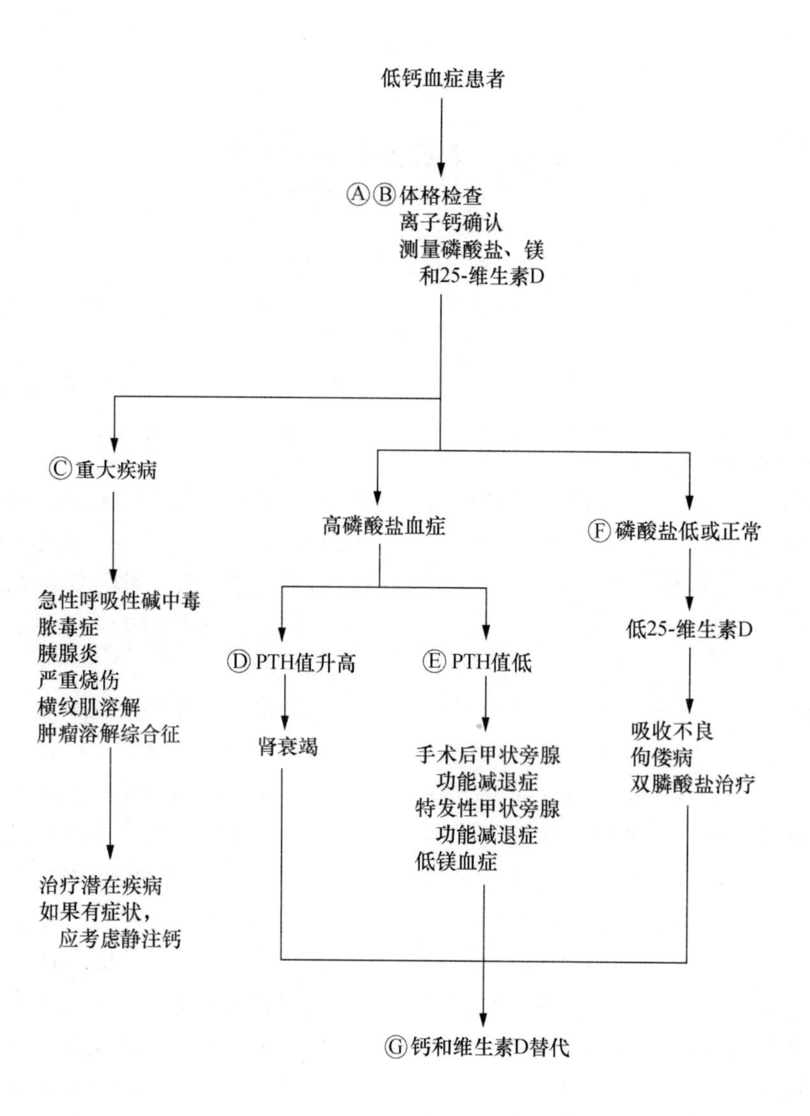

参考文献

Akerström G, Hellman P, Hessman O, et al. Parathyroid glands in calcium regulation and human disease. Ann N Y Acad Sci 2005;1040:53–58.

Brancaccio D, Cozzolino M, Galassi A, et al. Management of secondary hyperparathyroidism in uremic patients: the role of the new vitamin D analogs. J Nephrol 2007;20(1):3–9.

Carmeliet G, Van Cromphaut S, Daci E, et al. Disorders of calcium homeostasis. Best Pract Res Clin Endocrinol Metab 2003;17(4):529–546.

Corrado A, Santoro N, Cantatore FP. Extra-skeletal effects of bisphosphonates. Joint Bone Spine 2007;74(1):32–38.

Friedman EA. Consequences and management of hyperphosphatemia in patients with renal insufficiency. Kidney Int Suppl 2005;(95):S1–7.

Potts JT. Parathyroid hormone: past and present. *J Endocrinol* 2005;187(3):311–325.

Sedlacek M, Schoolwerth AC, Remillard BD. Electrolyte disturbances in the intensive care unit. Semin Dial 2006;19(6):496–501.

Tong GM, Rude RK. Magnesium deficiency in critical illness. J Intensive Care Med 2005;20(1):3–17.

43. 高钙血症

Graham T. McMahon

张云静　译

A. 高钙血症是内科医生经常遇到的问题。当血清钙在 10.5～12mg/dl 时，高钙血症比较轻；大于 14mg/dl 是危险且致命的。轻度高钙血症通常没有症状。更严重的患者表现为非特异性症状，包括恶心、厌食、便秘、腹痛、骨痛、疲乏、烦渴以及困惑。体征包括节律障碍、高血压和心电图短 QT 间期。引起高钙血症两个最常见的原因是原发性甲状旁腺功能亢进症和肿瘤疾病，这些患者占到患者总数的 90%以上，且可通过血清基础甲状旁腺激素（PTH）水平来鉴别。

B. 原发性甲状旁腺功能亢进症起因相对良性。骨质疏松症和肾损害是早期介入的两个重要的长期结果。PTH 水平升高且在 50 岁以下或血钙＞12.5mg/dl 的高钙血症患者，如果有肾结石、有肾损害的证据、骨密度测定 Z 值＜2 或尿钙排泄特别高，应进行甲状旁腺切除术。外科手术前甲状旁腺甲氧异腈扫描帮助内分泌手术并限制手术范围。决定手术发生的 PTH 水平使外科医生在手术结束前增加成功的信心。原发性甲状旁腺功能亢进症伴血钙异常的药物治疗目前仅限于临床试验。

慢性肾衰竭可引起低钙血症。若不治疗，长期高磷酸盐和低维生素 D 水平最终可导致 PTH 分泌增加，随后产生高钙血症。这就是三发性甲状旁腺功能亢进症，可通过手术或药物治疗。

C. 家族性低尿钙性高钙血症（FHH）是钙受体的常染色体显性基因突变所致。良性原因导致的轻到中度高钙血症的患者，有正常或轻度升高的 PTH 水平及低尿钙排泄。这类患者进行甲状旁腺切除术无益。

D. 恶性肿瘤导致的高钙血症通常有症状且较重。固体肿瘤可通过释放甲状旁腺激素相关蛋白质（PTHrp）引起高钙血症，与内源性 PTH 作用相似。代谢性疾病或骨髓瘤引起的骨破坏也能引起高钙血症，且通常伴有碱性磷酸酶水平的升高。

E. 大剂量服用维生素 D 可降低高钙血症，或使用高活性的可活化维生素 D 的 1-α 羟化酶。这种酶在有肉芽肿性疾病的患者中活性增高，如结节病和糖皮质激素应答较好的潜在疾病。钙或维生素 A 消耗过多可导致高钙血症，但非常少见。

重症高钙血症的治疗包括：紧急盐混合溶液输注和双膦酸盐类静滴。开始盐给到 200～300ml/h，保证尿量在 100～150ml/h。袢利尿剂可以用，但不是必需的，可能引起低钾血症和低镁血症。在美国，帕米膦酸二钠和唑来膦酸盐可作为双膦酸盐类使用。唑来膦酸盐因为其给药时间短但药效持续时间长（与帕米膦酸二钠比，前者需要 15min，而后者需要 2h）而更佳。50%的恶性肿瘤患者使用双膦酸盐类药物会出现低钙血症，尽管低钙血症的表现很轻微。降钙素具有很好的耐受性但对血清钙水平的调节效率不高。然而，降钙素的主要优点在对急性阶段的高钙血症的影响（6h 内降低 1～2mg/dl），与双膦酸盐类虽然效果显著但起效慢（2～4 天）形成对比。可肌内或皮下注射，每 12h 用量 4IU/kg。硝酸钙效果好且除了肾毒性（10%）以外不良事件少。然而，由于数据有限，还需要进行进一步试验。

参考文献

Jacobs TP, Bilezikian JP. Clinical review: rare causes of hypercalcemia. J Clin Endocrinol Metab 2005;90(11):6316–6322.

Mikhail N, Cope D. Evaluation and treatment of primary hyperparathyroidism. JAMA 2005;294(21):2700.

NIH conference. Diagnosis and management of asymptomatic primary hyperparathyroidism: consensus development conference statement. Ann Intern Med 1991;114:593–597.

Pecherstorfer M, Brenner K, Zojer N. Current management strategies for hypercalcemia. Treat Endocrinol 2003;2(4):273–292.

Saunders Y, Ross JR, Broadley KE, et al. Systematic review of bisphosphonates for hypercalcaemia of malignancy. Palliat Med 2004;18(5):418–431.

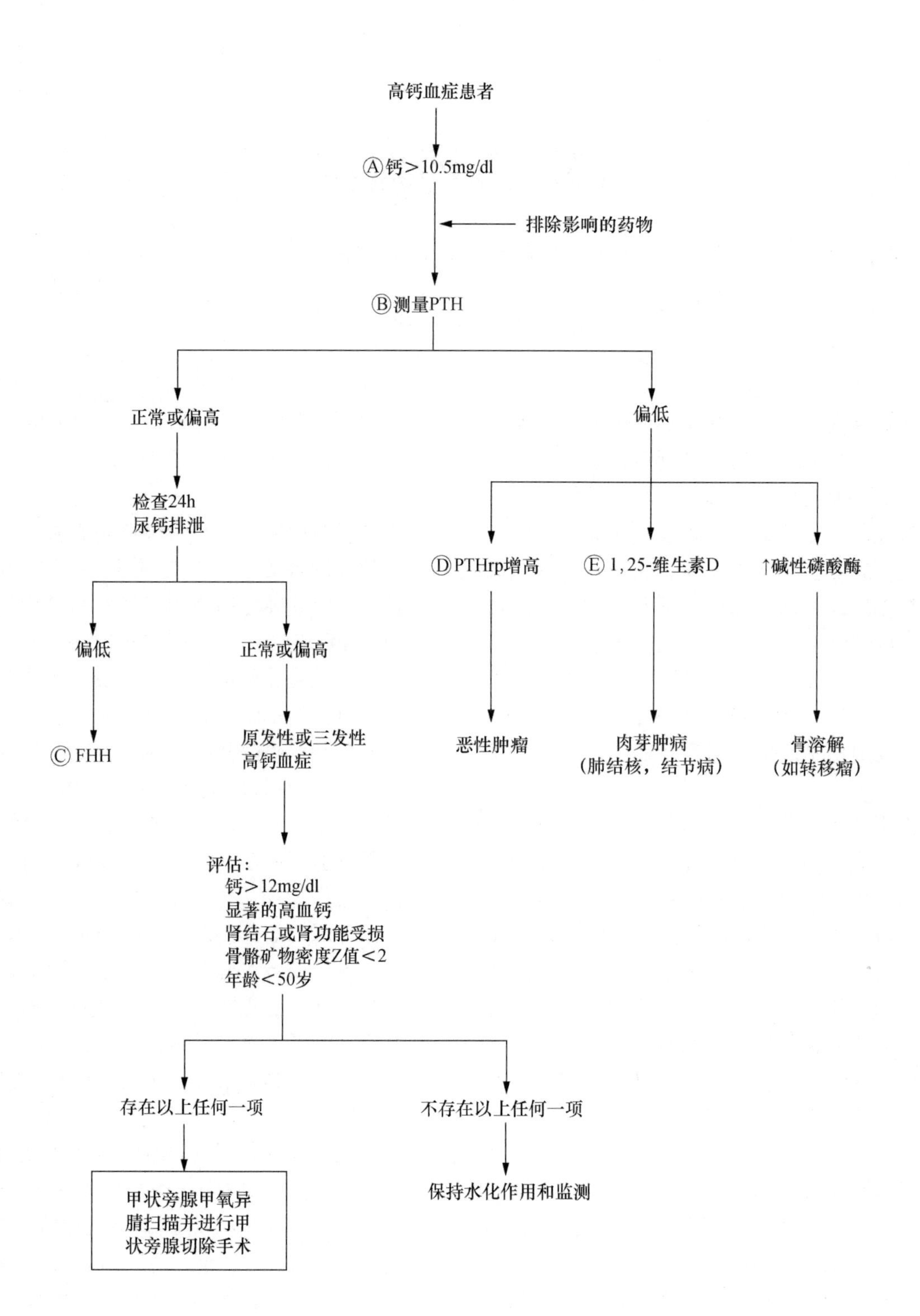
高钙血症患者
Ⓐ钙>10.5mg/dl
排除影响的药物
Ⓑ测量PTH
正常或偏高
偏低
检查24h
尿钙排泄
ⒹPTHrp增高
Ⓔ1, 25-维生素D
↑碱性磷酸酶
偏低
正常或偏高
ⒸFHH
原发性或三发性
高钙血症
恶性肿瘤
肉芽肿病
(肺结核，结节病)
骨溶解
(如转移瘤)
评估：
钙>12mg/dl
显著的高血钙
肾结石或肾功能受损
骨骼矿物密度Z值<2
年龄<50岁
存在以上任何一项
不存在以上任何一项
甲状旁腺甲氧异
腈扫描并进行甲
状旁腺切除手术
保持水化作用和监测

44. 甲状腺功能测试

Erik K. Alexander

张云静　译

现代临床实验室提供了几种测试甲状腺功能的方法。内科医生必须认识到这个测试的诊断准确性和局限性。异常的测试结果需要用好的临床诊断来解读。甲状腺功能测试是用于诊断甲状腺疾病的一项花费不多的常规筛查。

高敏促甲状腺激素（sTSH）：一项非常有用的测试。TSH 免疫测定法在 20 世纪 80 年代初被引进。这些方法可以大致从内分泌病患者中将甲状腺功能亢进患者筛选出来。甲状腺功能减退患者 sTSH 升高。sTSH 法与黄体生成素（LH）、促卵泡激素（FSH）和人绒膜促性腺激素（hCG）之间没有相互作用。sTSH 正常范围在 0.4～6.2μU/ml。

游离甲状腺素指数（FTI）：这项有用的计算方法马上将被废弃，而新的游离甲状腺素（FT_4）免疫测定法已经产生：

$$FTI=总\ T_4 \times T_3\ 摄取量$$

这个计算校正了与蛋白结合的不正常的总 T_4。总体来说，FTI 是一个估算游离甲状腺激素浓度的好方法，而血清 TSH 对全身甲状腺激素状态的测定更胜一筹。

游离甲状腺素（FT_4）：FT_4 是指非结合的参与循环的甲状腺激素的量（约 0.03%）。以前，FT_4 测量非常困难且耗时（平衡透析）。现在使用的两步免疫法可以既快速又准确地测定 FT_4，即将替代 FTI 算法。

碘塞罗宁（三碘甲状腺氨酸）放射免疫分析（T_3 RIA）：测量总 T_3，只对于诊断 T_3 中毒有用。

抗甲状腺微粒体抗体（TMab）和抗甲状腺球蛋白抗体（TgAb）：格雷夫斯病和桥本甲状腺时这些抗体会升高。桥本甲状腺的患者循环系统中也可不出现抗体。抗体也可在一部分正常人或非甲状腺疾病的患者中发现。

24h 放射性碘摄取（RAIU）：衡量甲状腺代谢碘的能力。这个测试是口服 ^{123}I 和 ^{133}I 并追踪其总量。γ 闪烁计数器用于在 4～6h 和 24h 后测量甲状腺的射线活性。正常的摄取百分率范围很宽。这个测试对甲状腺功能测定的准确性并不是很高，但是被频繁用于甲状腺功能亢进患者的诊断评估。

甲状腺成像放射性核素扫描（^{123}I 或 ^{99m}Tc 高锝酸盐）：不像计算机断层成像（CT）或磁共振成像（MRI）一样产生图片。可以提供腺体/叶的轮廓信息。辨别甲状腺肿块是“热性”（功能性）、“冷性”（非功能性）还是“暖性”的。

参考文献

Bauer DC, Brown AN. Sensitive thyrotropin and free thyroxine testing in outpatients: are both necessary? Arch Intern Med 1996;156:2333.

Behnia M, Gharib H. Primary care diagnosis of thyroid disease. Hosp Pract (Off Ed) 1996;31:121.

Bethune JE. Interpretation of thyroid function tests. Dis Mon 1989;35:543.

Kaye TB. Thyroid function tests: application of newer methods. Postgrad Med 1993;94:81.

Klee GG, Hay ID. Sensitive thyrotropin assays: analytical and clinical performance criteria. Mayo Clin Proc 1988;63:1123.

Santos ET, Mazzaferri EL. Thyroid function tests: guidelines for interpretation in common clinical disorders. Postgrad Med 1989;85:333.

Surks MI, Chopra IJ, Mariash CN, et al. American Thyroid Association guidelines for use of laboratory tests in thyroid disorders. JAMA 1990;263:1529.

45. 甲状腺功能减退症

Graham T. McMahon

张云静 译

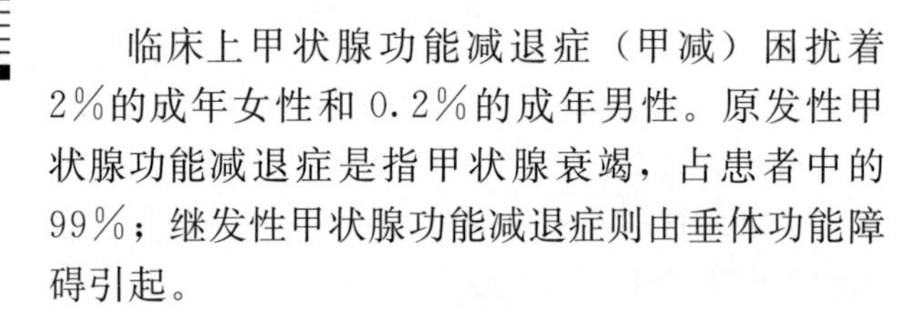

临床上甲状腺功能减退症（甲减）困扰着2%的成年女性和0.2%的成年男性。原发性甲状腺功能减退症是指甲状腺衰竭，占患者中的99%；继发性甲状腺功能减退症则由垂体功能障碍引起。

A. 甲状腺功能减退症的患者会表现出各种非特异性的症状。大部分常见的特点包括皮肤干燥、畏寒、体重增加、便秘和疲乏。由于促甲状腺激素筛查越来越普遍，甲状腺功能减退的临床现象也更多地表现出来。中到重度的甲减患者最主要的体征表现为心动过缓、踝反射延迟、眶周水肿以及毛发粗糙。黏液水肿是重度甲减患者出现的皮肤和皮下组织的表现。

B. 在非缺碘地区发生原发性甲状腺功能减退症的常见病因是慢性自身免疫性甲状腺炎（桥本甲状腺炎）。在老年女性中较常见且为永久性的。甲状腺切除术、放射碘治疗及外部放射治疗是其他引起甲减的常见原因。碘缺乏和碘过量同样会导致此病。碘缺乏引起的甲减伴有甲状腺肿。这是世界范围内引起甲减的最主要原因，但是在美国却不常见，因为他们食用加碘盐。碘抑制甲状腺素（T_4）合成的急性管理，然而，患者在接受治疗数天后就可恢复甲状腺功能。其他引起甲减的药物有抗甲状腺药（如甲巯咪唑、丙硫氧嘧啶）、胺碘酮、锂和 α 干扰素。

C. 促甲状腺激素（TSH）是甲状腺功能最敏感的一个指标。TSH＞10μU/L 的患者需要进行 T_4 替代治疗，目标是把 TSH 控制在 1～2μU/L。左甲状腺素半衰期长，1 天 1 次即可保持血清 T_4 水平。由于个人处方的 T_4 不同，如果处方改变则需妥善地重新评估。T_4 的平均用量是 1.6～1.8μg/kg（女性 75～112μg/d，男性 125～200μg/d）。初始从低剂量开始。肥胖患者需要提高 20%的用量。影响左甲状腺素吸收的药物包括考来烯胺、碳酸钙以及硫酸亚铁。使用雌激素的患者左甲状腺素也需要加量。

对有些患者来说需要碘塞罗宁和左甲状腺素合用，但是没有临床试验数据支持。如果这样使用，25μg 左甲状腺素可用 5μg 碘塞罗宁替代。干燥甲状腺剂、单用的碘塞罗宁和其他甲状腺制剂不推荐使用。

D. TSH 在 5～10μU/L 且低游离 T_4 水平的患者需要采用左甲状腺素替代治疗。TSH 在 5～10μU/L 且游离 T_4 水平正常的患者更像是亚临床甲状腺功能减退症。甲状腺过氧化物酶抗体的测试可以有助于这类患者，因为它预示着可能进展为永久性甲状腺功能减退症。此类患者需要监测是否进展为更严重的甲状腺功能减退症，或在一开始就使用左甲状腺素。

在甲状腺炎时可发生一过性的甲状腺功能减退症。甲状腺的炎症可出现疼痛或完全无痛。发生在产后的甲减是甲状腺炎的最常见表现。一过性甲减可持续 6 个月，但是治疗的最佳时机是前 3 个月。一过性的甲减很难与乔本甲状腺炎相鉴别。怀疑是一过性甲减的患者在用药 3 个月后将左甲状腺素减量 50%是合理的。如果 TSH 检测 6 周后升高，最初的用量需重新调整；如果 TSH 稳定，T_4 可以取消，并重测 TSH。

E. 如果 TSH 正常或降低且 T_4 水平降低则怀疑可能是中枢性甲减。这类患者需要使用其 T_4 用量来滴定游离 T_4 水平。使用高剂量水杨酸盐

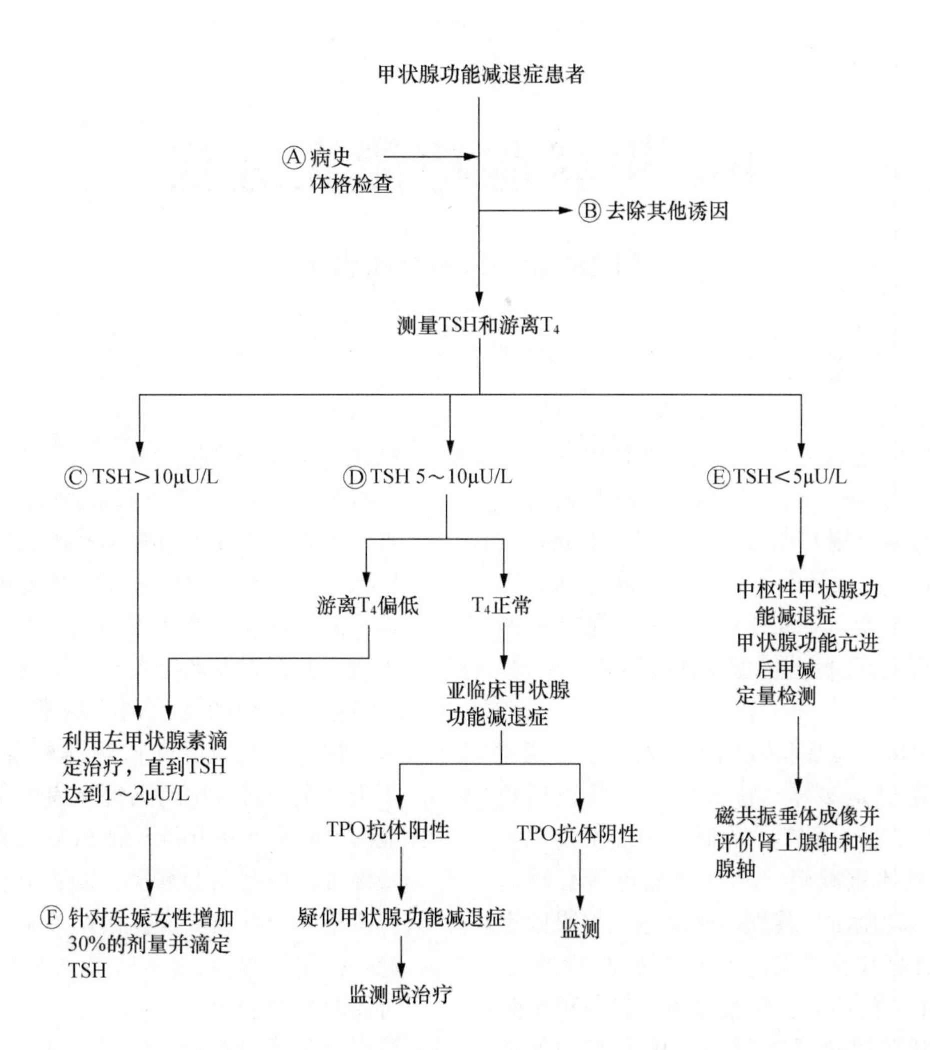

或苯妥英的患者会出现人为产生的 TSH 水平降低。

F. 在妊娠第 5 周左甲状腺素的用量需增加。母亲的甲状腺功能正常可以保证胎儿的正常认知发展，因此甲减的女性一旦确认妊娠后需要马上增加左甲状腺素用量的 30%。此后，血清甲状腺素水平需要长期监测，并根据结果调整左甲状腺素的用量。

参考文献

Basaria S, Cooper DS. Amiodarone and the thyroid. Am J Med 2005;118(7):706–714.

Clarke N, Kabadi UM. Optimizing treatment of hypothyroidism. Treat Endocrinol 2004;3(4):217–221.

Cooper DS. Clinical practice. Subclinical hypothyroidism. N Engl J Med 2001;345(4):260–265.

Escobar-Morreale HF, Botella-Carretero JI, Escobar del Rey F, Morreale de Escobar G. Treatment of hypothyroidism with combinations of levothyroxine plus liothyronine. J Clin Endocrinol Metab 2005;90(8):4946–4954.

Ibay AD, Bascelli LM, Nashelsky J. Management of subclinical hypothyroidism. Am Fam Physician 2005;71(9):1763–1764.

Pearce EN, Farwell AP, Braverman LE. Thyroiditis. N Engl J Med 2003;348(26):2646–2655.

46. 甲状腺功能亢进症

Graham T. McMahon

张云静 译

甲状腺功能亢进症（甲亢）由甲状腺激素生成过多（格雷夫斯病或自主性结节）或释放过多（甲状腺炎）引起。甲亢也可由以下因素引起，过多使用外源性甲状腺激素、异位性甲状腺功能亢进或促甲状腺激素（TSH）受体的不规律刺激（滋养细胞疾病或 TSH 分泌型垂体腺瘤）。

A. 甲亢的表现可从无症状直到甲状腺危象。老年人中的表现更是多样。特征性的症状包括焦虑、震颤、心悸、畏热、失眠、月经稀发以及食欲增加但体重减轻。典型体征包括心动过速、收缩期高血压、震颤、眼睑退缩、眼睑迟落、皮温升高和反射亢进。甲状腺肿的表现依据于引起甲亢的原因。单发或多发结节可能是自发性甲状腺腺瘤或多结节性甲状腺肿的表现；疼痛、柔软的甲状腺可能是肉芽肿性甲状腺炎。格雷夫斯病的体征包括甲状腺肿、甲状腺杂音、眼球突出、眶周水肿和胫前黏液性水肿。

B. 甲亢的诊断使用生化法检测甲状腺激素和 TSH 水平。甲状腺激素水平升高伴 TSH 水平降低是甲亢的明显表现。亚临床甲亢患者甲状腺激素水平可正常伴 TSH 水平降低。有些患者表现为 T_3 中毒伴正常甲状腺激素水平以及碘塞罗宁（三碘甲状腺氨酸）水平升高。TSH 相关甲亢和甲状腺激素抵抗都表现为 TSH 升高，但同样非常少见。甲状腺功能正常的患者甲状腺激素水平升高伴 TSH 水平正常可归因于甲状腺结合蛋白质异常。

C. 甲亢的病因还不清楚时，放射性碘摄取研究可实施。格雷夫斯病碘摄取率增高，甲状腺炎碘摄取率降低。

D. 丙硫氧嘧啶和甲巯咪唑是美国使用的抗甲状腺药。这些药物被甲状腺富集，再通过干扰甲状腺球蛋白中酪氨酸残留物的过氧化物酶介导的碘化起到抑制甲状腺激素综合体的作用，这是甲状腺激素和三碘甲状腺氨酸合成的关键步骤。丙硫氧嘧啶还可在甲状腺及周围组织阻止甲状腺激素转化成三碘甲状腺氨酸，但是这个作用的临床重要性还不确定。肾衰竭或肝衰竭患者、儿童以及老年人不宜使用。

甲巯咪唑的初始剂量通常为 20mg/d，每天 1 次；丙硫氧嘧啶初始剂量通常为 100mg，每天 3 次。持续用药则每 6 周做 1 次甲状腺功能测试，直到甲状腺功能恢复正常。许多患者最终可以控制在低剂量。以后甲状腺功能测试可减至 6 个月做 1 次。根据关于复发风险的讨论，抗甲状腺药 12～18 周可停用，再决定是否需要继续治疗。

E. 抗甲状腺药的皮肤反应不常见，且较轻微。关节痛患者需停用，因为这可能是抗甲状腺药相关的一过性游走性多关节炎的表现。粒细胞缺乏，作为最可怕的副作用，近 1/270 的患者可能出现。基本的白细胞计数鉴别需在再次治疗开始前进行，并且在出现发热或咽痛加重时亦需要测量。粒细胞计数 $<1000/mm^3$ 时需停药。肝毒性和血管炎（药物引起的狼疮）很少见，但已有较好的描述。

F. 目前对于格雷夫斯病的治疗包括抗甲状腺药、放射碘和手术治疗。初始治疗通常使用抗甲状腺药和 β 受体阻滞剂来缓解症状。典型的起始联合用药为甲巯咪唑 20mg 和阿替洛尔 25mg，每天 1 次。更严重的甲亢患者可用碘治疗来快速缓解症状。典型方法是 3 滴碘化钾饱和溶液，每天 3 次，持续 10 天。放射碘可作为初始治疗用于格雷夫斯病患者，但是许多临床医生都选择在第一次复发时才使用。放射碘治疗可引起甲亢的短暂加重。心脏病患者或老年人，这种加重风险较大，抗甲状腺药的预处理有效。阻塞性甲状腺肿患者可行手术治疗。

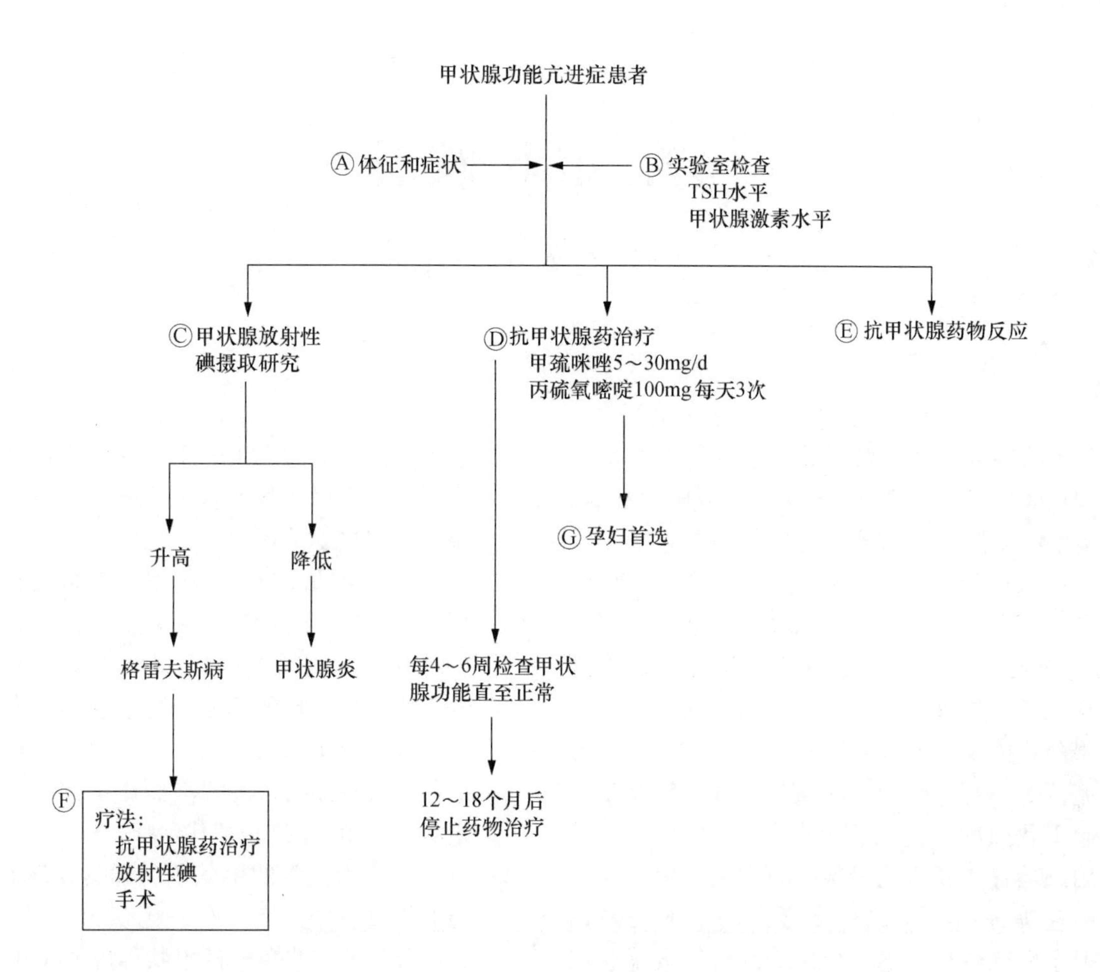

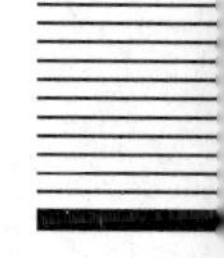

与中毒性甲状腺腺瘤相关的甲亢可用抗甲状腺药和β受体阻滞剂治疗。因为这种自主性结节不会自己痊愈，最初症状控制后的彻底治疗是需要的。大多数患者进行放射碘治疗优于手术治疗，但是大结节或多发结节患者中的效果不明显。

G. 妊娠期的甲亢女性发生自然流产、早产、死产以及子痫的风险增加。甲状腺激素结合球蛋白量改变（通常翻倍）、人绒毛膜促性腺激素水平改变（可模拟 TSH 作用）和内在生理功能改变（变异的 TSH 应答）会使妊娠时甲状腺功能的生化评估复杂化。因为放射碘在妊娠期是完全禁用的，抗甲状腺药是甲亢孕妇的首选。丙硫氧嘧啶仍是治疗妊娠期发生的甲亢的首选。但需用最小量以免发生胎儿甲状腺功能减退症，因为此药可通过胎盘。甲巯咪唑与先天异常有关，包括皮肤发育不全和鼻后孔或食管闭锁。持续的轻型甲亢可给予一般治疗。应用抗甲状腺药治疗的孕妇中，新生儿发现出生时低甲状腺功能的占半数，但最终智力正常。丙硫氧嘧啶和甲巯咪唑被美国儿科学会批准用于乳母，但是母乳中可发现微量的药物。

参考文献

Cooper DS. Drug therapy: antithyroid drugs. N Engl J Med 2005;352:905–917.
Weetman AP. Graves' disease. N Engl J Med 2000;343:1236–1248.

47. 甲状腺肿

Erik K. Alexander

伍喜良　译

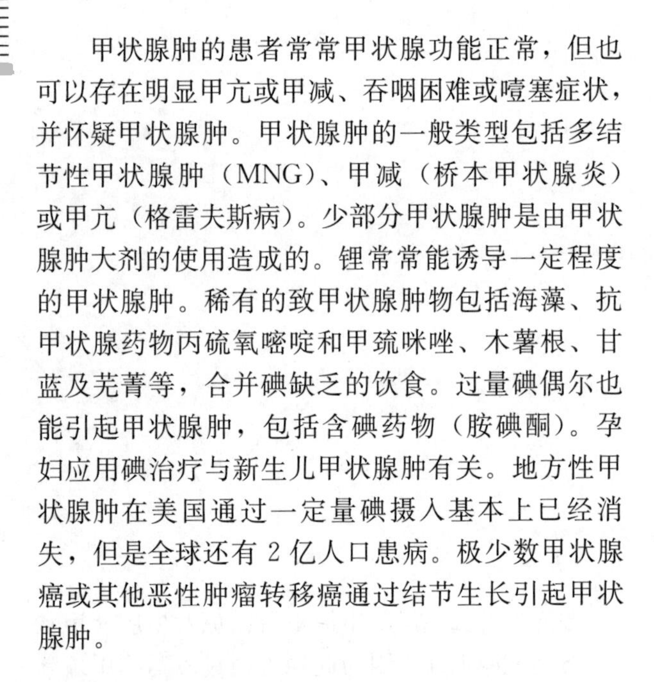

甲状腺肿的患者常常甲状腺功能正常，但也可以存在明显甲亢或甲减、吞咽困难或噎塞症状，并怀疑甲状腺肿。甲状腺肿的一般类型包括多结节性甲状腺肿（MNG）、甲减（桥本甲状腺炎）或甲亢（格雷夫斯病）。少部分甲状腺肿是由甲状腺肿大剂的使用造成的。锂常常能诱导一定程度的甲状腺肿。稀有的致甲状腺肿物包括海藻、抗甲状腺药物丙硫氧嘧啶和甲巯咪唑、木薯根、甘蓝及芜菁等，合并碘缺乏的饮食。过量碘偶尔也能引起甲状腺肿，包括含碘药物（胺碘酮）。孕妇应用碘治疗与新生儿甲状腺肿有关。地方性甲状腺肿在美国通过一定量碘摄入基本上已经消失，但是全球还有 2 亿人口患病。极少数甲状腺癌或其他恶性肿瘤转移癌通过结节生长引起甲状腺肿。

A. 甲状腺体格检查首先是患者吞咽时的仔细视诊。因为甲状腺会随着吞咽动作移动，所以完整的甲状腺轮廓常常能被看见。接下来进行触诊，当患者反复吞咽时触诊能区分甲状腺肿是弥漫性或结节性，并鉴别明显的结节。结节长度超过 1cm 者应该行细针穿刺抽吸检查（详见甲状腺结节章节）。如果甲状腺肿下缘不容易被触及，可尝试在患者仰卧并适当伸长颈部时进行触诊。如果下缘是静止的且不能被触及，则这患者可能存在胸骨下甲状腺肿。

B. 促甲状腺激素（TSH）和游离甲状腺激素（FT_4）的血清检测。若 TSH 完全检测不到，则患者为甲亢。若 TSH $>10\mu U/ml$，那患者是甲减。若 TSH 是正常的，则患者甲状腺功能正常。若 TSH 轻微低下不是完全被抑制，提示甲状腺正在释放少量额外的甲状腺激素。这通常发生在自主发展的功能性结节而引起亚临床甲状腺功能亢进的 MNG 患者。其中一些患者可能发展为真正的甲状腺功能亢进症，但大多数留在甲状腺肿自主功能阶段。所有这类患者都应接受治疗。

C. 具有甲状腺功能减退症的甲状腺肿患者通常是自身免疫性疾病引起的淋巴细胞性甲状腺炎（或桥本甲状腺炎）。自身抗体会破坏部分甲状腺。典型甲状腺肿的大小是适度的，为正常的 2～3 倍，呈轻微结节状（圆凸状），并因有纤维化、炎症和活跃的滤泡而比正常甲状腺组织坚实。使用 T_4 进行替代治疗。

D. 甲状腺功能正常的甲状腺肿通常出现在 MNG 的老年患者中。有一种理论认为，MNG 的形成（单纯性或非免疫性甲状腺肿）是甲状腺激素分泌不足与代偿性 TSH 增加刺激甲状腺肿形成的结果。因此，虽然现在没有被普遍接受，但治疗通常是抑制 T_4 以撤除 TSH 刺激。然而，老年患者中 T_4 治疗必须小心管理，从较低的剂量开始，可为 0.05mg/d，增加用量应保持 TSH 在正常范围内。MNG 可以慢慢产生具有自主功能的结节，并分泌足够的激素与外源 T_4 结合而引起甲亢。因此应该注意患者有无甲亢症状，并在进行稳定剂量的 T_4 治疗后至少每年监测 TSH。胸骨下及大型甲状腺肿患者可以应用放射性 ^{131}I 治疗，因此外科治疗甲状腺肿很少是必要的。大型胸骨下甲状腺肿患者能引起上腔静脉压迫综合征，有些患者当将双臂举过头顶时存在阻塞的表现（彭伯顿征）。少数进行手术是因为患者担心外貌，或存在持续性阻塞性症状。

E. 弥漫性甲状腺肿的甲亢患者通常有自身免疫性格雷夫斯病。促甲状腺激素抗体通常导致整个甲状腺弥漫性增大。有大的功能性腺瘤（普卢默病）的甲亢患者能出现单侧的不对称的甲状腺肿。治疗甲亢通常能减小这些甲状腺肿块（详见甲状腺功能亢进症章节）。

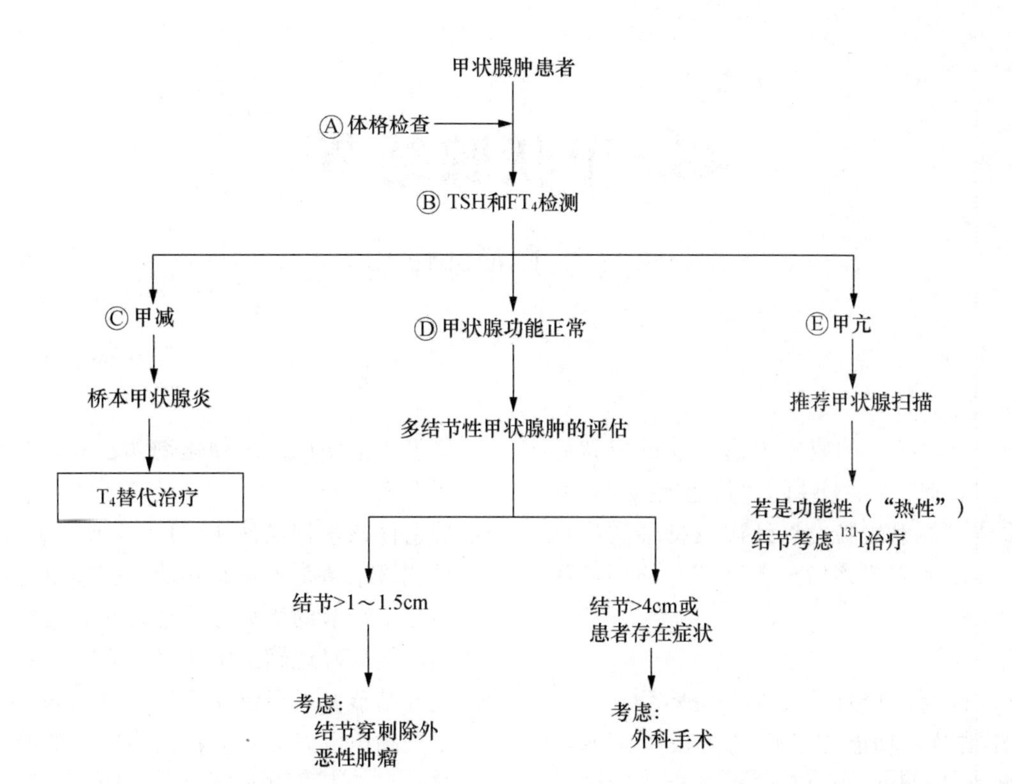
甲状腺肿患者
Ⓐ体格检查
Ⓑ TSH和FT4检测
Ⓒ甲减
Ⓓ甲状腺功能正常
Ⓔ甲亢
桥本甲状腺炎
T4替代治疗
多结节性甲状腺肿的评估
推荐甲状腺扫描
若是功能性（“热性”）结节考虑131I治疗
结节>1～1.5cm
考虑：结节穿刺除外恶性肿瘤
结节>4cm或患者存在症状
考虑：外科手术

48. 甲状腺结节

Graham T. McMahon

伍喜良　译

在美国，4%～7%的成年人有明显的甲状腺结节。其中，只有5%是恶性的。其他包括甲状腺囊肿、胶质结节、甲状腺炎局灶以及良性滤泡性肿瘤。结节可以孤立或多发。多结节者的癌症风险并不低。

A. 进行TSH检测。TSH水平抑制提示为功能亢进的良性结节。功能亢进性结节极少是恶性的，因此当TSH水平抑制时可延迟进行细针穿刺抽吸（FNA）检查。正常或高TSH水平不能排除进一步检查的必要。

B. 进行临床评价。高风险的特征包括快速的肿瘤生长、区域淋巴结病变、一个硬结节以及甲状腺癌或多发性内分泌瘤家族史。具有以下特征时则风险增加：年龄<20岁或>70岁，男性，头部和颈部放疗史，一个>4cm结节，存在局部症状如吞咽困难、嘶哑或咳嗽。具有2个及2个以上高危特征的患者应推荐手术治疗。

C. 超声下FNA增加FNA结果的敏感性和特异性（Marqusee，2000）。超声检查能发现高风险特征，如低回声区域、微钙化、不规则边缘、多普勒下血管供应增加以及局部淋巴结病变迹象。

患者进行FNA通常不需要停用阿司匹林或者抗凝血药。穿刺操作是安全并且可耐受的。每1个>1cm的病灶应取2～4次穿刺样本。

囊性结节可以被排干液体，虽然大多数会复发，但使用组织硬化剂如乙醇、四环素的效果令人失望。

D. 放射性核素扫描使用^{123}I、^{131}I或^{99m}Tc高锝酸盐检测该结节是否具有功能。扫描也可以决定结节是多结节的优势腺体还是胸骨后结节。但扫描不能准确地确定甲状腺结节的大小。

E. 良性结节可以保留在原处。建议9～12个月后复查超声以确保其大小没有明显的改变。左甲状腺素抑制不再被推荐，因为必须控制TSH在0.11mU/L以下达到有效地抑制结节生长或形成和减少骨丢失及心房颤动风险的目标。

F. 滤泡性肿瘤可能是良性或恶性，且不能通过细胞送气音区分。如果患者愿意，或者结节通过放射性核素扫描是冷结节，则推荐切除。

G. 恶性结节应该进行全甲状腺切除，并于术后进行^{131}I甲状腺消融治疗。可以检测甲状腺球蛋白的方法筛查疾病是否复发。

H. 一次穿刺物约10%的结论是非诊断性的。如果第二次穿刺物仍然是非诊断性的样本，那么安排手术切除是合适的。

参考文献

Castro MR, Gharib H. Continuing controversies in the management of thyroid nodules. Ann Intern Med 2005;142(11):926–931.

Hegedus L. Clinical practice. The thyroid nodule. N Engl J Med 2004;351(17):1764–1771.

Marqusee E, Benson CB, Frates MC, et al. Usefulness of ultrasonography in management of nodular thyroid disease. Ann Intern Med 2000;133(9):696-700.

Silver RJ, Parangi S. Management of thyroid incidentalomas. Surg Clin North Am 2004;84(3):907–919. Review.

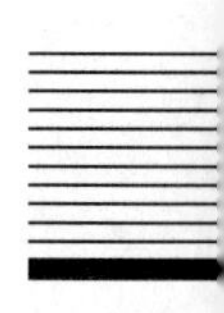

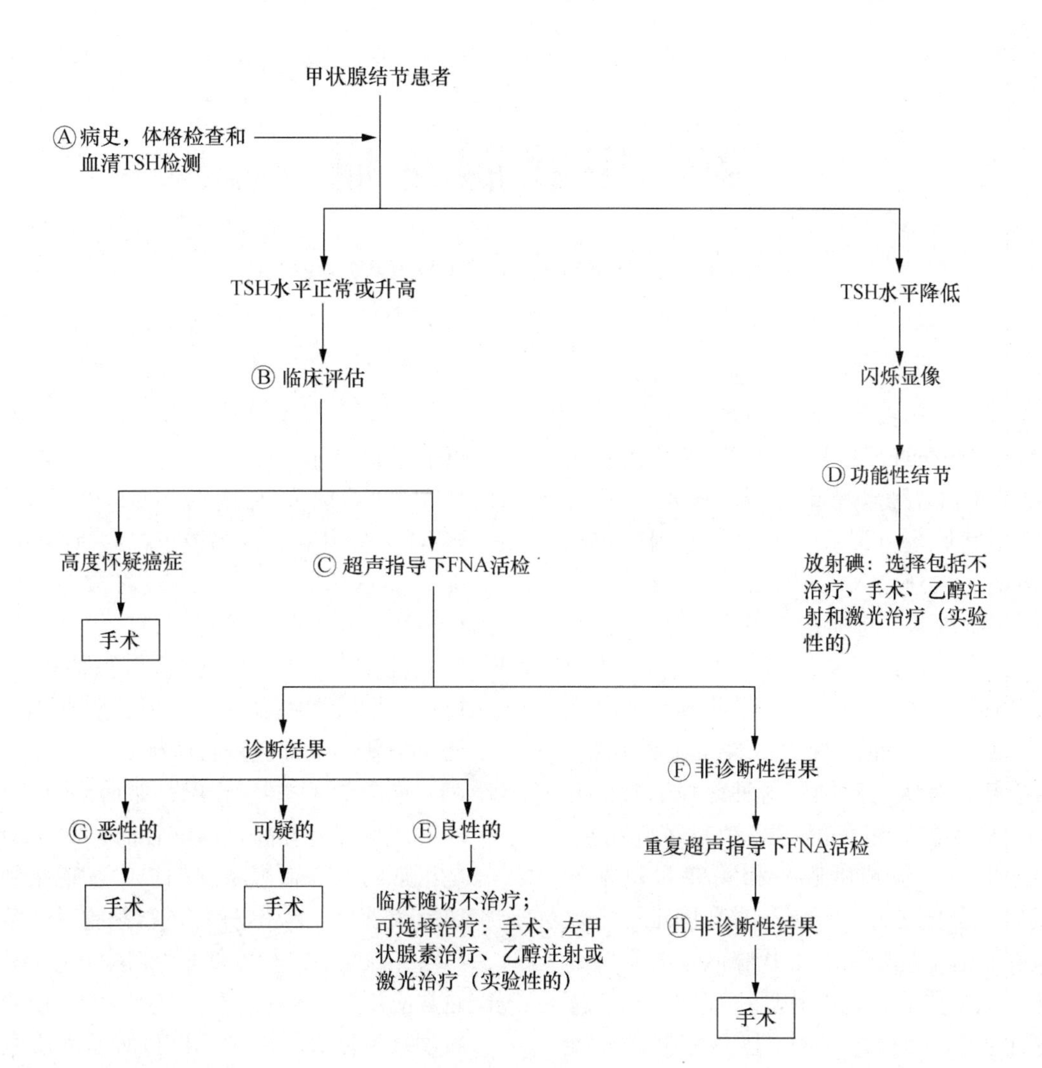

甲状腺结节患者
Ⓐ病史，体格检查和
血清TSH检测
TSH水平正常或升高
TSH水平降低
Ⓑ 临床评估
闪烁显像
Ⓓ 功能性结节
放射碘：选择包括不
治疗、手术、乙醇注
射和激光治疗（实验
性的）
高度怀疑癌症
手术
Ⓒ 超声指导下FNA活检
诊断结果
Ⓕ 非诊断性结果
Ⓖ 恶性的
可疑的
Ⓔ 良性的
手术
手术
临床随访不治疗；
可选择治疗：手术、左甲
状腺素治疗、乙醇注射或
激光治疗（实验性的）
重复超声指导下FNA活检
Ⓗ 非诊断性结果
手术

49. 甲状腺疼痛

Emily Deborah Szmuilowicz

伍喜良 译

甲状腺疼痛的四个原因有亚急性甲状腺炎（PST）、结节出血、急性感染性甲状腺炎（AIT）以及放射性甲状腺炎（RT）。极少的原因（包括桥本甲状腺炎、快速增大的甲状腺癌以及触诊或创伤诱导的甲状腺炎）将不在本部分进行讨论。

A. PST（又称 de Quervain 甲状腺炎或亚急性肉芽肿性甲状腺炎）是一种自限性炎症性疾病。常常继发于上呼吸道感染。这种疼痛通常但并不总是对称性的。疼痛可能突然或逐渐发生，常放射至耳、下颌或咽喉。相关症状包括发热、肌痛、全身乏力、咽痛和吞咽困难。炎症的甲状腺滤泡不规则释放甲状腺激素时常常诊断甲亢，但主要症状是甲状腺疼痛和压痛。疼痛和甲亢通常持续 2～6 周，随后甲状腺功能正常，然后一半的患者出现短暂的甲减（或很少为永久性的甲减）。体格检查显示一个固定的、柔软的、中等扩大的甲状腺。超声检查显示增大的低回声甲状腺（若病史及体格检查明确诊断可以不行超声检查）。

B. 结节出血最常见的表现为突发性单侧颈痛伴先前结节的体积增大。超声检查显示一个充满液体的结节。甲状腺功能检查常常是正常的。

C. AIT 起因于甲状腺的细菌（最常见）、真菌、分枝杆菌或寄生虫感染。其危险因素包括免疫抑制、先前存在的甲状腺疾病以及甲状腺梨状隐窝瘘。患者通常急性发病，伴随严重的突发性单侧或双侧甲状腺疼痛和压痛（可放射到同侧的耳或下颌）、发热、恶寒、吞咽困难和发声困难。甲状腺功能检查通常是正常的。超声检查显示单个或多个分散脓肿。

D. RT 很少发生在甲亢患者放射性碘治疗后，更少发生在甲状腺癌放射性碘消融术后。通常治疗后 5～10 天开始疼痛并持续数周。RT 由于发炎甲状腺滤泡细胞的不规则甲状腺激素释放可能导致甲亢。

E. PST 的早期发现包括 ESR 和 C 反应蛋白（CRP）的升高，升高或正常的白细胞（WBC）计数，以及低（＜5%）的放射性碘摄取（RAIU）。

F. 出血性结节的细针抽吸活组织检查（FNAB）提示血性液体中含有一些甲状腺细胞。结节的任何坚硬部位都应进行活检。

G. AIT 同 PST 一样，ESR、血清 CRP 和白细胞计数常常明显升高，但前者的全部 RAIU 常常是正常的（并在甲状腺扫描中发现脓肿甲状腺功能减退）。FNAB 标本进行细胞学、革兰染色与培养诊断。进行颈部影像对瘘管进行评价。

H. 通常应用非甾体抗炎药（NSAID）镇痛，其镇痛疗效不足或禁用时予以口服糖皮质激素（泼尼松 40mg/d 或等效至一周，随后 2～6 周逐渐减量，若疼痛在糖皮质激素减量时复发，则可增加剂量或放慢减量速度）。如果 NSAID 不能缓解疼痛，那 PST 的诊断应该被质疑。β 受体阻滞剂可以缓解甲亢症状。此时，由于无过量的甲状腺激素分泌，抗甲状腺药物不能使用。

I. 结节的内容物应该被抽取。如果再次出血，可考虑手术切除。

J. AIT 的治疗包括脓肿引流和有针对性的抗生素治疗。需要用外科方法修复任何病瘘，防止复发。

K. 对于 PST，NSAID 或口服糖皮质激素可用来减轻疼痛，β 受体阻滞剂可用来改善甲亢症状。

参考文献

Farwell AP. Subacute thyroiditis and acute infectious thyroiditis. In Werner SC, Ingbar SH, Braverman LE, et al, eds. Werner & Ingbar's the Thyroid: A Fundamental and Clinical Text, 9th ed. Philadelphia: Lippincott Williams & Wilkins, 2005:536–547.

Pearce EN, Farwell AP, Braverman LE. Thyroiditis. N Engl J Med 2003;348(26):2646–2655.

The painful thyroid. Lancet 1986;1(8493):1308–1309.

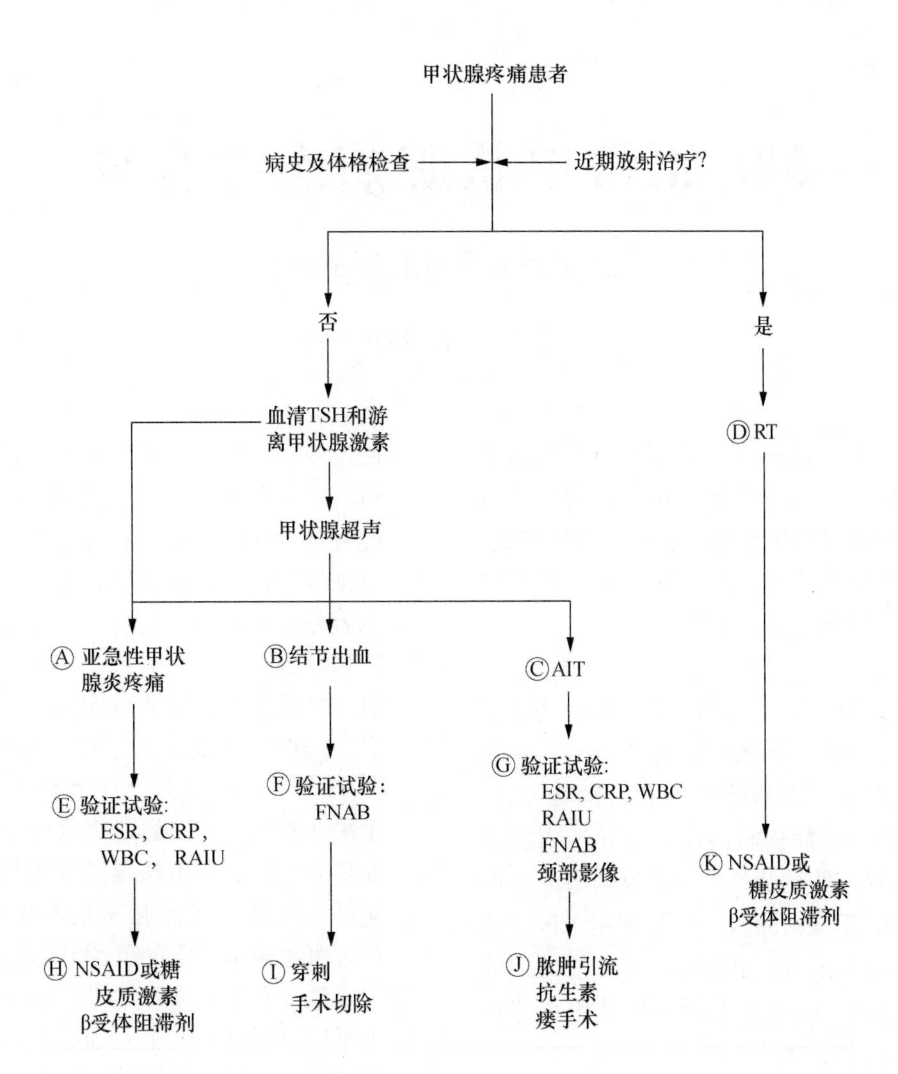
甲状腺疼痛患者
病史及体格检查
近期放射治疗?
否
是
血清TSH和游离甲状腺激素
甲状腺超声
Ⓓ RT
Ⓐ 亚急性甲状腺炎疼痛
Ⓑ结节出血
ⒸAIT
Ⓔ验证试验:
ESR，CRP，WBC，RAIU
Ⓕ 验证试验:
FNAB
Ⓖ 验证试验:
ESR, CRP, WBC
RAIU
FNAB
颈部影像
Ⓚ NSAID或
糖皮质激素
β受体阻滞剂
Ⓗ NSAID或糖
皮质激素
β受体阻滞剂
Ⓘ 穿刺
手术切除
Ⓙ 脓肿引流
抗生素
瘘手术

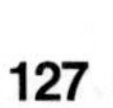

50. 正常甲状腺病态综合征

Graham T. McMahon

伍喜良 王俊岭 译

下丘脑-垂体-甲状腺轴的功能和甲状腺激素的运输和代谢的改变在非甲状腺疾病患者中是常见的。这些变化的程度通常与疾病的严重性相关。这些变化包括下丘脑-垂体轴活动减少和三碘甲状腺原氨酸（T_3）甲状腺外合成减少。

A. 疾病中最早出现的甲状腺功能生理性改变是游离 T_3 的浓度减低。低游离 T_3 水平导致 5-单脱碘酶的浓度降低，该酶能催化甲状腺素（T_4）向 T_3 的转换。患病期间高皮质醇和游离脂肪酸浓度可抑制该酶的活性。5-单脱碘酶活性的改变亦导致反 T_3 的升高，反 T_3 被用于区分非甲状腺疾病与真正的中枢性甲状腺功能减退症的研究中。高反 T_3 水平在严重的非甲状腺疾病中可致死亡率上升。

B. 促甲状腺激素（TSH）水平也可能是正常或降低的。低 TSH 出现于患最严重的非甲状腺疾病的患者中。虽然大部分的这类患者 TSH 水平处于正常值下限，但在有些患者中可能检测不到。这可能是由低游离 T_4 和 TSH 浓度导致的，并可导致暂时性中枢性甲状腺功能减退症。中枢性及周围性改变可独立发生。而这些变化一起导致 T_3 减少，可能是为了适应相应疾病，以节约能量并减少组织分解代谢。

极低水平的 TSH 和低水平的总 T_4 和 T_3 表明垂体或下丘脑对循环甲状腺激素水平应答的改变。应用多巴胺或皮质类固醇治疗的患者 TSH 的水平亦可降低。在恢复期间，TSH 可能恢复正常水平或在恢复正常水平之前短暂升高。

在非甲状腺疾病中 TSH 水平可轻度至中度升高，特别是在恢复阶段。结合非常低的血清游离 T_4 和高 TSH 水平可提示原发性甲状腺功能减退症，可有甲状腺的肿大。

在疾病过程中甲状腺激素的正常变化是常见的，但必须区别于那些因甲状腺疾病而出现的改变。继发性（中枢性）甲状腺功能减退症可与非甲状腺疾病的变化类似，但非常少见。此外，TSH 升高，尤其是当＞20μU/ml 时，可被视为存在原发性甲状腺功能减退症，除非患者处于其他疾病的恢复期的情况。

C. 疾病较重时继发性甲状腺功能减退症的诊断是具有挑战性的。患严重疾病的患者，TSH 及总 T_3 和 T_4 值通常是低的。这些患者常用抑制 TSH 的药物，如多巴胺和糖皮质激素。如果水平非常低，应强烈考虑垂体功能障碍并可补充皮质类固醇和甲状腺激素添加物。其他测试包括皮质醇、促性腺激素和催乳素水平的测量，可明确不寻常的低甲状腺测试的原因。如果皮质醇和催乳素水平高，但由于在紧张情况下可以出现故可不予干预。T_3、T_4 和 TSH 水平在疾病恢复和进展时应复测。

D. 虽然严重的非甲状腺疾病可能会出现变化，但有限的数据表明，非甲状腺疾病患者应用甲状腺激素治疗对于疾病预后没有改善。有研究显示，旁路移植术后，心脏指数略高、全身血管阻力略降的患者给予 1 天的非生理剂量的 T_3，与服用安慰剂者比较，无论是年患病率还是死亡率都没有明显不同。原发性甲状腺功能减退症患者或极低的甲状腺激素水平患者可能受益于替代治疗。然而，对于疑似正常甲状腺病态综合征患者，证据并不支持甲状腺激素常规治疗。

参考文献

Camacho PM, Dwarkanathan AA. Sick euthyroid syndrome. What to do when thyroid function tests are abnormal in critically ill patients. Postgrad Med 1999;105(4):215–219.

Chopra IJ. Euthyroid sick syndrome: is it a misnomer? J Clin Endocrinol Metab 1997;82:329.

Stathatos N, Wartofsky L. Perioperative management of patients with hypothyroidism. Endocrinol Metab Clin North Am 2003;32(2): 503–518.

Utiger RD. Altered thyroid function in nonthyroidal illness and surgery—to treat or not to treat? N Engl J Med 1995;333:1562–1563.

Wartofsky L, Burman KD, Ringel MD. Trading one “dangerous dogma” for another? Thyroid hormone treatment of the “euthyroid sick syndrome.” J Clin Endocrinol Metab 1999;84:1759–1760.

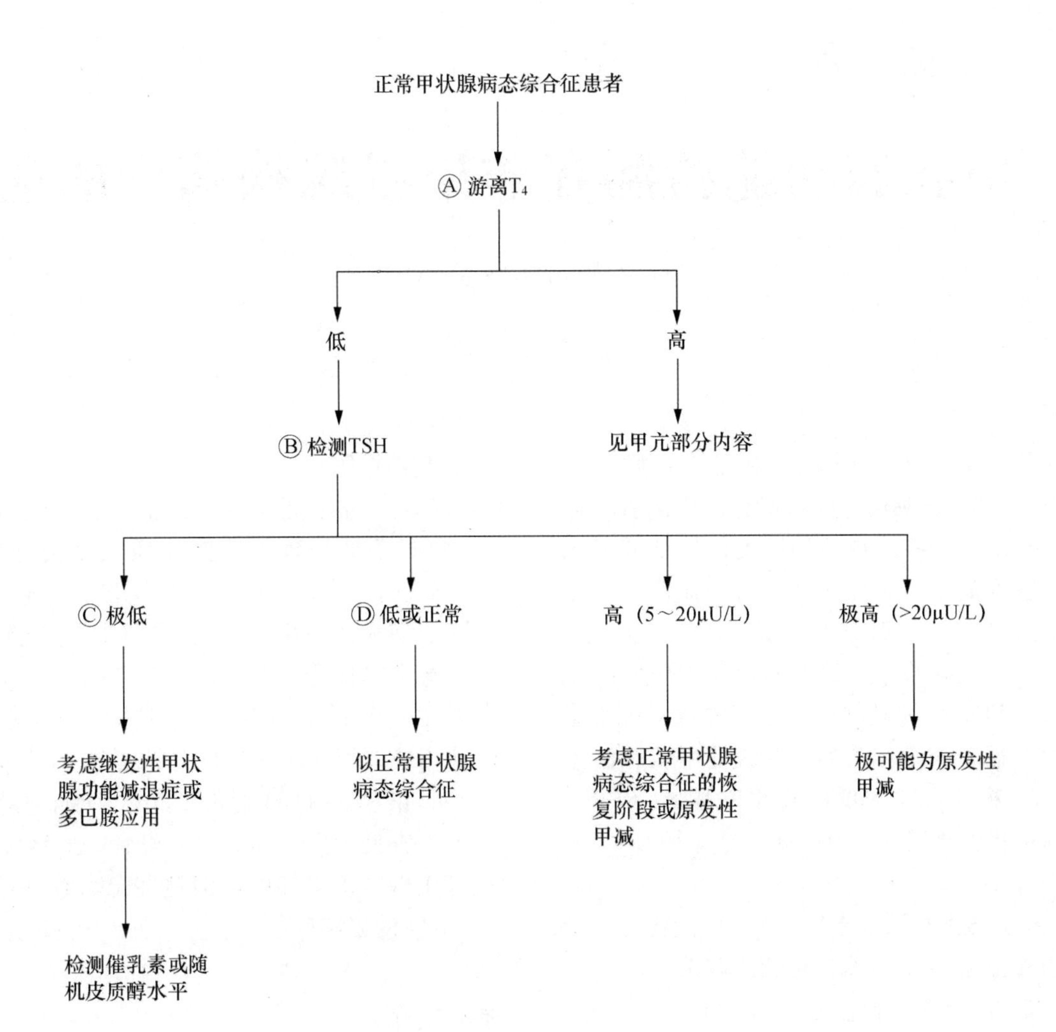
正常甲状腺病态综合征患者
Ⓐ 游离T4
低
高
Ⓑ 检测TSH
见甲亢部分内容
Ⓒ 极低
Ⓓ 低或正常
高（5～20μU/L）
极高（>20μU/L）
考虑继发性甲状腺功能减退症或多巴胺应用
似正常甲状腺病态综合征
考虑正常甲状腺病态综合征的恢复阶段或原发性甲减
极可能为原发性甲减
检测催乳素或随机皮质醇水平

51. 甲状腺功能检测在非甲状腺疾病中的应用

Erik K. Alexander

伍喜良 译

在住院患者中真正甲减或甲亢的发病率<1%。甲状腺疾病的临床体征可能在急性患者中体现出来。相反，一些严重疾病的类似体征亦可出现于甲状腺疾病中。急性疾病患者的血清三碘甲状腺原氨酸（T_3）放射免疫测定（RIA）通常是减少的。促甲状腺激素（TSH）对于促甲状腺素释放激素（TRH）的反应通常是正常的。故很难明确急性下丘脑或垂体疾病。高敏促甲状腺激素（sTSH）>10μU/ml 和低游离甲状腺素（FT_4）是原发性甲状腺衰竭的有力证据。

A. TSH 和游离甲状腺素指数（FTI）在这一背景下是甲状腺素（T_4）水平检测的首选。

B. 高达 50%的急性患者有总 T_4 和（或）T_3 的降低。尽管会受影响，但 FT_4 和 sTSH 通常是正常的。疾病愈严重，TSH 和 FTI 被抑制得愈明显。

对于急性疾病的诊断，每 7～10 天复测甲状腺功能是非常有用的。甲状腺异常会随着患者的恢复改善。反之亦如此。

无数的研究已证明，左甲状腺素治疗对于非甲状腺疾病引起的甲状腺功能异常的患者没有改善作用。

C. 肾病综合征患者可能有轻度 FT_4 减少和正常的 sTSH。冲击剂量的糖皮质激素可迅速抑制 TSH 的分泌，并可见 sTSH 和 FT_4 轻度减少。多巴胺输注也引起急性 TSH 抑制。真正的甲减患者在接受多巴胺输注和（或）冲击剂量的糖皮质激素时，FSH 可能被抑制到正常范围。

D. 患者在非甲状腺疾病恢复期可见 sTSH 升高且 FT_4 正常。sTSH 通常<20μU/ml。轻度 TSH 升高常见于慢性肾衰竭的患者。虽然疾病的病理生理学是未知的，但这些患者存在 TSH 对 TRH 的迟钝反应。

参考文献

Burmeister LA. Reverse T_3 does not reliably differentiate hypothyroid sick syndrome from euthyroid sick syndrome. Thyroid 1995;5:435.

Cavaliere RR. The effects of nonthyroid disease and drugs on thyroid function tests. Med Clin North Am 1991;75:27.

Docter R, Krenning EP, dejong M, Henneman G. The sick euthyroid syndrome: changes in thyroid hormone serum parameters and hormone metabolism (review). Clin Endocrinol 1993;39:499.

Faber J, Kirkegaena C, Rasmassen B, et al. Pituitary-thyroid axis in critical illness. J Clin Endocrinol Metab 1987;65:315.

Lim S, Fang V, Katz A, et al. Thyroid dysfunction in chronic renal failure: a study of the pituitary-thyroid axis and peripheral turnover kinetics of thyroxine and triiodothyronine. J Clin Invest 1977;60:522.

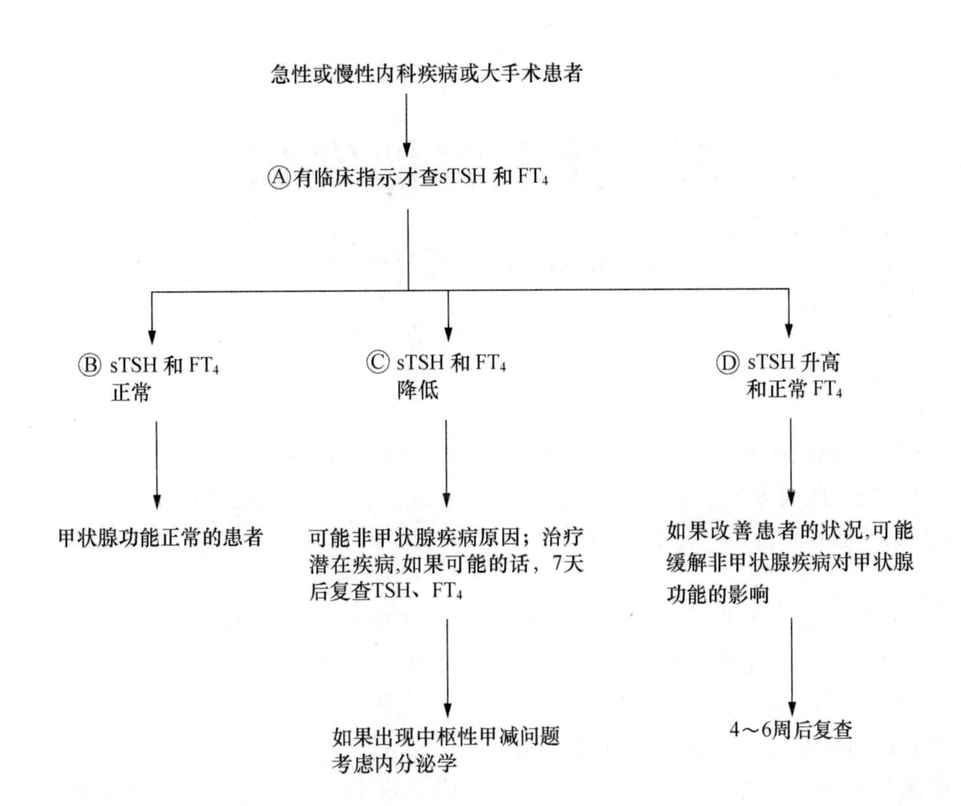

急性或慢性内科疾病或大手术患者
Ⓐ有临床指示才查sTSH 和 FT4
Ⓑ sTSH 和 FT4 正常
Ⓒ sTSH 和 FT4 降低
Ⓓ sTSH 升高和正常 FT4
甲状腺功能正常的患者
可能非甲状腺疾病原因；治疗潜在疾病,如果可能的话，7天后复查TSH、FT4
如果改善患者的状况,可能缓解非甲状腺疾病对甲状腺功能的影响
如果出现中枢性甲减问题考虑内分泌学
4～6周后复查

52. 肾上腺偶发瘤

Graham T. McMahon

李秋伟　王俊岭　译

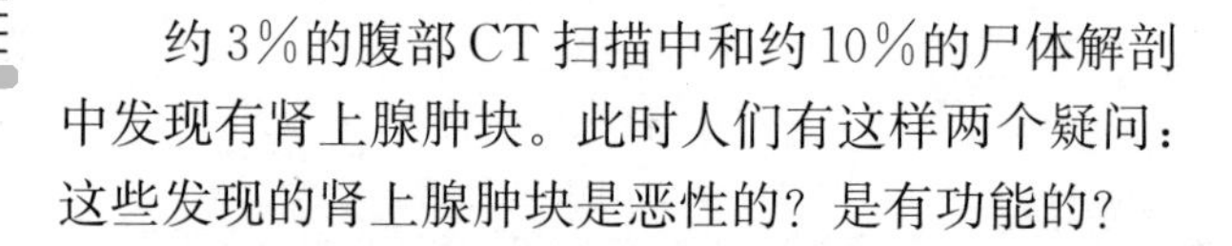

约3%的腹部CT扫描中和约10%的尸体解剖中发现有肾上腺肿块。此时人们有这样两个疑问：这些发现的肾上腺肿块是恶性的？是有功能的？

A. 影像学检查可以帮助确定是否有恶性肿瘤的风险。高风险的特征包括：形状不规则，直径>4cm，CT衰减值［>10豪氏单位（HU）］，以及静脉输入造影剂后不均匀强化。转移性疾病往往导致双侧疾病并与肝T1显像和高T2信号强度的衰减类似。

B. 良性结节（可能具备功能）往往呈圆形，均匀，且较小（<4cm），CT衰减低（<10HU），并且与肝T1和T2加权磁共振成像信号同强度。

肾上腺囊肿、脂肪瘤和肾上腺出血通常可通过各自独特的成像特征予以鉴别。

肾上腺皮质能产生多种激素并导致多种综合征，包括皮质醇（库欣综合征）、醛固酮（Conn综合征）、雄激素（男性化）和雌激素（女性化）；肾上腺髓质产生儿茶酚胺（嗜铬细胞瘤）。

C. 嗜铬细胞瘤可表现出高血压（可慢性或阵发性）、癫痫、头痛、心悸或苍白。即使没有任何症状，手术前亦应将嗜铬细胞瘤排除，因为在未识别嗜铬细胞瘤的情况下进行手术风险很高。血清甲氧基肾上腺素具有特异性和敏感性，提示患者在之前的72h内未消耗对乙酰氨基酚。连续2个24h尿收集总甲氧基肾上腺素和儿茶酚胺可提供确实证据。

D. 库欣综合征可出现躯干肥胖、紫色条纹、近端肌肉无力、高血压和失眠。午夜1mg地塞米松使用后，晨起8时皮质醇水平应<5μg/dl。2个连续测量24h尿中皮质醇测量值超过正常上限3倍以上且肌酐至少1g，可提供确实证据。

E. 原发性醛固酮增多症表现为难治性高血压和偶然的低钾血症。当醛固酮至少为10ng/dl时醛固酮肾素比可超过30。为明确解释，患者不能服用醛固酮受体拮抗剂（如螺内酯、依普利酮）或β受体阻滞剂。服用血管紧张素转化酶抑制剂或血管紧张素受体阻滞剂患者的肾素抑制高度提示醛固酮增多症。

F. 在缺乏症状和体征时，雄激素和雌激素无需常规测定。女性的男性化多表现为男性型秃发、声音低沉和阴蒂肥大。男性的女性化则表现为男子乳腺发育、性欲降低和肌肉力量减弱。

参考文献

Kievit J, Haak HR. Diagnosis and treatment of adrenal incidentaloma. A cost-effectiveness analysis. Endocrinol Metab Clin North Am 2000;29(1):69–90.

Munver R, Fromer DL, Watson RA, Sawczuk IS. Evaluation of the incidentally discovered adrenal mass. Curr Urol Rep 2004;5(1):73–77.

NIH state-of-the-science statement on management of the clinically inapparent adrenal mass (“incidentaloma”). NIH Consens State Sci Statements 2002;19(2):1–25.

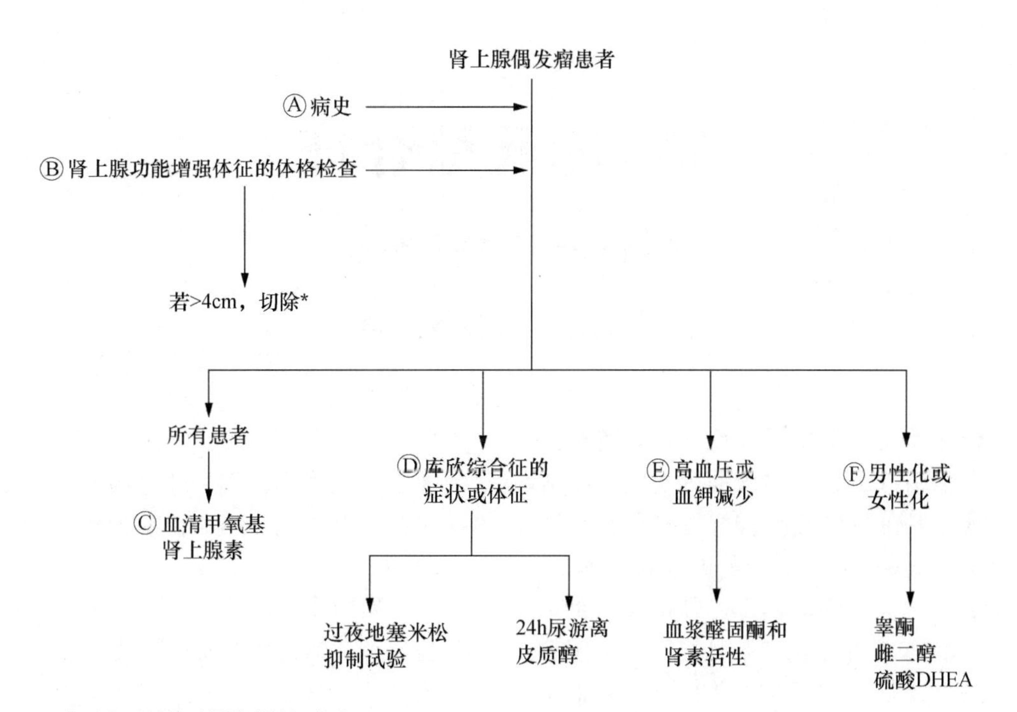

*在手术干预前需排除嗜铬细胞瘤

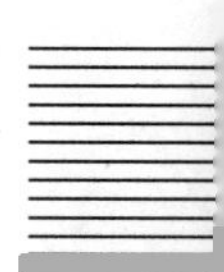

53. 库欣综合征

Graham T. McMahon

李秋伟　王俊岭　译

库欣综合征的特点是皮质醇增多症，可能由肾上腺本身异常引起或由垂体腺瘤分泌促肾上腺皮质激素造成。其临床特点呈多样性且与皮质醇增多症的严重程度相关，没有特异的症状或体征。最常见的特点是呈向心性的面部、颈部及腹部的肥胖。面部脂肪沉积可出现“满月”脸，而随锁骨上脂肪垫的脂肪沉积而加重，并使颈部看似缩短。这些患者的皮肤会变薄、萎缩，并容易淤伤。库欣综合征典型的条纹呈紫色，宽，并且数量较多，这些特点有助于将其与肥胖有关的牵拉痕进行区分。患库欣病的女性可有雄激素增多症的体征，如多毛症。近端肌病（通常表现为坐位起身困难），精神改变（常见情绪不稳、抑郁和轻度偏执），以及高血压往往会出现。其他与长时间站立或有严重的皮质醇增多症相关的特征包括葡萄糖耐受不良、青光眼和骨质减少。

A. 评估患者可能为库欣综合征的第一步是询问患者是否有任何皮质类固醇接触史，包括大量吸入或注射，以及局部用激素或醋酸甲羟孕酮（有类固醇作用的孕激素）的接触史。医源性库欣综合征占所有病例的1%以下，提示不一致或不稳定的结果。在这些病例中，合成糖皮质激素可通过尿液直接测定。

B. 要确诊皮质醇增多症，需至少2个24h尿液样本中均有游离皮质醇存在。检测的水平高于参考范围上限3倍以上的患者可明确有库欣综合征。检测结果不明的患者应于数周后复查，或根据临床怀疑做进一步的测试。

C. 过夜地塞米松抑制试验也可作为筛选试验用于诊断皮质醇增多症。在这个测试中，当晚11～12时给予1mg剂量的地塞米松后于次日8时采血测定血清皮质醇水平。该试验检测库欣综合征的敏感性和特异性根据选择阈值的水平不同而存在很大差异。多数正常患者应抑制内源性皮质醇水平<2μg/dl。对于6.3μg/dl的水平，试验的敏感性和特异性为91%；对于1.2μg/dl的水平，相应的值分别为100%和41%。

采用连续三晚的唾液皮质醇的检测可使住院患者实施起来更简单方便，最终可能取代上述测试。参考值范围存在实验室特异性。在库欣综合征的患者中敏感性和特异性可能会高达100%和96%。

D. 一些情况，如严重肥胖、严重抑郁或慢性酒精中毒，可引起皮质醇水平升高，这种情况被称为“假性库欣综合征”。当怀疑患者“假性库欣综合征”的诊断时，可进行促肾上腺激素释放激素（CRH）-地塞米松试验。试验是利用抑郁患者的垂体对CRH反应较库欣病或综合征患者地塞米松抑制后差这一发现进行的。在每6h给予一系列的8个0.5mg剂量的地塞米松后2h注射绵羊CRH。在0、15和30min内进行血清皮质醇测量。所有15min样本中皮质醇水平<1.4μg/dl的患者为假性库欣综合征，而其他患者有较高的皮质醇水平。

一旦诊断库欣综合征，就因寻找皮质醇增多症的原因。要明确库欣综合征是促肾上腺皮质激素（ACTH）依赖，还是肾上腺原因造成的，需要精确测量ACTH水平。这一评价过程可以通过在地塞米松抑制试验后检测晨起ACTH和皮质醇水平，或收集完整的一个或多个尿游离皮质醇样本后检测来加快。

E. 当皮质醇水平<15μg/dl时，如果ACTH<5pg/ml，皮质醇分泌可视为非ACTH依赖。同样，当皮质醇≥15μg/dl时，如果ACTH水平>15pg/ml，该综合征也很可能为ACTH依赖；ACTH水平在5～15pg/ml特异较少但通常表明ACTH依赖性。结果不明的患者应该重新检测。

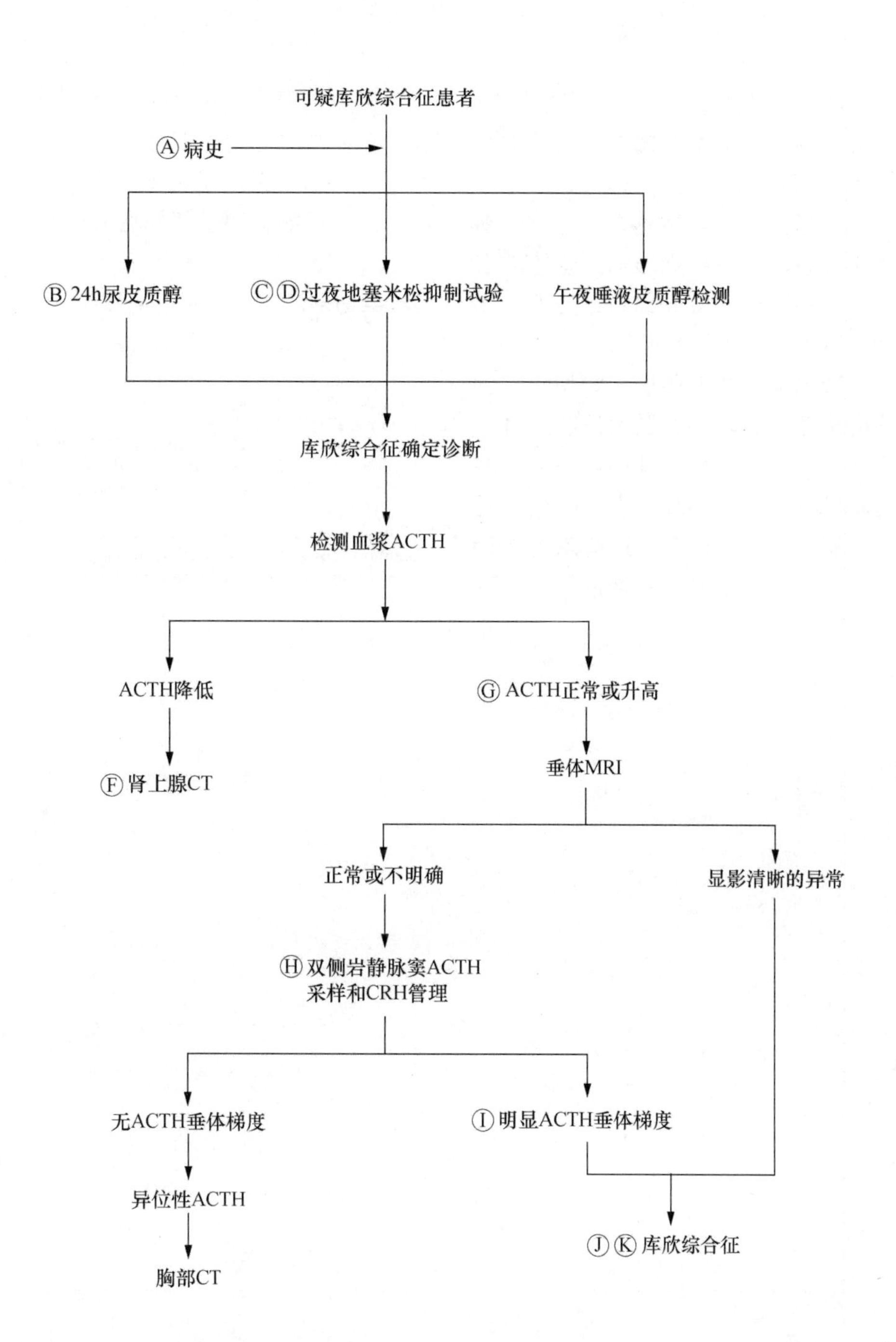

F. 非 ACTH 依赖性皮质醇增多症患者应行肾上腺低质量薄层 CT 以明确可能的腺瘤、癌或结节。

G. ACTH 依赖性皮质醇增多症患者应进一步测试以明确库欣病相关的垂体腺瘤和异位 ACTH 分泌。分泌 ACTH 的肿瘤包括肺的小细胞癌和支气管及胸腺类癌。临床医生不宜根据垂体影像检查用药，因为人群中有 10%存在垂体结构异常。患者可进行高剂量地塞米松抑制试验，连续 2 天给予地塞米松每 6h 2mg。这一试验提示 ACTH 依赖的垂体腺瘤可保存反馈反应，当周围糖皮质激素水平升高时可抑制 ACTH 的产生。70%的库欣病患者皮质醇水平降低超过 90%。同样的研究表明，作为对照，对该试验的反应无异位 ACTH 抑制原因的患者皮质醇水平＜90%。

H. CRH 刺激进行岩静脉窦采样是证实 ACTH 源于垂体的最终方法。明确 ACTH 来源于垂体的标准为一侧岩静脉窦与周围血浆 ACTH 的比＞2，或 CRH 输注中 ACTH 水平与输前的比＞3。如果一侧 ACTH 水平超过另一侧的 1.4 倍，则此侧腺瘤发生率高。

I. 怀疑异位 ACTH 的患者有胸痛应做奥曲肽显像，并根据指示行断层影像。

库欣综合征的治疗目的是根除肿瘤，尽可

能抑制皮质醇水平，并避免永久性激素依赖。

J. 库欣病治疗方案的选择是不考虑垂体瘤的大小的，经蝶骨垂体切除。切除范围越大，发生永久性垂体功能减退症的风险性越高。这可能对打算生育的年轻患者产生特殊影响。垂体放射疗法可用于无法切除或残留癌细胞的患者，尽管有垂体功能减退症发生的高风险。

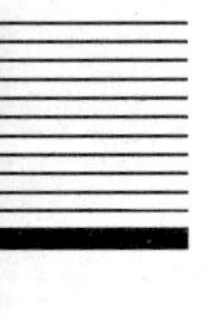

K. 引起垂体功能减退症的肾上腺瘤最好切除。肿瘤无法切除的患者或有转移性激素活跃的肾上腺癌患者，药物治疗是有挑战性的，因为这些恶性肿瘤对辅助疗法应答不佳。患者应用米托坦（一种肾上腺毒药）可获益。这些患者在接受治疗时应给予对等的糖皮质激素替代治疗以避免出现肾上腺功能不全。对于无法控制垂体功能减退症的患者可应用肾上腺类固醇酶抑制剂，如酮康唑或美替拉酮。试验性化放疗或添加剂可能会用于部分临床研究。

参考文献

Arnaldi G, Angeli A, Atkinson AB, et al. Diagnosis and complications of Cushing's syndrome: a consensus statement. J Clin Endocrinol Metab 2003;88(12):5593–5602.

Findling JW, Raff H. Screening and diagnosis of Cushing's syndrome. Endocrinol Metab Clin North Am 2005;34(2):385–402.

Lindsay JR, Nieman LK. Differential diagnosis and imaging in Cushing's syndrome. Endocrinol Metab Clin North Am 2005;34(2):403–421.

Raff H, Findling JW. A physiologic approach to diagnosis of the Cushing syndrome. Ann Intern Med 2003;138(12):980–991.

Sonino N, Boscaro M, Fallo F. Pharmacologic management of Cushing syndrome: new targets for therapy. Treat Endocrinol 2005;4(2):87–94. Review.

54. 垂体瘤

Graham T. McMahon

李秋伟 译

A. 受肿物影响（通常视觉障碍或头痛），或出现任何功能减退或亢进的证据，是偶发垂体瘤进行X线检查的另一个原因。肿瘤可分为2组：微腺瘤约10mm大小，而任何较10mm大者即为粗腺瘤。肿瘤可以是具功能性或无功能性的。临床医生对于有甲状腺功能减退症并伴促甲状腺激素（TSH）水平降低或正常的患者，促卵泡激素（FSH）水平低下或正常的无排卵患者，或有黄体生成素（LH）水平低下或正常的性腺功能减退症症状的患者，应予以垂体影像学检查。

B. 任何有垂体瘤的患者应检测血清催乳素水平。对于粗腺瘤应该更仔细地检测生长激素（GH）、促性腺激素、促甲状腺激素以及促肾上腺皮质激素的水平。

C. 垂体功能减退表现为甲状腺素及TSH水平降低。患者甲状腺素水平低于正常值时应予外源性左甲状腺素治疗。促性腺激素减少的患者应接受适当的雌激素或雄激素治疗。子宫完整的女性患者应予以孕激素替代。雌激素替代剂量不需要达到口服避孕丸中所含剂量。中枢性肾上腺功能减退患者应口服糖皮质激素治疗，盐皮质激素替代并不是必要的。成人GH缺乏者用GH替代存在争议。

D. 临床医生应考虑垂体瘤是否是为腺瘤（最常见）、脑膜瘤、转移性肿瘤或颅咽管瘤，其中每一个均具有典型的影像学特征。其他可考虑的是妊娠期生理性垂体增大、垂体囊肿或脓肿（通常成像时有液面）、动静脉瘘或淋巴细胞性垂体炎（一种罕见情况通常与妊娠晚期有关，并与肾上腺功能不全和尿崩症的高发生率有关）。

E. 血清催乳素水平＞200ng/ml可诊断为泌乳素瘤。较此水平低者这可能是由于泌乳素瘤或其他蝶鞍肿物造成。如果肿瘤较大且催乳素水平低，在检测催乳素水平时应稀释样本。任何大小的泌乳素瘤即使引起脑卒中，其最佳治疗亦为卡麦角林或溴隐亭。

F. 肢端肥大症通过测定血清胰岛素样生长因子（IGF）-Ⅰ可排除。当此水平不具诊断价值时，75g葡萄糖负荷后2h检测GH水平。正常应下降至1ng/ml及以下。肢端肥大症患者应行经蝶窦肿瘤切除治疗。卡麦角林或长效生长抑素药物治疗是手术失败患者的首选。当药物及手术治疗失败时，生长激素受体拮抗剂和（或）放射治疗可能有效。

G. 存在库欣综合征表现者的促肾上腺皮质激素（ACTH）水平升高可能为ACTH产生异位或为库欣病。此类患者可通过取下岩静脉窦样本确认库欣病的诊断。经蝶窦切除是治疗库欣病最好的方法。（见库欣综合征。）

H. 没有造成肿物影响或垂体功能减退的非功能性垂体腺瘤患者应每12个月复查影像学指标。当肿瘤造成肿物影响或垂体功能减退时应切除。

参考文献

Aron DC, Howlett TA. Pituitary incidentalomas. Endocrinol Metab Clin North Am 2000;29(1):205–221.

Chanson P, Salenave S. Diagnosis and treatment of pituitary adenomas. Minerva Endocrinol 2004;29(4):241–275.

Kreutzer J, Fahlbusch R. Diagnosis and treatment of pituitary tumors. Curr Opin Neurol 2004;17(6):693–703.

Verhelst J, Abs R. Hyperprolactinemia: pathophysiology and management. Treat Endocrinol 2003;2(1):23–32.

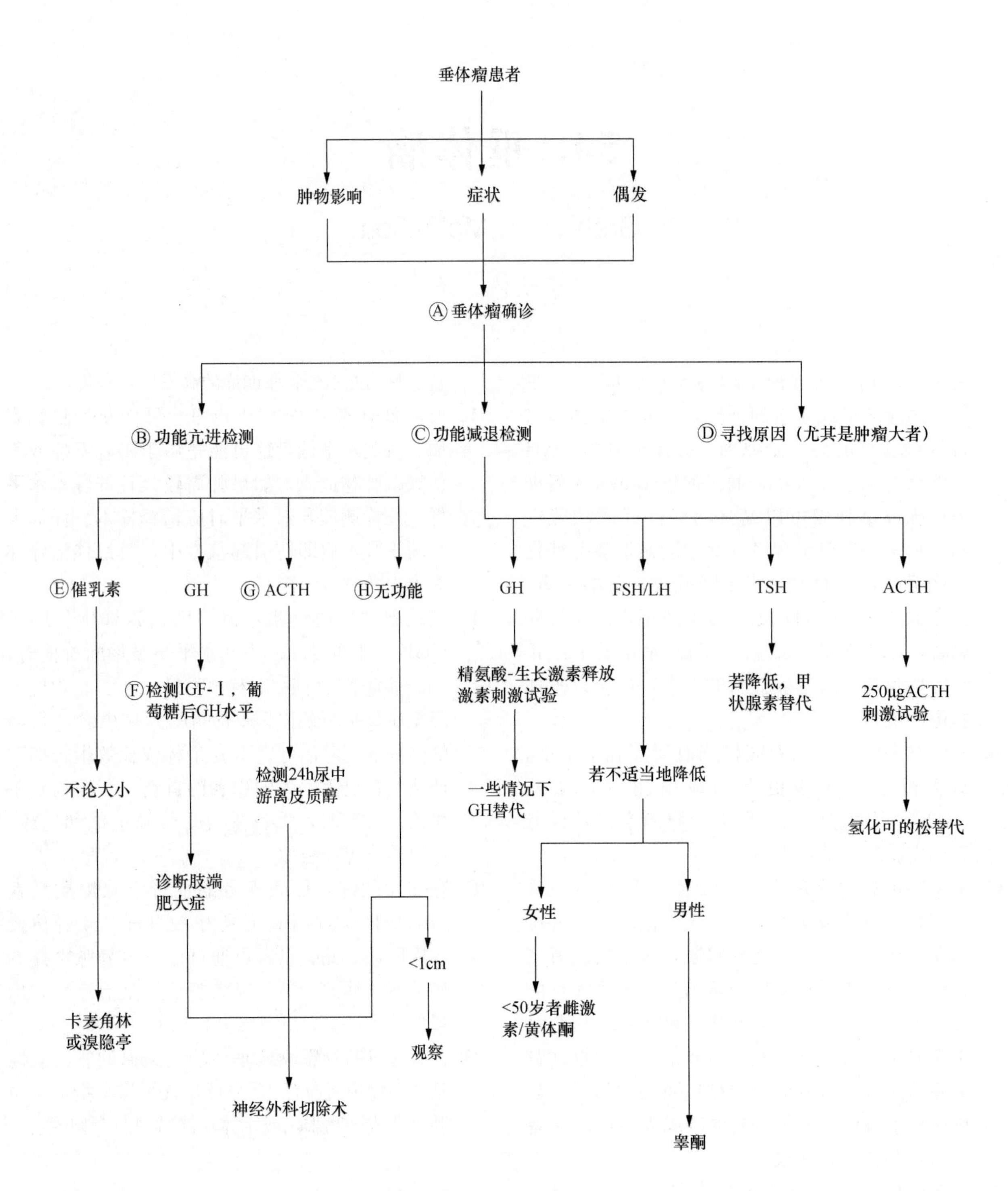

垂体瘤患者
肿物影响
症状
偶发
Ⓐ 垂体瘤确诊
Ⓑ 功能亢进检测
Ⓒ 功能减退检测
Ⓓ 寻找原因（尤其是肿瘤大者）
Ⓔ 催乳素
GH
Ⓖ ACTH
Ⓗ 无功能
GH
FSH/LH
TSH
ACTH
Ⓕ 检测IGF-Ⅰ，葡萄糖后GH水平
精氨酸-生长激素释放激素刺激试验
若降低，甲状腺素替代
250μgACTH刺激试验
不论大小
检测24h尿中游离皮质醇
一些情况下GH替代
若不适当地降低
氢化可的松替代
诊断肢端肥大症
女性
男性
<1cm
卡麦角林或溴隐亭
观察
<50岁者雌激素/黄体酮
神经外科切除术
睾酮

55. 多毛症

Graham T. McMahon

李秋伟 译

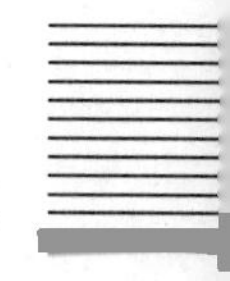

多毛症是指女性中出现男性型终毛密度过度增多。大约有5%的女性存在多毛。多毛症与雄激素水平和毛囊对雄激素敏感度之间的相互作用有关。因此，雄激素水平与多毛症的程度不明显相关。近半数多毛症女性存在特发性条件。

A. 表明多毛症罕见的或更严重的病因的临床特征包括突然发病、生命后期出现症状并逐渐恶化。男性化的症状和体征包括额秃头、痤疮、阴蒂肥大和声音低沉。多有上唇、颏、胸部、腹部、背部、耻骨和腿部毛发的生长。多毛症应区别于多毛，后者可由遗传决定或与应用糖皮质激素、苯妥英或环孢素治疗有关。

B. 如果多毛症为中度或重度，应在清晨测量血浆睾酮和游离睾酮（理想的情况下，月经周期为4～10天的女性）。

C. 多囊卵巢综合征（PCOS）与雄激素增多症关系最密切，是影响女性的最常见的内分泌疾病之一。诊断时，患者应至少有慢性雄激素增多症、排卵过少或无排卵以及多囊卵巢的2个症状。同时必须排除其他诊断。这些患者往往有月经不调，肥胖，以及胰岛素抵抗证据（如黑棘皮病）。诊断无需进行盆腔超声。可以对闭经患者进行额外的妊娠测试。这些患者应当注意葡萄糖不耐受和睡眠呼吸暂停，且往往对胰岛素增敏剂如二甲双胍和噻唑烷二酮较敏感。螺内酯和口服避孕药常常被这些患者用来治疗多毛症。

D. 其他造成雄激素增多症的原因是不常见的。男性化先天性肾上腺增生表现为过早的阴毛生长和阴蒂肥大，并可通过测量上午17α-羟孕酮水平加以排除。

E. 库欣综合征表现为躯干肥胖、满月脸、水牛背、紫色条纹或近端肌肉无力（见本章的库欣综合征）。高催乳素血症的表现为乳溢和催乳素水平升高。肢端肥大症表现为面部特征的粗化或手掌增大，并由胰岛素样生长因子-1水平的升高加以明确。

F. 雄激素分泌瘤是罕见的，但对于急性起病或高睾酮水平（>200ng/dl）的女性应考虑。这些妇女应该检测硫酸脱氢表雄酮（DHEAS）的水平并行腹部和盆腔超声检查。

G. 除去临床及实验室指标排除的其他疾病，特发性多毛症是最常见的诊断。多毛症可通过化妆掩饰和激素治疗。在开始治疗前对多毛症的程度进行全面的评估是有助治疗的。Ferriman-Gallwey评分系统可实现这一点。

H. 美容方法包括漂白、剃毛、打蜡、电解、激光治疗以及使用脱毛剂。依氟鸟氨酸盐膏可用于面部多毛症，但必须使用约8周才可见效。

I. 雌激素-孕激素避孕药可抑制血浆睾酮水平，故可减少剃毛的需要，并减缓多毛症的进展。避孕药与非雄激素孕激素类（如屈螺酮炔雌醇片、奥索-轮环藤宁或双醋炔诺醇-炔雌醇制剂1-50）是首选。中度至重度多毛症可应用抗雄激素药物。高剂量螺内酯（50～100mg，每天2次）对减少多毛是有效的。但患者须知螺内酯可致畸，且故有性行为及不用口服避孕药的女性不宜使用。肾功能正常的女性患者应用螺内酯出现高钾血症者很少。氟他胺是一种具有肝毒性的抗雄激素，故不予推荐。醋酸环丙孕酮是一种在加拿大、墨西哥和欧洲可见的抗雄激素，而在美国没有。

参考文献

Azziz R. The evaluation and management of hirsutism. Obstet Gynecol 2003;101(5 Pt 1):995–1007.

Ehrmann DA. Polycystic ovary syndrome. N Engl J Med 2005;352(12):1223–1236.

Ferriman D, Gallwey J. Clinical assessment of body hair growth in women. J Clin Endocrinol Metab 1961;21:1440.

McKenna, TJ. Screening for sinister causes of hirsutism. N Engl J Med 1994;331:1015.

Rosenfield RL. Hirsutism. N Engl J Med 2005;353(24):2578–2588.

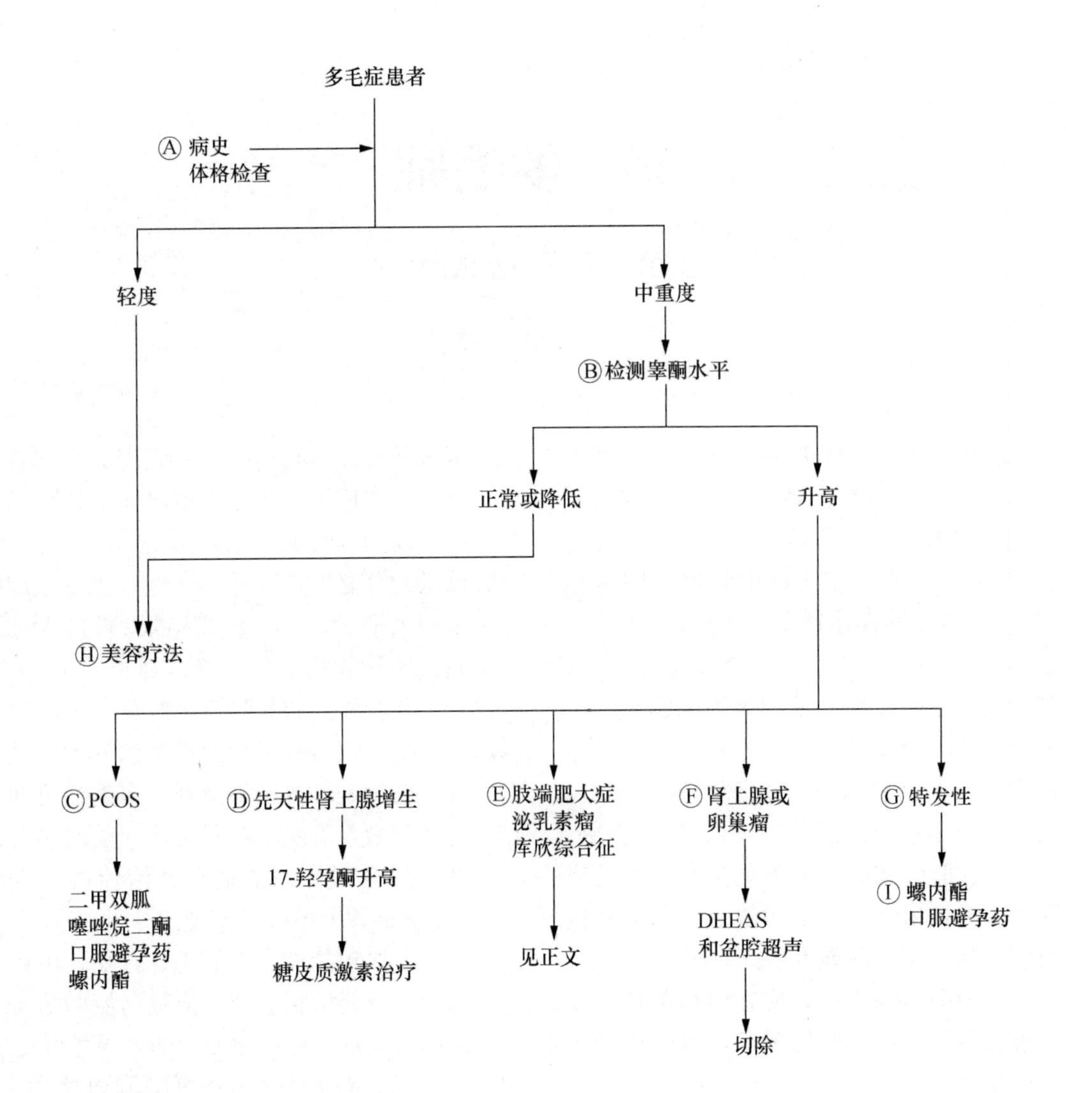
多毛症患者
Ⓐ病史
体格检查
轻度
中重度
Ⓑ检测睾酮水平
正常或降低
升高
Ⓗ美容疗法
ⒸPCOS
二甲双胍
噻唑烷二酮
口服避孕药
螺内酯
Ⓓ先天性肾上腺增生
17-羟孕酮升高
糖皮质激素治疗
Ⓔ肢端肥大症
泌乳素瘤
库欣综合征
见正文
Ⓕ肾上腺或
卵巢瘤
DHEAS
和盆腔超声
切除
Ⓖ特发性
Ⓘ螺内酯
口服避孕药

56. 男子乳腺发育

Graham T. McMahon

李秋伟　译

男子乳腺发育是指男性乳头后乳腺组织的增大。乳腺组织增生通常是由于绝对或明显的雌激素过多或雄激素不足造成的。激素水平可受肾上腺或睾丸的功能、脂肪组织中雌激素的转换、性激素结合球蛋白的循环水平或激素刺激的组织特异敏感性的影响。

A. 如果患者是青少年或青年，青春期男子乳腺发育是最有可能的病因。青春期短暂的雌激素和雄激素不平衡可能会导致男孩出现不稳定和不对称的乳房发育。这些变化可能持续到成年。随着年龄的增长脂肪肌肉比亦增加，外周血中雄激素向雌激素转化增加可能引发男子乳腺发育。睾丸生殖细胞肿瘤在此年龄段较常见，故应排除，且患者应每 6 个月定期复查。

B. 睾丸肿瘤往往分泌人绒毛膜促性腺激素（hCG），从而干扰正常的睾丸雄激素的产生，并增加雄激素向雌激素的转化。这些患者出现男子乳腺发育是一个预后不好的标志。在需进一步监测男子乳腺发育的患者，应注意检测的黄体生成素（LH）、睾酮（T）、雌二醇（E_2）和 hCG 的水平。

C. 药物亦与男子乳腺发育相关。男子乳腺发育在应用抗雄激素或雌激素治疗患者中发生时不应觉得突如其来。有些药物有内在的雌激素活性，而其他，如化疗药和药物滥用（特别是大麻烟和海洛因），干扰正常的雄激素在睾丸内或中央的产生。螺内酯是具有抗雄激素作用并增加雄激素转化为雌激素。类似的变化未在依普利酮这种新的醛固酮拮抗剂中发现。酒精、抗结核药和 H_2 受体拮抗剂（如西咪替丁或雷尼替丁）可为造成男子乳腺发育。

D. 未服用促进药物的非青春期患者应考虑其他全身性原因，并排除睾丸肿瘤。营养不良引起中枢性性腺功能减退症，但不影响肾上腺雌激素的生成。硬化与肾上腺产生雌激素前体增加以及增加雌激素转化有关。

E. 导致男子乳腺发育的内分泌原因包括中枢性性腺功能减退症、睾丸衰竭、甲状腺功能亢进症、女性化肾上腺肿瘤及真性两性畸形。原发性和继发性性腺功能减退症的病因调查标准可见于内分泌学章节。甲状腺功能亢进症与性激素结合球蛋白浓度增加及雄雌激素比的改变有关。女性化肾上腺肿瘤产生大量雌激素。有功能性卵巢组织的真性两性畸形患者亦可能发生男子乳腺发育。

F. 大多数男子乳腺发育患者不需要治疗，明确诱发原因后去除即可。即使原因不明，亦可有85％的病例得到缓解，特别是在年轻男性。当男子乳腺发育引起疼痛、尴尬或抑郁干扰日常生活时可行治疗。手术仍是主要治疗方法，因为男子乳腺发育时间较久可出现纤维化并对药物治疗不敏感。若近期发病，药物治疗可能是有益的。一些药物已被尝试用于男子乳腺发育，包括抗雌激素的他莫昔芬和氯米芬，芳香酶抑制剂睾内酯，以及抑制促性腺激素分泌弱性雄激素的达那唑。有报告称不能转化为雌激素的双氢睾酮治疗可改善症状。在乳腺发育处可行预防性照射，如在用雌激素治疗前列腺癌患者中。

参考文献

Bembo SA, Carlson HE. Gynecomastia: its features, and when and how to treat it. Cleve Clin J Med 2004;71(6):511–517.

Braunstein GD. Gynecomastia. N Engl J Med 1993;328:490–495.

Daniels IR, Layer GT. Gynaecomastia. Eur J Surg 2001;167(12): 885–892.

De Sanctis V, Bernasconi S, Bona G, et al. Pubertal gynecomastia. Minerva Pediatr 2002;54(4):357–361.

Glass AR. Gynecomastia. Endocrinol Metab Clin North Am 1994;23(4): 825–837.

Neuman JF. Evaluation and treatment of gynecomastia. Am Fam Physician 1997;55(5):1835–1844, 1849–1850.

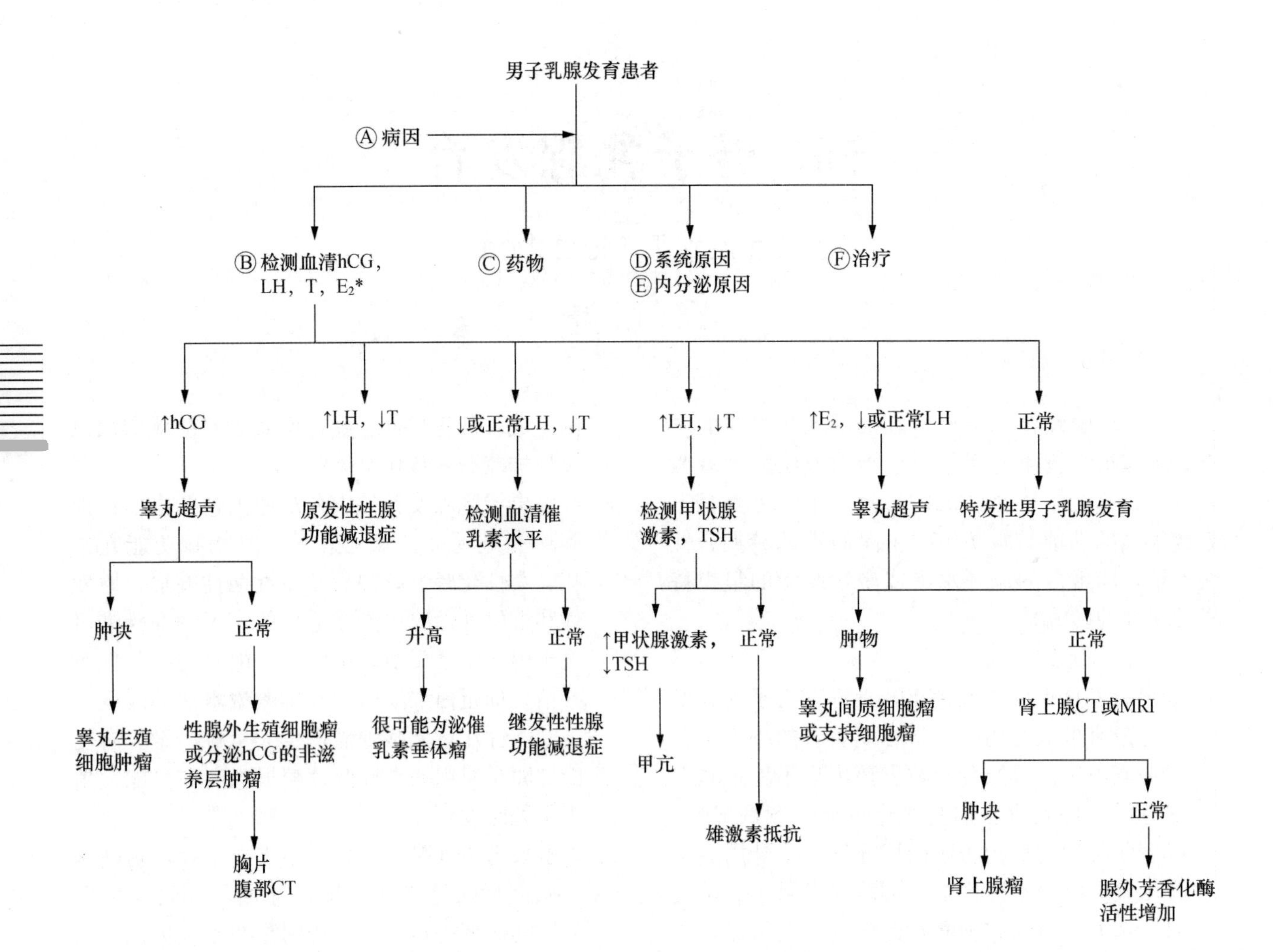

*摘自Braunstein

胃肠病学

M. Brian Fennerty

57. 急性腹痛

Bipin Saud，Juan Diego Baltodano，Steven Palley

张　弘　王俊岭　译

急性腹痛是急诊和基本医疗机构常见的临床表现。接诊急性腹痛患者的医生应排除急性内科腹痛并确定适宜的外科会诊时机。应放宽请外科专家会诊的条件。询问病史及体格检查在疾病评估中至关重要。急性腹痛持续 6h 没有明显的外科指征者应考虑收住院。腹痛可能是内脏痛、躯体痛及牵涉性痛。伤害性刺激影响腹部内脏产生钝痛并且定位差，通常位于腹正中线。这是由于受累器官由多神经支配。壁腹膜受累出现腹痛定位确切且较剧烈。牵涉性痛是指疼痛感受远离受损部位，这是因为这些区域与受累器官受同节段的神经支配。

A. 详细的病史有助于缩小鉴别诊断的范围。年龄和性别是重要的考虑因素。肠系膜腺炎见于年轻者，而血管性疾病和肿瘤常见于年长者。育龄期女性出现腹痛应考虑异位妊娠或盆腔炎。既往有无消化性溃疡、胆结石、憩室病、炎性肠病和腹部手术史。有无应用皮质类固醇或免疫抑制剂。合并糖尿病等疾病可能影响腹痛的表现。腹痛的初发情况及特点是重要信息。突发剧烈且有明确痛点的“躯体”痛提示腹膜炎，常见于肠穿孔。时轻时重的内脏痛或绞痛是肠道、胆管或输尿管梗阻的特点。进展性疼痛模式，即由初始的内脏痛进展为后来的躯体痛，可能是阑尾炎、胆囊炎或肠绞窄。与腹部体格检查发现不成比例的疼痛见于缺血。典型的放射性痛见于胆囊炎（肩部）、胰腺炎（背部）和阑尾炎（右下象限）。

B. 进行体格检查前要观察患者，内脏痛常引起患者不安，躯体痛增加运动。听诊：腹部有无杂音、摩擦音及肠鸣音。触诊应从远离疼痛点的部位开始。特别是在轻触诊时出现不自主的肌紧张或反跳痛提示腹膜炎。深部触诊用来发现脏器肿大或团块。直肠和盆腔检查腹股沟处有无疝口，检查外生殖器。

C. 血流动力学不稳定的患者可能有腹内出血需要立即行剖腹术。急性起病伴低血压、高热、白细胞增高及有以下体征（不自主腹部保护、僵硬、腹部锐痛加重）者应立即手术。疑有肠缺血出现酸中毒、发热及低血容量证据，以及腹部平片、对照研究证实有肠穿孔、胰腺炎时也应考虑手术。术前及术中复苏是至关重要的，包括：必要的生命支持四个通道（静脉通路、鼻胃管吸引、氧气和尿量监测），经常检查生命体征，以及进行初步的实验室检查。术前行尿液分析、心电图及腹平片检查有助于鉴别主要的急性腹痛的病因。

D. 病情较稳定的患者应仔细观察病情变化。尽管此表较为广泛，但急性腹痛的内科病因被排除。内科病腹痛常见原因：急性肺炎特别是下叶性肺炎、肾盂肾炎以及肠系膜腺炎。胶原血管病可致肠穿孔，多种代谢紊乱性疾病包括糖尿病酮症酸中毒、艾迪生病危象、尿毒症以及急性间歇性卟啉病均能导致腹痛。伴腹水的慢性肝病出现腹痛可能为自发性细菌性腹膜炎。

E. 某些患者可能出现腹痛严重程度与体格检查发现不一致的情况。此种情况常见于：老年、营养不良、肥胖、免疫抑制、服用类固醇者，早期术后患者，精神状态改变者，以及截瘫患者。

F. 实验室评估应包括：血红蛋白/血细胞比容、白细胞计数及分类、电解质、血气、淀粉酶、肝功能试验、凝血时间以及尿液分析。育龄期女性必须行血清妊娠试验。卧位及立位腹平片检查可以提示是否存在梗阻、缺血、穿孔、肾结石或腹腔内脓肿。胸部 X 线检查有助于鉴别胸部疾病所致牵涉性痛。血管造影检查可以发现出血或缺血。对照研究对诊断穿孔有帮助。超声和计算机断层成像（CT）影像检查能鉴

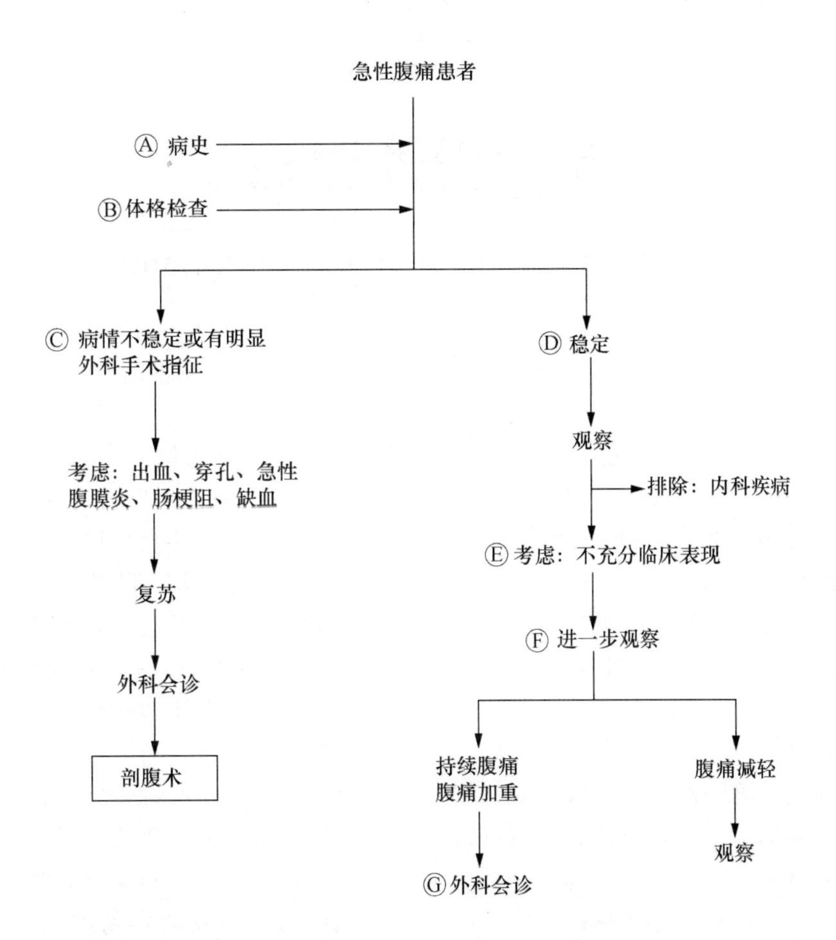

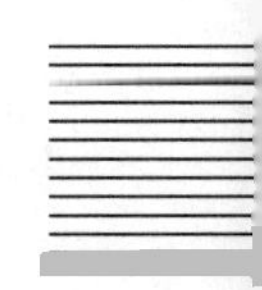

别胰腺炎、胆囊炎、脓肿、腹膜后团块以及扩张的胆管系统。CT 检查对多种腹痛的病因有较高诊断率。例如：据报道 CT 对阑尾炎诊断的敏感性和特异性分别为 98％和 97％。对疑有肝胆疾病所致腹痛，超声检查是早期必要的检查，其诊断准确率与 CT 相似。

G. 密切观察可能发现腹痛有无进展。如果急性腹痛持续超过 6h，尚未行外科会诊的应行外科会诊。

参考文献

Flasar MH, Goldberg E. Acute abdominal pain. Med Clin North Am 2006;90(2):481–503.

Glasgow RE, Mulvihill SJ. Abdominal pain. In Sleisenger and Fordtran's Gastrointestinal and Liver Disease: Pathophysiology, Diagnosis and Management, 7th ed. Philadelphia: WB Saunders; 2002:71–82.

Gupta H, Dupuy D. Advances in imaging of the acute abdomen. Surg Clin North Am 1997;77(6):1245–1263.

Raman SS, Lu DS, Kadell BM, et al. Accuracy of nonfocused helical CT for the diagnosis of acute appendicitis: a 5 year review. Am J Roentgenol 2002;178(6):1319–1325.

58. 慢性腹痛

Bipin Saud，Juan Diego Baltodano

卢琳琳　王俊岭　译

慢性腹痛是一种常见的和容易混淆的临床表现，经常被初级保健提供者、胃肠病学专家及外科医生轻描淡写。大多数患者存在功能性紊乱。慢性顽固性或诊断不明腹痛定义是：持续6个月以上，经过充分检查仍不能明确诊断的腹痛。在美国调查显示，慢性功能性腹痛比例达到2%，多发生在女性身上。

A. 仔细的、细致的病史询问及体格检查结果对于进一步诊断是必需的。对疼痛方式、类型及持续时间的描述通常可以引导我们得到一个系统且合理的评价。当然，有关疼痛特殊的细节描述如部位、特征、环节或加重因素及发生时间顺序均有助于得到一个特异性诊断。特异性症状，包括发热、寒冷、恶心、呕吐、黄疸、体重增加或减轻、腹泻、便秘、黑便、便血、大便或尿液颜色的改变及大便直径的改变都是病史描述中非常重要的信息。女性患者中，应包括月经史。

B. 胆道疾病导致间断的急性腹痛多表现为右上象限或上腹部疼痛，多持续15min或数小时。疼痛可放射至后背或肩胛骨，多伴随烦躁、大汗及呕吐。疼痛间断持续数周至数月。复发性胰腺炎及过量饮酒史可能增加慢性胰腺炎发生的概率。上消化道症状容易与溃疡及非溃疡性消化不良混淆。进食后腹痛多与肠道局部缺血、胃肌轻瘫、间断性肠梗阻、胰腺炎及消化性溃疡有关。提示器质性疾病的症状包括发热、体重不稳定减轻、脱水、电解质紊乱、肠道失血、贫血、营养不良以及异常身体变化。

常规实验室检查是必须的，包括血常规(CBC)、基础代谢率(BMP)、肝功能试验、淀粉酶、尿液分析(包括急性间歇性卟啉病中的胆色素原)。粪便检查包括白细胞、虫卵、寄生虫等也应被临床分析所重视。影像学检查包括：X线检查、腹部超声、腹部CT扫描、上消化道及小肠造影、磁共振成像检查也应收集到临床资料中。内镜检查包括上下消化道内窥镜检查及内镜逆行胰胆管造影(ERCP)检查也应收集到临床资料中。

C. 起源于腹壁的慢性腹痛常与内脏疼痛相混淆，经常导致扩大诊断。慢性腹壁疼痛可能来源于神经收集区域疼痛，如第7～12胸椎损伤导致神经根疼痛，或者腹部、胸部损伤疼痛。放射性腹痛可能由于运动而加重，也可能由脊柱或椎间盘疾病的脊神经根刺激、脑膜肿瘤、糖尿病或梅毒继发的脊髓痨或疱疹后神经痛所诱发。局部麻醉剂注射治疗有效对于慢性腹壁和神经根疼痛诊断有帮助。

D. 骨盆痛多由于胃肠道疾病及妇科疾病。常见引起骨盆痛的妇科疾病包括卵巢或子宫肿瘤、慢性盆腔炎或子宫内膜异位症。

E. 代谢紊乱很少与腹痛联系在一起。这些包括：急性间歇性卟啉病、肾上腺功能不全、高钙血症、甲状腺功能亢进及甲状腺功能减退。其他罕见原因包括：家族性地中海性热、遗传性血管性水肿，糖尿病神经病变及类癌综合征。

F. 肠易激综合征(IBS)的腹痛至少持续12周(不一定连续)，伴随肠道习惯改变、无预警信号以及缺少夜间症状。典型特征包括：排便后疼痛缓解，大便中有黏液及排便不尽感。IBS患者腹痛感觉经常多种形式加剧及周期性加剧的痉挛感。功能性腹痛综合征(FAPS)通常伴随着一些特异性有诊断意义的表现。在罗马Ⅱ诊断标准中指出，功能性腹痛表现应包括持续6个月以上腹痛及以下表现：

- 持续的或近乎持续的腹痛
- 疼痛与生理学上的改变无关或偶尔有关
- 缺少部分日常功能
- 真正疼痛(即疼痛不是捏造的)

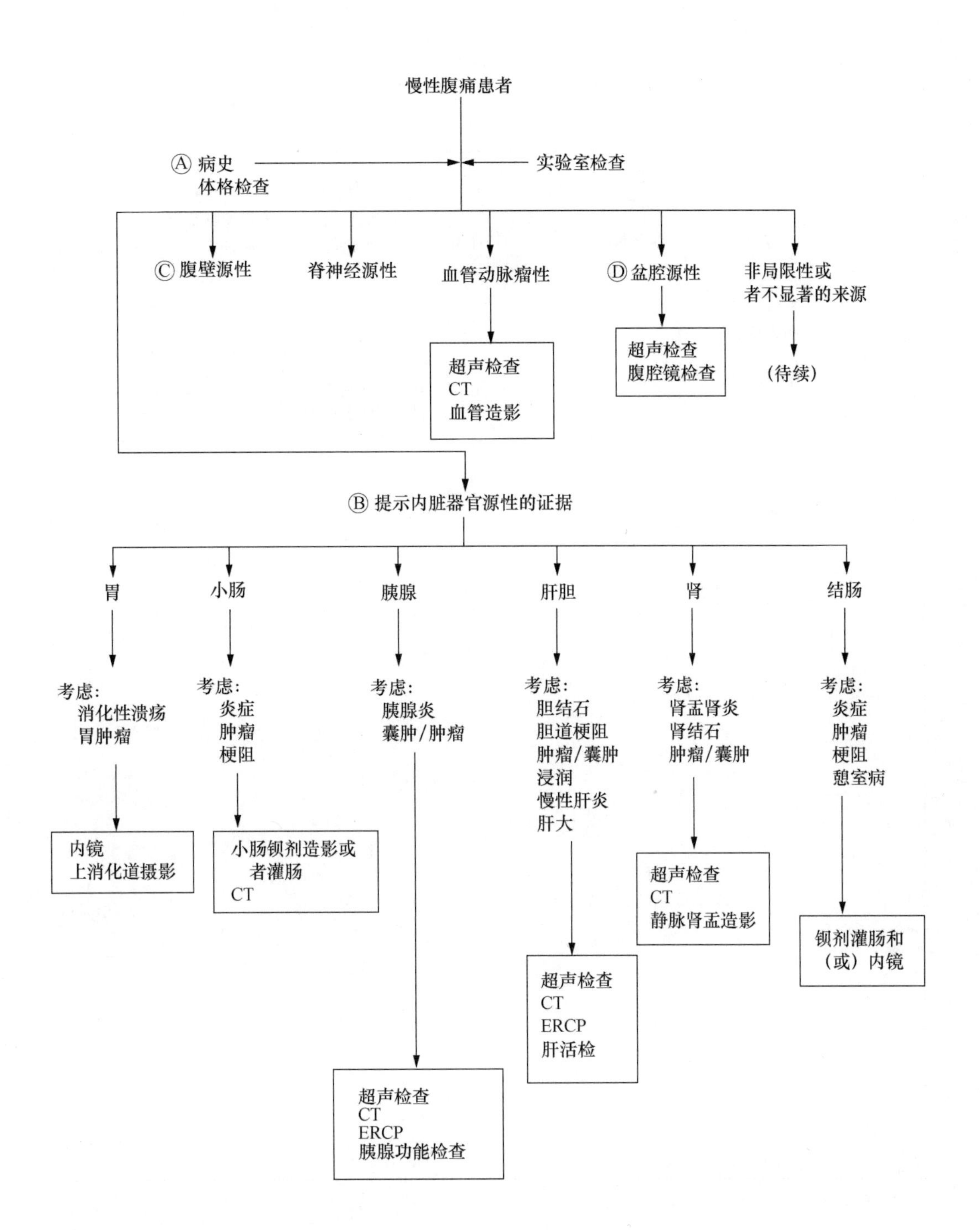

- 没有其他可以解释腹痛的胃肠道功能性疾病的证据

G. 慢性肠系膜缺血，也被称为肠绞痛，被证明经常出现腹痛，而这些患者多数会发展成为肠系膜动脉硬化。患者主诉进食后第 1h 会出现上腹部钝痛。这种疼痛在之后的 2h 会减轻。有80%患者出现体重减轻。

治疗慢性腹痛的目标是控制或减少引起疼痛的原因。重要的是描绘功能性腹痛到严重疾病的进程。对功能性疾病患者的管理需要多学科的研究。

参考文献

Drossman DA. Functional abdominal pain syndrome. Clin Gastroenterol Hepatol 2004;2(5):353–365.

Drossman, DA, Zhiming, L, Andruzzi, E, et al. US householders survey of functional gastrointestinal disorders: prevalence, sociodemography, and health impact. Dig Dis Sci 1993;38:1569.

Feldman M, Friedman LS, Sleisenger MH. Gastrointestinal and Liver Disease Pathophysiology, Diagnosis and Management. 7th ed. Philadelphia: WB Saunders, 2002.

Friedman HH. Problem-Oriented Medical Diagnosis. 6th ed. Boston: Little, Brown and Company, 1998.

Friedman SL, McQuaid KR, Grendell JH. Current Diagnosis and Treatment in Gastroenterology. 2nd ed. New York: McGraw-Hill, 2003.

Hungin AP, Chang L, Locke GR, et al. Irritable bowel syndrome in the United States: prevalence, symptom patterns and impact. Aliment Pharmacol Ther 2005; 21(11):1365–1375.

Williams RE, Black CL, Kim HY, et al. Stability of irritable bowel syndrome using a Rome II-based classification. Aliment Pharmacol Ther 2006; 23(1):197–205.

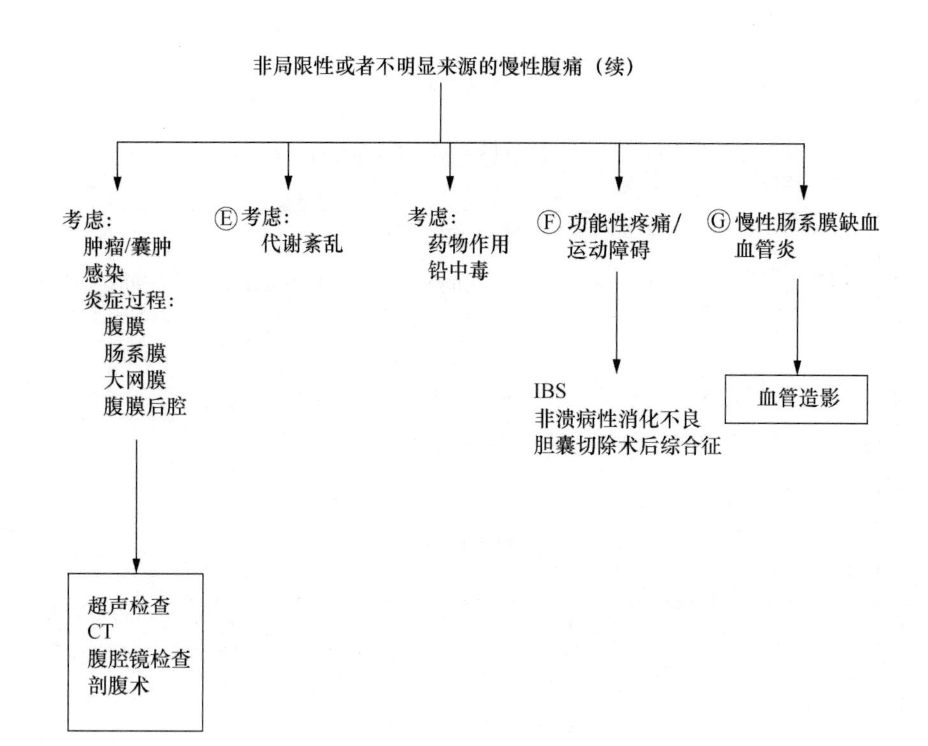
非局限性或者不明显来源的慢性腹痛（续）
考虑:
肿瘤/囊肿
感染
炎症过程:
腹膜
肠系膜
大网膜
腹膜后腔
超声检查
CT
腹腔镜检查
剖腹术
Ⓔ考虑:
代谢紊乱
考虑:
药物作用
铅中毒
Ⓕ功能性疼痛/
运动障碍
IBS
非溃病性消化不良
胆囊切除术后综合征
Ⓖ慢性肠系膜缺血
血管炎
血管造影

59. 恶心和呕吐

Bipin Saud，Juan Diego Baltodano

张 弘 译

恶心和呕吐是常见的和痛苦的症状，可能由多种原因导致。恶心是主观的，常用于描述呕吐之前的感觉。呕吐是一种体征，是肠内容物从胃反流经口迅速吐出的结果。恶心和呕吐，与反流、反刍和贪食，依据其各自的症状有所区别。反流是一种食物未经腹部和膈肌运动作用被带回口的被动的行为，表现为呕吐。如反酸就是一种重要的胃食管反流症状。反刍被定义为在进食数分钟后或进食时，对通过自主腹压增加返回口内的半消化的食物进行的咀嚼和吞咽。反刍是智力低下和精神疾病的儿童常见的描述，但目前认为这两种畸形任一缺失的情况下，它可以发生在成人。

A. 恶心和呕吐的鉴别诊断较广泛。因此，恶心和呕吐患者的评价和治疗需要一个严谨有序的方法以切实有效地作出正确诊断。当患者首诊时这个尖锐的问题就应该被确定。如果要关注机械性肠梗阻、腹膜炎或穿孔，患者则需住院。患者可能需要治疗脱水和电解质紊乱。这是一个自限性的病毒性胃肠炎吗？详细询问病史可能给用药提供线索。

对于呕吐的发作时间和描述，也可为诊断提供线索。通常发生在早上的呕吐与妊娠、尿毒症、饮酒或颅内压增高有关。此外，呕吐的内容也有帮助。呕吐物的不洁气味暗示了肠梗阻被细菌降解的肠内停滞内容物。

伴随症状例如腹痛、发热、腹泻或眩晕，或家人和朋友中的类似病史可以提示正确的诊断。呕吐前的腹痛通常是提示梗阻过程。虽然良性过程如消化性溃疡导致的胃出口梗阻也可能会导致体重减轻，但体重减轻可提示恶性过程。存在中枢神经系统症状如头痛、眩晕、颈部僵硬和局灶性神经缺陷表明是中枢神经引起的恶心和呕吐。呕吐的间歇性发作史与偏头痛史提示了周期性呕吐综合征。术后恶心和呕吐（PONV）可能占外科手术的11%～73%。PONV更常见于女性及年轻患者，且在全身麻醉后发生的可能性更大。

B. 直立性血压可以评价显著的低血压。没有脉率改变的血压降低，表明自主神经病变的存在。一般检查可发现黄疸、淋巴结肿大和便潜血，可以暗示甲状腺毒症或艾迪生病。恶心和呕吐可能导致营养不良和各种缺乏状态。腹部检查是很重要的。一方面应该检查包块、腹胀、蠕动波、腹部或腹股沟疝。另外，腹部压痛具体位置的评估也很重要。振水音的存在有助于确定胃出口梗阻或胃轻瘫。检查四肢变化以提示硬皮病或周围神经病变。检查指甲以发现是否是自我引起的呕吐。牙齿珐琅质的损失可以表明是贪食引起的反复呕吐或是胃食管反流病的后果。神经系统检查也很重要，虽然它经常被省略。脑神经检查、检眼镜、患者步态观察都应进行。此外，催吐剂对食管和胃的损伤也可导致呕吐。呕吐能导致Mallory-Weiss食管撕裂和上消化道出血。食管深处撕裂能导致游离穿孔（Boerhaave综合征）。慢性呕吐能导致牙齿的侵蚀和龋齿。长期呕吐后可出现紫癜，即面部和上颈部的针尖大小的红斑（“面具现象”）。这些疹可能与胸腔内压力突然增加有关。恶心和呕吐可能发生在充血性心力衰竭，因肝和肠道的被动充血所致。

C. 基本的实验室检查包括血常规、红细胞沉降率、电解质等。育龄妇女必须行妊娠试验，还应做甲状腺功能筛查。恶心和呕吐的代谢原因包括尿毒症、糖尿病酮症酸中毒、甲状旁腺功能亢进症及甲状旁腺功能减退症。血药浓度可以表明服用地高辛、茶碱、水杨酸盐和许多其他药物的患者的药物毒性。初期血液实验的低血钠可能是艾迪生病的结果。代谢紊乱也可由呕吐造成。低钾血症是继发醛固酮增多症肾排钾过多的结果。碱中毒也是氢离子因呕吐而损失、细胞缺钾导致细胞外的氢离子转移到细胞

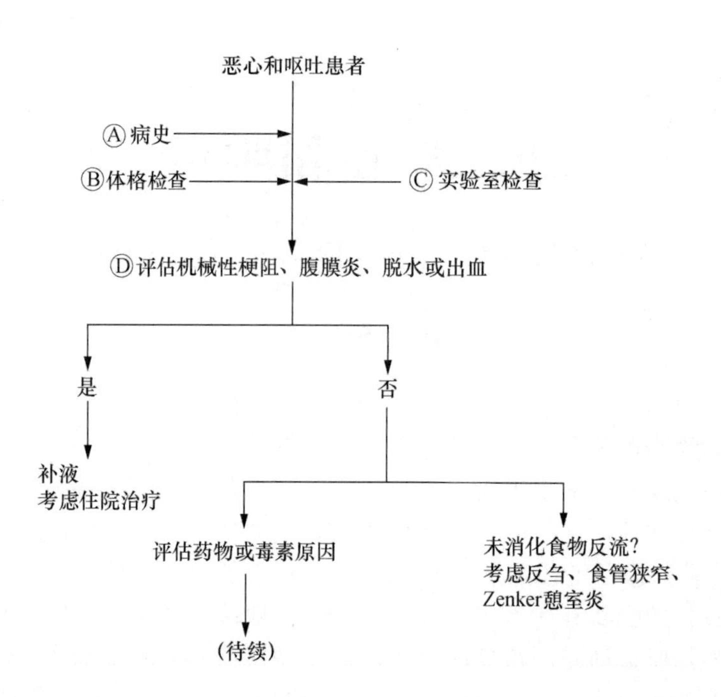

内，以及继发醛固酮增多症发展的结果。如果临床表现暗示机械性梗阻，那么立位和仰卧位腹部 X 射线应获得阳性结果。

D. 最近的研究表明，CT 扫描可能是检测和定位肠梗阻的首选检查。此外，它也可能确定腹部肿块和胰腺、肝胆或腹膜后病变。全小肠钡餐造影（SBFT）对于高位肠梗阻是准确的，但可能无法检测到低位梗阻和规模较小的黏膜病变。

E. 所有药物（包括处方药和非处方药）、膳食补充剂、误食潜在的毒物以及环境毒素暴露，应被视为可能的病因。

F. 任何与颅内压增高相关的因素，通过激活调节呕吐的脑干结构能导致呕吐，伴或不伴恶心。妊娠是引起呕吐最常见的内分泌原因，在约 70％的女性发生在妊娠初 3 个月。

G. 局灶性病变累及脑干和后颅窝可能会导致癫痫和偏头痛，呈现恶心和呕吐。周期性呕吐，也被称为“腹型偏头痛”，是一种罕见的综合征。其特点是无症状期的恶心和呕吐分别发作，往往伴随偏头痛和晕动病。平均发病年龄为 5 岁，并且女性占多数。周期性呕吐最近报道发生在成人并推测由垂体前列腺素释放紊乱导致。

H. 胃电描记术（EGG）是由放置在腹部皮肤的电极并记录在空腹状态下和餐后胃部肌电活动的频率和规律。已经观察到原发性及糖尿病性胃轻瘫、妊娠恶心、晕动症患者的胃节律紊乱。胃排空改变的情况下，有时那些不明原因的恶心和呕吐也观察到胃节律紊乱。不明原因的慢性恶心和呕吐应考虑行脑 MRI 检查。一旦常见的器质性原因和胃肠运动功能障碍被排除，要考虑心因性呕吐的可能。

呕吐的治疗首先应补液和恢复电解质平衡。如果可能的话，应治疗其根本病因。当呕吐的具体原因不能确定，应使用止吐剂来抑制症状。东莨菪碱贴剂主要用于预防和治疗晕动病。然而，其他抗胆碱能药物副作用并不少见。抗组胺药加组胺 1（H1）受体拮抗剂有中枢止吐特性。H1 受体拮抗剂（美克洛嗪或异丙嗪）可用于治疗晕动病和前庭障碍。抗精神病药（如丙氯拉嗪、氯丙嗪和氟哌啶醇）能有效治疗辐射、药物或胃肠炎引起的恶心和呕吐。促胃肠动力药包括多巴胺 2（D2）受体拮抗剂、选择性 5-羟色胺受体拮抗剂和胃动素受体激动剂，对恶心和呕吐的治疗是非常有用的。D2 受体拮抗剂甲氧氯普胺能有效治疗化学治疗（化疗）引起的呕吐、胃轻瘫或假性梗阻。多潘立酮是另一个副作用较少的选择性多巴胺拮抗剂，因为它不通过血-脑屏障。选择性 5-羟色胺 3 受体拮抗剂如昂丹司琼和格拉司琼，能有效地控制化疗引起的呕吐对常规治疗的耐药性。红霉素已经显示出能加速糖尿病性胃轻瘫患者胃排空。它作用于胃肠平滑肌膜的胃动素受体，这种影响与抗生素特性无关。皮质类固醇，特别是地塞米松，已与甲氧氯普胺和昂丹司琼联合，可能通过减少前列腺素的形成以治疗化疗引起的恶心和呕吐。苯二氮䓬类药物如劳拉西泮和地西泮也被证明能有效治疗化疗引起的恶心和呕吐。胃轻瘫引起顽固性恶心和呕吐患者可考虑到胃起搏。

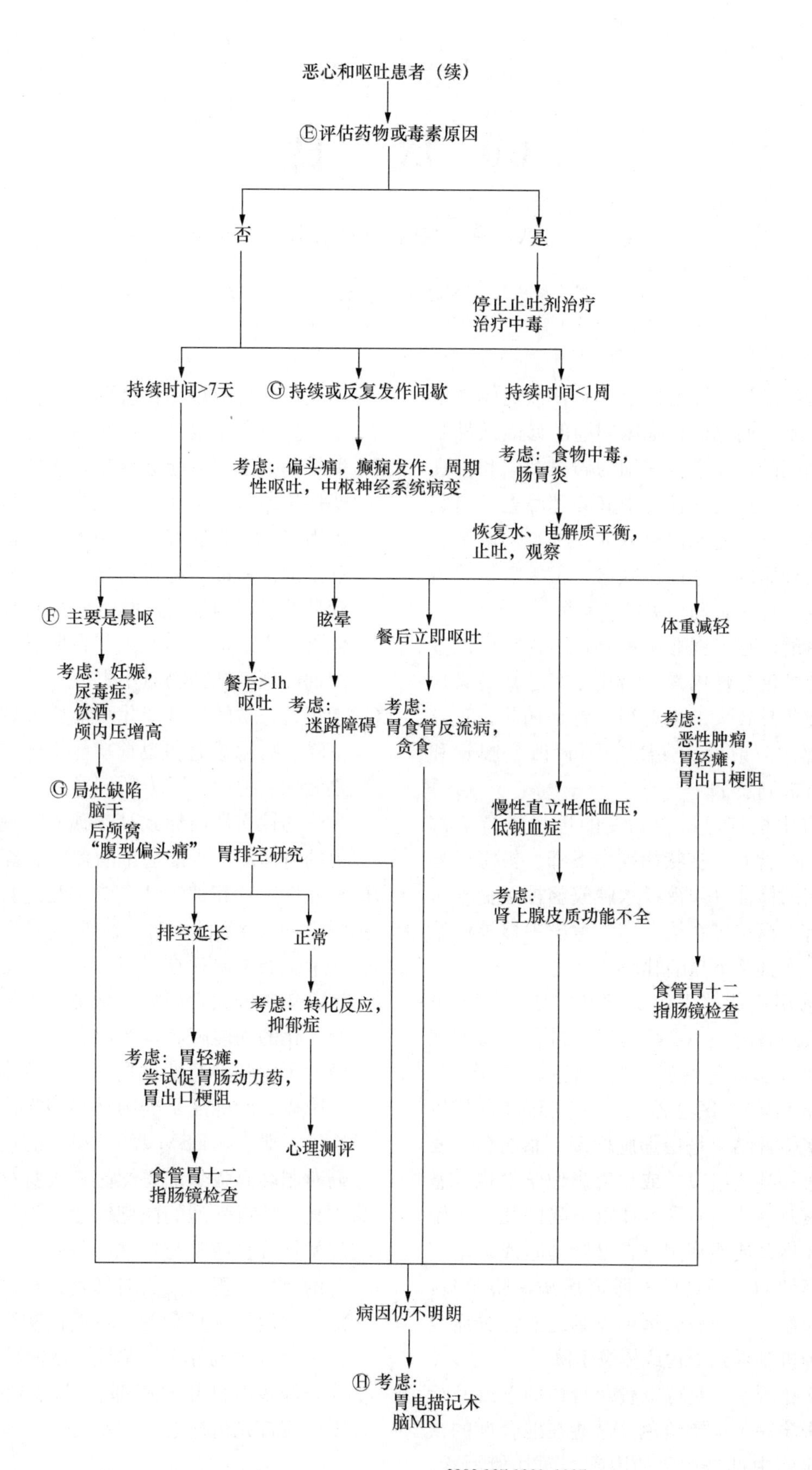

参考文献

AGA Medical Position Statement. Nausea and vomiting. Gastroenterology 2001;120:261–262.

AGA Technical Review. Nausea and vomiting. Gastroenterology 2001;120:263–286.

Hasler WL, Chey WD. Nausea and vomiting. Gastroenterology 2003;125:1860–1867.

Lee M. Nausea and vomiting. In Feldman M, Friedman LS, Sleisenger MH. Sleisenger and Fordtran's Gastrointestinal and Liver Disease: Pathophysiology, Diagnosis and Management. 7th ed., Philadelphia: Saunders, 2002:119–129.

Quigley EM. Gastric and small intestinal motility in health and disease. Gastrenterol Clin North Am1996;25:113.

60. 厌　食

M. Angelo Trujillo

张德发　杨秋辉　李　萍　译

A. 厌食（食欲缺失）同临床上没有食欲的体重下降很难鉴别，而这两种临床问题的诊断条件和检查是相同的，要进行仔细的病史询问和生理检查，包括用药史、社交史和心理筛查。引起厌食和体重下降的原因可分为 5 种：①医学状态；②心理原因；③社会因素；④年龄相关因素；⑤神经性厌食和相关饮食紊乱。

B. 厌食患者的治疗方案非常重要，因为它可以鉴别出简单的治疗性因素。治疗方案通常与厌食相关，在年龄较大的患者当中更是如此。对口腔和颈部的放射治疗（RT）可以改变嗅觉和味觉并且抑制食欲。

C. 对怀疑有中枢神经系统病变的患者进行头部CT或MRI检查。症状如视力下降、头痛或颅内压增高的体征（如视盘水肿或脑神经受累），都提示有中枢神经系统诱因。考虑中枢神经系统肿瘤，尤其是下丘脑肿瘤。

D. 几种胃肠疾病能够引起厌食和（或）体重下降，吸收障碍的一些疾病可以与进食障碍的症状很相似（如寄生虫病、炎性肠病、乳糜泻、胰腺功能不全）。区分器质性病变和进食障碍的实验室检查结果是白细胞增多、脂肪泻、发热、便血和某些组织学或放射影像学发现。恶性肿瘤累及消化道而导致体重下降的几种机制为：口腔疼痛或吞咽困难，食管梗阻或蠕动问题，幽门梗阻，肠梗阻，胆道疾病，胰腺炎，肠系膜缺血，上腹痛。远端胃肠道恶性肿瘤也可由多种机制导致厌食或体重下降。

E. 社会和文化因素在对待饮食及身体的态度及行为方面扮演一个重要角色，这些在混合性的饮食障碍疾病中都是重要的因素。而其他因素，如获得食物困难和社会孤立，在一些患者尤其是年长患者中也是很重要的因素。

F. 痴呆和抑郁症可能会导致显著的体重下降。这些疾病通常发生在老年人中，并且是重要的考虑因素。因为这些疾病是潜在可治疗的，所以各型抑郁症都应进行治疗并且应积极寻求导致痴呆的可逆因素。乙醇（酒精）是引起厌食及体重下降最常见的原因，在所有病例中均应仔细询问酒精和药物滥用史。

G. 老年人正常的生理变化可能会导致厌食和体质下降。味觉减退和嗅觉功能下降可能会导致食之无味。视力、听力的问题可能会影响平时进食时的社交从而导致社交孤立。视力障碍及其他的身体问题可能会影响食物准备。

H. 神经性厌食和神经性贪食都是进食障碍，会影响 1%～14%的女性，但很少发生于男性。这些情况通常出现在二三十岁，但是诊断报告显示，年龄较大者患病率增加。生理、心理和社交文化的功能障碍彼此混合相互作用会导致神经性厌食和神经性贪食。大多数作者使用的进食障碍诊断标准是美国神经病学协会的诊断与统计手册Ⅳ（DSM-Ⅳ）。患者的病史显示，他们对肥胖有强烈的恐惧感，被身材的外形比例困扰，并有强烈的减肥欲望。神经性贪食患者的暴饮暴食通常与自诱导的呕吐、利尿药和泻药的滥用、害怕失去对暴食的控制有关。这些疾病的治疗是复杂的，应遵循初级保健医师药物治疗方案与精神/营养、心理顾问的协调治疗。许多内科并发症都有可能导致进食障碍，因此应首先治疗这些原发病。

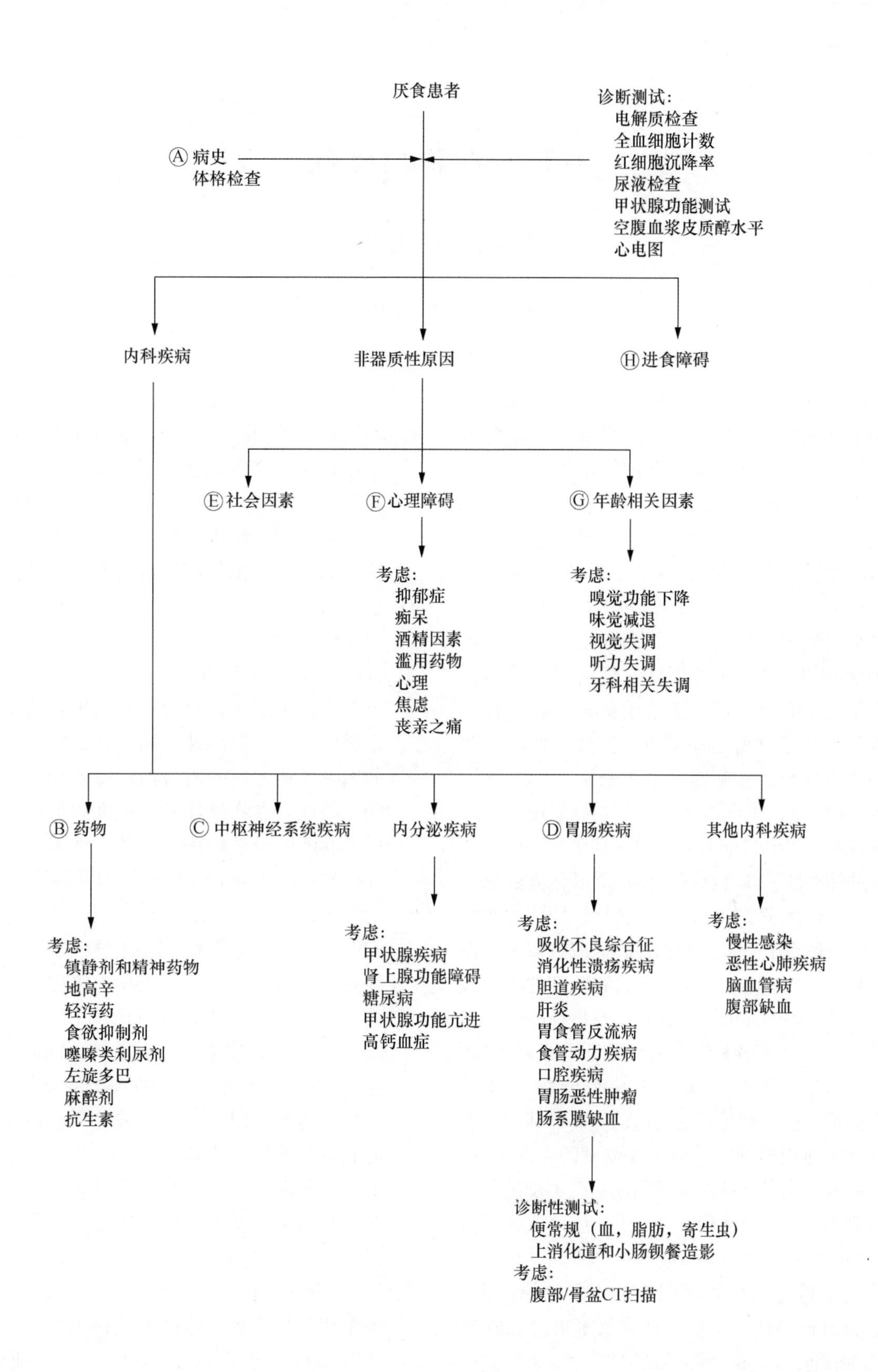

参考文献

Comerci GD. Medical complications of anorexia nervosa and bulimia nervosa. Med Clin North Am 1990;74:1293.

Denke MA. Anorexia nervosa, bulimia nervosa, and obesity. In Sleisenger MH, Foldman M, Freidman LS, eds. Gastrointestinal and Liver Disease, 7th ed, Philadelphia: WB Saunders, 2002:310.

Morley JE. Anorexia in older patients: its meaning and management Geriatrics 1990;45:59.

Olsen-Noll EG, Bosworth MF. Anorexia and weight loss in the elderly. Postgrad Med 1989;15:140.

Rabinovitz M, Pitlik SD, Leifen M, et al. Unintentional weight loss. A retrospective analysis of 154 cases. Arch Intern Med 1986;46:186.

61. 吞咽困难

Philip E. Jaffe

徐 亮 译

A. 吞咽困难这一术语常用来形容食物卡在咽喉或很难下咽的感觉。原因有：①制备或递送食团到食管时出现异常情况（食物传送或口咽部吞咽困难）；②食管结构畸形（如良性狭窄、恶性肿瘤相关梗阻）；③外部结构组织的压迫（如左心房、主动脉瘤、淋巴结肿大、肿瘤）；④食管的活动障碍（失弛缓症或弥漫性食管痉挛）。获得详细的病史资料是评估吞咽困难首要的或者说最重要的一步。单纯固体食物引起的吞咽困难常常提示食管梗阻，而流质食物引起的吞咽困难常常见于食管运动障碍。类似，难以吞咽或因为鼻反流而吞咽困难近年来常见于脑血管意外（CVA）、帕金森病、肌萎缩侧索硬化，这些疾病明显提示口咽部神经肌肉共济失调。长期存在的间歇性固体食物吞咽困难而其他方面健康者常见于良性病变，而新发的进行性固体食物吞咽困难伴体重下降常见于恶性肿瘤或严重炎症性狭窄病变。最近已经认识到有食物哽咽的年轻成人可能有一种明显的病变存在（过敏性嗜酸细胞性食管炎），这种疾病要求临床高度可疑性以诊断并合理治疗。有吞咽困难病史或者短暂治疗史的患者提示存在口咽部病变或运动障碍，其评估方法一开始使用钡剂食管照片或改良的吞钡检查。由于钡餐检查对于检测食管黏膜病变不敏感，所以食管胃十二指肠镜检查（EGD）应该成为任何主诉吞咽困难的患者必须进行的项目。

B. 行内窥镜检查确定吞咽困难的特异性原因后，需进行有针对性的治疗。食管狭窄可用橡胶或聚乙烯探条和气囊导管扩张治疗。活动期食管炎和消化道狭窄可用抗分泌药治疗，包括 H2 受体阻滞剂、质子泵抑制剂。偶尔无结构上的狭窄的剧烈反流性疾病也能引起吞咽困难。食管癌引起的食管梗阻的治疗常常选择激光凝固治疗、放射治疗、化学治疗、酒精注射治疗及支架置入治疗，并根据肿瘤的范围和位置以及患者的情况进行选择。

C. 如果 EGD 结果正常，就应该怀疑存在食管的活动障碍或食管环病变。再就是病史通常对诊断很有帮助，但是食管测压和通过吞咽钡剂浸泡过的棉花糖、甜饼、药丸进行钡剂食管造影能够证实病因并排除可治疗的情况如失弛缓症。

D. 食团从舌到咽部然后进入食管的吞咽过程异常（传递吞咽困难）最常见于急性 CVA 或进行性神经病变（见 A 部分）。CVA 数周后吞咽功能可能会慢慢改善，短暂的鼻饲进食或留置胃管是必要的。进行性神经病变和口咽部吞咽困难的患者转给专门的语言治疗师治疗是非常必要的，以保证食物最佳的黏稠度和保持患者顺利进食吞咽时最佳的颈部姿势。然而，许多患者最终选择手术置管以保证肠内营养。

E. 食管蠕动异常、食管下端括约肌（LES）张力异常以及食管蠕动共济失调被称为食管运动障碍。通过测压探针测定管腔内压力可明确：①失弛缓症——食管体部蠕动停止及 LES 松弛不全；②弥漫性食管痉挛——间歇性、同时性食管收缩；③胡桃夹食管——高振幅的食管收缩；④非特异性运动障碍——非传输性、三倍峰值或不能满足其他定义为食管运动障碍的标准。频繁的胸痛和液体吞咽困难伴有活动障碍可能是最明显和痛苦不安的症状。应用气囊导管扩张治疗失弛缓症有效率为 60%～95%，但 2%～5%患者并发食管穿孔。注射肉毒素到 LES 是一个相对短暂且风险小的选择。其他方法包括传统串行探条扩张术、硝酸盐、钙通道阻滞剂，可以暂时缓解但一般很少有效。有经验的外科医生进行的外科手术（Heller 肌切开术）可缓解>90%的患者症状。对其他运动障碍相关症状的治疗更困难，因为硝酸盐和钙通道阻滞剂的效果一般不太一致。低剂量三环类抗抑郁药可以有效缓解这些患者的症状。

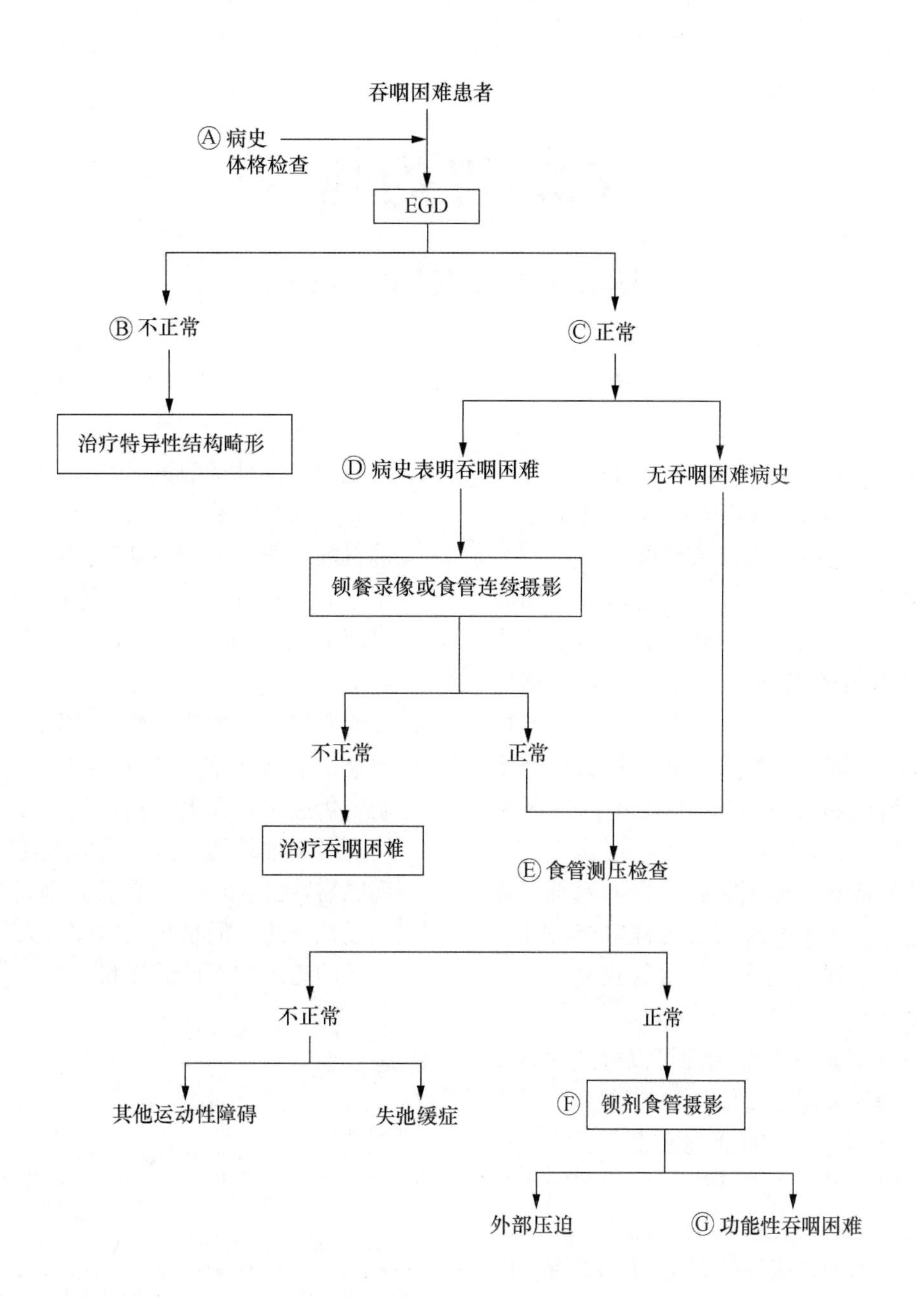

F. 如果食管镜和测压法检查结果正常而症状持续存在，还要考虑食管外包块或附属结构的压迫。此时钡剂食管造影比内镜可能更有用。纵隔肿瘤、左心房或胸主动脉扩张、来源于颈椎退行性病变的骨质增生是最常见的原因。

G. 由于大量患者的评估无法特异性诊断，正确鉴别精确的症状与一些其他症状对区分真正的吞咽困难非常重要。包括一个持续的“肿块在喉部（癔球症）”的感觉或炎症后敏感性症状被认为是吞咽困难。还有一些患者的症状可能与情绪、精神紊乱疾病有关，也可能是复杂的功能性胃肠道紊乱的一部分（全内脏敏感症）。

参考文献

Castell D, Donner M. Evaluation of dysphagia: a careful history is crucial. Dysphagia 1987;2:65.

Gelfand M, Botoman V. Esophageal motility disorders: a clinical overview. Am J Gastroenterology 1987;82:181.

Remedios M, Campbell C, Jones D, Kerlin P. Eosinophilic esophagitis in adults: clinical, endoscopic, histologic findings, and response to treatment with fluticasone propionate. Gastrointest Endosc 2006;63:3.

Rothstein R. A systematic approach to the patient with dysphagia. Hosp Pract (Off Ed) 1997;32:169.

Scolapio J, Gostout C, Schroeder K, et al. Dysphagia without endoscopically evident disease: to dilate or not? Am J Gastroenterol 2001;96:327.

Spechler S. American Gastroenterological Association medical position statement on treatment of patients with dysphagia caused by benign disorders of the distal esophagus. Gastroenterology 1999;117:229.

Trate D, Parkman H, Fisher R. Dysphagia: evaluation, diagnosis, and treatment. Prim Care 1996;23:417.

Varadarajulu S, Eloubeidi MA, Pate RS, et al. The yield and the predictors of esophageal pathology when upper endoscopy is used for the initial evaluation of dysphagia. Gastrointest Endosc 2005;61:804.

62. 胃灼热

Richard E. Sampliner

卢琳琳　王会清　译

A. 胃灼热是胃食管反流性疾病（GERD）的首发症状。它是一种胸骨下烧灼感，可以放射至口腔，通常表现为胃内容物反流至食管。

B. 质子泵抑制剂（PPI）是最有效的减轻 GERD 各种症状的临床药物，同时也是有效地治愈少数表现为胃灼热的腐蚀性食管炎患者的临床药物。

C. 递减性治疗是可以减轻患者症状的最低标准治疗。PPI 的剂量隔天减量，H2 受体拮抗剂也常被应用。

D. GERD 的危险症状和体征包括：吞咽困难，体重减轻，贫血。上述表现需要内镜检查去寻找那些需要立即重视的疾病，如食管狭窄、食管溃疡及肿瘤。

E. 多数 GERD 患者通过 PPI 治疗可以得到满意效果，少数患者每天需要 2 倍日常剂量。

F. 维持 PPI 治疗剂量选择需要观察患者症状。通常需要对 GERD 患者维持 PPI 治疗来控制症状及黏膜损伤。重要的是，我们应该认识到腹腔镜下胃底折叠术的适应证恰是应用 PPI 治疗的患者，而并非药物治疗失败者。而那些应用 PPI 治疗起效但仍残留部分胃反流症状的患者也是腹腔镜下胃底折叠术的候选人。

G. 对应用 2 倍日常剂量 PPI 治疗仍无效的患者进行 24h pH 监测，以观察是否有异常的食管末端胃酸侵袭。大部分患者 24h pH 测定值都是正常的，然而，如果食管末端检测到低水平 pH 值的持续时间延长，增加 PPI 治疗剂量是必要的。

H. 任何有慢性胃灼热的患者均需行上消化道内镜检查。即便患者的症状经过 PPI 治疗得到控制，仍应该计算 PPI 治疗过程中胃灼热持续时间。经验性认为，慢性食管反流的患者容易出现巴雷特（Barrett）食管，包括老年白人男性的慢性反流。但是，人们发现大部分有 Barrett 食管的患者却无反流症状。

参考文献

Chiba N, De Gara CJ, Wilkinson JM, Hunt RH. Speed of healing and symptom relief in grade II to IV gastroesophageal reflux disease: a meta-analysis. Gastroenterology 1997;112:1798–1810.

DeVault KR, Castell DO. Updated guidelines for the diagnosis and treatment of gastroesophageal reflux disease. Am J Gastroenterol. 2005;190:100–200.

Klinkenberg-Knol EC, Nelis F, Dent J, et al. Long-term omeprazole treatment in resistant gastroesophageal reflux disease: efficacy, safety, and influence on gastric mucosa. Gastroenterology 2000;118(4):661–669.

Lundell L, Miettinen P, Myrvoid HE, et al. Continued (5-year) followup of a randomized clinical study comparing antireflux surgery and omeprazole in gastroesophageal reflux disease. J Am Coll Surg 2001;192:172–179.

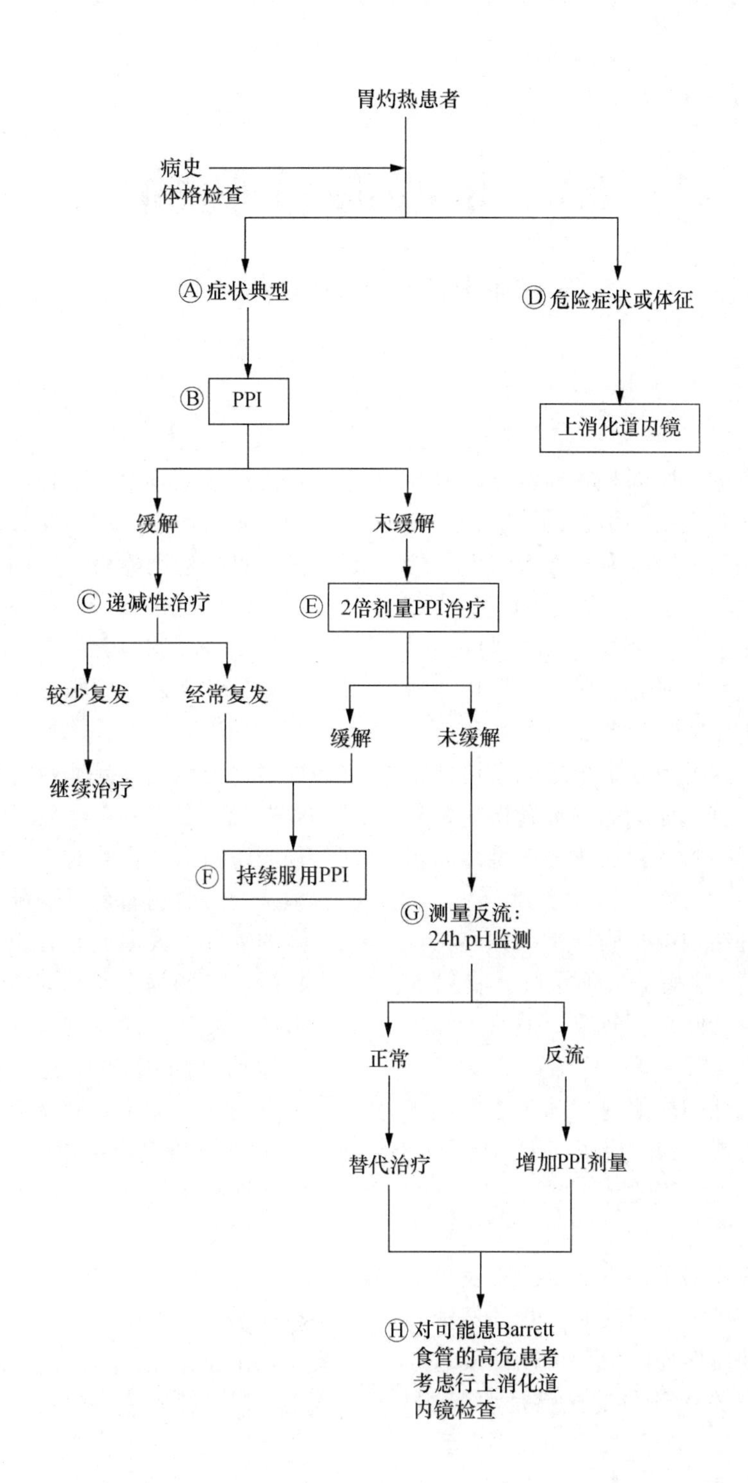

胃灼热患者
病史
体格检查
Ⓐ症状典型
Ⓓ危险症状或体征
Ⓑ PPI
上消化道内镜
缓解
未缓解
Ⓒ递减性治疗
Ⓔ 2倍剂量PPI治疗
较少复发
经常复发
缓解
未缓解
继续治疗
Ⓕ 持续服用PPI
Ⓖ测量反流:
24h pH监测
正常
反流
替代治疗
增加PPI剂量
Ⓗ对可能患Barrett
食管的高危患者
考虑行上消化道
内镜检查

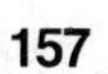

63. 非心源性胸痛

M. Brian Fennerty

卢琳琳 译

A. 胸痛常引起人们焦虑，原因是它经常与心脏疾病有关。在明确是食管疾病引起的胸痛前，应除外冠状动脉疾病。尽管微血管性心绞痛可能伴随正常的冠状动脉，但不是普遍的。每年超过 60 万患者面临着心导管插入术的风险，其中有 1/3 患者的冠状动脉是正常的。所以，每年有大于 15 万的患者有必要对是否为非心源性胸痛进行评估。这类患者中半数以上可能是食管疾病导致类心脏病性胸痛。食管疾病常伴有的吞咽困难、吞咽痛及胃灼热等典型症状可能缺失。

B. 内镜检查用于除外结构或黏膜异常，如腐蚀性食管炎、食管狭窄/肿瘤、失弛缓症、食管裂孔疝及胃癌。尽管诊断范围较窄，但对于除外相关食管疾病非常重要。

C. 对于那些有心脏病性胸痛但冠状动脉正常的患者，35%～50%有胃食管反流病（GERD）。可能已被证实或未证实有腐蚀性食管炎。然而，正常内镜结果没有除外反流，同时，反流可以引起类心脏病性胸痛却不伴有吞咽困难及胃灼热等症状。在此基础上，胃酸对食管的侵蚀不仅可以降低心肌缺血疼痛阈值且可以诱发这一情况。最敏感的有关 GERD 的试验是动态 pH 监测，它可以观察反流与胸痛之间关系。另一个常用诊断性试验是 2～4 周的高剂量质子泵抑制剂（奥美拉唑或兰索拉唑）的治疗。若胸痛消失，则原因考虑为胃酸反流，可以建议进一步治疗，尽管这一实验的准确性最近被质疑。可以暂时假设类心脏病性胸痛与反流有病原学联系，但是 pH 监测并未广泛开展。

D. 评估为非心源性胸痛的患者中有 5%～38%的患者有食管运动障碍而指示为类心脏病性胸痛。需要测压法测量食管下端括约肌的压力和功能，及食管的运动活力。运动异常通常持续存在，且在压力测定过程中容易被忽略。研究还发现运动异常很少伴有胸痛。在有胸痛症状的患者中，高压蠕动性收缩（胡桃夹食管）是最常见的运动障碍，比例超过 30%，其次是非特异性运动障碍（20%～30%），及弥漫性食管痉挛（5%～10%）。除非胸痛出现伴有明确运动异常证据，否则胸痛原因不能被假定为食管运动障碍。

E. 如果动力性测试是非特异性及非诊断性的，可以进行激发试验。激发试验基于一种假说，这种假说指出，食管对于正常或生理性刺激是高敏感的，而胸痛是对这种刺激反应的改变或加强的部分。大多数非心源性胸痛患者具有个性特征，与肠易激综合征患者类似（他们焦虑、抑郁、疑病且神经质），1/3 的患者面临诊断惊恐障碍。激发试验包括：食管酸灌注试验（Bernstein 试验），静脉注射胆碱能药物（tensilar），食管气囊扩张试验。激发试验导致类心脏病性胸痛的发生被认为是食管源性疼痛的诊断性依据。

参考文献

Browning TH. Diagnosis of chest pain of esophageal origin: a guideline of the Patient Care Committee of the American Gastrointestinal Organization. Dig Dis Sci 1990;35:289.

Cannon RO, Cattau LE, Yokshe PN, et al. Coronary flow reserve, esophageal motility, and chest pain in patients with angiographically normal coronary arteries. Am J Med 1990;88:217.

Just RJ, Castell DO. Chest pain of undetermined origin. Gastrointest Endosc Clin N Am 1994;4:731.

Katz PO, Dalton CB, Richter JE, et al. Esophageal testing of patients with noncardiac chest pain or dysphagia: results of three years' experience with 1161 patients. Ann Intern Med 1987;106:593.

Lieberman D. Noncardiac chest pain: there's often an esophageal cause. Postgrad Med 1989;86:207.

Numans ME, Lau J, de Wit NJ, et al. Short-term treatment with proton-pump inhibitors as a test for gastroesophageal reflux disease: a meta-analysis of diagnostic test characteristics. Ann Intern Med 2004;140:518–527.

Richter JE, Bradley LA, Castell DO. Esophageal chest pain: current controversies in pathogenesis, diagnosis and therapy. Ann Intern Med 1989;100:66.

Voskuil JH, Cramer MJ, Breumelhof R, et al. Prevalence of esophageal disorders in patients with chest pain newly referred to the cardiologist. Chest 1996;109:1210.

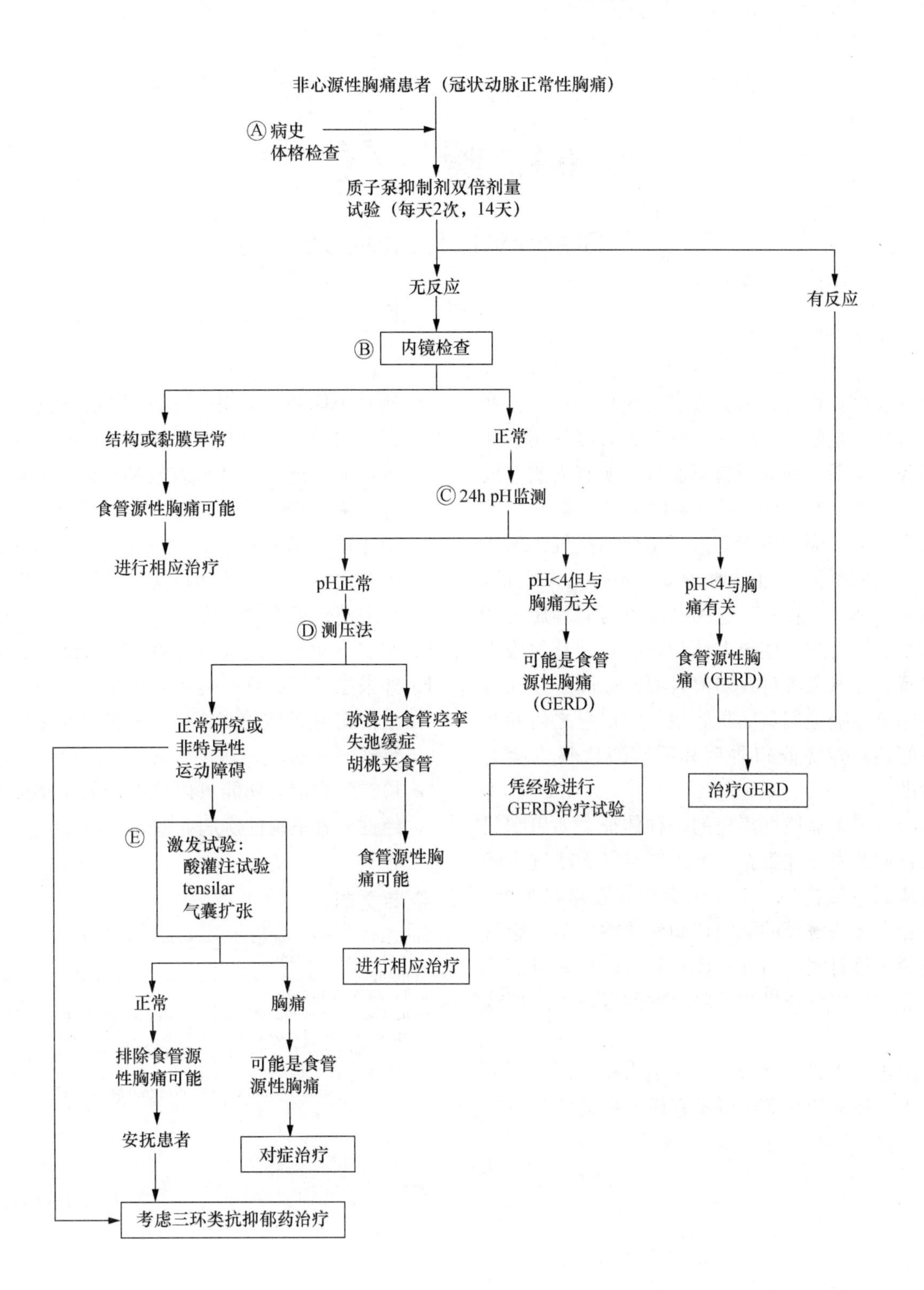

非心源性胸痛患者（冠状动脉正常性胸痛）
Ⓐ 病史
体格检查
质子泵抑制剂双倍剂量
试验（每天2次，14天）
无反应
有反应
Ⓑ 内镜检查
结构或黏膜异常
正常
食管源性胸痛可能
进行相应治疗
Ⓒ 24h pH监测
pH正常
pH<4但与
胸痛无关
pH<4与胸
痛有关
Ⓓ 测压法
可能是食管
源性胸痛
（GERD）
食管源性胸
痛（GERD）
正常研究或
非特异性
运动障碍
弥漫性食管痉挛
失弛缓症
胡桃夹食管
凭经验进行
GERD治疗试验
治疗GERD
Ⓔ 激发试验：
酸灌注试验
tensilar
气囊扩张
食管源性胸
痛可能
进行相应治疗
正常
胸痛
排除食管源
性胸痛可能
可能是食管
源性胸痛
安抚患者
对症治疗
考虑三环类抗抑郁药治疗

64. 嗳　气

Gregory L. Eastwood

陈　暐　译

A. 嗳气、打嗝指气体从胃或食管经口而出。一些患者嗳气是唯一的症状。其余患者嗳气还会伴随腹部不适、胸痛或胃肠胀气。所有人或多或少会吞入一些气体，故都会时不时打嗝。

B. 多数主诉打嗝的患者吞入了多余的空气。实际上，他们可能不自觉地在每个嗝打出来之前，吞入气体进入食管。这种情况可与心理压力相联系，或者被一些患者认为是在减缓其他腹部症状。一些患者可在知道打嗝的原因并且在得到除了打嗝他们其实身体很好的信息之后而有所好转。避免吃口香糖和喝碳酸饮料也会有帮助。

C. 有时打嗝是器质性疾病的一种体征。如果幽门被胃病或者癌症阻塞，吞入的空气无法进入肠道从而引发打嗝，有时也会伴有腹痛和呕吐。也存在无法解释的原因，如症状性胆结石患者也会主诉打嗝。另外，伴有臭气的打嗝可能说明存在由胃癌或横结肠癌引发的慢性胃潴留或胃瘘。

D. 上消化道 X 线检查或上消化道内镜是用来评估胃出口梗阻的问题，以及在极少数的情况下检测是否因胃瘘使得胃癌更加复杂化。一般来说，因胃出口梗阻或严重的癌症侵蚀到结肠者，上消化道 X 线检查较易诊断，而且这检查也是确证打嗝原因的第一步。但是，在一些有消化道疾病如小溃疡、腐蚀及胃炎的患者中，上消化道 X 线检查可能无法诊断。此时就需要行上消化道内镜来确诊。

E. 胆结石和胆囊疾病通常用上腹部超声来诊断。

F. 如果患者打嗝有恶臭味且怀疑有胃瘘，在进行上消化道 X 线检查或内镜检查无结果时，需进行钡剂灌肠。

G. 检查肠道运动功能可以帮助诊断运动障碍、神经性或者系统性疾病，如硬皮病。

参考文献

American Gastroenterological Association website. Gas in the Digestive Tract. www.gastro.org.

Azpiroz F. Intestinal gas dynamics: mechanisms and clinical relevance. Gut 2005;54:893.

Hasler WL. Approach to the patient with gas and bloating. In Yamada T, Alpers DH, Kaplowitz N, et al, eds. Textbook of Gastroenterology, 4th ed. Philadelphia: Lippincott Williams & Wilkins, 2003:802.

Rao SS. Belching, bloating, and flatulence. How to help patients who have troublesome abdominal gas. Postgrad Med 1997;101:275.

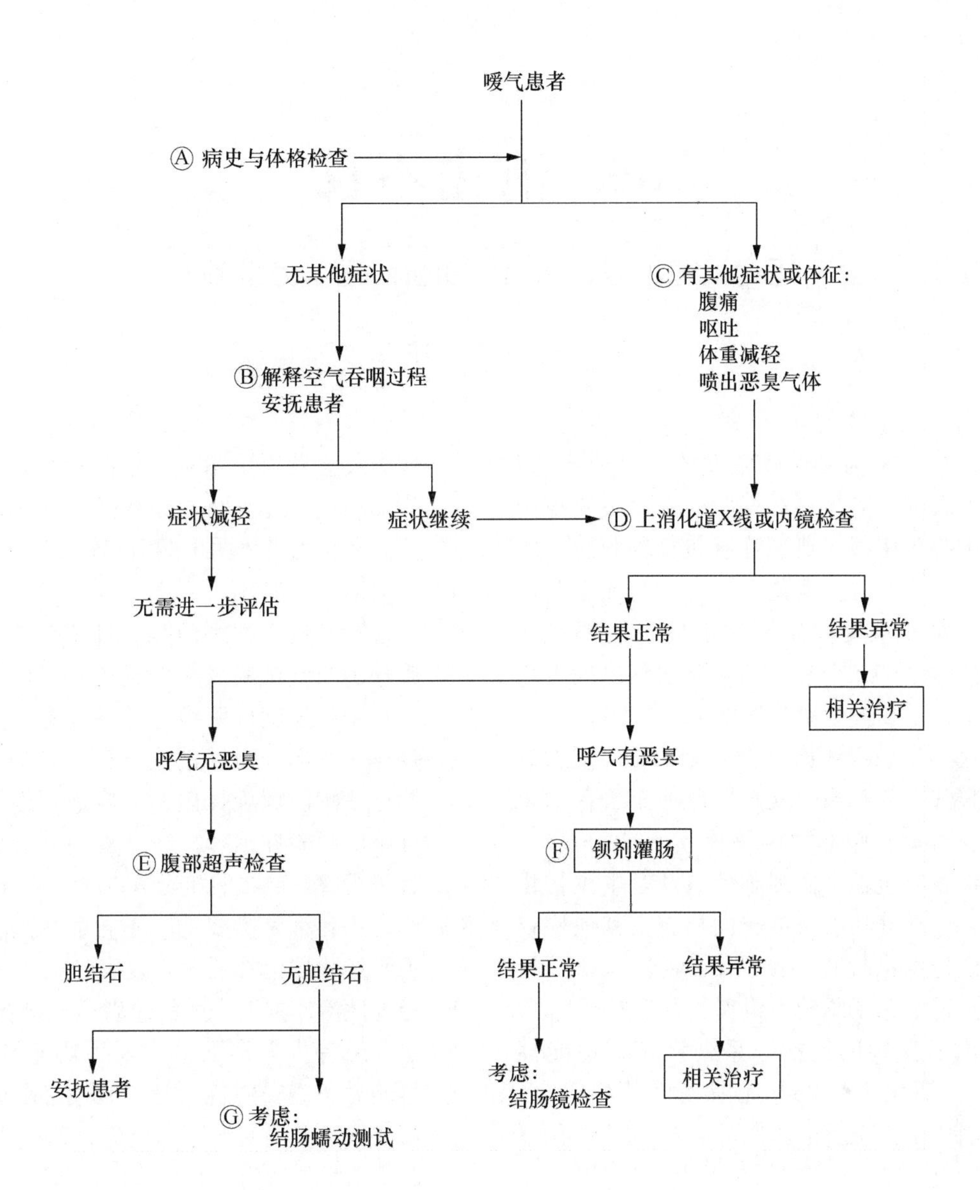
嗳气患者
Ⓐ 病史与体格检查
无其他症状
Ⓒ 有其他症状或体征：
腹痛
呕吐
体重减轻
喷出恶臭气体
Ⓑ 解释空气吞咽过程
安抚患者
症状减轻
症状继续
Ⓓ 上消化道X线或内镜检查
无需进一步评估
结果正常
结果异常
相关治疗
呼气无恶臭
呼气有恶臭
Ⓔ 腹部超声检查
Ⓕ 钡剂灌肠
胆结石
无胆结石
结果正常
结果异常
安抚患者
Ⓖ 考虑：
结肠蠕动测试
考虑：
结肠镜检查
相关治疗

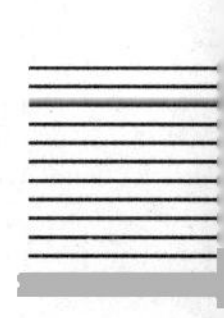

65. 消化不良

Bipin Saud，Juan Diego Baltodano

卢琳琳 译

A. 消化不良被定义为慢性或常发的疼痛或不适，集中于上腹部，对于左右季肋区来说主要在正中线或围绕正中线。典型症状包括饱腹感、厌食、胃气胀或恶心。消化不良可能与或不与饮食有关。每年反复发生消化不良患病率可达25%，持续3～12个月。如果频繁的出现胃灼热，则消化不良发生率可达到40%。

消化不良患者体格检查多无异常表现除非出现上腹部轻微触痛。检查应评估是否存在胃肠缺血、黄疸、腹部肿块及吸收不良的表现。实验室检查应包括全血细胞计数及基本生物化学检查，包括肝功能及淀粉酶检查。其他检查包括粪便寄生虫检查、腹部X线检查（梗阻、钙化）及胃十二指肠动力检查。

消化不良病因包括一系列疾病。功能性（特发性）消化不良也称无溃疡性消化不良，在所有消化不良患者中比例可达60%；消化不良患者中有15%～25%存在胃十二指肠溃疡，在临床表现上与功能性消化不良很难区分；典型的胃食管反流病（GERD）占5%～15%，但其鉴别诊断非常重要，因为它的治疗与其他引起消化不良疾病的治疗不同；胃癌或食管癌患者<2%；胆道系统疾病是引起慢性消化不良比较罕见的原因。胆结石与消化不良的关系在判断上应非常小心，以避免在胆结石静止存在的消化不良患者中行不必要的胆囊切除术。

B. 非甾体抗炎药可以引起消化不良，应停用。其他常见引起消化不良的药物包括：补钾药，铁剂，抗生素（特别是大环内酯类、磺胺类、甲硝唑），洋地黄类，糖皮质激素，烟酸，吉非罗齐，麻醉药，秋水仙碱，奎尼丁，雌激素，茶碱。

C. 胃食管恶性肿瘤是引起慢性消化不良的不常见的疾病。对于那些超过45～55岁患者，且出现了如体重减轻、持续呕吐、消化不良、贫血、呕血、可触及的腹部肿块、有上消化道肿瘤家族史及曾有胃手术史等危险信号，则高度怀疑胃部肿瘤，应进行内镜检查。安排内镜检查前应向老年患者表明可能引起新发生的消化不良。

D. 建议对于一些年轻而无危险信号的消化不良患者进行非侵入性幽门螺旋杆菌检查，如幽门螺旋杆菌吹气试验及粪便检查。对消化不良患者进行幽门螺旋杆菌检查的理论基础是消化性溃疡是一小部分慢性消化不良患者的病因。若检测存在幽门螺旋杆菌，则应进行根除幽门螺旋杆菌的经验性治疗。对于幽门螺旋杆菌阴性患者进行2～4周的抗分泌治疗。内镜检查对于所有患者都是必要的，不管症状是否存在，也不管经验性治疗后是否复发。

E. 经验性治疗方案失败的患者应该进行内镜检查。这些患者中大多数被诊断为功能性消化不良。可能对一些安慰性治疗，以及必要时的抑制分泌或促进蠕动的治疗有反应。若症状仍然存在，其他治疗如行为、心理及抗抑郁治疗可能有效。

F. 功能性消化不良是最常见的一种，在临床实践中被定义为：发生至少12周，不一定连续，在先前的12个月中存在：①持续或复发的消化不良（上腹正中的疼痛或不适）；②没有引起症状的器质性病变的依据（包括上消化道内镜检查）；③没有表明消化不良可通过排便完全缓解或消化不良与排便频率和形状改变关联的证据［即非肠易激综合征（IBS）］。

参考文献

Malfertheiner P, Mégraud F, O'Morain C, et al. Current concepts in the management of *Helicobacter pylori* infection—The Maastricht 2-2000 Consensus Report. Aliment Pharmacol Ther 2002;16:167.

Ofman JJ, Rabe Neck L. The effectiveness of endoscopy in the management of dyspepsia: a qualitative systematic review. Am J Med 1999;106:335.

Talley NJ, American Gastroenterological Association. American Gastroenterological Association medical position statement: evaluation of dyspepsia. Gastroenterology 2005;129:1753–1755.

Talley NY, Stanghellini V, Heading RC, et al. Functional gastroduodenal disorders. Gut 1999;45(suppl 2):II37–II42.

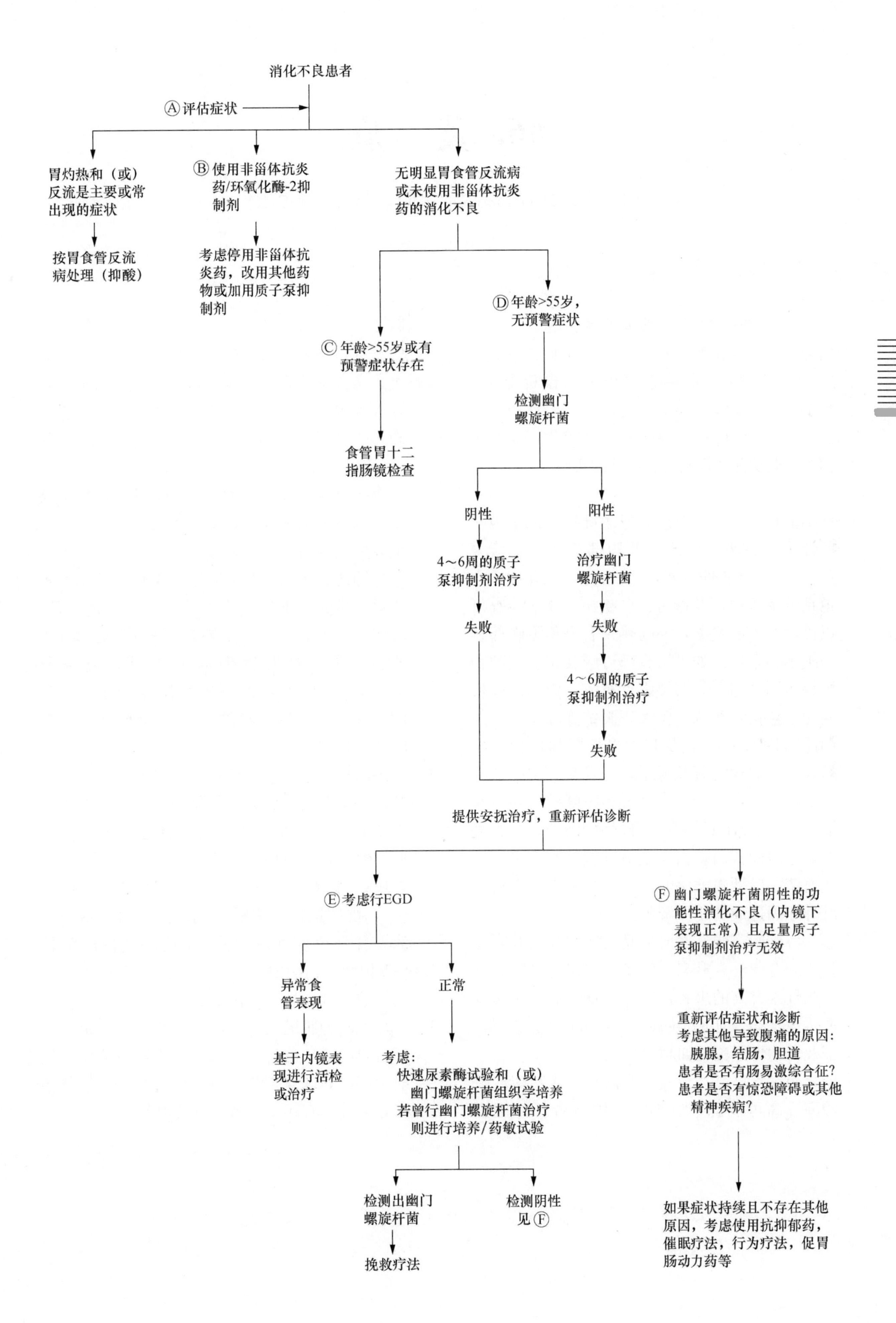

消化不良患者
Ⓐ评估症状
胃灼热和（或）反流是主要或常出现的症状
按胃食管反流病处理（抑酸）
Ⓑ使用非甾体抗炎药/环氧化酶-2抑制剂
考虑停用非甾体抗炎药，改用其他药物或加用质子泵抑制剂
无明显胃食管反流病或未使用非甾体抗炎药的消化不良
Ⓒ年龄>55岁或有预警症状存在
食管胃十二指肠镜检查
Ⓓ年龄>55岁，无预警症状
检测幽门螺旋杆菌
阴性
4～6周的质子泵抑制剂治疗
失败
阳性
治疗幽门螺旋杆菌
失败
4～6周的质子泵抑制剂治疗
失败
提供安抚治疗，重新评估诊断
Ⓔ考虑行EGD
异常食管表现
基于内镜表现进行活检或治疗
正常
考虑:
快速尿素酶试验和（或）
幽门螺旋杆菌组织学培养
若曾行幽门螺旋杆菌治疗
则进行培养/药敏试验
检测出幽门螺旋杆菌
挽救疗法
检测阴性
见Ⓕ
Ⓕ幽门螺旋杆菌阴性的功能性消化不良（内镜下表现正常）且足量质子泵抑制剂治疗无效
重新评估症状和诊断
考虑其他导致腹痛的原因:
胰腺，结肠，胆道
患者是否有肠易激综合征?
患者是否有惊恐障碍或其他精神疾病?
如果症状持续且不存在其他原因，考虑使用抗抑郁药，催眠疗法，行为疗法，促胃肠动力药等

66. 黄　疸

Juan Diego Baltodano，Bipin Saud

卢琳琳　译

黄疸指皮肤、巩膜及黏膜的颜色变黄。原因是血清中胆红素升高。事实上，直到血清中胆红素浓度升高到3mg/dl黄疸才会可见。诊断黄疸一系列的路径应该包括详细病史、体格检查和实验室检查结果。一旦不同的诊断被公式化，那么为了评价一种可能诊断就需要足够的实验。

A. 详细的病史包括：对患者发生肝疾病危险因素的评价，活动性系统性及腹部症状，用药史（包括草药及非处方药），饮酒史，合并症，胆道系统手术史，及遗传性肝疾病。体格检查可以提供有益的线索，如高热及右上象限腹部触痛提示胆管炎。如果于腹部可触及胆囊或肿物则提示因肿瘤引起的梗阻性黄疸。内在性肝疾病症状包括：腹水，脾大，腹壁静脉曲张（与门静脉高压有关），及其他慢性肝病症状如蜘蛛痣、扑翼样震颤及男子乳腺发育。实验室检查指标包括：血清天冬氨酸和丙氨酸氨基转移酶（AST、ALT）水平、碱性磷酸酶水平、凝血酶原时间、白蛋白及全血细胞计数水平。光凭血清中碱性磷酸酶的水平无法判断肝内还是肝外原因造成的胆汁淤积。

B. 起初应判断高胆红素血症是结合胆红素升高还是非结合胆红素升高。对于那些仅有轻度非结合胆红素升高的患者，应该注意溶血性疾病及遗传性疾病，如Gilbert或Crigler-Najjar综合征及药物性原因（如利福平）。

C. 结合胆红素升高、转氨酶升高和（或）碱性磷酸酶升高可能源于肝细胞原因或者肝外胆道阻塞。

D. 肝源性黄疸的诊断有赖于对患者病史、体格检查、实验室检查及临床表现的研究。诊断前需除外梗阻性黄疸。对胆道结构的判定，有赖于超声、腹部CT及磁共振胆道胰腺造影（MRCP）、内镜逆行胰胆管造影（ERCP）和经皮经肝胆管造影（PTC）。应用胆道核成像来检测肝细胞吸收亚氨基二乙酸类的放射性标记导数以判断黄疸是不够敏感的。

即使临床认为胆道阻塞概率低，评估肝实质对于排除远期胆道阻塞的可能也是重要的。事实上，腹部CT扫描或超声是可靠的诊断手段。但是，如果发现胆管扩张，应进行MRCP、ERCP或PTC等直接成像的方式检测。总之，这些检测的敏感性及特异性可达89%～100%。

E. 如果没有胆道阻塞的依据，对是否为肝疾病的判断是必要的。有力的依据包括：是否存在病毒感染（乙型及丙型肝炎、急性甲型肝炎），血清铁，转铁蛋白饱和度及铁蛋白（血色素沉着病），抗线粒体抗体（原发性胆汁性肝硬化），抗核抗体，抗平滑肌抗体及血清蛋白电泳（自身免疫性肝炎），α1-抗胰蛋白酶活性（α1-抗胰蛋白酶缺乏）。如果上述血清学监测是阴性的，肝活检对于诊断是必要的。

F. 一旦诊断为胆道阻塞，治疗是指向解除机械性梗阻原因的。治疗方法包括：内镜下治疗及放射治疗，如球囊扩张、放置引流管等。最佳治疗方案选择有赖于梗阻部位及类型。

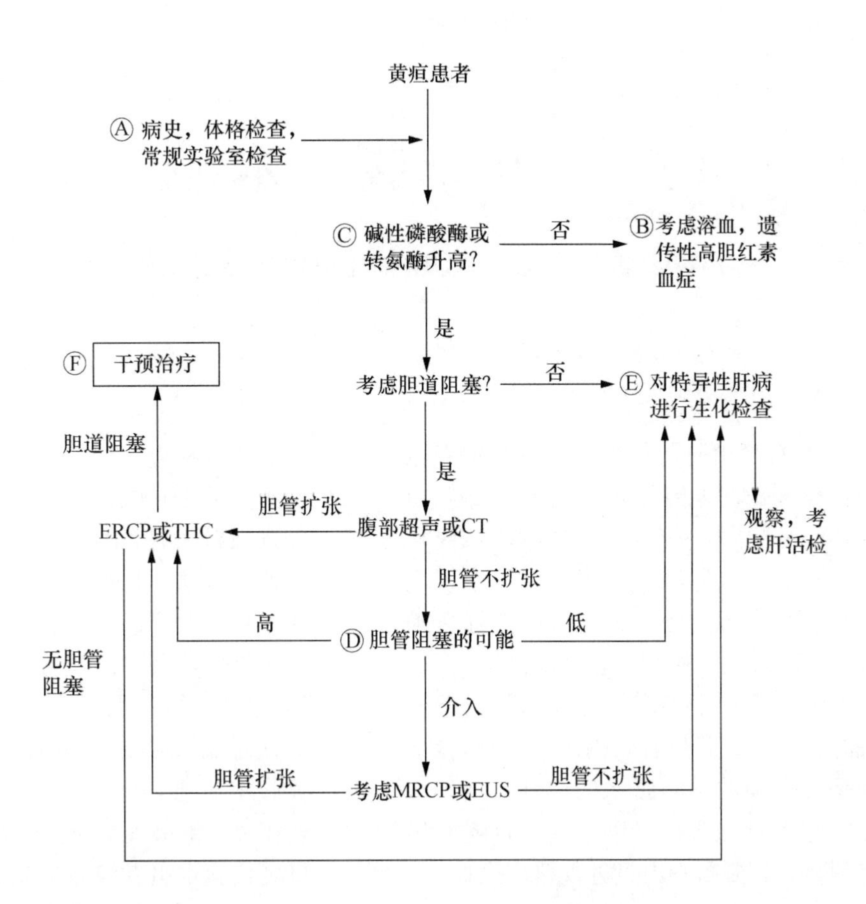

THC: 经皮经肝穿刺胆道活检；EUS：超声内镜。摘自Lidofsky SD.Jaundice.In Feldman M,Friedman LS, Brandt LJ(eds).Sleisinger and Fordtran's Gastrointestinal and Liver Disease:Pathophysiology, Diagnosis, and Management. Philadelphia:Saunders, 2006:309.

参考文献

Fulcher A, Turner M. MR cholangiopancreatography. Radiol Clin N Am 2002;40:1363–1376.

Goessling W, Friedman LS. Increased liver chemistry in an asymptomatic patient. Clin Gastroenterol Hepatol 2005;3(9):852–858.

Green R, Flamm S. AGA medical position statement and technical review on the evaluation of liver chemistry tests. Gatroenterology 2002;123:1364–1384.

Lidofsky LD. Jaundice. In Feldman M, Friedman LS, Sleisenger MH. Gastrointestinal and liver disease: pathophysiology, diagnosis, and management. Philadelphia: Saunders, 2002:249–262.

Lidofsky SD. Jaundice. In Feldman M, Friedman LS, Brandt LJ (eds). Sleisinger and Fordtran's Gastrointestinal and Liver Disease: Pathophysiology, Diagnosis, and Management. Philadelphia: Saunders, 2006: 301–316.

NIH state-of-the-science statement on endoscopic retrograde cholangiopancreatography (ERCP) for diagnosis and therapy. NIH Consensus State Sci Statements 2002;19:1–26.

Saini S. Imaging of the hepatobiliary tract. N Engl J Med 1997;336:1889.

67. 腹　水

Bipin Saud，Juan Diego Baltodano

许　岚　译

腹水80%左右是由肝硬化引起。腹水患者应该考虑是否存在肝病的危险因素。病例中10%由癌症引起；其他可能由心力衰竭、结核病、透析、胰腺疾病引起；极少数原因包括淋巴管手术或创伤，衣原体腹膜炎，肾病综合征，系统性红斑狼疮，黏液水肿，以及艾滋病相关感染。

物理检查的精确度不确定，受腹水量、技术及临床设备的影响（肥胖患者较困难）。叩诊腹部移动性浊音是最准确的预测腹水的体征。1500ml的腹水会出现移动性浊音，可以通过是否随着患者侧身改变判断。若判断不出可进行超声检查。

A. 新发腹水的所有患者应该进行腹部穿刺。腹部穿刺是最快速有效诊断腹水病因和判断腹水是否感染的方法。所有失代偿期肝病的腹水患者需要通过穿刺判断是否同时感染细菌性腹膜炎。另外，所有发热、腹痛或腹部触痛、神智改变、肠梗阻或低血压的患者需要通过穿刺排除感染。外周白细胞增多、酸中毒、肾衰竭也是腹水患者需要穿刺的指征。

B. 血清腹水白蛋白梯度（SAAG）能准确预测门静脉高压，比蛋白渗出液/漏出液有用。SAAG是指血清白蛋白与同日内测的腹水白蛋白之间的差值，即SAAG＝血清白蛋白－腹水白蛋白。若SAAG≥1.1g/dl，则患者患有门静脉高压或高蛋白梯度腹水。

C. 腹水的初始测试包括细胞计数及分类、总蛋白量和SAAG。如果怀疑感染，需要在血培养瓶中培养腹水。其他测试包括血糖，乳酸脱氢酶（LDH），革兰染色，淀粉酶浓度。有指征时还可行细胞学、结核涂片和培养、甘油三酯、胆红素浓度检查。

D. 绝对多形核白细胞（PMN）计数≥250/mm^3是判断自发性细菌性腹膜炎（SBP）最敏感、快速的方法。PMN计数＞250/mm^3应该考虑使用抗生素。SBP是肝硬化腹水可以预防的死因。因此，及时诊断与治疗很重要。

E. 高SAAG的腹水（门静脉高压）患者通常对摄盐限制或利尿药治疗有效。门静脉高压相关腹水患者，脱水、体重改变与钠的平衡直接相关。钠摄入量应控制在2g/d或88mmol/d。肝硬化腹水患者液体限制并非必要，除非血清钠＜120mmol/L。肝硬化腹水常用的利尿药包括螺内酯100mg和呋塞米40mg。如果这个剂量对增加血清钠或减轻体重效果不大，这两种药需要同时按100∶40比例增加（如螺内酯200mg加呋塞米80mg，接着300mg加120mg，最终至400mg加160mg）。治疗张力性腹水患者需要单次大量穿刺引流然后饮食及利尿药治疗。对利尿药敏感的患者应该接受摄钠量限制和口服利尿药，比穿刺效果更好。肝硬化腹水的患者应考虑肝移植。难治性腹水的患者应考虑连续治疗性穿刺或经颈静脉肝内门体系统支架（TIPS）。

F. 低白蛋白梯度腹水（SAAG＜1.1g/dl）最主要的原因是腹腔肿瘤。由结核性腹膜炎导致的腹水采用抗结核治疗。胰源性腹水的患者可行胰管内镜支架放置或手术治疗，或生长抑素治疗，腹水可以很快消除。衣原体腹膜炎需要四环素治疗。狼疮浆膜炎导致的腹水需要糖皮质激素治疗。透析导致的腹水需要进一步的透析治疗。

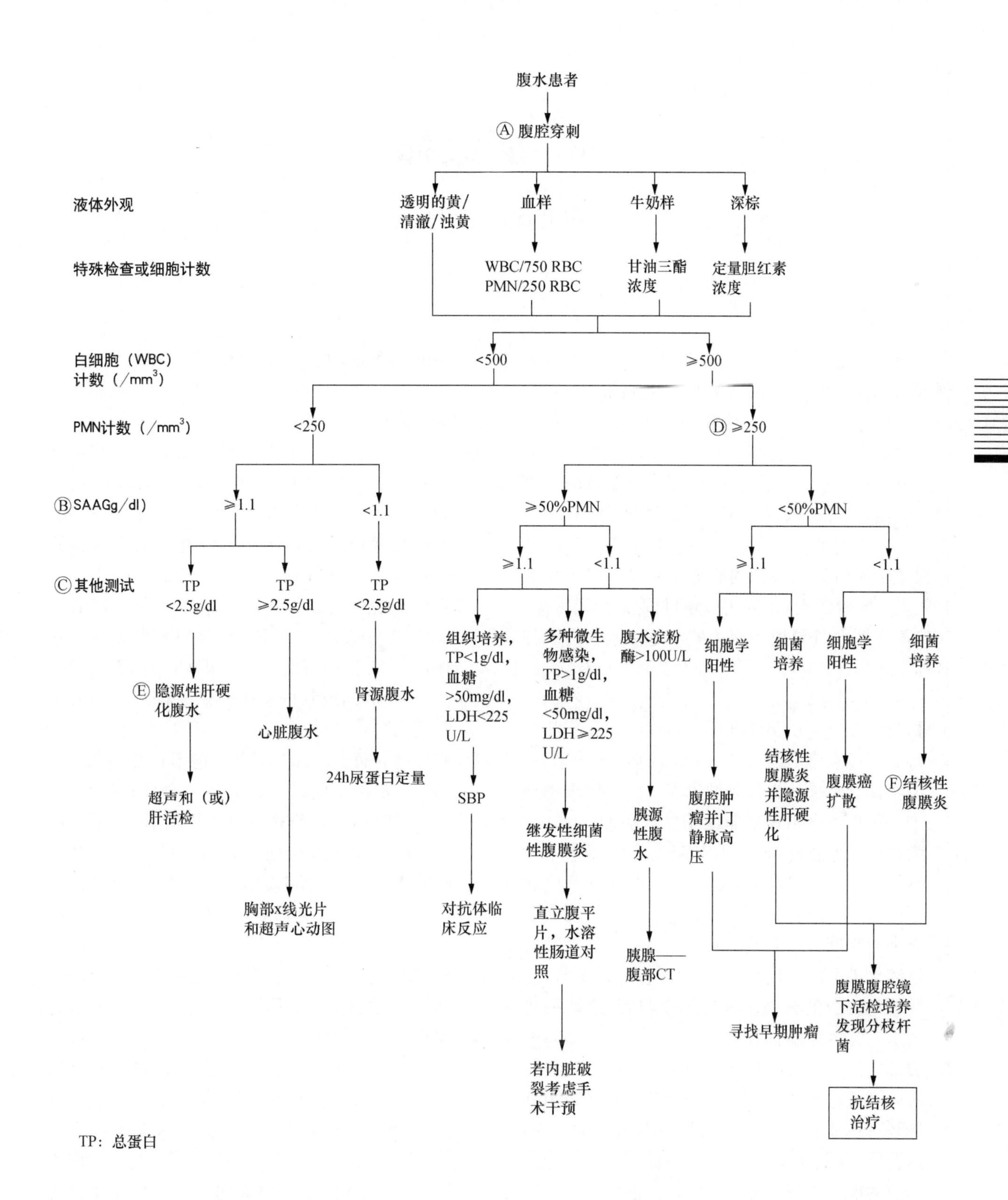

参考文献

Cattau E, Benjamin SB, Knuff TE, Castell DO. The accuracy of the physical exam in the diagnosis of suspected ascites. JAMA 1982;247:1164.

Moore KP, Wong F, Gines P, Bernardi M. The management of ascites in cirrhosis: Report on Consensus Conference of the International Ascites Club. Hepatology 2003;38:258.

Runyon BA. AASLD guideline: Management of adult patients with ascites due to cirrhosis. Hepatology 2004;39:841.

Runyon BA. Ascites and spontaneous bacterial peritonitis. In Feldman M, Friedman LS, Sleisenger MH, eds. Sleisenger and Fordtran's Gastro-Intestinal and Liver Disease: Pathophysiology, Diagnosis, and Treatment. 7th ed. Philadelphia: Saunders, 2002:1517–1542.

Runyon BA, Montano AA, Akriviadis EA, et al. The serum-ascites albumin gradient is superior to the exudate-transudate concept in the differential diagnosis of ascites. Ann Intern Med 1992;117:215.

68. 胆绞痛

Philip E. Jaffe

许 岚 译

胆绞痛是由胆囊或胆总管（CBD）突发梗阻引起的腹痛。疼痛部位通常在右上象限（RUQ）或上腹部，持续 15min 至数小时。常伴有呕吐，常突发而剧烈。胆结石常为主要原因；有时胆囊寄生虫、感染、血栓及肿瘤也会导致胆绞痛。疼痛需与消化性溃疡、肠梗阻、胰腺炎、尿道结石、憩室炎、代谢紊乱或肠功能性疾病鉴别。当评估上腹部疼痛时详细地询问病史很必要，因为无症状胆囊疾病及胆囊切除术引起的胆管扩张很常见，误诊危害性大可导致治疗无效，包括胆囊内镜检查和手术。

A. 初始病史应重点关注部位、持续时间、症状的特点。过去常有类似但不剧烈的症状发生过。高脂饮食常被认为是典型诱因，但常体现不出来。胆囊炎会出现墨菲征阳性（触诊 RUQ 时无意识地停止呼吸），但对胆绞痛的评估不敏感。上腹部或 RUQ 压痛常见，但在判断问题原因时不一定有用。白细胞计数可能正常或胆囊炎时轻度升高而无诊断意义。总胆红素及转氨酶水平可能中度升高但 60%患者是正常的。肝酶与胰酶的升高应考虑远端胆管/近端胰管梗阻（常由胆结石引起）。

B. 腹部超声检查可以判断出胆结石，当出现在胆囊内时敏感度接近 95%。虽然那些胆囊炎患者 75%可见胆总管扩张（未行胆囊切除术），胆总管结石的敏感度仅为 15%～25%。其他导致疼痛的疾病如胰腺炎或肾结石，也可以通过超声诊断。

C. 口服胆囊造影虽不常用，但可以在超声结果正常时提供胆囊功能和结石的有效信息。当超声不能诊断又高度怀疑持续胆囊管梗阻常用放射性示踪剂胆囊闪烁成像。也有数据证明其评估 Oddi 括约肌功能的有效性，但仍存在争议。使用核医学要根据胆囊压力（见 E）且需临床方案个体化。

D. 临床检查后若鉴别出不是胆结石［症状不典型和（或）肝检查及胰酶正常］，则应考虑非胆囊疾病，如消化道溃疡或肠功能性疾病。上消化道内镜（EGD）可以有效安全地排除消化道溃疡或胃肠道肿瘤。若怀疑壶腹肿瘤需用侧视内镜。如果肝功能不正常，需要考虑使用 MRCP、ERCP、EUS 甚至胆道测压来评估 Oddi 括约肌的功能。小 CBD 结石或“泥沙”、小肿瘤或管内息肉样病变都可能造成胆绞痛。

E. 胆绞痛的病史，常伴有肝功能不正常而无胆囊病理，常提示由结石、泥沙（小结石病）、寄生虫或胆运动障碍造成的 CBD 梗阻。常使用 ERCP 进行诊断和梗阻处理。可在计划进行 ERCP 前直接选择 EUS，以增加 ERCP 的治疗作用、减少其作为诊断性 ERCP 的使用。从经验上来说，95%以上的 CBD 结石可以通过 EUS 探测或排除。胆道测压可以准确地诊断出 Oddi 括约肌功能紊乱，并判断括约肌切开术的预后。

F. 如果超声诊断出胆结石，而肝胆测试显著升高，要考虑胆总管结石病。如果肝功能下降而无胆管炎，推荐胆囊切除术与术中胆管造影（IOC）。如 IOC 发现 CBD 结石，则于 ERCP 后进行 CBD 探查或胆囊切除术。当有经验的内镜医师可以在中央看到时，通常进行后者。如果肝功能不正常，或是胆管炎的症状或体征持续出现，推荐术前 ERCP 清理被结石梗阻的胆总管。

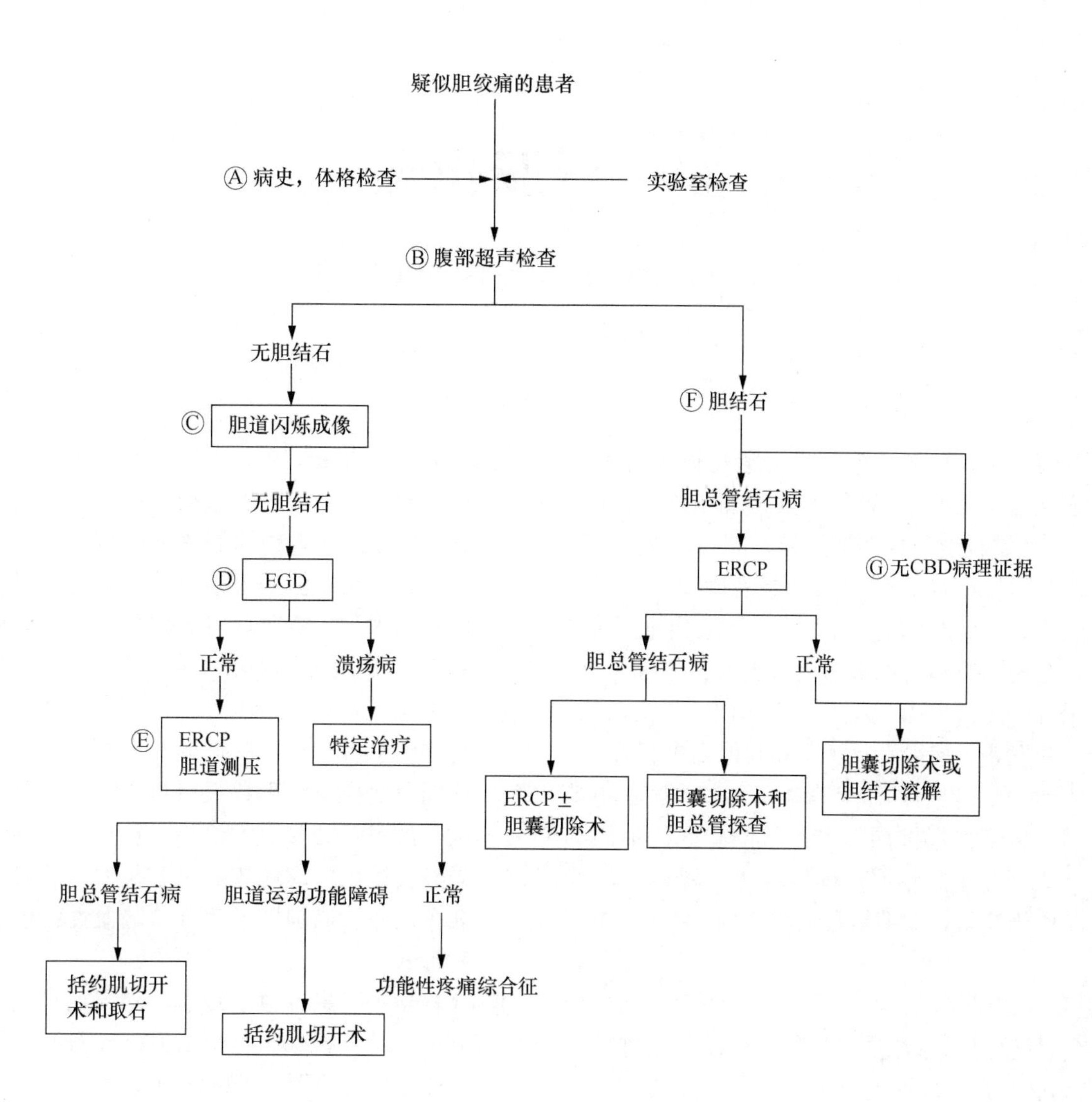

G. 若没有症状提示 CBD 梗阻，治疗目标定为移除胆结石，即病理胆囊。腹腔镜下胆囊切除术是治疗的选择；然而对于高危人群，应当考虑高位替代。口服胆酸补充物适用于部分人群（结石小而少且胆囊有功能）且并不常用。胆囊穿刺并用器官溶剂浸泡也许可有效地溶解胆结石，但仍处于试验阶段。对于手术风险高的患者，超声介入的腹腔镜胆囊切除术也是一种方法。

参考文献

Chan YL, Chan AC, Lam WW, et al. Choledocholithiasis: comparison of MR cholangiography and endoscopic retrograde cholangiography. Radiology 1996;200:85.

Chatziioannou S, Moore W, Ford P, Dhekne R. Hepatobiliary scintigraphy is superior to abdominal ultrasonography in suspected acute cholecystitis. Surgery 2000;127:609.

Fidler J, Paulson E, Layfield L. CT evaluation of acute cholecystitis: findings and usefulness in diagnosis. AJR Am J Roentgenol 1996;166:1085.

Jaffe P. Gallstones: who are good candidates for nonsurgical therapy? Postgrad Med 1993;94:45.

Lai E, Mok F, Tan E. Endoscopic biliary drainage for severe acute cholangitis. N Engl J Med 1992;326:1582.

Marton K, Doublilet P. How to image the gallbladder in suspected cholecystitis. Ann Intern Med 1988;109:722.

Tzovaras G, Rowlands BJ. Diagnosis and treatment of sphincter of Oddi dysfunction. Br J Surg 1998;85:588.

69. 胃肠出血

Gregory L. Eastwood

许 岚 王俊岭 译

胃肠（GI）出血常被分为上消化道出血和下消化道出血，尽管大部分出血通常在中间部位（表1）。严重程度包括轻微的和大量的，急性或慢性。在美国每年有100/10万的患者因上消化道出血住院，20/10万的患者因下消化道出血住院。尽管现在的诊断和治疗水平比过去数十年都先进，GI出血的死亡率仍保持为5%。其预后与出血量、年龄、并发症、接触胃肠刺激和其他因素有关。

活动性GI出血的诊疗策略在大多数患者中基本相同，尽管根据推测的出血部位会进行不同的诊断方法。在紧急情况，询问病史、评估及治疗的顺序应当简短，立即抢救很重要。

A. 黑粪，或黑便，可由每天GI道50ml的出血导致，尽管黑粪通常是上消化道出血，也可见于右结肠出血。较快的出血表现为吐血或直肠出血（便血）。呕出鲜红血或咖啡色物质（由胃酸对血液作用引起）常为上消化道出血，也可能为吞下的鼻或呼吸道出血。便鲜红血通常为下消化道出血，但也可能为大量上消化道出血，如来自消化道溃疡导致的食管静脉曲张或受腐蚀的动脉。

病史的特征可帮助诊断。同一年龄段的患者诊断或多或少相似。例如，年龄大的患者易得缺血性结肠炎、癌症、动静脉畸形及憩室病；25岁的患者则很少考虑这些原因。炎性肠病或梅克尔憩室所致出血多见于儿童或青少年。近期摄入阿司匹林、其他非甾体抗炎药或酒精易使胃黏膜受损。阿司匹林抑制血小板黏附，容易加剧各种原因造成的出血。肝病患者易造成静脉曲张，但是半数以上静脉曲张患者的上消化道出血是其他原因造成的。食管与胃黏膜脱落造成的出血可由呕吐造成，但只有1/3马洛里-魏斯病的患者有这样的病史，诊断需要行内镜检查。疑似主动脉瘘管患者常表现为口或直肠大量出血，可以突然停止；再发生则可能致命。主动脉瘤或动脉瘤修复的病史对于突然停止的大规模胃肠出血有重要意义。内镜很难查出瘘，但是可以排除其他病因。动脉瘤修复易因为血液循环障碍使患者出现缺血性结肠炎。非封闭式缺血性肠病常见于老人，如心力衰竭或心律失常造成的肠道灌注暂时减少。这样的患者多有特征性的、突然发生的中下腹疼痛及血便，常于数天后自愈。少数发展为肠梗死的患者需要手术治疗。包括肠道的辐射常导致突然出血或几年后口腔出血。后者是放射相关的血管周围性炎症导致缺血性结肠炎的一种形式。

B. 体格检查时患者由于缺血、外周循环差常感觉到冷、脸色苍白。急性出血常导致心输出量及血压（BP）下降、脉率加速。如果血量大，姿势的改变不足以改变BP和脉搏。如果患者站立时，脉搏增加20次/分、血压减少10mmHg以上，则失血量约超过1L。然而，年龄、心血管情况、失血比例会影响体征。直肠检查可以直接检查GI道，尽管上消化道出血很明显也应该检查。

C. 初始实验室检查包括全血细胞计数、电解质、尿素氮、肌酸酐、血糖、钙、磷酸盐及血型。是否进行血气分析需根据患者的严重程度决定。低血红蛋白（Hgb）及血细胞比容（Hc）与失血有关。有些患者失血迅速没有时间缓冲，导致Hgb及Hc水平正常或仅轻度降低。活动性出血的患者，血压和脉搏的改变，以及通过鼻饲（NG）管或直肠继续出血的直接证据，是管理电解质溶液或血液取代需要较好的指标。

血小板计数及凝血因子非常重要，需及时纠正。大量输血稀释了血小板及凝血因子。当然，有些患者因为临床病变而采取抗凝治疗导

表 1　GI 出血的诊断思路
上消化道出血
鼻，咽，肺（吞咽）
食管胃黏膜脱落（马洛里-魏斯）
食管碎裂（Boerhaave 综合征）
侵蚀（食管，胃，十二指肠）
溃疡（食管，胃，十二指肠，吻合）
Dieulafoy 病变（破裂黏膜动脉）
血管瘤
静脉曲张（食管，胃，十二指肠）
赘生物（癌，淋巴瘤，平滑肌瘤，平滑肌肉瘤，息肉）
胆道出血
血管肠瘘（通常为主动脉瘤或移植）
"中"消化道出血
表现为可能是上或下消化道出血
由小肠出血导致，如
肿瘤
克罗恩病
血管肠瘘
下消化道出血
痔
炎性肠病（克罗恩病，溃疡性结肠炎）
赘生物（癌，息肉）
憩室病
缺血性肠炎或结肠炎
血管发育不良/动静脉畸形
免疫性结肠炎
辐射性肠炎或结肠炎
淀粉样变性
梅克尔憩室
血管肠瘘
非甾体抗炎药相关溃疡
活动性上消化道出血

表 2　胃肠出血的预测指标
血容量的丢失
相关医疗条件
刺激黏膜的摄入
年龄＞60 岁
腹部或盆腔的放疗
反复出血
溃疡的近期出血征象

致出血。急性出血可引起白细胞上升，但一般未超过 15000/mm^3，并不认为存在感染。上消化道出血可致尿素氮升高，因血液中含氮物质在小肠的吸收或低血容量导致。肝功能受损的患者肠道积血中蛋白质负荷增加可诱发肝性脑病，胃灌注及止血是对这些患者的重要治疗方案。

D. 最初的治疗为在外周血管插 1 个大管腔 IV 导管，如果血量大有时需要插 2 个 IV 导管。如果找不到外周血管，颈静脉、锁骨下静脉或股静脉亦可。对于年龄大或有心血管疾病的患者，中央静脉压导管对评估血量很有用。迅速补充生理盐水直到血量充足。钠含量高的患者，如腹水或水肿患者，优先考虑恢复血容量而并非关注钠超载。

E. 所有便血或呕血的患者应置一个 NG 管。食管或胃的出血储存在胃中，且大于 90%的十二指肠溃疡出血回流到胃。若胃抽出液为清澈或灌胃后清澈，则可将管拔出；若有大量的血或有物质，则用大管腔管灌洗。移除胃内容物促进后续内镜检查，减轻胃的压力。如果患者觉得 NG 管不舒服，预先设置胃肠回流和肺吸引术，可能会刺激食管或胃，没有用时就移除。

F. 上消化道内镜或结肠镜可能检出特殊出血点需要特殊治疗，如食管静脉曲张结扎或硬化。出血的内镜治疗包括热电凝法，激光凝固，血管收缩剂、酒精或生理盐水注射。在溃疡面上的新进出血病灶（SRH），包括突出的血管、附着凝块及血液渗出或涌出，具有提示预后和治疗的意义（表 2）。有 SRH 的患者更倾向于出现不可控或经常性出血，需要内镜治疗或手术。

评估急性下消化道出血需要早期行乙状结肠镜检查。紧急结肠镜检查也可使用，但是受到便和血的限制。如果结肠镜确实需要，可以在病情稳定时，通过口服或 NG 管给平衡电解质药物清洁肠。

G. 若内镜不能诊断，则可选择腹腔轴、上或下肠系膜动脉及其分支的筛选性动脉造影。血管发育异常或肿瘤可以通过 X 线观察。血管发育不良病变及血管瘤可以因其放射影像表现而被发现，其他动脉损伤的出血可以通过自身凝血、泡沫凝胶及血管收缩剂加以控制。

胶囊内镜在能被吞咽的胶囊中使用无线照相机，可以照上千张照片，可以检查上消化道内镜和结肠镜无法到达的小肠。因为它需要肠道准备以及较长时间以判断照片，它在稳定病情后以及其他小肠疾病如肿瘤、克罗恩病诊断后评估明显的消化道出血更有效。

H. 急性 GI 出血的治疗需要很多经验丰富的专家进行。特殊的诊断研究通常需要经验丰富的内镜专家和放射科专家。早期手术咨询是有必要的。外科医生最好提前准备好手术。

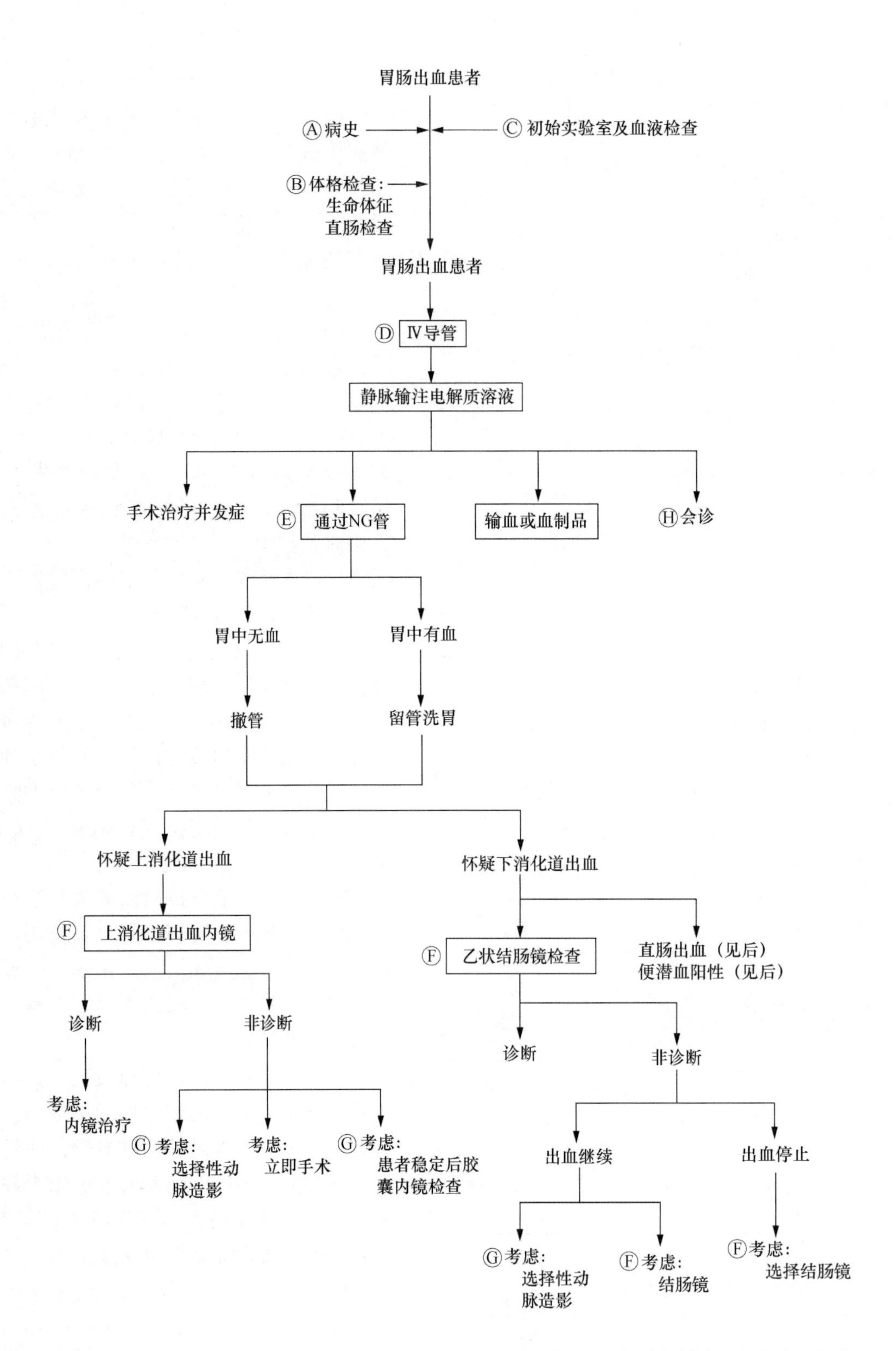

参考文献

American Gastroenterological Association Medical Position Statement: Evaluation and management of occult and obscure gastrointestinal bleeding. Gastroenterology 2000;118:197.

Bounds BC, Friedman LS. Lower gastrointestinal bleeding. Gastroenterol Clin North Am 2003;32:1107.

Comar KM, Sanyal AJ. Portal hypertensive bleeding. Gastroenterol Clin North Am 2003;32:1079.

Eastwood GL. Acute management and identification of risk factors. In Sugawa C, Schuman BM, Lucas CE, eds. Gastrointestinal Bleeding. New York: Igaku-Shoin Medical Publishers, 1992:257.

Elta GH. Approach to the patient with gross gastrointestinal bleeding. In Yamada T, Alpers DH, Kaplowitz N, et al, eds. Textbook of Gastroenterology, 4 ed. Philadelphia: Lippincott Williams & Wilkins, 2003:698.

Huang CS, Lichtenstein DR. Nonvariceal upper gastrointestinal bleeding. Gastroenterol Clin North Am 2003;32:1053.

Kamath PS. Esophageal variceal bleeding: primary prophylaxis. Clin Gastroenterol Hepatol 2005;3:90.

Longstreth GF. Epidemiology of hospitalization for acute upper gastrointestinal hemorrhage: a population-based study. Am J Gastroenterol 1995;90:206.

Longstreth GF. Epidemiology and outcome of patients hospitalized for acute lower gastrointestinal hemorrhage: a population-based study. Am J Gastroenterol 1997;92:419.

Melmed GY, Lo SK. Capsule endoscopy: practical applications. Clin Gastroenterol Hepatol 2005;3:411.

70. 直肠出血

Juan Diego Baltodano，Bipin Saud

许 岚 译

下消化道（LGI）出血解剖学上称为屈氏韧带下出血。常用来描述下消化道出血的术语包括直肠出血，直肠鲜红血，便血。直肠出血包括很广泛的临床范围，包括自限性小出血及大量出血甚至休克。但是，这些术语不能反映出血的严重程度及部位。因此，对临床医生来说也是一大挑战。急性LGI出血是胃肠疾病收入院的常见种类，发病率常随年龄增加。因为大多数急性LGI出血都属自限性的，预后通常较好。

A. 对于LGI出血最初的措施是判断出血的严重性，血容量的恢复情况，必要时纠正凝血障碍。排除上消化道来源的出血也很重要。

LGI出血患者，进行完整的病史询问及体格检查是必要的。流行病因素如年龄及伴随疾病也需考虑。大于65岁的患者常见病因包括血管扩张、憩室出血或缺血性结肠炎，年轻的患者感染或炎症的情况多见。

判断出血严重性、持续时间（急性或慢性）、频率及出血的颜色很重要。通常，黑粪见于上消化道、小肠或近端结肠出血，然而鲜血多为远端结肠或直肠起端。值得注意的是10%的上消化道出血表现为便血。直肠出血的患者这可能为这一来源，特别是表现为休克或直立性低血压。

患者病史中重要的因素包括便秘或腹泻（痔、结肠炎），憩室病，之前放射治疗（放射性小肠炎），近期息肉切除术，腹痛（缺血、炎症或感染）血管疾病，低血压或近期血管手术（缺血），肛门直肠疾病，以及肿瘤。使用非甾体抗炎药或抗凝血药也会导致LGI出血，特别是憩室出血。同样，结肠癌或息肉病家族史增加结直肠肿瘤的风险。其他不常见的病因包括孤立性直肠溃疡，血管炎，子宫内膜异位，肠套叠，门静脉高压性结肠病，以及转向性结肠炎。

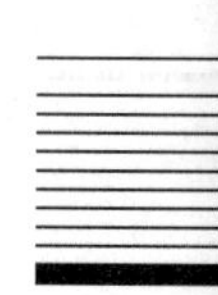

体格检查时要评估血流动力学状态、血液的丢失量、出血的原因以及并发症。直立性心动过速/低血压的出现［收缩压（SBP）下降>20mmHg，心率（HR）增加>20次/分］说明失血量大于15%。更严重的情况可能出现卧位低血压甚至休克，说明失血量在20%～25%。在这种情况下，重症监护病房进行容量恢复和监护是必要的。

需注意皮肤黏膜病变的出现，如毛细血管扩张（Osler-Weber-Rendu综合征）、慢性肝病的皮肤红斑、色素沉着唇病变（波伊茨-耶格综合征）、腹部压痛、可触及的肿块以及脾大。这些特征是诊断和治疗的依据。直肠检查包括判断肛门直肠的病变和大便颜色。

B. 鼻胃灌洗是一种快速安全的方法，用以排除上消化道出血。如果胃灌洗出现鲜血或临床怀疑，应实施紧急食管胃十二指肠镜检查，特别是患者服用过非甾体抗炎药。

C. LGI出血首先使用肛门镜检查/乙状结肠镜检查还存在争议性。专家认为初始评估疾病应使用肛门镜检查。可屈性乙状结肠镜检查在诊断远端结肠病理时使用，如溃疡性或感染性结肠炎、痔、直肠炎或孤立性直肠溃疡，不需要紧急结肠镜检查。诊断和治疗LGI出血的方法有内镜、反射以及手术介入三种。

大部分情况推荐使用结肠镜检查因为它可以提供早期诊断和治疗。但是实施结肠镜的时间有争议性。结肠镜检查可以在8～24h内实施。一般需要肠准备，可以通过鼻饲管或口服完成。内镜止血可以尝试注射、热/电凝固疗法、血管夹以及套扎等不同方式。

D. 放射性核素闪烁显像术（红细胞扫描）的使用

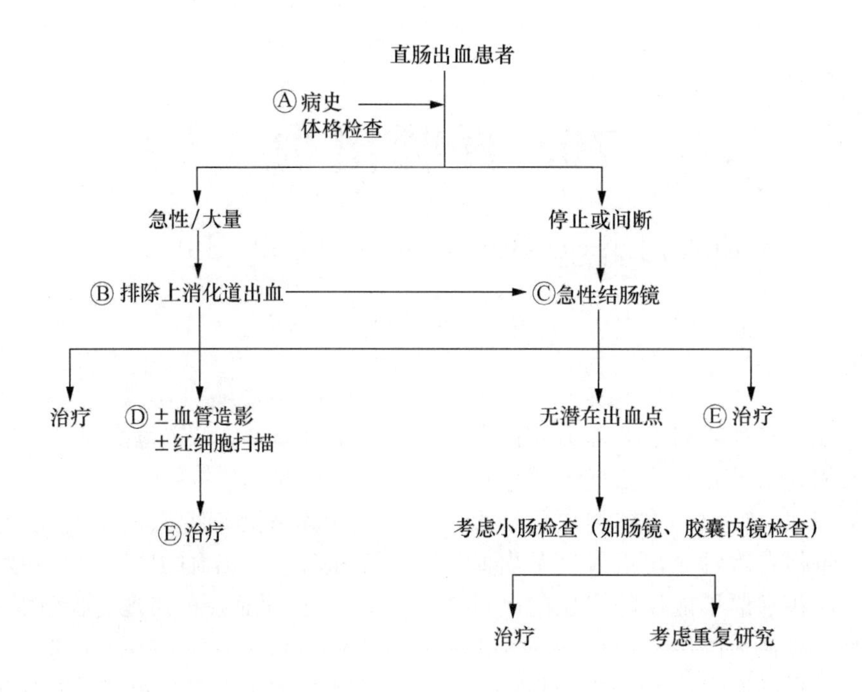

存在争议性因为它定位出血点的准确性不稳定。它具有可以找出 0.1～0.5ml/min 的出血的优点，且是无创性检查。获得红细胞扫描的主要目的是为可能的血管造影做筛选检查和（或）作为手术干预的指导。血管造影可以找出>0.5ml/min 的出血，还可以提供治疗方法（包括选择性微栓塞形成或注射有血管收缩作用的药物），因此可以减少手术干预的需求。常见并发症有出血、插管处血肿形成、动脉剥离及小肠缺血。如今血管造影治疗多用于不适合做手术者，需要时也可以作为手术的指导。

E. 如果出血持续发生需要手术。一般而言，患者需要大量血（24h>4～6 单位或共>10 单位），如果可能则推荐外科手术治疗。

F. 如果没有发现潜在的出血点，需要小肠检查。LGI 出血 2%～15%的原因在小肠。与其他来源的胃肠出血患者相比，小肠出血者通常需要更多诊断策略、更多输血以及更长的住院时间。一些作者建议这一部分应分开考虑，在这些情况中，内镜技术包括肠镜或胶囊内镜检查是合适的诊断方法。

参考文献

ASGE Guideline: the role of endoscopy in the patient with lower-GI bleeding. Gastrointestinal Endoscopy 2005;62:656–660.

Green BT, Rockey DC. Lower gastrointestinal bleeding—management. Gastroenterol Clin North Am 2005;34:665–678.

Green BT, Rockey DC, Portwood G, et al. Urgent colonoscopy for evaluation and management of acute lower gastrointestinal hemorrhage: a randomized controlled trial. Am J Gastroenterol 2005;100:2395–2402.

Rockey DC. Lower gastrointestinal bleeding. Gastroenterology 2006;130:165–171.

Strate LL. Lower GI bleeding: epidemiology and diagnosis. Gastroenterol Clin North Am 2005;34:643–664.

Strate LL, Syngal S. Timing of colonoscopy: impact on length of hospital stay in patients with acute lower intestinal bleeding. Am J Gastroenterol 2003;98:317–322.

Zuckerman GR, Prakash C. Acute lower intestinal bleeding. Part II: etiology, therapy, and outcomes. Gastrointest Endosc 1999;49:228–238.

71. 急性腹泻

M. Brian Fennerty

许 岚 译

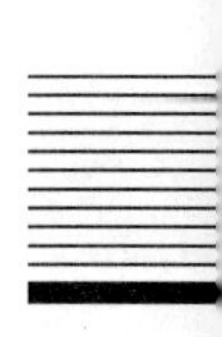

A. 腹泻是患者就诊的最常见原因之一。在决定哪些患者需要进一步诊断评估以及选择合适的治疗方法时，病史和体格检查（包括直肠检查）起着关键性作用。需要问及的病史有：病情持续时间，大便量，大便中有无血或脓，以及全身症状如发热、厌食、消瘦及容量不足。大多数患者这时不再需要进一步评估，而应接受对症治疗。然而，全身症状提示大便中很可能有侵入性感染或炎性肠病（IBD）的证据。

B. 最简单的一种检验方法就是显微镜下观察粪便标本中有无白细胞或红细胞，以此来判断肠黏膜的炎症改变。显微镜检见红细胞或白细胞都提示有致病菌感染和（或）IBD。

C. 为了判断是否是致病菌感染，需要做粪便培养。多数临床检验室常规检验痢疾杆菌、沙门菌和空肠弯曲杆菌。如果是旅行中得病或是有其他病史特征，怀疑由其他病原体所致，需要进一步检验阿米巴、耶尔森菌、艰难梭菌以及其他可能的病原体。在一定的临床条件下检验大肠杆菌的类型或许是困难的。对于携带 HIV 的患者，还需要检验一些特殊病原体（如隐孢子虫、分枝杆菌）。

D. 对于粪便镜检见白细胞/红细胞但病菌培养阴性，或没有炎性细胞但持续腹泻的患者，可屈性乙状结肠镜检查可辅助诊断 IBD，即使黏膜非常正常，内镜也可以发现病变。活组织检查对发现微小黏膜病变很有帮助。此外，恶性炎性病变的组织形态可以帮助鉴别诊断急性自限性结肠炎和 IBD。通常，不论发现恶性组织与否都要行活组织检查。

E. 对于大便病菌培养和乙状结肠镜检查均为阴性但持续腹泻的患者，需要进行进一步评估。

参考文献

Fedorak R. Antidiarrheal therapy. Dig Dis Sci 1987;32:195.

Harris JC, DuPont HL, Hornick RB. Fecal leukocytes in diarrheal illness. Ann Intern Med 1972;76:697.

Plotkin G. Gastroenteritis: etiology, pathophysiology and clinical manifestations. Medicine 1979;58:95.

Slutsker L, Ries AA, Greene KD, et al. *Escherichia coli* O157:H7 diarrhea in the Unites States: clinical and epidemiologic features. Ann Intern Med 1997;126:505.

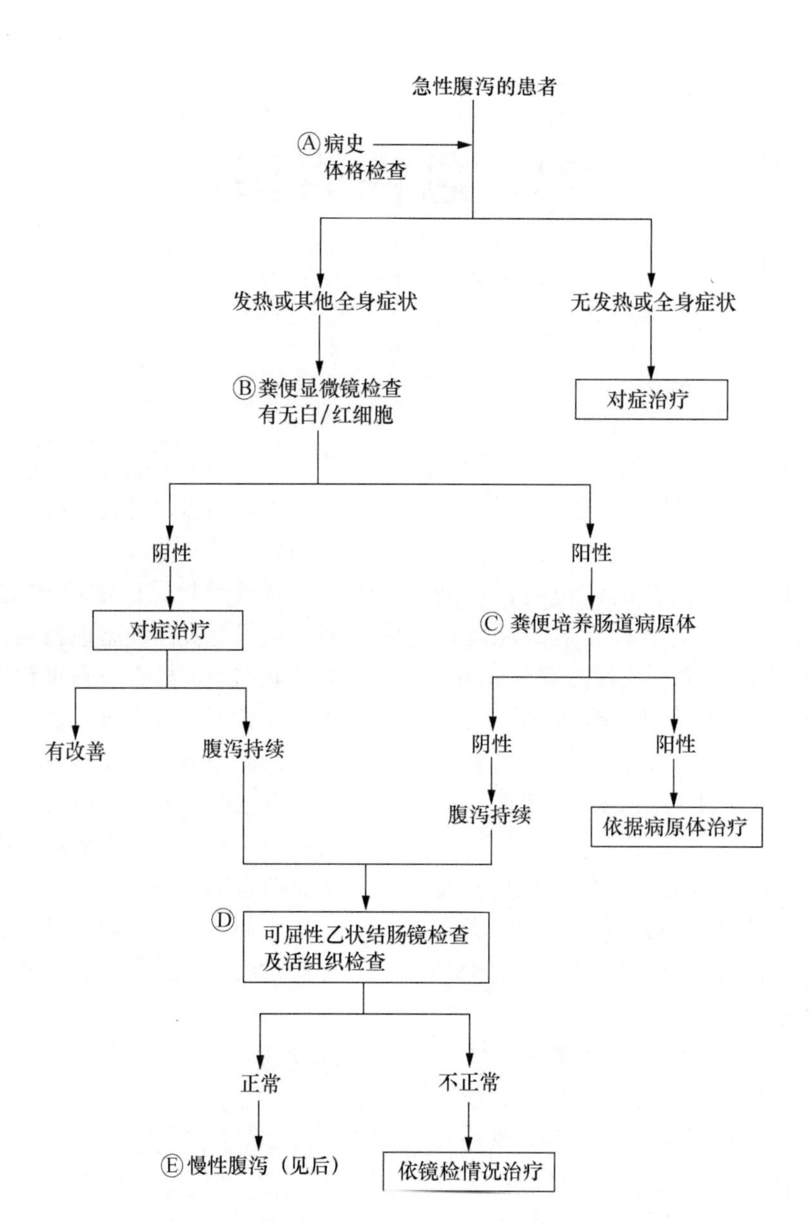
急性腹泻的患者
Ⓐ病史
体格检查
发热或其他全身症状
无发热或全身症状
Ⓑ粪便显微镜检查
有无白/红细胞
对症治疗
阴性
阳性
对症治疗
Ⓒ粪便培养肠道病原体
有改善
腹泻持续
阴性
阳性
腹泻持续
依据病原体治疗
Ⓓ
可屈性乙状结肠镜检查
及活组织检查
正常
不正常
Ⓔ慢性腹泻（见后）
依镜检情况治疗

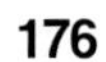

72. 慢性腹泻

Juan Diego Baltodano，Bipin Saud

赵　宇　杨秋辉　译

腹泻定义为排出液态性质的粪便每日超过200g。当症状持续超过4周以上即为慢性腹泻。

腹泻通常的病理生理机制是肠腔内水分的未完全吸收。发生这种情况有多种可能，如水分的净吸收减少（电解质分泌异常）、肠腔内渗透性的水分潴留（渗透负荷）、黏膜表面积的减少以及肠道蠕动能力的异常。临床上指导腹泻评估的分类标准有多种。其中一种实用且应用广泛的诊断方法是基于粪便的性状进行分类。慢性腹泻的粪便性状本质上即被分为水样、炎性或脂性。

A. 详细的病史是评估慢性腹泻的基础。首先要区分是功能性的还是器质性的问题。功能性因素方面一般包括没有显著的不明原因体重下降、夜间易犯或症状持续时间长于1年。要了解发病时症状、特殊表现、持续时间以及加重/缓解因素。了解既往史中有无接受放射治疗、腹部手术和抗生素或其他药物应用同样重要，因为这些因素是造成医源性腹泻的常见原因。有多达4%的慢性腹泻患者中致病原因与药物应用有关。临床医生应询问出有无特殊粪便性状的情况，如是否出现血、黏液、油滴或未消化食物。其他伴随症状包括腹痛、痉挛、发热、过度胀气和腹部膨隆，也应进一步调查。其他系统疾病如AIDS、糖尿病、甲状腺疾病和胶原血管病也可能会造成慢性腹泻的发生。膳食习惯和摄入食物添加剂（如山梨醇、甘露醇和果糖）的情况也不能忽略。病史中应明确的因素还包括近期旅游史、性接触史、职业因素、饮用水来源、酗酒及滥用违禁药物。

B. 体格检查时，必须尽快明确症状的严重程度，这时比获得确切诊断还重要。首先可以从了解循环血容量状态开始，如果发现脱水和电解质紊乱情况，应立即着手解决。进行腹部查体要仔细，注意有无肠鸣音消失及特点、腹内杂音、腹水、器官肿大或可触及肿块的情况。直肠指诊可提示盆腔病变或肛门括约肌病变。体格检查还可帮助鉴别系统疾病造成的腹泻，如右心杂音、肿大质硬的肝和面色潮红（类癌），关节炎（炎性肠病、Whipple病和其他肠道感染），疱疹样皮炎（乳糜泻），坏疽性脓皮病或结节性红斑（IBD）。

C. 初期评估还应包括常规实验室检查，如全血细胞计数、电解质、甲状腺功能和乳糜泻的筛查，酌情补充其他实验室检查。便常规检查对慢性腹泻评估至关重要，标本可随机收集或定时采集。

- 收集24～48h粪便标本进行粪便容量、重量及一些异常成分的精确测定。
- 诊断炎症性腹泻的重要检测指标是便白细胞和乳铁蛋白（铁结合糖蛋白），而它们在一些传染性疾病、IBD、镜下结肠炎时也能被检测到。
- 便潜血检测没有特异性，目前尚不能用来鉴别炎症性和肿瘤性因素造成的慢性腹泻。当存在乳糜泻、小肠淋巴瘤和难治性腹泻时应考虑行阳离子树脂便潜血试验。
- 考虑脂肪泻时应进行便脂肪测定，当24h粪便内脂肪大于7g或超过摄入脂肪的9%时为阳性。这种定量检测要求每日最少脂肪摄入在70～100g。如每天脂肪排出>14g则高度怀疑脂肪吸收不良。临床表现明显的脂肪泻有90%苏丹Ⅲ染色定性试验阳性。
- 粪便渗透间隙测定用来区分渗透性和分泌性腹泻，它通过粪便水分中电解质浓度来确定。公式为 $290-2(Na^{+}+K^{+})$。当渗透间隙较小（<50），未吸收的电解质将水分留置在肠腔，此为分泌性腹泻的特点。相反，当渗透间隙较大（>125），主要是非电解质成分对水分留置肠腔内起作用，符合渗透性腹泻特点。

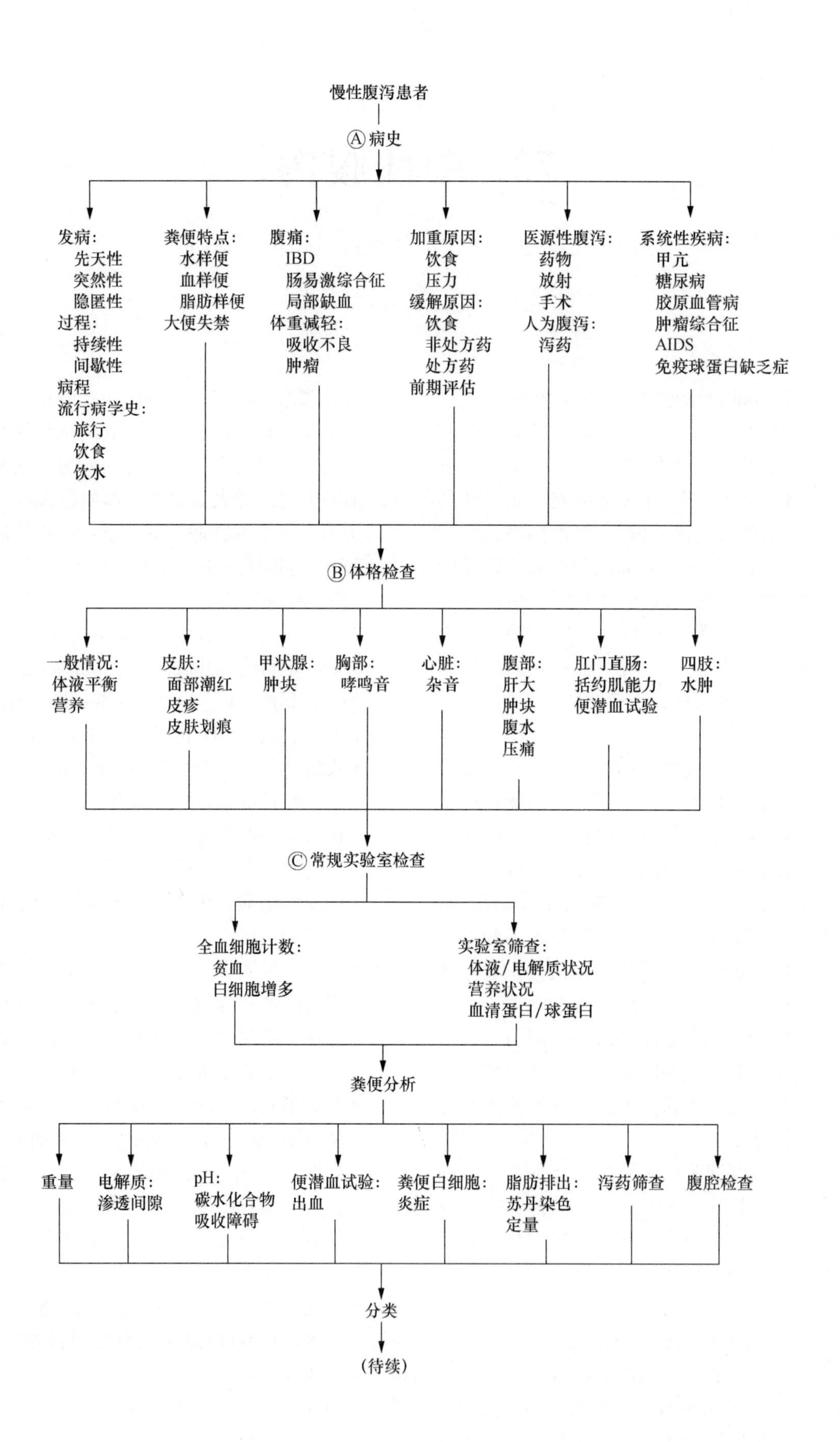
慢性腹泻患者
Ⓐ病史
发病:
先天性
突然性
隐匿性
过程:
持续性
间歇性
病程
流行病学史:
旅行
饮食
饮水
粪便特点:
水样便
血样便
脂肪样便
大便失禁
腹痛:
IBD
肠易激综合征
局部缺血
体重减轻:
吸收不良
肿瘤
加重原因:
饮食
压力
缓解原因:
饮食
非处方药
处方药
前期评估
医源性腹泻:
药物
放射
手术
人为腹泻:
泻药
系统性疾病:
甲亢
糖尿病
胶原血管病
肿瘤综合征
AIDS
免疫球蛋白缺乏症
Ⓑ体格检查
一般情况:
体液平衡
营养
皮肤:
面部潮红
皮疹
皮肤划痕
甲状腺:
肿块
胸部:
哮鸣音
心脏:
杂音
腹部:
肝大
肿块
腹水
压痛
肛门直肠:
括约肌能力
便潜血试验
四肢:
水肿
Ⓒ常规实验室检查
全血细胞计数:
贫血
白细胞增多
实验室筛查:
体液/电解质状况
营养状况
血清蛋白/球蛋白
粪便分析
重量
电解质:
渗透间隙
pH:
碳水化合物
吸收障碍
便潜血试验:
出血
粪便白细胞:
炎症
脂肪排出:
苏丹染色
定量
泻药筛查
腹腔检查
分类
(待续)

- 测粪便渗透压对计算粪便渗透间隙无效。渗透压＜290mOsm/kg，通常提示粪便被水或低渗的尿液污染。
- 粪便 pH＜5.3 提示碳水化合物吸收不良。当碳水化合物的吸收未能在小肠内正常进行，就会在结肠内被细菌过度发酵，造成更加酸性的环境使 pH 下降。
- 化学和色谱的方法能用来确定是否有隐性泻药的摄入。这些患者中，水样便既可以是分泌性的也可是渗透性的。可以测定粪便中磷酸盐、硫酸盐、镁酚酞等物质的浓度，及哪些物质成分有所减少。
- 粪便中碳水化合物和蛋白质成分也可测定。但通常不被常规应用，除非结果可以直接指导患者的治疗。其中包括蛋白丢失性肠病检查的 α1-抗胰蛋白酶，以及 D-木糖吸收试验来评估特定的黏膜吸收障碍还是胰性消化障碍。
- 慢性腹泻的患者推荐进行常规的腹部疾病所需的血清学检查，其中包括检测组织谷氨酰胺转移酶和免疫球蛋白 A（IgA）抗肌内膜抗体。
- 当怀疑类癌或嗜铬细胞瘤时有必要行尿液检查。包括查尿的 5-羟吲哚乙酸（5-HIAA）、香草扁桃酸（VMA）和组胺（肥大细胞病和前肠的类癌）的水平。
- 当怀疑佐林格-埃利森综合征、高血糖素瘤、神经内分泌的血管活性肠肽（VIP）瘤或甲状腺髓样癌时，应行肽类激素的血清学检测。
- 当考虑有特定诊断时可进行相应的生理学检查。

D. 水样腹泻可分为两种主要类型：分泌性和渗透性。在分泌性腹泻中，首先要排除感染的因素。需要进行粪便的细菌和其他病原体培养，如气单胞菌属、邻单胞菌属、微孢子、贾第虫属、球虫、隐孢子虫属以及虫卵和寄生虫。接下来要鉴别诊断器质性疾病如短肠综合征、胃结肠或小肠内瘘、IBD 和恶性肿瘤，可进行放射学检查（小肠系造影或腹部 CT 扫描）和内镜检查必要时取活检（EGD、结肠镜或胶囊内镜）。每考虑特殊诊断时进行相应的血清学检查和其他特殊检查。

E. 渗透性腹泻的诊断更局限，通常继发于外源性镁的摄入、过多进食不易吸收的碳水化合物或碳水化合物吸收不良。粪便中镁的测定值＞44mmol/L 提示泻药过度应用。

F. 炎症性腹泻潜在的异常表现是黏膜的断裂和炎症，可继发于炎性肠病、感染、服用药物（NSAID、化疗药）、伪膜性结肠炎、缺血、放射性肠炎和新生物。根据医疗条件可进行乙状结肠镜或结肠镜检查并取病理活检来评估结构性改变。

G. 脂肪泻可继发于消化功能不良或吸收功能不良。这类腹泻中最常见的三种情况是乳糜泻、胰腺功能不良和细菌过度繁殖。当考虑脂肪泻时，必须进行内镜检查和小肠活检，来排除结构性改变。如果可以排除，应进行胰腺的影像学检查评估病因是否来自胰腺。没有评价胰腺功能的最佳试验。因此，试补充胰酶制剂的治疗并客观评价疗效可能是"最佳"的生理学试验。

参考文献

American Gastroenterological Association medical position statement: guidelines for the evaluation and management of chronic diarrhea. Gastroenterology 1999;116:1461–1486.

Headstrom PD, Surawcicz CM. Chronic diarrhea. Clin Gastroenterol Hepatol 2005;3:734–737.

Schiller LR. Chronic diarrhea. Gastroenterology 2004;127:287–293.

Schiller LR, Sellin JH. Diarrhea. In Feldman M, Friedman LS, Sleisenger MH, eds. Sleisenger and Fordtran's Gastrointestinal and Liver Disease: Pathophysiology, Diagnosis and Management, 7th ed. Philadelphia. Saunders, 2002:131–153.

Thomas PD, Forbes A, Green J, et al. Guidelines for the investigation of chronic diarrhoea, 2nd ed. Gut 2003;52 Suppl 5:v1–15.

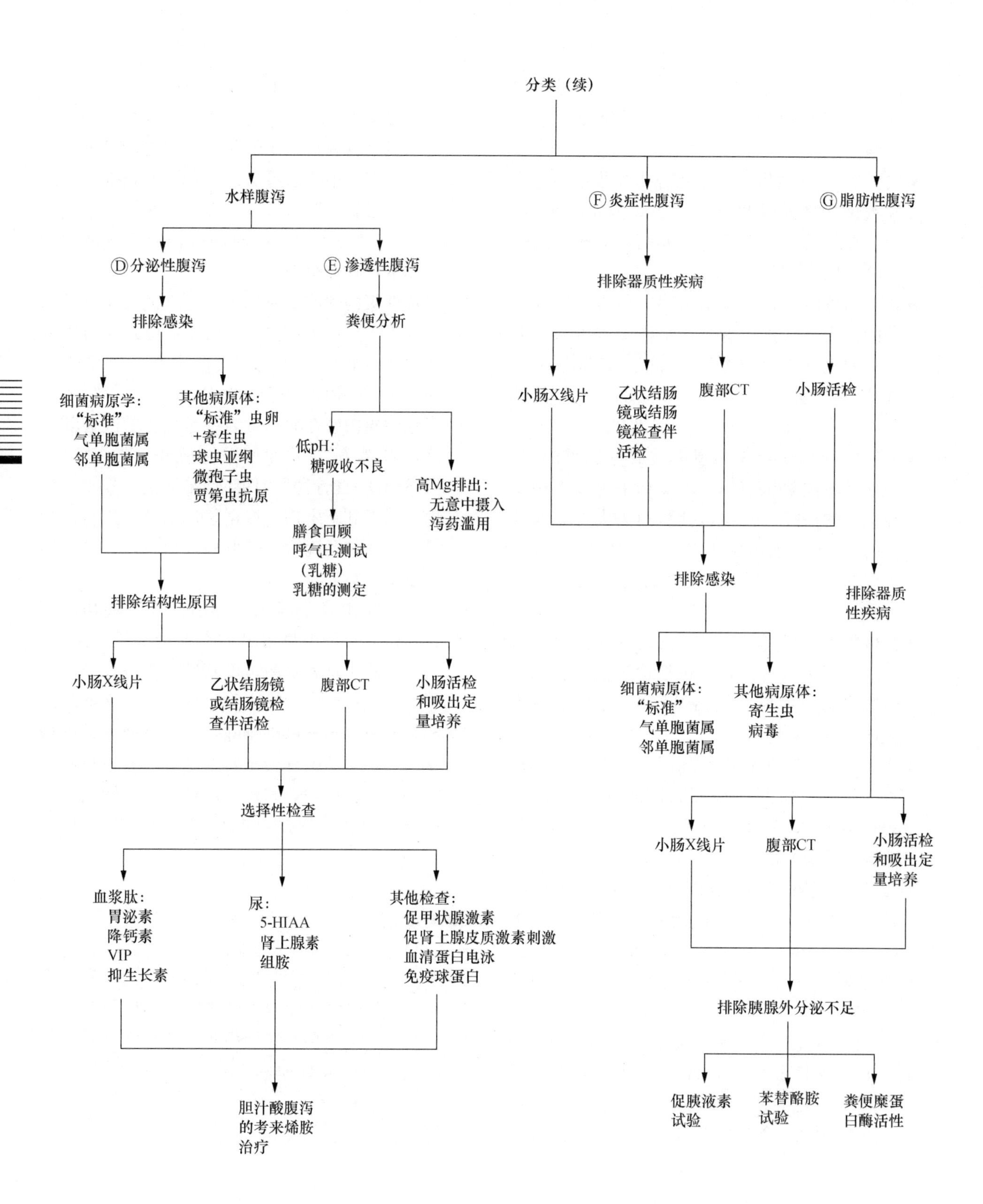

首先要根据病史，体格检查，基本的实验室检测及粪检来将慢性腹泻分类。对分泌性腹泻（D）、渗透性腹泻（E）、炎症性腹泻（F）及脂肪性腹泻（G）需进一步评估。对于最终明确诊断并不是每一种检测方法都是必需的。TSH：促甲状腺激素；ACTH：促肾上腺皮质激素。自American Gastroenterological Association medical position statement:guidelines for the evaluation and management of chronic diarrhea. Gastroenterology 1999;116:1461-1486.

73. 便　秘

Philip E. Jaffe

赵　宇　译

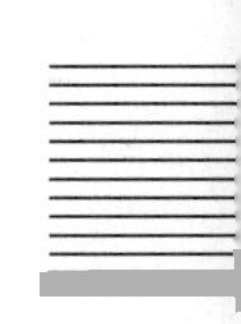

A. 在西方国家，成人平均每周有 3 次排便。根据性别、年龄、膳食习惯、文化和地理位置不同而存在显著差异。病史中应着重明确便秘主诉的特征、频次和严重程度。近期未做过结直肠肿瘤筛查的老年患者出现新发的排便习惯的改变首先应怀疑是否存在机械性结肠梗阻，除非明确有其他疾病。这时，不论是否存在便血、腹痛或体重下降等相关表现，都应首选结肠镜检查。而那些症状表现为慢性且较年轻的患者则可能是肠易激综合征（IBS）、结直肠运动障碍、先天性巨结肠或药物相关性便秘。后者可能不被重视，但的确应考虑如阿片类、钙通道阻滞剂、解痉药、其他抗胆碱能药和铁补充剂等药物应用的副作用。系统性疾病应考虑糖尿病，进行性系统性硬化病，帕金森病，甲状腺疾病。体格检查时应做直肠指诊来明确有无肛门直肠疾病，如肛裂、血栓性外痔、肿块、积粪和可能的括约肌功能异常。应有近期内血红蛋白、血清电解质、钙离子、氧化镁和促甲状腺激素水平的实验室检查结果。推荐先应用简单的饮食治疗，如增加食物中水分和纤维素摄入及食用一些可刺激肠蠕动的食物。若症状持续无改善，则应注意排除结直肠的器质性疾病。

B. 目前结直肠癌筛查指南推荐 50 岁以上的患者常规行结肠镜检查。年轻患者如有结直肠癌家族史或不明原因缺铁性贫血，也应考虑行结肠镜检查。另一方面，钡灌肠和可屈性乙状结肠镜在检查器质性结直肠病变时也可选择。钡灌肠检查在儿童和青少年中常用来排除先天性巨结肠。虽然这些检查在合适的病例中可起到解除梗阻的重要作用，但通常不易明确病因。

C. 如发现致梗阻的结直肠肿块，通常是腺癌，一般需要外科手术切除。如存在广泛的远处转移，可选择一些合适的病例进行激光凝固术或结肠支架置入的方法，可能有效缓解梗阻。支架置入还应用于接近完全梗阻时的肠道减压，为选择性外科手术做好肠道准备。

D. 肛直肠疾患，如肛裂、血栓性外痔及肛周脓肿，也可以是便秘的原因，因为其疼痛可致排便困难。保守治疗方法包括使用粪便膨胀剂、软化剂及坐浴或局部应用硝酸盐或钙通道阻滞剂，如症状持续或发展成脓肿时应行外科手术。

E. 对于排除了主诉便秘的梗阻性病变患者，应行不透 X 线标记物结肠传输检查，以明确是否存在动力性问题并帮助明确病因。市场已有售一种含 24 颗不透 X 线微球的胶囊，可以在普通 X 线片上显影。一种简单的试验是摄入胶囊后 3 天接受 X 线检查，如结肠内显影则 2 天后复查。通常患者将粪便干硬和排便障碍都误描述为便秘，而上述试验可以提供客观的数据来支持或否定患者的感觉。检查结果是如果在第一次透视时所有微球全部排空，提示问题更可能来自患者主观感觉而非粪便传输延迟。如果大多数微球滞留于直肠或直肠乙状结肠交界处，提示功能性肛门直肠运动紊乱的可能，应进一步检查。而持续有微球不断通过结肠的患者可能才是慢传输型便秘或弥漫性结肠运动紊乱，可对症应用盐类泻药、促胃肠动力药和纤维素补充剂。

F. 通过这种不透 X 线标记物的排查，大部分主诉便秘的患者的结肠传输是正常的。其中一些人便秘的感觉可能反映了不同文化习惯背景下期望值不同，而大多数可能是 IBS 的另一种表现形式。经验治疗通常开始于服用膨胀剂、高纤维素膳食和增加液体摄入。一些患者需用渗透剂，盐类泻药，以及促胃肠动力药如替加色罗。这些刺激性泻药可周期性应用，尽管有人

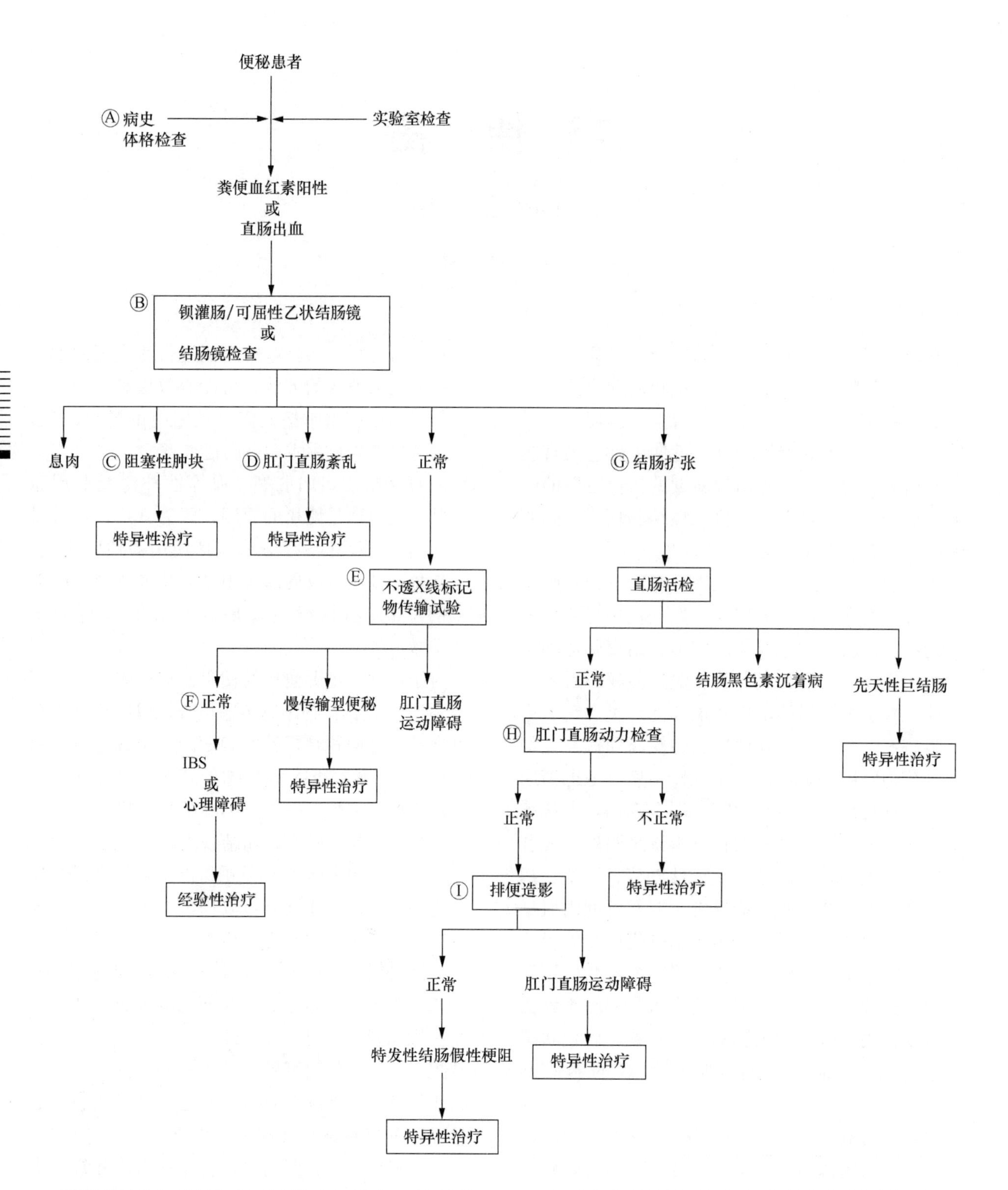

说频繁应用可能造成结肠蠕动性降低，但目前尚无证据。

G. 钡灌肠检查发现结肠扩张提示结肠神经性损害（如先天性巨结肠），直肠肛管运动障碍，或结肠假性梗阻。儿童的直肠活检可帮助诊断先天性巨结肠。结肠镜检查发现结肠黑色素沉着病提示长期应用含蒽醌类泻药（如波希鼠李皮或番泻叶）。

H. 导管测肛门括约肌压力的肛门直肠功能检查，和应用不同规格的充水球囊的排便功能检查可以用来评估肛门直肠生理功能。对于耻骨直肠肌神经传导速度的检测可以明确神经肌肉接头的适应性。综合这些检查结果可以帮助证实或排除盆底肌松弛紊乱和一系列其他动力紊乱所造成的便秘。对特殊疾病应采取特殊治疗，但一般包括联合应用膨胀剂、促胃肠动力药和针对肛门直肠功能再建和恢复的生物反馈治疗。

I. 当需要明确肛门直肠异常的解剖学证据时，可进行排便造影，即直肠内灌注高浓度钡剂或不透 X 线的黏性物质。在患者进行排便时侧向对远端结肠行透视影像检查，包括直肠乙状结肠交界，来确定耻骨直肠肌的功能是否正常能使肛门直肠角变直。这项检查可以明确会阴松弛、直肠膨出和直肠脱垂等异常。那些慢性结肠扩张而解剖学、活检和肛门直肠动力检查均正常的患者考虑存在慢性特发性结肠假性梗阻。虽然可以用回肠造口术来治疗，但对这些患者仍然是痛苦的选择。

参考文献

Brandt L, Prather C, Quigley E, et al. An evidence-based approach to the management of chronic constipation in North America. Am J Gastroenterol 2005;100:S1.

Diamant N, Kamm M, Wald A, Whitehead W. AGA technical review on anorectal testing techniques. Gastroenterology 1999;116:735.

Higgins P, Johanson J. Epidemiology of constipation in North America: a systematic review. Am J Gastroenterol 2004;99:750.

Muller-Lissner S, Kamm M, Scarpignato C, Wald A. Myths and misconceptions about chronic constipation. Am J Gastroenterol 2005; 100:232.

Rao S, Ozturk R, Laine L. Clinical utility of diagnostic tests for constipation in adults: a systematic review. Am J Gastroenterol 2005; 100:1605.

Stewart W, Liberman J, Sandler R, et al. Epidemiology of constipation (EPOC) study in the United States: relation of clinical subtypes to sociodemographic features. Am J Gastroenterol 1999;94:3530.

Wald A. Is chronic use of stimulant laxatives harmful to the colon? J Clin Gastroenterol 2003;36:386.

74. 肠易激综合征

M. Brian Fennerty

赵 宇 译

肠易激综合征（IBS）是一种常见病，大概涉及人群的10%～15%，指肠的运动-感觉紊乱，其基础是生理性的，但其表现也受多种环境因素（如食物）和患者本身因素（如压力、伴随疾病、既往的心理/生理创伤等）影响。尽管功能性肠病有许多种，IBS 主要是结肠功能紊乱。对 IBS 进行分类可有助于对疾病区别对待，因为不同亚型有不同的治疗选择和病理生理机制。这种分型仅根据粪便稠度区分，包括便秘型 IBS（IBS-C）、腹泻型 IBS（IBS-D）、混合型 IBS（IBS-M）和未分型 IBS（IBS-U）。IBS-M 在数小时或数天内可以有腹泻和便秘交替，并且这种表现的 IBS 患者亚型可以在数周或数月内进行转变。

IBS 的统一的生化改变还没有共识，但许多患者的病理生理表现涉及结肠运动和感觉功能的血清学信号。目前还没有可用于诊断 IBS 的试验室检查方法。其诊断基于特征性的表现（表 1），也要通过相关实验室检查来排除其他可能造成与 IBS 类似表现的疾病（如结肠炎、乳糖不耐受、口炎性腹泻）。虽然常规实验室检查对诊断 IBS 不是必须的。强调评判症状时警惕一些危险信号（如体重降低、胃肠出血、贫血或夜间症状），这些表现提示潜在的严重疾病应行进一步检查。

A. IBS 诊断标准参见表 1。

B. 对 IBS 患者进行分型。除非症状特殊，否则不一定做常规检查（如全血细胞计数、生化、便常规、内镜）。有一些患者需做口炎性腹泻的血清学筛查，有危险信号或超过 50 岁的患者应进一步行结肠镜等检查。

C. 再次确认患者是常见的、良性的且易处理的慢性疾病表现且没有进展。

D. 避免一些刺激因素如特定食物、奶制品、阿片类药物和 NSAID。根据疾病主要表现或分型来尝试经验治疗，包括增加纤维素摄入（IBS-C），应用止泻药（IBS-D），以及应用解痉药。

E. 对上述经验治疗无效的患者，尝试血清素类药（IBS-D 用阿洛司琼，IBS-C 用替加色罗）或前列腺素（IBS-C 用芦比前列酮）可能有效。

表 1 IBS 罗马Ⅲ诊断标准

IBS
至少 6 个月前开始的反复发作的腹部疼痛或不适，持续至少 3 个月，并伴有以下 2 项或 2 项以上表现： • 排便次数增多；和（或） • 发病伴随排便频次的改变；和（或） • 发病伴随排便性状的改变

参考文献

Camilleri M, Dubois D, Coulie B, et al. Prevalence and socioeconomic impact of upper gastrointestinal disorders in the United States: results of the US Upper Gastrointestinal. Clin Gastroenterol Hepatol 2005; 3(6):543–542.

Drossman DA. The functional gastrointestinal disorders and the Rome III process. Gastroenterology 2006;130:1377–1390.

Drossman DA, Camilleri M, Mayer EA, Whitehead WE. AGA technical review on irritable bowel syndrome. Gastroenterology 2002;123: 2108–2131.

Drossman DA, Morris CB, Hu Y, et al. A prospective assessment of bowel habit in irritable bowel syndrome in women: defining an alternator. Gastroenterology 2005;128:580–589.

Longstreth GF, Thompson WG, Chey WD, et al. Functional bowel disorders. Gastroenterology 2006;130:1480–1491.

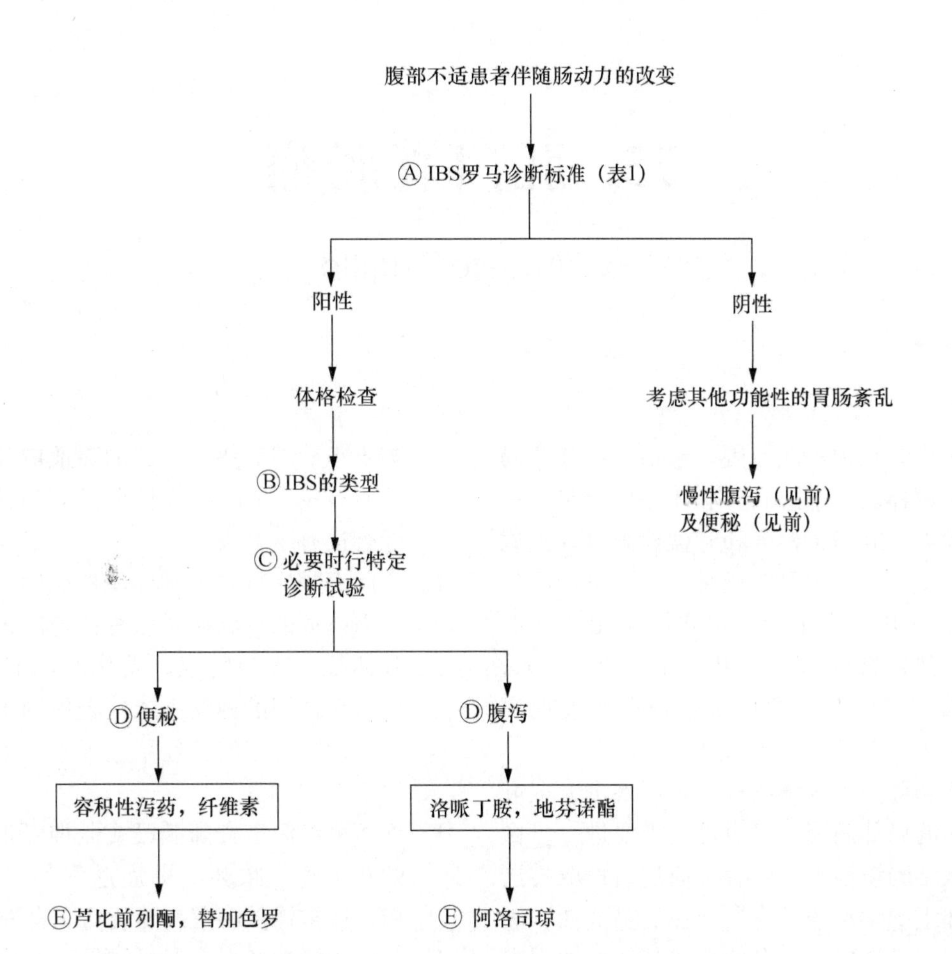
腹部不适患者伴随肠动力的改变
Ⓐ IBS罗马诊断标准（表1）
阳性
阴性
体格检查
考虑其他功能性的胃肠紊乱
Ⓑ IBS的类型
慢性腹泻（见前）
及便秘（见前）
Ⓒ 必要时行特定
诊断试验
Ⓓ 便秘
Ⓓ 腹泻
容积性泻药，纤维素
洛哌丁胺，地芬诺酯
Ⓔ芦比前列酮，替加色罗
Ⓔ 阿洛司琼

75. 肛门直肠痛

M. Angelo Trujillo

赵 宇 译

A. 肛门直肠痛有几种潜在原因，包括局部和非局部的疾病过程。详细的病史和体格检查包括神经系统检查、肛门镜检查和骨盆检查对寻找病因至关重要，而病因可能极易处理，也可能危及生命。病史中关注与症状和体征相关的表现，如发热、直肠出血、阴道分泌物、血尿、神经性障碍。同时注意症状是否很快表现出来，性经历，以及炎性肠病史。

B. 通过指诊和肛门镜等详细检查，可揭示大多肛门直肠痛的局部病因，但也可能需要进一步做直肠乙状结肠镜检查。后者可通过活检取材进行培养和组织学检查。直肠出血、黏液便、腹泻和肛门直肠痛提示来自感染或其他炎性因素造成的直肠炎。

C. 骨盆检查以及骨盆超声或 CT 扫描对诊断造成相应肛管和直肠痛的疾病也很重要。大多数情况都是沿着的支配肛管和直肠的感觉神经——阴部神经传导。宫颈和阴道培养以及尿液细胞学检查有助于诊断盆腔炎症性疾病、直肠炎或肾结石。如果临床照片不支持肾结石可考虑行 CT 肾盂造影检查。

D. 痉挛性肛部痛的诊断依靠病史和排除其他盆底或肛门直肠异常。这是一种不明原因的良性疾患，以突发且程度不同的阵发性肛门直肠痛为特征。尾骨痛指尾骨区域的跳痛或酸痛。器质性原因包括尾骨骨折和骶尾关节的创伤性关节炎。功能性尾骨痛也常见。通常在体格检查时发现尾骨压痛及周围肌肉痉挛。盆底张力性肌痛描述为累及直肠、骨盆或背下部的慢性不明确部位的不适感，而没有其他明确的造成疼痛的病因。典型的是持续疼痛。有专家认为疼痛与不正确的姿势、广泛的除适应和可能的心理障碍有关。慢性特发性肛门痛与其他慢性疼痛综合征有重叠表现。

E. 肛门直肠痛有几种神经源性病因。考虑神经性原因造成的直肠痛时注意伴随的神经系统症状和体征、疼痛特点、发作时间和脊柱疾病情况。在仔细的神经系统检查后列出检查项目有助于诊断特定的神经系统异常。推荐神经专科诊治。

F. 疼痛可能源于脊髓骶段或骶神经根。脊髓圆锥的新生物、脓肿或炎症过程都可以表现为疼痛。通常伴随肠道或膀胱功能丧失。

G. 马尾的骶神经根受累可继发于脑脊液的炎症后改变，或受压于肿瘤、脓肿或腰椎间盘突出。

H. 骶丛位于盆底后壁。可被肿瘤或肿大的淋巴结压迫，考虑做骶髓和骨盆的 CT 或 MRI 检查。

I. 脊髓蛛网膜下腔出血是直肠痛的罕见原因。通常是发育不良的血管破裂的结果，但也可能伴随于创伤、抗凝治疗、恶血质或肿瘤。引起脊髓蛛网膜下腔出血最常见的肿瘤是室管膜细胞瘤。患者表现突发的直肠痛，同时伴有背痛、头痛、颈强直及发热，要考虑脊髓蛛网膜下腔出血。

参考文献

Harper MB, Pope JB. Office procedures: flexible sigmoidoscopy. Prim Care 1997;24:341.

Hull T. Examination and diseases of the anorectum. In Feldman M, Friedman LS, Sleisenger MH, eds. Gastrointestinal and Liver Disease, 7th ed. Philadelphia: WB Saunders, 2002:2277.

Lieberman DA. Common anorectal disorders. Ann Intern Med 1984;101:837.

Peery WH. Proctalgia fugax: a clinical enigma. South Med J 1988;81:621.

Rappaport B, Emsellem HA, Shesser R, Millstein E. An unusual case of proctalgia. Ann Emerg Med 1990;19:201.

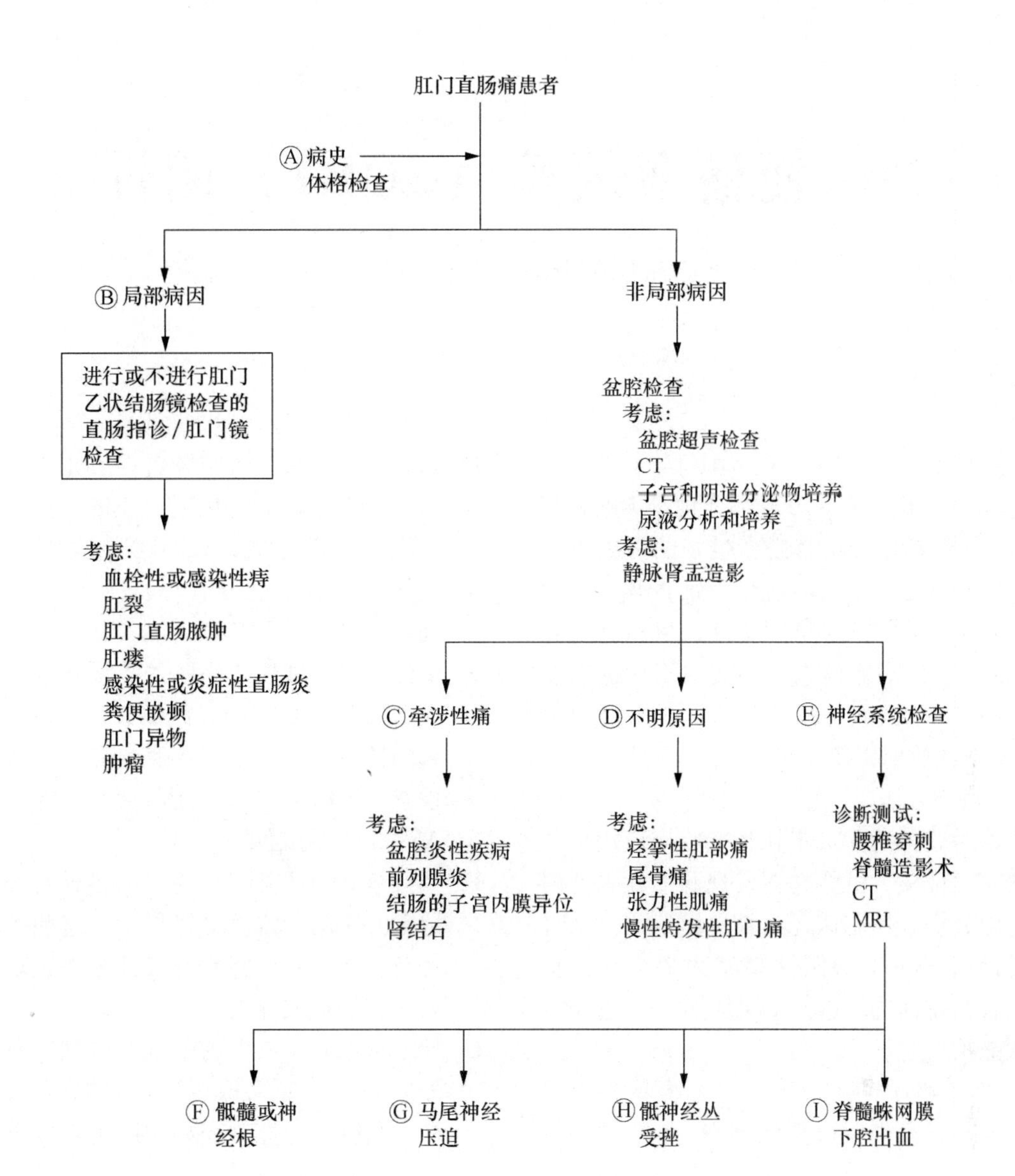
肛门直肠痛患者
Ⓐ病史
体格检查
Ⓑ局部病因
非局部病因
进行或不进行肛门
乙状结肠镜检查的
直肠指诊/肛门镜
检查
考虑:
血栓性或感染性痔
肛裂
肛门直肠脓肿
肛瘘
感染性或炎症性直肠炎
粪便嵌顿
肛门异物
肿瘤
盆腔检查
考虑:
盆腔超声检查
CT
子宫和阴道分泌物培养
尿液分析和培养
考虑:
静脉肾盂造影
Ⓒ牵涉性痛
Ⓓ不明原因
Ⓔ神经系统检查
考虑:
盆腔炎性疾病
前列腺炎
结肠的子宫内膜异位
肾结石
考虑:
痉挛性肛部痛
尾骨痛
张力性肌痛
慢性特发性肛门痛
诊断测试:
腰椎穿刺
脊髓造影术
CT
MRI
Ⓕ骶髓或神
经根
Ⓖ马尾神经
压迫
Ⓗ骶神经丛
受挫
Ⓘ脊髓蛛网膜
下腔出血

76. 便潜血试验（FOBT）阳性

M. Brian Fennerty

马　月　译

目前结肠癌发病率约 6%。美国每年新发结直肠癌大于 140 000 例，有 50 000 例死亡。不断积累的证据表明对患者进行结直肠新生物的筛查可以预防癌前病变如结直肠息肉转化为结直肠癌，也可以对结直肠癌早期发现早期治疗。目前这些筛查手段包括：①便潜血检查，多数常用愈创树脂卡法、发光试剂垫法或免疫化学法；②内镜直接观察远端结肠或放射影像检查。

A. 直肠指诊时获得的 FOBT 阳性的临床应用价值尚未被充分证实。虽然它在发现肿瘤性病变时缺乏精确数据，但临床还是被广泛应用。估计直肠指诊时 FOBT 假阳性率高达 25%。我们推荐患者在排便同时进行 FOBT 检查，直至其特异性能被肯定。

B. 应让患者了解饮食和服药的注意事项并携带 FOBT 卡，回家中留取粪便标本。1/6 的阳性患者应进一步检查。4%～6%无症状的患者试验阳性，而其中仅有 5%～10%是结直肠癌，20%～30%是结肠息肉，因此有 60%～70%的假阳性结果。同时，有 30%～50%证实结肠癌的患者 FOBT 结果为假阴性。因此，阳性结果导致许多无病患者进行进一步检查，而阴性结果又不能排除疾病。

C. 评价 FOBT 阳性结果的患者有 2 种情况：①可屈性乙状结肠镜和结肠气钡双重造影检查；②结肠镜，内镜或 CT 结肠造影。对第一种情况，任何阳性发现如息肉或癌症均需行结肠镜检查。并且，第一种方法会漏诊 10%的结肠癌和 20%的大息肉。因此，如条件允许，首选结肠镜检查。它也是特定情况下效价比最佳的方法。

D. 如果有铁的缺乏，结肠镜检查正常，症状支持时可考虑进行上消化道出血的诊查。应行食管胃十二指肠镜检查（EGD）来明确器质性病变造成的上消化道出血，如溃疡、炎症、肿瘤、动静脉畸形（AVM）。

E. 虽然小肠的肿瘤或小肠的克罗恩病通常不会造成 FOBT 阳性，但在结肠镜和上消化道检查结果阴性时应进一步行小肠检查。首选胶囊内镜检查。这些检查都可能漏诊小的黏膜病变，如 AVM 或微小肿瘤。

F. 如持续 FOBT 阳性，考虑有创性检查，如血管造影、小肠镜或胶囊镜检查，这些手段已基本普及。它们有可能发现其他方法发现不了的小的血管病损或肿瘤。

G. 如发现结肠癌或大的樱桃红的息肉可提示出血的原因，一般采取内镜治疗或手术治疗。同样，黏膜炎症性改变如结肠炎也可以是出血的原因。但是，AVM 或憩室的存在并不能排除近端起源还有其他病因。

参考文献

Barry MJ, Mulley AG, Richter JM. Effect of workup strategy on the cost-effectiveness of fecal occult blood screening for colorectal cancer. Gastroenterology 1987;93:301.

Fleisher ED, Goldberg SB, Browning TH, et al. Detection surveillance of colorectal cancer. JAMA 1989;261:580.

Guittet L, Bouvier V, Mariotte N, et al. Comparison of a guaiac based and an immunochemical faecal occult blood test in screening for colorectal cancer in a general average risk population. Gut 2007;56:210–214. Epub 2006 Aug 4.

Kim DH, Pickhardt PJ, Taylor AJ, et al. CT colonography versus colonoscopy for the detection of advanced neoplasia. N Engl J Med 2007;357:1403–1412.

Knight KK, Fielding JE, Battista R. Occult blood screening colorectal cancer. JAMA 1989;261:587.

Levin B, Bond JH. Colorectal cancer screening: recommendations of the U.S. Preventive Task Force. Gastroenterology 1996;111:1381.

Read TE, Read JD, Butterly LF. Importance of adenomas 5 mm or less in diameter that are detected by sigmoidoscopy. N Engl J Med 1997;336:8.

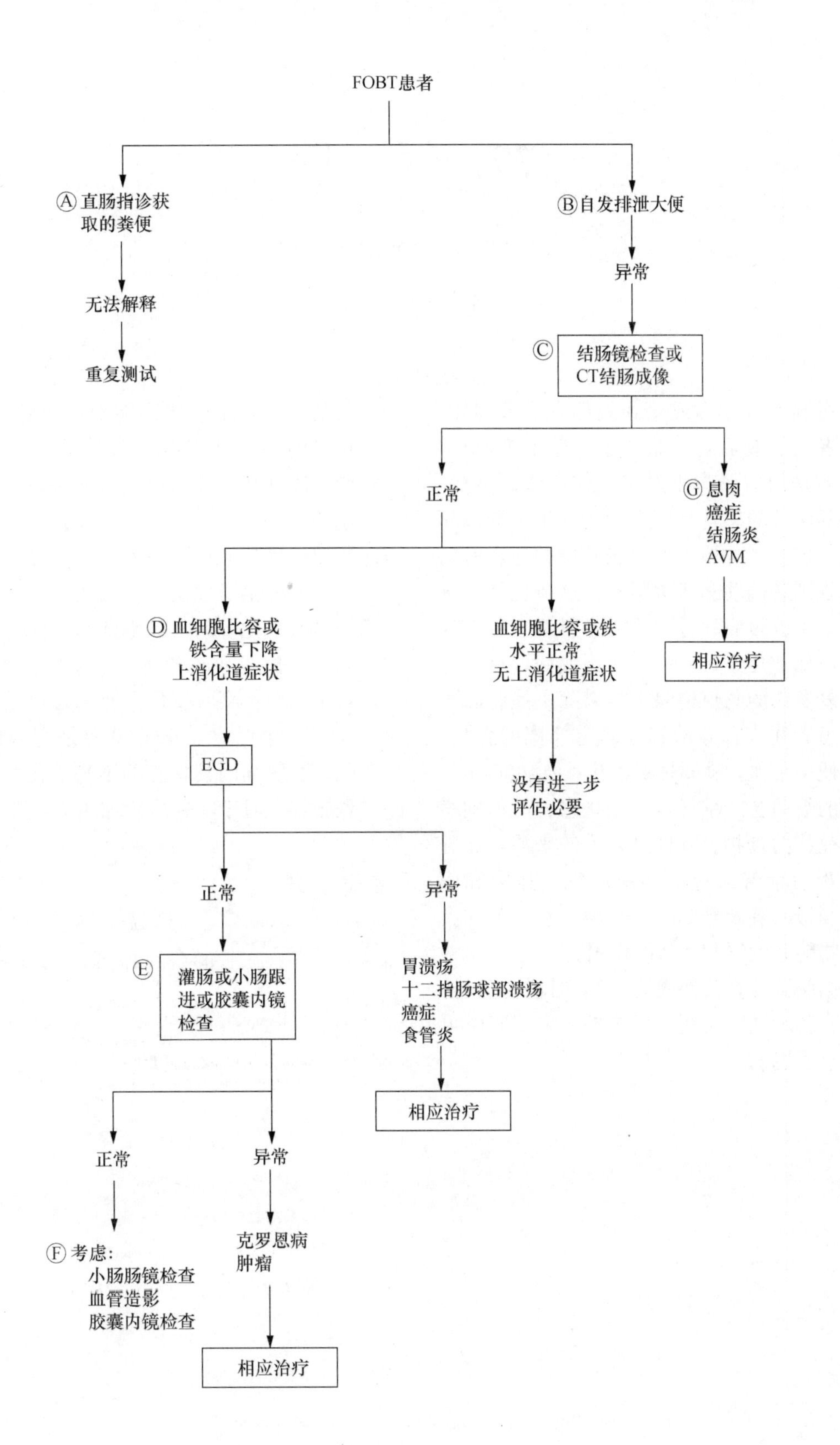
FOBT患者
Ⓐ直肠指诊获取的粪便
无法解释
重复测试
Ⓑ自发排泄大便
异常
Ⓒ结肠镜检查或CT结肠成像
正常
Ⓖ息肉
癌症
结肠炎
AVM
相应治疗
Ⓓ血细胞比容或铁含量下降
上消化道症状
血细胞比容或铁水平正常
无上消化道症状
没有进一步评估必要
EGD
正常
异常
Ⓔ灌肠或小肠跟进或胶囊内镜检查
胃溃疡
十二指肠球部溃疡
癌症
食管炎
相应治疗
正常
异常
Ⓕ考虑:
小肠肠镜检查
血管造影
胶囊内镜检查
克罗恩病
肿瘤
相应治疗

77. 气　胀

Gregory L. Eastwood

马　月　译

A. 气胀是胃肠产气过多或感到腹部有过多气体。许多患者主诉餐后胃气胀的不适感更为严重。胃气胀多是由胃肠产生过多气体所致。然而，胃胀和肠胀气的感觉是不准确的，也可能没超过正常气体量。主诉胀气或腹胀痛的患者有时出现不规则肠蠕动和严重腹痛，这要比肠胀气更难受。主诉腹痛和胃气胀的患者都有可查证的病症，如消化系统疾病、胆囊疾病、克罗恩病或反复发作的肠道梗阻。如果除了抱怨胀气之外，患者还有体重减轻、固定部位的腹痛、呕吐或便中带血，就要怀疑消化系统病症。

B. 食物中的细菌会产生气体。一些患者能识别增加这些症状的食物。乳糖是常见的来源，在乳糖缺陷患者能导致过多肠道产气、痉挛和腹泻。限制摄入乳及乳制品、豆类、卷心菜和类似的食物能起到缓和症状的作用。

C. 行乙状结肠镜检查及钡灌肠或结肠镜检查以检查肛门直肠和结肠疾病。反流进入末端回肠可能导致克罗恩病。

D. 上消化道和小肠造影能确诊小肠的克罗恩病、反复的小肠梗阻或者其他的上消化道运动障碍。腹部和盆腔超声检查能确诊胆结石和肠外包块。

E. 肠道运动功能检查有助于诊断蠕动失常，神经病，或者全身性疾病如硬皮病。氢呼气检查能提示碳水化合物吸收不良和小肠菌群失调。

F. 高纤维膨胀剂或者所谓的解痉药如双环维林，对于不稳定型心绞痛没有明显可治疗症状或者没有特殊食疗需求的患者是有效的。尽管如此，膨胀剂因其含有的不易消化物质，可能导致胀气。对于一些患者加压治疗可能有效。

参考文献

American Gastroenterological Association website. Gas in the digestive tract. www.gastro.org.

Azpiroz F. Intestinal gas dynamics: mechanisms and clinical relevance. Gut 2005;54:893.

Hasler WL. Approach to the patient with gas and bloating. In Yamada T, Alpers DH, Kaplowitz N, et al, eds. Textbook of Gastroenterology, 4th ed. Philadelphia: Lippincott Williams & Wilkins, 2003:802.

Rao SS. Belching, bloating, and flatulence. How to help patients who have troublesome abdominal gas. Postgrad Med 1997;101:275.

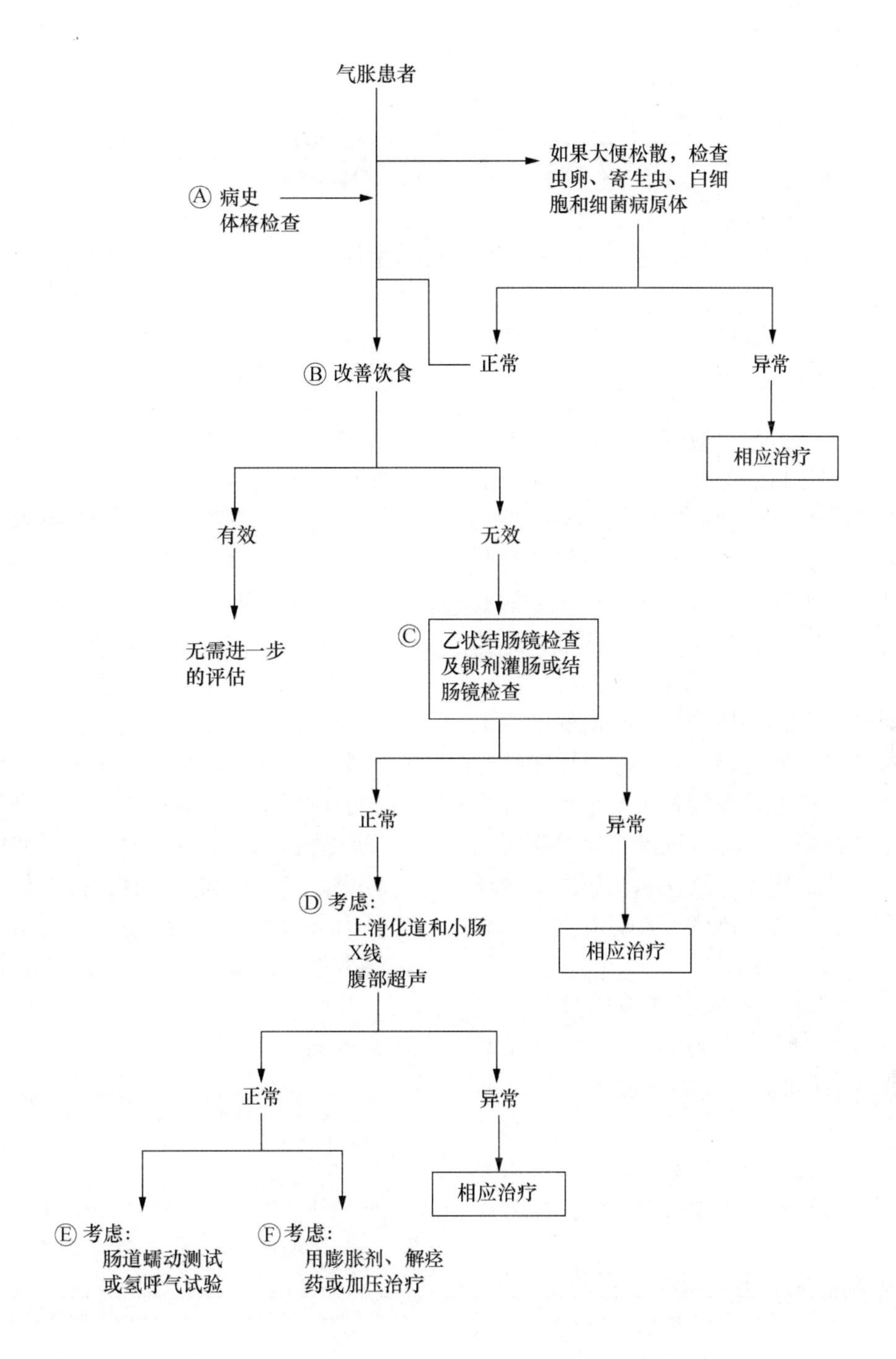

气胀患者
Ⓐ 病史
体格检查
如果大便松散，检查
虫卵、寄生虫、白细
胞和细菌病原体
Ⓑ 改善饮食
正常
异常
相应治疗
有效
无效
无需进一步
的评估
Ⓒ
乙状结肠镜检查
及钡剂灌肠或结
肠镜检查
正常
异常
Ⓓ 考虑:
上消化道和小肠
X线
腹部超声
相应治疗
正常
异常
相应治疗
Ⓔ 考虑:
肠道蠕动测试
或氢呼气试验
Ⓕ 考虑:
用膨胀剂、解痉
药或加压治疗

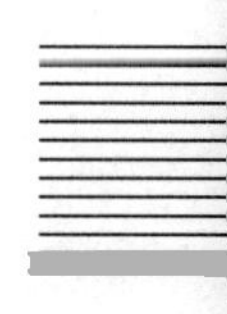

78. 大便失禁

Philip E. Jaffe

马 月 译

A. 一项关于直肠手术、创伤或感染的研究为大便失禁提供了依据。目前关于全身系统情况包括进展性神经肌肉疾病、脑血管疾病及糖尿病的进展，常提示病因学。生产导致的肛门括约肌损伤病史也是重要提示。普通肛肠疾病包括肛瘘、肛裂、病毒感染、肿瘤、炎性狭窄、远端直肠溃疡和重度痔疾病可能通过不同机制导致失禁。除此之外，任何导致严重腹泻的情况也能导致大便失禁。所有导致腹泻的原因包括感染、吸收不良、炎症及肿瘤都需要重视。自相矛盾的是，粪便嵌塞是另一种潜在原因需要注意。仔细判定免疫物质一致性和疾病发生时环境情况是很有帮助的。体格检查应着重会阴和远端直肠。

B. 应进行可屈性乙状结肠镜检查以除外结肠肿瘤、直肠炎和其他常见直肠疾病。当乙状结肠镜检查正常或者如果怀疑除外肛肠疾病的腹泻，应进行结肠镜检查以除外更多近端结肠疾病。其他检查，包括小肠造影及活检、便培养及寄生虫感染和良好的排便习惯都可以作为评价标准。

C. 用气囊导管测肛肠压力检查判定括约肌松弛、压力性狭窄、直肠扩张感觉阈值及适宜的肛门括约肌压力对直肠扩张和排便的作用。直肠顺应性也应计算。高于正常感觉阈值在失禁的糖尿病患者中更为普遍，并且可能是对膨胀剂、止泻药和生物反馈训练的反应。在产后或严重手术导致的肛门括约肌创伤性损伤患者中，肛肠超声内镜对于确定损伤肌肉部位和定向手术部位是非常有用的。

D. 可以进行时，排便造影可以检查到体格检查或内镜下无法确定的排便紊乱的解剖学因素，包括直肠脱垂。

E. 直肠疾病包括溃疡性直肠炎、局部缺血及放射性直肠炎能导致直肠顺应性下降及失禁。向直肠注入盐水至腔内压力达到标准后能解决此类问题。如果药物、饮食、行为和局部手术对于所有导致大便失禁的肛肠问题均告失败，那么通过结肠造口术近端粪便改道是很必要的。

参考文献

Fernandez-Fraga X, Azpiroz F, Malagelada J. Significance of pelvic floor muscles in anal incontinence. Gastroenterology 2002;123:1441.

Madoff R, Parker S, Varma M, Lowry A. Faecal incontinence in adults. Lancet 2004;364:621.

Norton C, Chelvanayagam S, Wilson-Barnett J, et al. Randomized controlled trial of biofeedback for fecal incontinence. Gastroenterology 2003;125:1320.

Rao S. Diagnosis and management of fecal incontinence. Am J Gastroenterol 2004;99:1585.

Sagar P, Pemberton J. Anorectal and pelvic floor function. Relevance of continence, incontinence, and constipation. Gastroenterol Clin North Am 1996;25:163.

Sager P, Pemberton J. The assessment and treatment of anorectal incontinence. Adv Surg 1996;30:1.

Whitehead W. Functional anorectal disease. Semin Gastroenterol 1996;4:230.

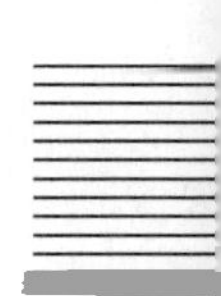

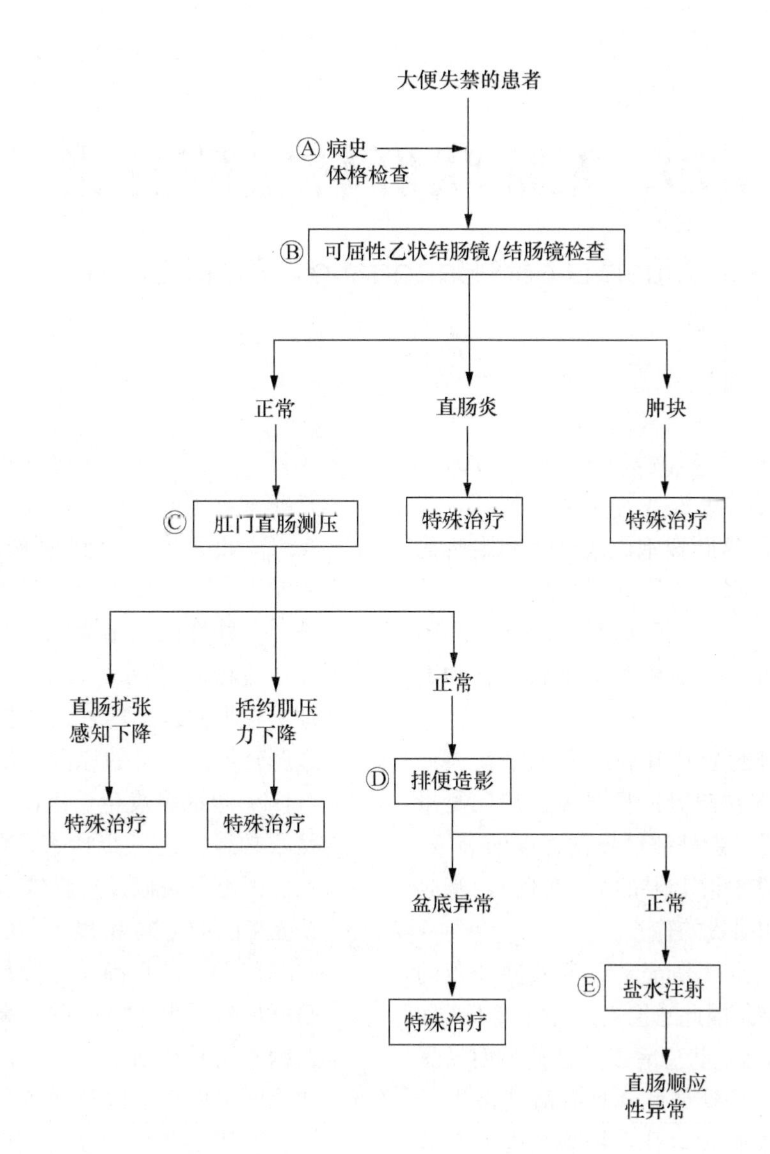

大便失禁的患者
Ⓐ 病史
体格检查
Ⓑ 可屈性乙状结肠镜/结肠镜检查
正常
直肠炎
肿块
Ⓒ 肛门直肠测压
特殊治疗
特殊治疗
直肠扩张
感知下降
括约肌压
力下降
正常
Ⓓ 排便造影
特殊治疗
特殊治疗
盆底异常
正常
特殊治疗
Ⓔ 盐水注射
直肠顺应
性异常

79. 无症状肝转氨酶异常

Juan Diego Baltodano，Bipin Saud

马　月　杨秋辉　李　萍　译

肝转氨酶包括天门冬氨酸氨基转移酶（AST，曾写为 SGOT）和丙氨酸氨基转移酶（ALT，曾写为 SGPT）。它们作为肝细胞内线粒体和胞浆的酶积极参与糖异生过程。其他肝生物酶包括碱性磷酸酶（毛胆管膜）、γ-谷氨酰胺转肽酶（肝细胞和胆管上皮细胞）和 5′-核苷酸酶（窦状小管和毛胆管膜）。

据报道血清学肝酶异常升高约占无症状人口的 0.5%～4%，通常在健康体检时被发现。衡量肝生化指标升高的第一步是评估异常程度的等级。如果是最小级别（通常指上限的 2～5 倍），有必要复查以避免过度和昂贵的检查。

实验室参考值的意义是定义正常人群分布的均数加减 2 倍标准差。因此总会有约高于 2.5%和低于 2.5%参考值的无症状患者没有任何显而易见的肝酶异常的病因。尽管如此，具有潜在慢性肝病的患者可能在正常血清学肝生物酶基础上有波动，贯穿其疾病过程的始终。生理状态也能导致肝酶升高（如妊娠引起碱性磷酸酶升高）。

A. 如果发现有意义的异常，通过诊断学线索指导进行进一步检查。在升高早期，检查患者症状，肝病的风险因素（如酒精滥用、不合理使用药物、刺青、输血史、冶游史），相关疾病情况（糖尿病或葡萄糖耐量、肥胖、血脂异常），用药（包括草药/替代治疗和非处方用药），以及家族史。进行详细的体格检查。体格检查查找慢性肝病红斑，如蜘蛛痣、肝掌、男子乳腺发育、睾丸萎缩和掌腱膜挛缩。

B. 任何肝化学检查异常的临床意义必须在每次检查中解释清楚。总体来说，这些异常可进一步分为 3 个主要类别：肝细胞损伤为主（AST/ALT），相关胆汁淤积（碱性磷酸酶和胆红素升高），和（或）肝合成/代谢功能受损［白蛋白降低，凝血酶原时间（PT）延长］。血清 AST 与 ALT 的具体比例和水平在鉴别诊断中是非常有用的。例如，在大多数急性肝损伤中 AST/ALT≤1，而在酒精性肝炎中通常＞2。酶学升高＞1000U/L 提示了进展性急性病毒性、药物性或缺血性肝损害。

流行病学因素有助于进一步的评定和管理。在世界范围内，病毒性肝炎是最常见的导致肝转氨酶异常的原因。遗传性血色素沉着病（HH）也时常发生。因此，中等程度升高的转氨酶必须行进一步检查，包括血清学检查甲、乙、丙型肝炎以及进食铁（Fe）的研究（血清铁蛋白和铁饱和度）。非酒精性脂肪肝病（NAFLD）没有特异性检查并且反复升高。脂肪肝危险因素包括肥胖、高甘油三酯血症、葡萄糖不耐受和糖尿病。

C. 如果肝炎血清学以及铁研究正常，那么需立即检查血清铜蓝蛋白及 α1-抗胰蛋白酶以排除肝豆状核变性及 α1-抗胰蛋白酶缺失症。慢性自身免疫性肝炎是另一种较常见的引起肝 AST/ALT 升高的原因。该病主要发生于女性，并通常与甲状腺炎及其他免疫疾病相关。自身免疫性肝炎的血清学标志物主要包括抗核抗体（ANA）、抗平滑肌抗体（Ab）及抗肝肾微粒体（LKM）抗体。其他嗜肝病毒（包括戊型和丁型肝炎、EB 病毒、巨细胞病毒及疱疹病毒）或浸润性肝疾病（如结节病、结核病、淀粉样变性、真菌感染以及淋巴瘤）也是引起肝转氨酶升高的原因。少见的非肝源性转氨酶异常原因包括甲状腺疾病、肌病、腹腔疾病、溶血以及剧烈运动。

当发现碱性磷酸酶也异常升高时，应鉴别肝胆源性及非肝源性病因。血清 5′-核苷酸酶或 γ-谷氨酰转移酶测定可用于确定或排除肝源性原因。一旦确定，首先需要肝影像学检查证实。放射学检查包括超声检查（US）、CT、放

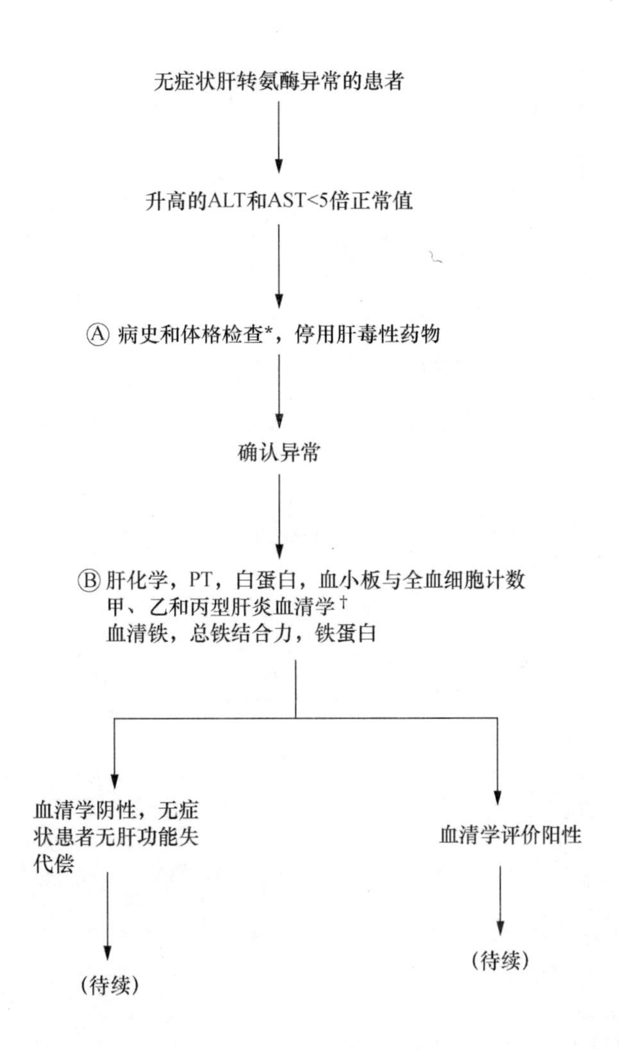

射性核素扫描或 MRI。对于胆道梗阻或实性占位，US 或 CT 均为首选。如果疑为原发性或转移性肝恶性肿瘤，则需要三期 CT 检查。对检测肝内血管疾病的判断，则需要行肝核素扫描或 MRI。MRCP 是确定胆道解剖异常的有效的非侵入性影像学技术。

D. 肝活检为肝病患者提供重要的预后及诊断信息。然而，它仅在预期结果超过低风险时采用。当患者伴慢性肝酶升高（>6 个月）或肝功损害时应进行肝活检。近期研究显示，对于无血清学标志物肝酶异常者肝活检证实最大可能的诊断为脂肪变性及脂肪性肝炎。

参考文献

Daniel S, Ben-Menachem T, Vasudevan G, et al. Prospective evaluation of unexplained chronic liver transaminase abnormalities in asymptomatic and symptomatic patients. Am J Gastroenterol 1999;94(10):3010–3014.

Feldman M, Friedman LS, Sleisenger MH. Biochemical liver test. In Davern TJ, Scharrschmidt BF, eds. Gastrointestinal and Liver Disease: Pathophysiology, Diagnosis, Management. Vol. 2. Philadelphia: Saunders, 2002:1227–1239.

Goessling W, Friedman LS. Increased liver chemistry in an asymptomatic patient. Clin Gastroenterol Hepatol 2005;3(9):852–858.

Green RM, Flam S. AGA Technical review on the evaluation of liver chemistry tests. Gastroenterology 2002;123(4):1367–1384.

Neuschwander-Tetri BA, Caldwell SH. Nonalcoholic steatohepatitis: summary of an AASLD Single Topic Conference. Hepatology 2003;37(5):1202–1219.

Pratt DS, Kaplan MM. Evaluation of abnormal liver-enzyme results in asymptomatic patients. N Engl J Med 2000;342(17):1266–1271.

Sampliner RE. The liver disease of asymptomatic patients with elevated aminotransferases. Hepatology 1989;10(4):524–525.

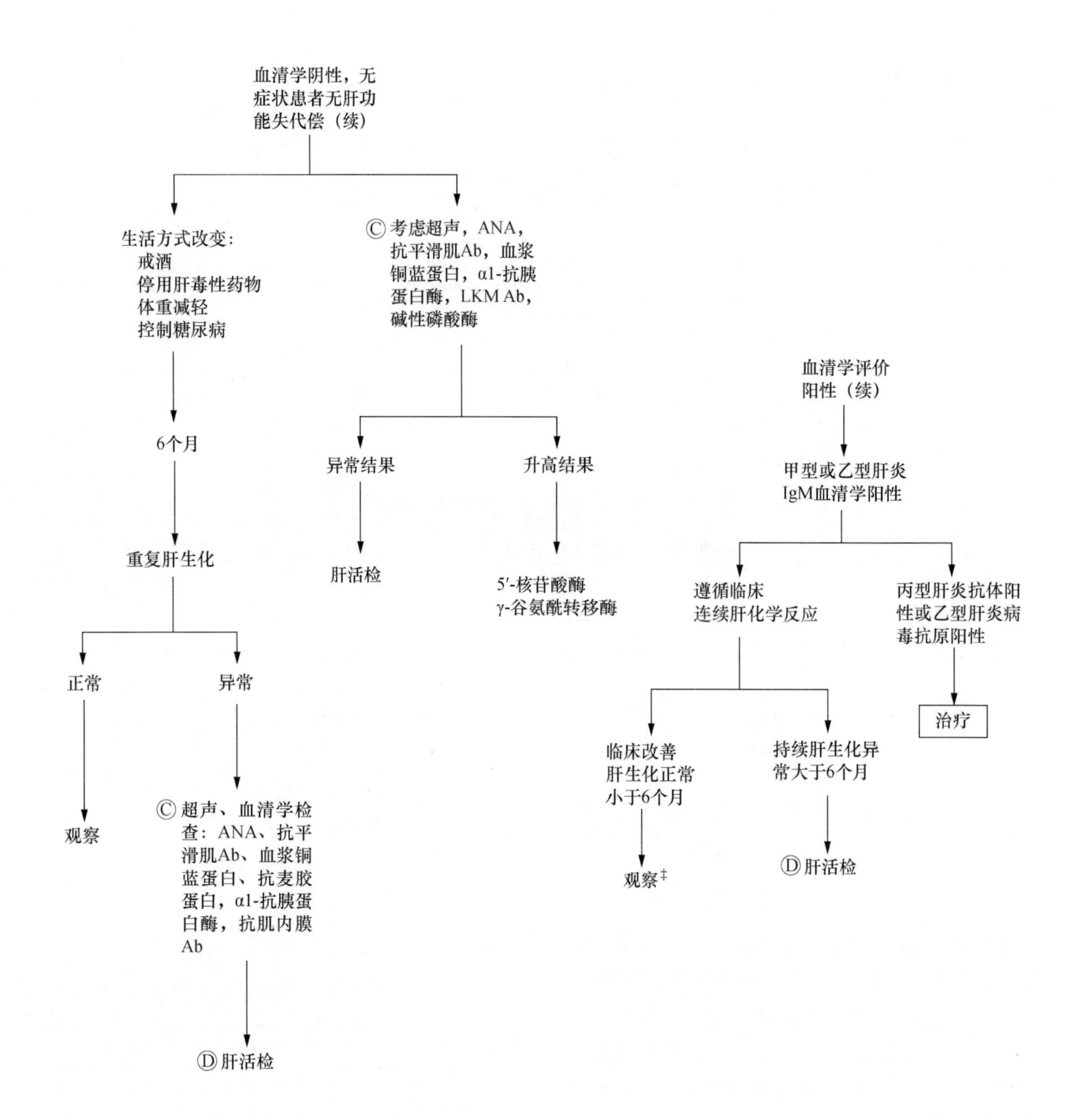

对于个别的患者应根据具体临床方案应用影像学检查及血清学检验。除此以外，还应该看诊疗方案，X线片或腹部磁共振，这些均优于彩超，对于ACT或AST显著升高、明显低蛋白血症、凝血时间延长的患者，或是有长期慢性肝病和肝功能明显失代偿的患者要立刻进行评估

*当找到这些诊断证据时就要马上诊断以便进一步评估

†HAV-IgM，HBsAg，HBcAb-IgM，HCV抗体（考虑HCV-RNA）

‡对于慢性HCV病毒血症患者ALT正常或是异常均可用肝组织活检

自the American Gastroenterological Association. American Gastroenterological Association medical position statement:Evaluation of liver chemistry tests.Gastroenterology 2002;123:1364.

80. 血清铁升高

M. Brian Fennerty

李　萍　译

A. 血色沉着病是一种常染色体隐性遗传的以胃肠吸收过多的铁和过多的铁沉积在实质器官中为特征的疾病。在人群中遗传率为 0.06%。临床表现包括嗜睡，消瘦，加重的色素沉积，性欲减低，腹痛，关节痛，糖尿病，肝大，睾丸萎缩，以及关节病。血清铁增高的无症状的血色沉着病患者必须与酒精性肝病、溶血性贫血的铁超负荷和药物引起的铁升高相鉴别。家族史可能提示有肝疾病。

B. 血清铁对于特发性血色素沉着病（IHC）不是一个很好的筛查试验，因为在那些吸收铁、饮酒或在那些杂合子血色素沉着等位基因上会有假阳性。然而，计算血清铁和铁结合力的转铁蛋白饱和度的灵敏度为＞90%（饱和度＞60%）。然而，仍有 24%正常铁储存的人（很多为杂合子）在这个行列中。血清铁蛋白反映了全身的机体铁，并且铁蛋白的增加也反映了机体储存的增加。结合时，增加转铁蛋白饱和度和高价铁蛋白的敏感度为 94%。

C. IHC 的诊断需要直接的肝铁过多的证明。此外，定量的铁和肝损伤对于治疗和预后有重要影响。正常肝铁浓度为 300～800μg/g 干重。在那些血色素沉着病患者中，肝铁浓度通常＞10 000μg/g 干重。血色素沉着病患者有前驱症状的铁浓度的增加可能与那些有酒精性肝病者重合。最近的遗传性血色素沉着病基因（HFE C282Y 及 H63D）的研究能够通过遗传筛查试验准确地诊断这种疾病。

D. 为了区分酒精性铁沉着病和血色素沉着病、Bassett 等，比较了年轻的患者与患有纯合子的血色素沉着病的酒精性肝病患者的肝铁浓度。肝铁指数（HII）计算方法为干重由微克转换为微摩（1μg/56＝μmol），然后除以患者的年龄。这个研究发现血色素沉着病患者的 HII＞2.0，所有酒精性肝病及杂合子患者 HII＜2.0。这一结果可能说明这是诊断 IHC 最具有鉴别意义的检查。

参考文献

Adams PC, Kertesz AE, McLaren CE, et al. Population screening for hemochromatosis: a comparison of unbound iron-binding capacity, transferrin saturation, and C282Y genotyping in 5,211 voluntary blood donors. Hepatology 2000;31:1160–1164.

Bassett ML, Halliday JW, Powell LW. Genetic hemochromatosis. Semin Liver Dis 1984;4:217.

Basset ML, Halliday JW, Powell LW. Value of hepatic iron measurements in early hemochromatosis and determination of the critical iron level associated with fibrosis. Hepatology 1986;6:24.

Bonkovsky HL, Ponka P, Bacon BR, et al. An update on iron metabolism: summary of the Fifth International Conference on Disorders of Iron Metabolism. Hepatology 1996;24:718.

Dadone MM, Kushner JP, Edwards CQ, et al. Hereditary hemochromatosis: analysis of laboratory expression of the disease by gene type in 18 pedigrees. Am J Clin Pathol 1982;78:196.

Edwards CQ, Griffen LM, Goldgar D, et al. Prevalence of hemochromatosis among 11,065 presumably healthy blood donors. N Engl J Med 1988;318:1355.

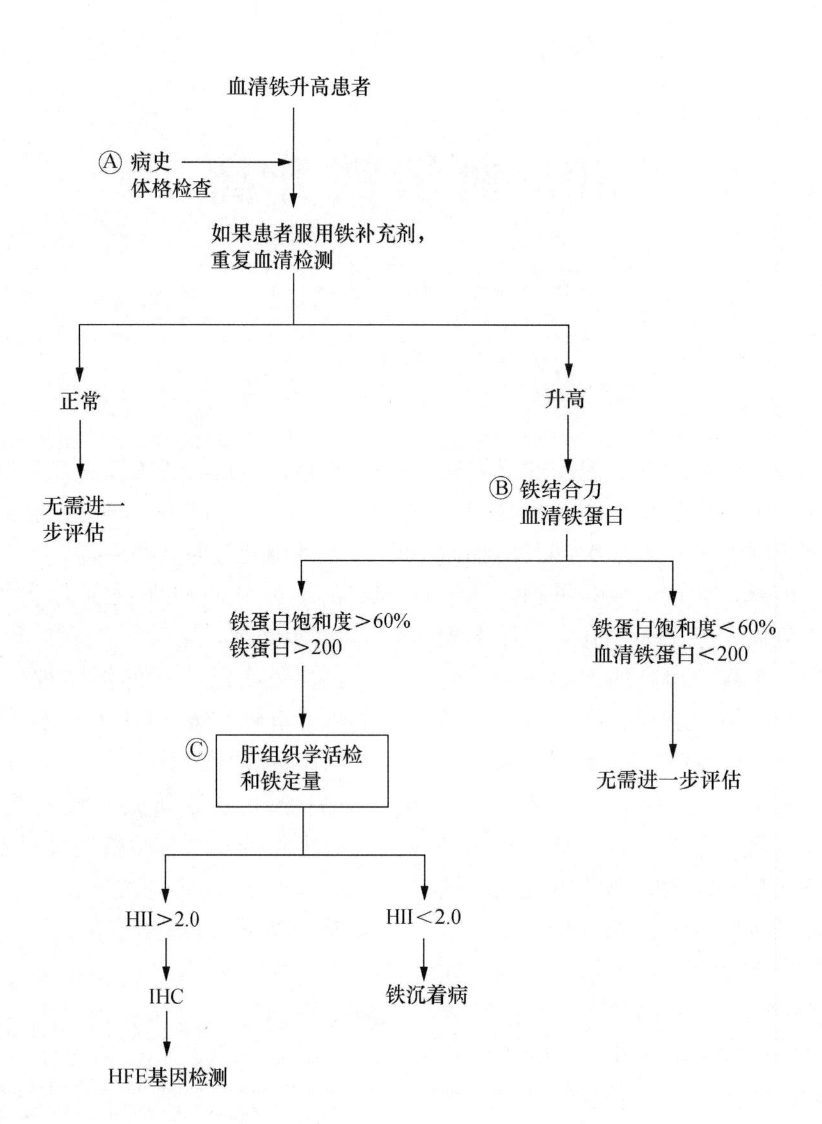
血清铁升高患者
Ⓐ 病史
体格检查
如果患者服用铁补充剂，
重复血清检测
正常
升高
无需进一
步评估
Ⓑ 铁结合力
血清铁蛋白
铁蛋白饱和度＞60%
铁蛋白＞200
铁蛋白饱和度＜60%
血清铁蛋白＜200
Ⓒ 肝组织学活检
和铁定量
无需进一步评估
HII＞2.0
HII＜2.0
IHC
铁沉着病
HFE基因检测

81. 血清淀粉酶升高

M. Angelo Trujillo

杨秋辉　李　萍　译

A. 淀粉酶是一种分子量为55 000道尔顿的水解淀粉的酶。高度集中分布于胰腺和唾液腺中，还有小部分由其他器官分泌。正常血清淀粉酶中有35%～45%来源于胰。淀粉酶在血清中的半衰期为1～2h。循环中的淀粉酶约20%随尿液排出体外，其余则在某处被分解代谢。血清淀粉升高最常见于胰腺炎，但高淀粉酶血症与其他有着相似的临床表现的严重的非胰腺或非腹部的疾病相关。

B. 急性胰腺炎血清淀粉酶在24～48h内升高，多数情况下3～5天恢复到正常水平。急性胰腺炎偶尔也可以见到血清淀粉酶正常，这可能是胰腺炎早期，或是淀粉酶经历短暂的上升和下降后，这种情况见于大量胰腺坏死没有能力产生淀粉酶，或见于慢性胰腺炎急性发作以致胰腺不能产生淀粉酶。血清淀粉酶正常还可见于与高甘油三酯血症相关的胰腺炎。这种情况下，尿淀粉酶显著升高。胆石症、酒精和特发性的诱因导致了90%急性胰腺炎的发病。已知可引起胰腺炎的常用药物有：酒精、氢氯噻嗪、呋塞米、磺胺类、四环素、雌激素、丙戊酸盐和硫唑嘌呤。血清淀粉酶超过正常值上限的3倍可确诊为急性胰腺炎。腹部其他病变血清淀粉酶通常不会超过正常值上限的2～2.5倍，除了唾液腺疾病和内脏穿孔或梗死。

C. 急性胰腺炎血清淀粉酶持续升高时应考虑其并发症。腹部CT对鉴别假性囊肿、脓肿、腹水和一些肿瘤非常有帮助。磁共振胆道胰腺造影(MRCP)、超声内镜（EUS）或内镜逆行胰胆管造影（ERCP）可以区分胆源性和自发性胰腺炎。如果CT、MRI、MRCP及EUS检查结果都是阴性，那将是低收益的。

D. 一个上腹部疼痛、血清淀粉酶升高的患者，要排除急性胰腺炎以外的其他原因。内脏穿孔（食管、胃、小肠、结肠）的原因，腹膜吸收胃内容物导致血清转氨酶升高，患者经常会出现突然的疼痛或是腹膜刺激征。一些非胰腺的疾病也会出现胰腺炎的表现，大多数需要外科干预治疗。

E. 肾功能不全时，血清淀粉酶的升高是平缓的，极少高于正常上限的2倍以上。巨淀粉酶血症的血清中所含主要的血清淀粉酶是免疫球蛋白A（IgA）。这些大分子聚合物不能经过肾小球滤过，所以尿淀粉酶水平较低或正常。淀粉酶/肌酐清除率（ACR）的计算方法如下：

$$ACR=\frac{A（尿）\times CR（血清）}{A（血清）\times CR（尿）}\times 100$$

其中，A：淀粉酶浓度；CR：肌酐浓度。巨淀粉酶血症时，ACR会异常降低（一般<0.2%）。

F. 当常见原因都考虑到以后，就应该找寻其他不确定的原因。异淀粉酶和脂肪酶的测定可能是有价值的。继发于肺部疾病或某些肿瘤的血清淀粉酶升高，通常是唾液或年代同工酶。酒精中毒患者血清淀粉酶的升高可能根源于唾液。

参考文献

Jensen DM, Rayse VL, Newell J, et al. Use of amylase isoenzyme in laboratory evaluation of hyperamylasemia. Dig Dis Sci 1987;32:561.

Magno EP, Chari S. Acute Pancreatitis. In: Feldman M, Friedman LS, She is enger MH, eds. Gastrointestinal and Liver Disease. 7th ed. Philadelphia: WB Saunders, 2002:913.

Rabsztyn A, Green PH, Berti I, et al. Macroamylasemia in patients with celiac disease. AM J Gastroenterol 2001;96:1096–1100.

Ranson JH. Diagnostic standards for acute pancreatitis. World J Surg 1997; 21:136.

Salt WB, Schenker S. Amylase—its significance: a review of the literature. Medicine 1976;55:269.

Tietz NW, Huang WY, Rauh DF, Shuey DF. Laboratory tests in the differential diagnosis of hyperamylasemia. Clin Chem 1986;32:301.

Toskes PP. Biochemical tests in pancreatic disease. Curr Opin Gastro 1991;7:709.

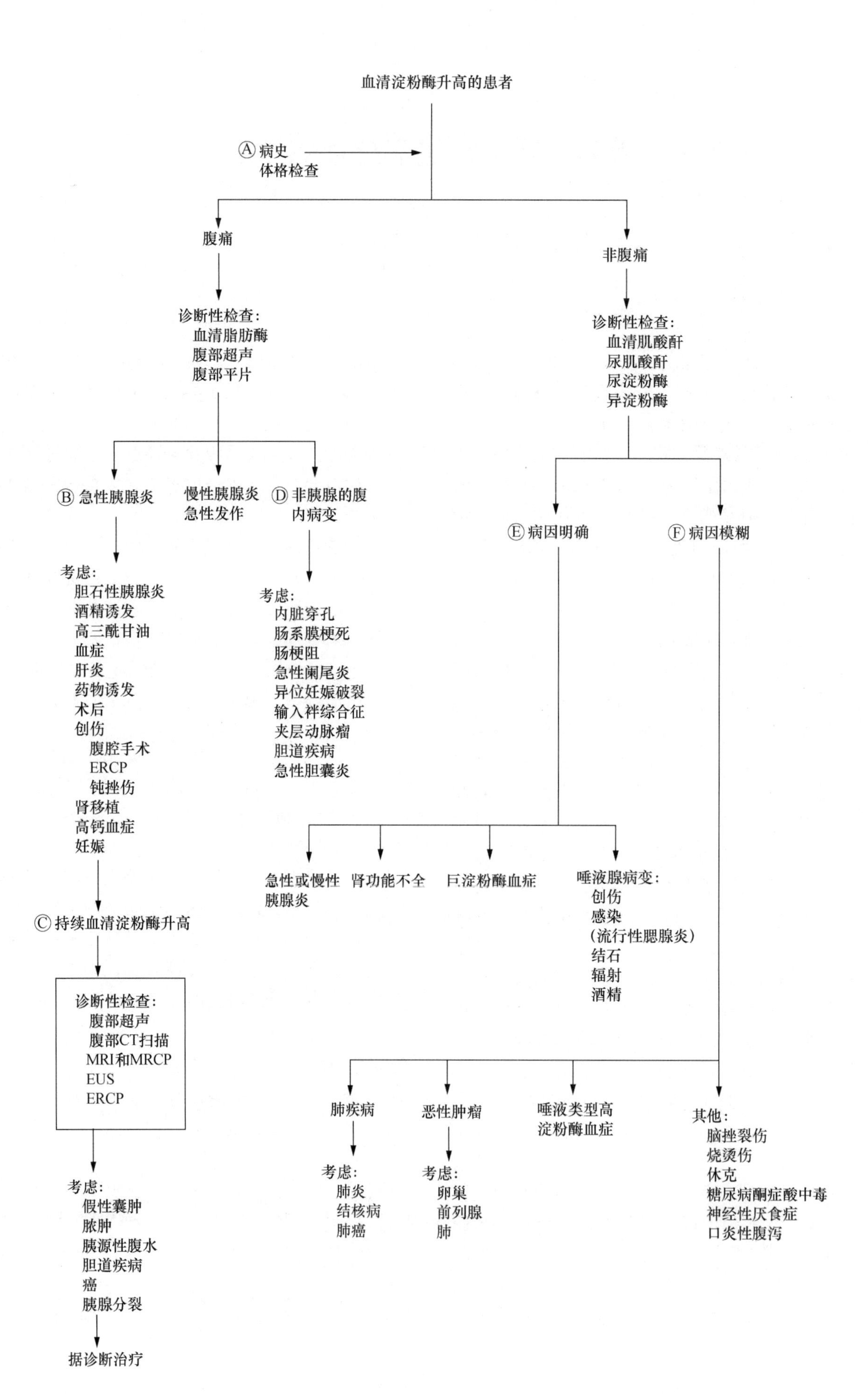
血清淀粉酶升高的患者
Ⓐ病史
体格检查
腹痛
非腹痛
诊断性检查:
血清脂肪酶
腹部超声
腹部平片
诊断性检查:
血清肌酸酐
尿肌酸酐
尿淀粉酶
异淀粉酶
Ⓑ急性胰腺炎
慢性胰腺炎
急性发作
Ⓓ非胰腺的腹
内病变
Ⓔ病因明确
Ⓕ病因模糊
考虑:
胆石性胰腺炎
酒精诱发
高三酰甘油
血症
肝炎
药物诱发
术后
创伤
腹腔手术
ERCP
钝挫伤
肾移植
高钙血症
妊娠
考虑:
内脏穿孔
肠系膜梗死
肠梗阻
急性阑尾炎
异位妊娠破裂
输入袢综合征
夹层动脉瘤
胆道疾病
急性胆囊炎
急性或慢性
胰腺炎
肾功能不全
巨淀粉酶血症
唾液腺病变:
创伤
感染
(流行性腮腺炎)
结石
辐射
酒精
Ⓒ持续血清淀粉酶升高
诊断性检查:
腹部超声
腹部CT扫描
MRI和MRCP
EUS
ERCP
肺疾病
恶性肿瘤
唾液类型高
淀粉酶血症
其他:
脑挫裂伤
烧烫伤
休克
糖尿病酮症酸中毒
神经性厌食症
口炎性腹泻
考虑:
肺炎
结核病
肺癌
考虑:
卵巢
前列腺
肺
考虑:
假性囊肿
脓肿
胰源性腹水
胆道疾病
癌
胰腺分裂
据诊断治疗

血液学/肿瘤学

Ana Maria López

82. 贫　血

Raymond Taetle

杨秋辉　李　萍　译

A. 贫血的一般诊断包括起初的容量状态评价。当血管内容量不足时会出现临床体征，如直立性低血压，红细胞和血浆减少也会出现。在诊断贫血之前要更正血管内容量。

B. 病理生理学上的贫血评估是通过评定有效的红细胞产量。正常恒稳态的网织红细胞产量接近每天 50 000/mm^3（5 000 000 的 1%），最大产量接近 400 000/mm^3。压力大时，网织红细胞可能提早从骨髓中释放，产量的更高标准将被获得。这些数据用来说明红细胞的数量是增多还是减少。

C. 贫血的患者红细胞生成增加是溶血的假定证据，溶血可能是细胞内溶血也可能主要是细胞外溶血。在任何情况下，血浆中血红素结合蛋白如触珠蛋白均会减少。血管内溶血时，自由血红蛋白（Hb）存在于血浆中，铁（Fe）存在于肾小管细胞中（尿含铁血黄素）。非结合胆红素和乳酸脱氢酶可能会增加，Coombs 试验用来测试是免疫性溶血还是非免疫性溶血。直接 Coombs 试验用于检测已黏附在红细胞表面的抗体。只有特定的 IgG 能与巨噬细胞铁受体反应，因此，一个阳性的 Coombs 试验不会使红细胞破坏增加，自身免疫抗体在 37℃（温型抗体，常是 IgG）和 4℃（冷型抗体，常是 IgM）有最大的结合力。

D. 即使临床上脾增大而且很容易触及，脾功能亢进也不能轻率地定义为红细胞破坏的原因。这也可能是它们自身造成的贫血，例如，地中海贫血中无效的红细胞生成和异常 Hb 导致的溶血如镰刀细胞 C 病。

E. 如果脾功能亢进的可能性不大，那么溶血可能是由于机械性创伤、先天性酶缺陷或是红细胞 Hb 缺陷所致。微血管病性溶血性贫血（MAHA）主要因为红细胞被小血管内的纤维蛋白链损伤［血栓性血小板减少性紫癜，溶血尿毒症综合征，弥散性血管内凝血（DIC）］，或是较少见的心脏瓣膜处受到损坏。酶的缺乏可以用药物补偿，如 G6PD 缺乏或者其组成部分缺乏如丙酮酸激酶缺乏。异常血红蛋白（镰刀细胞贫血症）和细胞膜破坏（遗传性球形红细胞增多症）也可能引起溶血。获得性溶血的原因有阵发性睡眠性血红蛋白尿症（PNH）和传染病如疟疾中表现的过度补充的敏感性。

F. 当贫血患者红细胞生成量减少或者正常时（即使红细胞数量正常但如果体积减小那么红细胞量也会减少），要确定贫血的起源就要通过自动化细胞计数来获得红细胞的大小。小细胞性贫血一般会涉及血红蛋白或者血红素合成被破坏。青少年的地中海贫血是小细胞性贫血的主要原因，地中海贫血可引起更严重的贫血而且经常与由于骨髓扩张而出现的器官巨大症和（或）骨骼畸形相伴。在住院患者中由于慢性病导致的贫血是最常见的，常是小细胞性贫血（平均细胞体积≥75），表现为血清铁降低、总铁结合力（TIBC）降低，血清铁蛋白增加。相比较而言，医院门诊患者的贫血特点为铁缺乏，血清铁降低，TIBC 增加，血清铁蛋白降低。

G. 正细胞性贫血中，当前面提到的临床发现出现于适当临床环境中时，要考虑慢性疾病。如果没有慢性疾病，建议行骨髓穿刺活检去排除骨髓缺陷，即红细胞发育不全、骨髓替代过程（骨髓病性贫血）、淋巴组织增生或骨髓组织增殖性疾病或营养不良而产生的缺陷。蛋白质缺乏性营养不良会引起贫血如神经性厌食症。其他的代谢性疾病也会引起贫血如尿毒症。尿毒症患者的主要缺陷是刺激红细胞的激素，红细胞生成素（EPO）的缺乏，现在已可通过 EPO 管理得到实质性的纠正。这些患者的铁需要输

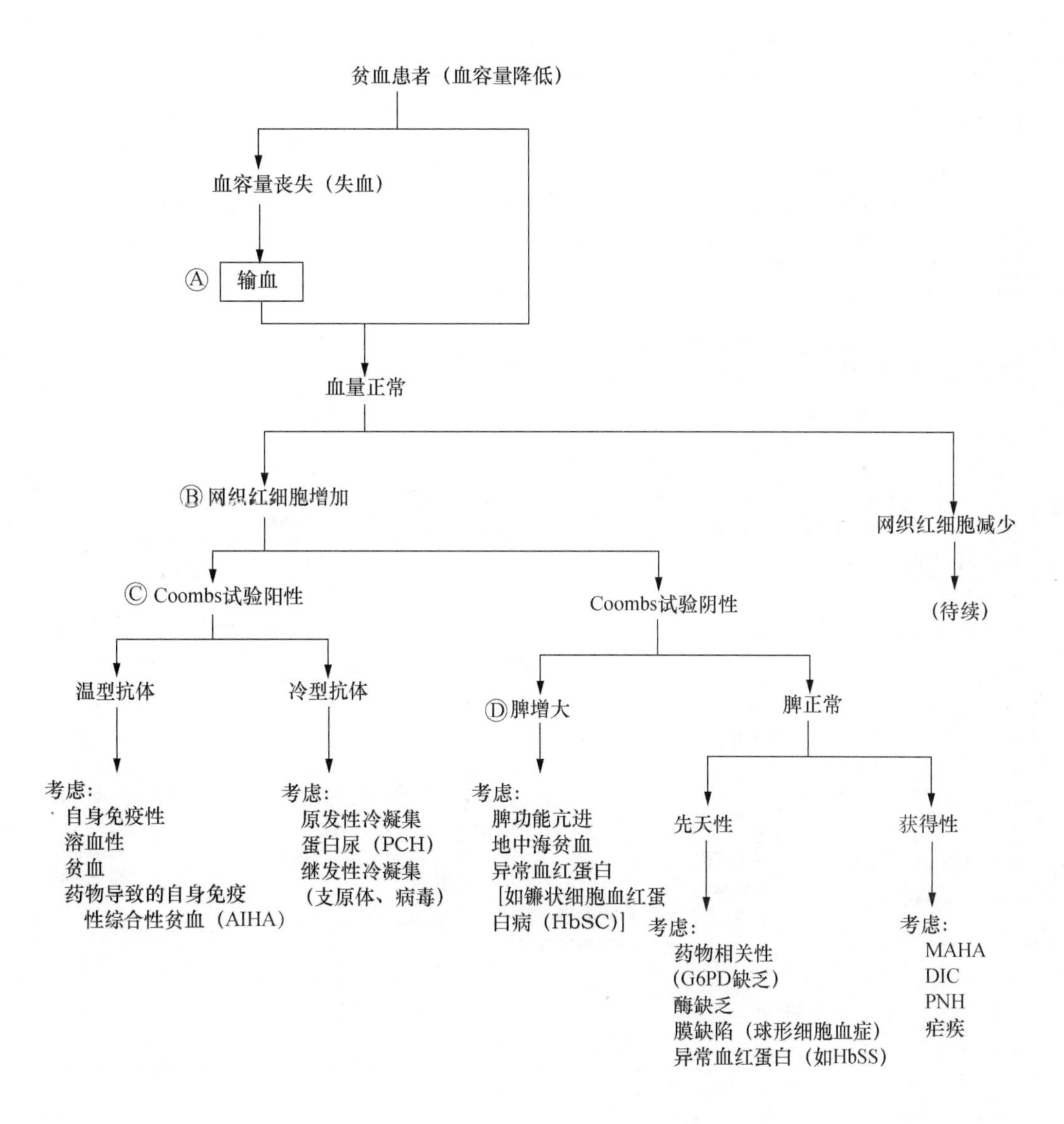

血和药物治疗来补偿。

H. 巨细胞性贫血主要由于维生素缺乏或者骨髓形成的过程出现缺陷。因为红细胞膜上脂质过多使肝疾病出现了巨细胞性贫血，这与维生素缺乏无关。恶性贫血和其他原因造成的维生素 B_{12} 吸收障碍可以导致维生素 B_{12} 缺乏，但这与饮食缺陷无关。近些年，维生素 B_{12} 缺乏早期病例可以被血清维生素 B_{12} 测试和证实试验（甲基丙二酸或同型半胱氨酸增加）所检查出。饮食缺陷或者饮食中摄入酒精都会使叶酸缺乏。一些药会降低叶酸吸收（苯妥英）或代谢（甲氧苄啶）。

I. 当叶酸和维生素 B_{12} 水平正常时，巨细胞性贫血经常是由骨髓检查中诊断的脊髓发育不良或者先天性红细胞生成异常性贫血（Ⅰ、Ⅱ或Ⅲ型）所致。

参考文献

Dallman PR. Biochemical basis for the manifestations of iron deficiency. Ann Rev Nutr 1986;6:13.

Doll DC, Weiss RB. Neoplasia and the erythron. J Clin Oncol 1985;3:429.

Guyatt GH, Oxman AD, Ali M, et al. Tests for determination of iron-deficiency anemia: a meta-analysis. Laboratory diagnosis of iron-deficiency anemia: an overview. J Gen Intern Med 1992;7:145.

Saxena S, Rabinowitz AP, Johnson C, et al. Iron-deficiency anemia: a medically treatable chronic anemia as a model for transfusion overuse. Am J Med 1993;94:120.

Sears DA. Anemia of chronic disease. Med Clin North Am 1992;76:567.

Thompson CE, Damon LE, Ries CA, et al. Thrombotic microangiopathies in the 1980s: clinical features, response to treatment, and the impact of the human immunodeficiency virus epidemic. Blood 1992;80:1890.

Van Wyck DB. Iron management during recombinant human erythropoietin therapy. Am J Kidney Dis 1989;14:9.

Yip R, Dallman PR. The roles of inflammation and iron deficiency as causes of anemia. Am J Clin Nutr 1988;48:1295.

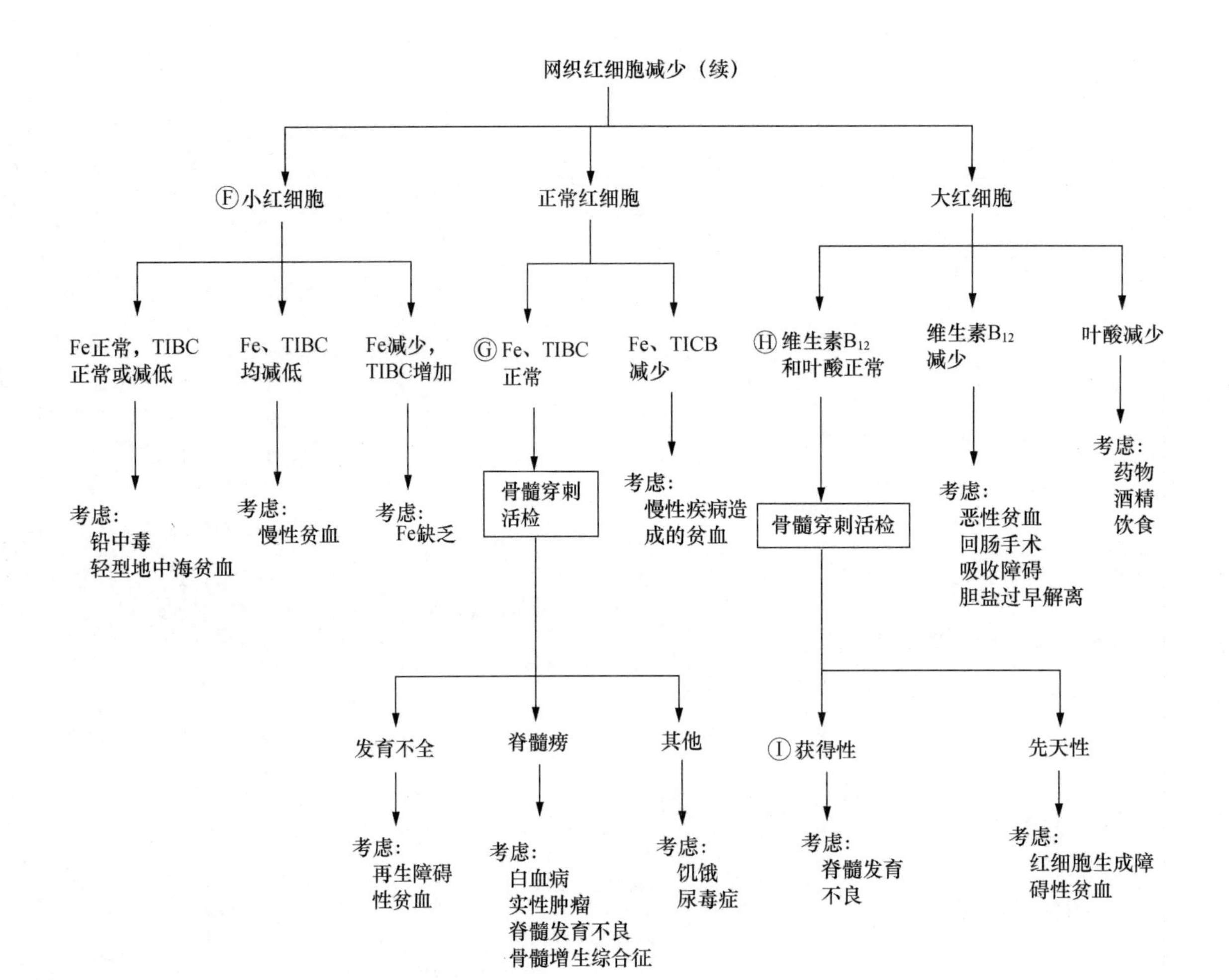

网织红细胞减少（续）
Ⓕ小红细胞
正常红细胞
大红细胞
Fe正常，TIBC
正常或减低
Fe、TIBC
均减低
Fe减少，
TIBC增加
Ⓖ Fe、TIBC
正常
Fe、TICB
减少
Ⓗ维生素B12
和叶酸正常
维生素B12
减少
叶酸减少
考虑：
铅中毒
轻型地中海贫血
考虑：
慢性贫血
考虑：
Fe缺乏
骨髓穿刺
活检
考虑：
慢性疾病造
成的贫血
骨髓穿刺活检
考虑：
恶性贫血
回肠手术
吸收障碍
胆盐过早解离
考虑：
药物
酒精
饮食
发育不全
脊髓痨
其他
Ⓘ获得性
先天性
考虑：
再生障碍
性贫血
考虑：
白血病
实性肿瘤
脊髓发育不良
骨髓增生综合征
考虑：
饥饿
尿毒症
考虑：
脊髓发育
不良
考虑：
红细胞生成障
碍性贫血

83. 红细胞增多症

Nenad Antic

杨秋辉　李　萍　译

A. 增加血浆中血红蛋白（Hb）或血细胞比容（Hct）不一定反映全身红细胞质量的升高。如果重复测定证实血浆中 Hb、红细胞质量和血浆容量增加，应使用放射性标记的红细胞和白蛋白进行测量。然而，该试验中，仅在一个非常小的中心数目进行。报告应包括红细胞总质量的百分比［在特定的年龄、性别和体重 100%预期正常；真性红细胞增多症（PV）的诊断标准是红细胞质量的百分比在均值的 25%以上］和总的血管内容量。在体积收缩的情况下，具有非常高 Hb 的患者（在男性中＞18.5g/dl 和女性中＞16.5g/dl）几乎总是有红细胞质量升高，因此红细胞质量测试是没有必要的。

B. 增加红细胞数量表示“真正的”红细胞增多症。血浆中 Hb 的增加归因于正常或正常高值红细胞质量和血浆量降低称为假性红细胞增多症。在过去，许多情况下，用利尿药治疗高血压时会出现假性红细胞增多症。虽然这样的患者没有庞大的红细胞数量，但是血浆相对于血液中的红细胞比例的减少会导致不利的血液流变学变化。因此，假性红细胞增多症可能与病态动脉血栓事件的高发生率相关。停用利尿药并用其他形式的治疗替代，或用划定其他可能的原因来评估患者血浆量的下降。

C. 如果红细胞质量升高，测试动脉血气（ABGs）来检测氧合血红蛋白饱和度。当饱和度＜90%，缺氧可能导致红细胞生成素（EPO）的产生增加和继发性红细胞增多症。在一些患者中，睡眠研究显示仅在晚上发生的缺氧，足够典型的是 EPO 水平升高，并导致红细胞增多症。夜间血气或血氧饱和度仪的读数可以解释这个问题。不管原因如何，Hb 水平超过正常水平通常被认为会导致不利的流变学和氧输送。提供补充氧气，如果降低 EPO 刺激。心脏右向左分流也可能导致血液中氧含量的降低和红细胞增多，但这通常存在于童年。

D. 当血浆 EPO 水平在缺氧的情况下增加时，应考虑肾局部的缺氧或氧输送的减弱。肾囊肿、肿瘤以及肾积水能压缩肾血管，引起局部缺氧，导致肾 EPO 增加；肾动脉狭窄也能引起。对肾进行超声或 CT 具有诊断意义，但在一些患者动脉造影是必要的。某些罕见的肿瘤（如肝癌、小脑血管瘤、嗜铬细胞瘤）可以产生异位 EPO。很少的子宫纤维瘤也与这一发现有联系。

增加 EPO 产生的其他不太常见的病因包括 Bartter 综合征、EPO 受体超敏反应、雄激素治疗和自体输血。

EPO 水平正常的慢性缺氧，或氧合血红蛋白减少可发生继发性红细胞增多症。在对缺氧的最初反应中，EPO 水平升高，但一旦红细胞增多症达到稳定，保持较高的 Hb 水平的 EPO 水平可能会在正常的检测范围内下降。

E. 异常 Hb 水平导致组织氧卸载降低，也导致组织缺氧和 EPO 产生的增加。最常见的原因可能是从香烟烟雾的一氧化碳中增加的碳氧血红蛋白水平。碳氧血红蛋白水平≥6%能提升 EPO 的产生和增加 Hb 水平。先天异常血红蛋白释放很少的氧气，从而导致红细胞增多症。这两个结果都能反映在氧合血红蛋白解离曲线上的移位中。

F. 在血浆 EPO 水平正常和红细胞质量增加的患者具有自主红细胞生成，通常指示 PV。在某些情况下此诊断仍然是未经证实的，因为可能缺乏其他诊断 PV 的证据。这种情况下被称为纯红细胞增多症，它通常是由静脉切开术来控制。真性红细胞增多症研究小组（PVSG）提出 PV 的诊断标准。在概念上，这些标准的临床研究结果表明一个多向骨髓增生性疾病的存

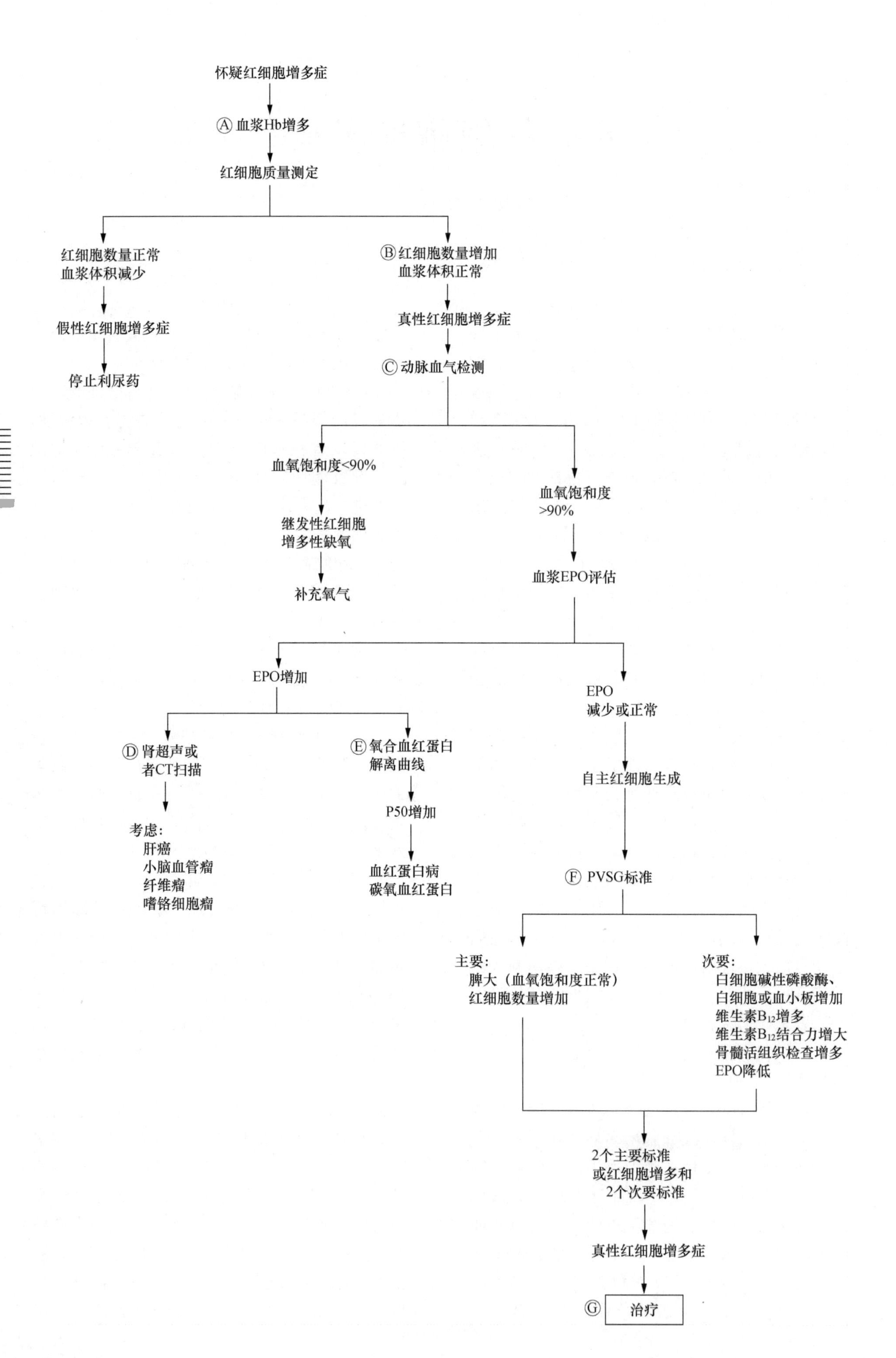

怀疑红细胞增多症
Ⓐ 血浆Hb增多
红细胞质量测定
红细胞数量正常
血浆体积减少
假性红细胞增多症
停止利尿药
Ⓑ 红细胞数量增加
血浆体积正常
真性红细胞增多症
Ⓒ 动脉血气检测
血氧饱和度<90%
继发性红细胞
增多性缺氧
补充氧气
血氧饱和度
>90%
血浆EPO评估
EPO增加
Ⓓ 肾超声或
者CT扫描
考虑:
肝癌
小脑血管瘤
纤维瘤
嗜铬细胞瘤
Ⓔ 氧合血红蛋白
解离曲线
P50增加
血红蛋白病
碳氧血红蛋白
EPO
减少或正常
自主红细胞生成
Ⓕ PVSG标准
主要:
脾大（血氧饱和度正常）
红细胞数量增加
次要:
白细胞碱性磷酸酶、
白细胞或血小板增加
维生素B12增多
维生素B12结合力增大
骨髓活组织检查增多
EPO降低
2个主要标准
或红细胞增多和
2个次要标准
真性红细胞增多症
Ⓖ 治疗

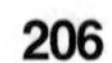

在。EPO 的缺乏和低于正常标准的动脉血氧饱和度是假定的，因为在缺氧的情况下红细胞生成增加不能被明确证实是自发的。还必须存在红细胞数量的增加。如果这些研究结果出现在一个脾可触及（主要标准）的患者身上，那么 PV 的诊断是成立的。两个主要的标准是克隆的基因异常，以及骨髓细胞中的 Ph 染色体或 bcr/abl 融合基因和体外内源性红细胞系集落离体的形成。如果脾可触及，骨髓的遗传畸形在离体集落形成时均缺失，附加存在的四个次要标准中的 2 个是必需的：血小板增多＞4×10^{11}/L，外周血白细胞计数＞12×10^{9}/L，骨髓活检显示全骨髓增生伴突出的红系和巨核细胞增殖，以及低血清 EPO 水平。然而，一些 PV 患者不符合这些标准。一些则在胃肠道出血和最初 Hb 水平减少以后会符合这些标准。其他缺乏全面诊断标准的患者，但由于不利的流变影响红细胞增多症，仍需要治疗。红细胞增多症的症状是非特异性的，主要反映的是血液黏度增加。这些症状包括：头痛，多血症，疲劳，高血压，瘙痒，红斑性肢痛症，手指和足趾溃疡，关节疼痛，上腹部疼痛，体重下降，感觉异常，视力障碍，眩晕，耳鸣，以及红润发绀。部分患者有主要的血栓形成事件，如卒中、心肌梗死或出血表现。这样的患者不应该接受非紧急手术，直至红细胞增多症得到纠正。红细胞增多症本身导致的出血因素原因尚未完全阐明。PV 中，血小板功能障碍可能会加剧这个问题，但在初期表现往往是正常的。

G. PV 一般通过静脉切开术降低 Hb 水平并使之达正常水平来控制。仅通过静脉切开术治疗的患者，在疾病早期血栓形成事件的发生率会增加。一个 PV 患者的管理办法应该从危险分层开始。

低风险的患者即年龄＜60 岁，没有血栓形成史和心血管性危险因素（吸烟、肥胖），以及血小板计数＜$1.5\times10^{6}/\mu L$。这些在高风险的患者中是完全相反的。中间的风险既不是高风险也不是低风险。在低风险的患者中除静脉切开术之外应用阿司匹林治疗，除非他们有出血事件的历史或血小板计数＞1×10^{6}，以及 Von Willebrand 综合征。高风险的患者也应该接受骨髓抑制治疗，其中干扰素 α、羟基脲或白消安是最常用的。anegrelide 作为一种相对较新的药剂在血小板的生成上具有深远的影响，已被用来控制 PV 和其他骨髓增生性疾病中血小板的升高，但经验表明这种药剂是受限的。

未经治疗的 PV 预后差，中位生存期为 6～18 个月，血栓形成是最常见的死亡原因。PV 死亡的其他原因是转化为急性白血病或者“晚期”（红细胞增多后髓样化生）以及出血。

参考文献

Berlin NI. Polycythemia vera. Semin Hematol 1997;34:1–5.

Brodmann S, Passweg JR, Gratwohl A, et al. Myeloproliferative disorders: complications, survival and causes of death. Ann Hematol 2000; 79:312–318.

Kaplan ME, Mack K, Goldberg JD, et al. Long-term management of polycythemia vera with hydroxyurea: a progress report. Semin Hematol 1986;23:167.

Nissenson AR, Nimer SD, Walcott DL. Recombinant human erythropoietin and renal anemia: molecular biology, clinical efficacy, and nervous system effects. Ann Intern Med 1991;114:402.

Prchal JT, Prchal JF. Evolving understanding of the cellular defect in polycythemia vera: implications for its clinical diagnosis and molecular pathophysiology. Blood 1994;83:1.

Spivak JL. Polycythemia vera: myths, mechanisms and management. Blood 2002;100:4272–4290.

Tefferi A. Polycythemia vera: a comprehensive review and clinical recommendations. Mayo Clin Proc 2003;78:174–194.

Wasserman LR. Polycythemia Vera Study Group: a historical perspective. Semin Hematol 1986;23:183.

84. 中性粒细胞增多

Robert M. Rifkin

张贵贤　杨秋辉　译

循环中白细胞总数的增加，可能是由于原发性白细胞生成增多导致，但最常见的原因是隐源性疾病导致的继发性改变。白细胞增多是根据人群不同年龄而定义的。而成熟的中性粒细胞数异常升高是导致白细胞增多的最常见原因和主要细胞成分。

A. 中性粒细胞增多是指外周循环中中性粒细胞绝对值大于正常成人平均值2倍标准差。实际临床工作中通常定义为中性粒细胞计数＞10 000/mm^3。中性粒细胞计数存在昼夜变化，高峰出现在傍晚，但这不足以导致中性粒细胞增多。

B. 首先应排除实验室误差引起的中性粒细胞数增加。随着电子计数仪的使用，实验室误差已几乎可以避免，应给予不同的条件，反复计数。但是白细胞计数不能替代外周血涂片，不恰当的抗凝等分析前因素有可能会造成人为中性粒细胞增多的结果。

C. 中性粒细胞升高提示疾病状态，需要通过完整的病史和体格检查寻找潜在的疾病。急性或慢性炎症均会导致中性粒细胞升高，骨髓检查除怀疑原发性骨髓恶性疾病的患者有意义外，一般很少出现阳性结果。骨髓活检＋培养可能对慢性感染性疾病（真菌或分枝杆菌）的检测有意义。2.5％的中性粒细胞轻度升高的患者中，中性粒细胞大于正常平均值2倍标准差。中性粒细胞数量受基因调控，对有诊断困难的病例可以对其兄弟姐妹和家庭成员进行检查。

D. 如果能够区分原发性和继发性的原因，则中性粒细胞增多的诊断很容易确立。正常人的中性粒细胞计数变化与血清皮质醇水平有关，二者同时在傍晚达到高峰。中性粒细胞计数在用餐、体位改变、压力和情绪刺激后轻微增加，但这些生理变化引起的中性粒细胞计数的增加没有临床意义。

E. 原发性中性粒细胞增多是没有相关疾病的证据，可能由多种骨髓疾病导致的结果。这些疾病有可能是特发性、家族性或是恶性疾病。良性血液病，包括粒细胞缺乏、巨幼细胞贫血或慢性特发性白细胞增多，均能导致慢性中性粒细胞增多。恶性血液病，如慢性髓样白血病和骨髓增生性疾病，可能是导致持续的原发性中性粒细胞增多的原因。

F. 继发性中性粒细胞增多可由多种刺激引起。严重的生理和心理刺激均可导致中性粒细胞增多，包括冷、热、运动、癫痫发作、疼痛、劳动、手术、惊恐和愤怒等。局限性或是全身性细菌和真菌感染可能会导致继发性中性粒细胞增多。持续的组织坏死伴补体系统激活均可导致中性粒细胞计数增加。集落刺激因子，如非格司亭、沙格司亭和聚乙二醇化非格司亭等可促进中性粒细胞显著增加。轻度慢性中性粒细胞增多最常见的原因是吸烟。长期的慢性炎症也可以导致继发性慢性中性粒细胞增多。慢性中性粒细胞增多可见于血管炎、类风湿关节炎、痛风、肌炎、结肠炎、皮炎、牙周疾病和药物反应等疾病。非血液系统恶性肿瘤可出现慢性中性粒细胞增多者包括：肺癌，胃癌，乳腺癌，肾癌，胰腺癌，以及子宫癌。药品管理能够控制糖皮质激素、肾上腺素和锂盐等导致的中性粒细胞增多，但对于其他种类的药物则很难控制。治疗不推荐单纯降低中性粒细胞数，关键是寻找并治疗潜在的疾病。

参考文献

Hoffbrand AV, Catovsky D, Tuddenham EGD. Postgraduate Hematology. Oxford: Blackwell, 2005:277.

Hoffman R, Benz EJ, Shattill SJ, et al., eds. Hematology: Basic Principles and Practice, 4th ed. Philadelphia: Elsevier/Churchill Livingstone, 2005:802.

Lichtman MA, Beutler E, Kipps TJ, et al., eds. Williams Hematology, 7th ed. New York: McGraw-Hill, 2006:907.

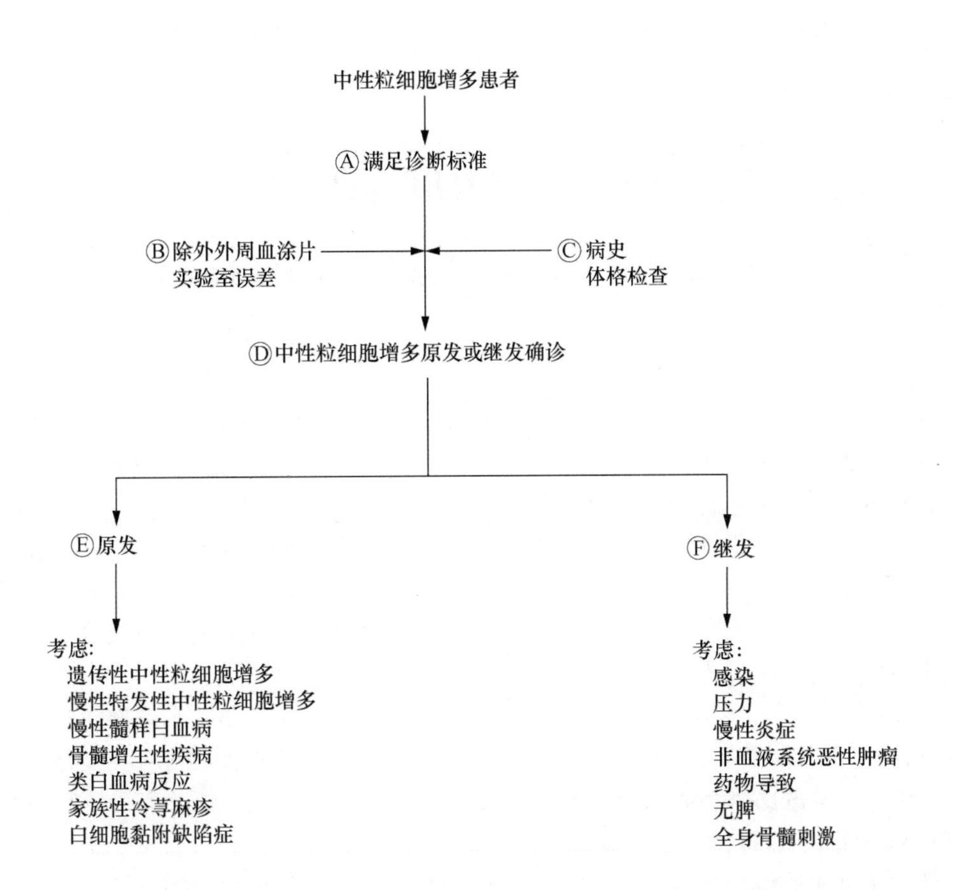

中性粒细胞增多患者
Ⓐ满足诊断标准
Ⓑ除外外周血涂片
实验室误差
Ⓒ病史
体格检查
Ⓓ中性粒细胞增多原发或继发确诊
Ⓔ原发
Ⓕ继发
考虑:
遗传性中性粒细胞增多
慢性特发性中性粒细胞增多
慢性髓样白血病
骨髓增生性疾病
类白血病反应
家族性冷荨麻疹
白细胞黏附缺陷症
考虑:
感染
压力
慢性炎症
非血液系统恶性肿瘤
药物导致
无脾
全身骨髓刺激

85. 白细胞减少

William H. Kreisle，Manuel Modiano

张贵贤　杨秋辉　译

成人白细胞减少是指白细胞总数＜3700/mm³。常见的原因是中性粒细胞绝对值减少（＜2500/mm³），少见的原因是继发于淋巴细胞绝对值减少（＜1000/mm³）。

A. 初步评估应该包括完整的病史和体格检查，要特别注意药物应用，淋巴结肿大、脾大、瘀斑、瘀点，以及感染的征象。全血细胞计数（CBC）、各种细胞所占比例和血小板计数可以基本决定中性粒细胞绝对值和淋巴细胞绝对值，并除外并发贫血或血小板减少。血涂片可以提供关于红细胞和白细胞形态的重要信息，根据这些信息往往可以得出特异性的诊断。

B. 中性粒细胞减少的患者常伴有感染的症状和体征，通常没有发热症状，但这往往危及生命。留取标本后，应立即应用广谱抗生素。

C. 孤立的中性粒细胞减少和全血细胞减少的发生可能与许多常用的无细胞毒性药物（如奎尼丁、青霉素、磺胺类、吩噻嗪类、利尿药），烷化剂，抗代谢药和其他抗肿瘤药的应用有关。考虑肿瘤或是血液系统疾病的患者如果体格检查和实验室检测均为阴性结果，则停止药物治疗，反复进行血细胞计数。若中性粒细胞数5～7天内持续下降或是血细胞计数持续减少应行骨髓穿刺活检，以明确病因。

D. 疾病导致脾大伴脾隔离症，可导致中性粒细胞减少，且通常伴有血小板减少，需要与肝硬化、结节病、糖原贮积病和其他罕见的疾病相鉴别。

E. 如果骨髓活检的结果不显著，同时没有证据证明存在脾大或自身免疫性疾病，应考虑是否存在罕见的慢性粒细胞减少的状态。持续观察血细胞计数，寻找中性粒细胞减少的形式。

F. 大部分中性粒细胞减少与贫血和（或）血小板减少有关，除非强烈怀疑药物导致，并经骨髓穿刺活检除外原发性血液系统疾病，则需要立即治疗。

G. 如果只存在成熟粒细胞缺乏的异常骨髓象，表明分化成熟障碍或自身免疫性破坏，抗中性粒细胞抗体检测可能会有助于自身免疫性疾病的诊断。

H. 感染可引起中性粒细胞减少，同贫血或血小板减少一样，包括病毒（如 Epstein-Barr 病毒、巨细胞病毒、艾滋病病毒、肝炎病毒、麻疹病毒），细菌（严重的革兰阴性和革兰阳性菌），分枝杆菌，伤寒杆菌，疟原虫和真菌，行骨髓培养证实感染是否存在。

I. 不伴有中性粒细胞减少的单纯淋巴细胞减少较少见。多数情况下继发于药物损伤（如类固醇）、放射损伤或肾衰竭，一些病毒感染，尤其是艾滋病病毒，可能导致淋巴细胞绝对减少。

参考文献

Dale DC. Neutropenia and neutrophilia. In Williams WJ, ed. Hematology, 4th ed. New York: McGraw-Hill, 2001:823.

Logue GL, Schimm DS. Autoimmune granulocytopenia. Annu Rev Med 1980;31:191.

Murphy MF, Metcalf P, Waters AH, et al. Incidence and mechanism of neutropenia and thrombocytopenia in patients with human immunodeficiency virus infection. Br J Haematol 1987;66:337.

Vincent PC. Drug-induced aplastic anemia and agranulocytosis. Incidence and mechanisms. Drugs 1986;31:52.

Watts RG. Neutropenia. In Greer JP, Foerster J, Lukens JN, et al. Wintrobe's Clinical Hematology, 11th ed. Philadelphia: Lippincott Williams & Wilkins, 2003:1777.

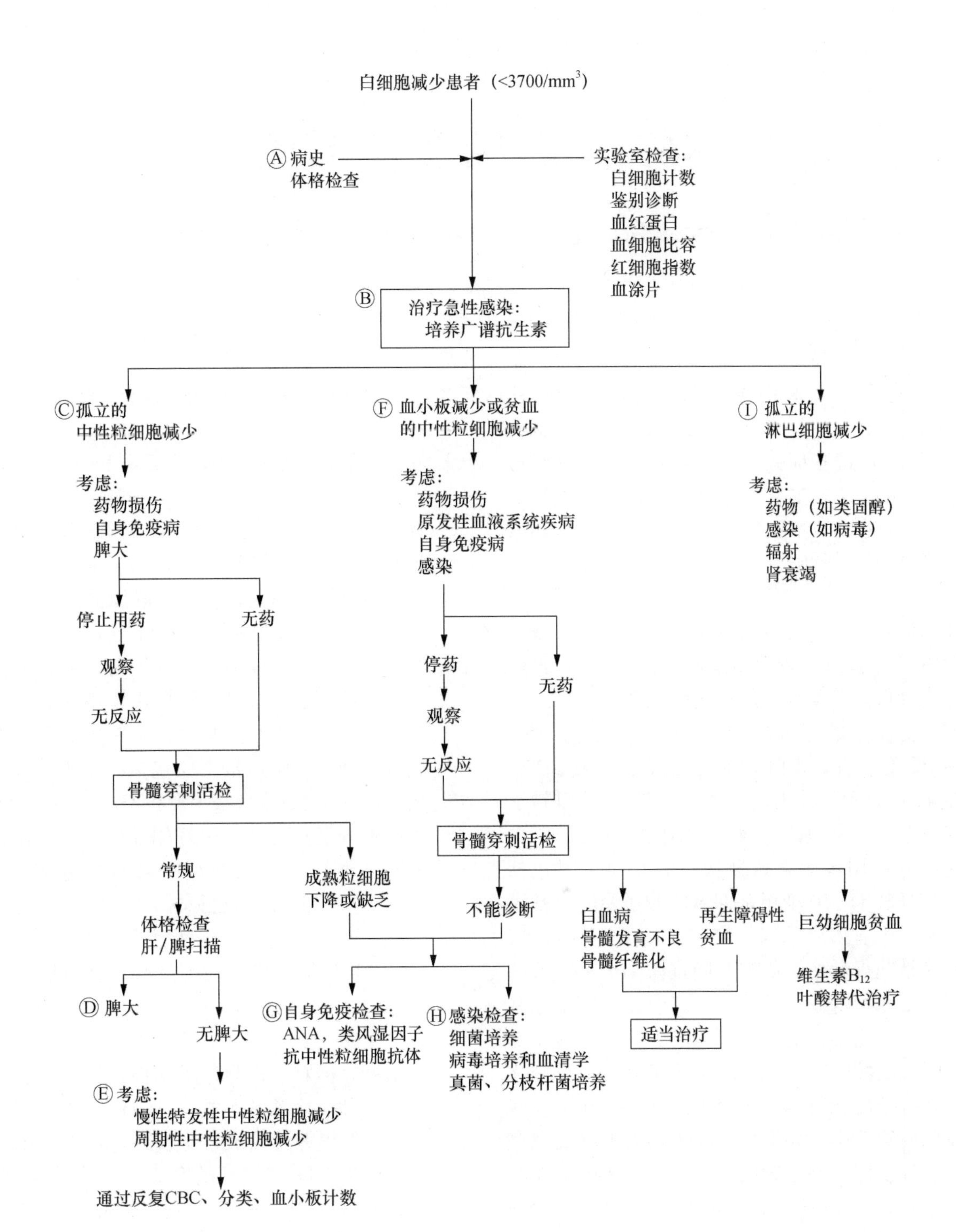

白细胞减少患者（<3700/mm³）
Ⓐ病史
体格检查
实验室检查：
白细胞计数
鉴别诊断
血红蛋白
血细胞比容
红细胞指数
血涂片
Ⓑ治疗急性感染：
培养广谱抗生素
Ⓒ孤立的
中性粒细胞减少
考虑：
药物损伤
自身免疫病
脾大
停止用药
无药
观察
无反应
骨髓穿刺活检
常规
成熟粒细胞
下降或缺乏
体格检查
肝/脾扫描
Ⓓ脾大
无脾大
Ⓔ考虑：
慢性特发性中性粒细胞减少
周期性中性粒细胞减少
通过反复CBC、分类、血小板计数
Ⓕ血小板减少或贫血
的中性粒细胞减少
考虑：
药物损伤
原发性血液系统疾病
自身免疫病
感染
停药
无药
观察
无反应
骨髓穿刺活检
不能诊断
白血病
骨髓发育不良
骨髓纤维化
再生障碍性
贫血
巨幼细胞贫血
维生素B12
叶酸替代治疗
适当治疗
Ⓖ自身免疫检查：
ANA，类风湿因子
抗中性粒细胞抗体
Ⓗ感染检查：
细菌培养
病毒培养和血清学
真菌、分枝杆菌培养
Ⓘ孤立的
淋巴细胞减少
考虑：
药物（如类固醇）
感染（如病毒）
辐射
肾衰竭

86. 深静脉血栓形成

Guillermo Gonzalez-Osete，Manuel Modiano

张贵贤　译

深静脉血栓形成（DVT）是血管内的沉积物导致的，其主要由纤维蛋白、红细胞、血小板和白细胞组成，这些成分在血管内积聚，导致静脉血流阻塞和（或）血管壁炎症。其临床表现取决于这些炎症过程的严重程度。肺栓塞（PE）通常是DVT的早期指征。

A. 详细询问病史，寻找是否存在先前发作，或是蛋白C和蛋白S缺乏、抗凝血酶（AT）Ⅲ缺乏或凝血因子Ⅴ异常的遗传性疾病。存在这种家族史缺陷的患者，幼年即可反复出现DVT和PE等表现。蛋白C缺乏症患者中80％以上在40岁之前可能出现DVT或PE。ATⅢ缺乏症患者也有类似的表现，可能同时存在肝素抗凝失败的用药史。高凝状态的其他原因包括MTHFR（5,10-亚甲基四氢叶酸还原酶）基因突变，凝血酶原基因突变和活化蛋白C抵抗。有些是获得性的，如抗心脂抗体。了解完整的用药史和给药方式很重要，其中包括使用雌激素或口服避孕药史。反复流产史的患者存在部分凝血活酶时间（PTT）延长时应怀疑是否存在狼疮抗凝物（即抗心脂抗体）。目前在一些胶原血管病中，如系统性红斑狼疮中也发现存在这种抗体。手术时间＞30min和某些特殊的外科手术［骨科，涉及下肢创伤（如膝手术、泌尿外科手术、妇科手术）］均可导致DVT的发病率升高。其他危险因素包括外伤，妊娠，产褥期，充血性心力衰竭（CHF），心肌梗死，脑血管意外，手足麻痹，恶性肿瘤（尤其是前列腺癌、乳腺癌或胰腺癌），肥胖，静脉曲张，固定，使用雌激素，吸烟和年龄等。所有这些原因可能通过阻塞和（或）增加沉积物的活性导致DVT发生的风险增加。

B. DVT患者中约50％存在疼痛，75％存在肿胀和压痛。DVT的临床诊断并不明确。同时伴有疼痛和肿胀的患者中仅有30％证实存在DVT，而血栓也不总是导致完全阻塞或炎症，经典赫曼（homan）征（腓肠肌不适导致足部强迫背屈）并不敏感。单纯依靠临床症状诊断DVT是不全面的，静脉造影的结果中大约50％阴性，33％阳性。单侧肢体肿胀变色具有一定的特征性，应该考虑该诊断。

C. 鉴别诊断包括Baker囊肿破裂、肌肉拉伤、痉挛、血肿、关节炎、骨病、静脉曲张以及静脉炎后综合征，如果病因不明确，考虑无创检查。

D. 当病史和体格检查提示DVT时，应行无创阻抗体积描记法（IPG）和复式超声检查，或有创性测试如 ^{125}I和静脉对比造影等辅助检查以明确诊断。实验室检查应包括血小板计数、凝血酶原时间（PT）、PTT和D-二聚体。D-二聚体检测已成为一个很好的筛检工具，在特定的临床情况下，阳性结果可以排除DVT和PE，但阴性结果不能除外。

E. 无创诊断检测包括IPG和复式超声检查法（D-US）。IPG能较好的检测近端静脉血栓形成和（或）复发性DVT，其灵敏度是83％～93％，特异度是83％～90％，需连续重复检测增加其灵敏度，但对于检测非阻塞性近端血栓形成和腓肠静脉血栓形成不敏感。CHF、术后下肢肿胀、下肢紧张过度或外力挤压，可能会出现假阳性结果。D-US（灵敏度95％，特异度98％）对于疑似DVT的患者是理想的检测方法，对于近端血栓形成能够较好的检测，但对于腓肠静脉血栓形成检测效果较差。腓肠静脉血栓形成除卧床休息、抬高下肢外通常不需要治疗，然而，在20％～30％的情况下，血栓可能延长到腘静脉，导致PE发生率增加，这时需充分抗凝。腘静脉系统血栓在早期无创检查中往往会漏诊，但是3～5天后再次检查时有可能会发现。

F. 纤维蛋白持续活动性的沉积导致血栓形成，通过 ^{125}I标记的纤维蛋白原检测可获得阳性结果。其腓肠静脉血栓形成的检出率为90％，近端静脉血栓形成检出率为60％～80％。纤维蛋白原的

怀疑深静脉血栓形成的患者

Ⓐ 病史

Ⓑ 体格检查
疼痛
肿胀
赫曼征：
灵敏度8%～10%
假阳性率11%～12%

Ⓒ 病史和体格检查
低概率发生
DVT

考虑：
baker囊肿破裂
肌肉拉伤
血肿
关节炎
骨病
静脉曲张

Ⓓ 病史和体格检查高度怀疑
DVT

Ⓔ 无创检查

IPG
D-US

阴性
重复试验
阴性
阳性
治疗

阳性

Ⓕ 有创检查

125I标记纤维蛋白原

阴性
IPG
或
D-US
阳性
阴性

阳性
小腿
静脉
随访：
IPG
D-US
阳性
标准治疗
阴性
卧床
抬高肢体

静脉造影

阳性
标准
治疗

阴性

Ⓖ 标准治疗：
卧床
华法林
肝素

应用带有任何血制品使用所固有的风险，包括超敏反应和感染传播，碘过敏、妊娠和哺乳期禁忌使用。静脉造影阳性的 86 名患者通过^{125}I 联合 IPG 检测呈阳性结果的有 81 名，而静脉造影阴性的 114 名患者通过两种方法联合检测阴性的有 104 名。这是临床怀疑 DVT 一个有用的方法，而^{125}I 不能确诊。静脉造影是金标准，但也是有创检查，不是所有患者都适用，而且深静脉系统有可能无法观察，检查本身可能会导致 DVT。

G. 如果确诊，开始治疗。标准治疗包括静脉肝素、皮下肝素、低分子肝素、口服抗凝血药、卧床休息及抬高下肢。蛋白 C 缺乏症患者可有皮肤坏死，同时对华法林敏感性增加。首先静脉注射肝素 5000U，随后以 1000U/h 或 800～1000U 肝素持续皮下注射，每 6～8h 一次。每 6h 监测一次活化 PTT，直到稳定在对照值 1.5～2 倍之间。当患者应用肝素时，应获得患者基础血小板数量，并每 3 天进行监测，观察肝素相关的血小板减少和肝素相关的血栓形成。另外，依诺肝素每 12h 皮下注射 1mg/kg，或每次 1.5mg/kg，每天 1 次，可以用来代替肝素。华法林钠以 5～10mg 的初始剂量作为估计的每日维持剂量，保持国际标准化比值（INR）在 2.0～3.0 之间，达到这个范围通常需要 72～96h，应该继续应用肝素使 INR 维持在这个水平。治疗至少应持续 12 周。

参考文献

Hommes DW, Bura A, Mazzolai L, et al. Subcutaneous heparin compared with continuous intravenous heparin administration in the initial treatment of deep vein thrombosis: a meta-analysis. Ann Intern Med 1992;116:279.

Hull R, Raskob G, Pineo G, et al. A comparison of subcutaneous low-molecular-weight heparin with warfarin sodium for prophylaxis against deep-vein thrombosis after hip or knee implantation. N Engl J Med 1993;329:1370.

Hull RD, Raskob GE, Rosenbloom D, et al. Heparin for 5 days as compared with 10 days in the initial treatment of proximal venous thrombosis. N Engl J Med 1990;322:1260.

Hyers T, Hull RD, Weg J. Antithrombotic therapy for venous thromboembolic disease. Chest 1989;95:37s.

Lensing AWA, Hirsh J, Buller HR. Diagnosis of venous thrombosis. In Colman RW, Hirsh J, Marder VJ, et al, eds. Hemostasis and Thrombosis, 3rd ed. Philadelphia: JB Lippincott, 1994.

Pini M, Pattachini C, Quintavalla R, et al. Subcutaneous vs. intravenous heparin in the treatment of deep venous thrombosis—a randomized clinical trial. Thromb Haemost 1990;64:222.

Salzman EW, Hirsh J. The epidemiology, pathogenesis, and natural history of venous thrombosis. In Colman RW, Hirsh J, Marder VJ, et al, eds. Hemostasis and Thrombosis, 3rd ed. Philadelphia: JB Lippincott, 1994.

White R, McGahan JP, Daschbach M, et al. Diagnosis of deep vein thrombosis using duplex ultrasound. Ann Intern Med 1989;111:297.

87. 凝血功能异常

Deborah Fuchs，Ana Maria López，
Manuel Modiano

张贵贤　译

A. 血液凝固表示可溶性血浆纤维蛋白原转化为不溶性纤维状聚合物，即纤维蛋白，其过程是由一系列复杂的反应组成，包括血浆循环中无活性的促凝血蛋白前体经过特定的链式反应转化为有活性的蛋白质。过程中重要的因素不是凝血因子的激活而是其激活的顺序。凝血酶原时间（PT）可同时反映外源性和内源性凝血途径，包括因子Ⅷ、Ⅹ、Ⅴ、Ⅱ和Ⅰ；部分凝血活酶时间（PTT）反映内源性和共同凝血途径，包括因子Ⅻ、Ⅺ、Ⅸ、Ⅷ、Ⅹ、Ⅴ、Ⅱ和Ⅰ；凝血酶时间（TT）反映的是纤维蛋白原转化为纤维蛋白，这是共同凝血途径中血栓形成的最后阶段。

B. 当发现PT或PTT延长时应首先仔细询问病史，包括以前的出血或瘀伤，自发、手术或外伤后等情况。出血的家族史和用药史（处方药或非处方药）的完整列表是必不可少的。确认血小板计数正常，另外还应询问凝血史，因为狼疮抗凝物可以延长PT及出血时间。在1990年对862种出版物中出血时间进行分析得出结论：出血时间是一个无效测试，特别是对于术前筛查出血史阴性的患者（见Rodgers参考文献）。

C. 具有出血性疾病史的患者往往知道病原学因素，并采取过治疗措施。如果是这样的话，明确患者目前的状态（如果可能的话，与患者的内科医师确定药物的剂量及类型），或推荐患者去找血液学专家就诊。

D. 当病因不明或没有出血史时，首先确认凝血时间异常，尤其是以前的创伤或大手术时无明确出血史。再次详细询问病史，包括用药史，并进行一次全面体格检查，都是必不可少的。

E. 凝血功能通过检查得出不正确的结果，则考虑是存在抑制剂或是抗凝血药，更表示一种或多种凝血因子缺乏。抑制剂是针对特殊因子的抗体（如因子Ⅷ或Ⅸ抗体）或针对磷脂的抗磷脂抗体（狼疮类似物抗体），也可以继发于某种药物，如肝素或鱼精蛋白，但这些因素通常是已知的。

F. 单独PT延长，暗示凝血因子Ⅶ缺乏，可以通过实验直接测量。如果与正常的血浆混合没有出现正常的结果，很可能存在抑制剂，最有可能的是狼疮类似物抑制剂，然而，特殊因子抗体往往同时存在，而狼疮类似物抑制剂可以通过特定含量测定进行检测。

G. 通过检测提示孤立的PTT延长，表示存在一种或多种因子缺乏（如Ⅷ、Ⅸ、Ⅺ或Ⅻ）。一种遗传性缺陷往往是单一因子，而多因子的缺陷通常是获得性的（如肝病），但尚没有实验结果提示狼疮或特异性抑制剂存在。因子Ⅷ缺乏症（经典血友病A）是一种X连锁遗传性疾病，临床上男性是显性遗传，女性都是携带者。这是一种最常见的严重凝血功能障碍，由经验丰富的血液病学专家给予综合治疗，但是紧急情况下可以用新鲜冷冻血浆（FFP）、冷沉淀或浓缩的因子Ⅷ进行置换治疗。血管性血友病（von Willebrand disease，vWD）是最常见的遗传性凝血缺陷，最具有特异性，来自于粘着糖蛋白von Willebrand因子（vWF）定性或定量缺乏，vWF具有促进血小板黏附功能，作为载体蛋白运输因子Ⅷ并保持其在血浆中的稳定性。vWD是一个常染色体显性遗传病，其基因位于12号染色体上。一些罕见的vWD类型是常染色体隐性遗传病。凝血因子Ⅸ缺乏症（血友病B）是X连锁的障碍，与因子Ⅷ缺乏在临床表现上难以区别，但治疗需要输注FFP或是浓缩的因子Ⅸ进行治疗。

H. TT延长通常是患者在住院期间应用少量肝素导致，可行蛇毒凝血酶时间（RT）实验除外

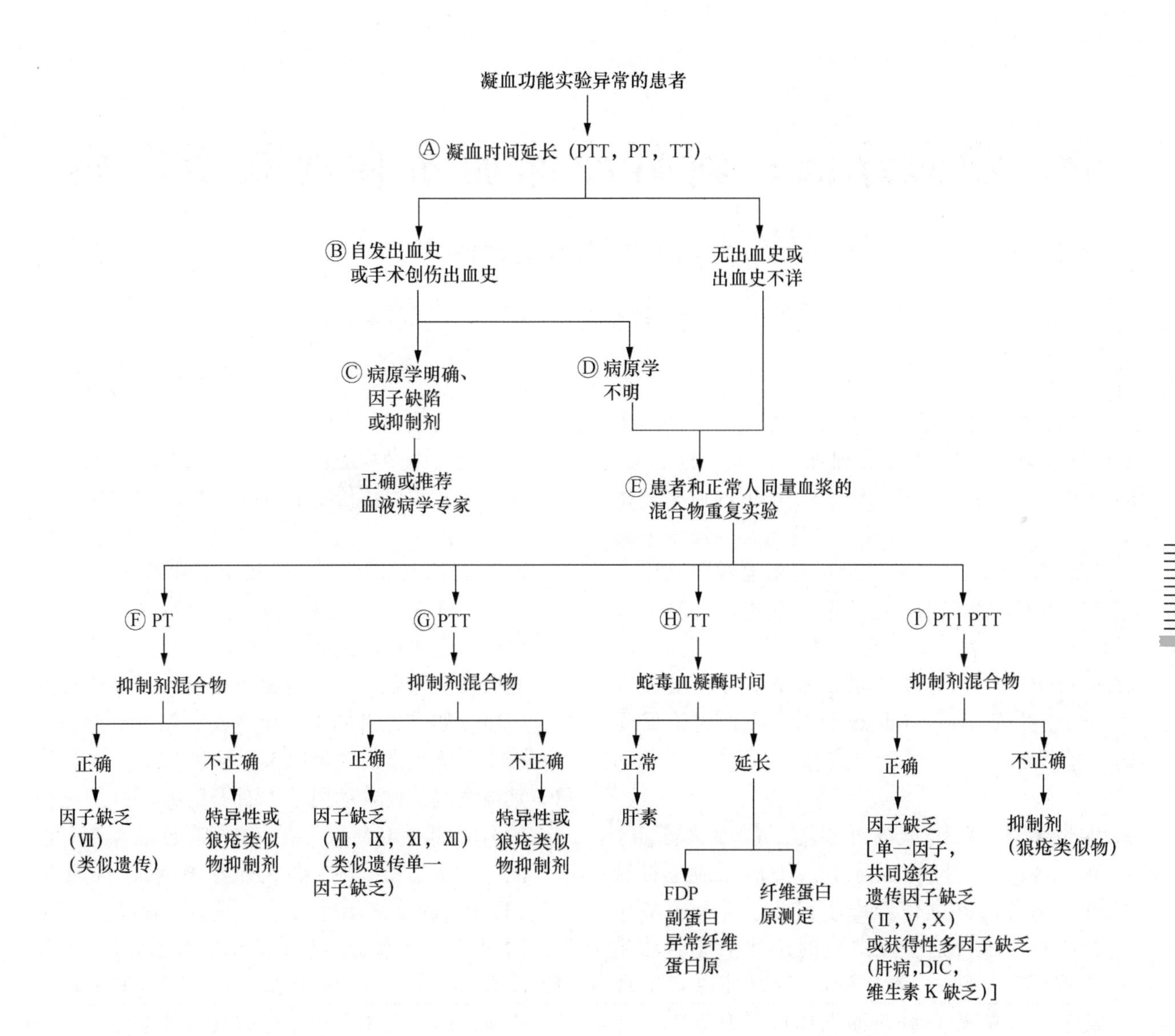

肝素应用的原因。蛇毒凝血酶来源于一种特殊的蛇毒液的凝血酶样酶，不被肝素抑制。如果 TT 和 PT 均延长，其异常原因可能是存在纤维蛋白原减低，或纤维蛋白原降解产物（FDP）、副蛋白、或异常纤维蛋白原分子的存在，所有这些都可以直接测量。

I. 当 PT 和 PTT 均延长，首先应对每个实验应用同样的推理除外多途径多因子缺乏（抑制物混合正确）或抑制（抑制剂混合不正确）。其次，可以对特殊因子直接检测，发现潜在的原因，并通过决策树标记出来。

参考文献

Ey FS, Goodnight SH. Bleeding disorders in cancer. Semin Oncol 1990;17:187.
Jandl JH. Disorders of coagulation. In Blood: Textbook of Hematology, 2nd ed. Philadelphia: Lippincott-Raven, 1996.
Levine M, Hirsh J. The diagnosis and treatment of thrombosis in the cancer patient. Semin Oncol 1990;17:160.
Patterson WP. Coagulation and cancer: an overview. Semin Oncol 1990;17:137.
Patterson WP, Caldwell CW, Doll DC. Hyperviscosity syndromes and coagulopathies. Semin Oncol 1990;17:210.
Patterson WP, Ringenberg QS. The pathophysiology of thrombosis in cancer. Semin Oncol 1990;17:140.
Rapaport S. Preoperative hemostatic evaluation: which tests, if any? Blood 1983;61:229.
Rodgers RP. Bleeding time tables. A tabular summary of pertinent literature. Semin Thromb Hemost 1990;16:21–138.
Schaffer AI. The hypercoagulable states. Ann Intern Med 1985;102:814.

88. 输血疗法：新鲜冷冻血浆和冷凝蛋白质

Richard M. Kaufman

郄春花 译

通过单采血液成分术，将献血者的全血经离心可获得血浆。新鲜冷冻血浆（FFP）的定义，即采集后 6～8h 内贮存于－18℃以下的血浆。每单位 FFP 约含 250ml。FFP 含有正常生理水平的全部凝血因子。FFP 常用于具有出血倾向（出血或意外伤害）或有创过程中凝血病患者［凝血酶原时间（PT）和（或）活化部分促凝血酶原激酶时间（APTT）大于 1.5 倍正常值］补充凝血因子，输注量按 10～20ml/kg 计算。下面讨论 FFP 输注适应证。

A. 维生素 K 缺乏/华法林过量：凝血因子Ⅱ、Ⅶ、Ⅸ、Ⅹ及抗凝血蛋白 C、S 的 γ-羧基谷氨酸残基合成必须依赖维生素 K。这个羧基化过程对于维持这些蛋白质的正常生理活动非常重要。华法林（香豆素）通过使患者出现功能性维生素 K 缺乏而发挥抗凝血效应。有几种方法可以逆转华法林的效应：①停止服用华法林并等待——48h 内凝血机制完全复原；②服用维生素 K——约 12h 内复原；③输注 FFP——一般情况下按 10～20ml/kg 输注一次即可迅速止血。

B. 肝疾病：肝可以合成除因子Ⅷ以外的所有凝血因子。所以除外病因学，肝疾病常常伴有多种凝血因子的缺乏。肝疾病导致出血倾向增加的其他特征包括门静脉高压，活性凝血复合物清除减慢，异常纤维蛋白原血症，以及脾大导致的血小板减少。因子Ⅶ的半衰期较短（4～6h），所以 PT 延长的程度比 APTT 延长更明显，因而输注足量 FFP 不可能使患者的 PT 完全恢复正常。然而，这里需要强调的是，止血本身无需使 PT 完全恢复正常。

C. 单纯凝血因子缺乏：FFP 输注与其他血制品一样，具有病原体传播的危险，所以 FFP 很少用于单一因子缺乏的疾病（如因子Ⅷ用于血友病 A）。目前 FFP 是遗传性和获得性因子Ⅱ、Ⅴ、Ⅹ及Ⅺ缺乏治疗的唯一可用血制品。

D. 稀释性凝血病：出血患者输注大量红细胞和补充大量液体后，造成内源性凝血因子稀释导致出血。如果患者的 PT 和（或）APTT 延长大于 1.5 倍正常值时可以考虑输注 FFP。

E. 其他情况：血浆适用于伴有 PT 和 APTT 延长的 DIC 患者出血和（或）进行有创性操作时输注。血浆置换是血栓性血小板减少性紫癜（TTP）的终末治疗方法。最后，血浆还用于治疗 C1 酯酶缺乏（遗传性血管性水肿）。

F. 冷凝蛋白质（CRYO）通过 FFP 于 4℃融化后收集固体沉淀物重新冻存制备。每单位 CRYO 在 10～15ml，平均含 250mg 纤维蛋白原。出血患者纤维蛋白原＜100mg/dl（如 DIC）时常用剂量为 10U。CRYO 曾用于治疗血管性血友病，现在已不用是因为在获得因子Ⅷ的同时也获得了高水平的 von Willebrand 因子。

参考文献

Brecher, ME, ed. Technical Manual. Bethesda, MD: AABB, 2005.

Fresh-Frozen Plasma, Cryoprecipitate, and Platelets Administration Practice Guidelines Development Task Force of the College of American Pathologists. Practice parameter for the use of fresh-frozen plasma, cryoprecipitate, and platelets. JAMA 1994;271(10):777–781.

McVay PA, Toy PT. Lack of increased bleeding after liver biopsy in patients with mild hemostatic abnormalities. Am J Clin Pathol 1990;94(6):747–753.

Segal JB, Dzik WH. Paucity of studies to support that abnormal coagulation test results predict bleeding in the setting of invasive procedures: an evidence-based review. Transfusion 2005;45(9):1413–1425.

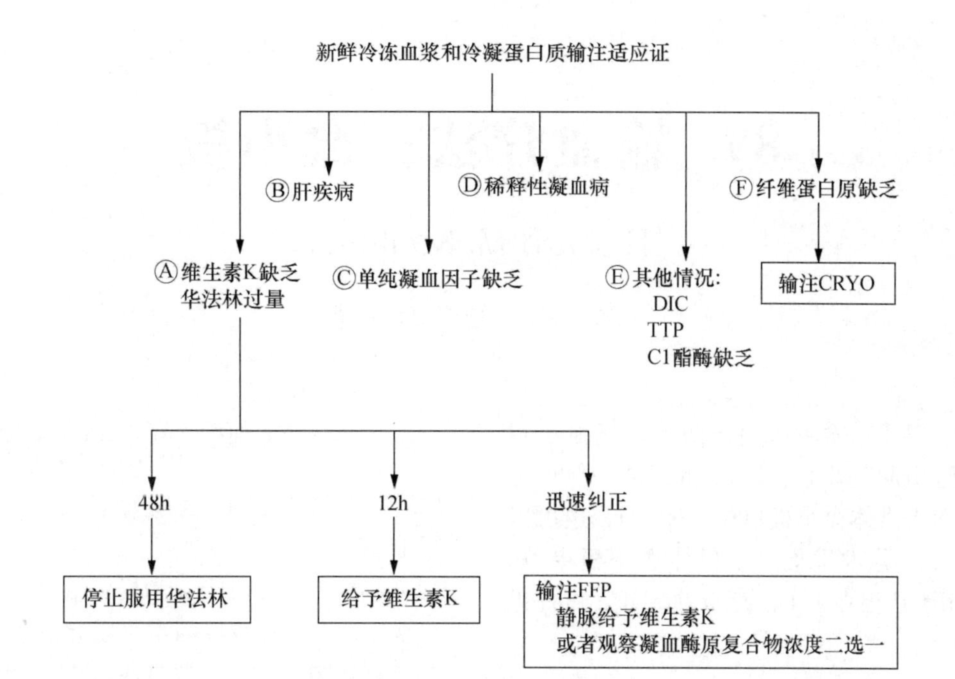
新鲜冷冻血浆和冷凝蛋白质输注适应证
Ⓑ肝疾病
Ⓓ稀释性凝血病
Ⓕ纤维蛋白原缺乏
Ⓐ维生素K缺乏
华法林过量
Ⓒ单纯凝血因子缺乏
Ⓔ其他情况:
DIC
TTP
C1酯酶缺乏
输注CRYO
48h
12h
迅速纠正
停止服用华法林
给予维生素K
输注FFP
静脉给予维生素K
或者观察凝血酶原复合物浓度二选一

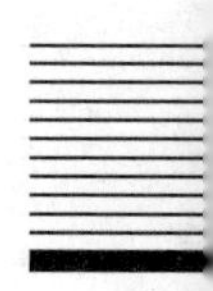

89. 输血疗法：血小板

Richard M. Kaufman

郄春花　杨秋辉　译

血小板（PLT）输注适用于防治由于血小板质或量的缺陷引起的出血。PLT可以从一单位全血中分离（随机供体血小板单位，RDP），也可以通过单采血液成分术采集（单供体血小板单位，SDP）。4～6RDP相当于1治疗量的SDP，可提供$\geqslant 3\times 10^{11}$PLT。

A. PLT输注大多用于预防还未出血的患者出血和治疗血小板减少。多年来，20 000/μl的PLT作为1个标准的治疗量。后来，多项质控试验表明，预防性PLT输注以10 000/μl更为安全、经济、有效。高于10 000/μl的PLT输注常用于有合并症（发热、凝血缺陷、颅内损伤、白细胞计数偏高、快速PLT消耗性疾病）的患者。

B. 已出版的PLT使用指南建议大多数外科患者输注50 000/μl，神经外科和眼科患者输注100 000/μl。一般情况下，25 000/μl左右足够用于小手术，如中央静脉置管。

C. PLT输注用于治疗血小板减少或血小板数量异常的出血，目的是保持血小板数量>50 000/μl。

D. 血小板功能的药理学抑制剂存在导致的出血（阿司匹林、氯吡格雷、阿昔单抗等）常常需要输注PLT。相反，因为快速输注PLT可能会影响自身PLT功能，所以尿毒症出血患者输注PLT后效果不好。

E. PLT输注效果评价通过止血效果和输注后PLT数量检测。一般情况下，成人输注1治疗量SDP或4～6RDP后，理想的PLT增量为30 000～60 000/μl。虽然输注后增量是常用的衡量血小板输注效果的指标，但是更精确的指标是校正增值计数（CCI）：

$$\text{CCI}=\frac{\text{体表面积（m}^2\text{）}\times\text{PLT增量}/\mu\text{l}\times 10^{11}}{\text{PLT输注数量}}$$

CCI≥7500表明输注足量PLT，反应良好。

F. 血小板不应性可定义为反复输注后PLT增量很少。一些非免疫性因素可以导致血小板不应性，包括药物、发热、败血症、DIC、出血、脾大以及移植物抗宿主病。不常见的情况是免疫因素介导的。多次血小板输注后10min～1h PLT计数未达到足够的CCI一般提示PLT的破坏是由抗体介导的（同种异体免疫反应）。受体的群体反应性抗体（PRA）≥20%说明人淋巴细胞抗原（HLA）抗体在其中扮演重要角色。

G. PLT本身是一种弱的免疫原。对于发生同种异体免疫反应的患者来说，首要的抗原刺激来源于白细胞上表达的HLA Ⅰ类分子。输注少白细胞的血制品有助于防止PLT引起的同种异体免疫反应。一旦患者出现针对PLT的同种异体免疫反应，可以运用多种策略包括输注经HLA配型或交叉配血的PLT。如果能够确定这种受体抗体的种类，输注此抗原阴性的PLT也很有效。

参考文献

Fresh-Frozen Plasma, Cryoprecipitate, and Platelets Administration Practice Guidelines Development Task Force of the College of American Pathologists. Practice parameter for the use of fresh-frozen plasma, cryoprecipitate, and platelets. JAMA 1994;271(10):777–781.

Heckman KD, Weiner GJ, Davis CS, et al. Randomized study of prophylactic platelet transfusion threshold during induction therapy for adult acute leukemia 10,000/microL versus 20,000/microL. J Clin Oncol 1997;15(3):1143–1149.

Leukocyte reduction and ultraviolet B irradiation of platelets to prevent alloimmunization and refractoriness to platelet transfusions. The Trial to Reduce Alloimmunization to Platelets Study Group. N Engl J Med 1997;337(26):1861–1869.

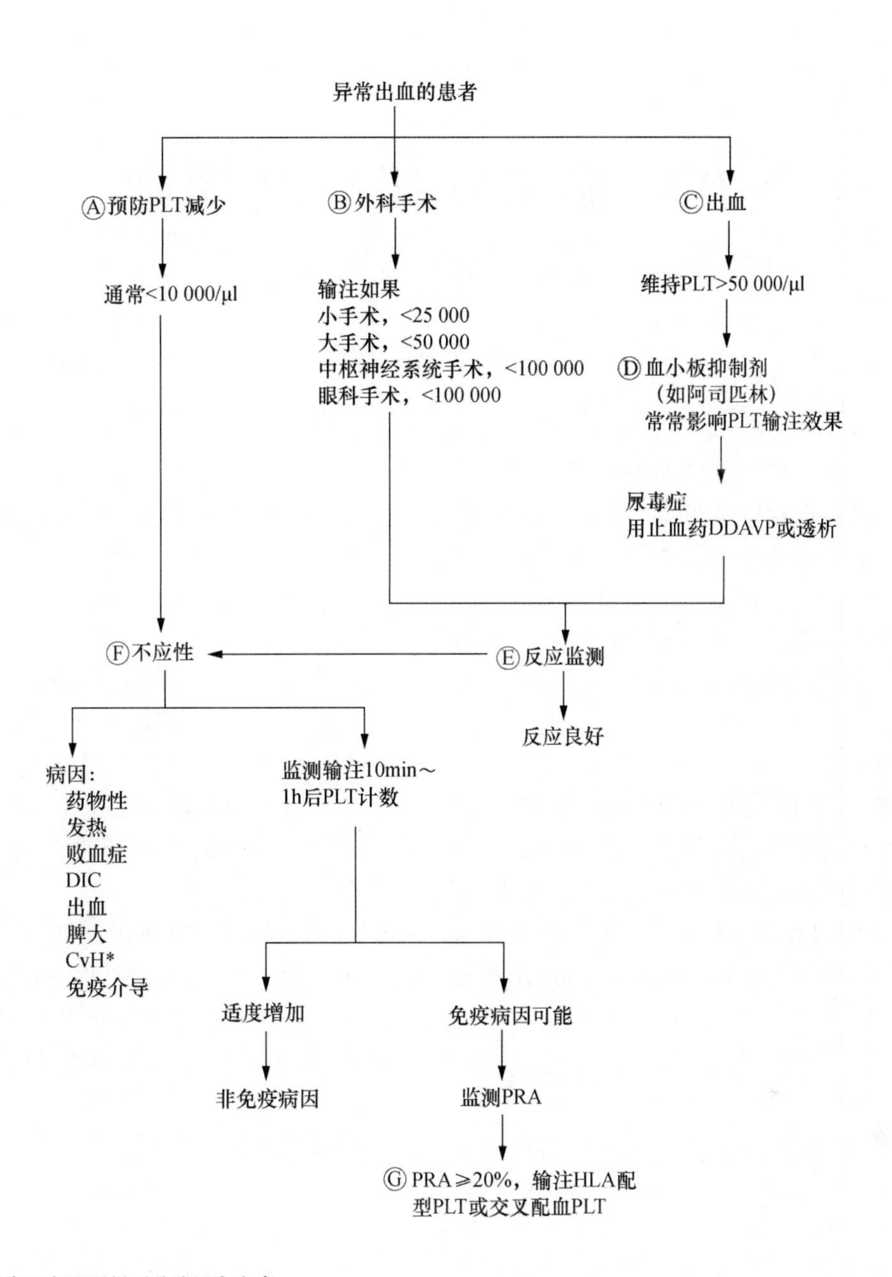

*常见变异型低丙种球蛋白血症

Petz LD, Garratty G, Calhoun L, et al. Selecting donors of platelets for refractory patients on the basis of HLA antibody specificity. Transfusion 2000;40(12):1446–1456.

Rebulla P, Finazzi G, Marangoni F, et al. The threshold for prophylactic platelet transfusions in adults with acute myeloid leukemia. Gruppo Italiano Malattie Ematologiche Maligne dell'Adulto. N Engl J Med 1997;337(26):1870–1875.

Wandt H, Frank M, Ehninger G, et al. Safety and cost effectiveness of a 10 × 10(9)/L trigger for prophylactic platelet transfusions compared with the traditional 20 × 10(9)/L trigger: a prospective comparative trial in 105 patients with acute myeloid leukemia. Blood 1998;91(10):3601–3606.

90. 输血疗法：红细胞

Richard M. Kaufman

郗春花　译

红细胞输注用于增加携氧能力以满足组织需要。依病因、时间进程以及患者的体液状态和临床条件不同，贫血的临床意义不同。所以确定是否进行红细胞输注是一件复杂的事情，单纯靠血红蛋白这一指标是不恰当的。况且，输血的利弊应充分权衡。患者的临床状态也需要仔细评价。应该寻找贫血的症状和体征（如乏力、头晕、面色苍白、心动过速、劳力性呼吸困难）。

捐献的全血去除大部分用于制备 FFP 和（或）浓缩 PLT 的血浆后即得 1 单位红细胞。红细胞也可通过单采血液成分术采集。红细胞贮存于 1～6℃，最多可保存 42 天。1 单位红细胞为 250～300ml，可以使受体 Hb 升高 1g/dl 或血细胞比容提高 3％。

A. 因为机体存在生理性的代偿机制（如提高心排血量、提高氧摄取），尤其是在发作前，贫血可以处于高度耐受状态。反复输注红细胞可以消除由于营养缺乏引起的血量正常的贫血，同时应该给予适当的药物治疗（即铁、叶酸或维生素 B_{12}）。

B. 对于严重急性出血的患者，首要的是防止发生血量减少性休克。输注含有晶体和胶体的溶液进行血容量恢复比恢复氧容量更重要。

C. 已出版了大量的红细胞输注指南。一般情况下，血红蛋白＞10g/dl 不建议输注红细胞而血红蛋白＜6～7g/dl 建议输注红细胞。患者的血红蛋白水平处于 6～7g/dl 至 10g/dl 之间需要临床判断。

D. 一次非常有价值的关于红细胞输注的研究是发表于 1999 年的特级护理的输血需求（TRICC）研究。这是一次精心设计的关于重症监护病房红细胞输注的随机对照研究。将重症监护病房约 850 名贫血患者随机分组，分别进行自由和限制性红细胞输注。自由红细胞输注组患者当血红蛋白＜10g/dl 时输注红细胞，血红蛋白保持在 10～12g/dl。限制性红细胞输注组患者当血红蛋白＜7g/dl 时输注红细胞，血红蛋白保持在 7～9g/dl。基础终点，两个组 30 天死亡率基本相同。限制性红细胞输注组患者住院期间死亡率显著降低。重新分析实验数据发现，限制性红细胞输注组合并急性心肌梗死和不稳定型心绞痛的患者死亡率偏高（无统计学差异）。

E. 红细胞制品传统的改良方法包括粒细胞去除、射线照射和洗涤。粒细胞去除可以去除＞99％的白细胞，有助于防止发生发热性非溶血性输血反应、HLA 同种异体免疫和巨细胞病毒（CMV）感染。粒细胞去除又可以防止发生输血相关的免疫抑制，但是尚无相关数据。射线照射是现今认可的防止发生输血相关的移植物抗宿主病（TA-GVHD）的唯一方式。红细胞洗涤主要是去除血浆蛋白，当受血者有严重超敏反应史而抗组胺药难以控制时需要输注洗涤红细胞。

参考文献

Consensus Conference. Perioperative red blood cell transfusion. JAMA 1988;260(18):2700–2703.

Hébert PC, Wells G, Blajchman MA, et al. A multicenter, randomized, controlled clinical trial of transfusion requirements in critical care. Transfusion Requirements in Critical Care Investigators, Canadian Critical Care Trials Group. N Engl J Med 1999;340(6):409–417.

Hébert PC, Yetisir E, Martin C, et al. Is a low transfusion threshold safe in critically ill patients with cardiovascular diseases? Crit Care Med 2001;29(2):227–234.

Simon TL, Alverson DC, AuBouchon J, et al. Practice parameter for the use of red blood cell transfusions: developed by the Red Blood Cell Administration Practice Guideline Development Task Force of the College of American Pathologists. Arch Pathol Lab Med 1998;122(2):130–138.

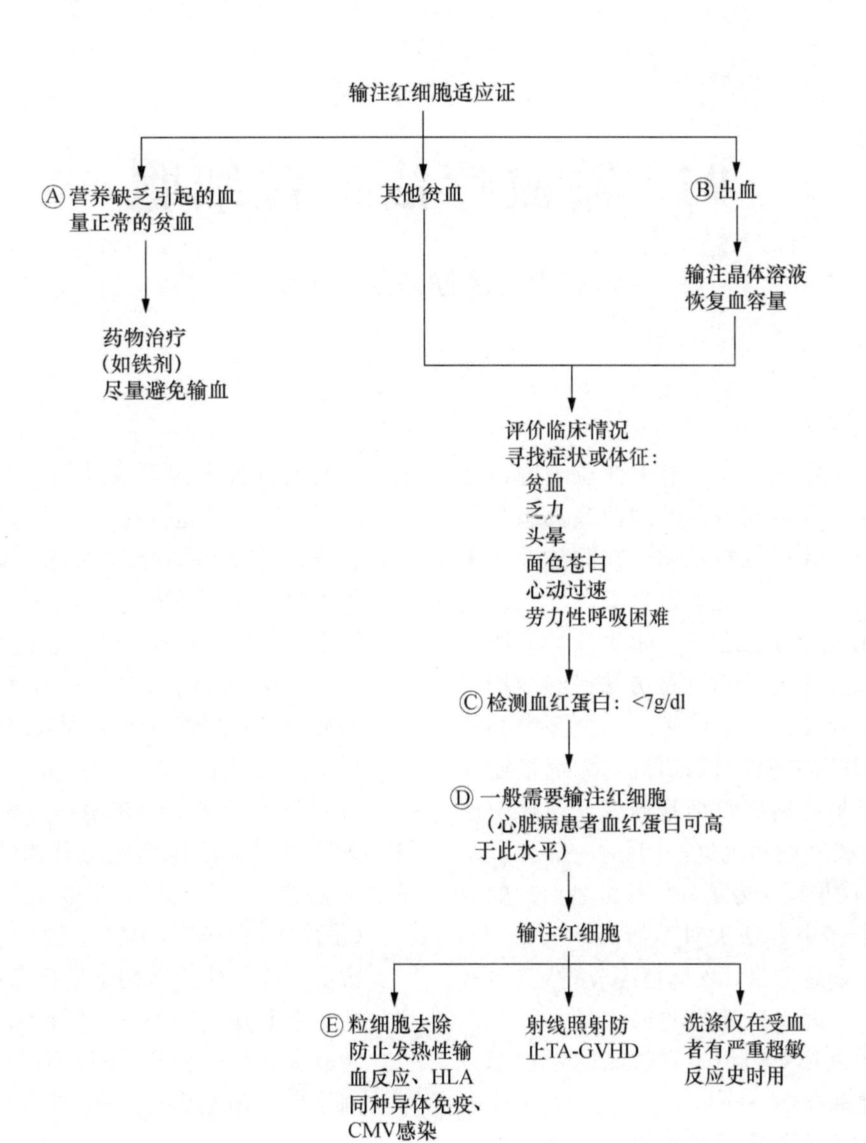
输注红细胞适应证
Ⓐ营养缺乏引起的血量正常的贫血
其他贫血
Ⓑ出血
药物治疗
（如铁剂）
尽量避免输血
输注晶体溶液
恢复血容量
评价临床情况
寻找症状或体征：
贫血
乏力
头晕
面色苍白
心动过速
劳力性呼吸困难
Ⓒ检测血红蛋白：<7g/dl
Ⓓ 一般需要输注红细胞
（心脏病患者血红蛋白可高于此水平）
输注红细胞
Ⓔ粒细胞去除
防止发热性输血反应、HLA同种异体免疫、CMV感染
射线照射防止TA-GVHD
洗涤仅在受血者有严重超敏反应史时用

91. 输血疗法：粒细胞

Richard M. Kaufman

郄春花　译

严重中性粒细胞减少［绝对中性粒细胞计数（ANC）＜500/μl］和危及生命的细菌或真菌感染的患者有时可以考虑输注粒细胞。在此情况下考虑输注粒细胞是一种可以使患者自身中性粒细胞计数在几周内恢复的方法之一（如化学治疗所致最低值）。虽然这种粒细胞输注的方法已经应用了四十多年，但治疗效果仍不清楚。一个多中心的标准化抗生素治疗的随机对照研究，大剂量输注粒细胞的目的是最终解决粒细胞输注在治疗中性粒细胞脓血症中扮演的角色这一问题。在20世纪70年代和80年代早期，为了评价粒细胞治疗的效果，进行了7个多中心随机对照研究。其中有3个研究报道的是肯定结果，2个是部分肯定结果，2个是否定结果。因为粒细胞的输注量不足、入选患者数量较少以及对照组患者过高的死亡率等原因，这些研究都存在一些不足。到了80年代中期，因为粒细胞输注临床观察结果的两极性，有的是出现不良反应，而有的抗感染效果明显，所以临床应用锐减。直到20世纪90年代，一种可以动员大量粒细胞的重组粒细胞集落刺激因子（G-CSF）的问世，使粒细胞输注的临床应用兴趣重新开始。

A. 粒细胞可从健康献血者体内通过单采血液成分术采集，或从单采血小板的志愿者或者患者的家属和朋友体内通过单采血液成分术采集。为了提高粒细胞产量，采集前12h可以给献血者注射一支G-CSF提前动员粒细胞。G-CSF动员后可收获（4～8）×10^{10}个粒细胞。皮质类固醇（如口服地塞米松）在提高粒细胞产量方面的功能更强大。据报道，一般情况下粒细胞动员对献血者来说是安全的，但是用G-CSF或皮质类固醇还是存在一定的风险。

B. 粒细胞制品室温存放，要求采集后24h内输注。因为粒细胞制品中可能含有40～50ml红细胞，所以必须与受血者ABO血型相符才能输注。为了防止发生输血相关的移植物抗宿主病，所有的粒细胞制品输注前必须经射线照射。一般情况下，巨细胞病毒（CMV）阴性的患者只允许输注来自CMV阴性的献血者的粒细胞。

C. 大约10％输注粒细胞的患者可发生不良反应。常见的反应有发热/寒战或轻度的超敏反应（瘙痒/荨麻疹）。不常见的严重反应，例如过敏反应或急性肺损伤。据报道细胞低氧症与两性霉素B用药有关，所以粒细胞输注一般与两性霉素B给药分开，间隔数小时。最后粒细胞制品与其他血制品一样具有传播病原体的危险。因为粒细胞常在采集后24h内输注，在输注前无需进行感染性疾病标志物检测。通常粒细胞献血者在献血前30天已检测过感染性疾病标志物，并且证明全是阴性的。

参考文献

Hübel K, Carter RA, Liles WC, et al. Granulocyte transfusion therapy for infections in candidates and recipients of HPC transplantation: a comparative analysis of feasibility and outcome for community donors versus related donors. Transfusion 2002;42(11):1414–1421.

Price TH. Granulocyte transfusion therapy: it's time for an answer. Transfusion 2006;46(1):1–5.

Price TH, Bowden RA, Boeckh M, et al. Phase I/II trial of neutrophil transfusions from donors stimulated with G-CSF and dexamethasone for treatment of patients with infections in hematopoietic stem cell transplantation. Blood 2000;95(11):3302–3309.

Strauss RG. Therapeutic granulocyte transfusions in 1993. Blood 1993;81(7):1675–1678.

Vamvakas EC, Pineda AA. Meta-analysis of clinical studies of the efficacy of granulocyte transfusions in the treatment of bacterial sepsis. J Clin Apher 1996;11(1):1–9.

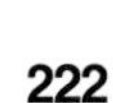

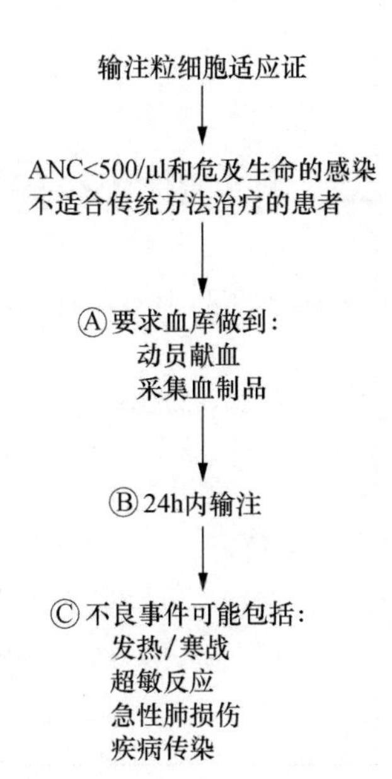
输注粒细胞适应证
ANC<500/μl和危及生命的感染
不适合传统方法治疗的患者
Ⓐ要求血库做到:
动员献血
采集血制品
Ⓑ24h内输注
Ⓒ不良事件可能包括:
发热/寒战
超敏反应
急性肺损伤
疾病传染

92. 输血反应

Richard M. Kaufman

郄春花 译

在过去的数十年中，有3种含严重输血传染危险的病毒：乙型肝炎病毒（HBV）、丙型肝炎病毒（HCV）和HIV。在美国，献血者筛选试验（如核酸检测）的进步已几乎能够消除HIV和HCV以外的其他传染性疾病的传播。现在HIV和HCV每单位的风险为1/1 000 000～2/1 000 000，HBV为1/200 000。随着HIV、HCV及HBV传播概率的显著降低，其他传染性疾病的传播风险显得更加突出。现在最为严重的输血风险是输注了细菌感染的血小板制品引起的脓血症。血小板制品必须室温存放。细菌可以从1/3000的血小板制品中培养出来，血小板输注中脓血症临床发生概率是1/20 000。其他非常严重的输血反应如下：①输血相关的急性肺损伤（每单位风险为1/5000）；②红细胞制品输注时血型错误，常常是由于患者身份识别错误引起的（每单位风险是1/12 000～1/19 000）。

A. 一般情况下，在输血过程中发生任何临床不良事件在未证明是其他原因前，均应视为输血反应。当怀疑输血反应发生时，应采取如下步骤：①停止输血并通知血库；②立即重新核对患者的身份和所输注的血制品的信息；③抽取一份新血标本，连同未输完的血制品一起送回血库。血库工作人员将检测受血者血浆中是否存在肉眼不可见的溶血，通过直接抗球蛋白试验（DAT）检测受血者红细胞是否已被抗体包被。

B. 急性溶血性输血反应发生在受血者体内预先存在针对红细胞的抗体时。常见的例子是ABO血型不符的输血（如供血者为A型/受血者为O型）。抗原抗体反应可导致补体结合、细胞因子效应、肾衰竭和DIC。发热是常见的症状，其他症状和体征可能包括：寒战，输血部位、胸部、腹部或胁部疼痛，恶心/呕吐，休克。麻醉患者可能只表现为血尿这一种症状。输血应立即停止。最基本的措施是保持血压稳定和保持足够的肾血流量。患者应输注生理盐水和（或）应用利尿药。

C. 迟发型溶血性输血反应是抗红细胞抗体引起的，发生于输血后1～2周。患者常常无症状。怀疑输注的红细胞寿命缩短常常可见血红蛋白或血细胞比容的下降和血清胆红素的升高。DAT一般阳性。采取支持治疗措施，检测患者的血细胞计数（CBC）和肾功能。

D. 发热性非溶血性输血反应（FNHTR）常常定义为输血后体温升高超过1℃而找不出其他原因。这些反应常常无症状，但是必须排除其他引起发热的原因（即溶血性和脓血症引起的发热）。FNHTR的可能机制包括：①受血者体内的抗体与输入的白细胞作用；②输入了存放过程中细胞因子已激活的血制品。少白细胞血制品的应用可以减少FNHTR的发生。这种发热一般对对乙酰氨基酚的反应良好。

E. 变应性输血反应是由供血者的血浆蛋白引起的，血制品引起的输血反应包括从轻微荨麻疹到全身性过敏反应在内的所有超敏反应。对于只出现荨麻疹的患者（即无支气管痉挛和低血压），处理方法是停止输血，使用抗组胺药治疗，如果症状消失，可以继续输血。肾上腺素是常用的治疗过敏性输血反应的药物。

F. 输血相关急性肺损伤（TRALI）以输注含血浆血制品6h后出现急性低氧血症和胸部X线检查发现肺部对称性的液体浸润为特征。出现的急性呼吸窘迫综合征本质上是非心源性的，但是可能与循环血量超负荷引起的急性呼吸窘迫综合征难以区分。关于TRALI的机制，存在多种假说。大多数情况下，TRALI是由供血者抗体（一般是抗人类白细胞抗原的抗体）被动输入与受血者的细胞发生反应引起的。采取支持治疗措施，所有的TRALI患者需要吸氧，大约75%需要机械通气支持。虽然大多数TRALI

发生输血反应的患者

- Ⓐ 停止输血，通知血库重新核对患者身份，核对血制品ID，抽取新鲜血标本连同未输完的血制品一起送回血库
- DAT阳性 肉眼可见溶血
  - Ⓑ急性溶血性输血反应
    - Ⓒ如果发生于输血24h之后，迟发性溶血性输血反应
    - 保持血压和肾功能稳定 IVF±利尿药
- DAT阴性 肉眼未见溶血
  - 排除溶血反应
    - 出现发热
      - 脓毒症（通常来自血小板制品）
        - 血培养 经验性应用抗生素
      - 无脓毒症
        - Ⓓ非溶血性发热反应
          - 对乙酰氨基酚 如果重新出现反应，输入少白细胞血制品
    - Ⓔ超敏反应
      - 轻微荨麻疹
        - 抗组胺药
      - 过敏反应
        - 肾上腺素 类固醇 抗组胺药
    - Ⓕ TRALI 急性低氧血症，对称性肺浸润，非充血性心力衰竭
      - 支持治疗
        - 要求血库检查
    - Ⓖ TA-GVHD
      - 输注射线照射后血制品预防

患者在输血2～4天后迅速恢复，但仍有5%～10%的死亡率。

G. 输血相关移植物抗宿主病（TA-GVHD）很少见，但这种致命的输血并发症最主要对免疫力低下的受血者有影响。输注血制品7～10天后，其中的淋巴细胞攻击宿主的组织会导致严重的皮疹、腹泻和全血细胞减少症。TA-GVHD几乎是致命的。TA-GVHD没有治疗方法，但是输入经射线照射过的血制品可有效预防其发生。

参考文献

Brecher ME, ed. Technical Manual. Bethesda, MD: AABB, 2005.

Dodd RY, Notari EP 4th, Stramer SL. Current prevalence and incidence of infectious disease markers and estimated window-period risk in the American Red Cross blood donor population. Transfusion 2002; 42(8):975–979.

Hillyer CD, Josephson CD, Blajchman MA, et al. Bacterial contamination of blood components: risks, strategies, and regulation: Joint ASH and AABB educational session in transfusion medicine. Hematology Am Soc Hematol Educ Program 2003:575–580.

Linden JV, Wagner K, Voytovich AE, et al. Transfusion errors in New York State: an analysis of 10 years' experience. Transfusion 2000; 40(10):1207–1213.

Toy P, Popovsky MA, Abraham E, et al. Transfusion-related acute lung injury: definition and review. Crit Care Med 2005;33(4):721–726.

93. 经典霍奇金淋巴瘤

Daniel O. Persky，Carol S. Portlock

郭丽颖　杨秋辉　译

霍奇金淋巴瘤（HL）以进展性、无痛性、有韧性的锁骨上、颈、腋窝或腹股沟（少见）区域的淋巴结病为典型表现。好发于15～35岁。纵隔淋巴结肿可能通过干咳和（或）呼吸急促前驱症状被偶然发现。

A. 常通过淋巴结切片活检来检查。周围淋巴结肿也能通过其被确诊。病理应该被经验丰富的血液病理学专家复查，以排除良性因素或非霍奇金淋巴瘤。

B. 评价临床分期的指标如下：①全血细胞计数（CBC），含淋巴细胞计数；②红细胞沉降率（ESR）和乳酸脱氢酶（LDH）；③肝酶，含白蛋白；④血清碱性磷酸酶；⑤肾功能；⑥胸片（见图1）；⑦胸部、腹部、盆腔CT；⑧骨髓活检。骨髓活检常在临床分期ⅠA/ⅡA没有血细胞减少的患者中被忽略。正电子发射断层显像（PET）在HL中为例行检查，是治疗评价的重要组成部分。用含有蒽环霉素药物治疗时，要评价心功能，用博来霉素治疗时，要评价肺功能。

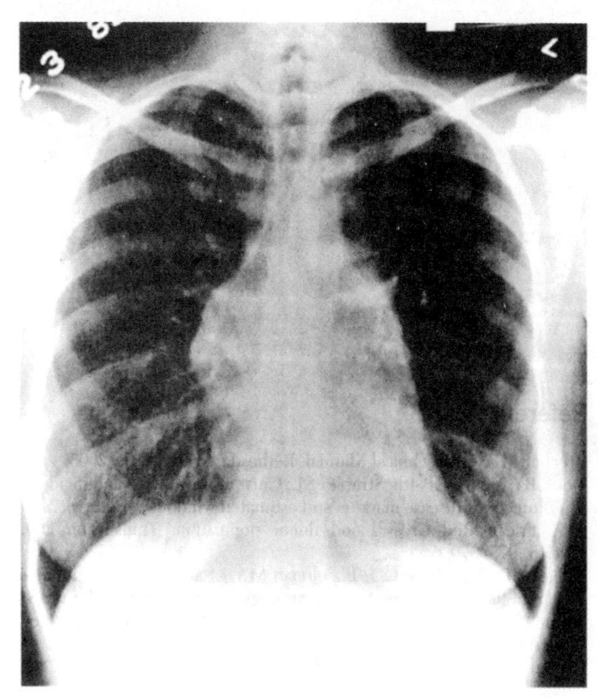

图1　纵隔肿瘤＞0.3×胸廓直径

C. 安阿伯（Ann Arbor）分期系统的科茨沃尔德（Cotswolds）修订案常被采用。

D. 限定分期（Ⅰ和Ⅱ期）的HL的风险因素：①巨块样（用“X”标记）：直径＞10cm，或者纵隔团块超过胸廓内直径的1/3，或者＞35%胸廓T5～T6直径；②B症状（体温高于38℃，盗汗，或不明原因体重丢失＞10%超过6个月）；③有B症状者ESR≥50，无B症状ESR≥30；④3处以上淋巴结肿。有人也把年龄≥50岁、淋巴结外侵犯作为风险因素。

E. 没有危险因素的患者能采用2～4个疗程ABVD（阿霉素、博来霉素、长春新碱及达卡巴嗪）治疗，接着行20～30Gy局部区域（受累野）放射治疗（IFRT）。有危险因素的患者应采用4个疗程ABVD治疗，再行30～36Gy的IFRT。限定分期的HL患者的另一选择只需要行ABVD方案4～6个疗程。

F. 在国际预后评分（IPS）中，晚期HL风险因素枚举包括：①白蛋白＜4g/dl；②血红蛋白＜10.5g/dl；③男性；④Ⅳ期；⑤≥45岁；⑥白细胞计数≥15 000/mm^3；⑦淋巴细胞直接计数＜600/mm^3，或少于8%的白细胞数。

G. 对于晚期HL，应行6个疗程的ABVD方案标准化化学治疗（化疗）。将不断地进行一些新方案，如Stanford V与BEACOPP（博来霉素、依托泊苷、多柔比星、环磷酰胺、长春新碱、泼尼松及丙卡巴肼），与ABVD化疗的比较。IPS 0～3的巨块样Ⅱ期的患者应在ABVD方案（30～36Gy）良好应答后行IFRT。IPS 0～3晚期患者的另一选择是给予12个疗程Stanford V方案（长春碱、多柔比星、长春新碱、博来霉素、氮芥、依托泊苷和泼尼松）后行范围＞5cm的IFRT。年龄≤60岁，IPS在4～7间应升级为BEACOPP方案后施行初始范围＞5cm的IFRT。

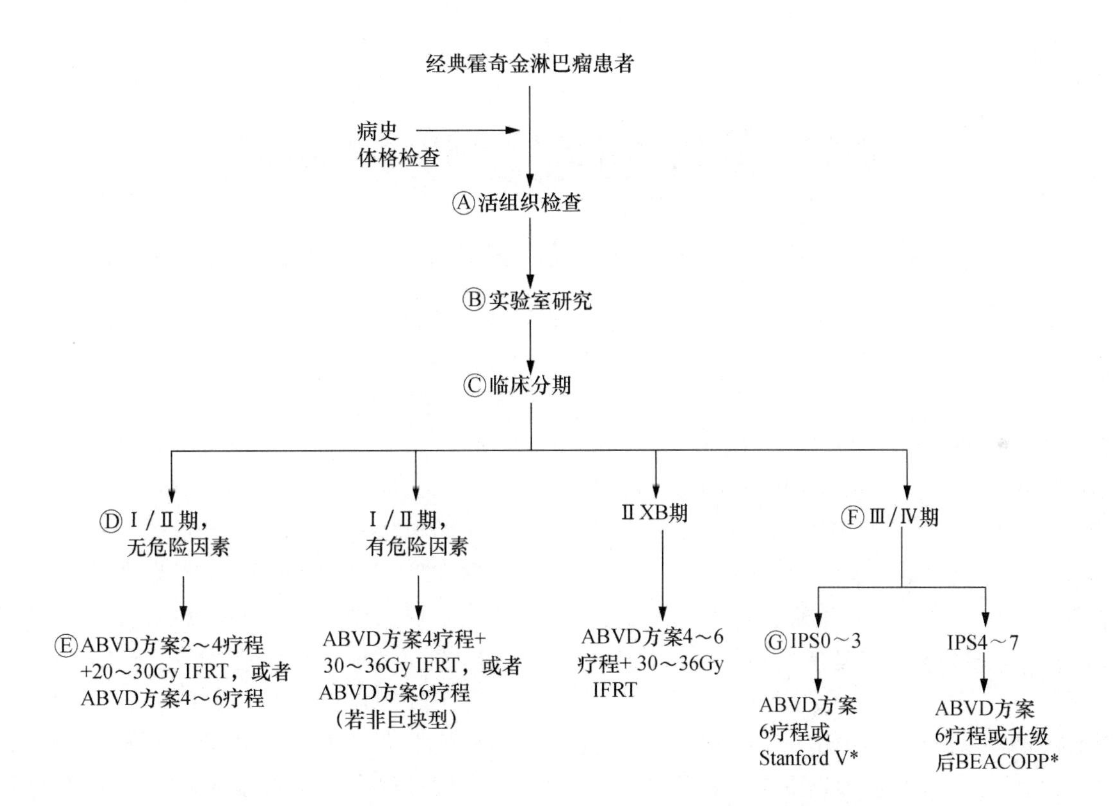

复发/难治性 HL 采用补救的放射治疗（放疗）方案后施行自身干细胞移植。

参考文献

Canellos GP, Anderson JR, Propert KJ, et al. Chemotherapy of advanced Hodgkin's disease with MOPP, ABVD, or MOPP alternating with ABVD. N Engl J Med 1992;327:1478.

Connors JM. State-of-the-art therapeutics: Hodgkin's lymphoma. J Clin Oncol 2005;23(26):6400–6408.

Diehl V, Franklin J, Pfreundschuh M, et al. Standard and increased-dose BEACOPP chemotherapy compared with COPP-ABVD for advanced Hodgkin's disease. N Engl J Med 2003;348(24):2386–2395.

Hasenclever D, Diehl V. A prognostic score for advanced Hodgkin's disease. International Prognostic Factors Project on Advanced Hodgkin's Disease. N Engl J Med 1998;339(21):1506–1514.

Horning SJ, Hoppe RT, Breslin S, et al. Stanford V and radiotherapy for locally extensive and advanced Hodgkin's disease: mature results of a prospective clinical trial. J Clin Oncol 2002;20(3):630–637.

Hutchings M, Loft A, Hansen M, et al. FDG-PET after two cycles of chemotherapy predicts treatment failure and progression-free survival in Hodgkin lymphoma. Blood 2006;107(1):52–59.

Lister TA, Crowther D, Sutcliffe SB, et al. Report of a committee convened to discuss the evaluation and staging of patients with Hodgkin's disease: Cotswolds meeting. J Clin Oncol 1989;7(11):1630–1636.

Meyer RM, Gospodarowicz MK, Connors JM, et al. Randomized comparison of ABVD chemotherapy with a strategy that includes radiation therapy in patients with limited-stage Hodgkin's lymphoma: National Cancer Institute of Canada Clinical Trials Group and the Eastern Cooperative Oncology Group. J Clin Oncol 2005;23(21):4634–4642.

94. 慢性髓细胞性白血病

Robert M. Rifkin

郭丽颖　译

在美国大约每年有 4300 人被诊断为慢性髓细胞性白血病（CML），在成年白血病中占 14%。CML 在人群中的发病率为 1/100 000～2/100 000，这个发病率在全世界是恒量。CML 平均年龄在 45～55 岁，男性比女性预后差。1/3 的患者年龄大于 60 岁。CML 在儿童和青春期是罕见的，占儿童白血病不足 5%。

虽然 CML 是由单一细胞恶变发展起来的，但是它的恶变因素尚不清楚。CML 的倾向因素仍在很大程度不明，除了其发病率明显高于核爆炸的幸存者。CML 细胞分子病理学被广泛描述。有关初始和恶变的 CML 分子学为改变疾病自然史提供了治疗依据。

CML 由费城易位、t（9；22）（q34；q11）产生的白蛋白恶变所致，分子细胞变化在克隆进化和疾病进程间获得。超过 95%的患者表达 9 和 22 号染色体长臂间相互易位而形成的费城染色体。这个过程包括染色体 9q34 上的 abl（abelson）基因和染色体 22q11 上的 bcr（断裂点聚焦区）片段的遗传物质交换，并生成了在 22q11 染色体上的 bcr-abl 融合基因。bcr-abl 蛋白质表达增加了酪氨酸激酶的活性导致了分子学转变。不可控的激酶活性创立了下游引物通道，导致上调基因复合物转录，中间产物递增、转变为 CML 原始细胞。CML 临床病变源于粒细胞无限制的增殖。

传统的 CML 分为三期。慢性期，通常持续 3～5 年，以轻微的症状为特点，经治疗症状可以消失。然后是加速期，开始有耐药的出现。最后一期是急变，生命在此终结。

A. CML 的特征是髓样祖细胞在成长的各期膨胀，提前释放入血，并在髓外蓄积。大多数患者处于 CML 的慢性期。症状常表现为细胞群、周转的增加，包含嗜睡、无力、盗汗及体重减轻。偶尔因为脾大会有腹部不适。超过 50%的患者没有临床症状而通过血常规诊断。处于加速期和急变期患者<10%。

B. 慢性期 CML 实验室表现为骨髓髓细胞样增生，以及外周血液血小板增多、中性粒细胞增多和嗜碱性粒细胞增多。70%～90%的患者中外周血白细胞>100 000/μl。在外周血液涂片上常能见到有核的红细胞，包含在诊断疾病过程中基本都能找到成白红细胞增多的血象。

C. 骨髓细胞过多，其中粒细胞与红细胞的比例在 9∶1～15∶1。髓系细胞在成长各阶段都有一个优势的未成熟的前体。骨髓纤维化可能被缝补，并随疾病的进展进行扩散模式。骨髓穿刺中分离的中期是对费城易位的决定性检验。另外，在疾病发展过程中可以观察到核型畸形。分子技术已经变成诊断的重要手段，并用于治疗的监控。治疗患者常用聚合酶链反应（PCR）和荧光原位杂交（FISH）。这两种检查比传统细胞遗传学敏感度更高。

D. 在过去的二十年里，CML 发生了翻天覆地的变化。目前，诊断为慢性期 CML 的患者，如果预后良好，存活时间从 5～7 年延长到 9 年。像异基因造血干细胞移植、伊马替尼以及干扰素 α 这样的治疗为利用合适的风险策略做出了贡献。

E. 诊断时，大多数 CML 患者处于慢性期。CML 的自然史必然会直接导致急变或者更经常是经过中间的加速期到急变期。从诊断到恶变平均时间是 36～40 个月。急变期至死亡为 3～6 个月。恶变意味着对最初的治疗失去了应答，以及临床症状如原因不明的淋巴结肿、发热、渐进的脾大、体重下降以及骨和关节疼痛。1/3 的患者有一个急性淋巴细胞白血病（ALL）的免疫表型转化，可能对治疗 ALL

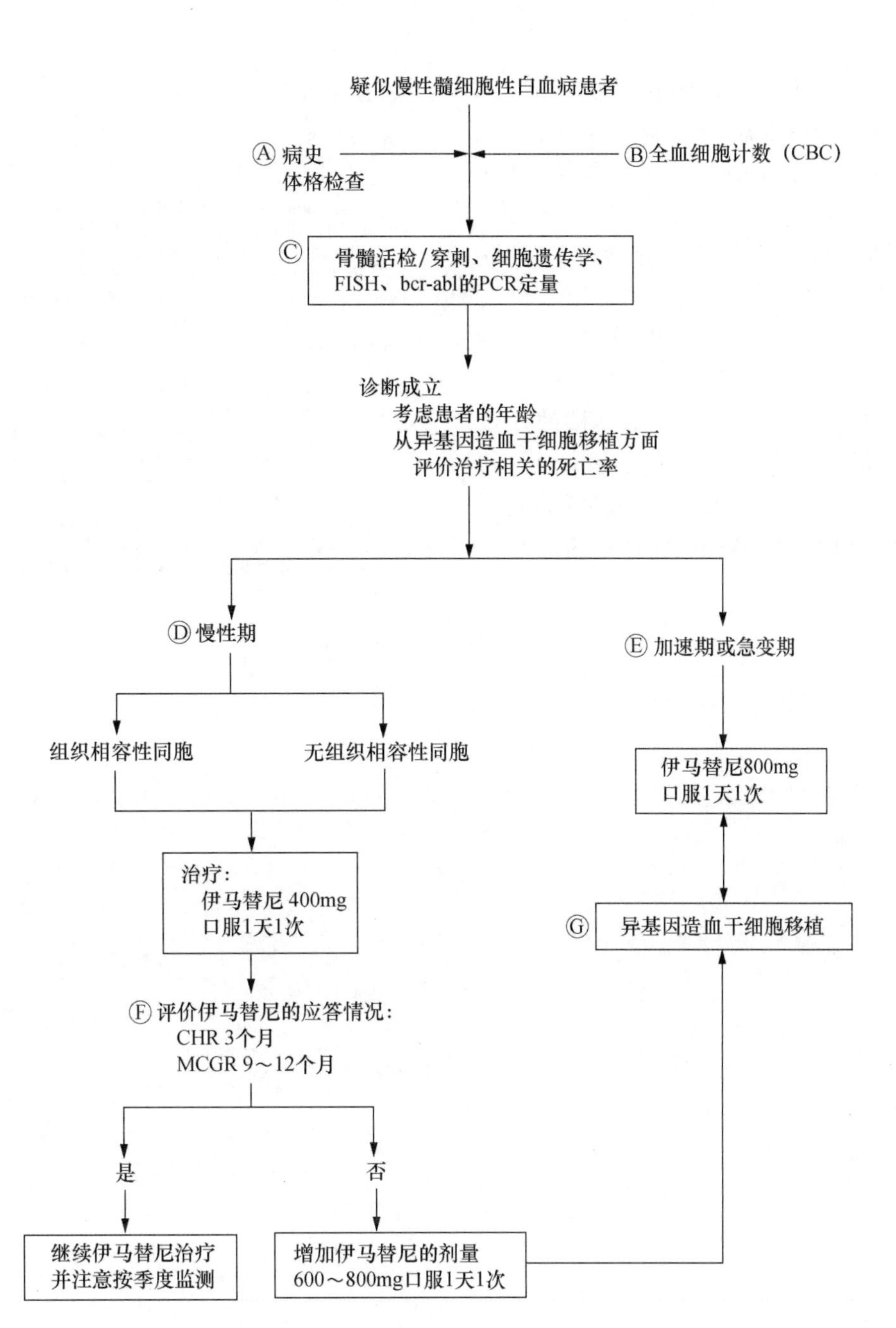

的药物有应答。余下 2/3 的患者转化为急性髓细胞性或急性未分化性白血病，可能对治疗急性髓性白血病（AML）的方案有应答。

F. 对 CML 的治疗伊马替尼具有革命性的意义。伊马替尼被确认为一种在 CML 的慢性期和转化期治疗的活性剂。它可以在规划性治疗 3 个月内迅速达到血液病完全缓解（CHR）的效果。随着持续应答，在 6～9 个月可以获得主要细胞遗传学缓解（MCGR）。伊马替尼是一个治疗 CML 的最具有活性的药物。一个 1106 名患者的多国研究显示伊马替尼在应答率、改善毒性、耐受性方面优于阿糖胞苷与干扰素的联合。虽然伊马替尼是最有效的治疗 CML 的方案，但是异基因造血干细胞移植确实是治疗 CML 的治愈性疗法。羟基脲和白消安过去在治疗 CML 上是常用药，但是两者都不能治愈且仅很少的一部分获得了细胞遗传学应答。因此，这两种药物治疗只能作姑息治疗之用。

G. 经过精心选择的患者，异基因造血干细胞移植可以治疗相当一部分有合适供体的患者。异基因造血干细胞移植可以使 50%～80%的患者延长生命。尽管移植后可以复发，但是这个比例在年轻患者和在慢性期进行移植的患者中最低。在术后复发时接受供体淋巴细胞注入的患者能够获得持久且完全的分子学缓解。非血缘关系配型相合供者移植，可能造成较高的治疗相关的年患病率和死亡率。然而高选择的年轻患者 5 年存活率达 70%。低强度的移植早期结局显示快速移植物植入、彻底消除宿主血细胞生成和极小的操作相关毒性。

鉴于伊马替尼、造血干细胞移植的疗效，目前怎样去最好的治疗 CML 仍然是有争议的。规划治疗需要不断更新数据，并发展能够克服伊马替尼耐药的二代酪氨酸激酶抑制剂。

参考文献

Druker BJ, Sawyers CL, Kantarjian H, et al. Activity of a specific inhibitor of the BCR-ABL tyrosine kinase in the blast crisis of chronic myeloid leukemia and acute lymphoblastic leukemia with the Philadelphia chromosome. N Engl J Med 2001;344:1038.

Druker BJ, Talpaz M, Resta DJ, et al. Efficacy and safety of a specific inhibitor of the BCR-ABL tyrosine kinase in chronic myeloid leukemia. N Engl J Med 2001;344:1031.

Faderl S, Talpaz M, Estrov Z, et al. The biology of chronic myeloid leukemia. N Engl J Med 1999;341:164.

Jemal A, Murray T, Samuels A, et al. Cancer statistics, 2003. CA Cancer J Clin 2003;53:5.

Kantarjian HM, Talpaz M, O'Brien S, et al. Dose escalation of imatinib mesylate can overcome resistance to standard-dose therapy in patients with chronic myeloid leukemia. Blood 2003;101:473.

Kurzrock R, Kantarjian HM, Druker BJ, et al. Philadelphia chromosome-positive leukemias: from basic mechanism to molecular therapeutics. Ann Intern Med 2003;138:819.

Qazilbash MH, Devetten MP, Abraham J, et al. Utility of a prognostic scoring system for allogeneic stem cell transplantation in patients with chronic myeloid leukemia. Acta Haematol 2003;109:119.

95. 异常血清蛋白电泳

Sheeba K. Thomas，Michael Wang，Donna M. Weber

郭丽颖　杨秋辉　译

单克隆丙种球蛋白病是指在血清和尿中存在单克隆蛋白（M 蛋白）。它是由一个免疫球蛋白、一个重链和（或）一个轻链构成。双克隆丙种球蛋白病约占 2%的病例。单克隆丙种球蛋白症被发现在各种良性或恶性的疾病中。

A. 初步检查的焦点是通过血清蛋白电泳（SPEP）、免疫电泳（IEP）、尿蛋白电泳（UPEP）和血清游离轻链检测对血清和尿液中的异常蛋白进行识别、定量并描述特征，来确定是否有需要治疗的潜在疾病。在排除多发性骨髓瘤中骨检测和骨髓检测是非常有帮助的。

B. IgG、IgA、IgD 或 IgE 升高者可能患有孤立性骨浆细胞瘤、多发性骨髓瘤淀粉样变性或不明原因单克隆丙种球蛋白病（MGUS）。单克隆 IgM 患者可能有 MGUS、原发性巨球蛋白血症、淀粉样蛋白或冷球蛋白血症。这些列出来的筛查检测指导着诊断。据统计，大多数单克隆丙种球蛋白病患者都有 MGUS。1988 年梅奥诊所（Mayo Clinic）进行了 873 名单克隆丙种球蛋白病患者研究，研究显示 64%的患者有 MGUS，16%有多发性骨髓瘤。淀粉样变性（8%）、非霍奇金淋巴瘤（6%）、慢性淋巴细胞白血病（2%），孤立性浆细胞瘤或髓外浆细胞瘤（2%），以及原发性巨球蛋白血病（2%）均罕见。

C. 孤立性骨浆细胞瘤虽然有一半患者显示在血清或者尿液中没有 M 成分，但是可存在单克隆丙种球蛋白病（50%）。诊断是基于含有浆细胞在内的肿瘤的组织学证据的，见于多发性骨髓瘤，并且局限于单一的骨。不相关的免疫球蛋白水平通常是恒定的。另外，标准化的骨髓瘤研究显示：胸椎和腰骶部脊柱 MRI 对诊断多发性骨髓瘤是有意义的。45Gy 放疗是治疗的选择。虽然多于 50%的患者生存期可以到 10 年，但是由于大多数患者发展为多发性骨髓瘤，无病生存者仅占 15%～45%。1965—2000 年，在 MD Anderson 癌症中心未经治疗的 60 名孤立性骨浆细胞瘤患者完成放疗后，存活时间平均为 11 年。在 1 年的放疗中，用最敏感的测量方法检测 M 蛋白完全消失的患者最有可能获得长期无病生存状态。因此，所有未治疗的患者定期随访 SPEP、IEP 和 UPEP 都显示异常。

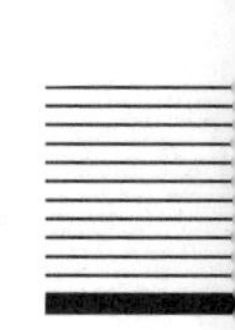

D. 髓外浆细胞瘤是一种在骨髓外产生的浆细胞肿瘤，常发生在上呼吸道，包括鼻腔、鼻窦、鼻咽及喉。患者一般不能在血清或尿液中检测到 M 成分，所以单克隆蛋白常指向多发性骨髓瘤。在骨髓上没有发现多发性骨髓瘤和没有溶骨性破坏的情况下，在髓外发现浆细胞肿瘤诊断髓外浆细胞瘤。少于 25%的患者通过电泳或免疫测定在血清或尿液中找到单克隆蛋白的证据。放疗可使 50%～65%的患者在超过 10 年里无病生存。

E. 由于更为频繁的血液化学和血细胞计数筛查，约 20%的无显著症状或体征的多发性骨髓瘤患者（无症状多发性骨髓瘤患者）可被偶然发现。该类患者一般以血清 M 蛋白＜4.5g/dl 及无溶解性骨损伤、贫血（血红蛋白＞10.5g/dl）、高钙血症、骨髓瘤引起的肾衰竭以及症状性疾病为特点。这些患者能长期维持稳定。在我们中心，疾病进展的危险因素包括 IgA 亚型和血清 M 蛋白＞3.0g/dl。没有这些因素的患者可以被观察像 MGUS 患者一样平稳数年（进展的风险低），而有上述 2 个因素的患者平均进展时间为 18 个月（高风险）。异常的脊柱 MRI 与患者的症状性疾病对早期风险具有同样的预测效果（中位数为 18 个月）。为避免并发症，早期化疗对高风险的患者是一种选择。有一个因素的（中度风险）患者通过脊柱 MRI 可被分为低或高风险类别。

F. 存在多处溶骨性病变，并伴有骨髓中浆细胞大于 10%、血清中有 M 成分和（或）尿中含有

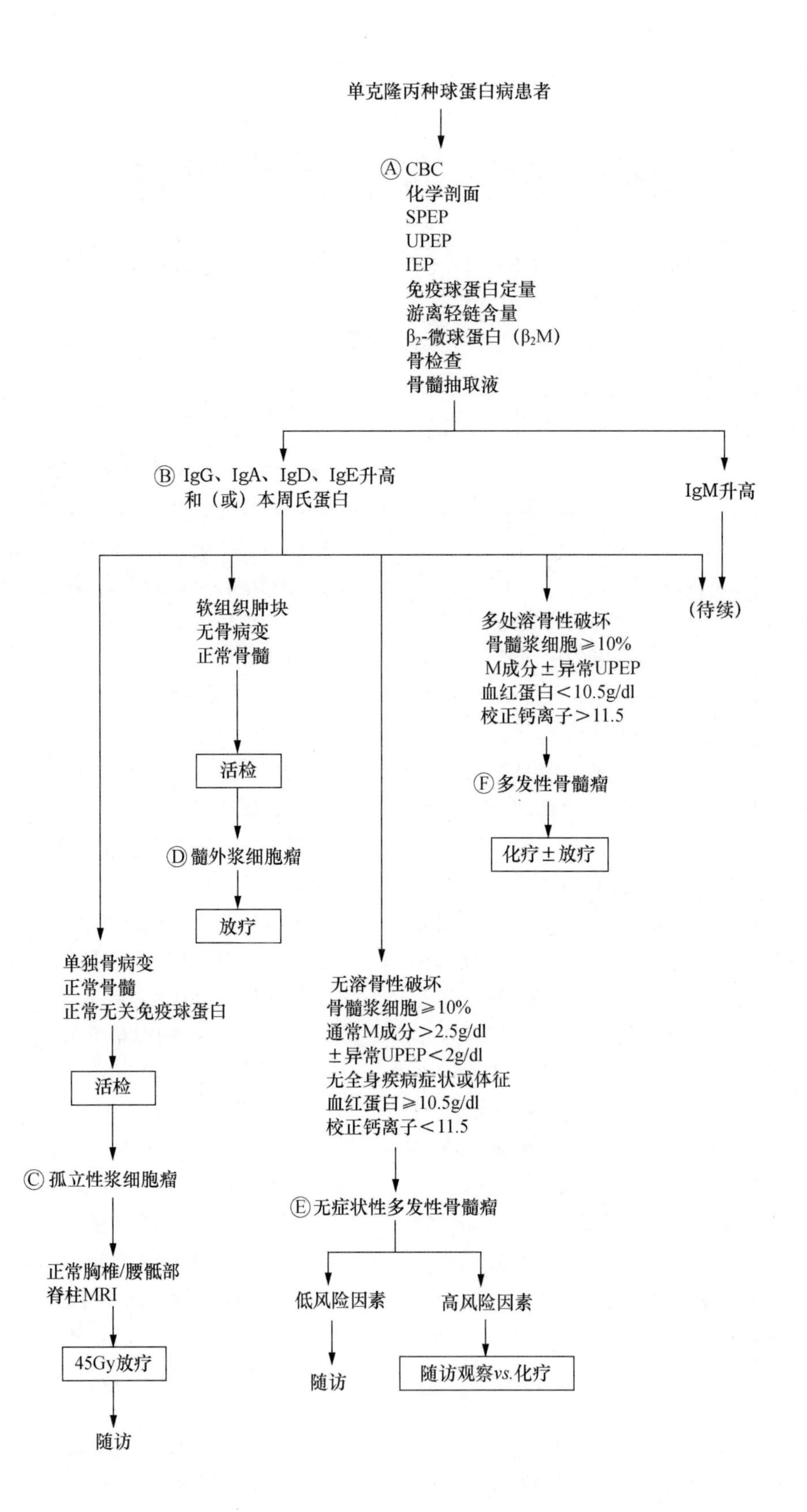

单克隆丙种球蛋白病患者
Ⓐ CBC
化学剖面
SPEP
UPEP
IEP
免疫球蛋白定量
游离轻链含量
β2-微球蛋白（β2M）
骨检查
骨髓抽取液
Ⓑ IgG、IgA、IgD、IgE升高
和（或）本周氏蛋白
IgM升高
软组织肿块
无骨病变
正常骨髓
多处溶骨性破坏
骨髓浆细胞≥10%
M成分±异常UPEP
血红蛋白＜10.5g/dl
校正钙离子＞11.5
（待续）
活检
Ⓕ 多发性骨髓瘤
Ⓓ 髓外浆细胞瘤
化疗±放疗
放疗
单独骨病变
正常骨髓
正常无关免疫球蛋白
无溶骨性破坏
骨髓浆细胞≥10%
通常M成分＞2.5g/dl
±异常UPEP＜2g/dl
无全身疾病症状或体征
血红蛋白≥10.5g/dl
校正钙离子＜11.5
活检
Ⓒ 孤立性浆细胞瘤
Ⓔ 无症状性多发性骨髓瘤
正常胸椎/腰骶部
脊柱MRI
低风险因素
高风险因素
45Gy放疗
随访
随访观察vs.化疗
随访

轻链提示多发性骨髓瘤。这类疾病最常见的并发症是骨痛（通常来自骨折）、高钙血症、感染和肾衰竭。单独基于美法仑方案的化疗能够存活 3 年左右。然而，法国骨髓瘤工作组（Intergroupe Francais du Myelome）的一项研究发现自身干细胞移植能够将 5 年存活的概率从 12%提高至 52%。新的以沙利度胺、来那度胺和硼替佐米为基础的治疗在随机试验中显示能改善生存期望，能够改变整体的平均存活时间。但是在流行病学及最后结果监视（SEER）数据中并没有反映出来。

G. MGUS 提示不是多发性骨髓瘤、孤立性骨浆细胞瘤、髓外浆细胞瘤、淀粉样变性、巨球蛋白血症或其他淋巴组织增生疾病的患者存在 M 成分。MGUS 以 M 成分<3.0g/dl 为特点，一般维持未累及免疫球蛋白、正常 CBC、低水平的骨髓浆细胞增多、无溶骨性病变或高钙血症并缺乏归属于多发性骨髓瘤的肾衰竭表现。更重要的是，大多数患者的 M 成分通常是长期稳定的，不一定会发生额外的异常。MGUS 的发病率随年龄增长，大于 85 岁的患者发病率约是 7.5%。1384 名 MGUS 患者的大样本研究 M 成分的浓度在不可测与 3.0g/dl 之间（平均为 1.2～1.3g/dl）波动。IEP 显示 IgG 占 70%，IgA 占 12%，IgM 占 15%，双克隆免疫球蛋白症在患者中占 3%。轻链中 κ 占 61%，λ 占 39%。160 名患者的骨髓标本显示骨髓浆细胞增多低水平（0%～10%，中位数是 3%）。8%的患者发展为多发性骨髓瘤、淀粉样变性、巨球蛋白血症或其他淋巴组织增生过程，具体比例是 10 年为 10%，20 年为 21%，25 年为 26%。大多数进展性疾病患者会发展为多发性骨髓瘤（65%）。在相同作者的一项相似的研究中从诊断 MGUS 到发展为多发性骨髓瘤的时间是 1～32 年（中位数是 10 年），说明该类患者不一定会遵循这样的规律。

H. 原发性淀粉样变性的表现包括乏力、体重减轻、踝部水肿、呼吸困难、感觉异常、头晕目眩、晕厥、周围神经病变、腕管综合征、充血性心力衰竭、肾病、眶周紫癜、关节痛、直立性低血压、巨舌以及吸收不良综合征伴腹泻。在经验丰富的诊疗中心用 19 号针头进行腹部脂肪抽吸其灵敏度为 70%～80%，其中只有 13%的淀粉样变性患者不论是腹部脂肪抽吸还是骨髓活检没有淀粉样蛋白沉积的证据。最有效的治疗原发性淀粉样变性的方法是高剂量的美法仑后，进行自身干细胞移植。其他疗法包括美法仑和泼尼松联合、高剂量的地塞米松为基础的疗法以及沙利度胺为基础的疗法，也都有一些疗效。

I. IgM 升高（通常<2g/dl）和外周淋巴结肿的患者通常有一个基本的 B 细胞瘤。在梅奥诊所于 1960 年至 1994 年间 213 名诊断为 IgM MGUS 患者 14%发展为非霍奇金淋巴瘤、瓦氏巨球蛋白血症、原发性淀粉样变性或慢性淋巴细胞白血病。从 MGUS 发展为淋巴瘤的中位数时间是 4 年（范围是 0.4～22 年）。对在发展为恶性肿瘤以前长期处于潜伏期的患者，定期的随访应该无限制地坚持下去。

J. 瓦氏巨球蛋白血症是一种罕见病（1/7 被认为是多发性骨髓瘤），它是产生巨单克隆 IgM 的淋巴浆细胞样细胞无限扩增导致的结果。其症状和体征包括乏力、疲劳、出血（尤其是从口鼻渗血）、视物模糊、呼吸困难、体重减轻、感觉异常、视网膜病变（“腊肠样”构造或箱车“样”变）、肝脾大和淋巴结肿大。IgM 水平通常>3g/dl。对有症状的患者初始治疗用传统的烷化剂，如苯丁酸氮芥，其缓解率是 50%～60%。最近核苷类似物（克拉立滨或氟达拉滨）治疗以前未经治疗的患者，其应答率为 70%～80%。若核苷类似物、烷化剂（如环磷酰胺）和单克隆抗体利妥昔单抗联合可提高应答率至 90%。

参考文献

Attal M, Harousseau JL, Stoppa AM, et al. A prospective, randomized trial of autologous bone marrow transplantation and chemotherapy in multiple myeloma. Intergroupe Francais du Myelome. N Engl J Med 1996;335(2):91–97.

Gertz MA, Merlini G, Treon SP. Amyloidosis and Waldenstrom's macroglobulinemia. Hematology Am Soc Hematol Educ Program 2004:257–282.

Kyle RA. Monoclonal gammopathy of undetermined significance and solitary plasmacytoma. Hematol Oncol Clin North Am 1997;11:71.

Kyle RA, Therneau TM, Rajkumar SV, et al. A long-term study of prognosis in monoclonal gammopathy of undetermined significance. N Engl J Med 2002;346(8):564–569.

Weber DM. Solitary bone and extramedullary plasmacytoma. Hematology Am Soc Hematol Educ Program 2005:373–376.

Weber DM, Dimopoulos MA, Delasalle K, et al. 2-Chlorodeoxyadenosine alone and in combination for previously untreated Waldenstrom's macroglobulinemia. Semin Oncol 2003;30(2):243–247.

Weber DM, Dimopoulous MA, Moulopoulos LA, et al. Prognostic features of asymptomatic multiple myeloma. Br J Haematol 1997;97:810.

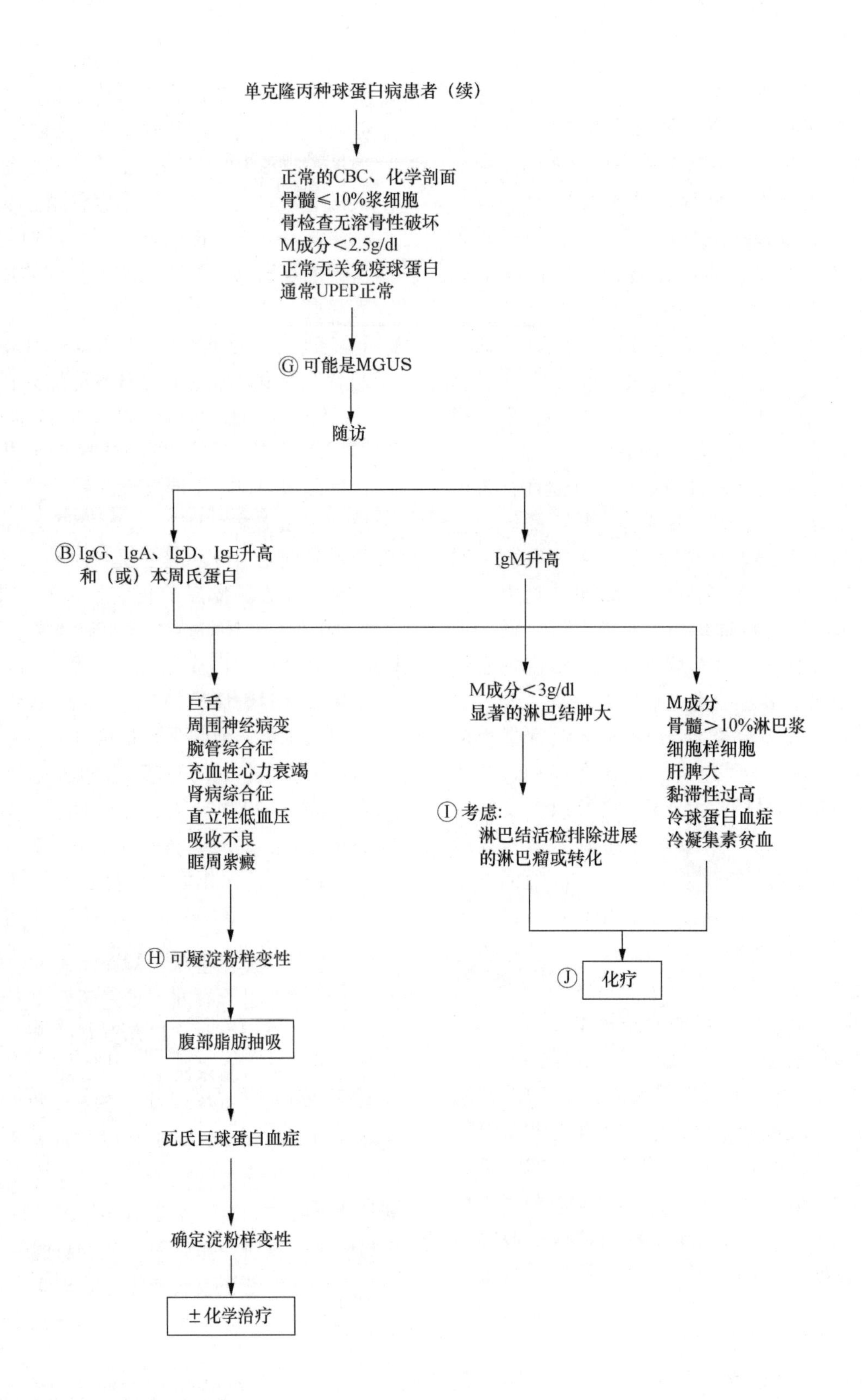
单克隆丙种球蛋白病患者（续）
正常的CBC、化学剖面
骨髓≤10%浆细胞
骨检查无溶骨性破坏
M成分<2.5g/dl
正常无关免疫球蛋白
通常UPEP正常
Ⓖ 可能是MGUS
随访
Ⓑ IgG、IgA、IgD、IgE升高
和（或）本周氏蛋白
IgM升高
巨舌
周围神经病变
腕管综合征
充血性心力衰竭
肾病综合征
直立性低血压
吸收不良
眶周紫癜
Ⓗ 可疑淀粉样变性
腹部脂肪抽吸
瓦氏巨球蛋白血症
确定淀粉样变性
±化学治疗
M成分<3g/dl
显著的淋巴结肿大
Ⓘ 考虑:
淋巴结活检排除进展
的淋巴瘤或转化
M成分
骨髓>10%淋巴浆
细胞样细胞
肝脾大
黏滞性过高
冷球蛋白血症
冷凝集素贫血
Ⓙ 化疗

96. 淋巴结病

Guillermo Gonzalez-Osete，Manuel Modiano

郭丽颖　译

人体有超过500个淋巴结，能够因为大量刺激物的刺激而反应性的变大，这些刺激包括：①感染（细菌、病毒、寄生虫、螺旋体、衣原体、分枝杆菌或真菌）；②药物反应（苯妥英、血清病）；③恶性肿瘤(头部和颈部、GI、乳腺、直肠、淋巴瘤)；④混合情况（结节病、系统性红斑狼疮）。

A. 新发淋巴结病持续<7天一般不是恶性病变。

B. 复发或长期性（>7～14天）淋巴结病（单侧或者双侧）需要全面的检查。有经验的临床医师在全面检查前2～4周内复查患者以判断其淋巴结是否增长。发热、体重减轻、盗汗的症状提示恶性肿瘤（B淋巴细胞瘤征兆）或感染。胸部紧迫感、吞咽困难、气短和（或）面肿的局部症状提示纵隔疾病，并要求胸部CT扫描。在主诉腹部饱满反应、早期饱腹感以及肩背放射性痛时，需要进行腹部CT排除胰腺、肾和其他腹膜内损伤。一侧下肢的肿胀（排除深静脉血栓形成）要通过盆腔CT除外因为外在压迫导致的局部淋巴结病。

C. 感染、胶原血管病和恶性肿瘤可以通过血清学研究和血液学特征区别。最常见的感染性因素是传染性单核细胞增多症、弓形虫病、梅毒、EB病毒、HIV和巨细胞病毒。有可疑病史以及居住或曾经居住在流行病区的患者，需要排除这些因素。

D. 在头部和颈部的淋巴结增大要求进行仔细的耳部、颈部和咽喉（ENT）评估，包括可疑损伤的病理活检。如果ENT检查是正常的，患者可能需要用三倍内镜检查评价鼻、支气管及食管。只有内镜下结果正常时才考虑淋巴结细针活组织检查。

E. 锁骨上范围常是受乳腺癌、淋巴瘤（霍奇金和非霍奇金）的影响，并从肺、GI（食管、胃和胰腺）转移。锁骨上淋巴结易于活检，且具高度诊断性。

F. 扩增的腋窝淋巴结常为乳腺癌和肺癌的标志，也常被淋巴瘤影响。若是主要来源不能发现，可以通过活检来获得诊断。

G. 当腹股沟淋巴结扩增时，肛门直肠区域、会阴、外阴、阴茎及阴囊的体格检查应该被重视。乙状结肠镜排除直肠、肛门癌；通过尿液分析来评价泌尿生殖系统。盆腔CT可提供有用的信息。如果CT检查是正常的，要进行病理活检。肿瘤标记物癌胚抗原（CEA)、前列腺特异抗原（PSA）和鼠单克隆抗体OC125也对诊断有指导意义。

H. 对于没有其他临床症状和体征、也没有其他脏器损伤的全身性淋巴结病患者，要取最容易接近的地方行活检（没必要是最大的）。锁骨上、腋窝或腹股沟淋巴结（按照递减顺序）的诊断率是比较好的。活检要求有足够的样本量以保证光学显微镜下的样本剖面、标记新鲜冰冻组织以及电子显微镜的戊二醛固定部分。病理不能诊断的患者要求严密随访，尤其是不典型增生的患者，因为很多可能会发展为淋巴细胞增生性疾病。有增生的患者也应考虑血管免疫母细胞性淋巴结病。这要求做一个精确的免疫病理学检查。

新技术，像正电子发射断层显像（PET）能够辨识出最适合活检的淋巴结部位。一个好的活检部位，也可以根据代谢最活跃的部位来选择。这可能比随机选择有更好的确定适合淋巴结的机会，特别是那些没有已知诊断、其他尝试失败或文献回顾没有提供任何支持研究的病例。

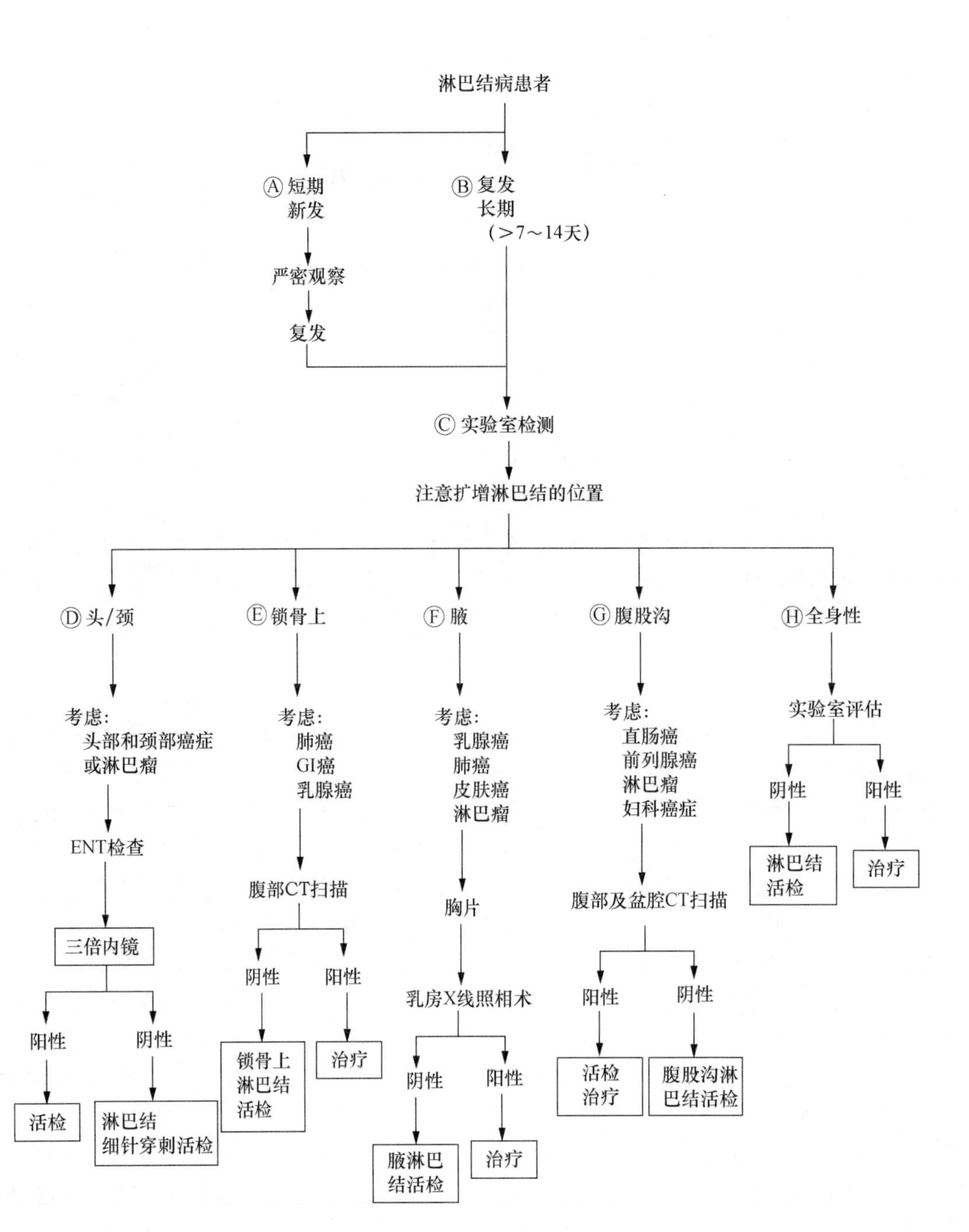

参考文献

Copeland EM, McBride C. Axillary metastases from unknown primary sites. Ann Surg 1973;178:25.

Faller DV. Diseases of lymph nodes and spleen. In Bennett JC, Plum F, eds. Cecil Textbook of Medicine. Philadelphia: WB Saunders, 1996:968.

Moore RD, Weisberger AS, Bowerfind ES. An evaluation of lymphadenopathy in systemic disease. Arch Intern Med 1957;99:751.

Saltzsein S. The fate of patients with nondiagnostic lymph node biopsies. CA Cancer J Clin 1966;16:115.

Schroeder K, Franssila KO. Atypical hyperplasia of lymph nodes: a follow-up study. Cancer 1979;44:1155.

Sinclair S, Beckman E, Eliman L. Biopsy of enlarged superficial lymph nodes. JAMA 1974;228:602.

Zuelzer W, Kaplan J. The child with lymphadenopathy. Semin Hematol 1975;12:323.

97. 原发部位不明癌（CUPS）

Daruka Mahadevan

赵　洁　译

原发部位不明癌（CUPS）定义即如字面意思为原发灶不明确的转移性癌肿。CUPS是癌的多种类型组合，因此，不存在共同的基因及表型改变。一般来讲，在无明显危险因素的情况下CUPS在临床和病理方面均具有侵及性。免疫组织化学（IHC）和病理研究可用于明确CUPS（见表1）。

A. 诊断性检查的目的在于明确无论原发灶或临床情况是否有治愈或有效的治疗方案。要明确隐匿的原位癌需要的检查包括完整的病史和体格检查、实验室检查、病理检查和影像学检查（见表2）。美国CUPS的发病率为每100000人中有7～12例，占癌症患者的2.3%～4.2%。平均年龄在60岁左右，占癌症发生的第7～8位，世界死亡率最常见原因排名第4位。诊断后的平均生存时间为10～12个月。

B. 常规的胸部X线检查（CXR）是进行初始评价，但为了明确所处阶段宜行胸、腹及盆腔的高分辨率CT检查。CT扫描能明确30%～35%的原位癌。正电子发射断层显像（FDG-PET）是一种有效的方法，尤其对于源于头颈部的鳞状细胞癌。

表1　CUPS的组织类型、发生率和可能的病理特征

组织类型	发生率（%）	病理特征
腺癌（尤中分化）	50	c-MYC，Ras，Erb-B2，3p缺失
腺癌（低分化）	30	染色体不稳定性（非整倍体：70%），Erb-B2（11%）
鳞状细胞癌	15	PTH样因子
神经内分泌瘤	1	t（11；22）
淋巴瘤	1	t（8；14）
胚癌/生殖细胞癌	2	等臂染色体1(12)p缺失或12p缺失
黑色素瘤和肉瘤	1	t（3；13），t（11；22）

表2　CUPS的诊断评估项目

诊断评估	调查类型
病史	腹痛，持续咳嗽，出血（GI/GU/RS），吸烟/饮酒，FH
体格检查	乳腺，睾丸，骨盆，外阴，直肠（前列腺、血），淋巴结分布区，皮肤
活检和病理（IHC）	细针抽吸活检，细胞角蛋白7和20，组织标志物（ER/PR、PSA）
分级及放射学	CXR，腹部/盆腔CT扫描，MRI，乳房X线照相术，FDG-PET
内镜检查	上消化道（ERCP），下消化道，喉镜，支气管镜，超声内镜
实验室检查	CBC以及分类和血小板，代谢平台（Ca^{2+}、LDH、β_2M），尿液分析，粪便分析
血清标志物	组织学标志物（PSA，CA15.3，CEA，CA27.29，CA125，CA19.9，β-hCG，αFP，Tgb）
特殊检查	电子显微镜

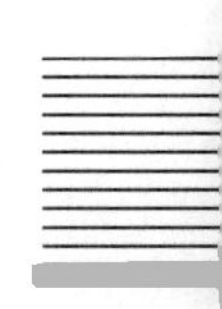

出现相应症状体征时可行内镜检查。患者出现上呼吸道症状时可行纤维支气管镜、喉镜（直接或间接）或二者同时的检查，出现消化道症状时予上消化道或下消化道内镜检查并随机进行活检。

C. 肿瘤组织样品是基本的，因为病理检查是明确原位癌的最关键步骤。IHC利用细胞角蛋白（7和20）抗体仅能明确部分类型的肿瘤（见表3）。其他特定组织学标志物在疑难病理中有诊断价值（见表4）。

表3　细胞角蛋白7和20抗体可助于明确特定的肿瘤类型

7+/20+	7+/20−
胃，胆道，胰腺，卵巢（黏液性）	胆道，胰腺，肺，卵巢（非黏液性），子宫内膜
7−/20−	**7−/20+**
前列腺，肾，肝	结肠，胃，卵巢（黏蛋白状）

表 4 组织学标志物对诊断可能有价值

肿瘤类型	IHC 标志物
癌	细胞角蛋白，EMA
乳腺	细胞角蛋白，EMA，ER/PR，Her2/Neu 蛋白
生殖细胞	细胞角蛋白，EMA，β-hCG，αFP
淋巴瘤	CLA，EMA（±）
肺	甲状腺转录因子
黑色素瘤	S-100，HMB-45，波形蛋白，NSE
神经内分泌瘤	嗜铬粒蛋白，突触囊泡蛋白，细胞角蛋白，EMA，NSE
前列腺	PSA，PAP，细胞角蛋白，EMA
肉瘤	波形蛋白，肌间线蛋白，CD117，因子Ⅷ
甲状腺	甲状腺球蛋白，细胞角蛋白，降钙素

血清标志物［前列腺：前列腺特异抗原（PSA）；乳腺：CA15.3，CA27.29，癌胚抗原（CEA）；肺与结肠：CEA；胰腺：CA19.9；卵巢：CA125；生殖细胞：β-hCG，αFP；肺：αFP；甲状腺：甲状腺球蛋白］可辅助病理及影像学诊断（见表 2）。通过病理及影像明确的最常见的上皮细胞原癌是肺癌及胰腺癌。尽管有如此多的检查，仍仅有不到 20%可明确原发灶，尸检报告提示 70%的病例未明确诊断。

D. 一些预测及预后因素可将有利亚组 CUPS 和不利亚组区分开（见表 5）。包括特定的组织病理学亚型（低分化癌、鳞状细胞癌、神经内分泌癌），转移性病变的数量（2），女性，行为状态，体重下降，以及血清标志物［碱性磷酸酶、乳酸脱氢酶（LDH）、CEA］。

表 5 预测及预后因素区分特定亚组和未特定亚组 CUPS

特定亚组	未特定亚组
有中线结构的低分化癌（纵隔、腹膜后腔，男性＜50 岁）；性腺外生殖细胞综合征	转移至肝及其他器官的腺癌
腹腔乳头状腺癌（女性）	非乳头状恶性腹水（腺癌）
仅累及腋淋巴结的腺癌（女性）	多发脑转移（腺癌或鳞癌）
累及颈部淋巴结的鳞状细胞癌（女性）	多发肺/胸膜转移（腺癌）
单度腹股沟腺病（鳞癌）	多发骨转移（腺癌）
低分化的神经内分泌癌	—
伴随 PSA 升高的骨转移	—
单发的小的可切除瘤	—

E. 针对有利亚组 CUPS 的疾病特异性治疗效果较好（见表 6）。

F. 但是，对于不利亚组 CUPS 的治疗需要 3 级证据支持。化疗方案包括铂，紫杉醇注射液，或以吉西他滨或伊立替康为基础的组合。知道基因表达和组织微列可帮助明确靶点从而选择治疗（如阿瓦斯丁、西妥昔单抗注射液或注射用曲妥珠单抗），可单独治疗或与化疗联合。一般来讲，对 CUPS 患者姑息疗法较适合用于临床个体化治疗时使用，或对临床研究调查时使用。

表 6 有良好生存率的特定亚组 CUPS 的治疗

特定亚组 CUPS	治疗
性腺外生殖细胞综合征	联合铂治疗生殖细胞癌（50% RR，15%～25%CR）
腹腔乳头状腺癌	外科肿瘤大块切除术后对Ⅲ期卵巢癌行联合铂抗癌治疗（Ⅲ期卵巢癌 OS 亦同）
仅累及腋淋巴结的腺癌	乳腺癌化疗后行 XRT，若 ER/PR＋行适当激素治疗（5 年 OS 为 75%）
累及颈部淋巴结的鳞状细胞癌	颈部淋巴结 N1 清扫术后 XRT N2/3 同时 XRT 化疗（5 年 OS 为 30%～50%）
单度腹股沟腺病（鳞癌）	淋巴结清扫术±XRT（50%长期生存）
低分化的神经内分泌瘤	铂或卡铂/紫杉醇或临床试验（RR50%～70%；CR25%）
伴随 PSA 升高的骨转移	初始治疗：内分泌疗法
单发的小的可切除瘤	切除术±XRT

CR：完全应答；OS：总存活数；RR：应答率；XRT：外部放疗治疗

参考文献

Abbruzzese JL, Abbruzzese MC, Hess KR. Unknown primary carcinoma: natural history and prognostic factors in 657 consecutive patients. J Clin Oncol 1994;12:1272–1280.

Abbruzzese JL, Abbruzzese MC, Lenzi R, et al. Analysis of a diagnostic strategy for patients with suspected tumors of unknown origin. J Clin Oncol 1995;13:2094.

Greco FA, Hainsworth JD. Cancer of unknown primary site. In DeVita TV, Hellman S, Rosenberg SA, eds. Cancer: Principles and Practice of Oncology, 4th ed, Philadelphia: JB Lippincott, 1997: 2423–2443.

Lenzi R, Hess KR, Abbruzzese MC, et al. Poorly differentiated carcinoma and poorly differentiated adenocarcinoma of unknown origin: favorable subsets of patients with unknown primary carcinoma? J Clin Oncol 1997;15:2056.

Muir C. Cancer of unknown primary site. Cancer 1995;75:353–356.

Pavlidis N, Fizazi K. Carcinoma of unknown primary (CUP). Crit Rev Oncol Hematol 2005;54:243–250.

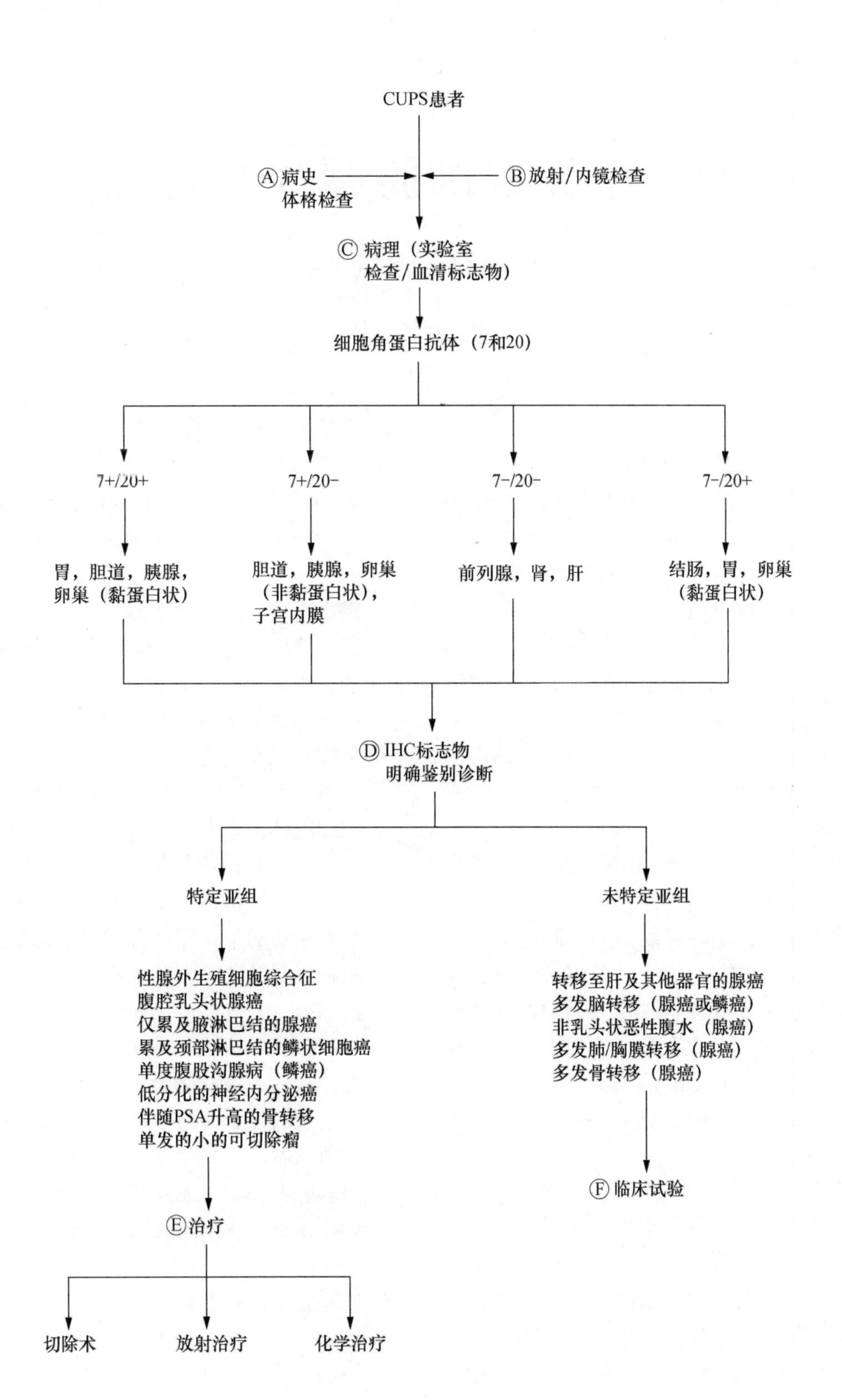
CUPS患者
Ⓐ病史
体格检查
Ⓑ放射/内镜检查
Ⓒ病理（实验室
检查/血清标志物）
细胞角蛋白抗体（7和20）
7+/20+
7+/20-
7-/20-
7-/20+
胃，胆道，胰腺，
卵巢（黏蛋白状）
胆道，胰腺，卵巢
（非黏蛋白状），
子宫内膜
前列腺，肾，肝
结肠，胃，卵巢
（黏蛋白状）
Ⓓ IHC标志物
明确鉴别诊断
特定亚组
未特定亚组
性腺外生殖细胞综合征
腹腔乳头状腺癌
仅累及腋淋巴结的腺癌
累及颈部淋巴结的鳞状细胞癌
单度腹股沟腺病（鳞癌）
低分化的神经内分泌癌
伴随PSA升高的骨转移
单发的小的可切除瘤
转移至肝及其他器官的腺癌
多发脑转移（腺癌或鳞癌）
非乳头状恶性腹水（腺癌）
多发肺/胸膜转移（腺癌）
多发骨转移（腺癌）
Ⓔ治疗
Ⓕ临床试验
切除术
放射治疗
化学治疗

98. 中性粒细胞减少与发热

Ana Maria López

赵 洁 译

化疗引起中性粒细胞减少期间的感染是癌症患者致死的最常见原因。最多的起始感染部位有消化道、鼻窦、肺和皮肤。中性粒细胞减少患者感染风险由其中性粒细胞减少的严重性和持续时间决定。粒细胞绝对值愈低，中性粒细胞减少持续时间愈长，则严重感染的风险性愈大。癌症患者发热较常见，且原因较多，包括感染、肿瘤本身、炎症、输血液制品以及化学治疗药和抗菌药。然而，中性粒细胞减少患者的发热（一次口腔温度≥38.3℃或≥38℃持续 1h 以上）通常是感染引起的，尤其当患者粒细胞＜500/μl 时。

A. 除了明确局部症状外，询问用药史时应注意患者的免疫情况或易使患者机会性感染的因素。例如，霍奇金病患者患带状疱疹和隐球菌性脑膜炎的风险性会增加；进行骨髓移植的患者有严重巨细胞病毒（CMV）性或呼吸道合胞病毒（RSV）性间质性肺炎的风险；应用大剂量激素患者患肺孢子虫性肺炎和真菌感染的风险增加。激素的应用可进一步掩盖感染的症状体征，掩盖临床表现的严重性。例如，谵妄可能是大量应用激素患者严重感染的唯一临床表现。

B. 完整的体格检查应包括仔细的肺部听诊和严密的体表、口腔、生殖器和肛周区的检查。在检查体表时应着重注意血管通路和之前有过有创性操作的部位，这些都有可能成为感染的途径。对于中性粒细胞减少的患者，由于对炎症无法准确应答而缺乏感染的典型临床症状体征。

C. 除了血常规检查，抽取不同部位血液检查、尿培养并给予胸部 X 线检查。仅在存在临床指征时做其他检查如粪便培养、腰椎穿刺、腹部 X 线和支气管镜检查。例如，腹泻患者，进行细菌、卵和寄生虫培养并可进行艰难梭菌毒性筛检。尽管已有如此综合的检查，亦仅 30%～50%的患者可明确病原体。严重中性粒细胞减少（＜100/μl）者发热期间菌血症仅 15%～20%。

D. 抗菌治疗直接对抗病原体极可能是对初始感染的应答。需氧型革兰阴性杆菌，尤其是克雷伯杆菌、大肠杆菌和绿脓杆菌占明确感染的 30%～40%。革兰阳性球菌（如金黄色葡萄球菌、凝固酶阳性葡萄球菌、链球菌、肺炎双球菌、棒状杆菌）感染较多见，占 60%～70%。用碳青霉烯类（亚胺培南或美罗培南），头孢吡肟，或偶尔的头孢他啶的单一治疗对于中性粒细胞减少患者的非复杂性发热是可以的，尤其对于不明原因发热者。尽管所有发热和中性粒细胞减少患者可用氨基糖苷类联合抗绿脓杆菌青霉素，明确了铜绿假单胞菌感染、肺炎、脓毒症出现精神状态改变者或低氧血症并万古霉素耐药的革兰阳性菌如粪肠球菌感染时，可联合氨基糖苷类和 3 代或 4 代头孢菌素或碳青霉烯类。万古霉素仅在如下患者中应用：①尿管感染引起接触处炎症的患者；②服用喹诺酮类预防的患者；③有严重黏膜炎患者；④感染耐甲氧西林金黄色葡萄球菌或耐青霉素肺炎链球菌患者。

E. 如果患者 48h 内无发热、未累及各器官、感染灶亦清除且绝对中性粒细胞计数（ANC）≥500/μl，7 天后停用抗生素治疗。

F. 如果患者中性粒细胞仍减少，但已＞5 天未发热，生命指征平稳，亦无黏膜炎，但 ANC 在 100～500/μl，可停用抗生素，并密切观察。如果体温再次升高，需立刻重新应用广谱抗生素。患者中性粒细胞减少处于高危险时（ANC＜100/μl 或合并黏膜炎或生命指征不平稳）应继续应用抗生素直至 ANC 升至≥500/μl 且临床症状改善。

G. 患者持续中性粒细胞减少伴发热 4 天但临床症状改善时可继续初始治疗至 7 天。但是，如果临床症状恶化，根据病情调整抗生素方案。例如，有严重黏膜炎或尿管部位炎症的患者极有

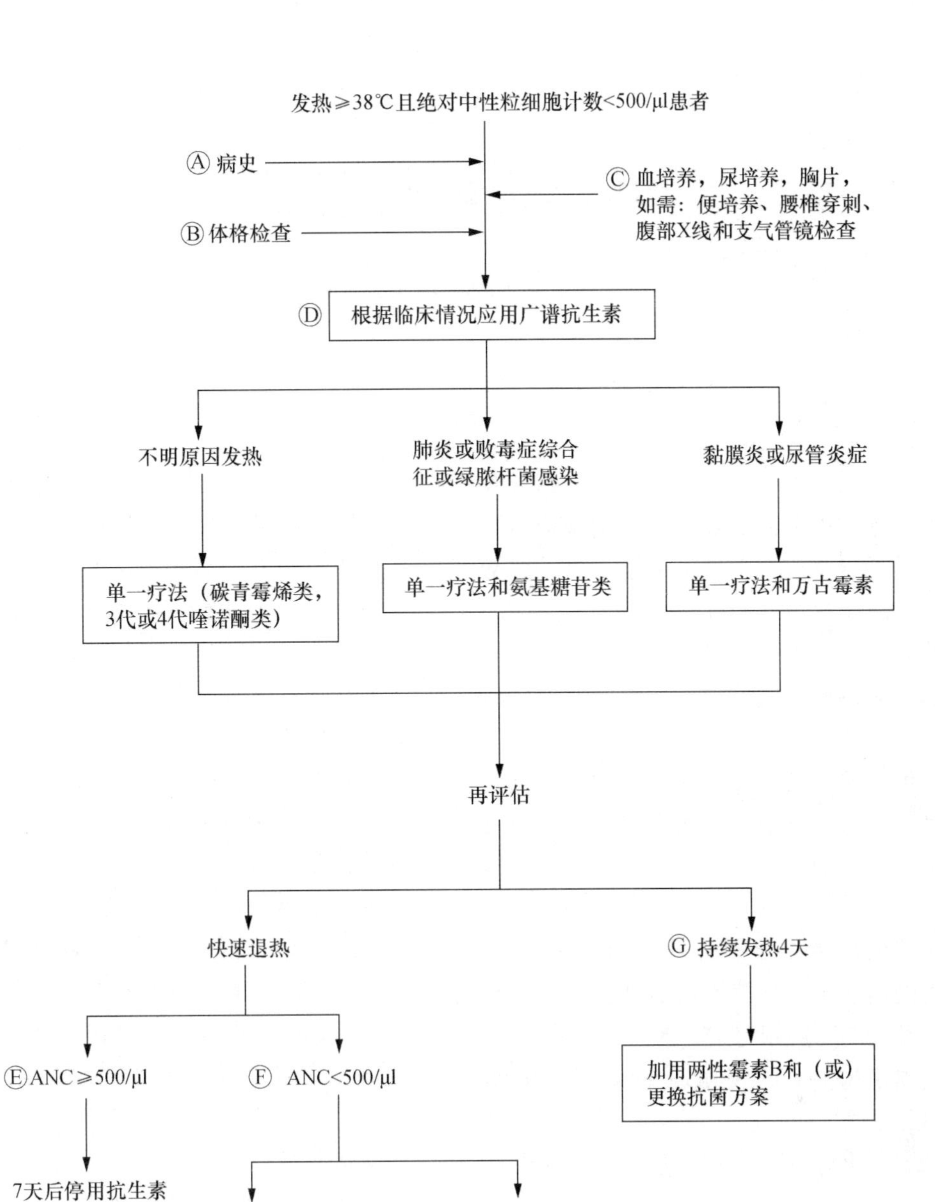

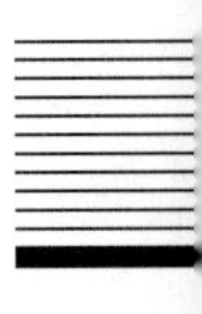

可能是革兰阳性菌感染，若以前未用可加用万古霉素。肺炎或脓毒症患者可加用氨基糖苷类，Ⅳ代喹诺酮类（如环丙沙星），或甲氧苄啶-磺胺甲噁唑（若开始时未用）以覆盖有抵抗力的革兰阴性菌如铜绿假单胞菌或嗜麦芽窄食单胞菌。若患者发热 5 天，中性粒细胞仍减少，加用氟康唑。若在发热前应用氟康唑预防，考虑应用两性霉素 B。即使患者在应用抗菌治疗时临床症状改善，仍需每日检查，包括皮肤、口腔、生殖器、肛周和先前操作的静脉通路。注意每一主诉，并追寻原因。例如，上颌骨部位的微小不适往往是曲霉或毛霉引起的严重真菌感染的首发症状；肛周区的压痛可能提示重叠厌氧菌感染；右腹部不适可能为盲肠炎诊断的首要线索。

参考文献

Bodey GP. Evolution of antibiotic therapy for infection in neutropenic patients: studies at M.D. Anderson Hospital. Rev Infect Dis 1989;11:1582S.

Hughes WT, Armstrong D, Bodey GP, et al. Guidelines for the use of antimicrobial agents in neutropenic patients with unexplained fever. J Infect Dis 1990;161:381.

Hughes WT, Armstrong D, Bodey GP, et al. 1997 Guidelines for the use of antimicrobial agents in neutropenic patients with unexplained fever. Clin Infect Dis 1997;25:551.

Pizzo PA. Management of fever in patients with cancer and treatment-induced neutropenia. N Engl J Med 1993;328:1323.

99. 病理性骨折

Ana Maria López

赵 洁 译

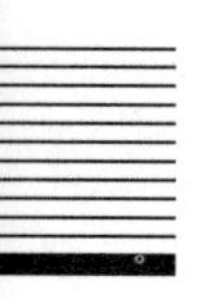

A. 平片可为潜在损害提供大多数信息，并指导将来的决策制订。锝标记的亚甲基二膦酸盐骨扫描是除了极少有反应骨形成的骨髓瘤外，多数骨受累的敏感指标。骨骼是腺癌最常见的第3大转移灶，70%患者存在骨转移。弥漫性骨质丢失提示骨质疏松，或白血病、淋巴瘤或骨髓瘤所致的骨髓替代。

B. 在癌转移中，90%是单发的尤其是神经母细胞瘤和肾上腺样瘤。>40岁患者单发骨损伤很可能是转移癌，然而，<40岁之前可能是原发骨癌。

C. 存在骨转移的患者中仅三分之一找到原发灶，大多数病例提示原发乳腺癌或前列腺癌。无法预测的原发癌多为肺或肾癌。推荐的诊断标准是病史，体格检查，常规实验室检查，胸片，乳房X线照相术（女性），尿液分析，和肾的超声、CT、MRI。额外检查仅用于检测少数患者原发灶。

D. 在大多数病例中，组织诊断不影响外科治疗，但当损伤是原发灶时，或当肾上腺样瘤、甲状腺癌、浆细胞瘤或黑色素瘤的转移灶可合理切除时可能会有所影响。单发的肾上腺样瘤的转移灶切除可有30%的5年存活率。

E. 转移癌患者有平均2年的生存期，肺转移有6个月。恢复骨或关节的结构完整性可改善功能和生活质量。内固定可用聚甲基异丁烯酸（PMMA）水泥直持固定，即使是年轻人亦可假体替换。对于即将骨折的治疗，当损害疼痛、直径>2.5cm或当单平面X线光片提示皮质损毁>50%时，可行预防性固定。用髓内钉固定股骨、肱骨、胫骨的骨干及转子下的股骨，或考虑中间插入金属垫片。股骨颈、股骨远端髁、胫骨近端和髋臼骨折用假体替代治疗。PMMA经皮注射至溶骨性髋臼转移处，完整髂骨周围缺损处可被水泥样物体重构。除了髋臼骨折外的骨盆骨折的治疗为非手术治疗。骨折固定后应行放射治疗。

F. 外束放射治疗用于不需要固定的部位，以及累及了脊椎、肋骨或非关节骨盆的损伤和骨折。骨转移的系统疗法包括化疗、激素疗法和双膦酸盐类。通过检测可在血及尿中检测到Ⅰ类胶原降解物如N末端肽可了解溶骨性转移对双膦酸盐治疗的应答情况。患雌激素阳性乳腺肿瘤的绝经后女性可用他莫昔芬治疗，有时可合用芳香酶抑制剂。患转移性前列腺癌的男性患者常行双侧睾丸切除术，并用促黄体激素释放激素类似物（LHRH-A）、氟他胺、戈舍瑞林或醋酸环丙孕酮阻断雄激素。用^{153}钐、^{89}锶和^{186}铼定点放射治疗缓解疼痛在前列腺损害方面比乳腺癌有效。双膦酸盐治疗高钙血症，抑制溶骨，缓解50%患者的疼痛，并治愈25%的乳腺癌患者。

G. 单发骨骨折损害的鉴别诊断列于推导内。肢体活动受限的局部骨质疏松可出现疼痛、交感反射性营养不良、先前浇铸固定及瘫痪现象。骨折常见于早期辐射过的骨骼和佩吉特（Paget）病。后者区别于前列腺癌于受累骨骼多增大增粗，而非损坏、小梁形成。

H. 良性原发性骨肿瘤常有完整的皮质、边界清晰和均匀实质性的骨膜反应。恶性肿瘤常表现为皮质的破坏、边界不清和层状或放射状骨膜反应。

I. 有影像学支持和自愈行为（如单房性骨囊肿、骨干骺端纤维性皮质缺陷、嗜酸性肉芽肿、内生软骨瘤、骨纤维发育不良）的良性骨肿瘤给予无活检的敷料治疗。活检用于诊断不明确时，或损害不用切除术、刮除术和嫁接（如动脉瘤性骨囊肿、巨细胞癌、软骨黏液样纤维瘤、成骨细胞瘤、成软骨细胞瘤）无法治愈时。在明确治疗前固定可帮助皮质的愈合。如

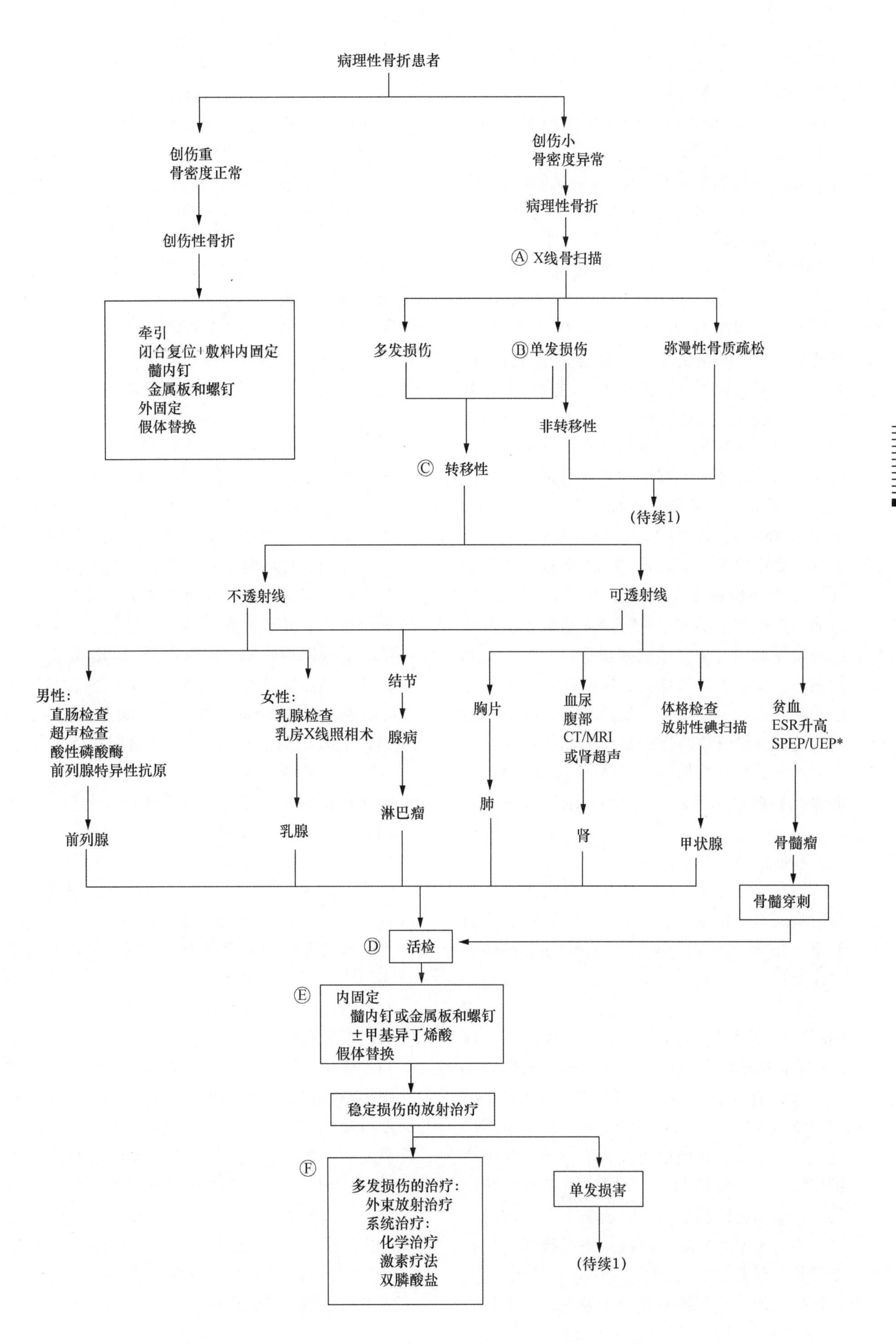

*SPEP/UEP：血清蛋白电泳/尿电泳

果敷料固定对骨折不起效，类固醇灌输对于治疗单房性骨囊肿是有效的。

J. 活检前，行 MRI 检查以明确恶性肿瘤骨髓和软组织受累的范围。皮质的破坏 CT 显像较好。原发性骨肉瘤造成的骨折需截肢。但是，如果皮质损坏较小且置换极微的患者有行切除术和保肢治疗的可能，尤其是进行了术前辅助化学治疗时。成软骨细胞瘤仅可手术治疗。

K. 转移性和代谢性疾病均可累及脊椎、股骨近端和肋骨。骨质疏松多导致桡骨远端和股骨颈的骨折。软骨病常累计股骨转子和距脊椎距离相等的连续肋骨。髋骨骨折的患者中 30%患软骨病。以过多未矿化类骨质为特点的软骨病可能为维生素 D 缺乏、钙或维生素 D 吸收不足、维生素 D 不易吸收形式或肾性骨营养不良造成。骨质疏松可为特发性的（1 型绝经后骨质疏松表现为骨小梁丢失较皮质多，2 型衰老性骨质疏松二者等量丢失），可能由长期失用或固定造成，或可能为继发症状。健康男性骨质疏松的最常见原因有性腺功能减退症、应用激素和饮酒，在女性为高钙血症、吸收不良、甲状旁腺功能亢进症、维生素 D 缺乏和甲状腺激素过多。造成女性骨质疏松的最常见原因可通过检测血清钙、甲状旁腺激素（PTH）、24h 尿钙、促甲状腺激素（TSH）诊断，如需可检测 1，25-OH 维生素 D_3。男性可检测地塞米松抑制试验和血清睾丸激素得知。

＞70 岁男性或＞50 岁女性骨折患者，或有危险因素［包括体重＜58kg（127 磅）、身材瘦小、45 岁前绝经、吸烟、饮酒、应用激素、以往骨折史或有家族史］的年轻患者可进行光密度测定法。如果患者易骨折或存在危险因素同时双能 X 线吸收测定法低于正常＜2.0 或 1.5 标准差时考虑治疗。予补充钙和维生素 D 治疗（一般推荐 1200mg 钙分 2～3 次，1000 国际单位维生素 D 每日 1 次）。可以应用碳酸钙治疗，除非出现便秘或消化不良，此时可应用柠檬酸钙。骨折后 2～6 周应用双膦酸盐类药物，如阿屈膦酸盐、利塞膦酸盐或伊班膦酸盐 5 年，N 末端肽降至较低水平或接受治疗时出现其他骨折时停止应用。骨折时可用 PTH 做替代治疗，或双膦酸盐类无效时、低更新骨质疏松 N 末端肽下降时或女性分娩年龄时应用。绝经后女性雌激素替代治疗已不推荐，因为有冠状动脉疾病、静脉炎、肺栓塞和乳腺癌的风险。雷洛昔芬作为一种选择性雌激素受体调节剂，对减少脊椎骨折有效，并减少冠状动脉疾病和乳腺癌的风险，但对髋部骨折无作用。降钙素，作为一种鼻腔喷雾剂，同样未显示有保护髋部减少骨折发生的作用，尽管可降低脊椎骨折的发生和对骨质疏松性椎体骨折患者有镇痛作用。

L. 大多数有脊椎转移病的患者用放射治疗仅改善 60%～80%，但对于疼痛较重、存在可引起神经损害的畸形或存在新发神经功能缺损的患者可行结构完整性和手术治疗的评价。CT 是骨质丢失和管内遗留骨片的最佳检测方法，MRI 可用于相邻椎骨的累及范围和矢状畸形的检测。脊椎不稳时可出现以下表现：前后骨质丢失，矢状轴上过度的脊柱后凸，以及当侧位平片比较屈曲伸展时运动增加。后皮质移位至椎管内的椎体瘤向前突向脊椎内而减压。椎弓根和椎板的破坏通过向后减压。放射治疗后进行前、后及四周内固定可维持脊椎的稳定性，而椎体可能需用铁片、骨结构嫁接或内含骨生物学材料笼替换。突发的下肢轻瘫用放射治疗，当骨结构完整且 MRI 提示癌组织扩展至椎管内时不用外科手术治疗。

M. 骨质疏松性椎体压缩骨折逐渐变得常见，这是因为人口老龄化及维生素 D 缺乏的人群较常见。50%的髋骨骨折的女性患者被发现患有维生素 D 缺乏。2/3 的骨质疏松性骨折患者未曾就医，因为老者认为这是脊痛或老年的表现。大多数急性疼痛可用镇痛药、减少活动或用绷带治疗。偶尔患者有顽固性疼痛可由脊柱后凸姿势引起的微小骨折造成，只有极少的神经损害需要外科治疗。

N. 当椎体后皮质完整时，对于脊椎转移癌和骨质疏松疼痛缓解的微创治疗正处于研究当中。若没有畸形或通过体位可降低骨折发生，可将低黏度的生物材料或 PMMA 经皮注射至椎体内（椎体成形术）。若存在畸形或椎体不稳时，先经皮植入球囊使其膨胀以支撑椎体的高度（后凸成形术），再于低压状态下注射高浓度 PMMA。肺栓塞和水泥外渗而造成神经损伤的风险极小，但应考虑在内。

病理性骨折患者（续1）
单发损害
Ⓚ弥漫性骨质疏松
Ⓖ考虑:
感染
佩吉特病
血管瘤病
被辐射过
密度测定
骨质疏松
Ca2+
PO42-
碱性磷酸酶
PTH
25-OH维生素D
1,25-OH维生素D
尿钙
贫血
ESR升高
SPEP/UEP*
骨髓瘤
骨髓穿刺
见Ⓔ
甲状旁腺素
T3，T4
TSH
24h尿皮质醇
血糖
活检
Ⓗ原发性骨肿瘤
失用性
内分泌疾病
自发病
软骨病
良性
恶性
X线摄影或
活检诊断
Ⓙ MRI/CT
活检
Ⓘ
敷料
刮除术和嫁接
切除术
广泛切除术或截肢
±适当化学治疗
Ca2+
维生素D
双膦酸盐
锻炼
PTH
牵引
闭合复位+敷料内固定
髓内钉
金属板和螺钉
外固定
假体替换
病理性椎体骨折
（待续2）

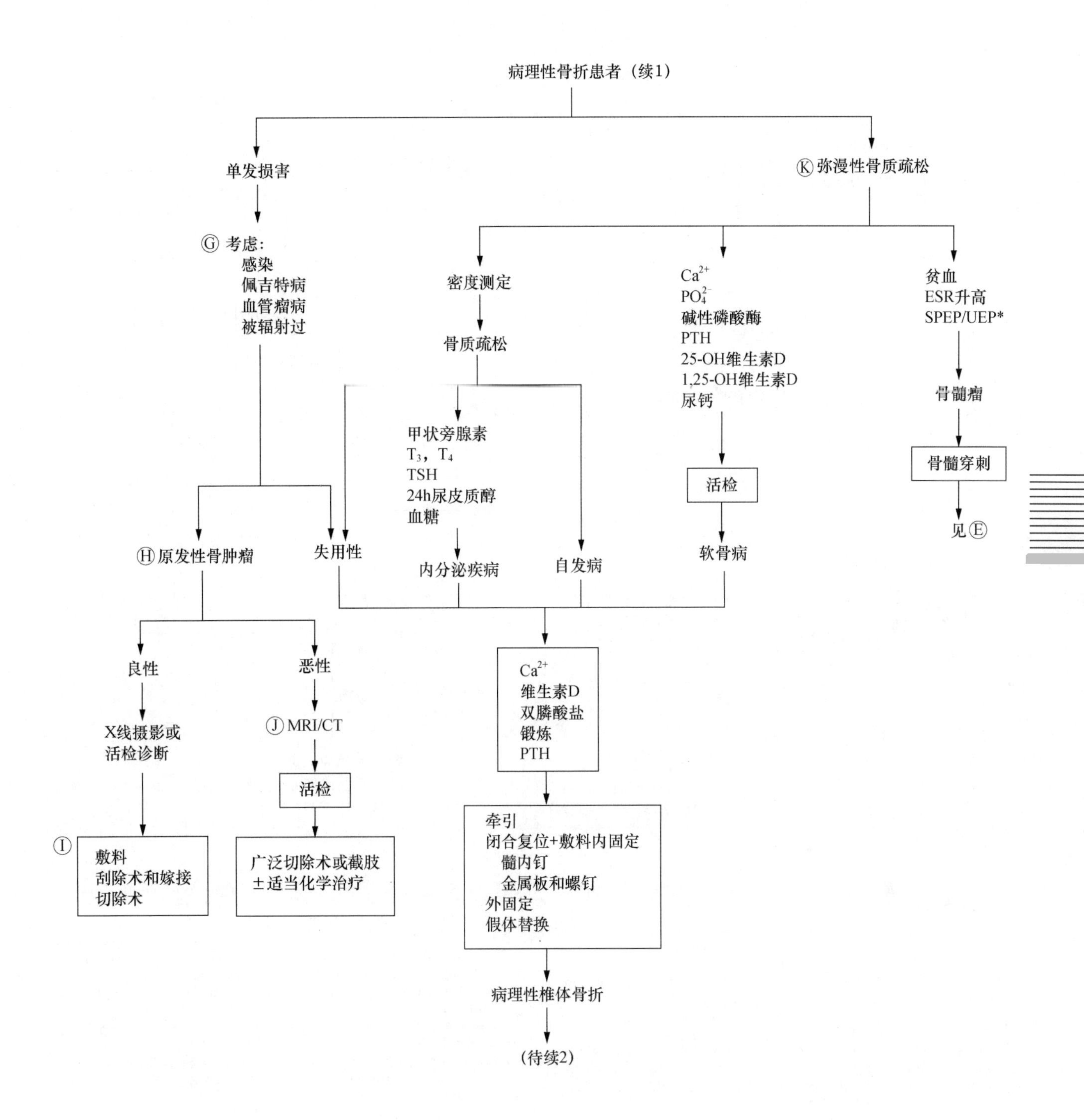

*SPEP/UEP:血清蛋白电泳/尿电泳

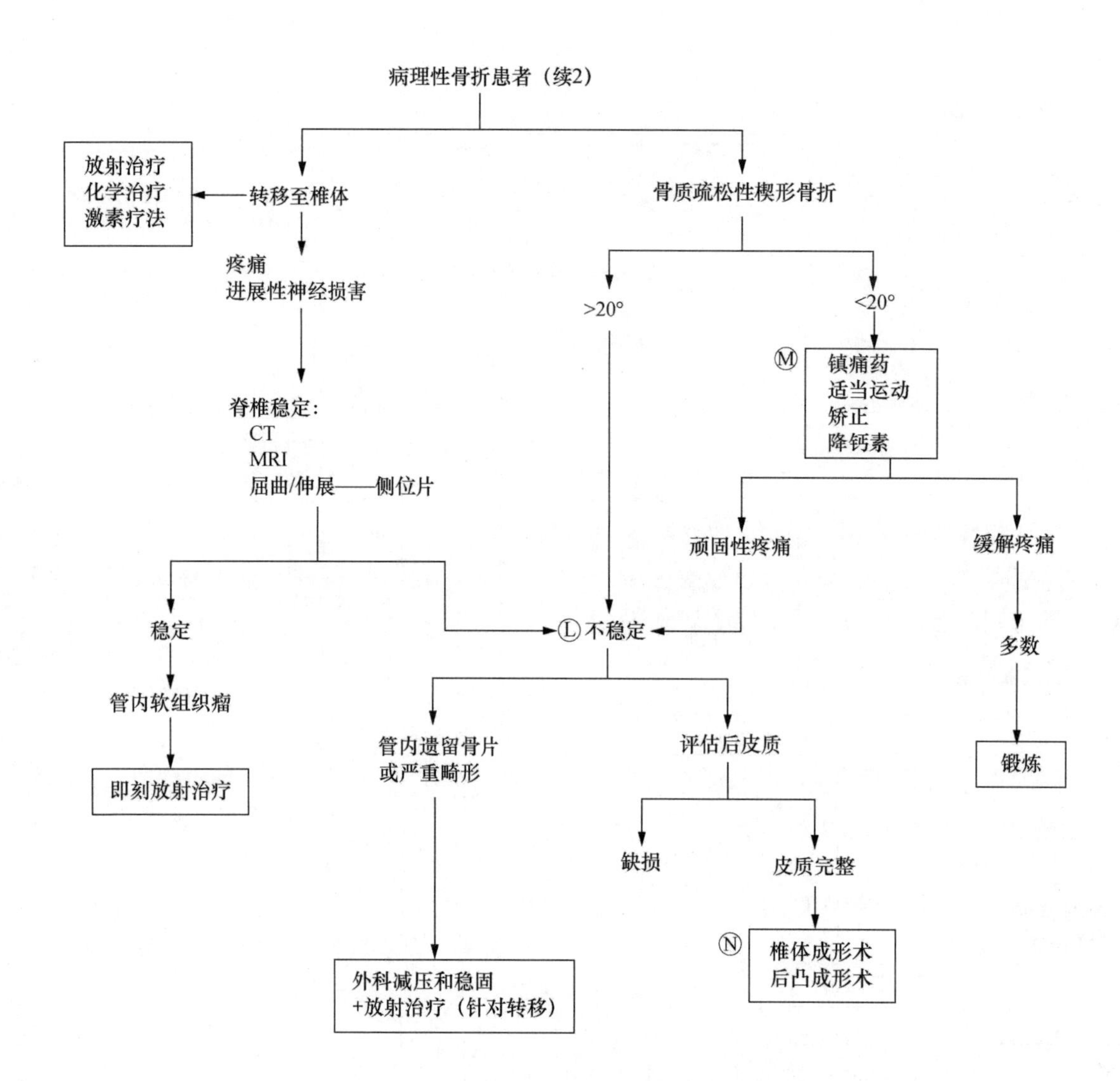

参考文献

Bauer HCF. Controversies in the surgical management of skeletal metastases. J Bone Joint Surg Br 2005;87-B:608.

Berman AT, Hermantin FU, Horowitz SM. Metastatic disease of the hip: evaluation and treatment. J Am Acad Orthop Surg 1997;5:79.

Harrington KD. Orthopaedic management of extremity and pelvic lesions. Clin Orthop 1995;312:136.

Houston SJ, Rubens RD. The systemic treatment of bone metastases. Clin Orthop 1995;312:95.

Mankin HJ. Rickets, osteomalacia, and renal osteodystrophy. An update. Orthop Clin North Am 1990;21:81.

O'Connor MI, Ward WG Sr, eds. Metastatic bone disease. Clin Orthop Relat Res 2003(Suppl); 297 pages.

Rao RD, Singrakhia MD. Painful osteoporotic vertebral fracture. Pathogenesis, evaluation, and roles of vertebroplasty and kyphoplasty in its management. J Bone Joint Surg Am 2003;85-A:2010.

Spivak JM, Johnson MG. Percutaneous treatment of vertebral body pathology. J Am Acad Orthop Surg 2005;13:6.

Templeton K. Secondary osteoporosis. J Am Acad Orthop Surg 2005;13:475.

Yazawa Y, Frassica FJ, Chao EY, et al. Metastatic bone disease: a study of the surgical treatment of 166 pathologic humeral and femoral fractures. Clin Orthop 1990;51:213.

100. 干细胞移植的临床注意事项

Philip A. Lowry

赵 洁 译

手术、放疗和化疗是传统抗癌治疗的核心，明显延长了恶性肿瘤患者的生存期，并提高了生活质量。尽管技术不断改善和新药的出现为进一步提高疗效带来希望，但若使治疗结果有大的进步则应寻找他法，尤其从癌症独特生物学特性方面着手。近期伊马替尼在治疗慢性髓细胞性白血病方面取得的成功展现出高效简单的“灵丹妙药”治疗的诱人前景，但如此突破在可预见的未来却仅限于一些诊断。

生物疗法之一的骨髓移植，早在大约五十年前就有提出，当时观念为用正常器官替换病态器官如用正常骨髓替代白血病骨髓。来自外周血及脐血的细胞显著扩展了“干细胞移植”的领域。干细胞移植起着在化疗伴或不伴放疗后恢复血液再生的最原始及简单的作用。在自体干细胞移植中，细胞是提前取自患者自身的细胞，而恢复血液再生是移植的唯一目标，可被认为是简单救治应用于疾病（如骨髓瘤和淋巴瘤）的治愈或至少延长生存期的大剂量化学治疗药造成的致命的血液毒性的方法。

异体干细胞移植的细胞来自异体捐赠者。同卵双生子是造血干细胞移植成功的首选捐赠者，但人白细胞抗原（HLA）匹配的兄弟姐妹间亦可作为成功移植的捐赠者。HLA 抗原分子特征的明确、自愿捐赠登记的完善及脐血库的迅速扩展使得患者即使兄弟姐妹间匹配不成功，亦可通过毫不相关者的捐赠而进行移植。

即使捐赠细胞匹配很好，除同卵双生子外，在捐赠者与接受者之间仍存在次要组织相容性的差异。排异风险通过制备方案可降至最小，但同种异体移植较常见移植细胞与宿主细胞间的免疫反应，即移植物抗宿主病（GVHD）。严重者，GVHD 是可致命的，并与同种异体移植中感染对成功率的限制同样重要，尤其对于>50 岁患者。捐赠者与接受者之间匹配良好、GVHD 的预防性药物疗法的改善以及移植前用损害及刺激性小的化疗和放疗方案降低了 GVHD 的影响，并迎合了移植患者人数不断增长的需求，其中包括较多的 70 多岁患者的常规移植。

长久以来人们已经认识到免疫系统起着监督肿瘤生长的作用，并起到缓解甚至治愈部分癌症的作用。在恶性肿瘤的治疗中，异体干细胞移植可引起攻击性免疫调节作用，即捐赠者的免疫系统替代患者的免疫系统。与 GVHD 同样的次要组织相容性差异可起到“移植物抗肿瘤”效应，这对一些患者来说可能比化疗和放疗本身更具治愈作用。

同种异体移植迅速成熟化，如此一来，人们亦意识到它比以前认识到的更加复杂且涉及更多层面。对于非恶性疾病，传统治疗是以具有功能的器官替代病态器官为初衷，而患者准备和干细胞的选择亦以减少类似 GVHD 等并发症发生为基础。长期以来异体移植被用于有严重再生障碍性贫血和危及生命的免疫缺陷病的患者。随着技术性并发症的减少，同种异体移植已经并将继续被应用于高风险患者和更多的有慢性血液系统疾病的患者如镰状细胞贫血和地中海贫血。

对于恶性肿瘤的治疗，同种异体移植已被成功用于慢性髓细胞性白血病的治疗，并起着“移植物抗白血病”的效应。有趣的是，具有同样成功治疗作用的伊马替尼的使用已大大降低移植患者人数，尽管移植对于应答不佳和复发性疾病仍是重要选择。尽管同种异体移植对急性非淋巴细胞白血病及淋巴组织增生病表现出中间水平的移植物抗白血病的效应，但仍是重要选择。对于骨髓瘤及淋巴瘤，多数患者选择自体移植效果较佳，而年轻患者或有其他疾病的患者可能用同种异体移植效果好些。急性淋巴细胞白血病患者自体移植效果不令人满意，但同种异体移植可能挽救一些患者。强度减低的先行治疗方案和对 GVHD 更好的治疗的出现为患脊髓发育不良的老年患者打开了用同种异体移植治疗之门，后续的调查研究应明确这一点。

令人激动的是，未来移植有在体外细胞扩展和调制的可能，从而完善移植术后的恢复并增强移植物抗白血病的效应以最小化GVHD。改善支持疗法和明确患者状况可提高移植的成功率。继续基础和临床研究应帮助明确移植物抗白血病的效应的特性并更好应用于患者将来的治疗。

A. 适当明确潜在移植患者是必需的。对于非恶性血液疾病，存在高风险因素患者的移植应在早期进行，最好在未输血之前，尤其是再生障碍性贫血患者。对于恶性肿瘤患者，已表现出临床症状，尤其已有细胞遗传学改变时，最好明确移植候选人并确定最佳时机。患者通常在移植前接受传统治疗以缓解症状，但因为移植前治疗可能影响并发症发生率和移植本身的成功率，故与经验丰富的移植中心协作诊断是最有帮助的。应注意所有的潜在移植患者的恰当选择及输血准备，所要输的血应先去白细胞并予辐射。

B. 移植候选人的器官功能必须达到正常值的下限以上，尤其是肺、心和肾，以确保可耐受移植过程的严峻程度。必须无其他可能阻碍移植的复杂疾病如HIV感染，且必须知情同意。年龄标准根据疾病及移植类型而定，体力状态会影响老年患者继续进行移植的能力。若所有其他的标准均达标，社会心理、牙齿及生殖能力的评估应在移植前应绝对优先完成。

C. 如果患者适宜移植，则需明确适合的细胞来源，并按部就班获取细胞。细胞的获取决定同种异体移植还是自体移植最合适。决定移植并确定自体移植或同种异体移植，若后者为优选则应与经验丰富的移植中心合作。

D. 对已通过先前的检查的自体移植，血液及骨髓评估应确保可获取足够多的细胞以进行移植。尽管经骨髓获取仍在使用，但大多数患者从生长因子动员后的外周血中获取细胞，通常在化疗后。细胞通过单采血液成分术收集且细胞可行性及数量亦进行充分评估，然后将其冷冻保存直至移植时使用。

E. 对于需要同种异体移植的患者，合适的捐赠者细胞必须匹配HLA-A、HLA-B、HLA-C、HLA-DR和HLA-DQ。先检查兄弟姐妹，如果不匹配，从登记者和脐血库中寻找。对于兄弟姐妹或自愿捐赠者，额外的体格检查、心理检查及感染疾病的检查在获取细胞时是必须考虑。脐血细胞应该事先精确检查数目、可行性，且确定入库时没有感染。ABO血型相容性、妊娠或输血造成的捐赠者的同种致敏作用及巨细胞病毒（CMV）感染状态均展现出移植存在的潜在问题，这些尽管不是移植的禁忌，但当有多个捐献者时可区分优先次序。

F. 同种异体移植术后，应着重注意预防、早察觉，当GVHD出现时可给予恰当的治疗。

G. 造血干细胞移植后，尤其是同种异体移植后，在恢复阶段（3～6周）应注意全血细胞减少的发生并做好输血准备、致命感染的损害性治疗及制备方案引起的黏膜炎的发病率。排异反应或移植失败极少见，但必须密切监测血细胞计数。即使细胞计数恢复正常，患者在很长一段时间内仍有很高的感染风险，尤其在同种异体移植后。长期的药理预防，尤其在GVHD治疗过程中抗肺囊虫、病毒和真菌感染是必需的。肺炎球菌疫苗和流感嗜血杆菌疫苗的接种，以及灭活的脊髓灰质炎疫苗和白喉/破伤风疫苗的再接种在移植后1年内进行。因为麻疹、流行性腮腺炎和风疹（MMR）疫苗是活的，且有关于疫苗引起感染的考虑，所以移植中心在应用时有所不同。GVHD预防和治疗的强度和疗程因人而异。适当的随访是成功的关键，故需在经验丰富的移植中心进行或与之合作。

H. 移植后患者仍面临其他潜在的长期问题，包括儿童接受者移植后的生长改变、继发恶性肿瘤率升高、长期的生理及心理调整和致残。慢性GVHD在治疗、发病率及死亡率方面仍存在挑战。移植小组在患者晚期并发症时继续参与是重要的。

I. 若移植后原发病又复发，患者可受益于额外的以细胞为基础的治疗。有强烈移植物抗白血病的效应者有时可通过注射提供者细胞（淋巴细胞）得到缓解。根据疾病状态及第一次移植的间隔可再次行移植术。

参考文献

Armitage JO. Bone marrow transplantation. N Engl J Med 1994;330:827.

Blume KG, Forman SJ, Appelbaum FR, eds. Thomas' Hematopoietic Cell Transplantation, 3rd ed. Boston: Blackwell, 2004.

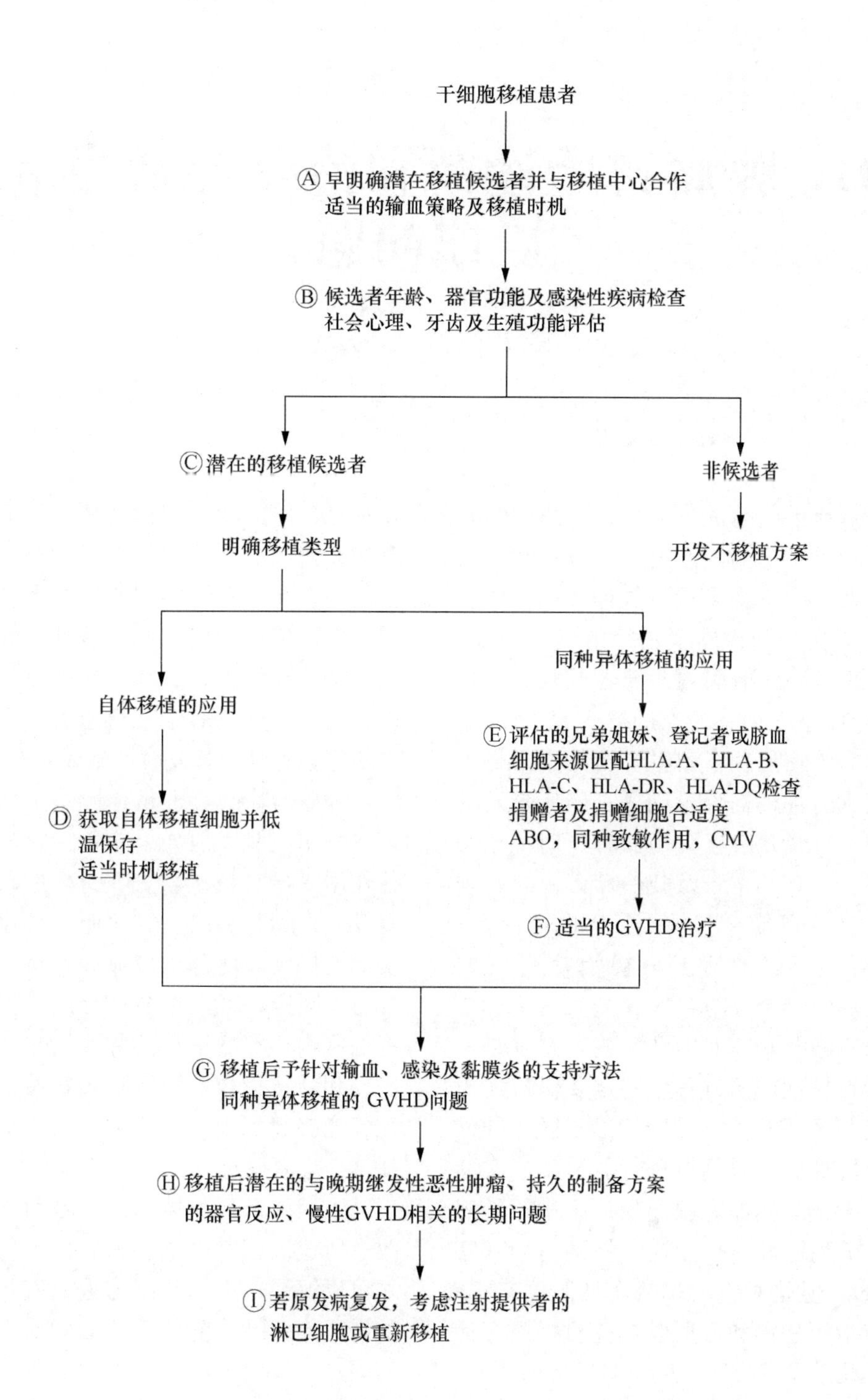
干细胞移植患者
Ⓐ早明确潜在移植候选者并与移植中心合作
适当的输血策略及移植时机
Ⓑ候选者年龄、器官功能及感染性疾病检查
社会心理、牙齿及生殖功能评估
Ⓒ潜在的移植候选者
非候选者
明确移植类型
开发不移植方案
同种异体移植的应用
自体移植的应用
Ⓔ评估的兄弟姐妹、登记者或脐血
细胞来源匹配HLA-A、HLA-B、
HLA-C、HLA-DR、HLA-DQ检查
捐赠者及捐赠细胞合适度
ABO，同种致敏作用，CMV
Ⓓ获取自体移植细胞并低
温保存
适当时机移植
Ⓕ适当的GVHD治疗
Ⓖ移植后予针对输血、感染及黏膜炎的支持疗法
同种异体移植的 GVHD问题
Ⓗ移植后潜在的与晚期继发性恶性肿瘤、持久的制备方案
的器官反应、慢性GVHD相关的长期问题
Ⓘ若原发病复发，考虑注射提供者的
淋巴细胞或重新移植

101. 肿瘤初始诊断和治疗存活患者的后期问题

Philip A. Lowry

李胜男　译

随着现代治疗手段的进步，在癌症的控制和治疗方面有了很大的提高，但癌症本身及其所需的治疗给患者及其家庭带来很持久的影响。成功治疗癌症不仅需要最初诊断及治疗的专业技能，还需要在以后很长一段时间内对患者及其家庭进行关心并引导他们面对许多复杂的挑战。

经过最初的治疗后，癌症患者及其家人将不断面对以下五大方面的需要及问题：癌症复发的可能性；肿瘤本身及其治疗所带来的长期及短期身体和生理影响；疾病本身及其治疗带来的心理和情绪影响；亲人可能患有相同肿瘤的可能性；新发肿瘤的可能性，包括因最初治疗引发的肿瘤。

肿瘤最初诊断及治疗后的几年内，复发是一大问题。至少在初期随访过程中一定要保持病史和体格检查资料的完整性，最好就诊于同一肿瘤专家。在鉴定恶性肿瘤时侧重进行放射学或实验室检查是很重要的，例如乳腺癌随访中进行乳腺X线照相术，前列腺癌治疗后连续检测前列腺特异抗原（PSA），但是对于大多数恶性肿瘤来说，重复进行血液指标检测和放射学检查对提高存活率和生活质量几乎没有帮助，反而明显增加花费。相比之下，对新发症状或身体发现进行迅速全面的实验室和放射学检查对检测可能的复发至关重要。对于大多数恶性肿瘤来说，初始成功治疗后2～3年内应该每3个月复诊1次。如果患者状态保持稳定，可以延长随访间隔。美国国立综合癌症网络公布的指南上阐明了各类肿瘤的随访时间及可选择的证实有效的辅助检查（www.nccn.org）。

即使成功治疗肿瘤，也会残留瘢痕并导致显著的短期和长期功能障碍。外科手术根治术会产生明显的生理影响；放疗根治术短期内会产生相当的损伤，后期可能会导致内分泌功能失调及损伤神经，加速动脉粥样硬化，甚至引起继发恶性肿瘤；化疗根据化学治疗药的种类、剂量及疗程不同会引起一系列的副作用或者产生器官功能障碍，包括免疫功能紊乱、女性绝经期提前、心功能不全、肺纤维化、肝肾功能改变、神经病变或皮肤色素改变。对于儿童患者来说，高强度的肿瘤治疗会对其生长发育产生显著影响。

肿瘤治疗的心理精神影响虽然往往与身体生理影响相关联，但如果初始治疗成功的话前者往往作用明显且持续较好。身体的改变、害怕疾病复发、人际关系改变、学业或事业中断以及身体功能的持续改变都可以显著并持久地影响肿瘤幸存者。同样，家人也会承受同等程度甚至更大程度的影响。虽然正规的肿瘤治疗初期包含一系列心理和精神辅导，但伴随着初始治疗的完成其往往不能够起到很好的效果，尤其是身体功能的改变会使患者联想到初始治疗的痛苦。

人们认识到肿瘤的发生是因正常基因编码的改变所造成，所以某些家族的肿瘤聚集现象也随之可以解释，主要是因为他们有相同的基因突变的高风险。除了前面介绍的肿瘤患者必须要面对的问题，他们可能会更加关注将危险性传给孩子的概率或者其他家人得病的危险性。当家庭成员中多人出现肿瘤或者小于40岁年轻人发生肿瘤时应高度怀疑肿瘤的家族聚集倾向。现在对于高危人群或具乳腺癌、结肠癌和卵巢癌的多发癌人群已经有专门的法则进行肿瘤咨询、检测和早期干预，但必须与专门的遗传学研究中心联合进行。

幸存肿瘤患者不仅有原始肿瘤复发的危险性，还可能再发或新发其他肿瘤。导致肿瘤发生的相同危险因素可能使患者同一器官再发新肿瘤，尤其是乳腺癌、肺癌和头颈部恶性肿瘤，且持续烟草暴露会大大增加后两者发生的危险。化疗和放疗本身也可引起继发恶性肿瘤。由放射治疗或化学治疗药引起的基因损伤可能会导致新的细胞变性，从而发生急性白血病、非霍奇金淋巴瘤，甚至在晚期阶段可发生所有实性恶性肿瘤。有些患者，特别是合并霍奇金淋巴瘤、非霍奇金淋巴瘤、急性白血病、视网膜母细胞瘤、肾母细胞瘤、软组织肉瘤及睾丸癌的患者危险性较高。

癌症幸存者的处理应该是基于 3 个重要轴：对于短期和长期随访所开发的具体计划，通常包括初始肿瘤护理团队，特别是确定需要的研究和护理的间隔；严格健康维护，尤其注重减少动脉粥样硬化风险和建立癌症监测，如乳房 X 线照相术、结肠镜检查、巴氏试验（Pap test）以及定期皮肤检查；获得心理和情感咨询和支持服务。儿科癌症幸存者应另外获得多学科的医疗保健资源，可以适当地回应和支持这些患儿及其家人，包括他们所面临的独特的问题和治疗造成的在以后生长发育中的变化。

A. 最初制定诊断和治疗方案时要考虑到在现存的医疗卫生条件下该治疗方案可能的远期预后。我们应该给予再生组织特殊关注，如果可行的话可以为患者提供精子或胚胎组织储存。

B. 当肿瘤初始治疗完成后，后期治疗团队应与初始治疗团队合作制订特异的随访计划。不同肿瘤的随访方案在 www. nccn. org 上可以查到。医生应该告知患者及其家属监测可能出现的症状和体征并及时向医疗团队报告，并告知在以后的生活及生活方式下需要注意的问题。

C. 患者随访不仅包括监测初发肿瘤的复发，还包括同一器官系统新发肿瘤，以及初始治疗带来的发生其他肿瘤的危险性。这需要对所有患者进行定期的病史询问和体格检查，并进行特异有效的肿瘤检测。所有女性患者都应进行乳腺 X 线照相术及巴氏试验检查。对于某些高危患者要进行定期检测，例如检测全血细胞计数预防继发性骨髓发育不良或白血病，对胸部照射或类似患者检测胸部 X 线平片预防肺癌。

D. 在肿瘤医疗团队的帮助下及时详细地评估新发症状、体征是否为复发或新发肿瘤的标志。

E. 对于存在短期及长期功能障碍的高危器官应进行重点监测，并采取恰当措施降低危险性。接受颈部放射治疗的患者至少每年检测 1 次促甲状腺激素（TSH），接受胸部放射治疗或潜在心毒性化疗的患者应加强心血管监测。

F. 对于乳腺癌、结肠癌或卵巢癌高危患者及其家属应进行遗传咨询和随访检测及干预。同一个体或者直系亲属多发肿瘤，<40 岁发生肿瘤或者犹太血统发生乳腺癌或卵巢癌的家族均具有高风险。任何一种肿瘤在某一家族中罕见或广泛聚集的现象需要进行研究。www. nccn. org 已经公布了治疗路径但需要与专门的遗传学机构联合进行。

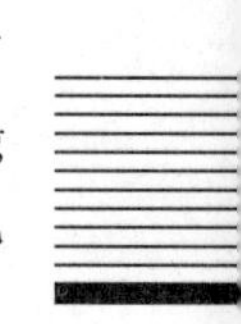

G. 所有癌症患者都需要建立一套与自己的年龄、性别和疾病相适应的健康生活方式，但这需要对自身心血管危险因素进行有力评估并努力纠正，戒烟，并形成一套积极健康的生活习惯。

H. 患者及其家属需要进行长期乃至终身的心理诊疗和支持。

I. 儿科肿瘤幸存者及其家人需要到经验丰富的医疗机构就诊，对于由疾病本身及其治疗所引起的生长发育问题以及后期引起的心理问题等都需要特别关注。

参考文献

Greene MH, Wilson J. Second cancer following lymphatic and hematopoietic cancers in Connecticut, 1935–1982. Natl Cancer Inst Monograph 1985;68:191.

National Comprehensive Cancer Network. www.nccn.org, 2006.

Swinnen LJ. Treatment of organ transplant-related lymphoma. Hematol Oncol Clin North Am 1997;11:963.

Van Leeuwen FE, Travis LB. Second cancers. In DeVita VT, Hellman S, Rosenberg SA, eds. Cancer: Principles and Practice of Oncology, 7th ed. Philadelphia: Lippincott-Raven, 2005.

Witherspoon RP, Fisher LD, Schoch G, et al. Secondary cancers after bone marrow transplantation for leukemia or aplastic anemia. N Engl J Med 1989;321:784.

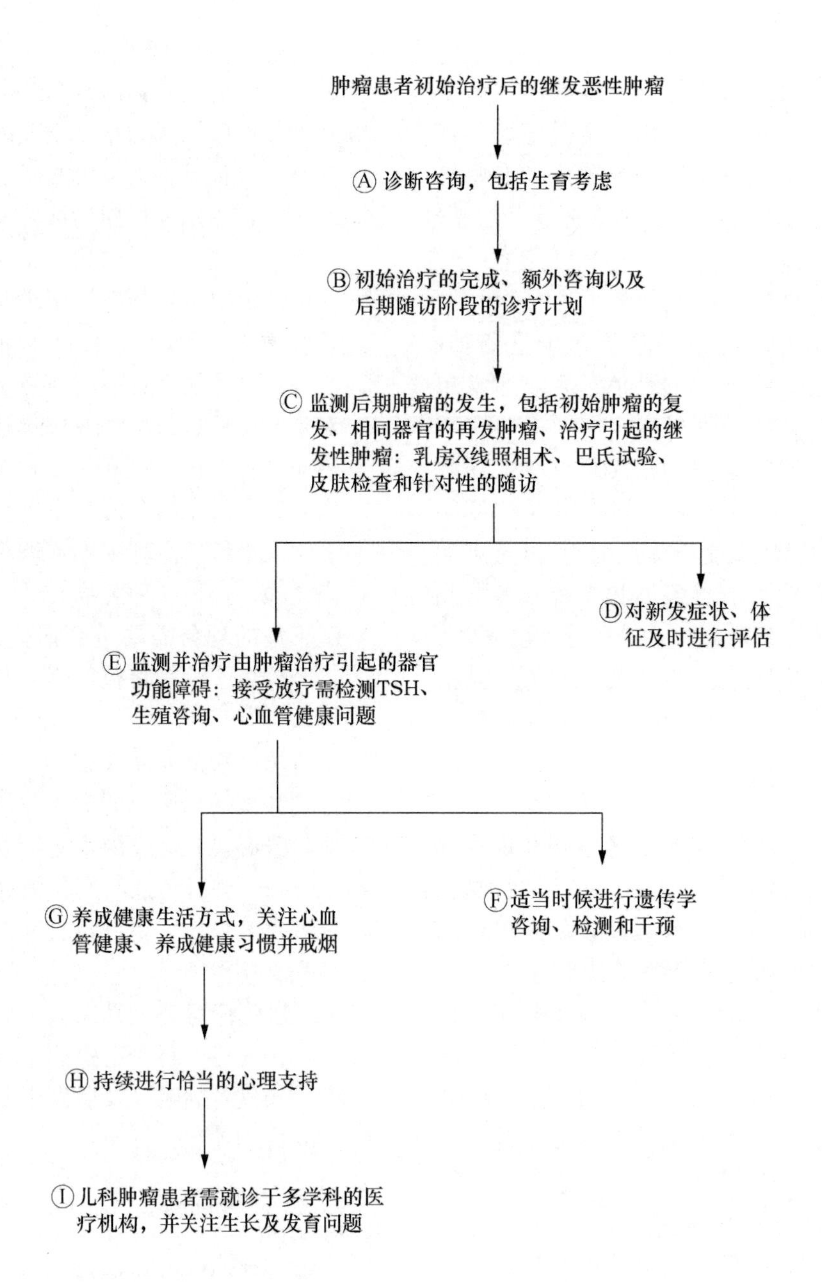
肿瘤患者初始治疗后的继发恶性肿瘤
Ⓐ 诊断咨询，包括生育考虑
Ⓑ 初始治疗的完成、额外咨询以及后期随访阶段的诊疗计划
Ⓒ 监测后期肿瘤的发生，包括初始肿瘤的复发、相同器官的再发肿瘤、治疗引起的继发性肿瘤：乳房X线照相术、巴氏试验、皮肤检查和针对性的随访
Ⓓ 对新发症状、体征及时进行评估
Ⓔ 监测并治疗由肿瘤治疗引起的器官功能障碍：接受放疗需检测TSH、生殖咨询、心血管健康问题
Ⓕ 适当时候进行遗传学咨询、检测和干预
Ⓖ 养成健康生活方式，关注心血管健康、养成健康习惯并戒烟
Ⓗ 持续进行恰当的心理支持
Ⓘ 儿科肿瘤患者需就诊于多学科的医疗机构，并关注生长及发育问题

102. 上腔静脉压迫综合征

Frederick R. Ahmann

李胜男　陆　伟　译

A. 当薄壁静脉被侵占、挤压或内有血栓形成，上腔静脉（SVC）梗阻就出现了。血流的阻塞很容易发展成为所谓的上腔静脉压迫综合征（SVCS），伴有静脉扩张、颜面水肿、头痛、呼吸急促、发绀和多血质。SVCS 通常有急性或亚急性肿瘤发生的特点。明确诊断是根本，并且可以在活组织暴露在增高的静脉压力下仍能无误地完成。在初始治疗后短暂延迟一段时间是有必要的。

B. 在先前体征和症状明显的患者中，SVC 梗阻的证据是不需要的，因为大多数患者在影像学报告中可见到肿瘤。然而，如果需要，在对照或中央静脉造影术中可以得到无误的证据。其中，中央静脉造影术更好，因为注射造影剂较少，但是两者均与较低的并发症率有关。

C. 自从 20 世纪 50 年代，支气管肺癌已经成为 SVCS 的主要原因。在过去的 10 年里，血管内装置使用增加，与这些装置有关的血栓形成也许现在能解释大约四分之一的病例。许多年来，组织学的诊断证据被认为是没有必要的，因为姑息放疗是唯一可能的治疗办法。对于良性病因来说，放疗不是姑息的，而具有潜在的危险性，最近在肺癌和淋巴组织增生病的治疗方面有所进展，这些进展再加上良性病因发生率的日益增加，预示着精确的预治疗评估。没有证据表明诊断方案（包括支气管镜检查、淋巴结活检、纵隔镜检查和胸廓切开术）有过多的风险。因此，这些患者的评估应与肺肿块患者相似。

D. 对恶性肿瘤引起的 SVCS 的标准姑息疗法已经是放疗。某些争论坚持最理想的剂量、计划和治疗领域，但总的来说，经过治疗的患者中，50%～70%在最初放疗的 2 周内即有明显改善。然而，放疗不再是单一疗法或者甚至许多患者的最初疗法。在一个评论上，患 SVCS 的患者中 60%是由肺癌或者淋巴瘤引起的。引起 SVCS 的病因中，大多为恶性肿瘤，需要化疗和放疗或者只用化疗来达到治疗目标，即提高生活质量和延长生命。SVCS 能够引起痛苦的体征和症状，应当得到及时缓解。然而，因为许多这样的患者可能有肺癌或者淋巴癌伴随有一定发病率的良性病因，所以对所有的 SVCS 患者来说，应当追求准确的组织学诊断，除非有缓解的情况。只有有了明确的组织学检查，一个合理的放疗选择才能用来既缓解 SVCS 又可以最大限度地延长生命。

参考文献

Ahmann FR. A reassessment of the clinical implications of the superior vena caval syndrome. J Clin Oncol 1984;2:961.

Baker GL, Barnes HJ. Superior vena cava syndrome: etiology, diagnosis and treatment. Am J Crit Care 1992;1:54.

Bigsby R, Greengrass R, Unruh H. Diagnostic algorithm for acute superior vena caval obstruction. J Cardiovasc Surg 1993;34:347.

Perez CA, Presant CA, Van Amburg AL. Management of superior vena cava syndrome. Semin Oncol 1978;5:123.

Rice JW, Rodriguez RM, Light, RW. The superior vena cava syndrome: clinical characteristics and evolving etiology. Medicine 2006;85:37–42.

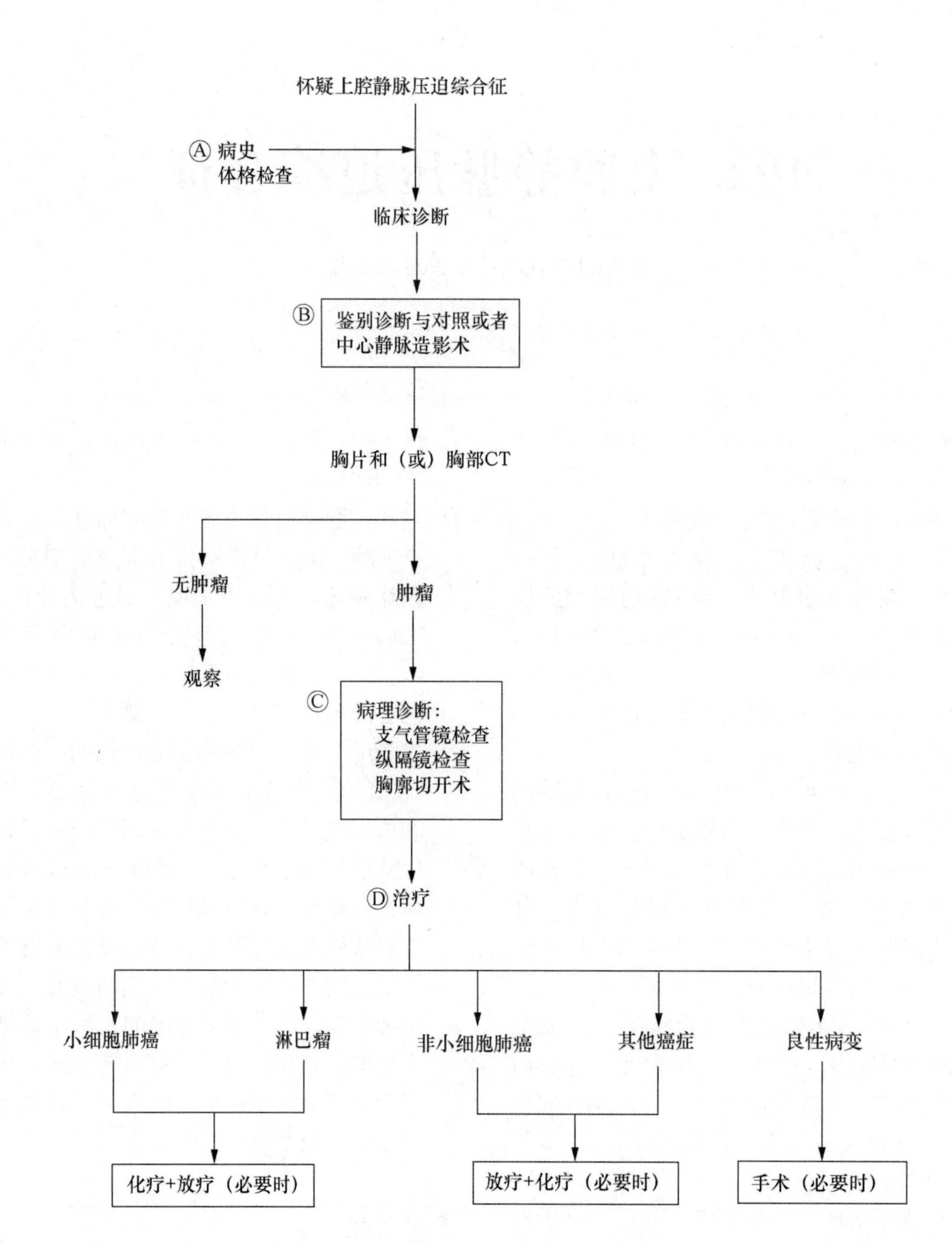

怀疑上腔静脉压迫综合征
Ⓐ 病史
体格检查
临床诊断
Ⓑ
鉴别诊断与对照或者
中心静脉造影术
胸片和（或）胸部CT
无肿瘤
肿瘤
观察
Ⓒ
病理诊断：
支气管镜检查
纵隔镜检查
胸廓切开术
Ⓓ治疗
小细胞肺癌
淋巴瘤
非小细胞肺癌
其他癌症
良性病变
化疗+放疗（必要时）
放疗+化疗（必要时）
手术（必要时）

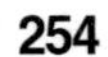

103. 脊髓压迫症

Guillermo Gonzalez-Osete，Manuel Modiano

李胜男　杨秋辉　陆　伟　译

系统性癌症患者大约有5%涉及脊髓。脊髓压迫症是一个临床急症，如果在治疗上有所耽搁，通常造成神经功能不可逆的损伤。

A. 影响到脊髓的肿瘤通常有肺、乳腺、前列腺和淋巴结的肿瘤。骨髓瘤、黑色素瘤和泌尿生殖系统肿瘤一般很少累及脊髓。一个重要的标志是背痛，不论是新近发生还是旧痛复发或加重。97%的脊髓压迫症的患者都会出现疼痛，伴随在一侧或双侧皮节分布区无力（76%）和感觉异常（57%）。51%进展期患者有相关性的肠、膀胱功能障碍。一小部分患者没有癌症病史，而是以疼痛作为最初的报告。

B. 即使当体格检查没有查到脊髓压迫症的体征，也需在疼痛部位做一个平片，以排除肿瘤累及。如果胸片没有异常，考虑非肿瘤原因（风湿性关节炎、主动脉瘤、颈椎病、椎间盘突出、脊椎结核、骨关节炎或骨髓炎）。如果累及的椎体上有压痛、双侧肢体肌无力、感觉异常、深部腱反射异常或者肠或膀胱功能障碍，需要进行一个详细的检查。

C. 如果平片显示疼痛部位有病变，则需进行MRI或脊髓造影术，它们具有较高的灵敏度和特异度。脊髓造影术是一个有创性的过程，需要专业技能和造影剂使用。MRI为无创性的，有助于监测到髓内病变，但是此类患者可能难以平躺在硬床上或者可能有幽闭恐怖症。而且MRI并不总是可以利用的。如果这些检查显示有病变，患有脊髓压迫症的可能性为90%。

D. 如果MRI没有异常，而临床表现表明累及脊髓，这时需要进行脊髓造影术。脊髓造影术可以协助诊断病变程度，并确定是否还有其他部位的病变。如果在腰髓造影术上发现完全阻滞，需要MRI或者脑池造影术确定阻滞区的上界。如果两项检查都无异常，则表示没有脊髓压迫症。

E. 治疗选择的方式依赖于肿瘤的类型、阻滞平面、发病的速度和症状持续的时间、之前的治疗以及临床经验。除了类固醇，需要辐射和手术进行医疗紧急治疗。我们目前推荐：立即静脉给予10mg地塞米松，之后每6h 4mg，至少持续72h，之后快速减少直至耐受。在确定诊断后立即进行放射治疗。越早检查出病变并进行治疗，功能恢复越好。有效率为30%～80%。总的放射剂量为3000～4000Gy，2～4周内完成。

F. 当以下情况时考虑外科手术（椎板切除术，稳定作用）：

①没有组织学诊断，脊髓压迫是癌症的一个体征；②累及部位有放射治疗的病史；③尽管经类固醇治疗和放疗，神经系统病变仍在继续；④需要固定；⑤高位颈椎病变。最近一些论文报道手术后放疗会提高疗效。这是值得考虑的，特别是在期待长的生存期和有较好的身体条件能够忍受这一过程的患者。手术后，继续放疗以防复发。手术联合放疗后出现初始反应的比例为20%～100%，取决于肿瘤的类型和治疗的时间。对于最终功能的恢复，最好的预后指数是预处理状态：门诊诊断的患者中60%为术后患者，然而在截瘫的患者中只有7%在治疗后能够走动。

G. 当平片显示无异常，体格检查也无异常，则调整镇痛药并观察。如果疼痛持续存在或者加重，或者如果病史高度怀疑，则需进行MRI检查并且进行一致的处理。

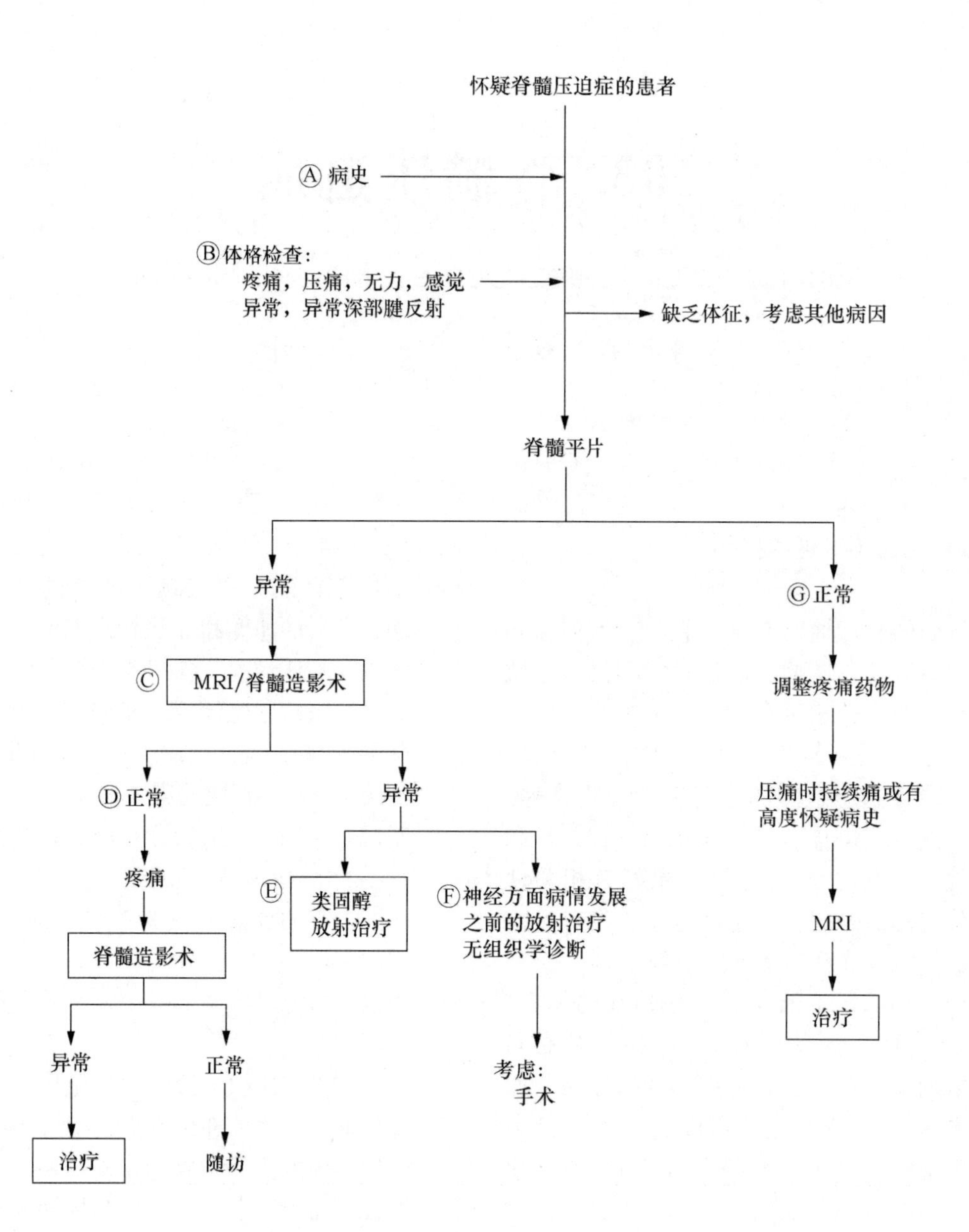

参考文献

Gilbert RW, Kim J-H, Posner JB. Epidural spinal cord compression from metastatic tumor: diagnosis and treatment. Ann Neurol 1978;3:40.

Maranzano E, Latini P, Checcaglini F, et al. Radiation therapy in metastatic spinal cord compression. Cancer 1991;67:1333.

Patchell RA, Tibbs PA, Regine WF, et al. Direct decompressive surgical resection in the treatment of spinal cord compression caused by metastatic cancer: a randomised trial. Lancet 2005;366(9486): 643–638; comment Lancet 2005;366(9486):609–610.

Rodichok L, Harper GR, Ruckdeschel JC, et al. Early diagnosis of spinal epidural metastases. Am J Med 1981;70:1181.

Wasserstrom W, Glass PJ, Posner JB. Diagnosis and treatment of leptomeningeal metastases from solid tumors: experience with 90 patients. Cancer 1982;49:759.

Willson JKV, Masaryk T. Neurologic emergencies in the cancer patient. Semin Oncol 1989;16:490.

Young RF, Post EM, King GA. Treatment of spinal epidural metastases. J Neurosurg 1980;53:741.

传 染 病

Michael Klompas

104. 国外旅行：免疫和感染

Rebeca M. Plank

李胜男 陆 伟 译

A. 一位旅行者在最初评估中必须被问及的两个问题是：患者的健康状况怎样，他或她将要去哪旅行。考虑的可变因素包括旅行的国家、乡村还是城市旅行、旅行计划和旅行持续时间。认识到在美国生活过之后重新去他们原来国家旅行的人们有地方性感染的风险非常重要。有时候更严重，因为他们也许不觉得有采取预防措施的必要。

B. 感染可以通过暴露于污染的食物和水、暴露于传播媒介如蜱和蚊以及人与人之间的传播获得。旅行者必须严格注意手卫生，避免进食未熟及街头小摊的食物。他们应当仅饮用瓶装饮料，并用瓶装水制作冰块及刷牙等。淡水暴露（野外旅行）是一潜在的传染来源，例如血吸虫病和钩端螺旋体病。性传播疾病包括HIV通常也有风险，建议旅行者避免性行为或对于偶遇者使用避孕套。旅行者也应当考虑携带无菌注射针和注射器以防发生紧急医疗。

C. 首要事情之一是确定旅行者是否按（美国）疾病预防控制中心（CDC）规定的儿童和成人疫苗注射标准计划注射疫苗，包括肺炎球菌、流感、破伤风和麻疹/流行性腮腺炎/风疹（MMR）疫苗，因为这些感染在国外都有发生。必须鼓励所有的海外旅行者去注射甲型肝炎、乙型肝炎、脊髓灰质炎、伤寒疫苗。黄热病仅发生于撒哈拉以南非洲和热带南美洲，这些地区的许多国家需要有免疫接种证明才能入境。经过中非脑膜炎流行地带推荐注射脑膜炎疫苗，沙特阿拉伯要求参加麦加朝圣或副朝的旅行者有疫苗注射证明。对于将要去狂犬病相当流行但免疫球蛋白和疫苗不能立即获得的地方的人们（如远足者）来说，可以考虑提前接种疫苗。东南亚旅游者应当接种日本脑炎疫苗，霍乱疫苗目前还未有报道。

D. 预防疟疾是一件非常复杂的任务，包括尽可能地待在安全地区、晚上使用蚊帐、减少皮肤暴露和蚊虫叮咬、用驱虫剂，及用马拉隆（Malarone，抗疟疾药，阿托伐醌-氯胍）、双西环素和甲氟喹进行化学预防。甲氟喹有长效剂量（具有每周而不必每日服用的优势），但有普遍神经精神性副作用。由于氯喹耐药的出现，预防性使用氯喹只是对于去加勒比海和中美洲北的巴拿马运河的旅行者有用。合理的抗疟预防也将可以保护旅行者预防其他经过蚊和蜱传播的疾病，例如登革热和立克次氏体病。

E. 腹泻是旅行者中最常见的疾病，因此必须强调充足的水化作用。对氟喹诺酮类耐药性的增加限制了其在亚洲部分地区的作用，故在该地区推荐使用阿奇霉素。必须给予患者至少3天的抗生素并指导他们服用以防进展到伴有发热或者脓、黏液或血便的中重度腹泻。如果早期及时的治疗，甚至单一剂量在几小时就可以将疾病治愈。每30min 8倍剂量服用1次碱氏水杨酸铋剂（Pepto-Bismol）也可以减少排便次数和减短疾病病程。

F. 如果一位旅行者回国后患有不典型的高热，疾病危及生命、具传播性或可治疗性必须立即隔离。疟疾必须通过厚薄血涂片诊断（无论有无预防史）。如果在涂片上发现疟原虫但不确定种属，治疗上必须针对最严重的恶性疟原虫，并应设想到耐药的情况。疟疾的潜伏期可以短至1周或长至数月（甚至数年）。伤寒一定要进行血培养（无论疫苗接种状态）。伤寒可以包括或不包括GI症状。怀疑有高度传染性的疾病，例如出血热或近期的严重急性呼吸综合征（SARS），患者如果合并这些症状并且去过感染区，应当立即报告

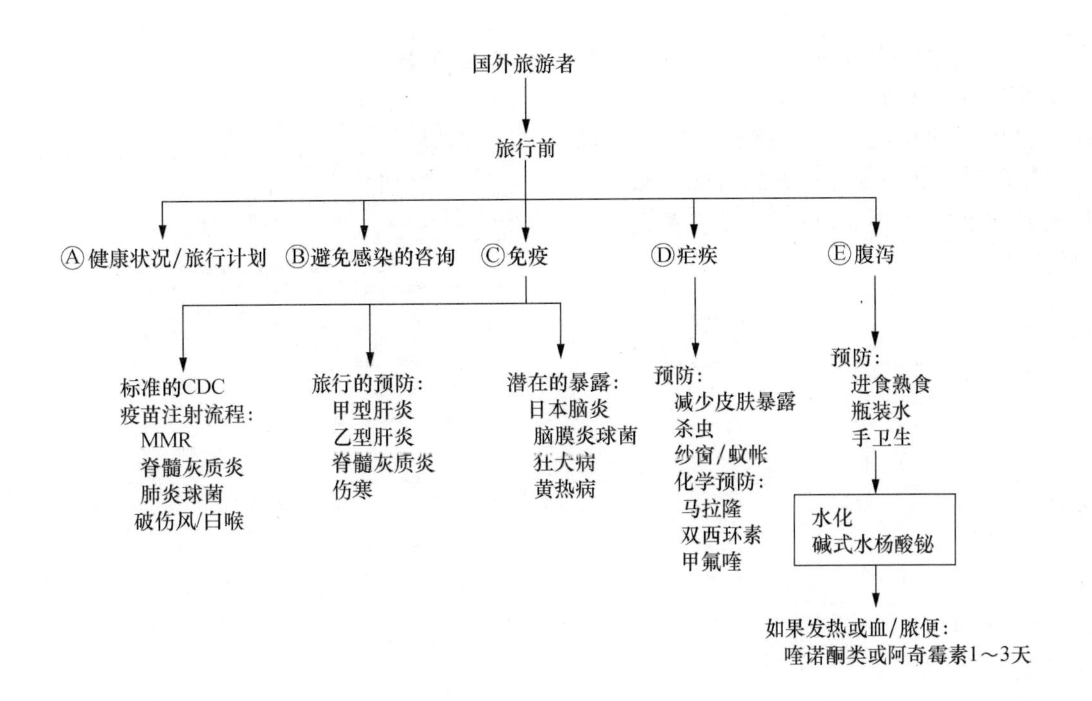

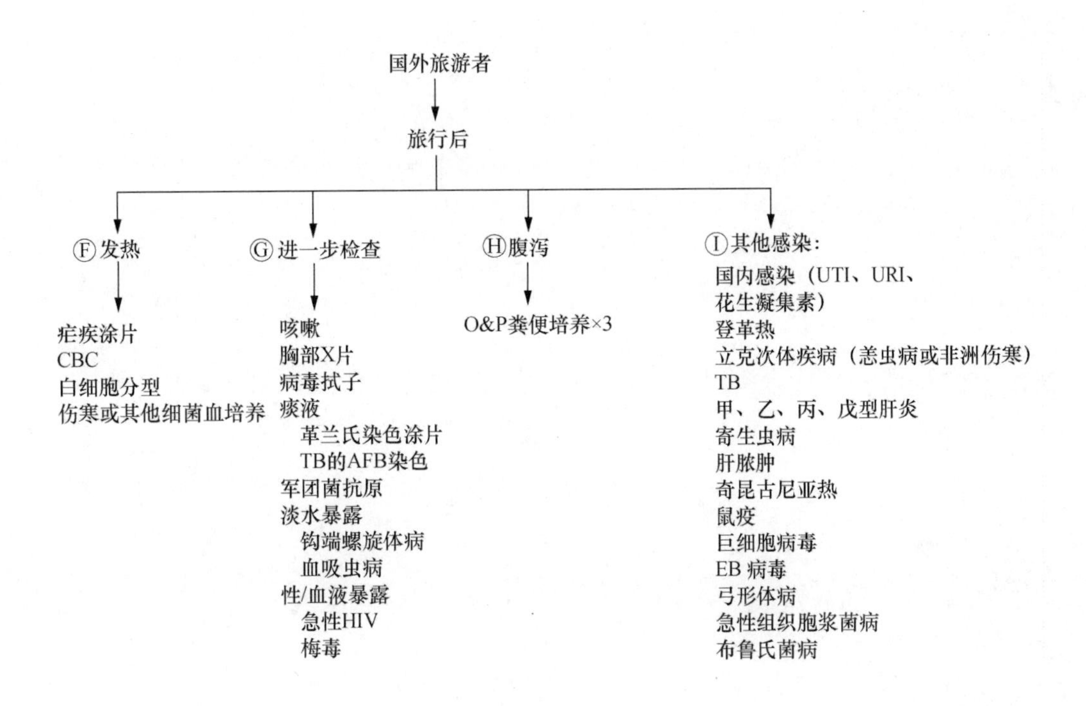

当地卫生部门。

G. 一旦疟疾和伤寒发生，病史（如淡水接触史、最近未采取保护措施的性行为）和局部的体征和症状（如腹泻、咳嗽、疹）应进行进一步的临床调查。登革热在旅行者中很普遍，虽然可导致许多的不适但是该病具有自限性。登革出血热、血浆渗出的表现、血小板＜100 000/ml、发热持续2～7天、出血倾向以及可能发生休克通常发生在重复感染登革热患者，需进行支持治疗。CDC的网上管理系统报道疾病暴发情况，可以指导治疗。

H. 如果患者回国后发生腹泻，必须送3次便培养（查大肠埃希氏菌、志贺杆菌、弯曲杆菌）及卵和寄生虫（O&P）培养。呼吸道症状可能由于病毒感染并且对于未旅行者来说，亦应通过此方法评估。由于结核病（TB）很少通过短期旅行者传播，因此对于出国数月或数年者来说应当认真考虑并且必须进行抗酸杆菌

（AFB）涂片。国内感染亦应考虑［如尿路感染（UTI）、上呼吸道感染（URI）］。

I. 现在已提供了回国旅行者可能发生的疾病清单。当怀疑时，必须推荐患者到特殊的旅行诊所甚至去急诊就诊。同样可以参见参考文献中列出的网址。

参考文献

Ryan ET, Kain KC. Health advice and immunizations for travelers. N Engl J Med 2000;342:1716–1725.

Ryan ET, Wilson ME, Kain KC. Illness after international travel. N Engl J Med 2002;347:505–516.

www.cdc.gov/malaria/travel/index.htm.

wwwn.cdc.gov/travel/destinationList.aspx.

wwwn.cdc.gov/travel/notices.aspx.

wwwn.cdc.gov/travel/yellowBookCh4-Diarrhea.aspx.

wwwn.cdc.gov/travel/yellowBookCh9-Immunocompromised.aspx.

105. 急性和亚急性脑膜炎

Alison C. Roxby

李胜男　陆　伟　译

A. 对于合并局部神经功能缺损、意识不清、视盘水肿、近7天内发生或有中枢神经系统疾病史（肿块、卒中或感染）的患者，或者免疫妥协的患者，在进行腰椎穿刺（LP）之前建议进行脑成像以排除大片损伤。LP后脑疝很少发生。

B. 如果要进行成像，之前应进行血培养并应用类固醇和抗生素以控制疾病进展。任何可疑细菌性脑膜炎的患者应立即应用抗生素治疗（30min内）。

C. 如果中枢神经系统成像提示大片损伤，应进行神经外科手术治疗。放射学检查提示颞叶异常的患者应在确诊之前按单纯疱疹性脑炎治疗。

D. 怀疑肺炎感染的中重度损伤患者（格拉斯哥昏迷量表评分<12分）应在静脉内应用抗生素之前或同时给予地塞米松0.15mg/kg以控制蛛网膜下腔细菌炎症反应。地塞米松不应在抗生素应用之后给予。

E. 抗生素应用要及时，可以根据以往病史、体格检查和脑脊液（CSF）革兰染色来选择抗生素种类。

F. ≤60岁的正常成人最常见的病原体是肺炎链球菌、脑膜炎奈瑟氏菌，其次是流感嗜血杆菌；>60岁的患者肺炎链球菌较常见，但是单核细胞增多性李斯特菌和B族链球菌也可见到。

G. 对于免疫妥协患者，包括艾滋病（HIV/AIDS）、肿瘤、终末期肾病、酒精中毒、糖尿病患者，及应用大剂量类固醇患者应考虑新型隐球菌、结核分枝杆菌、链球菌属和需氧革兰阴性杆菌包括铜绿假单胞菌感染的可能。

H. 闭合性头部创伤和颅底骨折可能发生肺炎链球菌和革兰阴性杆菌感染。神经外科手术增加了金黄色葡萄球菌和铜绿假单胞菌引起的脑膜炎的风险，同时凝固酶阴性的葡萄球菌属、链球菌和需氧革兰阴性杆菌也有报道。进行侵入性窦道检查时应怀疑上呼吸道菌群感染的可能。

I. 心室内分流装置容易引起感染，最常见的病原菌是表皮葡萄球菌；其他皮肤菌群，包括金黄色葡萄球菌、类白喉菌和丙酸杆菌也是常见的病原菌。

J. 脑脊液革兰染色鉴定病原菌有助于抗菌治疗。如果鉴定病原菌不是肺炎链球菌，那么地塞米松可以停用。CSF培养有助于疾病确诊。细菌性脑膜炎患者血培养有50%～75%的阳性率。

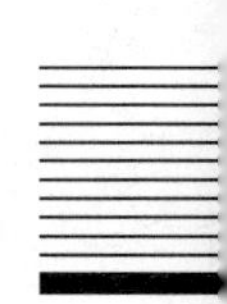

K. 如果革兰染色未发现细菌，应考虑其他病原微生物。隐球菌脑膜炎需要用墨汁染色检测、隐球菌抗原检测和真菌培养。墨汁染色检测CSF标本隐球菌大约有75%的阳性率，然而，血清和CSF隐球菌抗原检测灵敏度>95%。金标准仍然是真菌培养。

L. 如果未发现隐球菌，并且CSF葡萄糖水平正常，白细胞无明显升高，那么应该重点考虑脑膜周围病变。

M. CSF多形核白细胞可以部分预测是细菌性还是病毒性脑膜炎。在继续经验性应用抗生素的基础上应对CSF标本进行病毒性检测，如聚合酶链技术（PCR）。

N. 如果患者CSF中单核白细胞数占优势且葡萄糖减少，应考虑结核性脑膜炎诊断。未完全治疗的细菌性或真菌性脑膜炎仍存在可能性。CSF中单核细胞增多但糖类正常多提示病毒性感染。对CSF进行PCR检测可以找出引起脑膜炎的病毒。

O. 对结核性脑膜炎进行确诊是很困难的，对10ml脑脊液沉渣进行嗜酸杆菌涂片很关键。因培养需6周时间才能出结果，因此对于合并高危因素的患者必须进行经验性治疗。

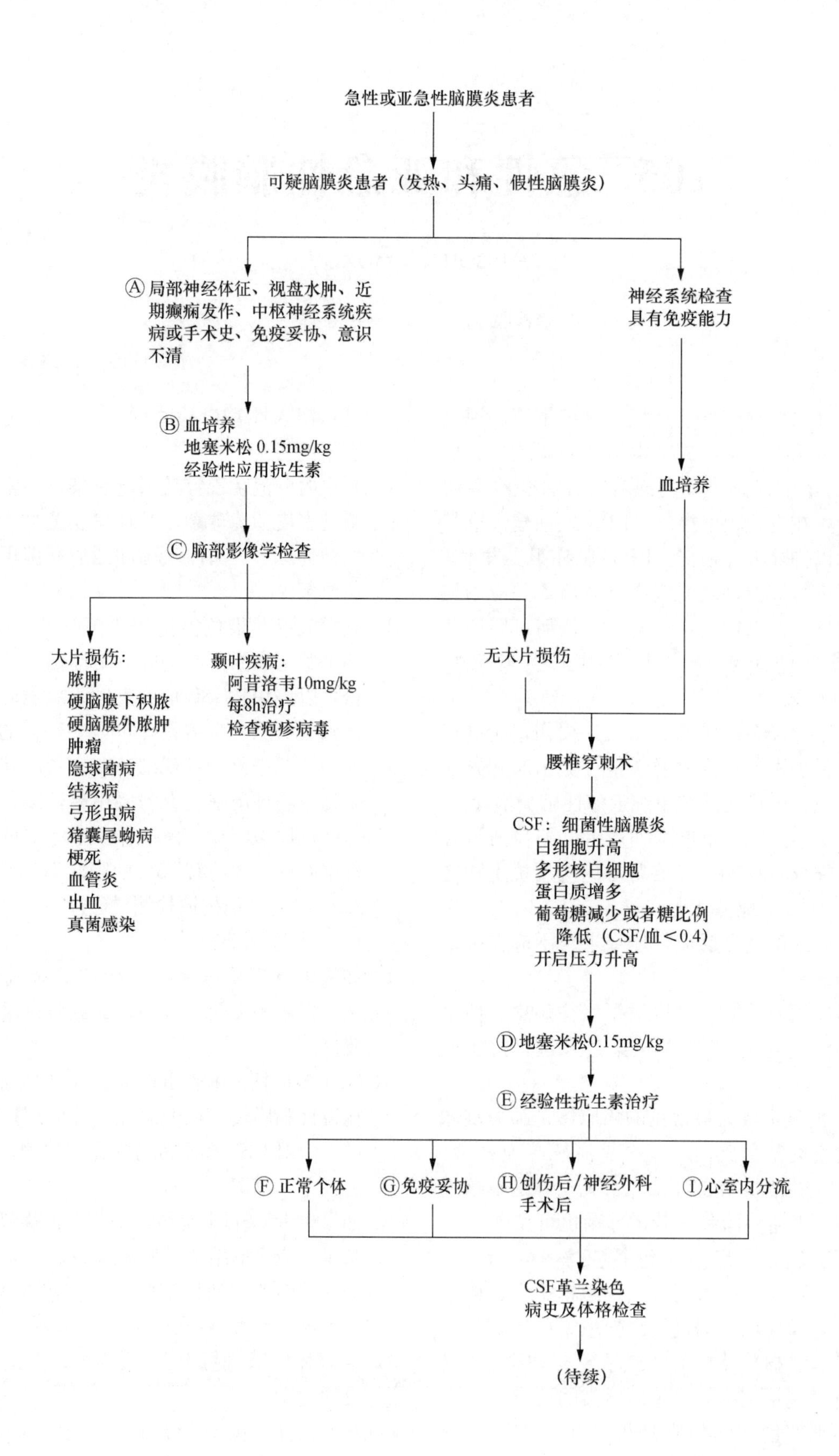
急性或亚急性脑膜炎患者
可疑脑膜炎患者（发热、头痛、假性脑膜炎）
Ⓐ局部神经体征、视盘水肿、近期癫痫发作、中枢神经系统疾病或手术史、免疫妥协、意识不清
神经系统检查具有免疫能力
Ⓑ血培养
地塞米松 0.15mg/kg
经验性应用抗生素
血培养
Ⓒ脑部影像学检查
大片损伤：
脓肿
硬脑膜下积脓
硬脑膜外脓肿
肿瘤
隐球菌病
结核病
弓形虫病
猪囊尾蚴病
梗死
血管炎
出血
真菌感染
颞叶疾病：
阿昔洛韦10mg/kg
每8h治疗
检查疱疹病毒
无大片损伤
腰椎穿刺术
CSF：细菌性脑膜炎
白细胞升高
多形核白细胞
蛋白质增多
葡萄糖减少或者糖比例
降低（CSF/血<0.4）
开启压力升高
Ⓓ地塞米松0.15mg/kg
Ⓔ经验性抗生素治疗
Ⓕ正常个体
Ⓖ免疫妥协
Ⓗ创伤后/神经外科手术后
Ⓘ心室内分流
CSF革兰染色
病史及体格检查
（待续）

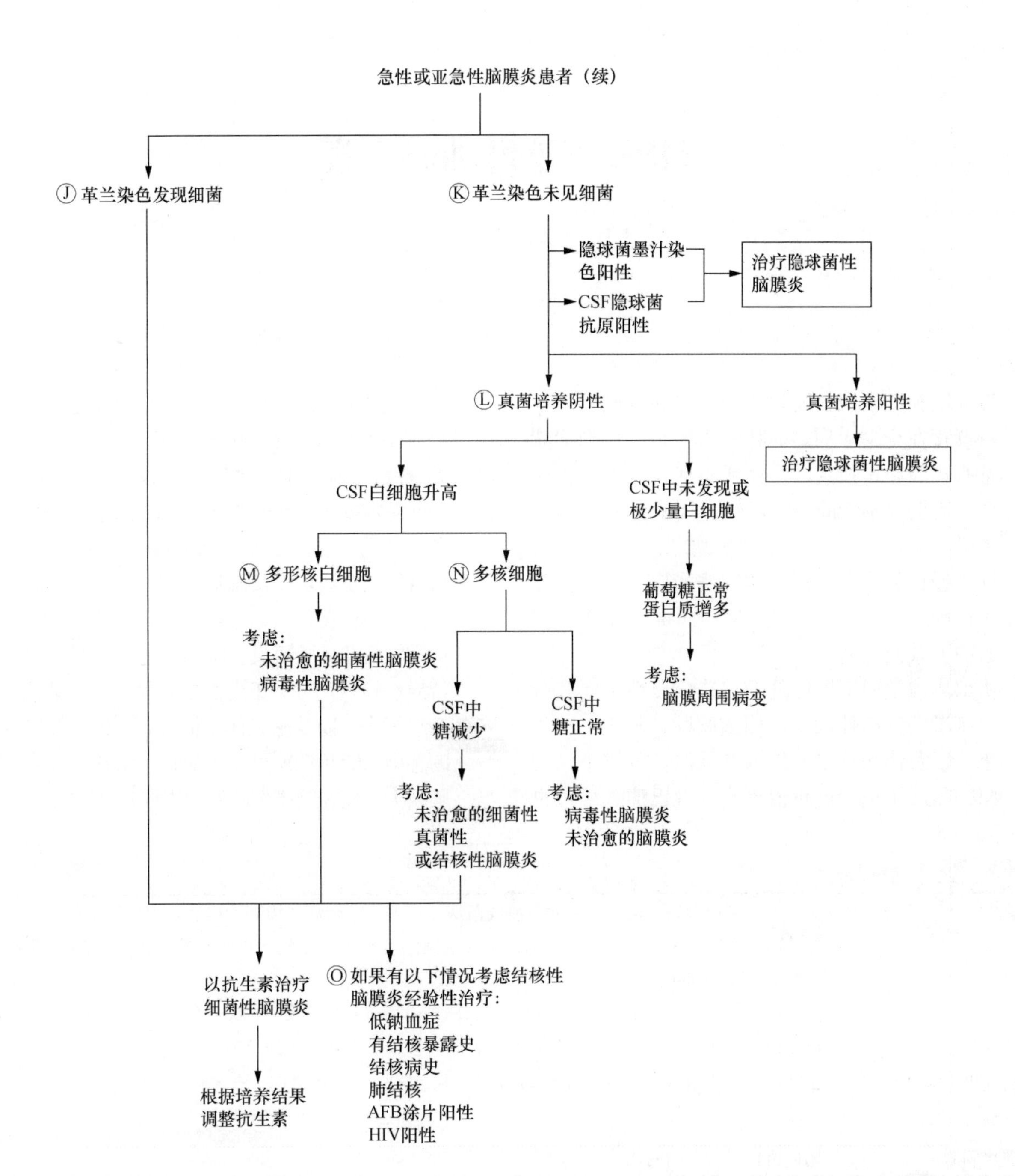

参考文献

Attia J, Hatala R, Cook DJ, et al. The rational clinical examination. Does this adult patient have acute meningitis? JAMA 1999;282(2):175–181.

de Gans J, van de Beek D. Dexamethasone in adults with bacterial meningitis. N Engl J Med 2002;347(20):1549–1556.

Hasbun R, Abrahams J, Jekel J, et al. Computed tomography of the head before lumbar puncture in adults with suspected meningitis. N Engl J Med 2001;345(24):1727–1733.

Tunkel AR, Hartman BJ, Kaplan SL, et al. Practice guidelines for the management of bacterial meningitis. Clin Infect Dis 2004;39(9):1267–1284.

106. 慢性脑膜炎

Michael Klompas

刘亚敏 译

A. 慢性脑膜炎是指脑膜刺激的症状和（或）体征持续存在至少 4 周。症状常不明显。典型症状常有头痛、颈强直以及伴或不伴发热的精神改变。需要鉴别诊断的疾病较多（见表 1），包括感染、恶性肿瘤、炎症性疾病和医源性疾病。评价慢性脑膜炎需仔细询问头痛史，以除外复发性脑膜炎［尤其是单纯疱疹病毒（HSV）引起的］及偏头痛。

B. 头部成像常用于评价是否有造成慢性头痛和脑膜刺激的实质性病变，如脑脓肿、肿瘤、脑积水，以及伴间歇出血的脑动脉瘤。分辨率高的 MRI 比 CT 的诊断价值更高。淋巴瘤、弓形虫病、猪囊尾蚴病、结节病及其他病变可以在高分辨率影像中具有特征性表现。

C. 脑脊液（CSF）细胞增多及生化改变有助于诊断，因此，需要进行腰椎穿刺（LP）。嗜酸性粒细胞增多可见于猪囊尾蚴病囊肿破裂后，球孢子菌病，血管圆线虫病，以及血吸虫病。中性粒细胞增多可见于布氏菌病，诺卡氏菌病，放线菌病，以及地方性真菌性脑膜炎。淋巴细胞增多最常见，而特异性较低，可见于淋巴瘤脑膜炎、结节病、结缔组织病，以及螺旋体、梅毒、结核病和隐球菌的感染。CSF 低糖可见于癌症、结核病及真菌性脑膜炎。癌性脑膜炎可见 CSF 蛋白非常高。

表 1　慢性脑膜炎病因

感染	结核病，布氏菌病，诺卡氏菌病，放线菌病，梅毒，莱姆病，埃利希体病，利斯特菌病 隐球菌，组织胞浆菌病，球孢子菌病，芽生菌病，孢子丝菌病，血吸虫病，锥体虫病，猪囊尾蚴病，弓形虫病，血管圆线虫病 HIV，人 T 细胞白血病病毒，肠道病毒，巨细胞病毒，单纯疱疹病毒，带状疱疹病毒，EB 病毒
恶性肿瘤	淋巴瘤，白血病，原发性脑肿瘤，实性肿瘤转移（常为乳房、肺及黑色素瘤）
结缔组织病	结节病，韦格纳肉芽肿病，白塞（Behcet）病，系统性红斑狼疮，肉芽肿性血管炎
药物	NSAID
理化刺激	鞘内留置装置，鞘内化疗

D. 慢性脑膜炎在免疫妥协的患者身上更常见，因为他们有更高的感染易感性。丙种球蛋白缺乏症患者容易患持续性或复发性肠病毒脑膜炎。人类免疫缺陷病毒（HIV）测试应作为所有慢性脑膜炎患者例行测试。HIV 患者，以及接受移植和接受化疗的患者，应该在这之后进行结核，新型隐球菌，神经梅毒，病毒性脑膜炎［HSV、水痘-带状疱疹病毒（VZV）、巨细胞病毒（CMV）、EB 病毒（EBV）］，和其他真菌疾病的评估。

E. 在有免疫能力的患者，详细的病史和体格检查对 CSF 白细胞增多性质的评价可以指导鉴别诊断。旅行或居住在结核病流行地区（非洲、南美、加勒比、亚洲、东欧）对结核病判断是有帮助的。同样，在美国西南部和墨西哥生活过会提示球孢子菌病（coccidiomycosis）的可能性，居住在俄亥俄和密西西比河峡谷或加勒比提示要评价组织胞浆菌病，居住在美国东南部可能是一个芽生菌病的线索。暴露在农场动物或未经高温消毒的奶制品提示布鲁氏菌病或李氏杆菌病。莱姆病流行区域的蜱叮咬、园艺、高尔夫或徒步旅行为进行神经莱姆病的测试提供了依据。

在检查中，脑神经病暗示着基部的脑膜炎

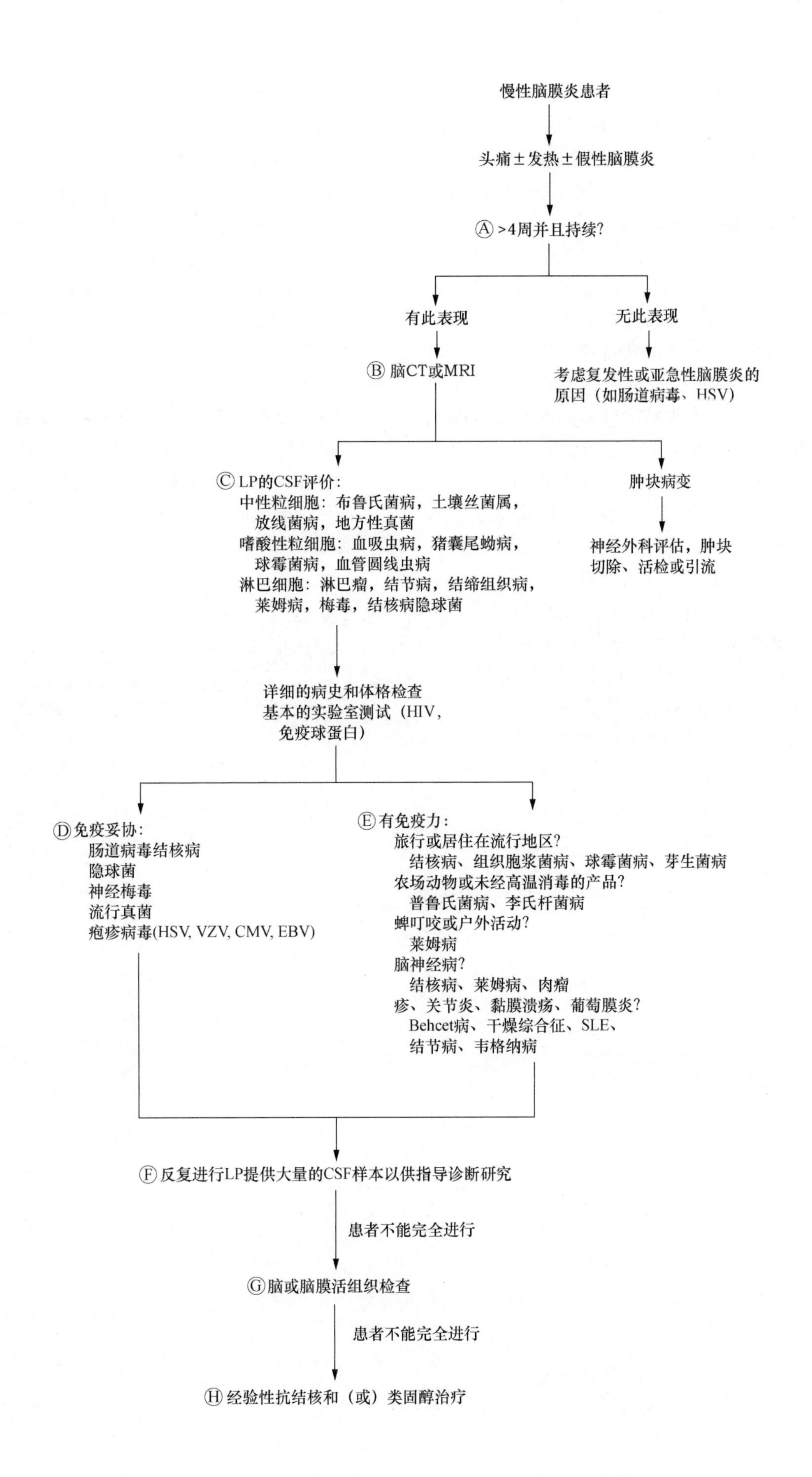
慢性脑膜炎患者
头痛±发热±假性脑膜炎
Ⓐ >4周并且持续?
有此表现
无此表现
Ⓑ 脑CT或MRI
考虑复发性或亚急性脑膜炎的原因（如肠道病毒、HSV）
Ⓒ LP的CSF评价:
中性粒细胞：布鲁氏菌病，土壤丝菌属，放线菌病，地方性真菌
嗜酸性粒细胞：血吸虫病，猪囊尾蚴病，球霉菌病，血管圆线虫病
淋巴细胞：淋巴瘤，结节病，结缔组织病，莱姆病，梅毒，结核病隐球菌
肿块病变
神经外科评估，肿块切除、活检或引流
详细的病史和体格检查
基本的实验室测试（HIV，免疫球蛋白）
Ⓓ 免疫妥协:
肠道病毒结核病
隐球菌
神经梅毒
流行真菌
疱疹病毒(HSV, VZV, CMV, EBV)
Ⓔ 有免疫力:
旅行或居住在流行地区?
结核病、组织胞浆菌病、球霉菌病、芽生菌病
农场动物或未经高温消毒的产品?
普鲁氏菌病、李氏杆菌病
蜱叮咬或户外活动?
莱姆病
脑神经病?
结核病、莱姆病、肉瘤
疹、关节炎、黏膜溃疡、葡萄膜炎?
Behcet病、干燥综合征、SLE、
结节病、韦格纳病
Ⓕ 反复进行LP提供大量的CSF样本以供指导诊断研究
患者不能完全进行
Ⓖ 脑或脑膜活组织检查
患者不能完全进行
Ⓗ 经验性抗结核和（或）类固醇治疗

有关结核病、神经莱姆病、癌性脑膜炎或结节病。虹膜炎、葡萄膜炎、口腔和（或）生殖器溃疡、皮疹、关节炎、浆膜炎也暗示了炎性疾病，如 Behcet 病、干燥综合征、系统性红斑狼疮（SLE）或结节病。

血液检测 HIV、梅毒、莱姆病、隐球菌抗原、ANA、双链 DNA、肝功能测试，以及血培养应作为病史和体格检查的补充。

胸部 CT 扫描可以获得进一步的关于结节病、韦格纳肉芽肿病、结核病、真菌疾病和恶性肿瘤的线索。在大脑之外的异常发现可能比脑膜和神经系统更加适合进行活检。

F. 一旦基于病史、检查和初步 CSF 评估形成了一个临床疑点，常常需要重复 LP 以获得额外的 CSF 去进行特殊的研究。大量的液体对于优化微生物学和细胞学研究的合格率是必要的。至少 5ml 应该送去进行细胞学和流式细胞术。通过染色和培养评估分枝杆菌和真菌建议至少 10ml。疑似传染病的特殊的 CSF 研究可以包括隐球菌抗原，性病研究实验室（VDRL），真菌血清学研究，并对分枝杆菌、莱姆病、布鲁氏菌病和疱疹家族病毒（HSV、VZV、CMV、EBV）进行聚合酶链反应（PCR）。

G. 如果广泛评价未能产生诊断并且患者的症状恶化，则应考虑脑或脑膜活检。对于难以捉摸的恶性肿瘤、结核病和血管炎类疾病来说这些可能是特别有用的诊断。如果磁共振成像（MRI）上脑膜或实质出现异常时，活组织检查是最有效率的。

H. 还应该考虑到经验性治疗试验。经验性治疗通常从抗结核药开始。这些疗法应该持续至少 2 周之后才能评估其影响。如果抗结核疗法无效且正在进行的调查无法产生一个诊断，则应该进行类固醇的治疗试验，已经报告在病例上该实验 50％是有效的。

参考文献

Hildebrand J, Aoun M. Chronic meningitis: still a diagnostic challenge. J Neurol 2003;250:653–660.

Sexton DJ. Approach to the patient with chronic meningitis. UpToDate Online 13.3. Available at: www.uptodate.com. Accessed November 22, 2005.

107. 无菌性脑膜炎

Rebeca M. Plank

刘亚敏　王俊岭　译

A. 如果临床怀疑有脑膜炎，应该执行腰椎穿刺（LP），之前的成像也可能提示。通过对脑脊液（CSF）进行检验至少可以获得葡萄糖、蛋白质、细胞计数，而且革兰染色和细菌培养也应该通过 CSF 获得。病史和体格检查将决定是否有其他检查，如果有的话，谨慎的做法是获得额外的一管 CSF 以准备进一步研究时用。

B. 无菌性脑膜炎的临床综合征描述和实验室的结果符合脑膜炎症并且革兰染色和 CSF 常规细菌培养的结果为阴性。葡萄糖、蛋白质和细胞计数可以是高度可变的，不应用于区分脓毒性和无菌性脑膜炎。经验性应用地塞米松和抗生素的起始阈值应该低一些。

普通细菌性感染（如乳突炎，硬膜外脓肿）和部分治疗过的细菌性脑膜炎可有相似的临床表现，而且 CSF 培养也可为阴性，因此应除外以上情况。

C. 对于所有患者，HIV、单纯疱疹病毒（HSV）和梅毒的风险因素应该是确定的。一个阳性的脑脊液性病研究实验室检查具有高度特异性，但对神经梅毒不敏感，对梅毒螺旋体抗体测试可能更为敏感。经典的治疗神经梅毒的药品是静脉注射青霉素。

D. HIV 本身会导致脑膜炎，尤其是在急性 HIV 的血清转化综合征时以及晚期疾病时。它也是一个中枢神经系统机会性感染的危险因素，如隐球菌（参见 HIV 患者中枢神经系统感染）。在有 HIV 感染的风险因素的患者中，无菌性脑膜炎应该触发检测急性 HIV 的血清酶联免疫吸附测定（ELISA）和血清聚合酶链反应（PCR）。脑脊液 PCR 检查 HIV 也是可以的。

E. HSV 是一个无菌性脑膜炎的很常见的原因，通常由 HSV-2 引起。在主要症状发生过程中，大多数患者也会有活跃的或非常近的生殖器损伤。诊断可以通过脑脊液 PCR 证实。

F. 旅行史可能揭示结核病。球霉菌症和寄生虫病的风险因素：所有可能引起无菌性脑膜炎的原因。特殊的营养培养基对于从脑脊液中隔离分枝杆菌和真菌是必需的。

引出病史从暴露在可能携带莱姆病、埃里希体病或落基山斑疹热的蜱中，到蚊媒介如西尼罗河病毒、圣路易脑炎、东部马脑炎、西部脑炎和加利福尼亚脑炎病毒。一个可能接触到啮齿动物或其排泄物的暴露史可以提高怀疑淋巴细胞脉络丛脑膜炎病毒和钩端螺旋体病的指数。如果其中一个被怀疑，则应该进行特定的血清学检测及在某些情况下脑脊液 PCR 检测。

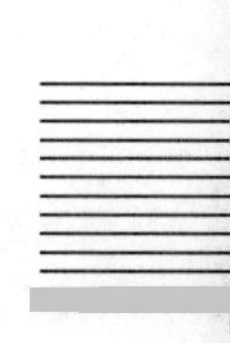

肠道病毒（柯萨奇 A 和 B 以及艾可病毒）是发现引起无菌性脑膜炎最常见原因。脑脊液、鼻咽和粪便可以培养出肠道病毒。脑脊液 PCR 对肠病毒也是可用的。

其他可引起脑膜炎的病毒包括流感病毒、副流感病毒 3 型、腮腺炎病毒、麻疹病毒、水痘-带状疱疹病毒（初次感染或二次疫情）、EB 病毒、巨细胞病毒、腺病毒，以及人类疱疹病毒 6 型、7 型和 8 型。血清学和在某些情况下脑脊液 PCR 对于确定这些诊断来说可能是有用的。

无菌性脑膜炎很少一直伴随着大量的其他传染性病原体，包括支原体、军团杆菌、Whipple 病和巴尔通体（猫抓病）。

G. 脑膜炎的非传染性原因，如蛛网膜下腔出血，癌性脑膜炎，以及类风湿原因（如系统性红斑狼疮、Behcet 病、血管炎和结节病），应考虑适当的背景。脑膜炎症已经报告了使用非甾体抗炎药、一些抗生素、IV 免疫球蛋白和一些癌症疗法。

有脑膜炎体征/症状的患者

病史、体格检查以及详细的神经系统检查

非局限的检查

病灶的迹象，癫痫发作，心理状态的改变

CT扫描

安全的LP

Ⓐ LP检查葡萄糖、蛋白质、细胞计数，还可以对脑脊液进行革兰染色、细菌培养，其他测试要根据流行病学及病史在实验室要保留额外一管脑脊液

脑膜炎症（白细胞升高，低葡萄糖，或高蛋白质）呈现

正常

观察等待

无菌性脑膜炎患者考虑流行病学和危险因素

革兰染色/培养见到细菌

适当的抗生素

Ⓑ革兰染色/培养未见细菌

Ⓒ梅毒的血清学或脑脊液的证据

治疗神经梅毒

Ⓓ有HIV的风险：HIV试验

无菌性脑膜炎的来源可能是HIV本身或二次机会性感染

Ⓔ HIV的聚合酶链反应

如果可能：使用阿昔洛韦

Ⓕ旅行或接触史

有针对性的血清学和（或）PCR/培养

Ⓖ非传染性的原因：药物、癌、自身免疫性疾病、出血等

参考文献

Connolly KJ, Hammer SM. The acute aseptic meningitis syndrome. Infect Dis Clin North Am 1990;4(4):599–622.

de Gans J, van de Beek D, for the European Dexamethasone in Adulthood Bacterial Meningitis Study Investigators. Dexamethasone in adults with bacterial meningitis. N Engl J Med 2002;347(20):1549–1556.

Hasbun R, Abrahams J, Jekel J, et al. Computed tomography of the head before lumbar puncture in adults with suspected meningitis. N Engl J Med 2001;345(24):1727–1733.

Hildebrand J, Aoun M. Chronic meningitis: still a diagnostic challenge. J Neurol 2003;250(6):653–660.

Huang C, Morse D, Slater B, et al. Multiple-year experience in the diagnosis of viral central nervous system infections with a panel of polymerase chain reaction assays for detection of 11 viruses. Clin Infect Dis 2004;39:630–635.

Jolles S, Sewell WAC, Leighton C. Drug-induced aseptic meningitis: diagnosis and management. Drug Saf 2000;22(3):215–226.

Tunkel AR, Scheld WM. Acute meningitis. In Mandell GL, Bennett JE, Dolin R, eds. Principles and Practices of Infectious Diseases, 6th ed. Philadelphia: Elsevier, Churchill, Livingstone; 2005:1083–1126.

108. 脑　炎

Mohammed Asmal

刘亚敏　译

被怀疑脑炎的患者会出现急性或亚急性的意识水平的改变，集中表现为神经系统的缺陷、癫痫发作，或诱发一种新的精神病学的疾病，同时合并有发热头痛表现。脑炎和脑膜脑炎最常见的诱因是病毒感染，但是也可能继发于其他感染媒介、恶性物质或自身免疫性过程。鉴别诊断包括孤立性脑膜炎、毒性代谢产物脑病、脑脓肿或恶性肿瘤、血管炎及系统感染。

A. 定义神经系统缺陷，包括假性脑膜炎的表现和过程（急性的持续数小时到数天，亚急性的表现数周）。了解患者既往是否有 HIV 感染，或者免疫抑制治疗、旅行、昆虫和动物暴露、疾病接触、疫苗及性接触情况。列出所有药物治疗及非法药物使用。进行详尽的神经系统实验判断有无视盘水肿和皮疹。

B. 评价有无代偿失调的肾或肝衰竭、药物中毒或系统感染。虽然这些发现可以提供一些不寻常的诊断，但不能评估脑炎的预后。亚急性患者应进行 HIV 检查。

C. 如果患者出现集中的神经系统异常、视盘水肿、严重的觉醒水平的下降或癫痫发作，或者患者出现免疫抑制，应该对患者进行一个头部 CT 扫描。这个 CT 结果将帮助我们除外脑水肿，以及可能需要类固醇皮质激素和神经外科会诊的疝出的风险。

D. 进行一个腰椎穿刺，并且对脑脊液（CSF）进行蛋白质、葡萄糖、细胞计数及分类的检测。革兰染色和细菌培养，单纯疱疹病毒（HSV）1 型和 2 型的测定，以及 VZV 的 PCR 检测也应该同时进行。如果结果呈现为亚急性，或者存在免疫抑制或 HIV 感染，则应进行 CSF 真菌检测，抗酸杆菌（AFB）的革兰染色和培养，对 JC 病毒、人疱疹病毒（HHV）6 型、CMV、EBV 的 VCRL 和 PCR 检测也应进行。经过数年的努力探索和基因定位，实验已经指示了虫媒病毒（西尼罗河病毒、东部和西部马脑炎、圣路易脑炎）、肠道病毒和其他的病原体（见表 1）。这些检测包括对血清中病毒 IgM/IgG 的 ELISA 检测和 CSF PCR。

E. 在腰椎穿刺之后开始经验性的静脉内应用阿昔洛韦每 8h 10mg/kg（注意保护肾功能）。如果患者呈急性表现或者包括假性脑膜炎，则针对细菌性脑膜炎进行治疗。CSF 葡萄糖含量降低（＜50mg/dl）、蛋白质含量升高（＞250mg/dl），以中性粒细胞为主的细胞总数＞1000，考虑细菌性脑膜炎，早期的病毒性脑炎可以表现为脑脊液中性粒细胞增多，早期的细菌性脑膜炎可以表现淋巴细胞升高为主。CSF 白细胞计数＜5 不支持脑炎诊断，但如果高度怀疑可以在 24～48h 内重复腰椎穿刺。如果腰椎穿刺、革兰染色或培养不能确诊可根据情况进行治疗。如果 CSF 细菌培养在 48h 仍为阴性，可停用抗生素。但是继续阿昔洛韦治疗。

F. 如果最初的 CSF 染色没有发现病因，则应进行脑部的 MRI 检测。软脑膜强化是脑膜脑炎的非特异性表现。虫媒病毒感染可以引起弥漫的实质在 T2 加权像的强化或可能集中于脑干，如李斯特菌或肠道病毒。HSV 感染则通常累及颞叶。脑白质中心 T2 强化通常提示 HIV 或 JC 病毒感染，相反，弓形虫病、脓肿或恶性肿瘤则表现为局灶的占位性病变。脑电图通常被用于癫痫发作的患者，颞叶活动提示 HSV 或其他疱疹病毒感染。如果初期的腰椎穿刺及影像学检查均不能确诊，则于 48h 后重复腰穿，送检进行 HSV PCR 检测，并进行初期漏诊病毒筛查。如果患者在 MRI 上发现集中的脑损伤，并且对经验性治疗没有反应，不能确诊，则建议进行立位定位脑活检。

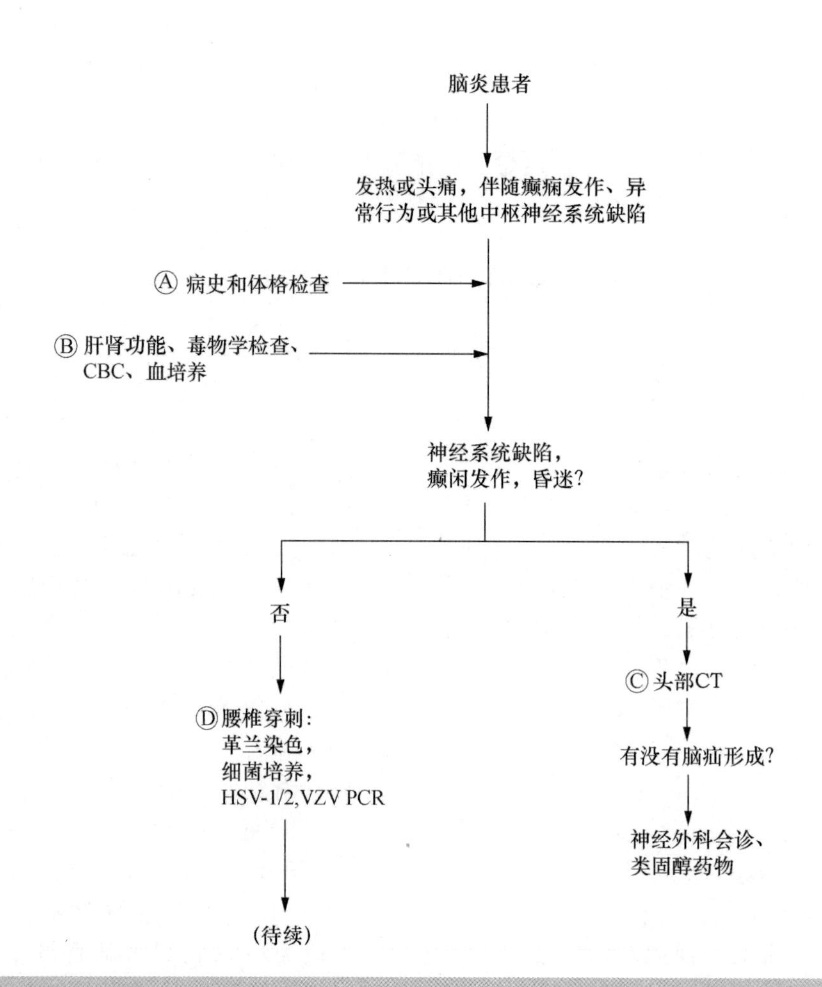

表 1　脑炎的感染性原因

	病原体*	检查
临床病史		
缺乏儿童疫苗	麻疹，腮腺炎，脊髓灰质炎	麻疹、腮腺炎血清学
旅行史：	任何热带地区：登革热（疟疾）	厚、薄血涂片拔除疟疾、登革热血清 ELISA、特异性虫媒病毒（急性期和恢复期）血清 ELISA 和尽量行脑脊液 PCR
1. 非洲	1. 西尼罗河（锥体虫病）	
2. 亚洲	2. 日本乙型脑炎病毒	
3. 南美洲	3. 委内瑞拉马脑炎	
4. 欧洲	4. 蜱传脑炎	
6. 北美洲	5. 圣路易斯，拉克罗斯（中西部），东方和西方马，西尼罗河病毒（在美国）	
啮齿动物暴露，移植	巨细胞病毒	血清学
动物咬伤，蝙蝠，移植	狂犬病	血液和脑脊液血清学，唾液 PCR
蜱叮咬，森林暴露	科罗拉多蜱咬热（莱姆病，洛基山斑疹热）	CTBF 血清学（莱姆病 ELISA 和蛋白质印迹，落基山斑疹热血清学）
季节：		
1 夏/秋	1. 肠道病毒（柯萨奇病毒，埃可病毒），虫媒病毒（西尼罗河，圣路易斯，东方/西方马）	1. 脑脊液、粪便、咽拭子肠病毒 PCR 和病毒培养，ELISA 法测血清虫媒病毒，尽量行脑脊液 PCR
2 冬/春	2. 麻疹，腮腺炎，流感	2. 流行性腮腺炎和麻疹血清学，和鼻洗液查流感
前面的 URI	流感病毒，腺病毒，支原体	鼻洗液查呼吸道病毒
体格检查发现		
水疱疹	HSV-1/2，水痘	直接荧光抗体，病原培养
腮腺炎，胰腺炎，睾丸炎	流行性腮腺炎	血清学
松弛性瘫痪	西尼罗河病毒	血清学和脑脊液 PCR
肺炎	支原体，呼吸道病毒（肺炎链球菌）	咽拭子支原体和脑脊液 PCR 支原体急性/恢复期血清 鼻洗液呼吸道病毒

* 括号中为模拟感染

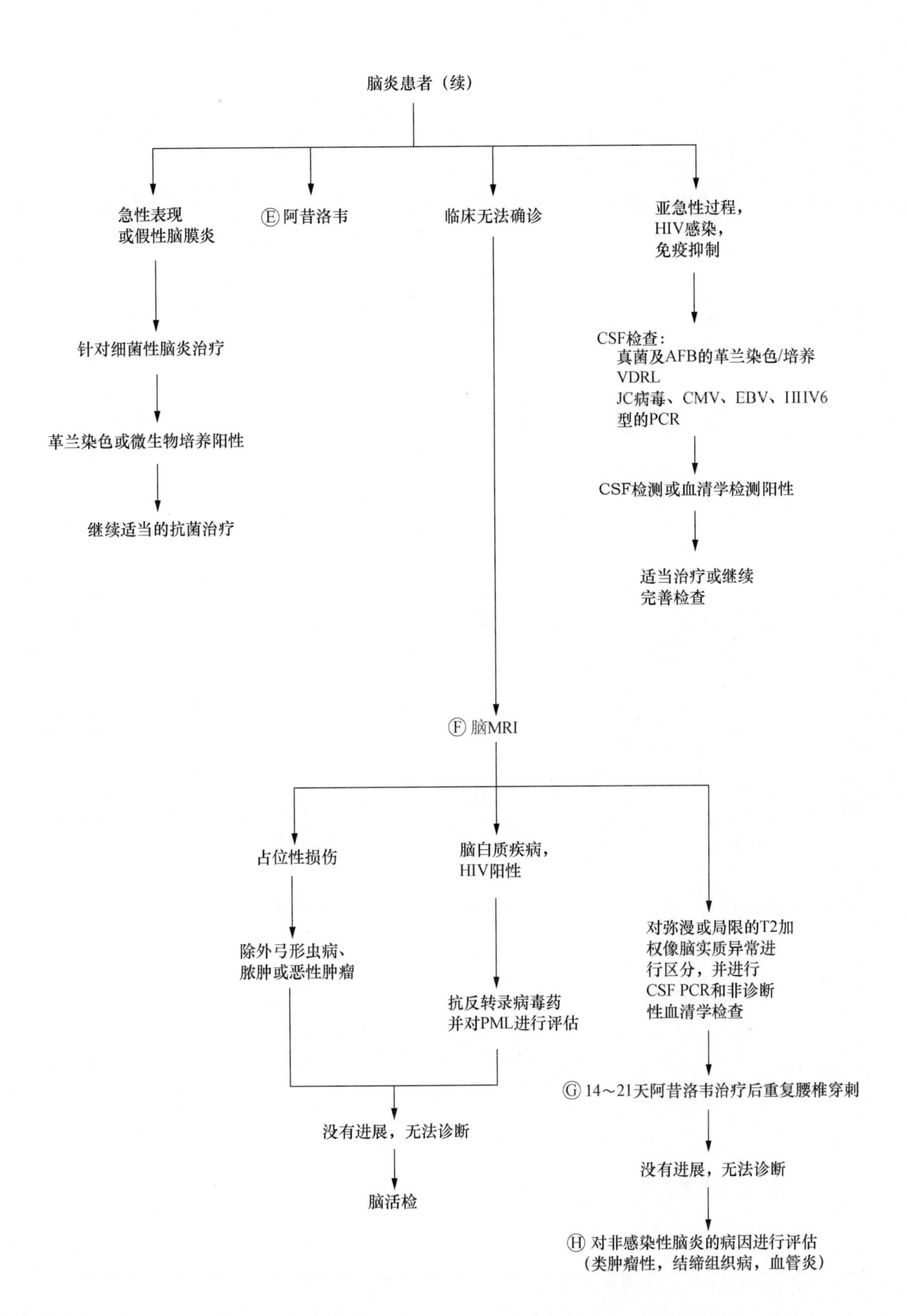

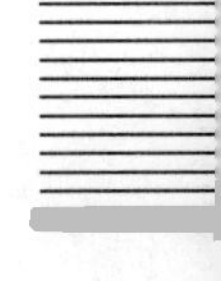

G. 如果 CSF PCR 检测发现 HSV 或 VZV 感染，继续应用阿昔洛韦 14～21 天。如果是其他疱疹病毒属的病毒孤立感染，应该在传染病专家的指导下给予特殊治疗。如果 MRI 在 HIV 感染者中发现 PML 和 HIV 引发的脑病，应该进行抗反转录病毒治疗。大多数其他原因引发的病毒性脑炎以支持治疗为主，但针对狂犬病的专业治疗方案已经被建立。如果没有脑炎的证据但临床症候群怀疑脑炎，则继续针对假定的 HSV 感染应用阿昔洛韦治疗 14～21

天，除非 2 份孤立的 CSF 样本 HSV 的 PCR 检测均阴性。

H. 如果彻底的传染性评估是阴性，且患者有过恶性肿瘤、血管炎或是结缔组织病的治疗史，脑炎可能是由非传染性病因引起的。

参考文献

Centers for Disease Control and Prevention. Information on arboviral encephalitides. Available at: www.cdc.gov/ncidod/dvbid/arbor/arbdet.htm. Accessed June 12, 2009.

Foerster BR, Thurnher MM, Malani PN, et al. Intracranial infections: clinical and imaging characteristics. Acta Radiol 2007;48:875–893.

Mandell G, Bennett J, Dolin R, eds. Principles and Practice of Infectious Diseases, 6th ed. Philadelphia: Elsevier, 2007.

Solomon T, Hart I, Beeching NK. Viral encephalitis: a clinician's guide. Pract Neurol 2007;7:288–305.

109. 性传播疾病

Bisola Ojikutu

刘亚敏　王俊岭　译

不管是在国内还是在国际领域，性传播疾病（STD）都是发病率的一个重要病因，同时是一个关乎公共健康的重大议题。仅仅在美国每年就有1500万的病例报道。这些感染可以对患者的健康产生毁灭性的影响。并且同时也会产生社会和经济方面的后遗症。

健康护理提供在诊断和治疗STD的过程中扮演重要角色。本部分将对一些较常见的STD进行一个基础宏观阐述，HIV感染将在下面的章节进行详细的讨论。

A. 为了对STD进行治疗和筛查，对患者的最初评估必须包括以下几方面：

1. 详细的性接触史（性伴侣的数量；最后一次性交的时间，包括口交及肛交；避孕套的使用记录；其他避孕措施的情况；性交的其他形式）
2. STD病史
3. STD治疗史
4. 对治疗的反应情况
5. 最近的不适症状（生殖器损伤、腹痛、瘙痒、排泄物的性状，如果排泄物是新鲜的应了解其气味及颜色，阴道酸痛，性交困难，排尿困难，发热）
6. 这些症状的间隔时间
7. 检查（皮肤、淋巴结、嘴和喉、腹部、外生殖器、窥器检查、直肠和直肠周围区域评估）

关于冶游史的问题应该为开放式的，客观的，重点应放在关于采取更安全性行为方式的询问上。

B. 研究表明人乳头状瘤病毒（HPV）（特别是16型、18型、31型、33型、35型或45型）感染与宫颈发育不全及宫颈癌的发展密切相关。

C. 患者的配偶被怀疑或证实有衣原体、淋球菌、毛滴虫感染时，应对其配偶进行治疗以预防重复感染。

D. 对所有行STD筛查及治疗的患者都应进行HIV检测。对STD的治疗可以减少HIV传播的风险。

E. 男性的尿道炎通常是由淋病奈瑟菌引起。大多数的非淋球菌性尿道炎是由于感染沙眼衣原体引起的。超过30%患尿道炎的男性同时感染这两种病原体。

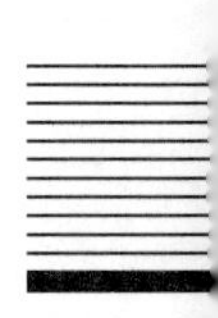

1. 有5%淋球菌性尿道炎患者是无症状的，评价通常需要进行尿液涂片。每油浸显示视野观察到超过4个白细胞考虑感染，但不能诊断。尿液涂片可能揭示某些细胞核内革兰氏染色为阴性的双球菌可能就是顽固感染的淋病球菌。晨起第一次尿液样本如果表现为白细胞酯酶阳性或每高倍视野白细胞数大于10个，则怀疑可能存在感染。诊断则应该通过尿液分泌物的培养证实。快速的利用核酸扩增检测不仅可以用于尿液样本的检测而且可能广泛地应用于其他样本的检测。
2. 男性的衣原体性尿道炎经常是无症状的。如果每油浸显示视野白细胞超过4个或者出现脓尿则考虑存在感染。诊断则通过尿道分泌物拭子或尿液的快速核酸扩增检测证实。如果诊断不能被明确，则应该同时针对衣原体和淋球菌进行治疗，因为二者合并感染的机会非常高。提倡性活跃的年轻男性每年进行筛查。衣原体是在小于35岁的男性中引起附睾炎（阴囊肿胀、发红且触痛）的最常见的原因。
3. 其他引起非淋球菌性尿道炎的原因是生殖器支原体、解脲支原体以及毛滴虫等感染。

F. 宫颈炎可以表现为分泌物多、阴道瘙痒、性交困难及灼痛。淋球菌和沙眼支原体是引起宫颈炎的2个主要原因。应用内窥镜可在宫颈管观察到黏液脓性分泌物。超过70%的女性感染衣原体后是无症状的。因此 CDC 建议每年对那些有性行为但没有症状的女性进行筛查。感染的并发症包括盆腔炎性疾病/输卵管炎、异位妊娠及不育。衣原体感染也可以引起女性的尿道炎。尿道炎的体征包括尿道分泌物、尿道口发红及肿胀。诊断淋球菌性宫颈炎需要依靠培养、DNA 探针检测或者扩增技术。诊断衣原体性宫颈炎则需要依靠单克隆抗体染色技术、ELISA、DNA 探针检测或扩增技术（聚合酶链反应或连接酶链反应）。使用第一次尿液样本进行检测是对于衣原体和淋球菌感染一种无创的诊断方法。

G. 卫生保健从业者须知：淋球菌或沙眼衣原体感染可引起黏液脓性结膜炎和咽炎。性活跃的患者出现结膜炎，应注意上述感染。所有 STD 筛查患者均需进行咽拭子检查。

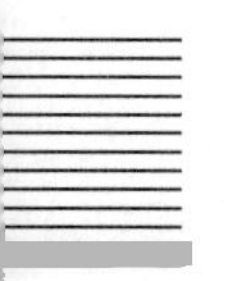

H. 细菌性阴道病是由多种微生物引起的浅表阴道感染，包括正常的乳酸杆菌消失和厌氧菌过度生长引起的感染。该感染的特点是线索细胞，即上皮细胞涂片见微小的球杆菌。

I. 毛滴虫感染时阴道 pH 值通常＞4.5。阴道分泌物涂片可见大量的白细胞和活动的鞭毛滴虫。

J. 有很多感染和非感染的原因可引发生殖道溃疡，包括（但不限于）单纯疱疹病毒、苍白密螺旋体、性病淋巴肉芽肿（LGV）、腹股沟肉芽肿、HIV、杜克雷嗜血杆菌、Behcet 病及固定药疹。体格检查对确定生殖道溃疡的原因是非常敏感的，因此确诊检查是必需的。

K. 生殖道疱疹最常见的原因是单纯疱疹病毒（HSV）Ⅱ，虽然进一步的研究表明生殖器 HSVⅠ的发病率增加。在临床检查中典型的表现是在红斑的基础上出现多发小疱。明确诊断的金标准是独立的病毒培养。阳性的 Tzanck 细胞学检测包括典型的巨细胞或细胞核内容物的表现。直接荧光抗原（DFA）检测可以区分 HSVⅠ和 HSVⅡ。对急性期和恢复期的血清进行血清学检测都是非常有用的。抗体滴度升高可以看作感染的复发。

L. 确诊梅毒的金标准是暗视野试验（DFE），标本可以从皮肤黏膜损伤处（特别是口咽损伤处）或淋巴结获得，且在考虑损伤阴性结果的诊断前需进行 3 次连续的 DFE。螺旋体筛查试验（VDRL 和快速血浆试剂）被用于筛查和对治疗反应的监测。特殊的螺旋体检查（如 FTA-abs）被用来探测苍白密螺旋体抗体并对螺旋体筛查试验阳性的患者进行确诊。大多数患者特殊的螺旋体检查会表现为终身阳性。假阴性试验会出现在 HIV 阳性的患者特别是当其 CD4 细胞计数小于 200 时。PCR 试验也有改进但仍受到限制。在临床检查中发现神经梅毒多发生在后期潜伏梅毒（感染梅毒超过 1 年）的患者。当检查和临床症状怀疑有神经梅毒时应对患者进行腰椎穿刺检查。

M. 梅毒性下疳通常表现为单发、无痛的损伤，基底光滑且隆起于皮肤表面。然而下疳有时也会有疼痛，特别是当患者出现二次感染时。当患者存在联合 HIV 感染时可发生多发性下疳。外生殖器是最常见的受累部位，此外肛周区域、口及肛管的累及也会表现在部分女性和男同性恋患者中。

N. 对一期梅毒、二期梅毒和感染梅毒不到一年的患者应肌内注射苄星青霉素 G240 万单位。对于青霉素过敏的患者应该给予多西环素 100mg 1 天 2 次，口服 2 周。对青霉素过敏的孕妇应皮试并进行脱敏治疗。隐性梅毒感染者也应进行苄星青霉素 G240 万单位肌注每周 1 次，持续 3 周。对于神经梅毒应该在水溶性青霉素 2400 万单位 1 天 1 次，静脉滴注 10～14 天后，继续给予青霉素 G24 万单位每周 1 次，肌注 3 周。法律规定患者配偶应该被告知和检查。患者本人应该进行 HIV 检测。

O. 如果单一的补体固定滴度大于 1∶64 或补体滴度 4 倍升高支持性病淋巴肉芽肿的诊断。微量免疫荧光检测对于 L 血清型的是敏感和特异的。滴度大于 1∶512 可以确诊。决定性的诊断可以通过对腹股沟淋巴结的分泌物培养来决定。

P. 腹股沟肉芽肿（由肉芽肿鞘杆菌引起）是一种慢性的、无痛的，表现为皮肤和淋巴管溃疡性感染的疾病。虽然这种疾病在美国非常罕见（每年小于 100 例），但在热带地区仍有发病。确诊靠在单核细胞内发现杜氏（Donovan）体（卵圆形棒状有机体）。

Q. 生殖器溃疡（软下疳）可以被嗜血杆菌阴道炎引起，典型的表现是强烈疼痛。确诊靠在特殊的营养培养基中进行培养。革兰染色表现为“鱼群”特征的、革兰染色阴性的球杆菌。

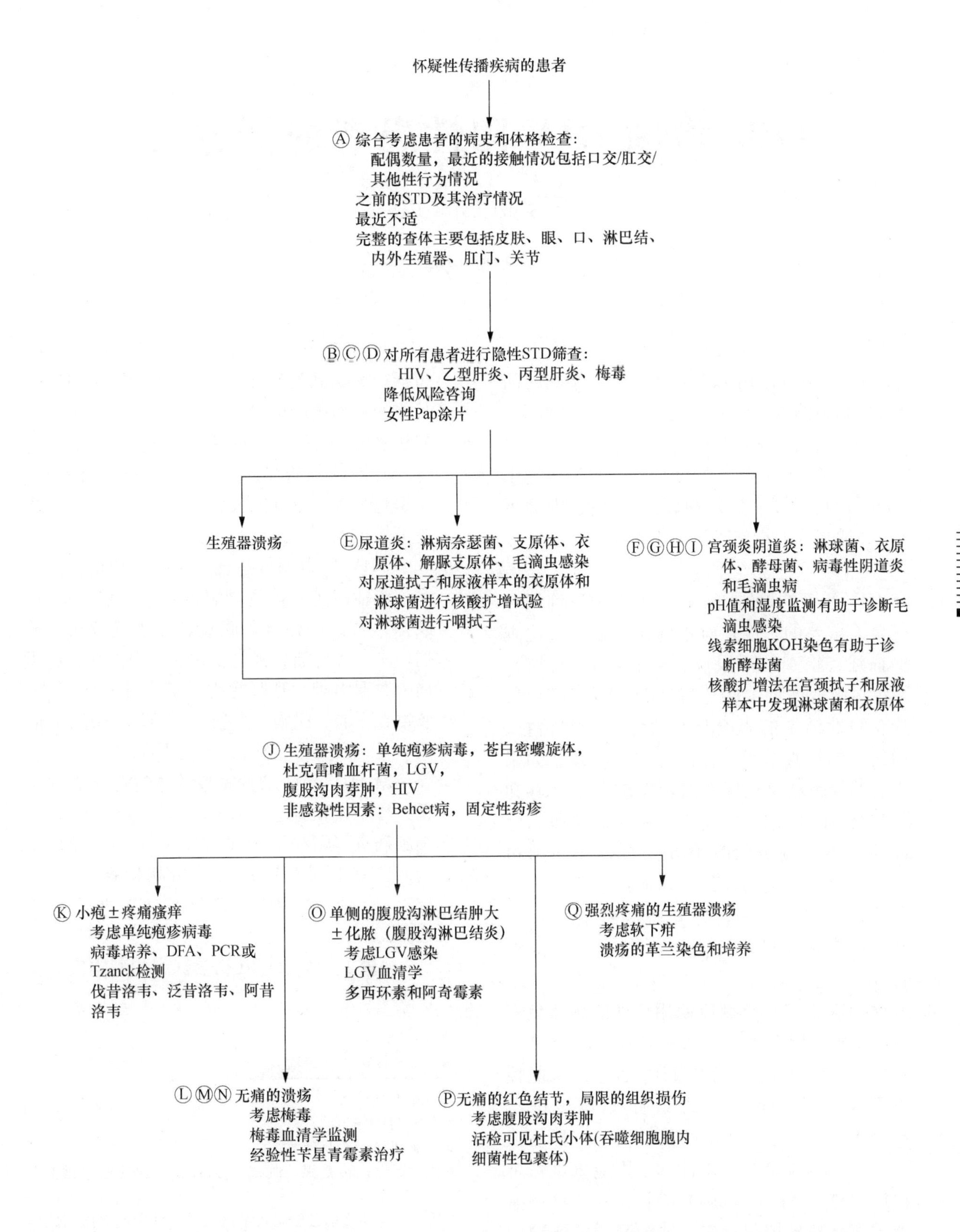

参考文献

Braverman PK. Sexually transmitted diseases in adolescents. Med Clinics North Am 2000;84:869–889.

Emmert D, Kircher J. Sexually transmitted diseases in women. Postgrad Med 2000;107(1):55–65. Available online at www.postgradmed.com/index.php?art=pgm_01_2000?article=815.

Mandell GL, Bennett JE, Dolin R, eds. Principles and Practice of Infectious Diseases, 6th ed. Philadelphia: Churchill Livingstone, 2005.

Workowski KA, Levine WC, Levine WC. U.S. Centers for Disease Control and Prevention guidelines for the treatment of sexually transmitted diseases, an opportunity to unify clinical and public health practice. Ann Intern Med 2002;137:255–262.

110. 诊断 HIV 阳性患者的新方法

Bisola Ojikutu

刘亚敏　译

从艾滋病（AIDS）流行开始，在美国大约 160 万名患者被诊断出 HIV。在超过十年的时间内报告新感染的人数一直稳定在每年 40 000 名。然而，感染的发病率在某些人群中上升，包括男同性恋者、黑人、西班牙裔和妇女。卫生保健工作者必须保持敏锐，以发现新的 HIV 感染的可能性，并适当采取措施建议和检查其患者。

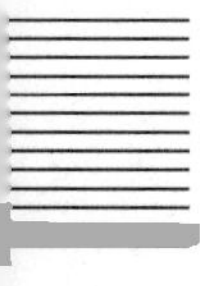

A. 在 HIV 感染的评估中，检查前后的咨询服务是至关重要的。检查前咨询应包括血液检查的描述、检查的局限性、高危行为的讨论、减少风险的咨询、HIV 与 AIDS 之间的差异、检验阳性结果的影响及有效的干预和治疗。即使得到检查结果，咨询也应该继续。如果患者的检查结果是阳性的，应该讨论耻辱和信息披露等问题。应该建议患者通知他们之前的性伴侣检测 HIV 状况。咨询还必须包括讨论遵守安全的性行为，使用避孕套，避免药物的方式行为，并安排后续的医疗保健。患者应被提及社区资源以获得支持性咨询。

B. 慢性 HIV 感染的诊断应使用标准的酶联免疫吸附试验（ELISA）。如果患者有 HIV 感染并超出了"窗口期"（感染 HIV 后但尚未能检测 HIV 病毒的时间，约 6 周），应该进行 ELISA 检测。这个测试的灵敏度和特异度大于 98%。如果结果是阳性的，则应该进行蛋白质印迹（Western blot）确认试验，检测血清学病毒特异抗原反应。这个测试的特异度大于 99%。快速 HIV 抗体检测也被 FDA 批准。使用快速检测后，蛋白质印迹确认检测仍然需要进行。

C. 应该获得详细的病史、大概时间与感染来源。特别注意：合并感染乙型或丙型肝炎的风险；最近性活动；物质滥用史；性传播疾病（STD）的诊断和治疗；机会性感染的既往史，包括结核病和纯化蛋白衍生物（PPD）情况；目前的药物使用情况，包括草药制剂；心血管疾病和糖尿病的家族史；最近的阴道宫颈（pap）涂片检查结果（女性）；免疫接种史。组织胞浆菌病流行地区旅行史和球霉菌症病史也可能是相关的。

D. 一个 HIV 集中评价系统是至关重要的。评价系统包括疲劳、体重减轻、食欲减退、抑郁、发热、寒战、盗汗、腺病、皮疹或擦伤、头痛、窦或耳疼痛、视觉变化、口腔溃疡、吞咽痛、吞咽困难、呼吸短促、劳力性呼吸困难、咳嗽、腹痛、腹泻、生殖器-直肠溃疡或疼痛、关节炎、肌无力、健忘、缺乏协调性。

E. 新诊断 HIV 阳性患者完整的体格检查必须包括：检眼镜检查［患者 CD4<50/mm^3 存在巨细胞病毒（CMV）感染的风险］，口腔念珠菌病或口腔毛状黏膜白斑的口咽检查，皮肤、淋巴结、生殖器和肛门区检查，神经系统检查。

F. 表 1 提供了一个应该在初诊获得的基本实验室检查项目。

表 1　基本实验室评估

- CD4 细胞计数
- 血浆 HIV RNA
- 全血细胞计数及分类
- 化学属性，转氨酶，血尿素氮/肌酐，快速血浆试剂/VDRL
- PPD（除非之前已获得可靠的结核病病史或皮试阳性）
- 血清检测鼠弓形虫，甲型、乙型和丙型肝炎
- 女性阴道宫颈涂片检查
- G6PD（抗氧化药物如氨苯砜患者的溶血风险评估）——病例依赖
- 空腹血糖、血脂
- 存在耐药病毒风险的应行药敏试验

G6PD：葡萄糖-6-磷酸脱氢酶

G. CD4 细胞计数与免疫功能相关性好，并用来衡量疾病进展的风险、机会性感染（OI）的发生和 OI 预防的需要。不管 CD4 细胞计数如何，建议所有的 AIDS 相关疾病患者进行抗逆转录病毒治疗。CD4 计数＜200/mm^3 的无症状携带者也建议治疗；CD4 细胞计数为 201～350/mm^3 的无症状携带者应予以治疗；对于 CD4 细胞计数＞350/mm^3 和艾滋病毒 RNA＞1.79×10^4IU/ml（100 000 拷贝/毫升）的无症状携带者，大多数有经验的临床医生暂缓治疗但有些医生可能考虑开始治疗；CD4 计数＞350/mm^3 和血浆 HIV RNA＜1.79×10^4IU/ml 的患者应该延缓治疗。对于无临床症状、CD4 细胞计数＞350/mm^3 和病毒载量＜1.79×10^4IU/ml 的患者每 3 个月应监测疾病进展。

H. 血浆 HIV-1 RNA 定量是一个决定何时开始治疗并评估治疗效应的重要因素。有统计学意义的最小的病毒载量变化是一个三倍，或一个 8.93×10^{-2}IU/ml（0.5log_{10}拷贝/毫升）的改变。抗逆转录病毒疗法的目标是使病毒载量低于检测水平［＜8.93IU/ml（＜50 拷贝/毫升），使用 Amplicor 测定］。开始治疗前应测量病毒载量。连续 2～8 周治疗之后，应复查病毒载量测定进行疗效评估。应该至少降低 1.79×10^{-1}IU/ml（1.0log_{10}拷贝/毫升）值。对于首次治疗的患者，在治疗 4～6 个月后病毒载量应该降低到含量检测的最低值。当患者进行标准的抗逆转录病毒治疗后，病毒载量试验应每 3～4 个月检测 1 次。

抗逆转录病毒疗法的目标是最大限度地抑制病毒的复制，减少 HIV 耐药毒株的发展。目前有四种类型的抗逆转录病毒药物：核苷/核苷酸逆转录酶抑制剂，非核苷逆转录酶抑制剂（NNRTI），蛋白酶抑制剂（PI），融合抑制制剂。首选治疗方案的总结见表 2。

I. 抗逆转录病毒疗法的疗效改善可以适当预防机会性感染，对于 HIV 感染者仍然是一个临床紧急问题。预防结核分枝杆菌、肺孢子虫性肺炎、鼠弓形虫、鸟分枝杆菌复合体和水痘病毒被推荐为标准治疗方案（见表 3）。

J. 对 HIV 阳性患者推荐表 4 中列出的免疫接种。

表 2　抗逆转录病毒治疗方案选择建议

首选
依非韦伦＋（拉米夫定或恩曲他滨）＋（齐多夫定或替诺福韦）
洛匹那韦/利托那韦＋（拉米夫定或恩曲他滨）＋齐多夫定

可选择的方案
依非韦伦＋（拉米夫定或恩曲他滨）＋（阿巴卡韦或地达诺新或司他夫定）
奈韦拉平＋（拉米夫定或恩曲他滨）＋（齐多夫定或司他夫定或地达诺新或阿巴卡韦或替诺福韦）
● 对于 CD4 计数＜250/mm^3 的女性患者和 CD4 计数＜400/mm^3 的男性患者仅予以奈韦拉平基础治疗
阿扎那韦＋（拉米夫定或恩曲他滨）＋（齐多夫定或司他夫定或阿巴卡韦或地达诺新）或（替诺福韦＋利托那韦）
洛匹那韦/利托那韦＋（拉米夫定或恩曲他滨）＋（齐多夫定或司他夫定或阿巴卡韦或替诺福韦或地达诺新）
呋山那韦/利托那韦＋（拉米夫定或恩曲他滨）＋（齐多夫定或司他夫定或阿巴卡韦或替诺福韦或地达诺新）
茚地那韦/利托那韦＋（拉米夫定或恩曲他滨）＋（齐多夫定或司他夫定或阿巴卡韦或替诺福韦或地达诺新）
阿巴卡韦＋齐多夫定＋拉米夫定
● 除非一个首选或替代 NNRTI 或 PI 不能或者不应该被使用

表 3　预防机会性感染

生物	指征	首选预防方案
肺孢子虫性肺炎	CD4 计数＜200/mm^3 或口腔念珠菌病史	甲氧苄啶-磺胺甲噁唑（1 天 1 次）
弓形虫病	CD4 计数＜100/mm^3 和鼠弓形虫 IgG 阳性	甲氧苄啶-磺胺甲噁唑（1 天 1 次）
结核分枝杆菌	结核菌素皮肤试验＞5mm 硬结，并且排除活动性肺结核	异烟肼 300mg 口服 1 天 1 次×9～12 个月 所有接触活动性肺结核的 HIV 患者不管结核菌素皮肤试验结果如何均应接受预防性治疗
鸟分枝杆菌复合体	CD4 计数＜50/mm^3	阿奇霉素 1200mg 口服 1 周 1 次或克拉霉素 500mg 口服 1 天 2 次
水痘病毒	没有水痘或带状疱疹病史者大量接触水痘病毒后	在暴露 96h 内注射水痘-带状疱疹免疫球蛋白

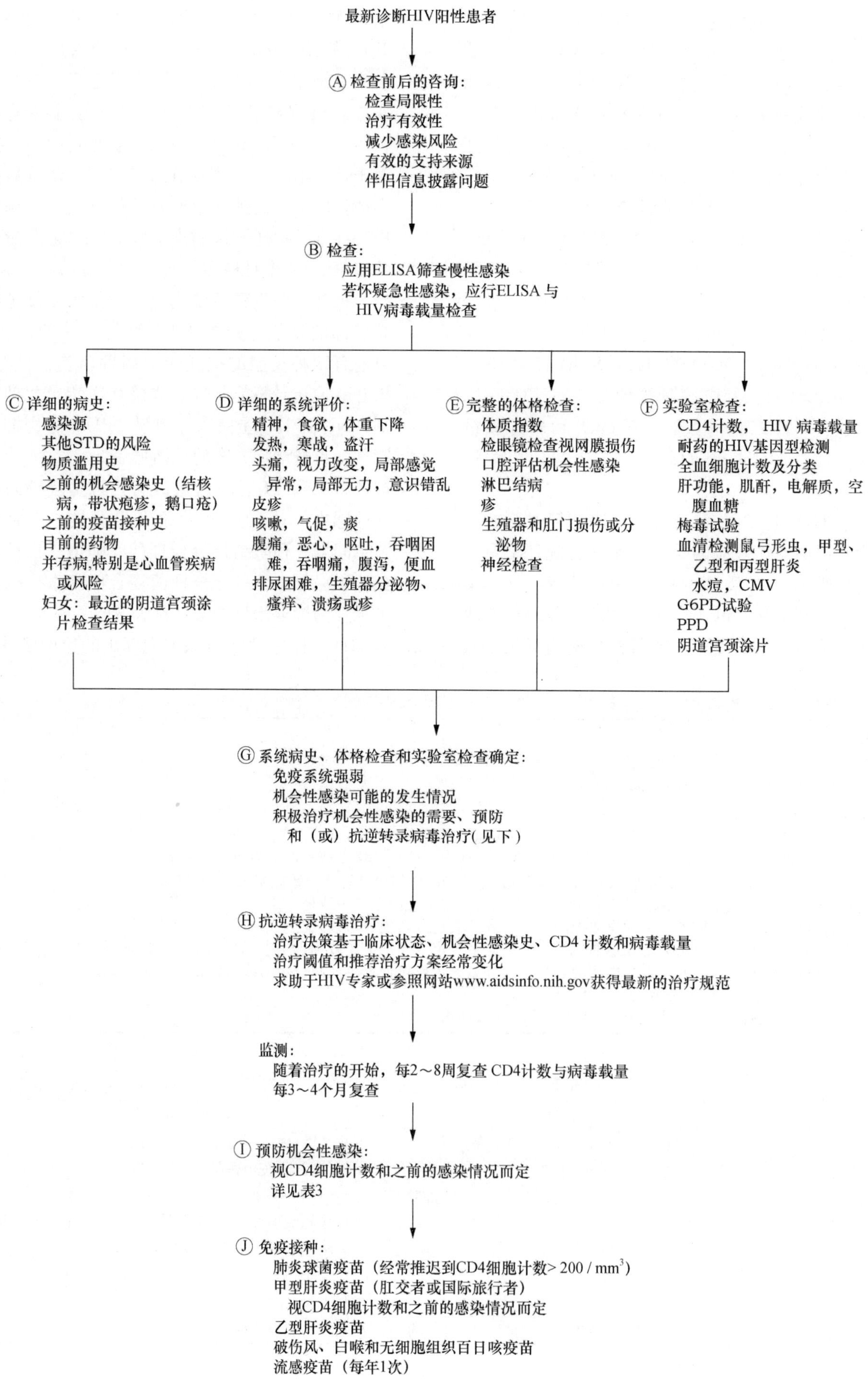

最新诊断HIV阳性患者

Ⓐ 检查前后的咨询：
检查局限性
治疗有效性
减少感染风险
有效的支持来源
伴侣信息披露问题

Ⓑ 检查：
应用ELISA筛查慢性感染
若怀疑急性感染，应行ELISA与HIV病毒载量检查

Ⓒ 详细的病史：
感染源
其他STD的风险
物质滥用史
之前的机会感染史（结核病，带状疱疹，鹅口疮）
之前的疫苗接种史
目前的药物
并存病,特别是心血管疾病或风险
妇女：最近的阴道宫颈涂片检查结果

Ⓓ 详细的系统评价：
精神，食欲，体重下降
发热，寒战，盗汗
头痛，视力改变，局部感觉异常，局部无力，意识错乱
皮疹
咳嗽，气促，痰
腹痛，恶心，呕吐，吞咽困难，吞咽痛，腹泻，便血
排尿困难，生殖器分泌物、瘙痒、溃疡或疹

Ⓔ 完整的体格检查：
体质指数
检眼镜检查视网膜损伤
口腔评估机会性感染
淋巴结病
疹
生殖器和肛门损伤或分泌物
神经检查

Ⓕ 实验室检查：
CD4计数，HIV 病毒载量
耐药的HIV基因型检测
全血细胞计数及分类
肝功能，肌酐，电解质，空腹血糖
梅毒试验
血清检测鼠弓形虫，甲型、乙型和丙型肝炎
水痘，CMV
G6PD试验
PPD
阴道宫颈涂片

Ⓖ 系统病史、体格检查和实验室检查确定：
免疫系统强弱
机会性感染可能的发生情况
积极治疗机会性感染的需要、预防和（或）抗逆转录病毒治疗(见下)

Ⓗ 抗逆转录病毒治疗：
治疗决策基于临床状态、机会性感染史、CD4 计数和病毒载量
治疗阈值和推荐治疗方案经常变化
求助于HIV专家或参照网站www.aidsinfo.nih.gov获得最新的治疗规范

监测：
随着治疗的开始，每2～8周复查 CD4计数与病毒载量
每3～4个月复查

Ⓘ 预防机会性感染：
视CD4细胞计数和之前的感染情况而定
详见表3

Ⓙ 免疫接种：
肺炎球菌疫苗（经常推迟到CD4细胞计数> 200 / mm^3）
甲型肝炎疫苗（肛交者或国际旅行者）
视CD4细胞计数和之前的感染情况而定
乙型肝炎疫苗
破伤风、白喉和无细胞组织百日咳疫苗
流感疫苗（每年1次）

表4　感染 HIV 的成人免疫接种

- 肺炎球菌疫苗
- 流感疫苗（每年 1 次）
- 乙型肝炎疫苗
- 甲型肝炎疫苗（尤其是男男同性恋患者和想前往流行地区的旅行者）
- 白喉和破伤风疫苗（没有感染 HIV 的自愿患者）

除了流感疫苗每年 1 次，疫苗应尽可能在 HIV 感染过程中早期给予，以增加足够反应的可能性

参考文献

Guidelines for the use of antiretroviral agents in HIV-1-infected adults and adolescents, Panel on Clinical Practices for Treatment of HIV Infection convened by the Department of Health and Human Services, October 2006.

Guidelines for preventing opportunistic infections among HIV-infected persons—2002. MMWR 2002;51(RR08):1–46.

Hammer S. Management of newly diagnosed HIV infection. N Engl J Med 2005;353(16):1702–1710.

Mandell GL, Bennett JE, Dolin R, eds. Principles and Practice of Infectious Diseases, ed 6. Philadelphia: Churchill Livingstone, 2005.

111. HIV 感染患者的呼吸道症状

John J. W. Fangman

刘亚敏　译

A. 风险评估：呼吸系统疾病是 HIV 阳性患者就医最常见的原因，并成为导致一个新的 HIV 感染者诊断的标志性事件。评价 HIV 阳性患者的肺症状首先应该评估患者的免疫抑制水平。尽管人们普遍认为在 CD4 细胞计数≤200/mm^3 的患者患机会性肺感染如肺孢子虫性肺炎（PCP）的风险最大，但是在 CD4/CD8 的比值≤14%的患者及曾患其他机会性感染的患者风险也在增加。有提示表明：已存在免疫抑制者，CD4 细胞计数是不能立即体现，此时有一些线索可提示，包括既往的体重减轻、鹅口疮或显著的淋巴细胞减少。因为呼吸系统不适，使用氧疗有助于集中评价 HIV 感染者。PCP 在服用甲氧苄啶/磺胺甲噁唑（TMP/SMX）预防的患者中是很少发生的。同样，在那些服用 TMP/SMX 预防者中，发生典型社区获得性细菌性肺炎以及异常菌（如诺卡氏菌属）引起的肺炎也是不常见的。与使用 TMP/SMX 应对 PCP 相比，二线 PCP 预防药物，如氨苯砜、阿托伐醌与喷他脒喷雾提供保护并不完全，可能改变机会性感染状况（如使用喷他脒喷雾后，上叶 PCP）。与 TMP/SMX 不同，二线预防不能应对其他常见的呼吸道病原体，如肺炎链球菌和流感嗜血杆菌。

鉴于 HIV 感染者中感染结核分枝杆菌比例上升和联合感染这一重要的公共卫生挑战的出现，HIV 感染者合并呼吸系统疾病时考虑可能发生活动性结核病（TB）是很重要的。在那些感染 HIV，特别是那些晚期艾滋病患者中，TB 的肺部表现通常是不典型的。TB 高危人群包括有影像学提示者（特别是空洞性疾病患者）、纯化蛋白衍生物（PPD）试验阳性但未接受治疗潜伏 TB 感染者、来自 TB 高流行区的患者和那些存在高暴露风险者（有活动性 TB 患者接触史、无家可归或监禁）。被怀疑患有 TB 的 HIV 感染者应进行呼吸道隔离，直到确诊并进行有效治疗，或确诊为其他疾病为止。

B. 胸片：虽然胸片通常不是诊断结果，但是，影像学的浸润形态可以提示可能的感染源。

弥漫性间质浸润常见于 PCP 患者，以及病毒性肺炎（社区获得如流感或更少见的机会性感染如巨细胞病毒）患者、真菌感染（特别是地方性真菌）患者、鼠弓形虫患者和 TB 患者（特别是在晚期艾滋病患者）。

社区获得性细菌性肺炎（肺炎链球菌和流感嗜血杆菌）、TB（存在高 CD4 计数）及嗜肺军团杆菌常见肺实变。

空洞病灶应及时考虑 TB，然而致病菌如金黄色葡萄球菌、铜绿假单胞菌、红球菌属、诺卡氏菌属及鸟分枝杆菌复合体也可以产生空洞性病变。PCP 和真菌（特别是新型隐球菌、曲霉菌和荚膜组织胞浆菌）可能形成空洞。在 PCP 出现胸膜腔积液现象是不常见的，应该提示考虑 TB 或非感染性疾病，如心力衰竭或淋巴瘤。一个正常的胸部 X 线（CXR）不排除机会性肺感染，因为在 PCP 和 TB 患者中有多达 10%的患者胸片正常。

虽然肺浸润在感染 HIV 的患者中往往由于机会性感染引起，但此感染并非 HIV 感染者影像学异常的唯一原因。引起异常 CXR 的非感染因素包括：药物副作用（阿巴卡韦超敏反应致弥漫性浸润），淋巴细胞性间质性肺炎（弥漫性浸润最常见于儿童和老年妇女），卡波西肉瘤（支气管旁和结节性病灶），原发性肺动脉高压（大肺动脉），以及恶性肿瘤如非霍奇金淋巴瘤（NHL）和肺癌（肺门部腺病或结节性肺损伤）。

C. 临床线索：临床线索包括症状的持续时间、注射毒品、旅行、免疫状态、治疗史和可以暗示

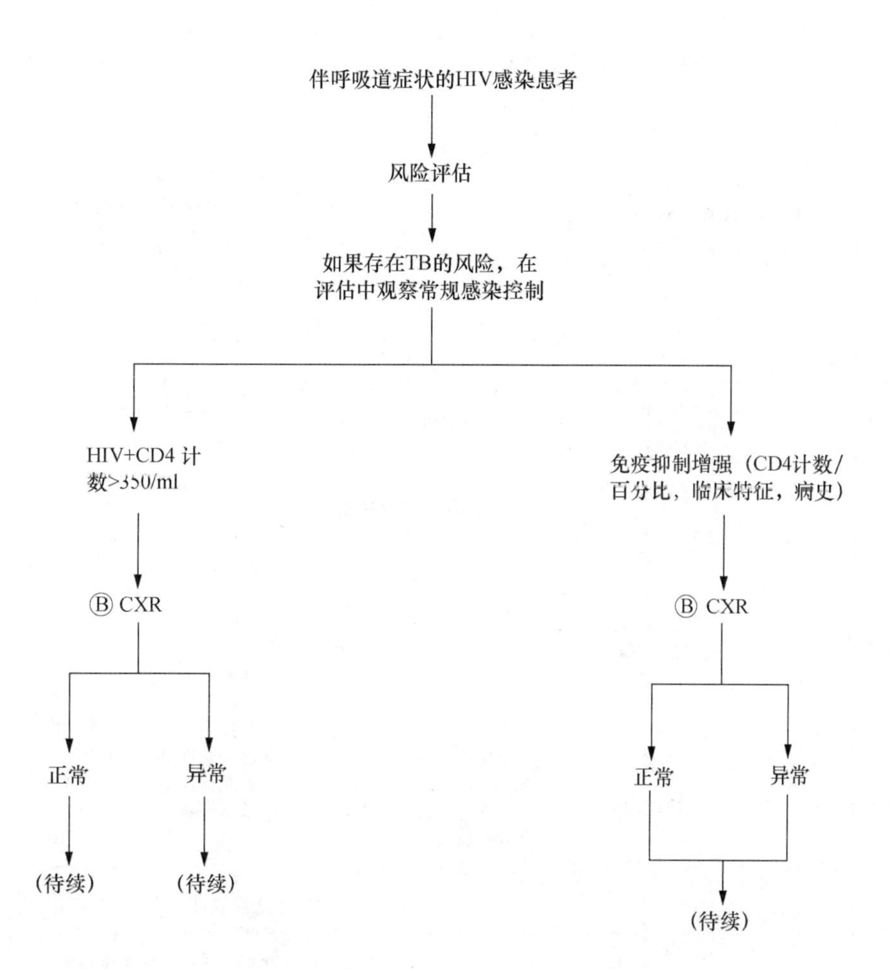

肺浸润的病因的体格检查。突然出现发热和咳嗽症状表明社区获得性肺炎，而亚急性演化的发热和呼吸困难（持续数周而非数天）是典型的 PCP。注射毒品使用者更易患细菌性肺炎、TB 和心内膜炎。曾前往疫区应怀疑真菌感染，如组织胞浆菌病、副球孢子菌病和芽生菌病，以及寄生虫感染如类圆线虫病。曾行抗逆转录病毒治疗史能提示药物相关的毒性（阿巴卡韦超敏反应），以及免疫重构综合征的发展（最近开始使用抗逆转录病毒药物的患者，特别是重叠活动性 TB 治疗者，存在新的或恶化的 CXR 浸润性改变）。值得注意的是，即使存在一定的 CD4 细胞计数的 AIDS 患者比未感染者更易患细菌性肺炎。体格检查的发现诸如体重减轻和鹅口疮，是晚期免疫抑制的体征，并应该进行相应的鉴别诊断。检眼镜检查可能证明与各种病毒、真菌、分枝杆菌病原体相关的改变。局部淋巴结病可能提示 TB 或 NHL。皮肤损伤常见于隐球菌病和组织胞浆菌病，皮肤黏膜的病变是肺卡波西肉瘤常见表现。

D. 微生物实验：呼吸道分泌物微生物检查是至关重要。伴随呼吸系统疾病和排痰性咳嗽的 HIV 感染者应行痰革兰染色和培养，真菌染色和培养，以及耐酸杆菌（AFB）涂片和培养。用适当的集落，行抗原或分子检测呼吸道病毒对确立 HIV 感染者呼吸道疾病感染的原因也可能是有用的。大多数 PCP 患者表现为干咳，难以留取深痰标本。为了确诊 PCP，HIV 阳性患者应该应用浓盐水刺激后收集痰标本。在研究中发现多个痰样检查获得一个确诊 PCP 结果的阳性率为 50%～90%，取决于人口研究的 PCP 患病率、用来识别生物体的技术［乌洛托品银染色、免疫荧光、聚合酶链反应（PCR）］和实验室进行测试的经验。对于疑似患有 TB 的 HIV 感染者的评估需要连续三天留取痰样进行 AFB 涂片和培养（除非患者不能留取痰样，痰样不需要诱导）。单一的 AFB 涂片灵敏度可能低至 30%，但随后的培养阳性率达 85%～100%。

E. 肺换气功能评价：HIV 感染者的呼吸系统疾病的评估应包括氧合作用评估（脉搏血氧测定或血气分析）。PCP 患者活动时通常产生低氧血症，所以患者室内活动时应该通过脉搏血氧测定进行血氧饱和度监测评估。肺换气功能评估对 PCP 患者也有重要的治疗启示，因为在治疗 PCP 的导致生物体死亡时往往引起短暂的氧合

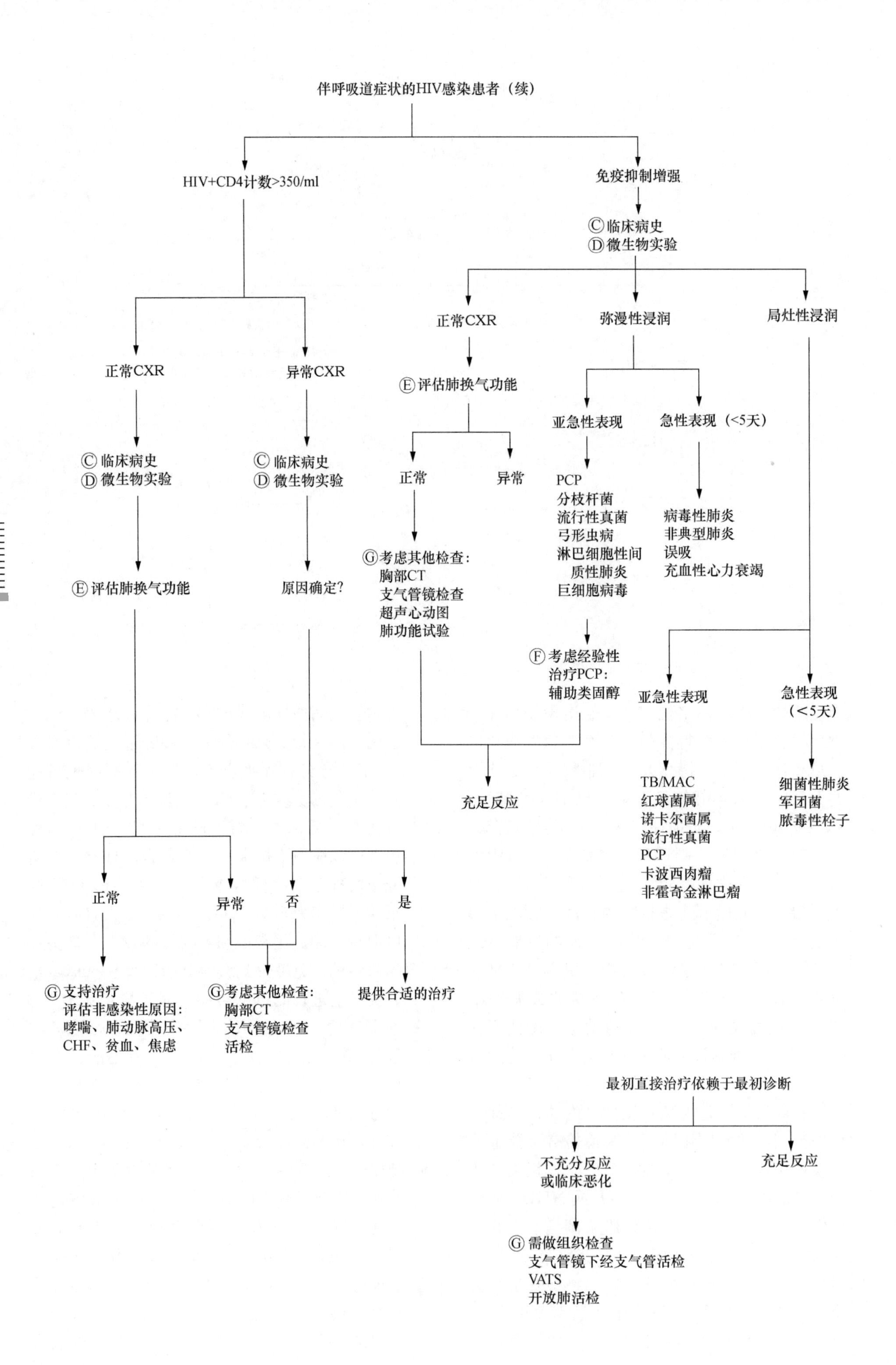
伴呼吸道症状的HIV感染患者（续）
HIV+CD4计数>350/ml
免疫抑制增强
Ⓒ临床病史
Ⓓ微生物实验
正常CXR
弥漫性浸润
局灶性浸润
Ⓔ评估肺换气功能
正常
异常
Ⓖ考虑其他检查：
胸部CT
支气管镜检查
超声心动图
肺功能试验
亚急性表现
急性表现（<5天）
PCP
分枝杆菌
流行性真菌
弓形虫病
淋巴细胞性间质性肺炎
巨细胞病毒
病毒性肺炎
非典型肺炎
误吸
充血性心力衰竭
Ⓕ考虑经验性治疗PCP：辅助类固醇
充足反应
亚急性表现
急性表现（<5天）
TB/MAC
红球菌属
诺卡尔菌属
流行性真菌
PCP
卡波西肉瘤
非霍奇金淋巴瘤
细菌性肺炎
军团菌
脓毒性栓子
正常CXR
异常CXR
Ⓒ临床病史
Ⓓ微生物实验
Ⓒ临床病史
Ⓓ微生物实验
Ⓔ评估肺换气功能
原因确定?
正常
异常
否
是
Ⓖ支持治疗
评估非感染性原因：
哮喘、肺动脉高压、
CHF、贫血、焦虑
Ⓖ考虑其他检查：
胸部CT
支气管镜检查
活检
提供合适的治疗
最初直接治疗依赖于最初诊断
不充分反应或临床恶化
充足反应
Ⓖ需做组织检查
支气管镜下经支气管活检
VATS
开放肺活检

作用恶化，所以评估肺换气功能损害程度是重要的。对于那些在室内存在肺泡-动脉梯度≥35和（或）氧分压≤70mmHg的患者应考虑辅助类固醇治疗。

F. **PCP的经验性治疗**：HIV阳性患者如果CD4计数≤200/mm^3，且出现发热、进行性呼吸困难、CXR提示弥漫性间质性浸润可能会患PCP。当这些患者TB风险较低、尚未进行PCP预防且未遭受严重的换气功能损害时，常常在等待痰检查结果时就开始PCP治疗。由于PCP的高发病率，如果确定存在肺换气功能损害，对于存在低水平CD4细胞计数和正常CXR的HIV感染者亦应该按PCP治疗。尽管非特异性，但在这类患者血清中乳酸脱氢酶（LDH）升高可辅助证实PCP存在。高分辨率胸部CT也能帮助展示普通平片未发现的细小的间质病变。如果患者存在较低风险患PCP或其他更严重的疾病时，也可能考虑经验性PCP治疗，但应积极进行进一步检查，以便进一步评估患者呼吸系统疾病病因。

G. **辅助诊断检查**：对患者的病情进行评估的步骤有赖于患者的免疫抑制程度和疾病进展速度。CD4计数≤50/mm^3的患者尽管进行适当的经验治疗PCP仍出现进行性低氧血症，可能会受益于早期支气管镜检查和支气管肺泡灌洗。相比之下，CD4细胞计数基本正常伴随慢性呼吸系统疾病者，可能首先得益于肺功能测试或超声心动图，以评估非感染性呼吸困难原因。仍然不能确诊的患者，为了确诊需要行支气管镜下经支气管肺活检、视频辅助胸腔镜手术（VATS）和（或）开放肺活检。

参考文献

Fangman JW, Sax PE. Human immunodeficiency virus and pulmonary infections. In Fishman AP, Elias JA, Fishman JA, et al. Fishman's Pulmonary Diseases and Disorders, ed 4. New York, McGraw-Hill, 2008, pp. 2241–2264.

112. HIV 患者中枢神经系统感染

Rebeca M. Plank

王俊华　译

A. 对未意识到感染或未接受治疗的 HIV 患者，中枢神经系统（CNS）感染也许是最初的症状。早期的评估包括回顾 CD4 计数和机会性感染病史。如果发现病灶或患者临床出现嗜睡等显示颅内压增加的症状，应尽快进行影像检查。病灶损伤可能是外科急症。如有证据表明颅内压显著升高应考虑迅速开始使用皮质类固醇。如影像检查未发现团块，应进行腰椎穿刺（LP）。

B. 若影像检查发现团块损伤，弓形虫病或原发性 CNS 淋巴瘤应最先被鉴别。若条件适合，结核病（TB）也应被考虑在内。神经胶质瘤和转移性恶性肿瘤是两个可能的非感染因素。

CNS 弓形虫病患者通常有血清弓形虫抗体阳性和 CD4 计数＜100/ml。损伤经常众多且外周增强。对于小的损伤 MRI 比 CT 扫描更为灵敏。脑脊液（CSF）检查可证实无菌性脑膜炎，吉姆萨染色的离心 CSF 样本能偶尔证实生物体。CSF 聚合酶链反应（PCR）也许对诊断鼠弓形虫有帮助。

C. 患者的临床症状稳定，放射影像发现与 CNS 弓形虫病一致，弓形虫血清测试阳性，且未接受过相应的弓形虫预防（如甲氧苄啶-磺胺甲噁唑或阿托伐醌），开始经验性的使用乙胺嘧啶，和磺胺嘧啶（首选）或克林霉素治疗弓形虫病是合理的。显著的改善或治愈能在 10～14 天后的影像检查中看到。如无明显改善，应寻求其他诊断，必要时进行脑活检。

原发性 CNS 淋巴瘤能出现增强或不增强的单独或复合损伤。许多患者有一个亚急性过程和 CD4 计数＜50/ml。对 CSF 样本进行细胞学检查也许可作出诊断。虽然淋巴瘤与 EB 病毒（EBV）相关，但 CSF 的 EBV PCR 的灵敏度和特异度是易变的，不能据此作出诊断。

D. 损伤在 CT 或 RMI 上看不见团块的可能原因包括进行性多灶性白质脑病（PML），HIV 脑病和巨细胞病毒（CMV）脑炎。PML 是严重的免疫抑制时再生的 JC 病毒（JCV）引起的，患者 CD4 计数通常＜200/ml。它代表进展的神经缺陷和多灶区的脱髓鞘。MRI 比 CT 扫描对损伤更为灵敏。通过 CSF 中的 PCR 可对 JCV 作出诊断。

CMV 脑炎发生在患者 CD4 计数＜50/ml（有时更高）病毒再生时。影像检查是高度易变的。CMV 可导致脑炎，脊髓炎，下肢无力、反射下降和尿潴留的多神经根炎，或影响包括脑神经在内周围神经的神经病。CSF 检查能确诊无菌性脑膜炎。检测 CSF 中 CMV DNA 或 CMV 抗原，或对周围神经进行活检可作出诊断。

HIV 感染初期能引起一个自限性的脑膜脑炎，有时伴有发热、头痛、呕吐和脑神经麻痹。HIV 脑病发生于感染的后期，通常 CD4 计数＜200/ml。患者合并有认知力、行为和运动神经方面的问题。在 MRI 上，HIV 脑病的损伤通常比 PML 更对称且更难区分。CSF 中蛋白质升高，脑脊液细胞异常增多。CSF HIV-1 病毒载量通常增高［$>1.79\times10^2$ IU/ml（1000 拷贝/毫升）］。因为和许多其他潜在的病因在体征和症状上重叠，因此 HIV 脑病应被排除诊断。

E. 如果先前所列的调查依然未显示是何种感染，那么应考虑其他感染。近期在有 HIV 感染风险的患者中感染梅毒的风险增加，神经梅毒的临床症状多种多样。HIV 患者 CD4 计数≤350/ml 且快速血浆反应素（RPR）滴度≥1∶32 时，感染神经梅毒的概率大增。神经梅毒少见损伤灶（树胶样肿）。CSF 检查能确诊无菌性脑膜炎。CSF VDRL 具有高特异度和低灵敏度，梅毒密螺旋体特定抗体试验具有更高的灵敏度。

F. CNS 隐球菌感染具有脑膜炎症状，但少见局部损伤。患者发热、头痛，但没有其他脑膜刺激症状。CSF 通常显示低葡萄糖、高蛋白质和脑

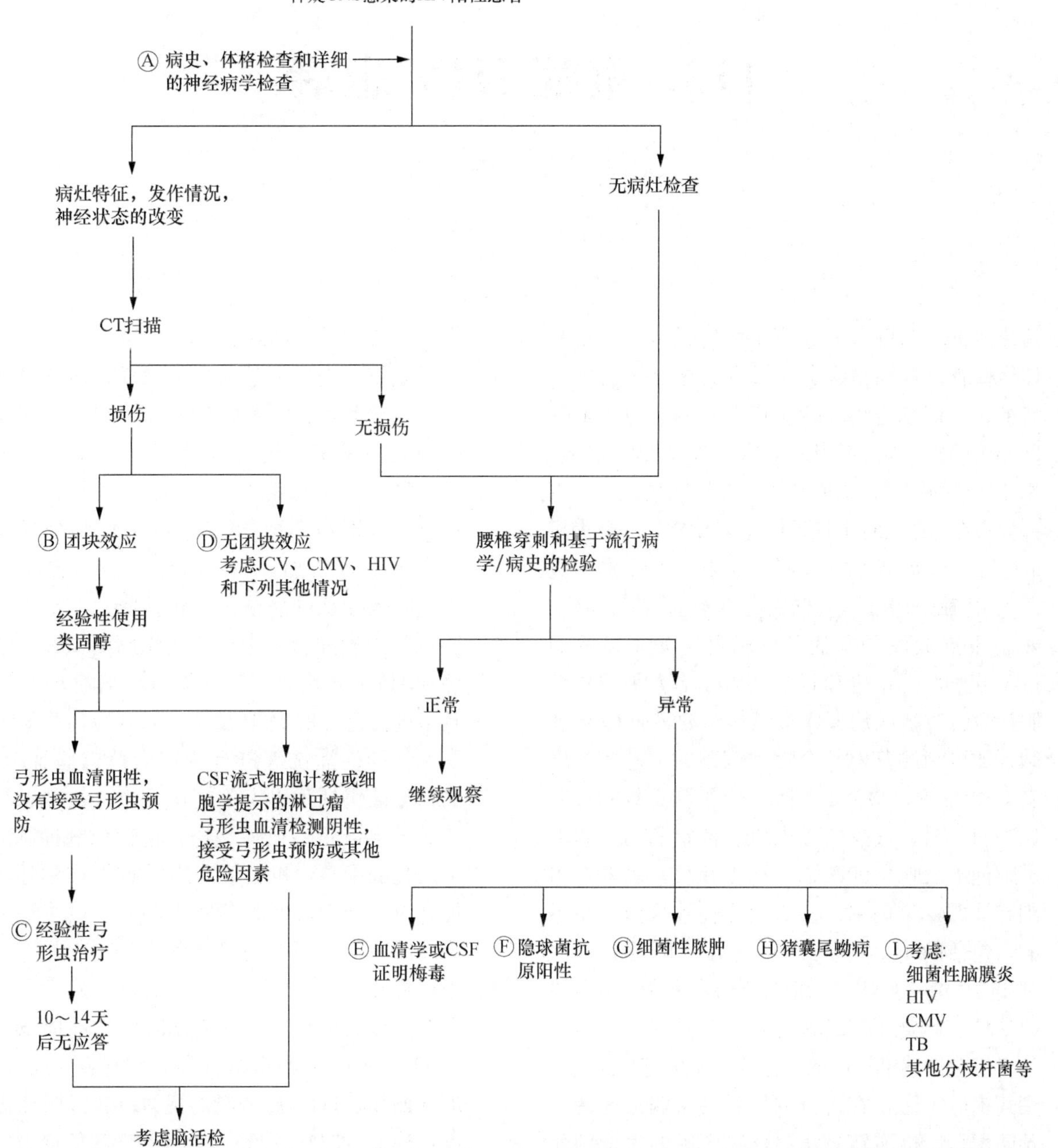

脊液细胞异常增多。隐球菌抗原能用凝集法在CSF中检测到，用印度墨汁染色和培养检测有机体可作出诊断。

G. 大块的损伤也代表由多种微生物导致的脑脓肿，包括葡萄球菌、诺卡尔菌和红球菌及其他微生物。

H. 患者若来自中美和南美洲、亚洲及撒哈拉以南非洲，尤其是长期生活在农村地区，接触猪或吃过欠熟的猪肉制品时，应考虑猪囊尾蚴病。

I. 依据个体免疫水平HIV患者也存在患细菌性或无菌性脑膜炎的风险（可见急性和亚急性脑膜炎及慢性脑膜炎）。

参考文献

Antinori A, Ammassari A, De Luca A, et al. Diagnosis of AIDS-related focal brain lesions: a decision-making analysis based on clinical and neuroradiologic characteristics combined with polymerase chain reaction assays in CSF. Neurology 1997;48(3):687–694.

Bicanic T, Harrison TS. Cryptococcal meningitis. Br Med Bull 2005;72:99–118.

Griffiths P. Cytomegalovirus infection of the central nervous system. Herpes 2004;11(Suppl 2):95A–104A

Koralnik IJ. Neurologic diseases caused by human immunodeficiency virus-1 and opportunistic infections. In Mandell GL, Bennett JE, Dolin R, eds. Principles and Practices of Infectious Diseases, 6th ed. Philadelphia: Elsevier, Churchill, Livingstone, 2005:1583–1601.

Lynn WA, Lightman S. Syphilis and HIV: a dangerous combination. Lancet Infect Dis 2004;4(7):456–466.

Mamidi A, DeSimone JA, Pomerantz RJ. Central nervous system infections in individuals with HIV-1 infection. J Neurovirol 2002;8(3):158–167.

Marra CM, Maxwell CL, Smith SL, et al. Cerebrospinal fluid abnormalities in patients with syphilis: association with clinical and laboratory features. J Infect Dis 2004;189(3):369–376.

113. 重症 HIV 患者

Sarah P. Hammond

王俊华 译

A. 治疗严重的 HIV 阳性患者的关键是详细病史和体格检查。特别是病史应重点放在疾病的局部特征、近期暴露史、既往感染、HIV 的严重程度和用药史。局部症状和暴露史（包括性和环境暴露）可缩窄鉴别诊断范围，专注病情检查。本部分重点介绍几种 HIV 阳性患者中常见的严重疾病包括：CNS 症状，呼吸道症状，吞咽痛，腹泻，生殖泌尿疾病，皮肤疾病和全身发热性疾病。

B. 除了重点关注局部症状，病史应关注患者的 HIV 疾病状况。所有 HIV 患者在不考虑 CD4 细胞计数时对社区病原体都是易感的，而 CD4 细胞计数可预测其对机会性致病菌的易感性。患者 CD4 细胞计数＞200 且 CD4 细胞总数的百分比＞14％时，很少会感染机会性致病菌，如卡氏肺孢子虫肺炎（PCP）。与之相反，患者 CD4 细胞计数＜50 时对大多数机会性致病菌是易感的，包括 PCP，弓形虫、隐球菌、JC 病毒、巨细胞病毒（CMV）和鸟分枝杆菌复合体（MAC）。因此了解最新的 CD4 计数对指导基于患者机会性感染风险的病情检查是极有帮助的。

C. 用药史应关注正在进行的抗逆转录病毒药物和预防用药。抗逆转录病毒药物产生的大量副作用症状与严重感染性疾病相似。有些副作用对某类抗逆转录病毒药物是特异的，而有些则对某种药物是特异的。例如，蛋白酶抑制剂常引起腹泻，核苷逆转录酶抑制剂常引起乳酸中毒，表现为严重腹痛、恶心及呕吐。而阿巴卡韦和奈韦拉平能导致严重的特定药物副作用。阿巴卡韦经常引起致命的超敏综合征出现发热、身体不适和皮疹。奈韦拉平能引起严重的肝毒性。

HIV 患者为防止机会性感染应用的预防药物有时导致严重的药物反应。例如长期使用氨苯砜少数会引起高铁血红蛋白血症［尤其对葡萄糖-6-磷酸脱氢酶（G6PD）缺乏的患者］，出现呼吸困难和疲劳。甲氧苄啶-磺胺甲噁唑常引起皮疹和其他如恶心、呕吐的症状。

D. 呼吸系统：对有呼吸症状的 HIV 感染患者进行鉴别诊断，在不考虑 CD4 细胞计数情况下包括细菌性肺炎、流行性感冒（在流行季节）、结核病（存在暴露史）、药物毒性和其他呼吸病毒。特别是 HIV 患者患细菌性肺炎的风险较未感染者增加，CD4 计数＜200 者风险更大。呼吸症状的病情检查包括胸片，如果病史和风险因素配合需进行快速流感测试和抗酸杆菌（AFB）痰培养。若患者 CD4 细胞计数＜200 且未进行充分的 PCP 预防，那么应对痰培养或支气管肺泡灌洗液进行特殊染色以验证 PCP。药物毒性包括阿巴卡韦超敏反应、氨苯砜相关的高铁血红蛋白血症和核苷逆转录酶抑制剂相关的乳酸中毒，也会表现出呼吸困难和呼吸急促，应结合患者所服药物来判断。更多细节参见前面章节对 HIV 感染患者的呼吸症状的讨论。

E. 中枢神经系统：HIV 感染患者出现新的精神状况改变或其他神经病学表现时应按前面章节关于 HIV 感染患者中枢神经系统感染中描述的那样操作。HIV 患者新的视力改变或眼痛需要进行快速的眼科评价。对 CD4 计数偏低患者的眼科症状的鉴别诊断包括 CMV 视网膜炎、弓形虫病和梅毒，以及其他诊断。

F. 吞咽困难和吞咽痛：吞咽困难和吞咽痛是 HIV 阳性患者的常见问题。鉴别诊断除了细菌性咽炎和病毒性上呼吸道感染外，还包括食管念珠菌病、单纯疱疹或 CMV 食管炎和口疮性溃疡。如果检查出口腔念珠菌病，经验性治疗食管念珠菌病是一个合理的途径。对于口腔摄入受限或经验性治疗失败的病例应进行内窥镜检查。

G. 腹泻：HIV 感染患者腹泻的鉴别诊断是宽泛的，包括药物相关性腹泻以及继发于细菌、病毒或寄生虫感染的腹泻。特别是细菌性腹泻 HIV 患者较非 HIV 者风险更高，其感染风险与 HIV 严

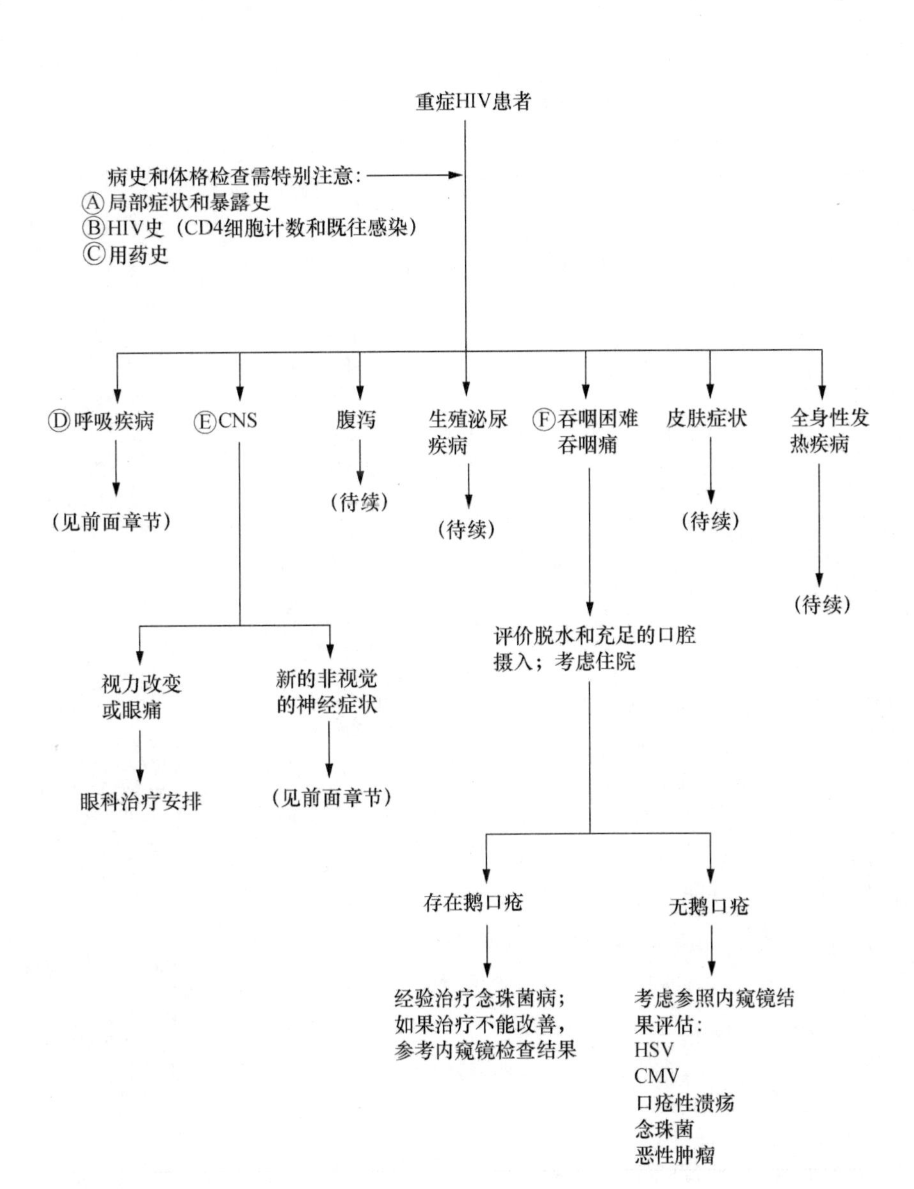

重程度成正比。对腹泻的HIV患者的大量研究发现，艰难梭菌是最常见的引起细菌性腹泻的原因，其次为志贺氏菌和弯曲杆菌。慢性腹泻患者可考虑药物相关性腹泻和隐孢子虫、贾第虫引起的寄生虫感染。CD4细胞计数<50的患者，可考虑散布的MAC感染。病情检查包括针对志贺氏菌、沙门氏菌、弯曲杆菌、耶尔森菌、致病大肠杆菌和弧菌的便培养，大便艰难梭菌毒素试验，便卵和寄生虫（O&P）检验，以及CD4细胞计数<50时的分枝杆菌血液隔离。

H. 生殖泌尿症状：评估HIV阳性患者生殖泌尿症状需要一个全面的暴露史，包括近期的性接触。HIV阳性患者对普通的生殖泌尿问题如尿路感染，肾结石，以及常见性传播疾病如梅毒、淋病、衣原体和滴虫病是易感的。他们也有患少见的生殖泌尿疾病如软下疳、性病淋巴肉芽肿（LGV）和腺病毒的风险。药物副作用如茚地那韦相关的肾结石也应被考虑。病情检查包括生殖器溃疡或下疳的检查，尿液分析和尿培养，针对衣原体和淋病的尿核酸试验、尿道刮片或宫颈刮片，单纯疱疹病毒（HSV）的荧光抗原试验和生殖器溃疡的病毒培养，血清的快速血浆反应素（RPR）试验，若病史有要求也应检查不常见的疾病如LGV。高风险的性暴露后经常进行经验性的衣原体和淋病治疗。

I. 皮肤症状：皮肤疾病在HIV感染者身上较未感染者更为常见。常见的与HIV感染相关的皮肤问题包括：皮肤和黏膜的病毒感染，如单纯疱疹、水痘-带状疱疹和传染性软疣；全身皮肤成分的细菌性感染，如杆菌性血管瘤病（巴尔通体）和梅毒；皮肤表面的细菌感染，包括耐甲氧西林金黄色葡萄球菌（MRSA）造成的脓肿；全身的真菌感染（尤其患者CD4计数偏低时），如隐球菌和芽生菌病；寄生虫感染，如疥疮；HIV感染初期的皮肤条件，如嗜酸性毛囊炎；药物超敏反应，如甲氧苄啶-磺

重症HIV患者(续)

Ⓖ 腹泻

评估脱水：
考虑住院

大便研究：
培养
艰难梭菌毒素
O&P
药物回顾
CD4<50,考虑MAC
严重病例考虑参
照内窥镜结果

Ⓗ 生殖泌尿
疾病

如果存在性传
播感染风险或
生殖器溃疡疾
病进行生殖器/
盆腔检查

尿、尿道或宫颈刮片检
验淋病和衣原体
如果存在溃疡，进行
HSV单一结构荧光抗
原测试和病毒培养
血液试验：
RPR
考虑特定风险试验如
LGV血清试验

如果存在泌
尿器官症状
提取尿样

尿液分析
尿培养

Ⓘ 皮肤症状

全面的病史：
暴露
药物
全身症状
细致的体格检查

处理明显的原因
如果全身症状持续
考虑住院
咨询皮肤病学专家：
原因不清
经验性治疗无效

Ⓙ 全身性发
热疾病

全面的病史：
暴露
药物
CD4细胞计数
机会性感染史
细致的体格检查

实验室检测：
CBC，完全代谢实验
血培养
考虑暴露特性的测试
（如分枝杆菌痰培养）
考虑透视

如果CD4细胞计数偏低，
考虑：
分枝杆菌血液隔离物
血清隐球菌抗原
PCP痰培养
降低腰椎穿刺阈值

胺甲嘧唑。病情检查依据患者的病史（特别注意药物和暴露史）、损伤的表现和是否存在全身症状选择。对有全身严重症状的患者考虑住院。遇任何诊断或治疗不清时及时参照皮肤病学活检。

J. 全身性发热疾病：评估一个无局部症状的发热的 HIV 患者需要详细的病史，尤其是暴露、药物、CD4 细胞计数和既往机会性感染。任意 CD4 细胞计数的 HIV 阳性患者的鉴别诊断是宽泛的，包括：常见的病毒和细菌感染，如流感、细小病毒、肝炎和 MRSA 感染；MAC 或结核分枝杆菌感染；地方性真菌病，如组织胞浆菌病和芽生菌病；药物相关毒性，如阿巴卡韦超敏反应和奈韦拉平相关的肝炎；HIV 相关恶性肿瘤如 HIV 相关淋巴瘤。CD4 细胞计数偏低的患者的机会性感染也是发热的主要原因。引起发热的病原体包括 MAC、PCP、隐球菌、CMV 和巴尔通体（杆菌性血管瘤病）。病情检查应包括 CBC、完全代谢组、血培养、基于暴露史的特定病原体测试（如流感流行季节的流感病毒测试和评估结核病的痰培养）和透视。CD4 细胞计数偏低患者额外的检查包括分枝杆菌的血分离物，血清隐球菌抗原和针对 PCP 的痰培养。

参考文献

Bartlett JG, Gallant JE. 2007 Medical Management of HIV Infection. Baltimore: Johns Hopkins Medicine, Health Publishing Business Group, 2007.

Coopman SA, Johnson RA, Platt R, et al. Cutaneous disease and drug reactions in HIV infection. N Engl J Med 1993;328:1670–1674.

Hirschtick RE, Glassroth J, Jordan MC, et al. Bacterial pneumonia in persons infected with the human immunodeficiency virus. N Engl J Med 1995;333:845–851.

Hoffman RM, Currier JS. Management of antiretroviral treatment-related complications. Infect Dis Clin North Am 2007;21:103–132.

Hot A, Schmulewitz L, Viard JP, et al. Fever of unknown origin in HIV/AIDS patients. Infect Dis Clin North Am 2007;21:1013–1032.

Lopez FA, Sanders CV. Fever and rash in HIV-infected patients. UpToDate 2007.

Sanchez TH, Brooks JT, Sullivan PS, et al. Bacterial diarrhea in persons with HIV infection, United States, 1992–2002. Clin Infect Dis 2005;41:1621–1627.

Wilcox CM, Monkemuller KE. Diagnosis and management of esophageal disease in the acquired immunodeficiency syndrome. South Med J 1998;91:1002–1008.

114. 败血症

Alison C. Roxby

王俊华 译

A. 患致命感染的患者可表现为全身炎症反应综合征（SIRS），以严重的败血症和感染性休克为标志。迫切需要早期识别症状并建立快速积极的治疗。SIRS 的标准应至少符合以下两个特征：

1. 发热（＞38℃）或低体温（＜36℃）；心动过速［心率（HR）＞90 次/分］
2. 呼吸急促且呼吸率（RR）＞20 次/分，或 $PaCO_2$＜32mmHg
3. 白细胞增多（WBC＞12 000/mm^3），白细胞减少（WBC＜4000/mm^3），或任意血细胞计数＞10％范围

败血症作为一个进行性加重的连续整体来看待。SIRS 患者感染证据符合标准的为败血症；存在器官功能障碍者为严重的败血症；败血症合并难治性低血压和复苏后仍存在灌注异常的为感染性休克。早期治疗目标是防止败血症进展到更严重的程度。

年老或免疫抑制的患者可能没有明显的 SIRS 典型体征，因此治疗中应高度警惕。生命体征不符合标准的患者若动脉乳酸盐升高提示将发生败血症。

B. 积极补液是治疗败血症系列疾病的主要方法。败血症患者外周血管扩张，组织需氧量升高时被认为恢复了高血容量。早期治疗原则是迅速和积极的处理败血症，类似处理外伤患者时的“黄金时间”。通过中心静脉导管输注晶体溶液维持正常血压，保持中心静脉压（CVP）在 8～12mmHg，平均动脉压（MAP）在 40～90mmHg。如果不能达到目标 CVP 和 MAP 或肺水肿进一步加重，应尽早使用正性肌力药。ABG 测量能确定代谢性酸中毒的程度。检测动脉乳酸盐水平或混合静脉血氧饱和度可评价组织灌注行为。升高的乳酸盐或低静脉血氧饱和度证明组织灌注不足，应继续进行更大程度的干预。

C. 确认感染源是有效治疗的关键。收集病史和体格检查是寻找感染源的第一步。包括免疫抑制、脾切除、近期有创性处理和慢性病的宿主因素是重要细节。肺部和泌尿道感染依然是引起败血症的常见原因。腹腔内疾病也总是被考虑。所有患者应进行：胸部 X 线检查；尿液分析；标准实验室检测，包括 CBC 及分类、血清电解质、BUN 和肌酐；各类肝指标。血培养应从分开的两个穿刺点和留置管线处取血。验证肺炎应进行痰革兰染色和培养。确诊泌尿道感染除进行尿培养外还应进行尿的革兰氏染色。

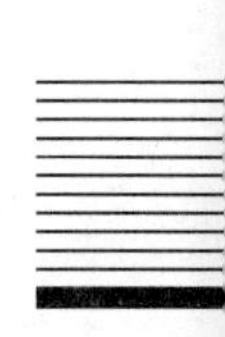

D. 经验性非口服抗生素治疗应在认为患者可能出现败血症的 60min 内进行。药物选择依据可能的感染源、本地抗生素耐药模型和宿主因素来进行分析。最初的抗菌谱应覆盖革兰阳性和革兰阴性菌。另外，也需考虑宿主因素如中性粒细胞减少、HIV 感染、终末期肾病、留置的导管和器械、近期手术或旅行史。

E. 在最初的复苏之后，败血症的进一步治疗包括加强监护。如果存在呼吸窘迫给予正压通气。败血症患者常出现相关的肾上腺功能减退，检查肾上腺素水平，并让肾上腺素水平不稳定和替可克肽刺激反应＜9μg/dl 的患者服用有替代作用的皮质类固醇。严格控制血糖，保持葡萄糖＜150mg/dl。贫血应通过红细胞输注控制。活性蛋白 C 能提高死亡风险严重的败血症患者的生存率，但只能用于无出血倾向的患者。

F. 患者的局部感染，如脓肿，应有可靠的引流和手术评价。如有可能，移除任何明显导致感染的器械。

G. 获得培养结果或进一步的病史时，抗生素治疗需做调整。

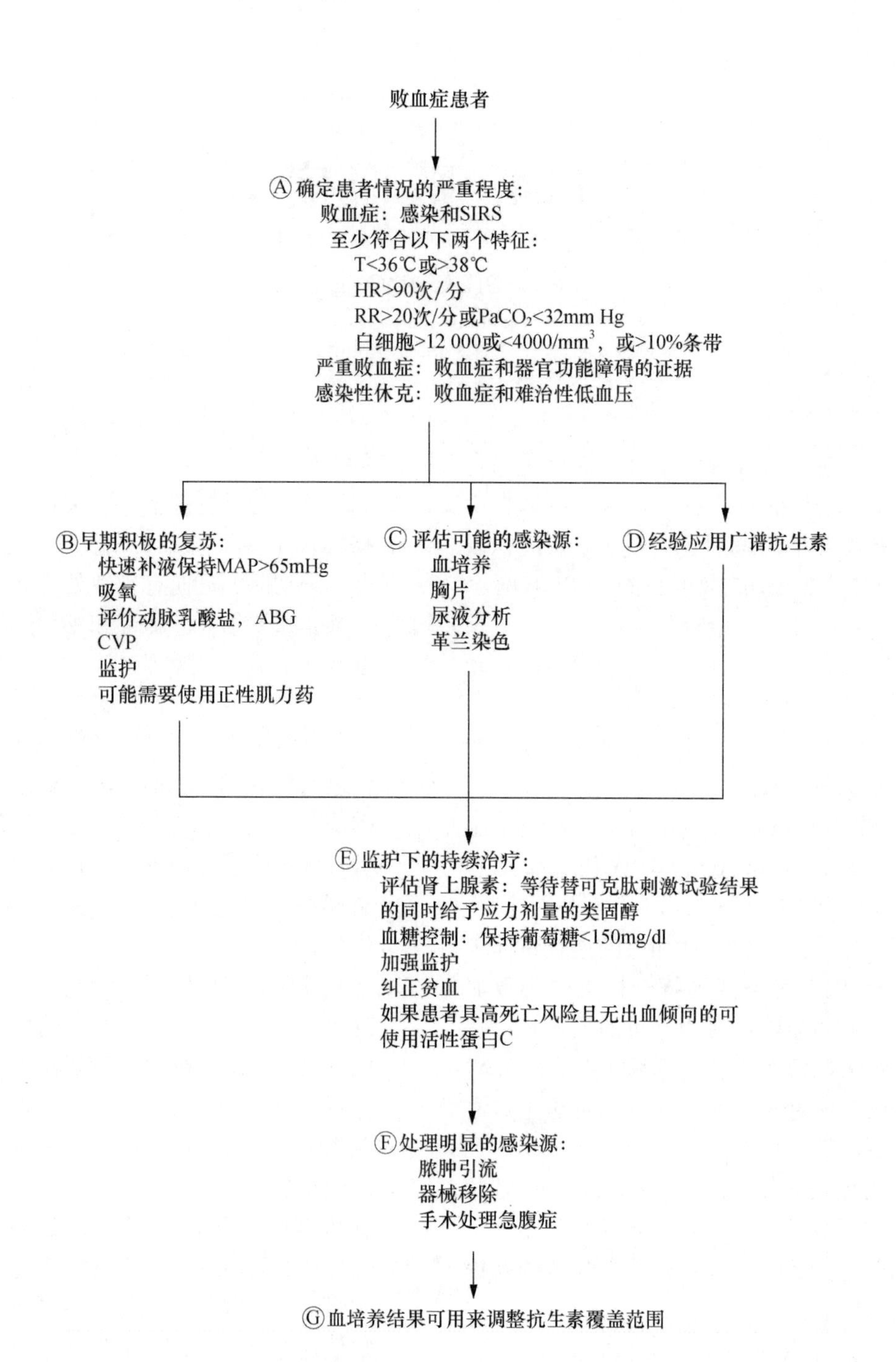

参考文献

Bernard GR, Vincent JL, Laterre PF, et al. Efficacy and safety of recombinant human activated protein C for severe sepsis. N Engl J Med 2001;344:699–709.

Dellinger RP, Carlet JM, Masur H, et al. Surviving Sepsis Campaign guidelines for management of severe sepsis and septic shock. Crit Care Med 2004;32:858–873.

LaRosa SP. Sepsis: menu of new approaches replaces one therapy for all. Cleve Clin J Med 2002;69(1):65–73.

Rivers E, Nguyen B, Havstad S, et al. Early goal-directed therapy in the treatment of severe sepsis and septic shock. N Engl J Med 2001;345:1368–1377.

115. 中毒性休克综合征

Michael Klompas

王俊华　译

中毒性休克综合征是一种少见但威胁生命的以发热、低血压、多系统器官衰竭为特征的感染综合征。该疾病的最早描述是 1978 年一年轻妇女在月经来潮后不久出现发热、皮疹及低血压等严重症状，被认为与使用产毒素的金黄色葡萄球菌菌株污染的卫生棉条有关。随后几年，相似的病例被查出与外阴的金黄色葡萄球菌感染，以及化脓性链球菌导致的严重的皮肤和软组织感染有关，很少涉及其他细菌。大约三分之一的中毒性休克综合征病例与产后和手术伤口感染有关，但已报告的病例几乎源自身体任何部位的感染，包括鼻窦炎、关节炎、骨髓炎和呼吸系统感染。

此病症是由移生或感染身体的细菌产生的毒素所引起。葡萄球菌和链球菌均能产生立刻快速激活大量 T 细胞的超抗原。中毒性休克综合征的临床表现是由 T 细胞激活后发生的细胞因子风暴所继发的或是毒素直接作用的结果。

表 1　中毒性休克综合征临床病例定义

- 体温 38.9℃（102 ℉）
- 散布斑疹的红皮病
- 脱皮——疾病开始后 1～2 周，尤其手掌和足底
- 收缩压 90mmHg
- 牵连多系统——至少下列 3 项：
  1. GI：疾病初期呕吐或腹泻
  2. 肌肉：严重肌痛或肌酸磷酸激酶水平至少 2 倍于正常实验室值高限
  3. 黏膜：阴道、口腔或结膜充血
  4. 肾：BUN 或肌酐至少 2 倍于正常实验室值高限或在无尿路感染时脓尿的尿沉淀（≥5 白细胞/高倍视野）
  5. 肝：总胆红素，ALT，AST 至少 2 倍于正常值高限
  6. 血液：血小板<100 000/mm^3
  7. CNS：定向障碍或不存在发热和低血压时无局灶性神经征的意识改变
- 下列实验结果为阴性：
  1. 血、咽或脑脊液培养（金黄色葡萄球菌感染血培养可能为阳性）
  2. 落基山斑疹热、钩端螺旋体病或麻疹时滴度升高

A. 以发热和低血压为表现的感染综合征患者应高度怀疑，勤加询问。散布类似全身晒伤的红皮病的患者，病情快速恶化时高度提示中毒性休克综合征，特别是由金黄色葡萄球菌引起的。意识错乱、大量腹泻、严重肌痛、肝酶升高和血小板减少表明其他器官功能障碍，可帮助诊断。皮疹典型的脱屑仅在 1～3 周后出现，因此，此特征对早期诊断没有帮助。表 1 给出了葡萄球菌中毒性休克综合征（STSS）病例的正式定义。对于局部感染应进行全面的体检，包括精确评估近期手术干预的部位和全面的妇科检查寻找留置的卫生棉条或节育棉。近期手术部位应打开灌洗引流，即使伤口无感染迹象，因为局部炎症反应在 STSS 中是不敏感的。任何外物如鼻咽的包扎或止血塞应被移除。虽然菌血症在 STSS 中很少发生，但仍应进行血培养。

B. 中毒性休克综合征中会发现紫癜和（或）瘀斑，但它们的出现往往提示存在其他严重疾病，这些疾病包括脑膜炎球菌或肺炎球菌性脑膜炎、细菌性败血症、落基山斑疹热（RMSF）、登革热、钩端螺旋体病和 DIC。脑膜炎球菌和肺炎球菌性脑膜炎出现的紫癜和（或）瘀斑是由于肾上腺出血坏死导致的低血压造成的，存在的假性脑膜炎症状可帮助诊断。RMSF 是由立克次氏体引起的细菌感染，靠蜱叮咬传播，美国东南部最为常见。皮疹通常首先出现在手掌和足底。伴随发热会出现严重的头痛。登革出血热是一种致命的疾病，由蚊叮咬感染，多出现在热带地区。症状为发热，严重的播散性骨痛，低血压和有瘀斑的皮疹，尤其对暴露皮肤施加压力时更为明显（如血压计袖带下的皮肤）。钩端螺旋体病是由钩端螺旋体引起的严重的急性发热性疾病。

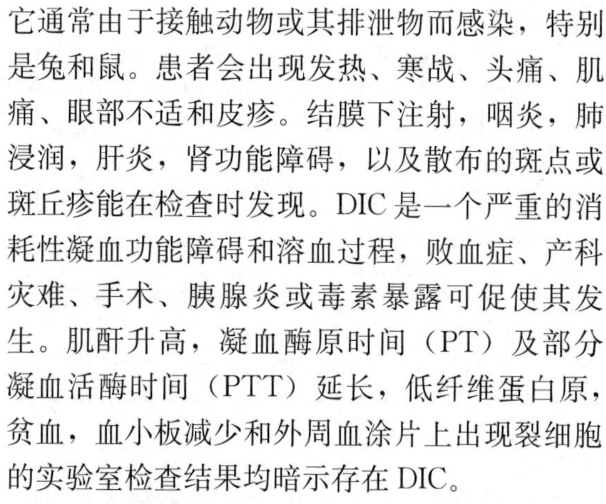

它通常由于接触动物或其排泄物而感染，特别是兔和鼠。患者会出现发热、寒战、头痛、肌痛、眼部不适和皮疹。结膜下注射，咽炎，肺浸润，肝炎，肾功能障碍，以及散布的斑点或斑丘疹能在检查时发现。DIC 是一个严重的消耗性凝血功能障碍和溶血过程，败血症、产科灾难、手术、胰腺炎或毒素暴露可促使其发生。肌酐升高，凝血酶原时间（PT）及部分凝血活酶时间（PTT）延长，低纤维蛋白原，贫血，血小板减少和外周血涂片上出现裂细胞的实验室检查结果均暗示存在 DIC。

C. 发热、低血压伴皮肤或软组织感染提示中毒性休克综合征为化脓性链球菌（β-溶血性链球菌群）引起。这些感染的发生多源于近期的手术伤口。肺感染，包括肺炎和化脓性链球菌引起的积脓，是突如其来的。感染部位剧烈的疼痛，尤其是疼痛超出了检查结果的范围，是推论链球菌中毒性休克综合征伴坏死性筋膜炎的典型线索。软组织感染通常进展迅速。与 STSS 形成对照的是身体上散布的皮疹少见，血培养通常为阳性。

D. 患者发热、低血压而无皮疹应考虑是细菌性败血症。特别应注意直接存在于静脉通道中的装置或近期植入的器械，它们能成为常见的感染灶。对于一个症状不稳定的患者，尽可能将这些器械移除。

E. 治疗中毒性休克综合征采用支持疗法，抗生素治疗，快速手术清创，以及可能条件下的静脉免疫球蛋白。中毒性休克综合征患者经常进展为毛细血管渗漏综合征，导致难治的持续低血压。积极补液和 ICU 水平的监护是必要的。最初的抗生素治疗应包括克林霉素和万古霉素。克林霉素能减少细菌毒性产物，在治疗极高细菌负担的化脓性链球菌患者时也表现出比青霉素衍生物更强的活性。万古霉素应纳入经验性用药范畴，因为在社区和医院分离出的耐甲氧西林金黄色葡萄球菌感染率在增加。如果高度怀疑患者为链球菌的中毒性休克综合征时，可以使用青霉素。快速积极的手术清创对减少患者感染负担是必要的。静脉应用免疫球蛋白对链球菌中毒性休克综合征是有益的。如果从患者身上分离出的金黄色葡萄球菌对甲氧西林敏感，应用萘夫西林替换万古霉素，因为它在对抗葡萄球菌上具有优势。

参考文献

Cosgrove SE, Zaleznik DF. Staphylococcal toxic shock syndrome. UpToDate Online 13.3. Available at: www.uptodate.com. Accessed November 16, 2005.

Issa N, Thompson R. Staphylococcal toxic shock syndrome. Postgrad Med 2001;110:55–56, 59–62.

Mandel GL, Donglas RG, Bennett JE, Dolan R, eds. Principles and Practice of Infectious Diseases, 6th ed. New York: Elsevier, 2005.

Stevens DL. Streptococcal toxic shock syndrome. UpToDate Online 13.3. www.uptodate.com. Accessed November 16, 2005.

116. 金黄色葡萄球菌菌血症

Caitlin Reed

王俊华　王会清　译

金黄色葡萄球菌是常见的引起菌血症的危险因素之一。在医院、健康看护中心（如血液透析中心）和社区金黄色葡萄球菌菌血症的发生日益普遍。医疗处理的发展导致流行病学的改变。置入的血管导管、矫形器械以及像心脏起搏器类的植入装置的使用增加了患金黄色葡萄球菌菌血症的可能。耐甲氧西林金黄色葡萄球菌（MRSA）造成的感染日益增多也使治疗更为复杂。

A. 金黄色葡萄球菌能造成如心脏瓣膜这样的正常组织大面积坏死，也易于从最初的感染部位转移造成骨髓炎、肺炎、脓毒性关节炎、内脏深部脓肿以及心内膜炎。这些并发症是可以预知的，但诊断失误易造成治疗失败。因此，查找心内膜炎和感染转移的位置是必要的。48～96h跟踪血培养阳性，社区获得，提示急性系统感染的皮肤发现物，72h持续发热等临床参数预示存在并发的菌血症。一个前瞻性研究发现即使不存在这些危险因素，并发金黄色葡萄球菌菌血症的风险依然有16%。这种情况不能依赖典型的特征进行排除诊断，因为这些特征常不存在，此时推荐使用超声心动描记术来对大多数病例的心内膜炎进行评估。对于复杂的菌血症，特别是心内膜炎，建议进行感染性疾病的会诊。

B. 所有血管导管必须移除。虽然有少量成功“彻底治疗”导管感染的报告，但治疗失败的风险依然很高。24～48h内应重复抽血进行血培养。血培养持续阳性或像持续发热、脓毒性休克这样的症状恶化应考虑并发菌血症，同时依据经食管超声心动描记术来排除感染性心内膜炎。经胸超声心动描记术为阳性时对诊断有帮助，但仍会错过四分之一或更多的心内膜炎病例。跟踪血培养阴性，临床症状改善，无植入装置（瓣膜、器械、心脏起搏器等）的患者应至少进行14天的治疗。由于隐藏的感染灶较常见且可导致破坏性的后果，所以怀疑存在并发的菌血症而预防性的延长治疗需谨慎并可能是不必要的。

C. 努力确定可根除的感染灶，因为移除病灶对成功治疗并减少死亡率是极其重要的。找不出原始病灶可增加患心内膜炎的风险。患者体内的修复术装置或器械应被视为病灶进行处理。进行相应的影像学检查，对能排干的转移所致的并发症进行评价。如果找到病灶，经常不能确定这些病灶是引起菌血症的原因还是由菌血症所导致的。但无论哪一种情况都推荐进行至少4～6周加长疗程的静脉抗生素治疗。

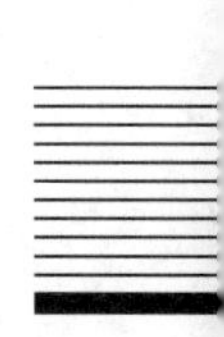

D. 对于如内脏脓肿、骨髓炎、脓毒性关节炎或修复术装置的感染等深部病灶，建议进行外科引流术。已感染的修复术装置必须移除，并进行4～6周的相应抗生素注射。

E. 选择抗生素要考虑存在MRSA的情况。虽然抗葡萄球菌的青霉素（如萘夫西林）仍是对甲氧西林敏感的金黄色葡萄球菌选择的非口服药物，但是MRSA感染患病率正在快速增加。对于已知或怀疑MRSA感染的菌血症，开始就应使用万古霉素进行治疗。万古霉素与奎奴普丁-达福普汀、达托霉素或利奈唑胺同用会出现不耐受或变态反应，故不可同时使用。在治疗最初的3～5天应用氨基糖苷类可产生协同作用而缩短清除菌血症所需时间，但不能提高治愈率或减少死亡率。因此不作为常规推荐。

F. 如果治疗失败或复发，应怀疑存在隐藏的心内膜炎或感染转移灶。详细询问病史并进行体检以确认可能隐藏病灶的区域，尤其注意体内的假体。进行经食管超声心动描记术和身体所有

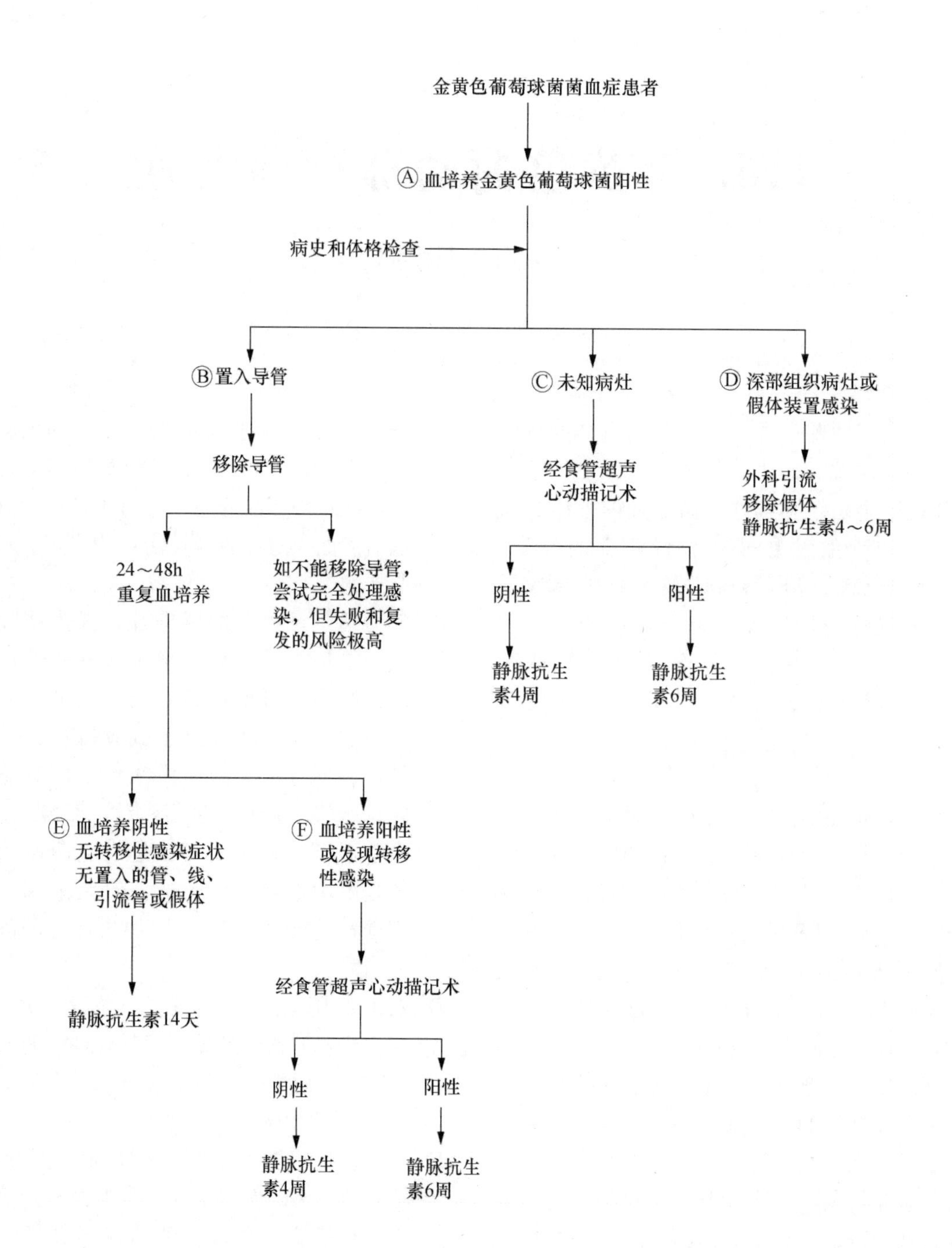

怀疑区域的影像检查。移除被感染的外部器械并引流脓肿。抗生素治疗应在可能时改为萘夫西林，或者应用最大剂量的万古霉素。严格控制葡萄糖的摄入，应用小剂量的免疫抑制剂如皮质类固醇也对控制感染有利。另外，也可考虑应用辅助抗葡萄球菌的制剂。建议进行感染性疾病会诊。

参考文献

Fowler VG, Olsen MK, Corey GR, et al. Clinical identifiers of complicated *Staphylococcus aureus* bacteremia. Arch Intern Med 2003;163:2066–2072.

Jensen GA, Wachmann CH, Espersen F, et al. Treatment and outcome of *Staphylococcus aureus* bacteremia: a prospective study of 278 cases. Arch Intern Med 2002;162:25–32.

Mitchell DH, Howden BP. Diagnosis and management of *Staphylococcus aureus* bacteremia. Intern Med J 2005;35:S17–S24.

Petti CA, Fowler VG. *Staphylococcus aureus* bacteremia and endocarditis. Cardiol Clin 2003;21:219–233.

117. HIV 及乙型和丙型肝炎暴露后预防

Risa Hoffman

周　莉　王会清　译

本部分介绍有关 HIV、乙型肝炎及丙型肝炎职业暴露或非职业暴露后的四步防控方法。第 1 步，取得暴露来源及暴露个体的基线实验室资料；第 2 步，进行暴露后风险级别分类；第 3 步，选择适当的暴露后预防（PEP）方案；第 4 步，明确后续防治方案。

A. 第 1 步：实验室基线指标

当暴露来源者的肝炎或 HIV 状况不明时，需进行 HIV 抗体（可能的话宜采用快速试验）、乙型肝炎表面抗原及丙型肝炎抗体的检测。如暴露来源患者明确为 HIV 感染，则需进一步了解其病毒载量、抗病毒治疗史及病毒基因型。这些资料有助于对暴露个体进行风险评估及指导选择最佳的 PEP 方案。

患者暴露后也需进行以下基线检测：HIV 抗体，乙型肝炎筛查（表面抗原、表面抗体及核心抗体），丙型肝炎抗体。如果已知暴露来源患者已感染丙型肝炎病毒（HCV），暴露个体需检测 HCV RNA、丙型肝炎抗体和丙氨酸氨基转移酶（ALT）。如果暴露个体需要进行预防性抗病毒治疗，则还需检测 CBC、血清电解质、BUN、肌酸、血糖及肝酶学指标。

B. 第 2 步：暴露风险分层

暴露后感染上述 3 种病毒的风险与多种因素有关：①暴露方式，如经完整皮肤、经黏膜、经破损的皮肤有不同的暴露风险；②暴露接触的组织或体液的类型及暴露量，如血液、含血液的液体、精液、阴道分泌物、脑脊液（CSF）、滑液、胸膜液、腹膜液或羊水等；③暴露源患者的病毒感染状态；④暴露个体的易感性。职业性暴露的主要方式是完整/破损的皮肤或黏膜被血液或其他含血液的体液污染后造成病毒入侵；非职业性暴露方式主要为性接触暴露。

HIV 暴露　锐器暴露后（如针头刺伤）感染 HIV 的风险概率平均为 0.04%～0.3%。更严重的伤害将导致暴露后感染风险的增加，如环境中有肉眼可见含血液的污染物时、处理暴露源患者的动静脉血管时或暴露源患者病毒载量高时。黏膜暴露于 HIV 污染血液中时，感染风险约 1%，经破损皮肤感染如擦伤、开放性创口、皮炎等感染风险小于 0.1%。

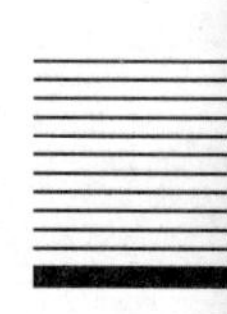

非职业性暴露中感染风险最大的暴露方式为已知暴露源乃 HIV 感染者且共用针头（如静脉药瘾者）或接受肛交者。插入肛交和阴道性交的暴露风险较低。口腔性交及避孕套使用者 HIV 感染风险最低。

乙型肝炎暴露　锐器损伤暴露后感染 HBV 的风险在 6%～30%。经黏膜或破损皮肤接触精液、阴道分泌物、唾液等体液后感染风险难以确定，但经此类方式传播乙型肝炎曾有报道。注射过乙型肝炎疫苗或既往感染后获得的乙型肝炎表面抗体引起机体终身免疫。

丙型肝炎暴露　锐器损伤暴露于丙型肝炎感染者后丙型肝炎感染风险为 1%～7%。经黏膜暴露于血液感染风险很小，而接触其他体液则感染风险更低。

C. 第 3 步：根据风险级别进行干预

暴露于 HIV 感染者血液或体液后早期进行抗病毒治疗以减少暴露后的病毒量。启用抗病毒治疗需依据暴露后风险评估。该评估包含暴露源的所有资料及暴露方式。2005 年美国公共卫生服务中心更新的指南中提到关于 HIV 职业暴露后的管理。该指南将暴露途径分为暴露源损伤皮肤、暴露源污染不完整皮肤或黏膜。在每种暴露风险分级中，暴露方式是评估高风险或低风险的重要参数。

当暴露源 HIV 检测阳性但无任何症状且已知病毒低载量［$<2.68\times10^2$IU/ml（1500

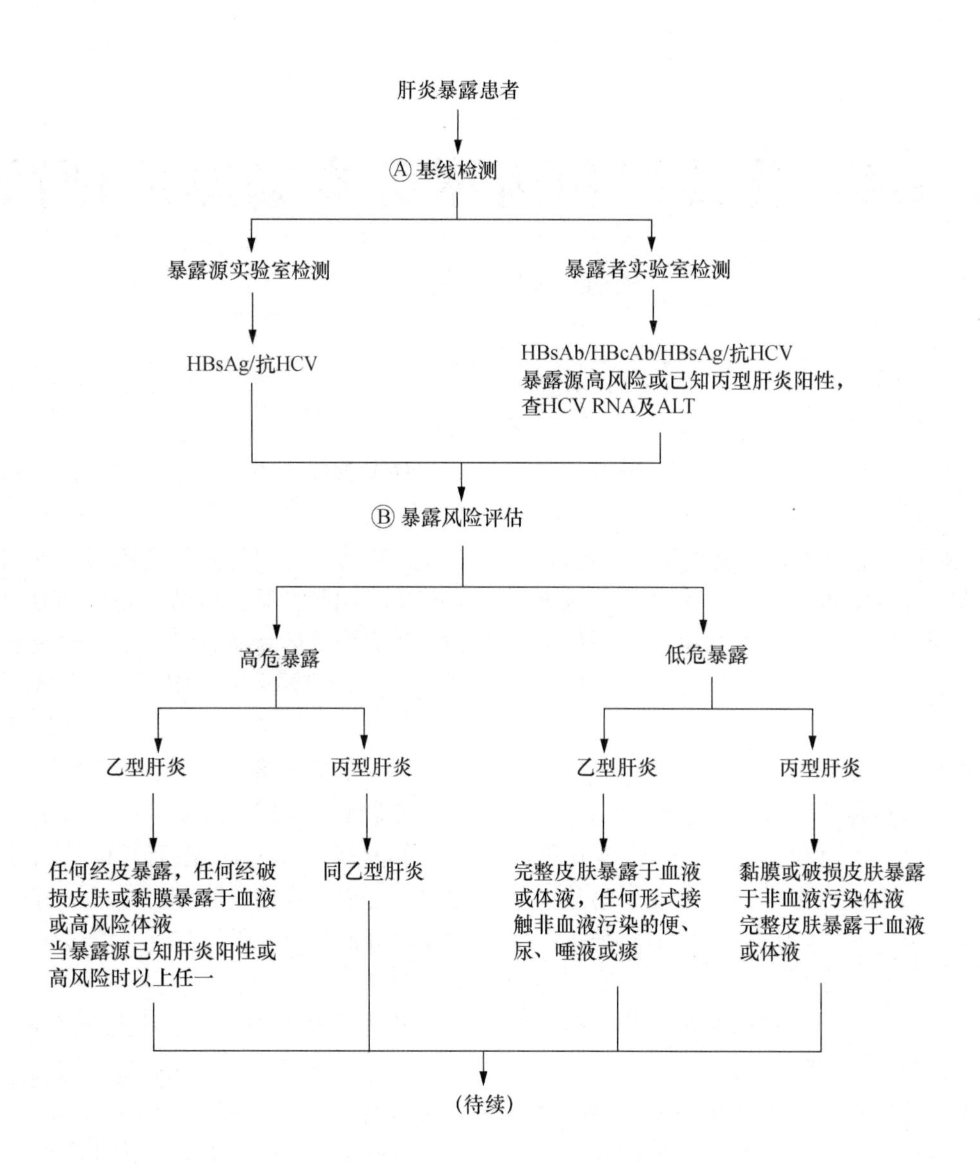

HBsAg：乙型肝炎表面抗原；抗HCV：丙型肝炎抗体；HBsAb:乙型肝炎表面抗体；HBcAb：乙型肝炎核心抗体

拷贝/毫升）］时，经皮暴露如针刺或其他损伤被认为是“低严重度”，推荐使用两种基本药物方案。当暴露源患者有症状或为 AIDS 患者、急性血清转化期以及高病毒载量时，推荐使用 3 种或更多的药物。假如暴露源患者为耐药病毒感染者，则需专家咨询且药物治疗不能延迟。当暴露源患者的 HIV 感染状态未知或不能获得其资料时，没有 PEP 方案可推荐，除非有已知的 HIV 感染风险因素存在或暴露发生在可能有 HIV 感染的场所。此时，推荐使用两药 PEP 方案。

当经皮暴露被认为是“中严重度”时，如大腔空心针、深度刺伤、肉眼可见血液污染、患者动静脉穿刺时，推荐使用三药方案或扩大的多药方案，而不论 HIV 暴露源是否有症状或其病毒载量的高低。

当经黏膜或破损皮肤暴露被认为是“小量感染”（如仅仅几滴）时，若暴露源检测 HIV 阳性则推荐使用两药基本方案，同样不论 HIV 暴露源是否有症状或其病毒载量的高低。若暴露源的 HIV 感染状态未知或暴露来源不明，则没有 PEP 方案可推荐。

当经黏膜或破损皮肤暴露被认为是“大量感染”时，（如大量血液飞溅），如暴露源检测 HIV 阳性，且有症状及病毒低载量时推荐使用两药方案。如暴露源患者检测 HIV 阳性，且有症状及病毒高载量时推荐使用三药或多药方案。如暴露源 HIV 状态未知、暴露源不明但又为大量暴露时，若认为该暴露个体或暴露场所 HIV 感染风险高时推荐使用两药方案。

抗逆转录病毒药物的选择需基于暴露风险级别评估、个体暴露前的健康状态情况/妊娠状态及潜在的药物相互作用及副作用。

推荐使用的两药方案（基本用药方案）包括以下几种：

- 齐多夫定（ZDV）＋拉米夫定（3TC）或恩曲他滨（FTC）
- 司他夫定（d4T）＋拉米夫定（3TC）或恩曲他滨（FTC）
- 替诺福韦（TDF）＋拉米夫定（3TC）或恩曲他滨（FTC）

强化 PEP 方案（3 种或更多种），其第 3 种药物为蛋白酶抑制剂。推荐使用洛匹那韦/利托那韦（LPV/r），可替换的有阿扎那韦（ATZ）、呋山那韦、茚地那韦/利托那韦（IDV/r）、沙奎那韦/利托那韦（SQV/r）及奈非那韦（NFV）。如暴露源患者已确定有蛋白酶抑制剂抵抗时可使用被认为是第 3 代蛋白酶抑制剂药物依非韦伦（EFZ）。在妊娠妇女使用依非韦伦可能引起胎儿畸形，因此该药在育龄期妇女中应谨慎使用。

疾病预防控制中心已经发表 HIV 非职业性暴露的 PEP 方案指南。该 PEP 方案仅推荐高风险暴露者（接触已知 HIV 感染者的静脉药瘾者和高危性行为者），在暴露后 72h 内使用。如果暴露源的 HIV 感染状态未知，可推荐基本用药。三药强化用药在高危暴露后使用，如下：

- 依非韦伦（EFZ）/拉米夫定（3TC）或恩曲他滨（FTC）/齐多夫定（ZDV）或替诺福韦（TFV）
- 洛匹那韦/利托那韦（LPV/r）＋齐多夫定（ZDV）＋拉米夫定（3TC）或恩曲他滨（FTC）

当涉及三药毒性或相互作用时，需考虑使用两药 PEP 方案，如同前述的职业性暴露。所有的性行为暴露风险同其他性传播疾病一样，同样需考虑到妊娠问题。

乙型肝炎如已知暴露源乙型肝炎表面抗原阳性、高危的经皮、黏膜或破损皮肤暴露等高风险暴露后，推荐所有非免疫者使用 PEP。乙型肝炎疫苗全程接种且已知接种后免疫应答者（接种后表面抗体阳性且滴度≥10mU/ml）无需进一步干预。众所周知，乙肝表面抗体滴度在疫苗接种后随着时间的延长逐渐降低。原始抗体应答产生终身免疫，即使在暴露时抗体滴度低于 10mU/ml 甚至检测不出。若暴露者未曾行疫苗注射或已知注射后无应答，则需在暴露后的 72h 内按 0.06ml/kg 注射乙型肝炎免疫球蛋白（HBIG），同时注射乙型肝炎疫苗。如果暴露者已经接受两次乙型肝炎疫苗注射但未产生免疫应答，则需在暴露后予以 HBIG 注射，并且在 4 周后重复注射 1 次。如暴露者已经注射乙型肝炎疫苗但应答情况未知，则需检测其表面抗体情况，如果没有则予以 HBIG 并且再次注射乙型肝炎疫苗。

当暴露源乙型肝炎感染状态未知且暴露者未曾注射疫苗时，暴露者需进行疫苗注射。先前的免疫应答已知者无需再次检测。已知疫苗无应答者且属乙型肝炎高风险暴露时，需予以 HBIG 及乙型肝炎疫苗注射。如果暴露者抗体滴度未知，则需检测其抗体滴度，且对暴露的处理需基于暴露源的风险度。当暴露源乙型肝炎表面抗原检测阴性，未注射疫苗的暴露者也应注射乙型肝炎疫苗。这种情况下只推荐疫苗的使用。

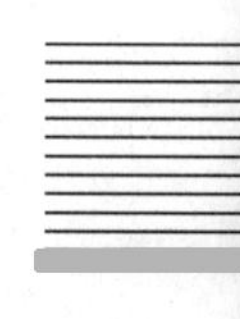

丙型肝炎目前没有预防性的治疗措施被推荐用来降低丙型肝炎暴露后的风险。早期的抗病毒治疗对急性 HCV 感染有颇高的治愈率。因此推荐随访检测是否发生血清转化。详见第 4 步。

D. 第 4 步：随访

如果推荐进行抗 HIV 治疗，暴露者需在暴露后 72～96h 内给予药物治疗，在得到暴露源 HIV 资料后开始随访监测。如果暴露源 HIV 监测阴性，可停止抗病毒治疗。如果已知暴露源 HIV 感染或 HIV 检测阳性，或暴露源无法检测但又有高危因素时，则暴露者需继续进行抗病毒治疗，并且继续 2～6 周的药物副作用及实验指标的随访检测（包括血糖、电解质、肝功能等）。推荐治疗疗程为 28 天。在暴露后第 6 周、第 3 个月、第 6 个月进行 HIV 抗体检测。

未免疫个体在乙型肝炎和（或）丙型肝炎暴露后第 6 周、第 3 个月、第 6 个月进行肝炎标志物监测。高危丙型肝炎暴露需在暴露后第 4～6 周采用聚合酶链反应（PCR）方法检测 HCV 以明确有无新近感染。

已经暴露于 HIV、乙型肝炎或丙型肝炎

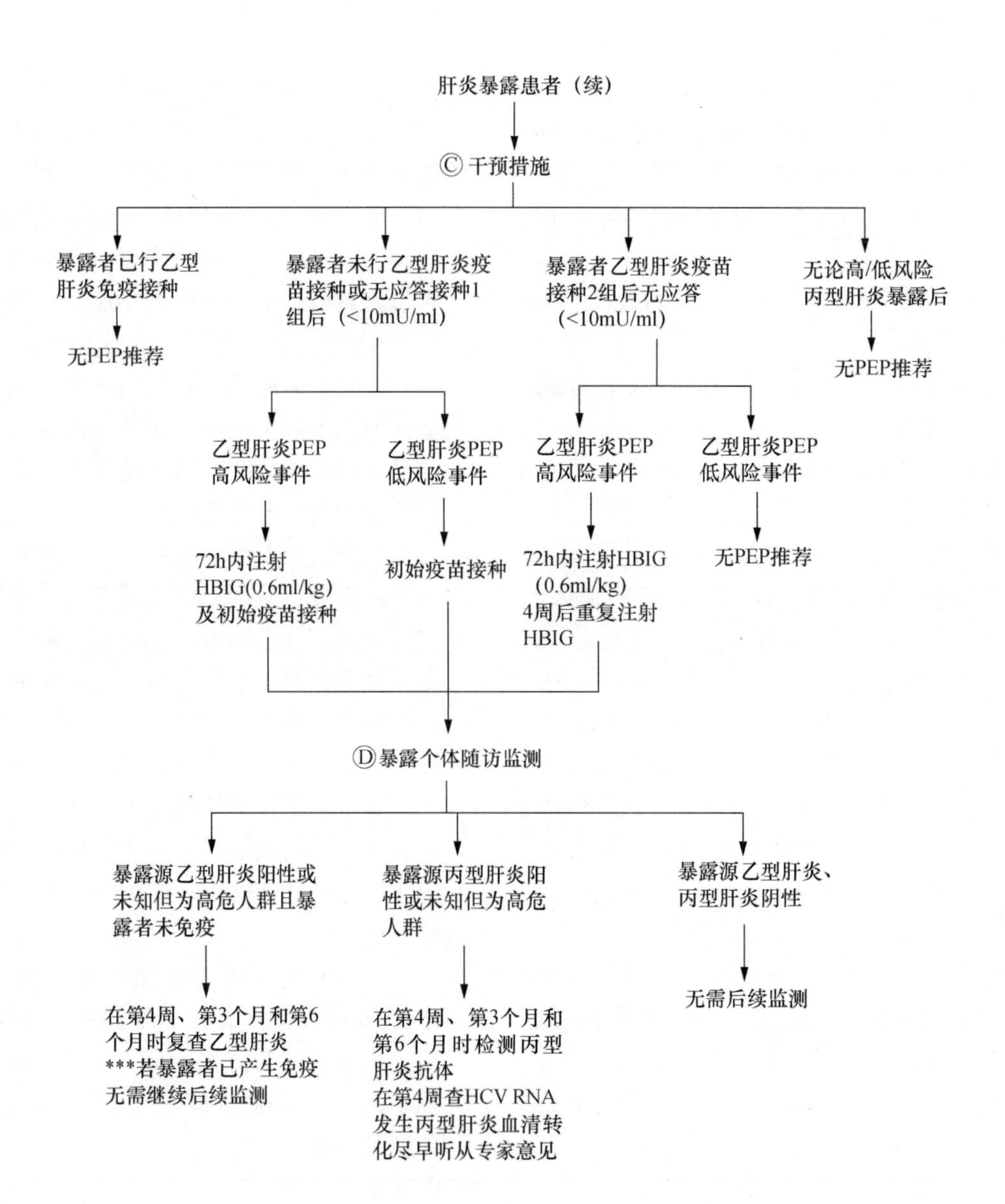

感染者血液或体液的个体，建议使用避孕套性交，并避免捐献血液及血液成分，直至 6 个月期限的后续监测表明未发生病毒的血清转化。建议女性暴露者在为期 6 个月的后续监测期中避孕和（或）避免哺乳（因可能感染胎儿或婴儿）。

参考文献

Bristol Myers Squibb: Drug Information on Sustiva (Efavirenz). Available at www.sustiva.com. Accessed January 17, 2008.

Case-control study of HIV seroconversion in healthcare workers after percutaneous exposure to HIV-infected blood—France, United Kingdom, and United States. January 1988–August 1994. MMWR Morbidity and Mortality Weekly Report 1995;44:929–933.

Centers for Disease Control and Prevention. Antiretroviral postexposure prophylaxis after sexual, injection-drug use, or other nonoccupational exposure to HIV in the United States. MMWR Morbidity and Mortality Weekly Report 2005;54(RR02):1–20.

National Institutes of Health consensus development conference statement. Management of Hepatitis C: 2002, Final statement. September 12, 2002.

Protocol for Post-Exposure Antiretroviral Prophylaxis: Occupational Health Services, Yale-New Haven Hospital. Updated October 2002.

Updated U.S. Public Health Service Guidelines for the Management of Occupational Exposures to HIV and Recommendations for Postexposure Prophylaxis. MMWR Morbidity and Mortality Weekly Report 2005;54(RR-9):1–13.

118. 不明原因发热

Caitlin Reed

周 莉 译

不明原因发热（FUO）的定义如下：

1. 反复发热，体温超过 38.3℃
2. 病程超过 3 周
3. 至少 3 次门诊就诊或住院 3 天以上，包括至少 48h 的血培养仍未明确诊断

诊断标准需排除慢性病毒性疾病及其他既往被归为 FUO 的自限性病因所致疾病。典型 FUO 不同于 HIV 相关性 FUO、中性粒细胞减少性 FUO 和院内型 FUO。后面情况有其自身不同的诊断。

典型 FUO 已有超过 200 种病因被报道。随着成像诊断技术的提高，近年来 FUO 的病因学发生了较大的改变。隐性肿瘤或脓肿引起的 FUO，及经深层次检查评估后仍难以确诊的 FUO 所占病例比例呈递增趋势。曾经，感染是导致 FUO 的最主要病因。目前认为非感染性炎症性疾病，如胶原血管病和肉芽肿性疾病，在 FUO 病因学中所占比例与感染性疾病相当。在 FUO 亚型中，当患者年龄大于 65 岁时，炎症性病因超过感染性病因，尤其多见颞动脉炎和风湿性多肌痛。

评价 FUO 需依据患者病史、体格检查及原始实验室结果等线索进行适当的检查。进行有助于解释临床疑虑的血清学试验。记住，当一种疾病的预期可能性很低时，尽管某种试验有着很高的特异性，产生假阳性的结果也远高于真阳性结果。

A. 确认“发热”。要求患者每日至少测量 2 次体温。在（美国）国立卫生研究院被诊断为 FUO 的病例中有 35％的患者根本没“发热”，或为“人工热”。当患者无其他症状（如寒战、心动过速、体重降低）及按卫生保健工作经验需警惕为“人工热”。考虑为药物热时可将非必需的药物停用来观察体温变化，因为药物引起的发热可在停药 72h 内恢复。热型本身对病史有帮助但对诊断意义不大。

B. 在采集病史中需着重了解患者的药物应用史、手术或恶性肿瘤病史、旅行史、职业暴露史、宠物或昆虫接触史、有无感染 HIV 的高危因素、结核病或其他病患接触史及家族史。接下来需进行仔细的体格检查，包括患者的口咽部、黏膜情况、颞动脉搏动情况、全身浅表淋巴结、直肠、皮肤及指（趾）甲。

C. 诊断 FUO 的基本实验室检查包括：CBC 及分类、外周血涂片、电解质、肝酶学指标、胆红素、乳酸脱氢酶、尿液镜检、尿培养、3 次血培养、HIV 血清标志物、红细胞沉降率、C 反应蛋白、结核菌素皮肤试验、抗核抗体、类风湿因子等。分析结果时需警惕一些假阴性结果［如：在军团性结核病（military tuberculosis）时患者结核菌素皮肤试验可能无反应］或假阳性结果（类风湿因子可因为与某些抗体的交叉反应而呈阳性）干扰。影像学检查需包括胸部 X 线检查（CXR）及腹部或盆腔的 CT 扫描，具有较高的诊断价值。放射影像异常需进行诊断性穿刺或活检。取得组织后进行需氧及厌氧细菌培养、真菌培养、抗酸染色及组织病理学检查。

D. 常见导致 FUO 的感染性疾病包括：感染性心内膜炎、结核病、隐性脓肿、骨髓炎、复杂性尿路感染、牙脓肿及鼻窦炎。当怀疑为心内膜炎时，需根据杜克（Duke）标准进行诊断。当怀疑引起 FUO 的原因是结核病时通常为肺外结核，此时复查结核菌素皮肤试验和 CXR 可为阴性结果。除了 CMV、EBV、HIV 以外，其他病毒感染极少引起 FUO。在某些患者需考虑地方性疾病，如居住于美国西南部的居民常患球孢子菌病。

引起 FUO 的恶性病变包括：血液系统恶性肿瘤，尤其是淋巴瘤；肾细胞瘤；转移性肝癌；肿瘤引起的二次感染性阻塞。

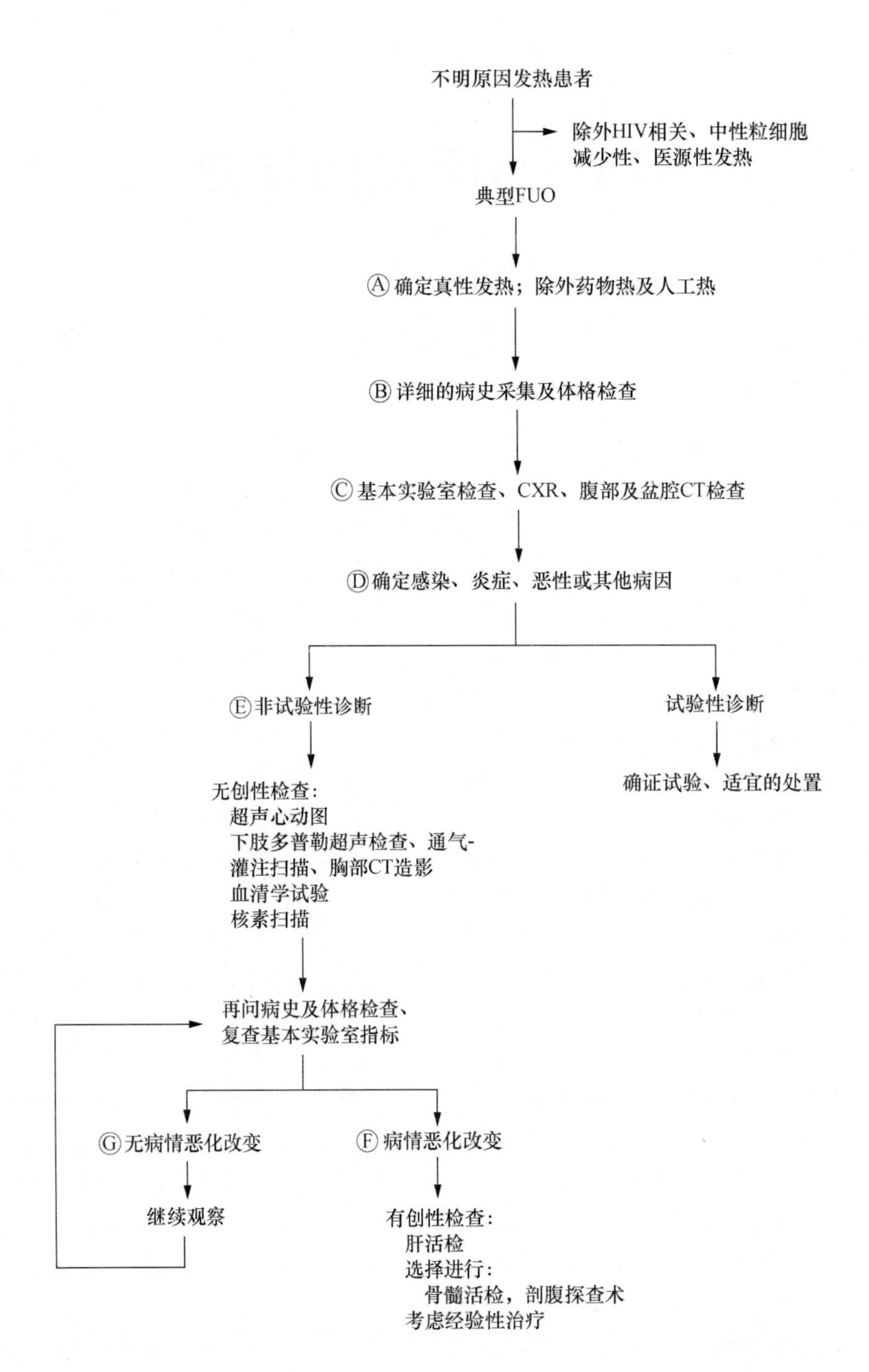

炎症性疾病通常涉及多器官系统，可能导致 FUO。长期发热更有可能为炎症性病变所致。年轻的患者需考虑 Still 病、炎性肠病、狼疮、结节病及血管炎。老年患者需考虑：颞动脉炎、多肌痛等，即使是在缺乏典型的颞动脉炎表现如红细胞沉降率常明显增快时，可考虑行颞动脉活检。

引起 FUO 的病因尚有多种，如甲状腺炎、血栓性疾病、遗传性发热综合征（如家族性地中海热）、病变进展累及中枢神经系统时引起的发热、嗜铬细胞瘤等。尚有其他少见疾病，如 Behcet 病、组织细胞坏死性淋巴结炎（菊池-藤本病）、嗜血细胞综合征。除此以外，其他引起 FUO 的少见病因可于参考文献中查阅。

E. 当诊断不明确时需根据最初的检查结果进行进一步的无创性检查。有用的检查包括：用经食管超声心动扫描来评判是否为感染性心内膜炎；用下肢多普勒扫描、通气-灌注扫描、胸部 CT 血管造影等来评判血栓性疾病；用标记的白细胞核素扫描来定位炎症感染部位以指导进一步的检查选择；获得完整的牙 X 线片以帮助确定脓肿的存在；对特定的人群或特定的地理区域的患者选择相关血清学检查指标，以帮助诊断 Q 热、布氏菌病、立克次体病等。

F. 如果患者病情恶化或临床表现要求更进一步的检查，则需考虑行肝活检，诊断率为 14%～17%，但必须与该过程的并发症风险相当时才予以进行。最新的研究报道，骨髓活检对自身免疫病的诊断率仅 0%～2%，因此除非已有较强的依据表明全血细胞减少已累及骨髓，否则不推荐进行骨髓活检。对伴随腹痛的 FUO 患者 CT 扫描多已有帮助，剖腹探查术排在最后一位。当患者病情明显恶化时准许采用经验性治疗方案。采用解热药、抗生素、抗结核治疗、类固醇皮质激素等，但在感染依据充分时应避免使用类固醇皮质激素治疗。

G. 大约 30%的患者在经过详细的检查之后仍然不能明确诊断。此时，密切的观察是最有益的经验性治疗方法，因为不明原因的 FUO 患者可有良好的预后而自行恢复。假如采取治疗，则治疗应答可能干扰自发性的恢复结局。

参考文献

Knockaert DC, Vanderschueren S, Blockmans D. Fever of unknown origin in adults: 40 years on. J Intern Med 2003;253:263–275.

Mackowiak PA, Durack DT. Fever of unknown origin. In Mandell GL, Bennett JE, Dolin R, eds. Principles and Practices of Infectious Diseases, 6th ed. Philadelphia: Elsevier Churchill Livingstone, 2005:718–729.

Mourad O, Palda V, Detsky AS. A comprehensive evidence-based approach to fever of unknown origin. Arch Intern Med 2003;163:545–551.

肾脏病学

Ajay K. Singh

119. 慢性肾疾病

Ajay K. Singh

周 莉 王会清 译

A. 慢性肾疾病（CKD）是指：肾小球滤过率（GFR）<$60ml/(min \cdot 1.73m^2)$或者出现肾结构性/功能性损伤标志持续时间≥3个月。如病变时间少于3个月应按急性肾衰竭对待。对于CKD患者需评价其病程中的肾损伤程度及是否存在可逆性的病因。所有患者都需行肾超声检查以除外梗阻引起的可逆性肾疾病。某些既往病史能提供重要的诊断线索，包括1型或2型糖尿病、高血压、风湿性疾病、恶性肿瘤、泌尿系统外科手术、肝炎病毒或HIV感染、肾结石、反复发生的尿路感染等。用药史还包括某些非处方药和中草药的应用史。系统回顾中需注意新近的感染史，皮疹，关节痛或关节炎，尿毒症的表现如瘙痒、恶心、呕吐、睡眠困难、食欲不振、味觉异常等。家族史可提供的线索，如多囊肾病、法布里病（Fabry病，弥漫性体血管角质瘤或糖鞘脂类沉积症）和肾髓质囊性病等。实验室检查包括：血清电解质、BUN、肌酐、尿液分析、尿蛋白肌酐比、尿沉渣等。其他有针对性的检查，如ANA、血清及尿蛋白电泳、补体水平、抗中性粒细胞胞质抗体、冷球蛋白、抗肾小球基底膜抗体等，在有相关病史、实验室检查或尿沉渣结果提示时进行。对那些明确诊断对预后及治疗方案有指导意义的患者需行肾活检。

B. CKD的可逆性病因包括：梗阻性尿路病、药物性间质性肾炎、法布里病、多发性骨髓瘤、淀粉样变性、某些血管炎、肾小球肾炎。

C. 通过血清肌酐确定估计的肾小球滤过率（eGFR）计算公式为：$eGFR = 186 \times 肌酐^{-1.154} \times 年龄^{-0.203}$（×0.742 女性；×1.212 黑种人）。CKD 1期指GFR正常或≥$90ml/(min \cdot 1.73m^2)$而影像学检查或尿液分析提示有肾损伤时（如蛋白尿或红细胞管型）。CKD 2～5期指GFR分别为60～89、30～59、15～29、<$15ml/(min \cdot 1.73m^2)$（或透析）。eGFR减退患者的药物需根据其GFR变化进行调整。

D. CKD可进展至终末期肾病。已知的危险因素包括：蛋白尿、未控制的高血压、吸烟、肥胖等。血压需控制在130/80mmHg以下。可使用血管紧张素转化酶抑制剂（ACEI）及血管紧张素受体阻断剂，尤其是存在蛋白尿的患者。利尿药也常用来控制CKD患者的高血压。饮食中蛋白质的摄入需要控制，尤其是CKD3期及以上患者需参考营养师的膳食建议。CKD 4期患者可能需要进行肾功能替代治疗，也许需要外科配合进行血液透析血管通路的建立或腹膜透析腹膜导管的放置。还需尽早请肾移植中心专家会诊。

E. CKD是心血管疾病的重要危险因素。CKD1～4期患者应考虑心血管疾病风险减少策略的最高风险级别。恰当的措施包括糖尿病患者高血糖症的治疗，运动，戒烟，适当应用抗血小板药和降脂药。

F. CKD的常见并发症有贫血、高磷血症、甲状旁腺功能亢进等，尤其在晚期CKD患者。CKD患者需动态监测血红蛋白及铁含量变化。重组红细胞生成素或相关试剂可用来治疗贫血，口服和（或）静脉使用铁剂来治疗铁缺乏病。治疗高磷血症包括控制饮食中磷的摄入和口服磷结合剂。治疗继发的甲状旁腺功能亢进需控制高磷血症、使用维生素D以及25-维生素D（缺乏的患者中）或1,25-维生素D或其类似物。

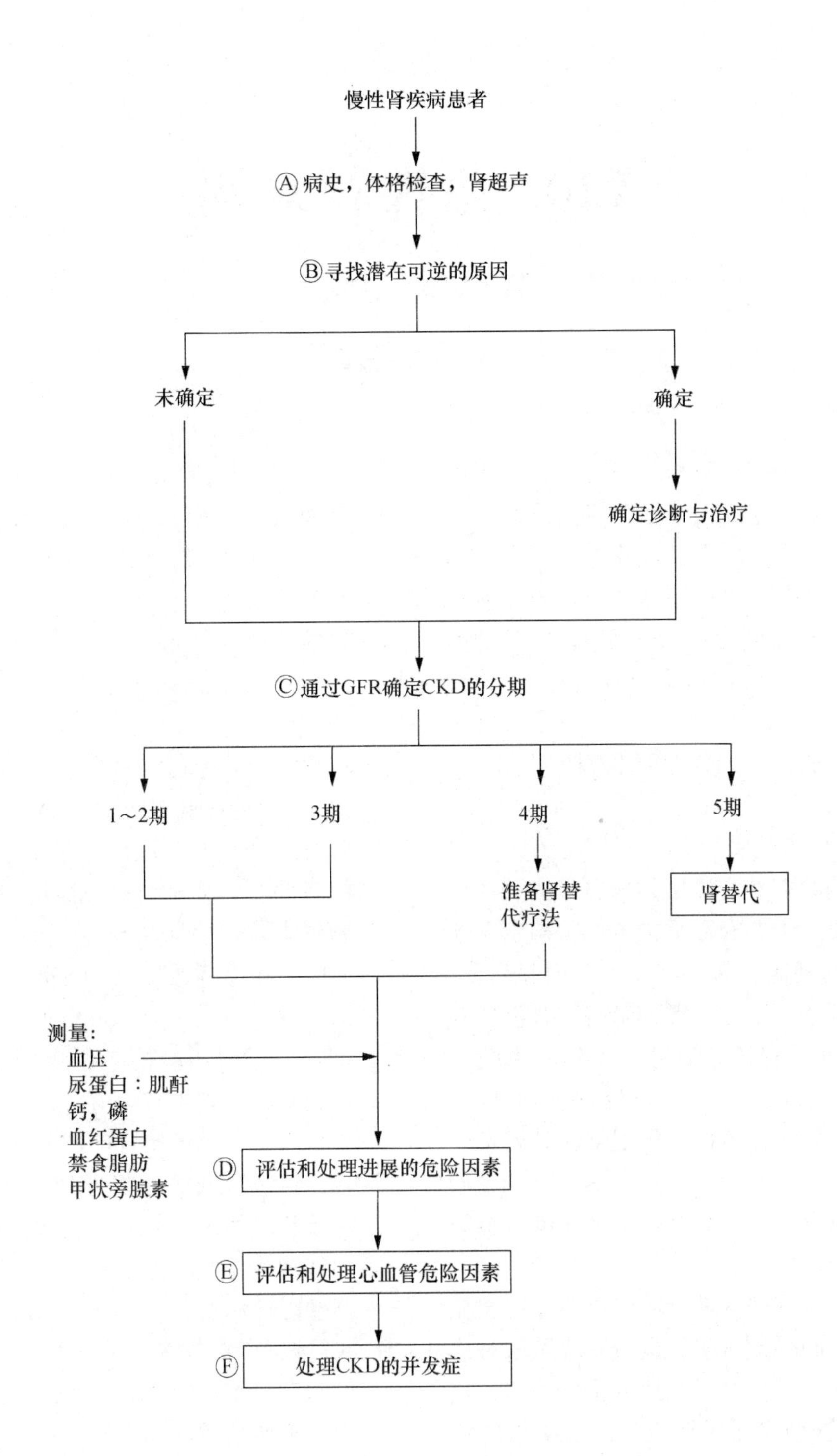

参考文献

Fried LF, Katz R, Sarnak MJ, et al. Kidney function as a predictor of noncardiovascular mortality. J Am Soc Nephrol 2005;16(12):3728–3735.

Jaber BL, Madias NE. Progression of chronic kidney disease: can it be prevented or arrested? Am J Med 2005;118(12):1323–1330.

K/DOQI clinical practice guidelines for chronic kidney disease: evaluation, classification, and stratification. Am J Kidney Dis 2002;39(2 Suppl 1):S1–266.

Levey AS, Bosch JP, Lewis JB, et al. A more accurate method to estimate glomerular filtration rate from serum creatinine: a new prediction equation. Modification of Diet in Renal Disease Study Group. Ann Intern Med 1999;130(6):461–470.

Remuzzi G, Ruggenenti P, Perico N. Chronic renal diseases: renoprotective benefits of renin-angiotensin system inhibition. Ann Intern Med 2002;136(8):604–615.

Sica D, Carl D. Pathologic basis and treatment considerations in chronic kidney disease-related hypertension. Semin Nephrol 2005;25(4):246–251.

120. 急性肾衰竭

Ajay K. Singh

周　莉　王会清　译

急性肾衰竭（ARF）是指：肾功能在数小时至数天内迅速减退引起的血清肌酐迅速升高，尿量减少、含氮废物排泄障碍、水及电解质失衡的一组临床综合征。当未出现病变持续，导致血清肌酐>0.5mg/dl 时诊断为 ARF。引起 ARF 的病因可以是肾前性（如低血压、动脉血栓），肾性[如急性肾小管坏死（ATN）、肾小球肾炎、肾小管肾炎]，或肾后性的（如急性尿路梗阻）。

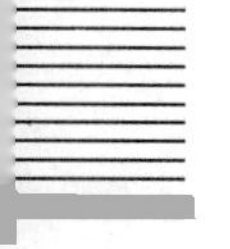

A. ARF 患者常有实验室检查指标异常、尿量减少，或两者同时存在。详尽的病史采集及体格检查非常重要。主要有以下内容：①确定存在膀胱流出道的梗阻（如：继发于前列腺病变，如夜尿、尿频、尿不尽；毒物暴露或肾毒性药物的使用，如 NSAID；自身免疫病的系统性症状，如关节痛、关节炎、皮疹）；②糖尿病或肾病家族史；③体格检查发现细胞外容量改变（如：水肿、黏膜干燥、高血压、直立性低血压、皮肤肿胀），以及系统性检查包括感染或自身免疫病。

B. 对新鲜收集的尿液样本进行尿沉渣的浸渍及显微镜检查很有必要。血尿、蛋白尿或脓尿对诊断都很有价值。详尽的尿沉渣分析很关键。在 ATN 患者，管型、坏死细胞碎片及浓染的粗糙颗粒（“粗大棕色”）状管型的出现是其典型表现。在肾小球肾炎患者的尿液检查发现红细胞尤其是破碎红细胞是其特征。在急性肾小管间质性肾炎患者，特征性改变是尿液中出现白细胞、肾小管上皮细胞以及白细胞和（或）肾小管细胞管型。实验室检查包括尿渗透浓度、尿蛋白、尿肌酐，血清渗透浓度、血钠、血糖、阴离子间隙、白蛋白、总蛋白、钙、BUN、肌酐等。当怀疑肾小球肾炎时，血清学检查还包括补体测试、ANA、抗中性粒细胞胞质抗体（ANCA）、抗肾小球抗体（抗-GBM）等。需及早进行肾超声（US）检查以除外尿路梗阻。重症 ATN 患者及急进性肾小球肾炎（RPGN）患者（如抗-GBM 病）需行肾活检以确定诊断。

C. 肾前性肾衰竭可以因各种导致肾灌注急剧减少的病因引起，如：血管内血容量不足（如出血、胃肠道丢失、大量出汗、体液向第三间隙转移），有效血容量减少（如充血性心力衰竭），肾血管阻力增加（如应用 NSAID 药物、肝肾综合征），使用血管收缩药（如环孢素、放射性造影剂），肾小球灌注压降低（如血管紧张素转化酶抑制剂）。当早期肾小管功能障碍时，尿渗透浓度（UOsm）>500mOsm/kg，尿钠（UNa）<20mmol/L，钠排泄分数（FeNa）<1%。在使用利尿药时，若尿素排泄分数<35%则更有价值。在 24～72h 内正确纠正肾灌注不足可使肾前性氮质血症患者病情逆转。持续肾低灌注将导致缺血性 ATN，可能需较长时间来恢复。无刺激性的尿沉渣和无变形红细胞的血尿提示进行影像学检查以除外尿路梗阻性病变。

D. ATN 可以由缺血、外源性毒物、肾毒性药物（如氨基糖苷类、顺铂、放射造影剂等）或内源性毒性物质（如血红蛋白、肌红蛋白、尿酸等）引起。尿液中出现草酸盐结晶及渗透间隙提示乙二醇性肾损伤。但是当尿酸盐结晶占优势时，需进行相应的实验室检查，检测痛风和其他高细胞变异性疾病，如血液系统恶性病变、肿瘤溶解综合征等。尿浸渍片血红蛋白阳性而尿沉渣中无红细胞预示着尿液中存在血红蛋白或肌红蛋白。血清肌酸激酶（CK）、结合珠蛋白检测及临床表现有助于横纹肌溶解的诊断。在临床中，引起急性肾损伤的病因中肾前性氮质血症和肾前性缺血性 ATN 总共不到 75%。肾小管上皮细胞功能缺

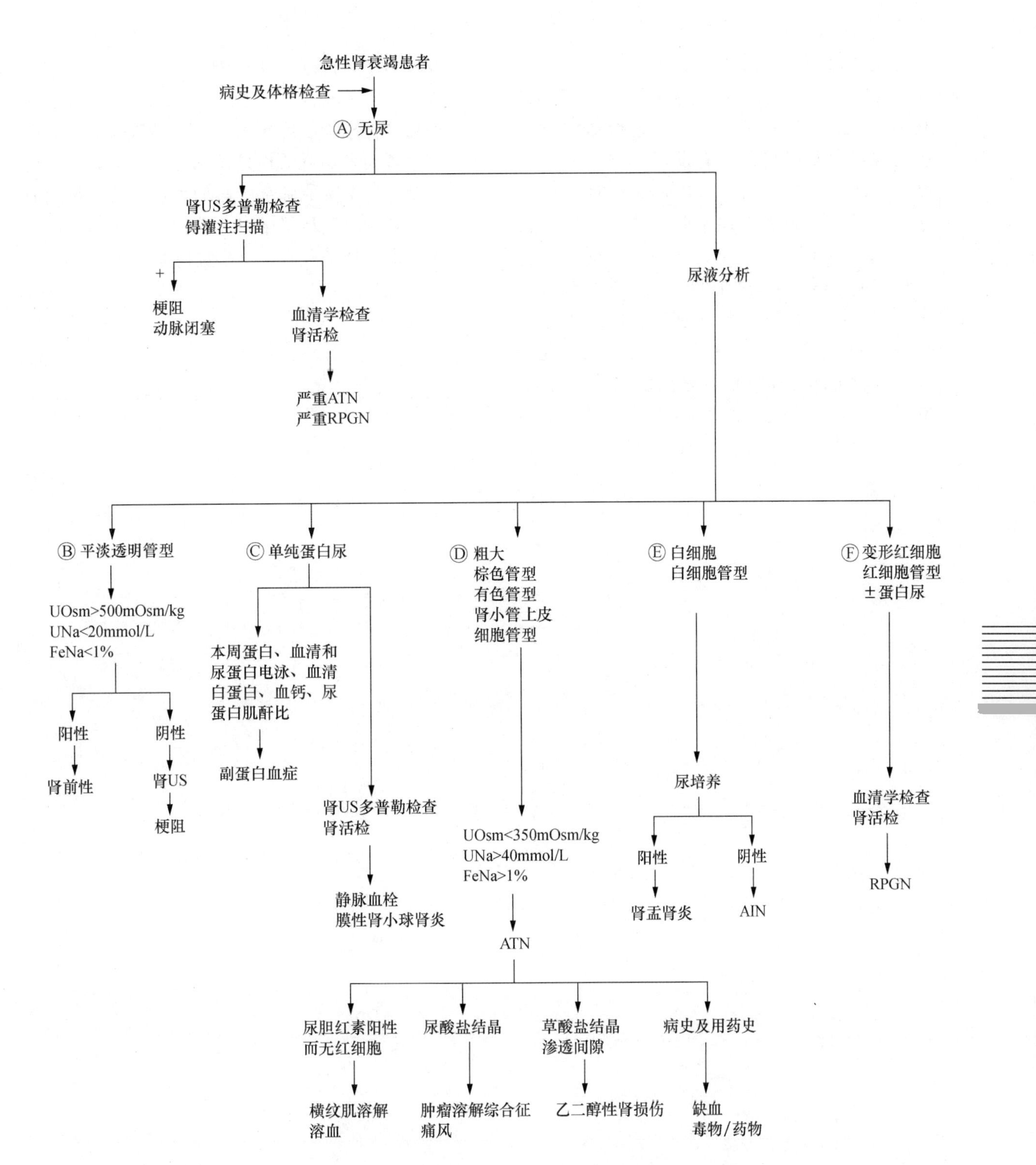

失是 ATN 的特征性改变，典型病例尿液渗透浓度＜350mOsm/kg，尿钠＞40mmol/L，FeNa＞1%。某些非少尿型 ATN 病例，如造影剂肾病或横纹肌溶解患者，FeNa 最初可＜1%。ATN 的治疗为支持治疗，迄今为止，仍未有治疗干预能加速病情的恢复、降低死亡率或缩短住院天数。当患者出现体液容量及电解质失衡时曾一度提倡予以肾替代治疗。

E. 进展期肾盂肾炎可表现为排尿困难、腰痛、发热。可依据尿培养和血培养结果予以抗生素治疗。尿路感染是肾功能减退的一个特征性信号，无论是原生肾还是移植肾。药物引起的变应性间质性肾炎（AIN）由于药物的不同而表现各异，如嗜酸细胞增多、发热或皮疹。约＜10%的 AIN 患者可同时出现 3 种症状。任何可疑药物都需停用。提倡进行肾活检以明确诊断并在开始类固醇治疗前除外其他引起间质性肾炎的病因，如：肾小管间质性肾炎和葡萄膜炎综合征（TINU）或结节病。

F. ARF伴随血尿、蛋白尿、尿沉渣显示变形红细胞和（或）红细胞管型时需进行血清学检验。尿蛋白及肌酐测定有助于不同疾病的诊断。当尿蛋白：肌酐＞3.5时提示肾病偏重于蛋白尿。当患者出现水肿、低血清白蛋白（＜3mg/dl）时考虑肾病综合征。此时进行肾活检有助于得到精确的诊断。当患者出现高血压，尿检提示血尿、蛋白尿及变形红细胞和（或）红细胞管型时首先考虑急性肾炎。此时需进行详细的临床评估以寻找系统异常情况，同时进行完整的血清学检验。后者需依据病史及体检结果选择，如补体水平测试、ASLO滴度、ANA、ANCA、抗-GBM、乙型或丙型肝炎血清标志物、冷球蛋白、梅毒试验等。对许多患者而言，肾活检是诊断必需的。如果出现系统性血管炎或肺部受累的表现，可在得到血清学依据之前尽早予以免疫抑制干预治疗，如类固醇、环磷酰胺、血浆置换等。

参考文献

Singri N, Ahya SN, Levin ML. Acute renal failure. JAMA 2003;289(6):747–751.

Thadhani R, Pascual M, Bonventre JV. Acute renal failure. N Engl J Med 1996;334(22):1448–1460.

121. 蛋白尿

Cynthia Cooper Worobey，Ajay K. Singh

周　莉　译

A. 蛋白尿是指尿蛋白含量>150mg/d，通常发现浸渍检查法［如尿蛋白试纸和多试条（Multistix）检测］阳性。随着尿蛋白浓度的变化试纸颜色发生改变，检测范围从阴性（10～30mg/dl）到4＋（>1000mg/dl）。由于该试剂为pH指示剂，需要预防尿液本身pH对检测颜色的影响。碱性或浓缩的尿液标本，肉眼血尿，应用青霉素、磺胺类药物、甲苯磺丁脲等药物，或尿液标本被脓液、精液或阴道分泌物污染时，可出现假阳性检测结果。当尿液被稀释或尿蛋白为低分子蛋白，如轻链免疫球蛋白时，可出现假阴性。并且，尿蛋白试纸在检测尿液中微量蛋白尿（>30mg/24h）时灵敏性不强，不适宜来进行早期糖尿病肾病的筛查。磺基水杨酸（SSA）浓度试验能对尿蛋白进行定性检测。在对怀疑有副蛋白血症相关肾病变患者进行病情评价时需行SSA检测，该类患者尿白蛋白试纸检测呈阴性而SSA法则呈阳性，因为尿液中含有本周蛋白。SSA法只需几毫升新鲜离心尿液标本既可。当标本中蛋白浓度超过4mg/dl（0.04g/L）时，向标本中添加等量的3%浓度的SSA后标本变得混浊。

B. 功能性蛋白尿是因为肾小球血流动力学改变造成的尿蛋白排泄的短暂升高，如剧烈运动后或发热时（见表1）。直立性蛋白尿或体位改变引起的蛋白尿在30岁以下的年轻人中是典型的功能性蛋白尿。这种蛋白尿经过一段时间，如一整夜的睡眠后都将消失。直立性蛋白尿患者通常<30岁，尿蛋白量中等（<2g/d），且肾功能正常。直立性蛋白尿患者很常见，约占青春期或年轻人的3%～5%。诊断直立性蛋白尿需双份尿标本进行对照检测。勿用清晨第一份尿液。收集一份患者日间正常活动时至临睡前16h的尿液标本，另一份为夜间8h的尿液标本。功能性蛋白尿包括直立性蛋白尿常表现为一个良性过程，能自然恢复。

表1　功能性蛋白尿的常见病因

脱水
精神压力
发热
剧烈运动
大多数急性病变
直立性（体位改变）引起的疾病

C. 尿蛋白试纸定性检测持续阳性患者需进行尿蛋白定量检测。随机尿液标本中尿蛋白与尿肌酐比（PCR）可以评估每日尿蛋白的排泄情况。这需收集24h尿液标本。尿肌酐排泄测定也需24h的尿液总量。正常尿肌酐的排泄量随着年龄及性别不同而有差异，在15～25mg/(kg・d)。如果没有糖尿病，单纯的尿蛋白含量<300mg/d。

D. 当每日尿蛋白含量持续≥300mg时需仔细询问病史（包括处方药、非处方药及违禁药品使用情况）、CBC及其他体格检查。（见表2）。需

表2　蛋白尿的分类

肾小球性蛋白尿
原发病因
微小病变
特发性膜性肾小球肾炎
局灶性节段性肾小球硬化
系膜增生性肾小球肾炎
IgA肾病
继发病因
糖尿病
自身免疫性病变（如狼疮性肾炎）
淀粉样变性
先兆子痫
感染（如HIV、乙型和丙型肝炎、链球菌感染后疾病、梅毒、疟疾、心内膜炎等）
恶性肿瘤（如结肠和胃癌、肺癌、淋巴瘤等）
药物（如重金属、青霉胺、二醋吗啡、NSAID等）
肾小管性蛋白尿
高血压性肾硬化
尿酸肾病
急性变应性间质性肾炎（如NSAID、抗生素等）

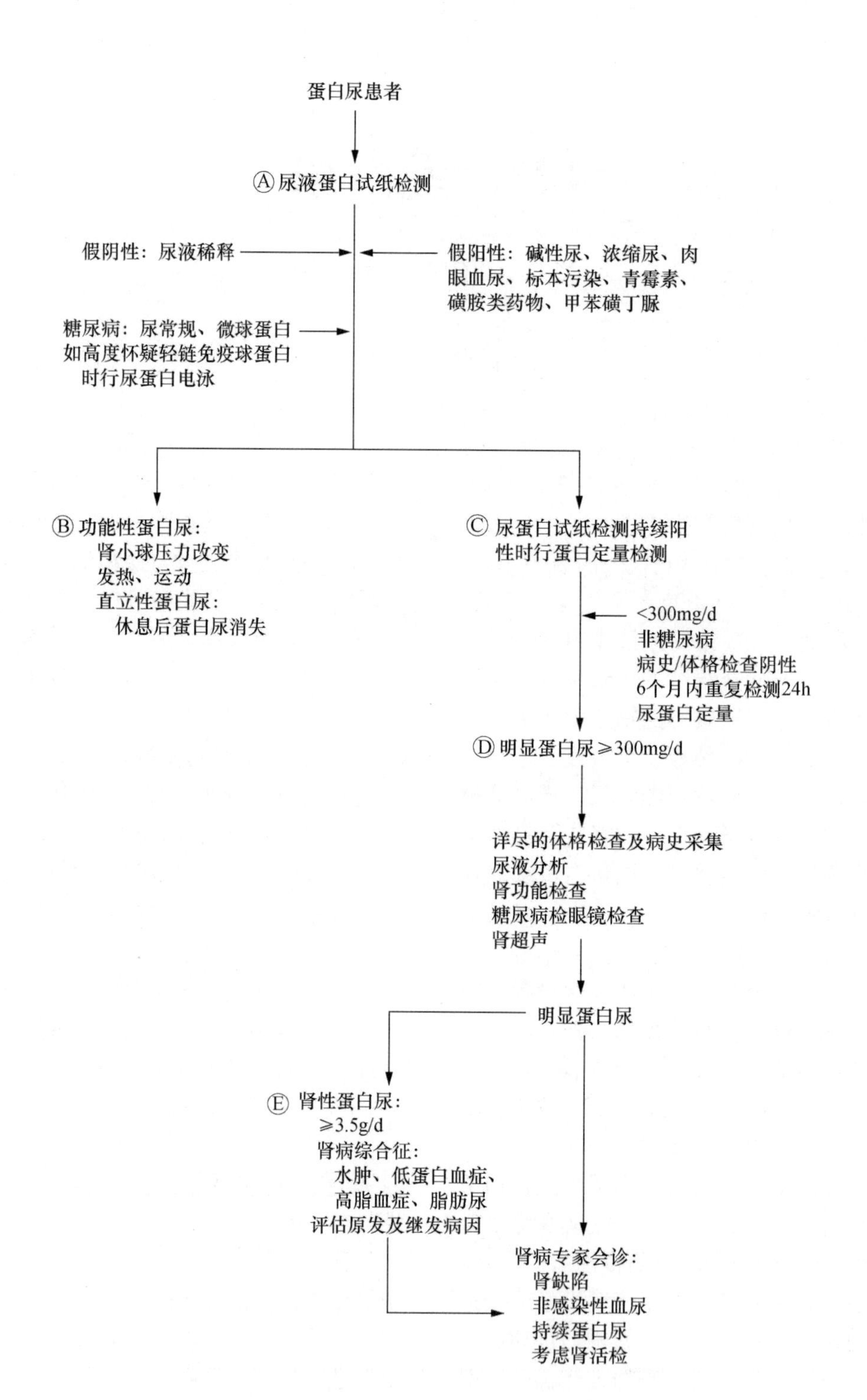

进行肾功能检查及CBC。尿液分析以明确有无血尿或尿路感染的存在。新近出现的未并发感染的肾功能缺陷或血尿应作为进行进一步血清学检查和肾活检的标志（详见血尿章节）。糖尿病患者需行检眼镜检查以了解有无视网膜病变。查肾超声了解有无慢性梗阻及尿液反流。肾肿大可见由于HIV感染，糖尿病，以及浸润性过程如肾淀粉样变性所致蛋白尿。当有任何症状或体征提示肝炎病毒或HIV感染、结缔组织病变、血管炎、恶性肿瘤、多发性骨髓瘤等疾病时，都需仔细分析。

E. 当肾性蛋白尿≥3.5g/d时需进一步评估肾功能，必要时行肾活检。肾病综合征的典型临床特点为：大量蛋白尿（>3.5g/d）伴水肿、低白蛋白血症（<3.0g/dl）、高脂血症及脂肪尿。肾病综合征可以是全身性疾病的原发或继发表现。儿童肾病综合征的常见类型是微小病变型（占<10岁儿童患者的90%以上，>10岁儿童患者的50%）。成人肾病综合征的常见原因在白种人主要是膜性肾小球病，而黑种人则主要为节段性肾小球硬化。肾病综合征的常见继发原因包括：糖尿病治疗药物 NSAID、重金属及青霉胺；感染，如乙型肝炎；自身免疫性病因如狼疮性肾炎。详尽的病史采集，及感染、结缔组织病变、恶性肿瘤、用药史等依据能提示以上肾病综合征继发原因。血清学检查，包括补体试验、ANA、抗链球菌溶血素含量分析（ASA 滴度）、肝炎病毒血清学标志物、ANCA 等，结合肾活检可以提供蛋白尿的确切病因诊断。未并发感染的肾功能缺陷或血尿患者，或持续病因不明的蛋白尿患者均应就诊于肾病学家并考虑行肾活检病理检查。

参考文献

Carroll MF, Temte JL. Proteinuria in adults: a diagnostic approach. Am Fam Physician 2000;62(6):1333–1340.

House AA, Cattran DC. Nephrology: 2. Evaluation of asymptomatic hematuria and proteinuria in adult primary care. CMAJ 2002;166(3):348–353.

Orth SR, Ritz E. Medical progress: the nephrotic syndrome. N Engl J Med 1998;338:1202–1211.

122. 血　尿

Cynthia Cooper Worobey，Ajay K. Singh

王利娜　译

A. 镜下血尿定义为在正确收集的离心尿的三份标本中，有两份标本的每高倍视野（hpf）中发现 3 个以上的红细胞。用于检查的尿液标本应该是新鲜、洁净的中段尿。在尿浸渍检查法中，存在血红蛋白和每高倍视野中有 1 个红细胞，或有肌红蛋白或者游离血红蛋白就会出现血红素阳性。任何血红素阳性的浸渍检查法都应由镜下检查确诊。

B. 肾功能试验，和伴凝血酶原时间（PT）和部分促凝血酶原时间（PTT）的全血细胞计数（CBC）都应进行。如果菌尿或脓尿的尿试纸检测是阳性还应进行尿培养。记录有血尿的患者如果被证实有感染，应进行浸渍检查记录血尿的变化，并在抗生素治疗后重做。如果尿试纸蛋白阳性应该做总尿蛋白测定。随机尿蛋白和尿肌酐比值（PCR）可以评估每天排出的尿蛋白量。确诊试验应该是采集 24h 尿。尿蛋白和尿肌酐比值＞0.3 和（或）24h 尿蛋白排泄＞300mg 提示镜下血尿是由肾引起的。镜下检测有红细胞畸形或红细胞管型和（或）肾功能异常支持肾实质损伤。

C. 镜下分析尿液能够进一步识别肾小球或非肾小球性出血（见表 1）。红细胞管型对肾小球出血是一个特异但非敏感性指标，小的畸形红细胞也提示了肾小球来源的镜下血尿。尿红细胞具有规则的双凹圆盘状说明出血为非肾小球来源。

D. 肾小球性镜下血尿不伴随蛋白尿或者肾功能不全不需要肾活检，最常见的肾小球性镜下血尿是由 IgA 肾病、薄基底膜肾病和遗传性肾炎（Alport 综合征）引起的。如果肾功能在正常范围并且稳定，对于单纯性肾小球性镜下血尿无需肾活检。

E. 伴有肾功能不全或蛋白尿的镜下血尿的处理原则要依照肾科医生的评估和肾活检。血清学测试包括抗核抗体，抗中性粒细胞胞质抗体（ANCA），抗肾小球基底膜抗体（抗-GBM），血浆补体（C3 和 C4）水平，冷球蛋白，以及乙型和丙型肝炎。

表 1　镜下血尿的原因
肾小球
原发性肾小球性肾炎
IgA 肾病（Berger 病）
链球菌感染后
膜性增生性肾小球性肾炎
继发性肾小球性肾炎
免疫复合物相关性（低 C3，C4）：
狼疮性肾炎
丙型肝炎相关性肾炎和冷球蛋白血症
实质性混合冷球蛋白血症
细菌性心内膜炎
微量免疫性：
抗肾小球基底膜病
抗中性粒细胞胞质抗体相关性肾小球肾炎
多动脉炎
遗传性原因
遗传性肾病（Alport 综合征）
薄层肾小球基底膜肾病
Fabry 病
指甲-髌骨综合征
非肾小球性
上尿路性
肾肿瘤（肾细胞癌，血管瘤，嗜酸细胞瘤）
血管病变（如动脉血管畸形，肾静脉血栓，肾动脉血栓伴肾梗死）
多囊肾疾病
全身性出血病变或凝血病
感染（急慢性肾盂肾炎，肾结核）
乳突状坏死
下尿路性
肿瘤（肾骨盆，上输尿管，膀胱，尿道）
结石或异物
外伤
留置导管
膀胱炎
感染
药物引起的
辐射
前列腺炎

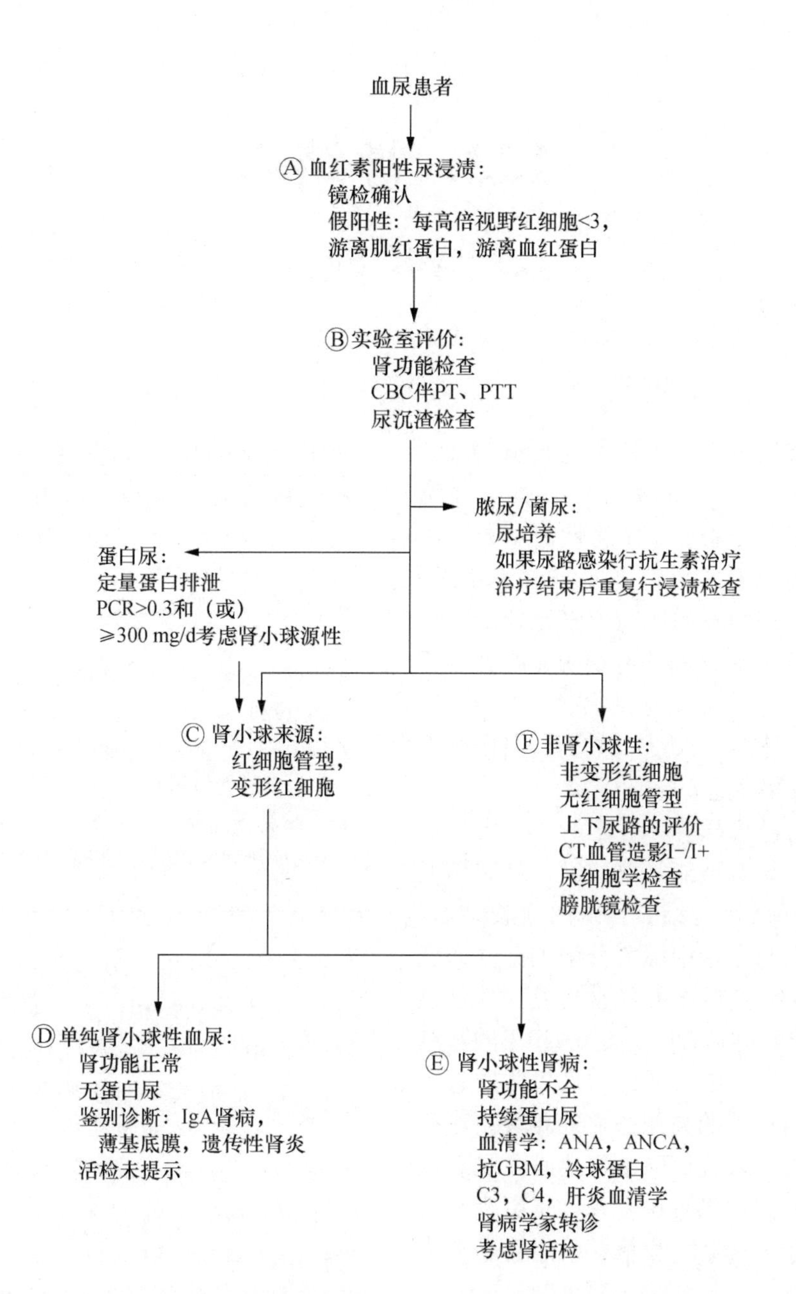

F. 一旦排除肾小球性镜下血尿，就应严格筛查是上尿路还是下尿路出血。尿路上皮癌是单纯性血尿患者中最常见的恶变。癌症的危险因素主要包括：年龄＞40 岁，吸烟史，化学或染料（如苯或芳香胺）职业接触史，镇痛药滥用史，骨盆放射暴露，肉眼血尿史。所有非肾小球性血尿患者都应该考虑进行伴或不伴静脉注射对比剂的 CT。遵从对比研究（即经过非对比剂 CT 证实尿路结石症后）而作出的决定应在谨慎评估并发尿路上皮癌和密切追踪后。假如没有 CT，排泄性尿路造影术和超声检查是理想的评估上尿道的替代方法。应进行连续的 3 次晨尿细胞学分析。膀胱镜检查评估推荐用于评估＞40 岁、有镜下血尿和那些＜40 岁但有尿路上皮癌风险因素的男性。如果＜40 岁而没有风险因素，膀胱镜检查可以推迟。对于单纯血尿的女性应该进行尿道和阴道检查来排除自身引起的镜下血尿。对于未行环切术的男性，应该翻转包皮以暴露龟头进行检查和留尿。如果有包茎需要用导管留尿。

参考文献

Cohen RA, Brown RS. Microscopic hematuria. N Engl J Med 2003;348:2330–2238.

Grossfeld GD, Wolf JS Jr, Litwan MS, et al. Asymptomatic microscopic hematuria in adults: summary of the AUA best practice policy recommendations. Am Fam Physician 2001;63(6):1145–1154.

Steele DJR, Michaels PJ. Case 40-2004—a 42-year-old woman with long-standing hematuria. N Engl J Med 2004;351:2851–2859.

Yun EJ, Meng MV, Carroll PR. Evaluation of patient with hematuria. Med Clin North Am 2004;88(2):329–343.

123. 肾结石

Ajay K. Singh

王利娜 译

在西方国家肾结石病是比较常见的疾病。它会影响10%～20%的人并导致1/1000的人住院治疗。80%以上的肾结石发生于男性白种人，白种人男性一生中得结石的风险接近20%。相反，白种人女性一生中患结石的风险因素比较低，在5%～10%。在白人中，结石病有很明显的种族优势。黑种人患结石病的发病率是白种人的25%。肾结石的高发年龄是20～30岁。然而，在白种人男性中5年的复发率高达50%。

在四种类型的肾结石中（见表1），最常见的是含钙结石，这种结石可能是草酸钙、磷酸钙或混合有草酸钙或磷酸钙的结石。磷酸镁胺结石，即鸟粪石，观察到与尿道中脲酶分解细菌（如变形杆菌）感染相关。这些结石经常复发，并且经常发现于解剖学异常的患者中。5%～10%的肾结石是纯尿酸结石。这些结石通常与痛风体质患者或血液学恶性肿瘤患者的高尿酸血症相关。尿酸结石有很高的复发率。胱氨酸结石比较少见，这种结石可在胱氨酸尿症患者中发现，是由肾和肠中胱氨酸、鸟氨酸、赖氨酸和精氨酸的转运常染色体缺失造成的。

结石的潜在风险因素还不完全清楚。最重要的风险因素是尿液中草酸钙和（或）尿酸导致的过饱和，以及尿液pH（见表2）。结石形成的尿抑制剂，如柠檬酸盐的缺失或减少，也会加速结石的形成。脲酶分解细菌导致的尿路感染是形成鸟粪石的重要因素。最常见的结石是草酸钙结石（常见一水草酸钙和二水草酸钙）。低于5%的钙结石是纯的磷酸钙（磷灰石或磷酸氢钙，$CaHPO_4 \cdot 2H_2O$）。形成钙结石主要原因是尿路过度排泄钙（高钙尿症）。高钙尿症可伴随或不伴有高钙血症（见表3）。高钙血症加重了肾对钙的滤过负荷，并因此导致高钙尿症。高钙血症最常见的病因是原发性甲状旁腺功能亢进。通过刺激增加骨吸收和肾二羟胆钙化醇（活性维生素D）合成引起过度的甲状旁腺激素（PTH）分泌引起高钙血症，反过来又刺激肠吸收钙。通过PTH和依赖性维生素

表1　不同结石的发生频率

类型	%
钙	78～80
草酸钙	70
磷酸钙	<5
混合型草酸钙/磷酸钙	<5
磷酸镁胺（鸟粪石）	10～20
尿酸	5～10
胱氨酸	<1

表2　肾结石形成的危险因素

- 尿溶质过饱和（例如：高钙尿症，高草尿酸尿症）
- 结石形成抑制剂不足（例如：低柠檬酸尿症，尿骨桥蛋白量降低）
- 解剖异常（例如：肾盂肾盏憩室，输尿管连接部梗阻，马蹄肾）
- 饮食（例如：高蛋白质的摄入；过多的膳食钠；石带区所致的低尿量，如美国东南部地区及中东）
- 尿中pH的变化（例如：从脲酶分解的有机体尿路感染，促进碱性尿）
- 某些药物的使用（例如：乙酰唑胺增加尿液pH和尿中钙排泄，氨苯蝶啶造成尿中结晶而构成结石形成灶）

表3　肾结石患者的诊断性检查

1. 结石的数量，大小，位置的确定
   a. 由腹部X线平片可以看出不透X线结石
   b. 射线可透结石可以通过CT检测
2. 结石化学成分的分析
   a. 菌尿（使用咖啡过滤器，泄尿）
   b. 送到有结石分析经验的实验室
3. 执行代谢相关检验
   a. 尿液分析和尿培养
   b. 血液化学
   c. 24h尿液收集判断容量，pH，钙，磷，钠，尿酸，草酸，柠檬酸，胱氨酸，肌酐；收集至少两个标本，以避免变异

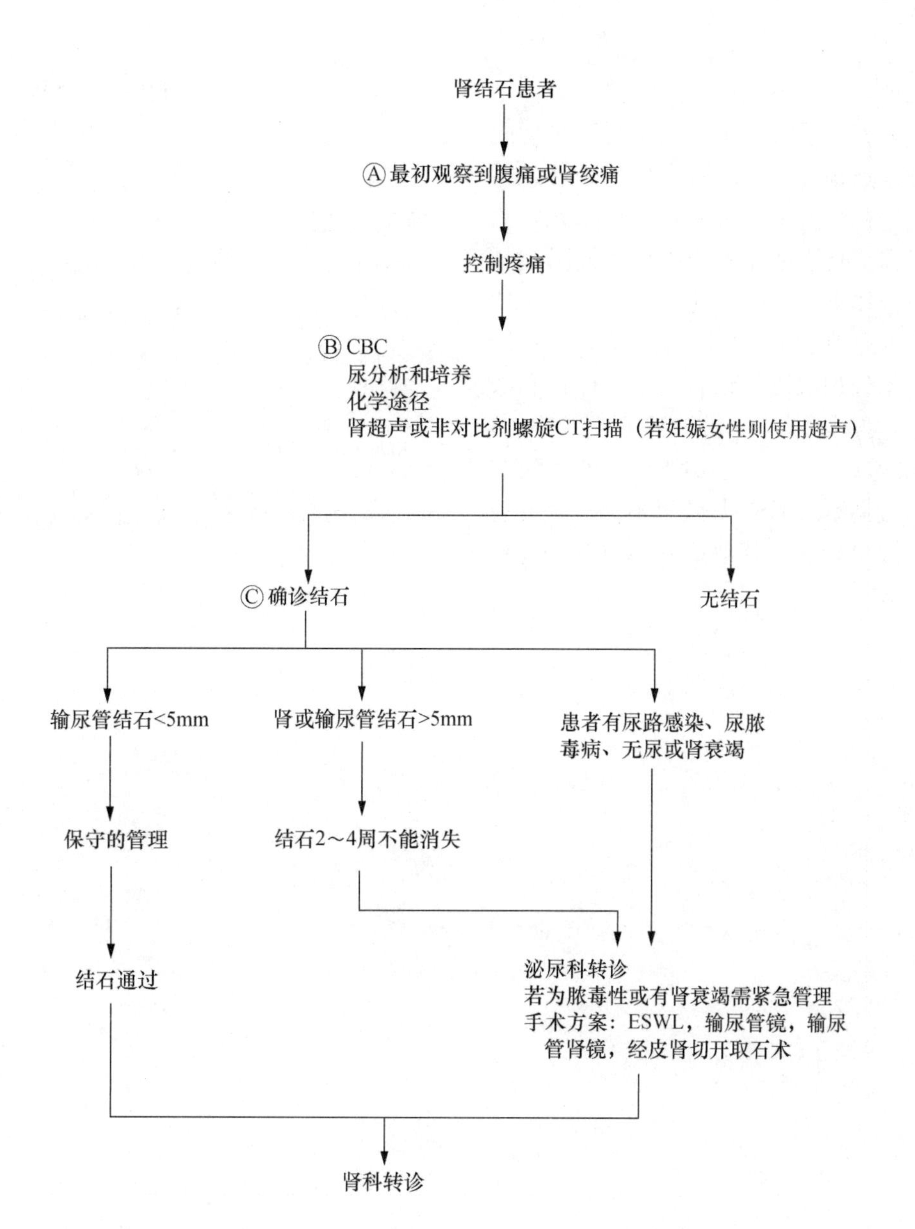

D途径引起的肠吸收钙增加也被证实了，但是机制还不清楚。在60%的钙结石患者中，高尿钙症不伴有高钙血症。主要的异常出现于肾小管钙吸收障碍。钙结石形成其他不常见的病因是高尿酸尿症，约占病例的10%；高草酸尿症；低枸橼酸尿症；髓质海绵肾。

A. 临床表现的不同取决于结石的位置、大小和数量。肾结石大部分发生在上尿路。最常见的症状就是肾绞痛，因梗阻性的肾结石或输尿管结石的存在，突发剧烈疼痛。肾绞痛通常具痉挛性的特征，持续数分钟，通常位于肋腹，并常放射到腹股沟。恶心和呕吐经常伴随肾绞痛。肾绞痛常发生在夜间或清晨且患者久坐不动时，其严重程度已接近或超过分娩。疼痛的严重性是患者来急诊就诊的常见原因。较大的结石可能会出现无痛性梗阻或背痛。到达输尿管膀胱连接处的结石通常伴随着肾绞痛，有尿急和尿频。结石在位于肾盂时可以完全无症状。肾绞痛的患者一般表现为难以忍受痛苦而扭动，行事不安，在室内踱步。发热通常预示着伴随尿路感染。另外，体格检查可能完全是阴性的。

B. 实验室评估应包括：CBC；血液中的化学物质，包括血尿素氮（BUN）和肌酐测量；尿液分析（见表3）。尿路感染的存在，特别是肾盂肾炎，将与白细胞增多有关。单肾或双肾结石患者增高的BUN和肌酐水平提示脱水和（或）梗阻性结石的出现。尿液通常显示血尿和脓尿。尿液pH的评估是至关重要的，因为酸尿与射线可透的结石将考虑是尿酸石，而碱性尿液（pH>8.0）提示有感染与脲酶分解的有机体（如变形杆菌、假单胞菌和克雷伯菌）。初始放射相关检验应包括肾、输尿管和膀胱（KUB）平片以及超声或非对比剂CT扫描。

C. 肾结石的处理。可分为急性和无症状非急性结石的处理，前者需手术处理。如果石头非梗阻性的，处理重点预防其他结石产生。处理急性结石在于使用肠外麻醉剂控制疼痛、水化，和泌尿科会诊移除梗阻的结石。处理非梗阻性结石需要增加液体摄入量使尿量>2 L/d，改善饮食，治疗目的是改变尿液 pH 并预防进一步结石形成。手术处理取决于结石大小、位置和数量。手术方案包括体外冲击波碎石（ESWL）和经皮或尿道碎石。一般规则是，胱氨酸结石、一水草酸钙结石 ESWL 效果不佳，经皮或经尿道碎石效果较好。其他草酸钙结石、鸟粪石和尿酸结石，一般服从 ESWL，而选择经皮或经尿道碎石取决于结石的大小和位置。

参考文献

Asplin JR. Evaluation of the kidney stone patient. Semin Nephrol 2008;28(2):99–110.

Miller NL, Lingeman JE. Management of kidney stones. BMJ 2007;334(7591):468–472.

Reynolds TM. ACP Best Practice No 181: Chemical pathology clinical investigation and management of nephrolithiasis. J Clin Pathol 2005;58(2):134–140.

Sakhaee K. Recent advances in the pathophysiology of nephrolithiasis. Kidney Int 2009;75(6):585–595. Epub 2008 Dec 10.

Unwin RJ, Capasso G, Robertson WG, Choong S. A guide to renal stone disease. Practitioner 2005;249(1666):18, 20, 24 passim.

Worcester EM, Coe FL. Nephrolithiasis. Prim Care 2008;35(2):369–391, vii.

124. 肾囊肿和肿块

Ana R. Stankovic，Ajay K. Singh

王利娜　王会清　译

A. 血尿、明显的腹部肿块和胁腹疼痛是能够检测到肾损害的患者最常见临床症状。超声（US）和CT扫描的广泛应用提高肾损伤的检出率。对于50岁以上的患者应用CT发现偶然的肾肿块概率是33%。对于伴有血尿、明显的腹部肿块或胁腹疼痛症状者应该最初就应用US和（或）CT扫描。肾US检测实质性肿块的灵敏度是79%。直径<5mm的肿块肾超声无法测到。因此，当US无法显示时应该应用对比剂肾CT扫描。同样，当肿块较小（直径<1cm）或US检查显示钙化、隔膜或多囊肿时应用肾CT扫描。

B. 大多数肾损害最初由US发现。单纯性肾囊肿的US标准包括：①球形或卵形；②缺乏内部回声；③包围实质的是薄而光滑的壁；④后壁增强，表明US穿透充满水的囊肿。如果上述所有标准满足并且患者无症状，囊肿无须进一步评估，因其为恶性肿瘤的可能性非常小。肾肿块最常见的是单纯性肾囊肿，50岁以上的患者约有50%。具有相同的超声发现而伴有症状的患者应该进行对比剂CT扫描。评估肾肿块的“金标准”要求CT图像，比对前后厚度上的变化小于5mm。CT扫描诊断良性囊肿的标准包括：①均匀的衰减值接近水；②静脉注射对比剂无增强；③无法测量囊肿壁的厚度；④肾实质表面光滑。用于评估患者不确定的损害的经典方法是MRI。MRI不能检测钙化。假如不符合良性标准，囊肿内存在钙化或反复研究显示损害扩大时，应该进一步考虑恶性肿瘤。CT扫描检测肾实质性肿块的灵敏度是94%，而MRI比CT界定良性损害的正确度高。如果囊肿满足良性标准，仍需定期评估。如果损害与单纯性囊肿不一致，推荐进行外科探查。

C. 获得性肾囊性疾病患者90%经历5～10年的透析。囊肿是慢性肾功能不全的结果，可以在开始透析不久就表现出来。

健康人与患者的肾超声主要特点

正常肾

- 每个肾测量长度为10～12cm。
- 与肝或脾相比，肾实质通常是等回声。
- 肾窦高回声。

高回声的实质暗示肾的内科疾病

- 鉴别诊断包括急性或慢性肾小球肾炎，间质性肾炎，急性排斥反应，浸润性肾疾病（淋巴瘤、淀粉样蛋白等）。淋巴瘤最常见为圆形低回声肿块。

肾肿块

- 90%的囊肿是皮质的。
- 随着年龄的增加囊肿变得越来越普遍（老人中每个肾1～5个肾囊肿是常见的）。
- 单纯性囊肿是光滑，薄壁结构具有鲜明的前壁和后壁，无内部回声。常看到后回声增强。
- 若为分隔型，或结节状，或不规则的厚壁，怀疑恶性囊肿。厚分隔也值得怀疑为恶性肿瘤。
- 固体肾肿块：85%的肾肿块是肾细胞癌。
- 肾肿瘤可能为高回声或低回声。
  - 肾肿瘤约10%是在外观上无定形的，而且有钙化的证据。
  - 淋巴瘤，应怀疑是否有多个低回声肿块；很少观察到弥漫性低回声肿大。
- 白血病可见多个低回声肿块，或如弥漫性低回声肿大。
- 转移性疾病的特点是肉眼可见的，弥漫的，杂乱无章的畸变。
- 血管平滑肌脂肪瘤是良性肿瘤，生长受限或是有回声波。
  - 80%是特发性。
  - 女性比男性更常见。
  - 与结节性硬化症有关，为双侧且多发。

肾结石

所有类型的>2mm的结石产生声影。

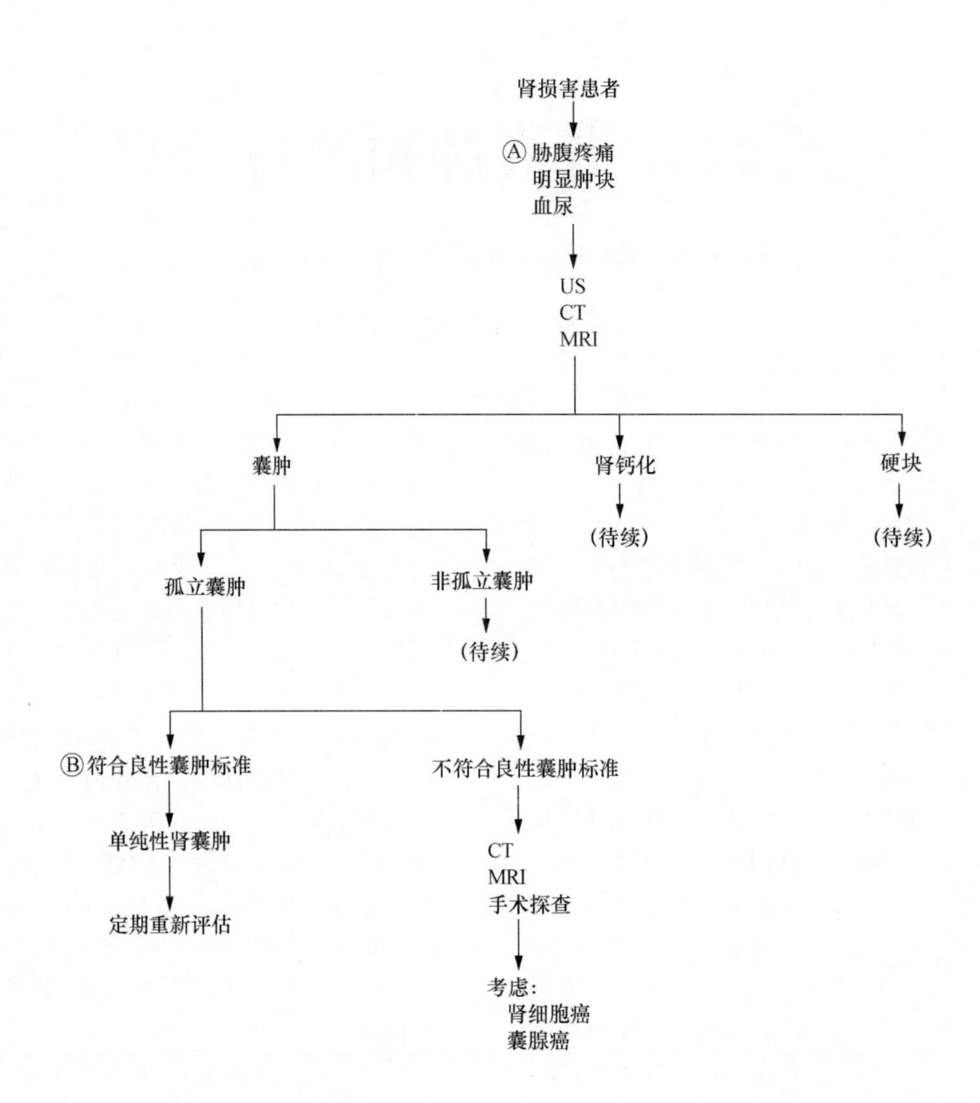

在低比例的病例中能发展为恶性肿瘤及转移。推荐透析超过3年的患者间隔1～2年进行肾US筛查。获得性囊性疾病的主要临床表现包括胁腹疼痛和血尿，伴有出血性囊肿破裂进入尿路或肾周区域。在成功肾移植后囊肿常常溶解。

D. 常染色体显性多囊肾病（ADPKD）是肾最常见的遗传性疾病，并在400～1000活产婴儿中有1例。ADPKD通常出现是在三四十岁的成人中。成人多囊肾病（PKD）会导致肾功能不全，占美国70岁人群有50%和10%肾透析患者。85%ADPKD由16P染色体 *PKD1* 基因缺陷引起的。明确的诊断需要：①至少有2个囊肿（单侧或双侧），患者<30岁；②每个肾至少有2个囊肿，患者年龄在30～59岁；③每个肾有4个或更多的囊肿，患者>60岁。这些参考PKD 1患者的年龄特异性数据已有所改变。ADPKD的病理特点是继发于囊肿增长和发展的肾扩大。约40%的ADPKD患者还含有肝囊肿。发现有10%左右的患者有大脑动脉环(circle of Willis）动脉瘤。美国的诊断标准较简单，但在疾病的早期阶段可能会不太可靠。CT扫描和MRI会获得更多的信息，而基因测试可能需要在更明确ADPKD诊断时进行。

E. 肾髓质囊性病是一种罕见的常染色体显性遗传囊性病，以正常到小型的肾为特点。囊肿位于皮质髓质交界处和髓质。诊断主要依靠临床特点以及完整的家族史获得。CT扫描是最敏感的检测囊肿的方法。最初的表现是尿液浓缩功能和盐耗差，导致多尿和烦渴。

F. 髓质海绵肾在四五十岁前患者有继发于尿路结石或频繁尿路感染的钙化时，通常诊断不出。这是一个良性疾病，一般人群中发病率为1/5000，由IV尿路造影术诊断，收集的双侧尿管显示髓质和乳头间集合管不规则扩大。没有具体的治疗髓质海绵肾的方案。应建议患者每天排泄尿液>2L，同时枸橼酸钾对低柠檬酸尿症、别嘌醇对高尿酸尿症及噻嗪类利尿药对高尿钙症可能会有所帮助。

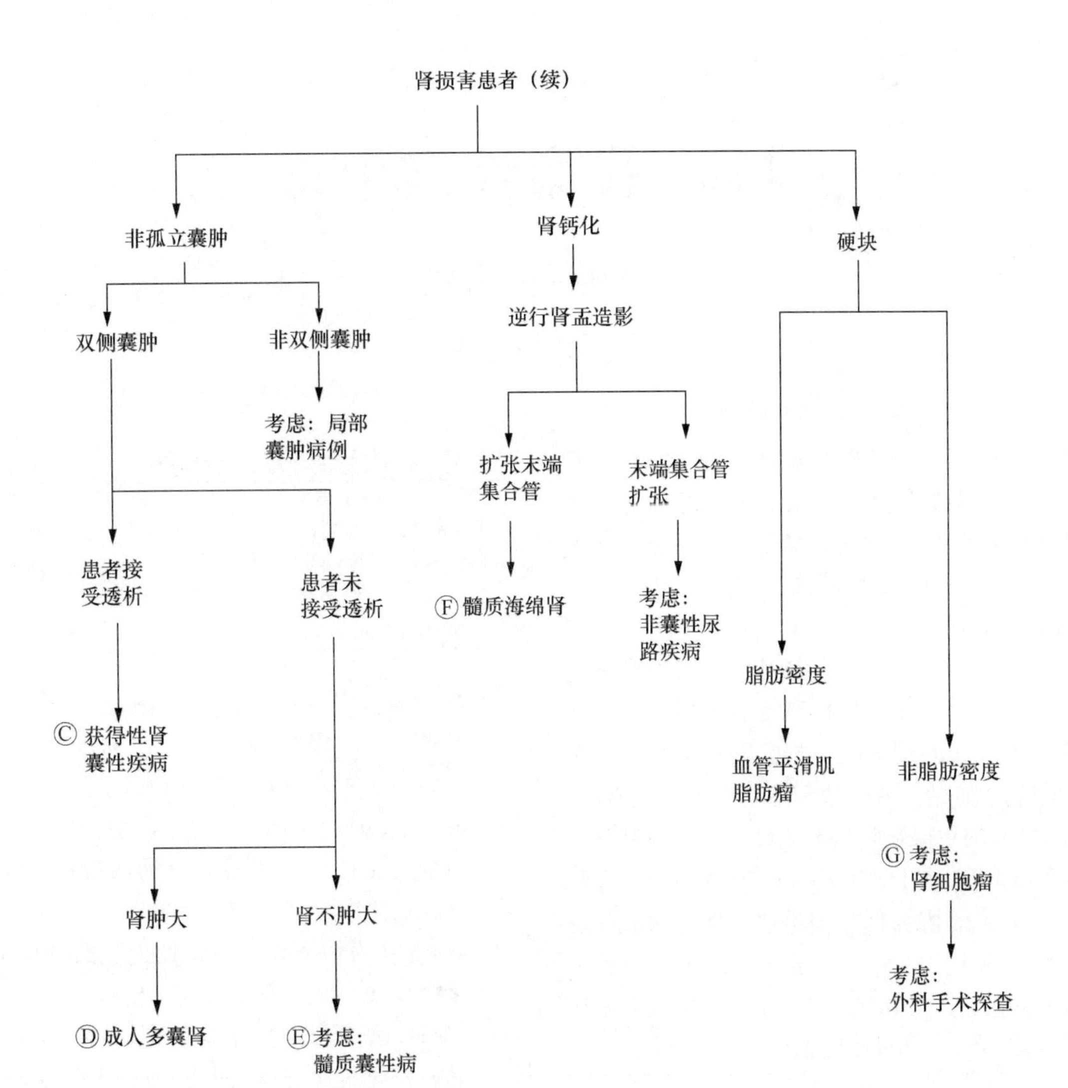

G. 肾细胞癌的发生率为每年每十万人口 7.5 例，占成人肾恶性肿瘤的 80%，男性比女性更经常发生。肾细胞癌的风险因素有吸烟，化学物质如镉和亚硝基烃，终末期肾病的获得性囊性疾病，以及 Hippel-Lindau 病。患者可出现血尿、腹部肿块、胁腹疼痛、发热、体重减轻、或精索静脉曲张，但许多患者无症状，直到疾病进展。实验室发现包括贫血或红细胞增多症、肝功能不全和高钙血症。放射对比剂 CT 扫描是目前应用最广泛的灵敏且准确的非手术方法，可用于诊断肾癌及其分期。当出现以下情况时，核素 MRI 要优于 CT 扫描：①检测肿瘤在区域性淋巴结且扩展到肾静脉和下腔静脉时；②放射对比剂过敏的患者；③当 CT 结果模棱两可时。对于无远处转移的患者治疗的首选是根除性肾切除术。转移患者的平均存活时间只有 6～9 个月。术后辅助性的放射治疗、内分泌治疗和化学治疗还无法证明可以延长生存期。

参考文献

Bosniak MA. The small (less than or equal to 3.0 cm) renal parenchymal tumor: detection, diagnosis, and controversies. Radiology 1991; 179(2):307–317.

Curry NS, Bissada NK. Radiologic evaluation of small and indeterminate renal masses. Urol Clin North Am 1997;24:493–505.

Grantham JJ. Cystic diseases of the kidney. In Stein's Internal Medicine, 5th ed. Philadelphia: Mosby, 1998.

McKinney TD. Renal cell carcinoma. In Stein's Internal Medicine, 5th ed. Philadelphia: Mosby, 1998.

Rizk D, Chapman AB. Cystic and inherited kidney diseases. Am J Kidney Dis 2003;42(6):1305–1317.

Rose BD, Bennett WM, Kruskal JB. Simple renal cysts and evaluation of renal masses in adults. UpToDate 2005. www.uptodate.com.

Watnick S, Morrison G. Approach to renal disease. In Current Medical Diagnosis & Treatment, 44th ed. New York: McGraw-Hill, 2005.

125. 代谢性酸中毒

Ajay K. Singh

王利娜 译

A. 代谢性酸中毒以血清碳酸氢盐浓度下降为主要特点，这是碳酸氢钠消耗或碳酸氢盐缓冲外源性或内源性酸生成的内源性消耗的结果。代谢性酸中毒可分为升高的阴离子间隙（AG）或正常 AG 性酸中毒（见表 1）。肾小管性酸中毒（RTA）是正常 AG 代谢性酸中毒的一个经典的原因（见表 2）。在近端 RTA 的主要缺陷是近端小管碳酸氢盐的重吸收受损。它经常与有缺陷的磷酸盐、血糖、尿酸盐和氨基酸的吸收有关。远端 RTA 的主要缺陷是不能最大限度地酸化尿液。Ⅲ型 RTA 是Ⅰ型和Ⅱ型 RTA 的组合。Ⅳ型 RTA 的特点是因为低醛固酮血症酸化尿液而受损。高价 AG 性酸中毒，通常可能作为一种全身性疾病的并发症出现。AG 是可测定的血浆阳离子（即 Na^+）和可测定的阴离子［氯（Cl^-），HCO_3^-］之间的差异。$AG = Na^+ - (Cl^- + HCO_3^-)$，AG 正常值为 8～16mol/L，高 AG 的原因：乳酸酸中毒，酮症酸中毒，肾衰竭，摄入水杨酸、甲醇或甲醛（甲酸盐）、乙二醇（乙醇酸及草酸）、副醛（有机阴离子）、硫（SO_4^-）、苯乙双胍/二甲双胍，以及焦谷氨酸血症（5-oxoprolinemia）。可以用“MUDPILES”帮助记忆：M 为甲醇；U 为尿毒症；D 为糖尿病酮症酸中毒（DKA），AKA；P 为副醛，苯乙双胍；I 为铁，异烟肼；L 为乳酸（即 CO，氰化物）；E 为乙二醇；S 为水杨酸。

表 1 代谢性酸中毒原因

正常阴离子间隙
胃肠道
腹泻
输尿管回肠吻合术
肾
肾小管性酸中毒
醛固酮缺乏（低肾素血症性醛固酮减少症）
药物
氯化铵
赖氨酸或盐酸精氨酸
阴离子间隙升高
糖尿病酮症酸中毒
酒精性酮症酸中毒
饥饿性酮症酸中毒
乳酸性酸中毒
毒物摄入
甲醇
乙二醇
水杨酸
副醛
肾衰竭

表 2 肾小管性酸中毒的主要特点

RTA 类型	尿 pH	血钾
Ⅰ型 RTA（远端）	>5.5	正常或降低
Ⅱ型 RTA（近端）	<5.5	降低
Ⅳ型 RTA（低肾素血症性醛固酮减少症）	<5.5	升高

B. 代谢性酸中毒的临床特点是非特异性的，最常见的表现是换气过度。因为脑干的呼吸中枢受到刺激，以弥补酸中毒。最严重时患者主诉缺氧。严重的代谢性酸中毒也可能与血流动力学稳定性相关，这是重症监护病房中最常遇到的问题。其他表现反映代谢性酸中毒的潜在原因（如腹泻、DKA、药物摄取）。诊断方法是测量血清电解质、尿素氮、肌酐及动脉血气水平。动脉血气分析中低 HCO_3^- 且 $pH<7.40$ 提示代谢性酸中毒。应计算 AG，以帮助鉴别代谢性酸中毒并诊断混合性酸中毒。高 AG 性酸中毒表现是 AG＞10～12mmol/L，如果 AG 是＜10～12mmol/L，则为非 AG 性酸中毒。若 AG 升高，则渗透压间隙需通过测得的血清渗透压减去计算的血清渗透压得到。（乙二醇和甲醇中毒增加 AG 和渗透压间隙。）如果 AG 增加，应计算 AG 和 HCO_3^- 的比值（Δ∶Δ），比值＜1 提示混合正常 AG 性和高 AG 性酸中毒；比值＞2 则考虑同时存在代谢性碱中毒。高 AG 可在非酸状态下观察到，如代谢性碱中毒和呼吸性碱中毒，但是 AG 增加超过 3～5mmol/L 是不平常的。尿阴离子间隙（UAG）的评估也可以帮助诊断。尿的

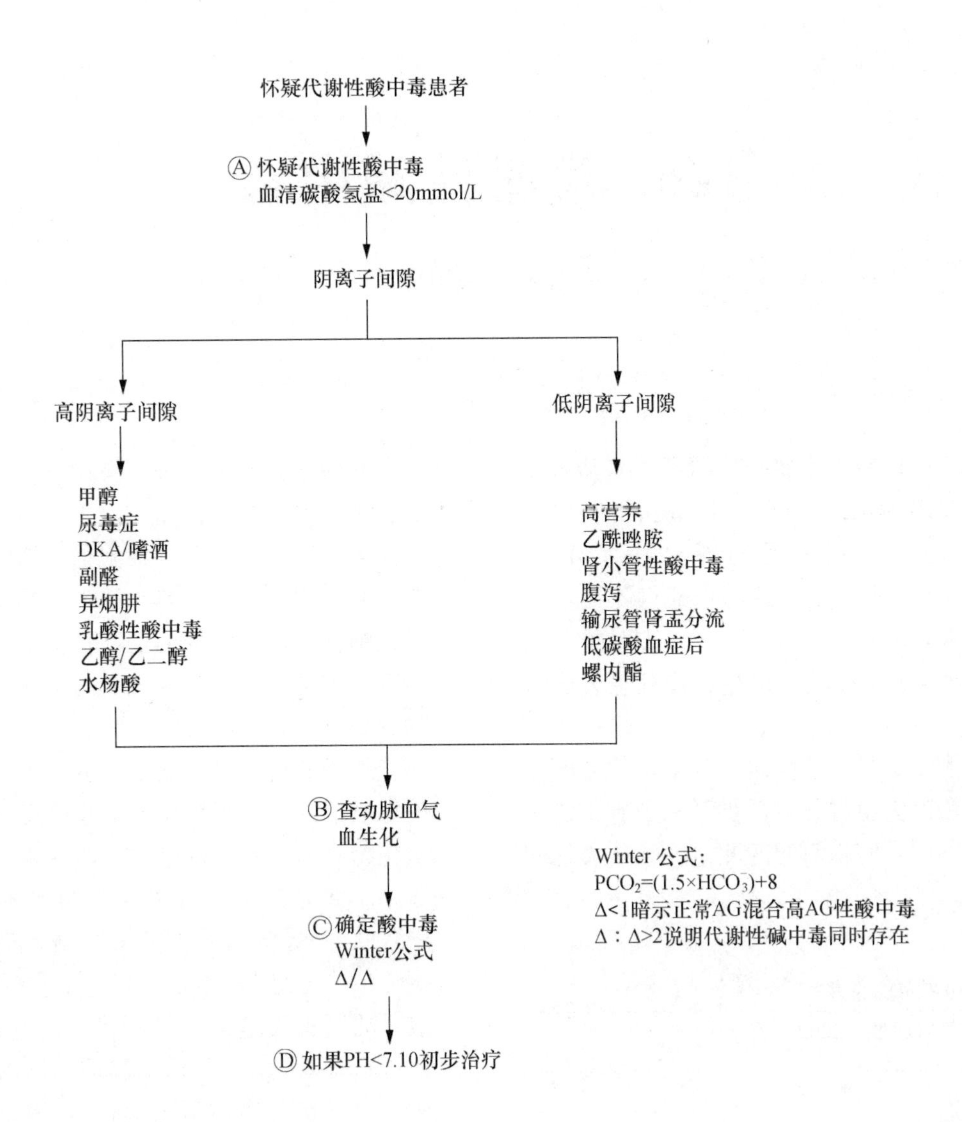

阴离子（UAG）＝（U_{Na}＋U_K）－U_{Cl}，通常是阳性（范围：30～50）。阴性的 UAG 考虑肾排泄无法测量的阳离子（如 NH_4^+，肾外酸中毒）。阳性的 UAG 表明肾排泄最小化的不可测量阳离子（如 NH_4^+）。原因包括近端 RTA Ⅱ型，远端 RTA 或Ⅰ型，或Ⅳ型 RTA。可以进行其他测试，包括毒物筛查（如乙二醇，水杨酸）和可以发生 AG 升高的代谢紊乱的测试（如酮症酸中毒，乳酸性酸中毒）。

C. 乳酸性酸中毒，可划分为 A 型，由组织灌注不足或动脉血氧含量降低导致的组织缺氧的结果，并不反映组织缺氧的为 B 型。最常见的一类是 B1 型，由败血症、肝衰竭、肾衰竭、糖尿病、癌症、霍乱或疟疾引起。第二大类为 B2 型，由药物和毒物引起（如对乙酰氨基酚、乙醇、水杨酸和乙二醇）。第三类是 B3 型，反映肌肉过力运动、癫痫大发作及 D-乳糖酸中毒。乳酸性酸中毒的临床表现具有潜在病原学特征（如败血症或药物摄入）。

D. 代谢性酸中毒的治疗主要依据潜在的原因和表现的严重程度。一般原则是 pH＜7.10 开始治疗，尤其是血流动力学不稳定时。若为慢性代谢性酸中毒患者，如 RTA 患者，口服碳酸氢钠即可。HCO_3^- 不足可用下列公式计算：HCO_3^- 不足＝缺乏量/L（要求血清 HCO_3^- －测定 HCO_3^-）×0.5×体重（稀释 HCO_3^- 体积），碳酸氢钠可以静脉输入。

参考文献

Ayers P, Warrington L. Diagnosis and treatment of simple acid-base disorders. Nutr Clin Pract 2008;23(2):122–127.

Kraut JA, Madias NE. Serum anion gap: its uses and limitations in clinical medicine. Clin J Am Soc Nephrol 2007;2(1):162–174. Epub 2006 Dec 6.

Kwon KT, Tsai VW. Metabolic emergencies. Emerg Med Clin North Am 2007;25(4):1041–1060, vi.

Madias NE. Lactic acidosis. Kidney Int 1986;29(3):752–774.

Morris CG, Low J. Metabolic acidosis in the critically ill: part 2. causes and treatment. Anaesthesia 2008;63(4):396–411.

Rodríguez Soriano J. Renal tubular acidosis: the clinical entity. J Am Soc Nephrol 2002;13(8):2160–2170.

126. 代谢性碱中毒

Ajay K. Singh

王利娜　译

A. 代谢性碱中毒的特点主要是血清碳酸氢盐浓度增加。这是因为从体内损失 H^+ 或获得 HCO_3^- 增多。纯粹的形式表现为碱血症（pH＞7.40）。其补偿机制是导致肺泡通气不足，增加动脉二氧化碳分压（$PaCO_2$），从而减少了 pH 的变化。代谢性碱中毒是在住院患者中观察到的最常见的酸碱紊乱，约占酸碱紊乱的 50%。在表 1 中显示了代谢性碱中毒常见的原因。尿氯浓度为患者分类提供了一个有用的范例，是对细胞外容积简便的测量。临床表现归纳于表 2。

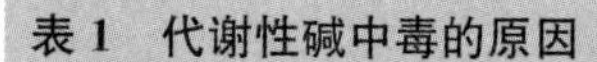

表 1　代谢性碱中毒的原因

氯敏感性碱中毒（尿氯＜20mmol/L）
呕吐
鼻胃管吸出
使用利尿药
高碳酸血症后
氯抵抗性碱中毒（尿氯＞20mmol/L）
使用利尿药
Bartter 综合征
钾耗竭
奶碱综合征

表 2　代谢性碱中毒的临床特点

神经肌肉
抽搐
肌肉痉挛
面神经征和（或）特鲁索征阳性
意识错乱
昏睡
癫痫发作
昏迷
通气障碍
已存在心肺疾病患者的低氧血症

B. 代谢性碱中毒病理生理应考虑分两个阶段（引发和维持）分析。代谢性碱中毒是由损失的酸或获得的碱增加，以及细胞外液增加碳酸氢盐浓度而引起的。每当排出 H^+，HCO_3^- 就会置换到细胞外。丢失酸的情况包括呕吐、鼻胃管（NG）吸出和醛固酮介导集合管分泌 H^+ 下降（如原发性高醛固酮症）。为了评估患者肾分泌功能给予碱治疗时可观察到碱增加。收缩性碱中毒最常见于使用利尿药治疗的患者或丰富的氯化物腹泻患者。持续的代谢性碱中毒是由肾灌注不足造成的（如发生在容量不足的患者中），结果导致继发的醛固酮增多症并引起远端肾单位分泌 H^+ 增加。另一个重要因素是 GI 或肾的氯丢失造成的氯不足。通过刺激肾素-血管紧张素-醛固酮系统和抑制碳酸氢盐的吸附（通过氯与碳酸氢盐交换），氯不足会提高碳酸氢盐的重吸收。

C. 代谢性碱中毒的诊断方法：

1. 确定存在代谢性碱中毒和评估继发性（代偿）的生理反应是否是适当的。
2. 确定促进碱中毒的根本原因。
3. 评估碱中毒的因素，如细胞外容量不足外。治疗代谢性碱中毒取决于鉴别和修复的根本原因（如维修量，停止 NG 吸出，或停止利尿药治疗）。

D. 代谢性碱中毒的治疗包括一般治疗（根据碱中毒的严重程度）和特异性治疗（根据代谢性碱中毒的起因）。

一般治疗：有轻度到中度性碱中毒（pH 在 7.45～7.60）无症状患者的治疗涉及保持摄入量，如有必要，使用乙酰唑胺（250～500mg 1 天 2 次或 1 天 3 次）造成碱性尿液中丰富的碳酸氢盐可能就足够了。对于更严重的代谢性碱中毒（pH＞7.60）或那些有症状的患者，盐酸灌注可能是必要的。这通常为 0.1～0.2mol/L

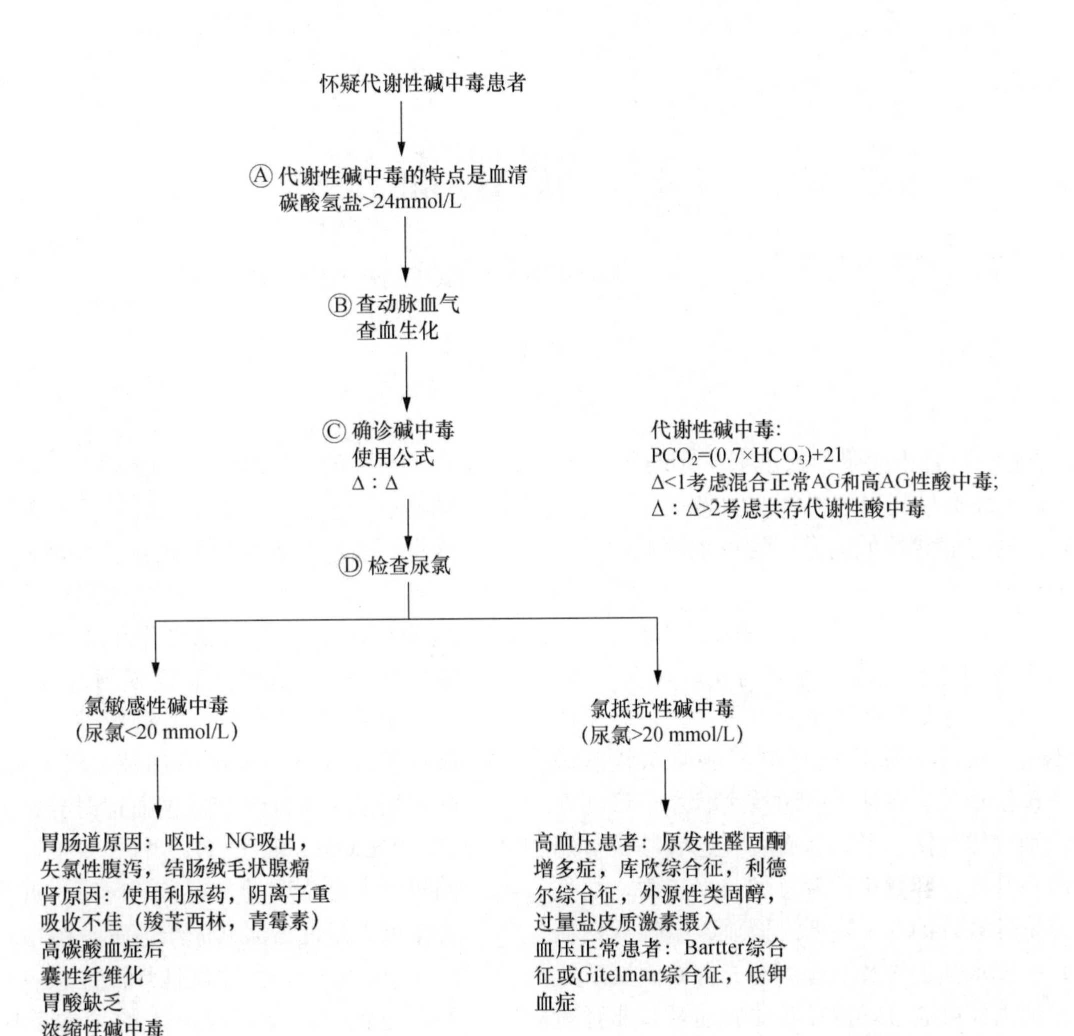

盐酸溶液通过大静脉给药。

特异性治疗：这应确定患者是否有“氯反应”或“氯抵抗”性碱中毒。出现容量不足的氯反应性碱中毒最好是用等渗的氯化钠溶液进行输液治疗。但是水肿状态的氯反应性碱中毒，如充血性心力衰竭状态应用更有力的利尿药［如使用碳酸酐酶抑制剂（如乙酰唑胺）或留钾利尿药（如螺内酯、阿米洛利、氨苯蝶啶）］。氯抵抗性代谢性碱中毒的患者，如果患者有原发性醛固酮增多症，那么手术切除肿瘤和（或）使用醛固酮拮抗剂螺内酯应予以考虑。用糖皮质激素补救醛固酮增多症，代谢性碱中毒和高血压对地塞米松是有反应的。

Bartter综合征和Gitelman综合征患者治疗代谢性碱中毒，必须使用补钾，留钾利尿药、NSAID或血管紧张素转化酶（ACE）抑制剂。相比之下，利德尔综合征代谢性碱中毒应该应用阿米洛利或氨苯蝶啶治疗，但不给予螺内酯治疗。

参考文献

Galla JH. Metabolic alkalosis. J Am Soc Nephrol 2000;11(2):369–375.
Khanna A, Kurtzman NA. Metabolic alkalosis. J Nephrol 2006 Mar;19 Suppl 9:S86–S96.
Laski ME, Sabatini S. Metabolic alkalosis, bedside and bench. Semin Nephrol 2006;26(6):404–421.

127. 低钠血症

Ajay K. Singh

王 麟 译

低钠血症，是指血浆钠浓度低于135mmol/L，是住院患者最常见的电解质紊乱，患病率大约为2.5%，急性与症状性低钠血症均可致明显的死亡率升高。

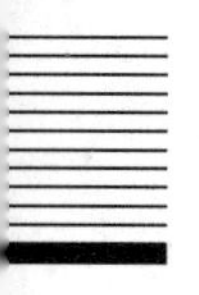

A. 临床表现与低钠血症的程度与发病速度有关。24～48h内突发的低钠血症可表现出从轻微腹部不适、头痛及肌痛性痉挛，至神志状态改变，包括嗜睡、昏迷或癫痫持续状态。诊断在于识别机体总钠水平。高血容量患者其机体总钠水平升高，容量正常者总钠水平正常，而低血容量患者总钠水平降低。低血容量性低钠血症是由于水钠丢失及不适当补充低渗溶液造成的。钠丢失可通过肾途径及非肾途径，非肾途径包括胃肠道丢失、大量出汗、第三腔隙液体蓄积（腹水、腹膜炎、胰腺炎、烧伤）与脑性盐耗损综合征。容量正常的低钠血症的特点为机体钠总量正常，自由水增多，它常发生于入量过多的患者，常见原因为神经性烦渴、静脉输入低渗液及抗利尿激素分泌失调综合征。高容量性低钠血症发生于机体总钠水平增多（如充血性心力衰竭）的患者。

B. 抗利尿激素分泌失调综合征（SIADH）的特点是尿液浓缩与低渗、低钠血症同时存在。SIADH是等容量性低钠血症最常见原因，常由精氨酸加压素（AVP）分泌增多导致的水排泄受损引起。这些患者AVP分泌增多常由于垂体后叶及其他异位来源的非生理性分泌造成。SIADH的最常见病因是神经及肺部疾病、恶性肿瘤、大手术（术后疼痛）及药物。SIADH所致低钠血症可以由AVP异常分泌解释。AVP或抗利尿激素（ADH），作用于肾小管使水重吸收增多。病理性AVP增多可致水重吸收过量。肾水排泄受损，但钠平衡调节正常。同时常存在水入量增多才可导致明显的低钠血症，单纯的AVP增多一般不会引起明显的低钠血症。恶性肿瘤也会引起AVP的分泌。肿瘤也可通过侵犯迷走神经、转移至下丘脑及改变其他中枢神经影响AVP的渗透性调节而引起SIADH。许多药物可作用于肾，直接或间接引起AVP增多。如氯磺丙脲、氯贝丁酯、卡马西平-奥卡西平、长春新碱、尼古丁、麻醉剂、抗精神病及抗抑郁药。SIADH重要诊断依据是相对低渗和低钠血症时异常的高渗尿（>300mOsm/kg H_2O）。肾、肾上腺或甲状腺的异常也是重要的。正常情况下，低渗将会使肾排出大量低渗尿（尿渗透压<100mOsm/kg，尿比重<1.003）。原发性烦渴症患者对水负荷的反应正常。肾对渗透压的异常反应常提示AVP对肾的影响。SIADH患者水重吸收增多而钠出入量平衡（尿钠浓度通常>40mmol/L）从而引起血容量轻微增多。相对于低血容量低钠血症患者，低钠血症常是血容量增多的伴随发现。SIADH患者有些在数月后常发现有恶性肿瘤存在，因此需要进一步评估是否存在恶性肿瘤。对于较轻的低钠血症，可以通过单纯限制水摄入来治疗（1000ml/d）。但是，患者的依从性可能较差，主要是由于治疗所需限制水摄入的时间较长。拮抗AVP活性增加液体排泄的药物可以使SIADH患者限水有所放宽（如地美环素）。地美环素的推荐剂量为600～1200mg/d，可以在不限制水摄入的情况下5～14天恢复血钠水平。肝硬化患者考虑到药物毒性，剂量应有所调整。对于临床症状较重的低钠血症患者可以应用3%高渗盐。

C. 治疗低钠血症关键是原发病。我们需考察是否存在临床症状，低钠血症持续时间，及是否存在神经系统并发症的危险。通过限制水的入量、增加水的排泄来升高血钠水平是最理想的。治疗的关键在于治疗引起低钠血症的原发

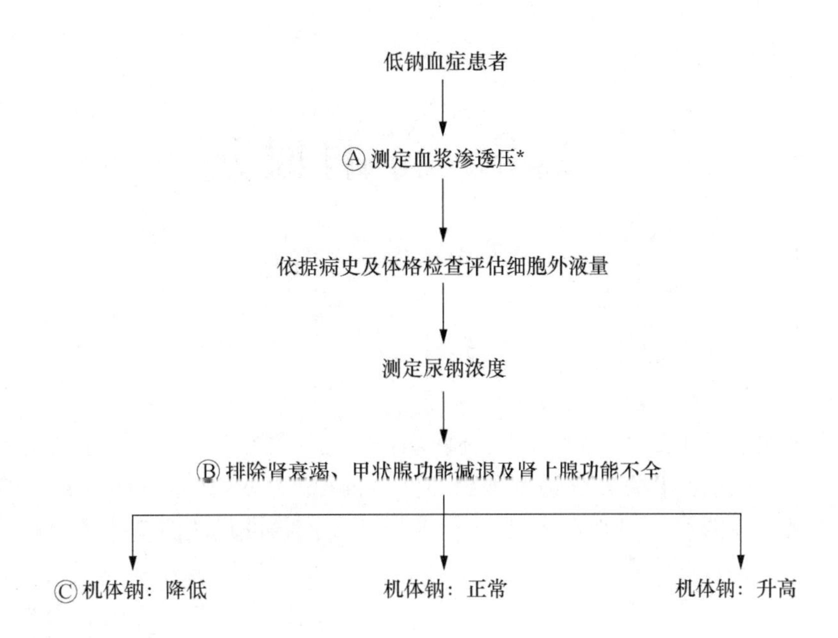

疾病。对于症状性低钠血症不论血钠水平如何均应治疗。至于纠正低钠的速度仍存在较大争议。对于发病48h内的急性患者及存在严重临床症状的患者，推荐运用高渗盐治疗时，在最初3～4h血钠水平升高不超过1～2mmol/（L·h），24h升高不超过15mmol/L，最适升高12mmol/L左右。一旦症状缓解，治疗转为限水。只要所输液体渗透压高于血浆水平，血钠就会升高。纠正低钠所需的总钠量大致等于血钠的降低水平乘以机体总水量。对于治疗无症状低钠血症患者无太大分歧。对于慢性低钠血症患者，限制水入量经常是有效的。限制水1000ml/d就足以达到水负平衡。在一些患者中需要更严格的水入量限制，一般量限水时的水入量已超过肾及肾外水丢失的总量。据报道呋塞米（40mg/d）的使用与较高盐摄入量（200mmol/d）对于从急性症状性低钠血症到慢性等容量性低钠血症均有效。

继发于心力衰竭与肝硬化的高容量性低钠血症患者常无症状。这些患者须严格控制水钠入量，并纠正其他电解质及代谢紊乱。对于低血容量性低钠血症患者可以用等渗盐来补充钠并去除AVP释放的血流动力学刺激因子。

治疗严重低钠血症最严重的并发症是脑桥中央髓鞘溶解（渗透性脱髓鞘综合征）。脱髓鞘综合征常发生于慢性低钠血症患者血钠被快速纠正的适应过程中。小范围损伤诊断比较困难，大范围时可出现松弛性瘫痪、构音困难及吞咽困难。其目前尚未有特殊治疗，致死率及致残率较高。考虑到血钠改变速度在其发病中可能的关键作用，因此严格遵守上文推荐的纠正血钠速度是非常关键的。

参考文献

Adrogué HJ. Consequences of inadequate management of hyponatremia. Am J Nephrol 2005;25(3):240–249. Epub 2005 May 25.
Adrogué HJ, Madias NE. Hyponatremia. N Engl J Med 2000;342(21):1581–1589.
Upadhyay A, Jaber BL, Madias NE. Incidence and prevalence of hyponatremia. Am J Med 2006;119(7 Suppl 1):S30–S35.

128. 高钠血症

Ajay K. Singh

王 麟 译

高钠血症指血钠水平大于 145mmol/L。血钠升高的水平与死亡率直接相关。血钠水平大于 180mmol/L 时，死亡率最高。疑似患者常为限制水入量者。一般无法自行进食的老年及新生儿发生风险较大。

A. 高钠血症常见病因为肾浓缩的神经激素调节紊乱［中枢性尿崩症（DI）］，肾实质病变（肾性 DI）及其他途径造成水丢失。同时存在口渴机制完整性缺失。高钠血症时，血浆渗透压升高将引起水分从细胞内向细胞外转移，引起脑细胞容量减少。高钠血症主要症状是神经性的，包括神志改变、虚弱、神经肌肉易激惹、灶状神经缺陷，间或出现昏迷及癫痫发作。症状的严重程度与高钠血症发病速度有关。急性高钠血症常伴有明显严重的症状，包括厌食、多动、恶心呕吐、神志改变、嗜睡或易怒、抽搐、共济失调、反射亢进、木僵和（或）昏迷。长时间发展形成的慢性高钠血症使脑组织可以发挥适应机制（肌醇的摄取），从而可以较好地适应而使临床症状较轻。患者常诉口渴，且存在其他补充血容量的提示。

DI 是由于精氨酸升压素（AVP）减少或活性降低引起。DI 常导致产生大量异常低渗透压（<300mmol/kg）的稀释尿（>50ml/kg）。原发性 DI 分为中枢性、肾性及妊娠性。高钠血症程度与严重性不同，症状与临床表现也不同。多尿，遗尿和（或）夜尿增多是其特点。口渴机制完整的患者也会出现烦渴。只有当液体摄入受限，脱水与高钠血症才会持续进展。继发性 DI 常发生于由于液体入量过多 AVP 分泌受抑制的患者。由于先天性、遗传性或者后天因素，导致 AVP 分泌减少，引起的尿崩症可以归为中枢性 DI（神经垂体性 DI、神经性 DI 或垂体性 DI）。基因形式常为常染色体显性遗传，少数为 X 染色体关联性隐性遗传。常见变异部位为 AVP 运载蛋白Ⅱ基因编码区，导致变异产物堆积从而使神经损坏。后天病因为疾病或毒素导致神经垂体损害。肾性 DI 也可以分为基因型、获得性或先天性。患者的 AVP 分泌正常或升高，但肾对激素缺乏敏感性。常见遗传性因素为位于 X 染色体相关的 V2 受体编码区隐性突变。感染、毒物和其他遗传性肾疾病导致获得性的 AVP 无作用而损害肾浓缩功能。不同于中枢性 DI，肾性患者常为不能表达口渴给监护人的男性婴儿。

治疗非复杂中枢性 DI 常静注、皮下注射、鼻吸入、口服胶囊合成的 AVP 类似物 DDAVP 来缓解症状。尿液减少呈剂量依赖性，疗效可能与症状有关。氯磺丙脲可以减轻中枢性 DI 患者的过度口渴症状。低能量摄入或者锻炼可致低血糖。（由于可能存在致畸性，氯磺丙脲在妊娠时禁用。）DDAVP 治疗对于存在终末器官不敏感的肾性 DI 是无效的。推荐噻嗪类利尿药与阿米洛利和低盐饮食以减少症状。吲哚美辛对部分患者也有效。

B. 尿液持续增加而没有充分补充可以导致严重的脱水与高钠血症。早期干预是非常关键的，可以减少如抽搐及神经阻滞等并发症。妊娠性 DI 常是短暂的，也有较严重持续到分娩后数周的。妊娠期 AVP 减少主要是由于胎盘代谢产生的一种 N 端氨基肽酶的增加。这些患者在非妊娠期常有亚临床的 AVP 分泌缺乏。DI 的诊断依靠记录到 24h 尿量增加（体重 70kg 的患者 > 3500ml/kg），尿渗透压降低（小于 300mOsm/kg），且伴有持续口渴。重要检查包括液量减少试验，它需要确定 DI 类型。［阳性结果是尿渗透压升高大于 300mOsm/kg。肾性 DI 可以通过注射去氨加压素（DDAVP）后尿渗透压升高大于 300mOsm/kg 诊断。］MRI 有

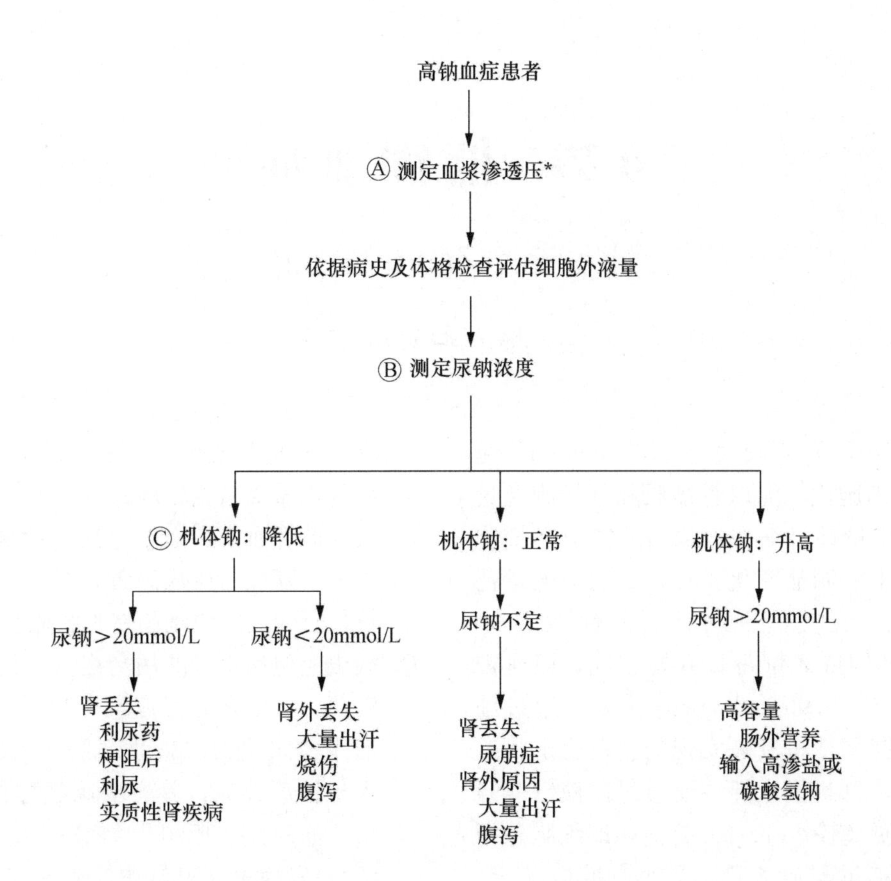

* 渗透压=2（Na^+）+血糖/18+BUN/2.8mOsm/kg

利于影像学证实垂体与下丘脑异常。

C. 高钠血症的治疗目标在于治疗原发病因来阻止进行性水丢失及纠正水缺乏。水分补充对低血容量患者非常重要。水分缺乏量可以用下列公式估计：水缺少量＝（血钠－140）/140×机体含水量，或：水缺少量＝（血钠/140－1）×机体含水量。机体含水量在水分丢失引起的高钠血症患者中男性大约为50％，女性40％。水分缺失依据严重程度及病程应在48～72h内纠正。计算水分补充速度时，继续丢失量应被计入。血钠浓度应每小时下降0.5mmol/L，初始24h不超过12mmol/L。如果可能液体补充应采用口服，如果患者已昏迷、有神志改变或呕吐时，静脉补充5％葡萄糖或0.45％盐溶液更佳。

参考文献

Adrogué HJ, Madias NE. Hypernatremia. N Engl J Med 2000;342(20):1493–1499.

Lin M, Liu SJ, Lim IT. Disorders of water imbalance. Emerg Med Clin North Am 2005;23(3):749–770, ix.

Reynolds RM, Padfield PL, Seckl JR. Disorders of sodium balance. BMJ 2006;332(7543):702–705.

Schrier RW. The sea within us: disorders of body water homeostasis. Curr Opin Investig Drugs 2007;8(4):304–311.

129. 低钾血症

Kambiz Zandi-Nejad

王　麟　王会清　译

人体内钾（K^+）含量大约为3500mmol。超过98%的钾在细胞内，尤以骨骼肌和肝细胞含量最多。因此，少量钾自细胞内池出入能引起细胞外和血清钾水平的明显变化。每日钾的摄入量范围是相当大的，在美国平均日摄入钾为70～140mmol。虽然钾摄入量每日有所不同，但血钾浓度稳定在3.5～5.0mmol/L。这主要是通过细胞内及细胞外钾平衡机制来实现的。在稳定状态下的健康成人，每日摄入钾主要通过尿液（90%～95%）与粪便（5%～10%）排泄，即细胞外钾平衡。肾钾分泌量与血流量、肾小管腔电荷量、皮质集合管（CCD）K^+浓度有关。肾需数小时才能排泄增加的钾负荷。

钾在细胞内与细胞外的流动在维持血钾浓度稳定起着非常关键作用，即细胞内钾平衡调节。这种细胞内外的转移是短时间内大量钾进入循环后的首要调节体系（如高钾饮食后）。钾进入细胞内是通过Na-K-ATP酶，出细胞主要是通过钾通道。两种刺激钾进入细胞的药物是胰岛素与β_2肾上腺素能受体激动剂。

酸碱平衡失调可以通过细胞内与细胞外钾平衡两种途径影响血钾。在慢性酸碱失衡时，细胞外调节是主要的。酸血症对于细胞内钾平衡的影响比碱血症要强，由于其对pH的改变，这主要在非有机酸明显。

A. 低钾血症指血清K^+浓度小于3.5mmol/L，是最常见的电解质紊乱。同时机体总钾水平可升高或正常。引起低钾血症的原因是多因素的，涉及多种机制与病因。虽然在大多数情况下低钾血症病因易从病史、体格检查和（或）实验室检查中得到，但那些不能被早期适当干预纠正的低钾血症，需进一步的详细检查来发现病因，简单的补钾是不够的。

B. 仔细检查患者症状与体征，如肌无力与心电图改变（如T波低平、明显的U波）提示病情危重，需要紧急处理。

C. 假性低钾血症指血中存在大量异常白细胞，主要见于髓性白血病患者，当其血液在室温放置较长时间后，白细胞将吸收血浆钾。

D. 病史应包括患者的用药史（特别是利尿药、轻泻药、抗生素如青霉素类和两性霉素B、化学治疗药如顺铂、β_2-激动剂），饮食（如钾的摄入与甘草补充，其有醛固酮样作用），伴随症状（如腹泻、呕吐、持续胃管引流及大量出汗），发病史，家族史，应激状态如头部外伤或心肌梗死。体格检查需注意生命体征（特别是血压），容量状态，及可引起低钾血症的内分泌紊乱性疾病如高醛固酮血症与库欣综合征。基础实验室检查包括：肾功能测定；电解质包括血钙、血镁；动脉血气分析；全血细胞计数；渗透压；尿pH，尿渗透压，肌酐，电解质包括血钠、钾、氯；在一些情况下，尿镁、钙，血浆肾素、醛固酮水平也是有用的。需注意的是，低镁血症可以加强肾钾排泄，其机制仍不明，血镁水平需随着血钾水平的纠正而纠正。

E. 内源性或外源性高β_2肾上腺素能激动剂水平（如心肌梗死与酒精戒断后），是K^+向细胞内转移的主要原因。

F. 肾即使在无钾摄入时也会排放钾，因此在摄入严重减少时（如土司与茶饮食几乎无钾摄入），肾仍低水平排钾（常＜10mmol/L），低钾血症最终必定发生。但这是不常见的，因为其需要无钾饮食较长时间。

G. 主要的肾外钾丢失是在胃肠道，以腹泻或胃肠道瘘的形式。虽然胃液含钾（6～8mmol/L），但呕吐或长期胃液引流相关的低钾血症主要是由于代谢性碱中毒与血液浓缩所导致的肾钾丢失造成的。汗液中含有5～10mmol/L的钾，

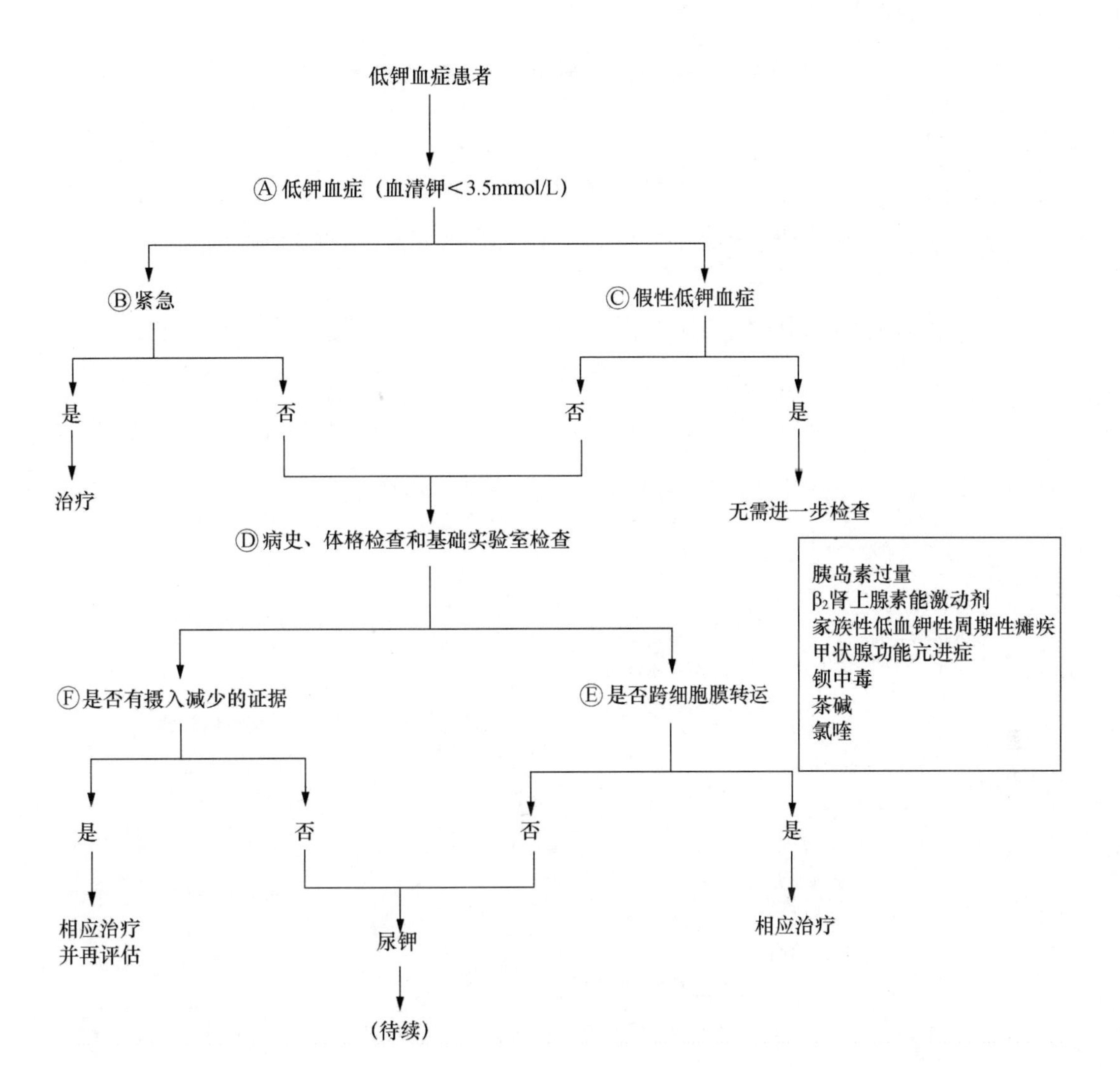

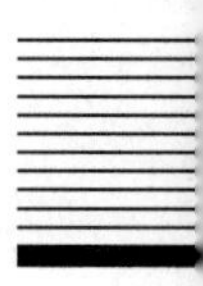

因此低钾血症也会发生于大量出汗患者。在肾功能正常的患者，存在肾外钾丢失时，尿钾丢失小于 15mmol/d。

H. 解释肾钾排泄量需要考虑到血钾水平，在低钾血症时，肾钾排泄是少量的。

I. 集合管钾梯度（TTKG）用于估计在 CCD 的钾浓度。只有当尿液渗透压大于血浆渗透压，且尿钠浓度至少 25mmol/L 时，才有帮助。TTKG=(尿钾/血钾)/(尿液渗透压/血浆渗透压)。TTKG 正常值变化范围较大，且取决于血钾水平，低钾血症时小于 2，高钾血症时大于 6，对于血钾水平正常患者，任何值都考虑正常。

参考文献

Gennary FJ. Hypokalemia. N Engl J Med 1998;339:451–458.
Mount DB, Zandi-Nejad K. Disorders of potassium balance. In Brenner BM, ed. Brenner and Rector's The Kidney, 7th ed. Philadelphia: Elsevier, 2004:997–1040.

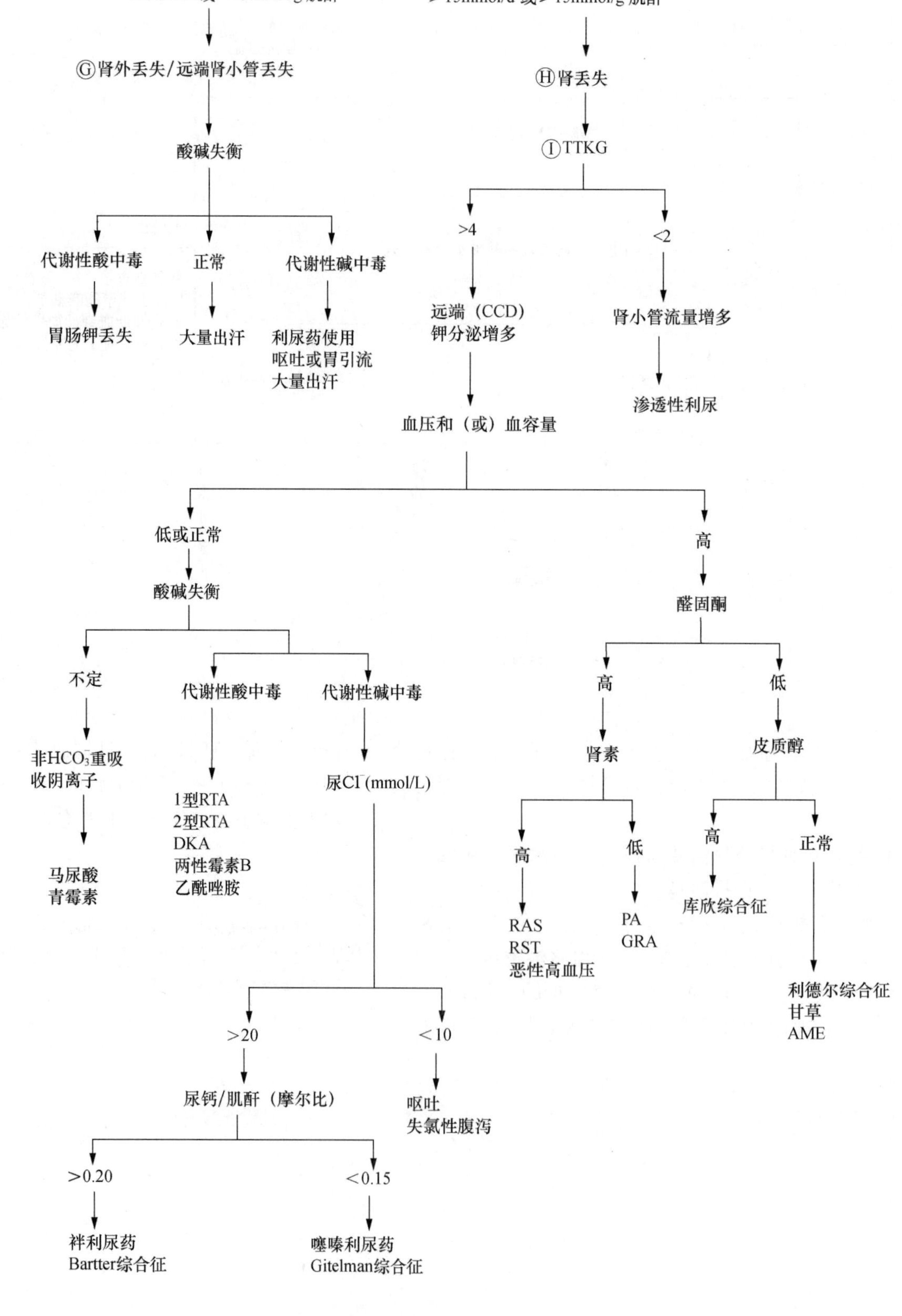

AME：皮质激素增多；DKA：糖尿病酮症酸中毒；GRA：糖皮质激素可抑制性醛固酮增多症；PA：原发性醛固酮增多症；RAS：肾素-血管紧张素系统；RST：肾素分泌瘤；RTA：肾小管性酸中毒

130. 高钾血症

Kambiz Zandi-Nejad

李　萍　译

请参照低钾血症部分，其中简单描述了钾内环境稳定。

A. 高钾血症定义是血清钾≥5.5mmol/L，是要求立即干预的潜在致死性疾病。大部分患者的高钾血症是多因素导致的，药物与肾功能减退是主要病因。低钾血症时由于细胞内外钾平衡调节紊乱，可致机体总钾含量增加或正常。

B. 高钾血症需住院治疗的指征是不易定义的。但由于严重高钾血症的潜在致死性后果，因此推荐所有具有心电图改变（T 波高尖）的高钾血症患者行紧急处理。而且考虑到用心电图改变来反映心肌毒性的局限性，因此严重高钾血症的患者（K^+≥6.0mmol/L）无论有无心电图改变均应该积极处理。高钾血症的心电图改变包括高尖的 T 波（幕状，常在胸导联可见），P 波低平，PR 间期延长，QRS 波宽度增加，及正弦心室自主心律模式。

C. 假性高钾血症是一种由于静脉穿刺造成 K^+ 释放引起的人为性血清钾增加。常见原因是人为压迫止血或使用止血带，溶血，严重血小板增多（血小板计数常>1 000 000），及严重白细胞增多。血浆钾浓度有利于鉴别血小板增多或白细胞增多造成的假性高钾血症。

D. 病史及体格检查应集中在肾衰竭的危险因素，尿量，用药史，饮食及食物添加剂（盐类替代品有较高的钾含量），血压及血容量。基本的实验室检查应包括肾功能检查，血电解质，血糖水平，血浆渗透压，动脉血气分析，全血细胞计数，及尿 pH、渗透压、肌酐、电解质，包括 24h 尿钾。

E. 一些药物可以使细胞内钾流出而改变钾平衡引起高钾血症。地高辛及类似物可抑制 Na-K-ATP 酶，它们可引起高钾血症，尤其在药物超过治疗量时。β 受体阻滞剂，尤其是非选择性β受体阻滞剂，由于在一定程度上抑制细胞通道而引起高钾血症。它们也会抑制肾素和醛固酮的释放。高渗相关性药物如高渗甘露醇或高渗盐可通过“溶媒牵拉”作用引起高钾血症，即钾离子随水分顺渗透梯度运动。同理，高糖血症也可引起 K^+ 水平升高，胰岛素水平低下可进一步加剧高钾血症。需注意的是，仅仅非器质性代谢性酸中毒就可引起明显的高钾血症。

F. 增多的钾负荷可以是外源性或内源性的。外源性钾的常见来源包括富含钾的食物及食物添加剂，大量输入红细胞，钾盐药物（如青霉素钾或磷酸钾）。常见的内源性钾来源是消化道出血，血肿，组织坏死（如横纹肌溶解），肿瘤溶解综合征。

G. 如果不存在增加的钾负荷或跨细胞膜转运，降低的肾钾排泄是高钾血症的常见原因［少数情况下严重肾疾病患者胃肠排钾减少（便秘）也可导致高钾血症］。

H. 集合管钾梯度（TTKG）用于估计在终末皮质集合管（CCD）的钾浓度。只有当尿液渗透压大于血浆渗透压，且尿钠浓度至少 25mmol/L 时，才有帮助。TTKG 可通过以下公式计算：$\frac{\text{尿}K^+/\text{血}K^+}{\text{尿渗透压}/\text{血浆渗透压}}$。TTKG 正常值变化范围较大，取决于血钾水平，低钾血症时小于 2，高钾血症时大于 6，对于血钾水平正常患者，任何值都考虑正常。

I. 在无严重肾衰竭与尿量减少的情况下，TTKG 值小于 5 可以反映 CCD 钾分泌减少，这是由于醛固酮减少或抵抗。但对氟氢化可的松（一种盐皮质激素）有反应而 TTKG 值增加至≥8 提示醛固酮减少，减少或无反应则提示集合管抵抗醛固酮作用。

J. 低肾素性低醛固酮血症是成人低醛固酮血症常见原因。但是一些药物也是常见病因，其中保

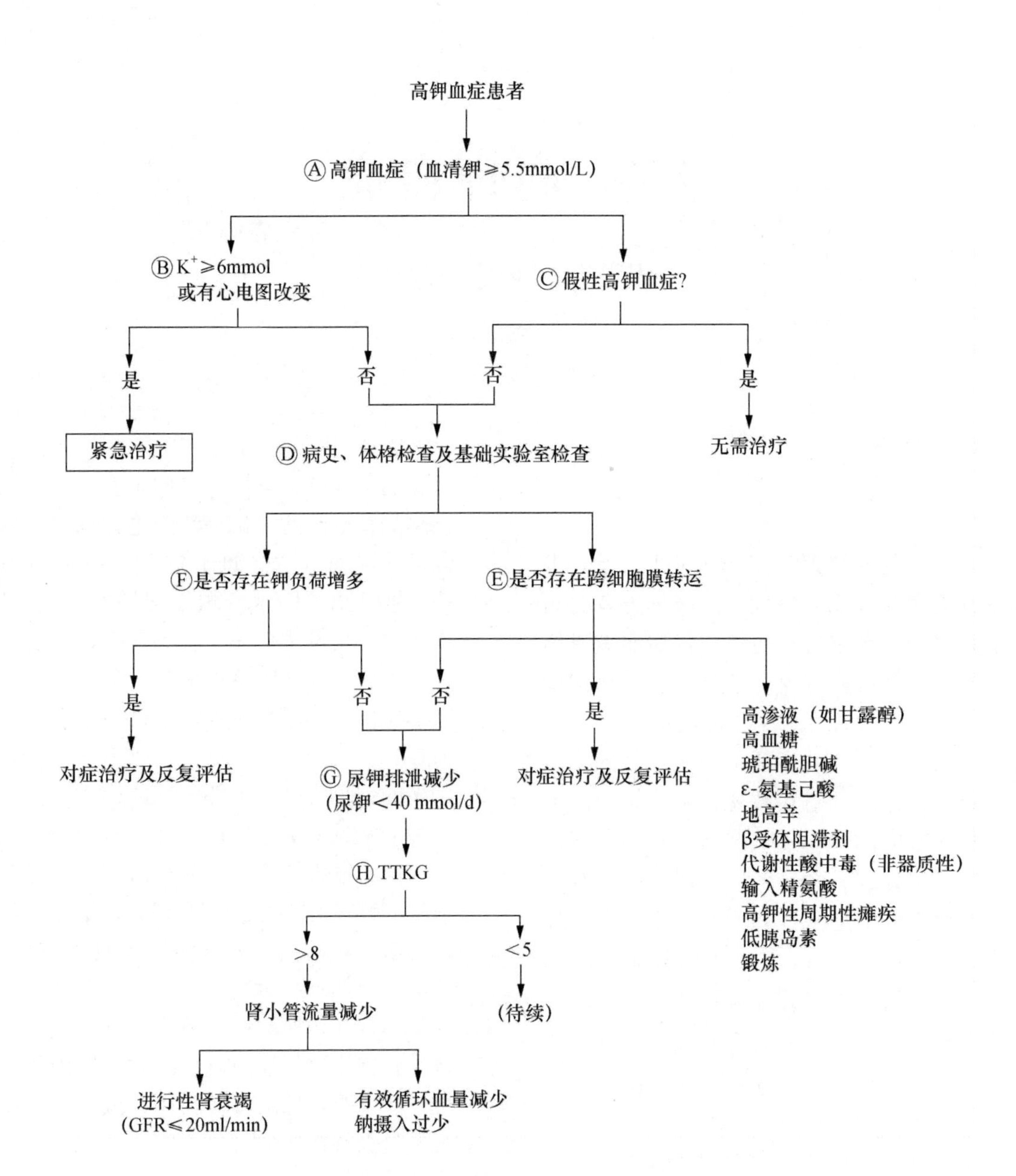

钾利尿药、非甾体抗炎药、血管紧张素转化酶（ACE）抑制剂、血管紧张素Ⅱ受体阻滞剂（ARB）、肝素及低分子量（LMW）肝素、β受体阻滞剂是较常见的。常见症状主要出现在中等程度肾功能不全及肾小管间质受损的患者。高钾血症的水平常与肾损害程度不符。在许多患者常表现出中等程度的非阴离子间隙性代谢性酸中毒［此常被称为Ⅳ型肾小管酸中毒（RTA）］。

参考文献

Mount DB, Zandi-Nejad K. Disorders of potassium balance. In Brenner BM, ed. Brenner and Rector's The Kidney, 7th ed. Philadelphia: Elsevier, 2004:997–1040.
Williams ME. Hyperkalemia. Crit Care Clin 1991;7:155–173.

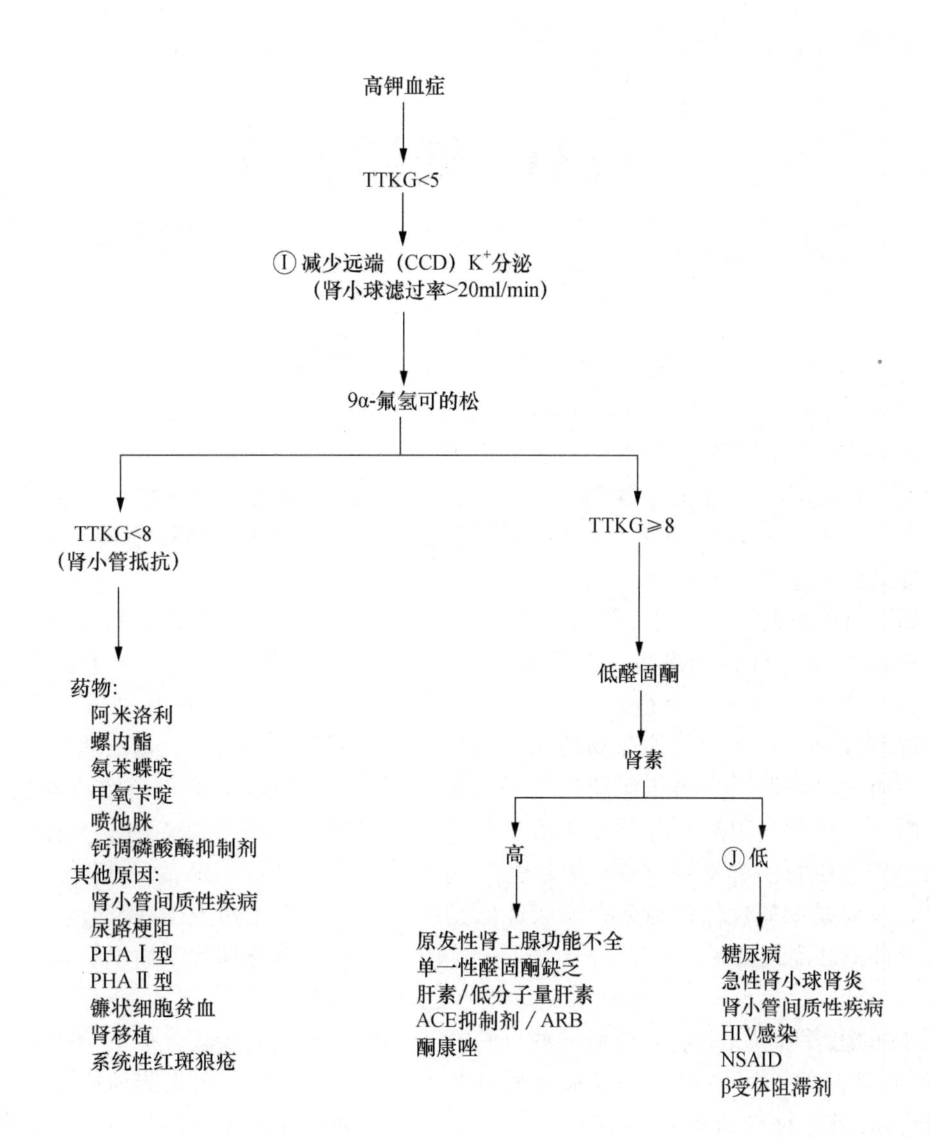

PHA：假性醛固酮减少症

131. 低镁血症

Ajay K. Singh

李 萍 译

低镁血症是指血清镁离子（Mg^{2+}）水平低于0.9mmol/L [1.8mEq/L，血清中镁离子的浓度参考范围是0.9～1.5mmol/L（1.8～3.0mEq/L)]。由于缺乏准确的试验检测体内Mg^{2+}的状态，低镁血症的发病率可能被低估。大约10%的住院患者，重症监护病房中高达60%的患者存在低镁血症。低镁血症主要是由于肾或消化道的丢失造成的，可能与髓袢利尿药的使用、其他药物使用、酗酒和慢性腹泻有关。皮肤丢失由于运动过度出汗导致，也可由于严重烧伤引起。静脉液体治疗和扩容后的稀释作用也可引起低镁血症。家族性发病少有报道，主要是家族性低镁血症、家族性低钾血症和家族性低镁高钙血症。

A. 低镁血症的患者可以无症状，或有一些反映其他电解质紊乱的临床表现。许多系统都可受累，包括心脏、神经肌肉系统或中枢神经系统。心脏方面的症状包括快速性心律失常、尖端扭转型室性心动过速、心动过速和颤动，对标准治疗耐受，但补充Mg^{2+}治疗效果明显。心电图改变显示心脏复极化异常，T波出现对裂、U波以及QT或QU间期延长。神经肌肉症状与低钙血症类似，包括震颤、抽搐、强直以及Trousseau征和Chvostek征阳性。中枢神经系统症状包括广泛的强直阵挛性或由于大声引起的多灶的运动性癫痫发作，并能导致猝死。可见眼球震颤和韦尼克脑病。诊断的关键是判断低镁血症是由于摄入、吸收减少还是丢失增加引起的。进一步检查24h尿Mg^{2+}定量鉴别尿排泄Mg^{2+}是增加还是减少。低镁血症的患者尿镁排泄增加，一定是由于肾消耗的结果。如果尿镁排泄降低，是肾贮存镁来平衡Mg^{2+}的摄入不足。肾Mg^{2+}消耗由于利尿药的使用导致钠吸收缺陷，肾毒性药物的使用（两性霉素B、顺铂、氨基糖苷类、喷他脒、环孢素)，以及渗透性利尿。营养不良可导致肾外丢失，如嗜酒、蛋白质热量营养不良、肠外营养。吸收下降可导致肾外丢失，如慢性腹泻、肠吸收不良综合征。皮肤丢失可导致肾外丢失，如烧伤患者、马拉松运动员。较少见的骨重新分配可发生在"骨饥饿综合征"患者，与甲状旁腺切除术后甲状旁腺素（PTH）慢性升高有关。

B. 无症状的镁缺乏症的治疗是有争议的。低镁血症患者有心脏疾患应该补充镁离子，避免发生地高辛心脏毒性的风险。镁丢失的原因应该评价，并进行适当的治疗。患者接受肠外营养对镁的需要不断增加，所以，镁的补充应该增加以防止进一步缺乏。症状性镁缺乏需要补充来预防并发症的出现，如癫痫发作及电解质紊乱。有静脉通路时静脉补充是常规的选择。

参考文献

Dacey MJ. Hypomagnesemic disorders. Crit Care Clin 2001;17(1):155–173, viii.

Sedlacek M, Schoolwerth AC, Remillared BD. Electrolyte disturbances in the intensive care unit. Semin Dial 2006;19(6):496–501.

Tong GM, Rude RK. Magnesium deficiency in critical illness. J Intensive Care Med 2005;20(1):3–17.

Topf JM, Murray PT. Hypomagnesemia and hypermagnesemia. Rev Endocr Metab Disord 2003;4(2):195–206.

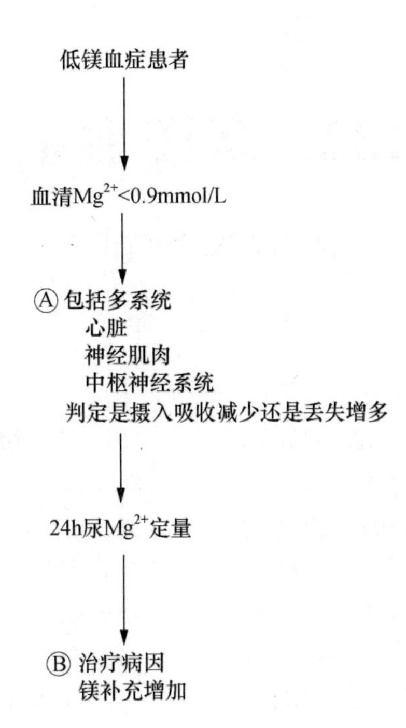
低镁血症患者
血清Mg2+<0.9mmol/L
Ⓐ 包括多系统
心脏
神经肌肉
中枢神经系统
判定是摄入吸收减少还是丢失增多
24h尿Mg2+定量
Ⓑ 治疗病因
镁补充增加

132. 高镁血症

Ajay K. Singh

刘 欢 译

血清镁（Mg^{2+}）浓度高于1.1mmol/L（2.2mEq/L，2.6mg/dl）时为高镁血症。高镁血症不普遍，但在服用镁结合的抗酸剂、轻泻药、灌肠剂或者输液的急性肾衰竭（ARF）的患者中可见。急性横纹肌溶解同样和高镁血症有关。年龄增长是肾功能正常患者高镁血症一重要的危险因素，并且可大致反映随年龄增长肾小球滤过率的下降。Mg^{2+}在肾高效排泄，即使在慢性肾功能不全的患者仍可以见到残存正常的肾单元分泌少量的Mg^{2+}。一般来讲，肾能维持Mg^{2+}平衡直至肌酐清除率降至20ml/min以下。即使肾功能下降，终末期肾病（ESRD）和ARF患者很少发生高镁血症。外部干预对于形成高镁血症常常是必要的。尽管在肾功能正常患者，外源性干预也可产生毒性。在炎症性疾病、胃肠道梗阻或穿孔的患者Mg^{2+}吸收增加是很正常的。其他可引起高镁血症的原因包括锂治疗，骨的代谢性疾病，奶碱综合征，低尿钙高钙血症，甲状腺功能减退症，垂体性侏儒症和艾迪生病。神经系统症状是由于细胞外Mg^{2+}水平升高抑制神经肌肉运动终板乙酰胆碱的释放造成的。

A. 高镁血症有严重的致命性。当血清镁浓度达4～6mg/dl，一般早期表现为嗜睡、低血压、恶心、呕吐、面部潮红、尿潴留、肠梗阻。若未控制，则可出现骨骼肌软瘫及腱反射减弱，心动过缓及缓慢心律失常，完全性心脏传导阻滞，以及呼吸抑制。非特异性心电图改变包括PR间期延长，QRS波时限增加。对血管扩张药效应及抑制交感神经节去甲肾上腺素释放表现为低血压和皮肤潮红。随意肌麻痹和一般平滑肌麻痹可引起致命的呼吸肌麻痹和呼吸暂停。昏迷和心脏停搏可最终导致患者严重镁中毒。

B. 肾功能正常的高镁血症患者可充分消除过多的镁。可以使用盐水利尿和呋塞米进行水化。镁在短期内可完全通过肾清除。在合并严重并发症的患者，镁需要立刻处理，可使用Ca^{2+}（静脉输入1g氯化钙或葡萄糖酸钙2～5min）。ARF和ESRD患者需要低镁透析。一般来讲，使用高效率透析膜透析3～4h后，血清镁离子期望改变为透析液和透析前血清超滤镁浓度的1/2～1/3（估计为血清Mg^{2+}总浓度的80%）。对于不能忍受血液透析的患者也可采用腹膜透析。

参考文献

Moe SM. Disorders involving calcium, phosphorus, and magnesium. Prim Care 2008;35(2):215–237, v-vi.

Topf JM, Murray PT. Hypomagnesemia and hypermagnesemia. Rev Endocr Metab Disord 2003;4(2):195–206.

Sanders GT, Huijgen HJ, Sanders R. Magnesium in disease: a review with special emphasis on the serum ionized magnesium. Clin Chem Lab Med 1999;37(11–12):1011–1033.

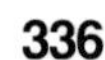

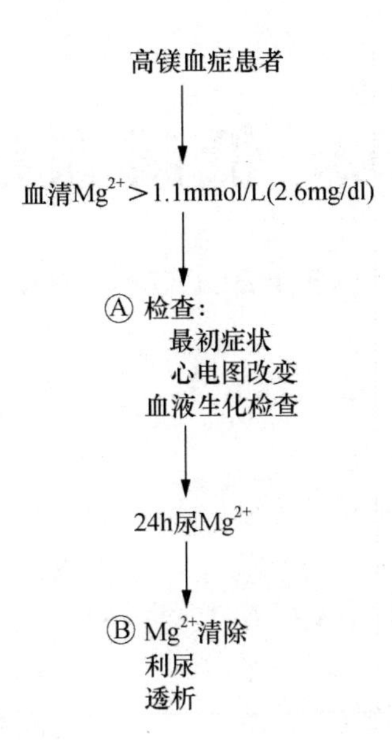

高镁血症患者
血清Mg^{2+}＞1.1mmol/L(2.6mg/dl)
Ⓐ 检查:
最初症状
心电图改变
血液生化检查
24h尿Mg^{2+}
Ⓑ Mg^{2+}清除
利尿
透析

133. 低磷血症

Lamioko Shika Pappoe，Ajay K. Singh

刘 欢 陆 伟 译

磷是许多细胞复合物中的重要组成成分［如细胞膜的磷脂，核酸，腺苷三磷酸（ATP），2，3-二磷酸甘油酸（2，3-DPG）］，并在代谢过程中发挥着至关重要的作用。因此，磷是在有规律的调控之下。血磷水平取决于饮食摄入、胃肠道吸收、骨循环、细胞内转化和肾小管的作用。血磷稳态主要由甲状旁腺激素（PTH）和维生素 D 维持。体重 70kg 的成人中磷含量大约为 700g，其中 85%存在于骨骼，15%存在于软组织，0.1%位于细胞外液。

A. 低磷血症定义为血磷水平低于 2.5mg/dl。表 1 列出的是低磷血症的原因。当磷丢失增加、摄入减少或磷在细胞内转化过多时，可以发生低磷血症。为查明原因，需要进行系统回顾、体格检查和实验室评估。低磷血症可以继发于经口或胃肠道吸收减少时摄入减少。低磷血症很少继发于严重的摄入不足，因为食物中磷元素含量丰富。但是，当个体有慢性的、严重的营养不良时则可发生。磷元素的吸收不良经常继发于炎症状态、手术或腹泻。低磷血症最常见的原因是慢性酒精中毒。超过 50%的嗜酒的住院患者未按时进食或发生戒断症状时，会发生低磷酸血症。当伴有甲状旁腺功能亢进、维生素 D 缺乏、维生素 D 抵抗性或维生素 D 依赖性佝偻病、高血糖状态或致癌性的骨软化症时，肾小球清除磷会增加。获得性或遗传性情况下也会使磷丢失增加。胰岛素注射可以使磷细胞内转移而导致血磷水平突然下降，但通常是暂时性的，而不会导致严重的磷缺乏。最后，细胞内转移可以导致低磷血症。这最常见于给予营养不良的患者糖溶液或全肠外营养（TPN）时。胰岛素水平增高常使得磷转移到细胞内。此外，合成代谢的增加可以导致高能磷酸的形成，进一步降低血磷水平。胰岛素治疗糖尿病酮症酸中毒（DKA）或高血糖症高渗性非酮症昏迷（HONK）时导致低磷血症是同样的机制。

表 1 低磷血症的原因
磷丢失增加
获得性
甲状旁腺功能亢进
维生素 D 缺乏
肾小管疾病
细胞外容积扩大
利尿药（乙酰唑胺，噻嗪类）
渗透性利尿
肾移植
碳酸氢盐的应用
皮质类固醇
遗传性
范科尼（Fanconi）综合征
X-染色体相关性低磷血症
常染色体遗传性低磷血症性佝偻病
Ⅰ型远端小管性酸中毒
磷重新分布
急性呼吸性碱中毒
胰岛素治疗 DKA 或 HONK
营养不良的患者重新进食（嗜酒者，厌食者）
不含磷的 TPN
骨饥饿综合征（在甲状旁腺或甲状腺切除术后的骨质减少）
细胞合成增加
细胞代谢增加
致癌性低磷血症性骨软化症
磷摄入减少
维生素 D 缺乏
吸收不良
嗜酒
营养不良
含 Mg 或 Al 的抗酸剂
腹泻/脂肪泻

B. 低磷血症的临床症状取决于血磷低的程度和持续时间。中度低磷血症（1.5～2.5mg/dl）通常是无症状的。严重的低磷血症（<1.5mg/dl）可能出现代谢性脑病，骨痛，或由肌肉功能不良导致的继发症状（无力、横纹肌溶解、心肌病、呼吸衰竭）。低磷血症的患者还可以导致血液系统的异常（由于 2，3-DPG 和 ATP 水平的降低导致的溶血，白细胞功能异常，血小板减少）。当处理低磷血症时要谨记血磷水平并不能反映全身磷的存储状况。机体总存储磷量低、

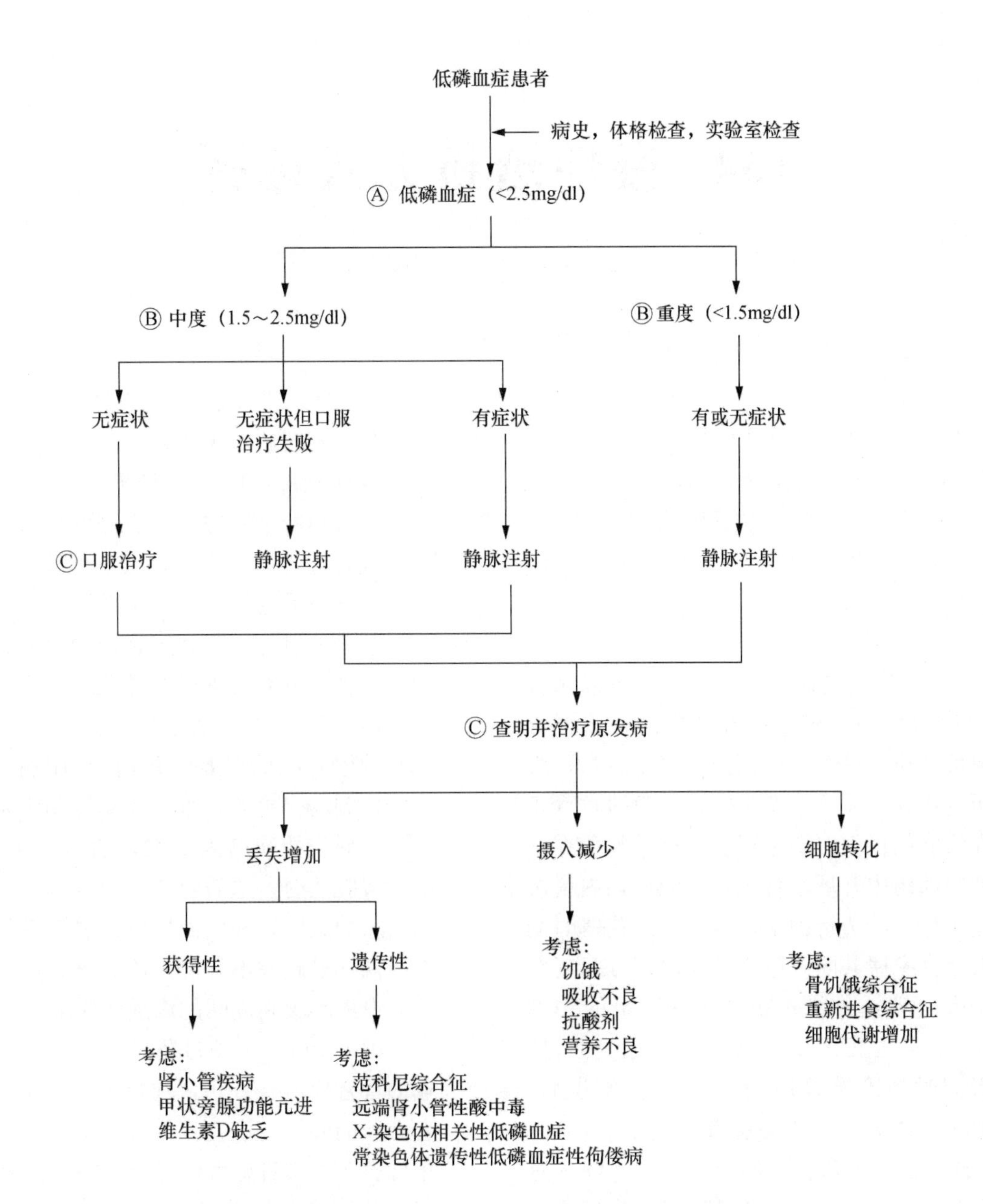

正常或高时都可以发生低磷血症。临床上明显的低磷血症通常发生于机体总体磷缺乏时。

C. 磷的补充可以通过口服或注射途径。通常认为口服是较安全的。口服补充磷包括磷酸盐（磷酸钠或磷酸钾）和日常食物（如 1ml 牛奶中含有 1mg 磷）。总的来说，口服补磷每天需要补充 60mmol，分 3～4 次服用，连续服用 7～10 天可以纠正中度的低磷血症。注射补磷则是治疗那些严重的低磷血症，或者不能耐受口服疗法或对口服疗法无反应的患者。静脉注射液包括磷酸钠和磷酸钾。常规注射补磷方案：存在严重的低磷血症但没有明显的临床症状时给予 2.5mg/kg，连续 6h 输入；如果为危急的低磷血症患者则给予 5.0mg/kg，连续 6h 输入。体内过量的磷也会有副作用，当应用磷酸盐治疗时需要密切监测是否引起高钠血症、高钾血症、高磷血症及容量过度负荷。口服补磷盐溶液过多可能引起腹泻。此副作用可以通过分次给予避免。在注射补充磷时监测磷酸钙也很重要。过量的补磷会导致转移性钙沉积和低钙血症。

除了纠正血磷水平外，也需要查明低磷血症的原因并给予相应的治疗。

参考文献

Gaasbeek A, Meinders AE. Hypophosphatemia: an update on its etiology and treatment. Am J Med 2005;118(10):1094–1101.

Knochel JP. Disorders of phosphorous metabolism. In Fauci AS et al, eds. Harrison's Principles of Internal Medicine, 14th ed. New York: McGraw-Hill, 1998:2259–2262.

Marinella, MA. Refeeding syndrome and hypophosphatemia. J Intensive Care Med 2005;20(3):155–159.

Paterson CR, Naismith KI, Young JA. Severe unexplained hypophosphatemia. Clin Chem 1992;38(1):104–107.

Subramanian R, Khardori R. Severe hypophosphatemia: pathophysiologic implications, clinical presentations, and treatment. Medicine (Baltimore) 2000;79(1):1–8.

134. 慢性透析方式选择

J. Kevin Tucker

刘 欢 王会清 译

慢性肾疾病（CKD）患者应早期预测其疾病进展的可能性。关于详细的透析前准备和教育工作及移植方式的选择，常常在肾脏疾病进展至4期［即肾小球滤过率（GFR）为15～29ml/min］才得以开展。

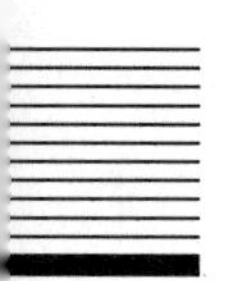

A. 当CKD患者病情进展至4期，他们可以选择的肾替代治疗的范围是：若可能优先选择移植；血液透析（HD），在医院和家中进行；腹膜透析（PD）。对于这些选择的患者的教育工作应在疾病的任何一期进行。内科医师可在常规的临床随访中开展教育工作。同样，内科医师可把工作交给透析护士，她们可以花费时间与患者及其家属共同讨论肾替代治疗方面问题进行个人会议或作为透析“选择”组的一部分。PD在美国较HD未被充分利用。但是，当患者同时都接受了PD和HD方面知识后，选择PD这种透析方式的患者比例增加。HD与PD预后方面的研究，例如死亡率问题一直存在争议，选择PD的患者对他们的治疗更满意，并且有更高的自我生活质量。

B. 由于肾移植是长期肾替代治疗最好的方式，因此4期CKD的患者应当评估其肾移植的可行性（详见肾移植患者选择部分）。肾移植受者主要的发病及死亡形式是心血管疾病，故筛选和（或）阻止心血管疾病的发生应特别被关注。如果没有肾移植的医学禁忌证，并且有可行的活体供者，患者应首先选择肾移植。

C. 考虑PD的慢性肾疾病患者应当评估此种透析方式的可行性。主要包括以下方面：

（1）腹部手术：影响选择此种透析方式的主要技术因素是有无腹部手术史。腹腔粘连的存在可直接影响溶质及液体通过腹膜，使PD困难。但是，新的放置PD导管的外科腹腔镜技术可直视PD患者腹膜的空隙，且可同时解除腹膜粘连。

（2）身体状况：肥胖本身不是PD的禁忌证，但值得特别考虑。病态肥胖患者可能需要放置胸骨柄腹膜导管（一种导管具有允许其从胸骨退出的延长部分）以减少出口处感染的风险。肥胖患者应同时被告知体重增加、发展或进展至更难控制的糖尿病和PD相关性高脂血症的风险。

（3）糖尿病：开始接受PD的糖尿病患者血糖控制变得更加困难。血糖控制常常需要更加周密的胰岛素摄取，通过皮下和（或）腹腔注射，这需要初级保健师及糖尿病专家的共同管理。糖尿病患者血糖控制不佳同样是超滤不好的危险因素，因为减少了血液和腹膜之间的渗透压梯度。

由于PD是一种自我指导并且可以家庭作业的肾替代治疗方式，选择此种透析方式的患者必须能够学会该技术。并不要求患者接受过正规教育，文盲患者也可被成功教会PD操作。但是认知障碍的患者可能无法掌握此项技术。如果有家庭支持，这些患者也可选择家庭PD操作，例如配偶或其他家属被训练掌握对患者实施PD操作。

D. 慢性肾疾病HD患者的评估应当包括四肢血管通路的检测。透析通路更倾向于动静脉（AV）瘘，并且需要3～6个月形成。第一次透析通路常常选择非优势臂。年长患者、伴有微血管疾病的糖尿病患者以及无可行静脉的患者，AV移植是有必要的。若AV瘘或移植都不可行，中央静脉（颈内静脉或锁骨下静脉）隧道导管置入是唯一选择。AV瘘较AV移植及隧道导管置入能大大降低并发症发病率。这些并发症包括栓塞、感染和机械失败。患者应被告知避免在欲实施操作的臂行静脉穿刺及血压监测。对于心力衰竭患者心血管系统应被评估。

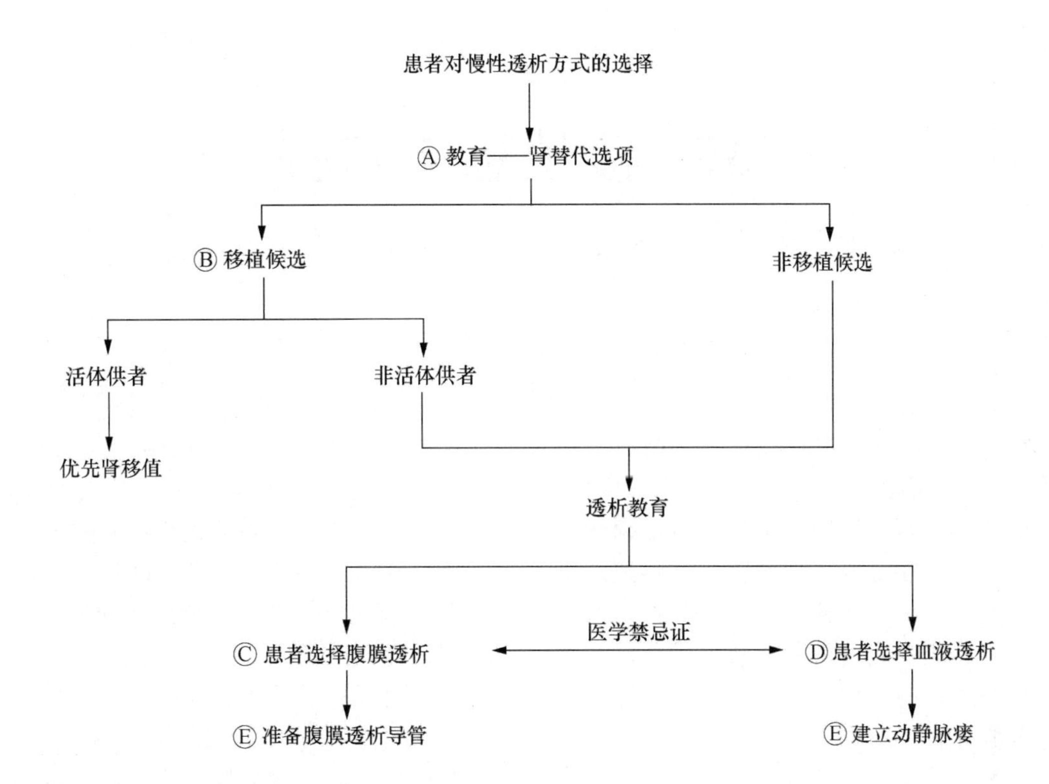

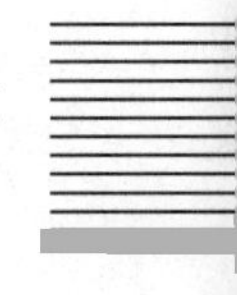

容量负荷过重和左室功能不全的患者由于 HD 相关的低血压很难达到他们的干重。

HD 患者有几个治疗设定可供选择。最常见的是患者去独立的门诊透析室透析。但是，以医院为基础的单位或在家 HD 也具有潜在的可能性。

E. 当 CKD 患者培训过肾替代治疗知识和对一种优先方式达成共识后，患者将关注外科医师对于 HD 血管通路的建立及 PD 导管安置方面的经验。动静脉瘘需要 3～6 个月形成，因此患者在开始 HD 前最少需要 6 个月的观察。PD 导管常常需要 2～3 周可以使用。选择 PD 的患者在透析前可以看到外科医师至少 2 个月的准备工作。

参考文献

Mange KC, Marshall MJ, Feldman HI. Effect of the use or nonuse of long-term dialysis on the subsequent survival of renal transplants from living donors. N Engl J Med 2001;344:726–731.

Manns BJ, Taub K, Vanderstraeten C, et al. The impact of education on chronic kidney disease patients' plans to initiate dialysis with self-care dialysis: a randomized trial. Kidney Int 2005;68:1777–1783.

Mehrotra R, Marsh D, Vonesh E, et al. Patient education and access of ESRD patients to renal replacement therapies beyond in-center hemodialysis. Kidney Int 2005;68:378–390.

Rubin H, Fink N, Plantinga L, et al. Patient ratings of dialysis care with peritoneal dialysis vs hemodialysis. JAMA 2004;291:697–703.

135. 移植患者选择

Colm C. Magee

刘　欢　译

慢性肾疾病（CKD）欲移植患者应当在透析之前开始评估。若活体供者可获得则允许先移植。尽管活者捐赠不可行，早期完整的评估意味着一旦透析开始，患者能尽早登记死者捐赠移植。早期评估必须周密。早期评估的目的：首先确保没有医学、外科、免疫或内科的移植禁忌证；其次向患者详细解释移植的优缺点；最后决定哪类肾移植对患者最有益。

A. 完整的病史采集是基础，但应关注以下几点：终末期肾病（ESRD）的原因，移植病史，合并其他疾病，社会支持，以及功能状态。某些状态，如原发性局灶性肾小球硬化或非腹泻相关的溶血性尿毒症综合征，可在移植肾时发生，在此种情况下移植利与弊的谨慎评估是必要的。完整周密的检测是必要的，但应注重于全面的一般健康状况（这些患者能否忍受移植手术和免疫抑制剂的压力），以及失代偿期的心肺疾病和外周血管疾病的体征。

B. 所有患者标准检测包括：ABO 血型及人白细胞抗原（HLA）分型，血生化，CBC，钙，血糖，甲状旁腺激素（PTH），CXR，ECG，尿液分析，尿培养，HIV、HBV、HCV、CMV、EBV 和梅毒暴露试验。大部分患者需要一些无创性检查以检测冠状动脉疾病。大于 50 岁的患者需要通过大便潜血或结肠镜检测筛选出肠肿瘤。妇女需要根据指南筛查乳房和子宫癌。许多中心对于大于 50 岁的男性患者检测前列腺特异抗原（PSA）。

C. 肾移植的禁忌证包括任何通过移植会使病情恶化或移植后存活很短的情况，严重的器官衰竭（如肝、心力衰竭等），近期发现癌症，严重肥胖，显著感染（如活动性结核等），以及精神疾病或预测不依从。若患肿瘤，则要求在移植前 2～5 年无复发，这常常被视为安全的。

D. 目前潜在供者和受者之间存在绝对的 T 细胞交叉配对（提示存在对抗供者 HLA-Ⅰ类抗原的有害抗体）或 ABO 血型配对不一致都是免疫学的禁忌证，因为抗体介导排斥的高危险性。若活体捐赠，这个问题有时可以通过交换程序或中和有害的受者抗体避免。

E. 肾供者的选择对于患者来说需小心谨慎。最好的功能性移植来自活体供者，但是，许多患者没有合适的活体供者，并且需登记较长时间才能获得。典型患者（年龄＞60 岁或年龄＞50 岁患有糖尿病者）同时也需扩大登记以获得边缘性肾捐赠者（ECD）。显而易见，这些肾比常规死亡供者的肾来说生存率更低。但是，与维持透析比较，他们仍有生存的益处。

F. 由于患者需登记多年等待供体，因此移植中心需每 1～2 年整体回顾医疗状态和移植的可行性。这对患有糖尿病的患者来说特别重要，因为这些患者有高的心血管疾病发病危险。

参考文献

Kasiske BL, Cangro CB, Hariharan S, et al. The evaluation of renal transplantation candidates: clinical practice guidelines. Am J Transplant 2001;1(Suppl 2):3–95.

Magee C. Transplantation across previously incompatible immunological barriers. Transplant Int 2006;19(2):87–97.

Merion RM, Ashby VB, Wolfe RA, et al. Deceased-donor characteristics and the survival benefit of kidney transplantation. JAMA 2005;294(21):2726–2733.

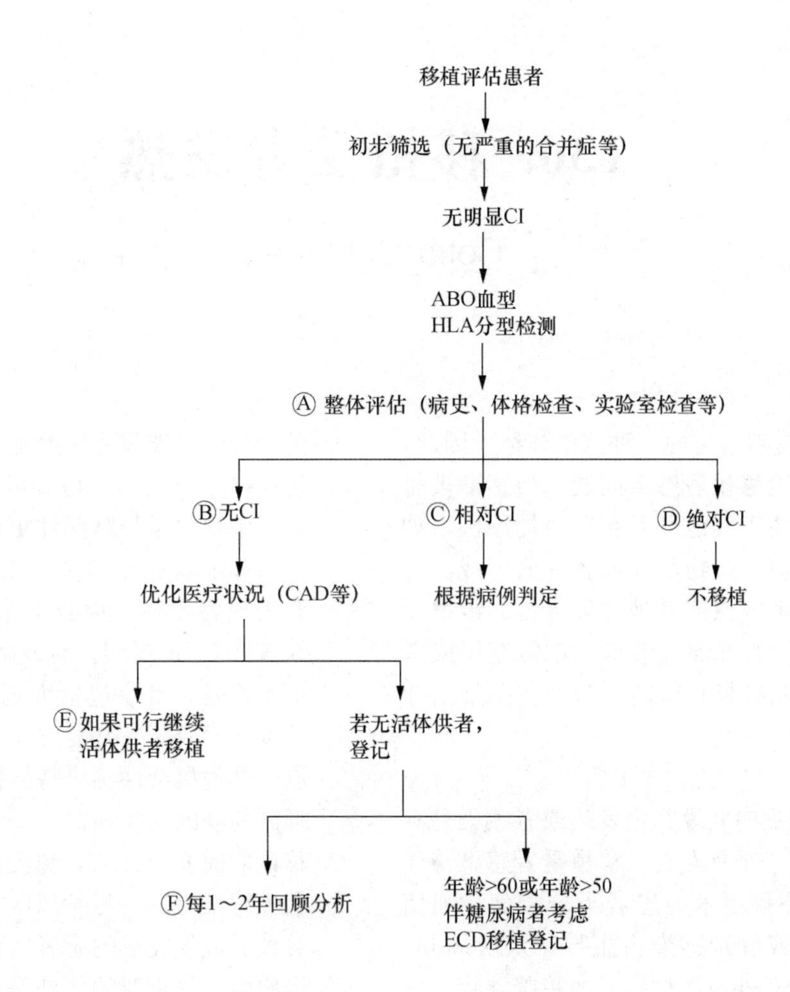

CAD：冠状动脉疾病；CI：禁忌证

136. 移植受者发热

Colm C. Magee

刘　欢　译

发热是移植受者常见的一种感染体征，因此，本部分将重点讨论移植后感染问题。当感染被排除后，可能会关注于其他可引起发热的原因，如异体移植排斥反应、药物反应或者肿瘤形成。应积极关注移植受者发热或其他感染体征。组织诊断（如支气管镜检查并灌洗活检）常常有用或者应该快速获得。在结果获得前经验性抗感染治疗常常被采用。

A. 肾移植术后根据时间段判定发热或者感染是有用的。在最初一个月左右，移植受者感染与任何院内接受外科手术的患者十分相似。细菌（伤口、尿路或肺）感染占主导。众所周知，患者体内常常有外源性材料，如膀胱导管、尿管及中央线，这些材料可引起感染。早期感染的预防包括严密的手术技术。典型的治疗包括抗生素和（或）移除感染的外源性物质。同样，对于胸腺球蛋白或者 OKT3 引起的发热或者轻微变态反应不常见。这些可以被阻止，并通过对乙酰氨基酚＋抗组胺药＋类固醇治疗。其他少见的非微生物发热的原因包括严重的异体移植排斥反应和深静脉血栓形成。

B. 移植后 2～6 个月是受者机会性感染的高危时期，因为此时是免疫抑制剂体内剂量积累高峰期。然而，肺、尿道等“标准”感染可能仍会发生。机会性感染可以是病毒（如 CMV），细菌（如肺孢子虫病、诺卡菌病），或者真菌感染。CMV 感染和肺孢子虫病可能较普遍。有症状的 CMV 感染在供者 CMV 阳性-受者 CMV 阴性的配对者常见，但当移植前供者或受者，或两者 CMV 均阴性时也可能发生。CMV 感染的普遍征象包括发热、周身不适、白细胞减少和肝炎，肺炎、结肠炎或视网膜炎的表现也可能发生。全血（专门检查）和感染组织（免疫化学）检查可证实 CMV 感染的诊断。治疗包括静脉滴注更昔洛韦或口服缬更昔洛韦和削弱免疫抑制。肺孢子虫病（PCP）通常表现为发热、周身不适、呼吸短促、咳嗽、缺氧和 CXR 浸润。痰或肺泡灌洗/肺泡活检可证实诊断。治疗包括大剂量磺胺甲噁唑-甲氧苄啶（SMX-TMP 复方新诺明）和削弱免疫抑制。其他机会性感染特异抗微生物药物和免疫抑制削弱的治疗相似。

C. 移植的前 6 个月后，免疫抑制剂剂量下降，机会性感染少见（尽管风险仍稍有增加）。然而，移植后数年发热的患者常有普通人群相似的感染原因。一重要的例外是那些接受后期补充免疫抑制剂的患者（如后期急性排斥反应的胸腺球蛋白），他们有机会性感染高危险性。

避免过度免疫抑制对于减少感染十分重要。许多中心开药：①抗病毒药如缬更昔洛韦 3～4 个月治疗以阻止 CMV 感染（如果供者或受者 CMV 阳性）；②6～12 个月的复方新诺明治疗以阻止 PCP、尿路和其他细菌感染。

D. 当同种异体移植失败而受者恢复透析时，免疫抑制常常削弱为零。偶尔，这可导致失败移植的严重排斥反应。典型表现为发热、移植疼痛和压痛。肾盂肾炎必须排除。发热往往对类固醇有反应，但移植肾切除术有时是必要的。

参考文献

Fishman JA, Rubin RH. Infection in organ-transplant recipients. N Engl J Med 1998;338(24):1741–1751.

Preiksaitis JK, Brennan DC, Fishman J, et al. Canadian Society of Transplantation consensus workshop on cytomegalovirus management in solid organ transplantation final report. Am J Transplant 2005;5(2):218–227.

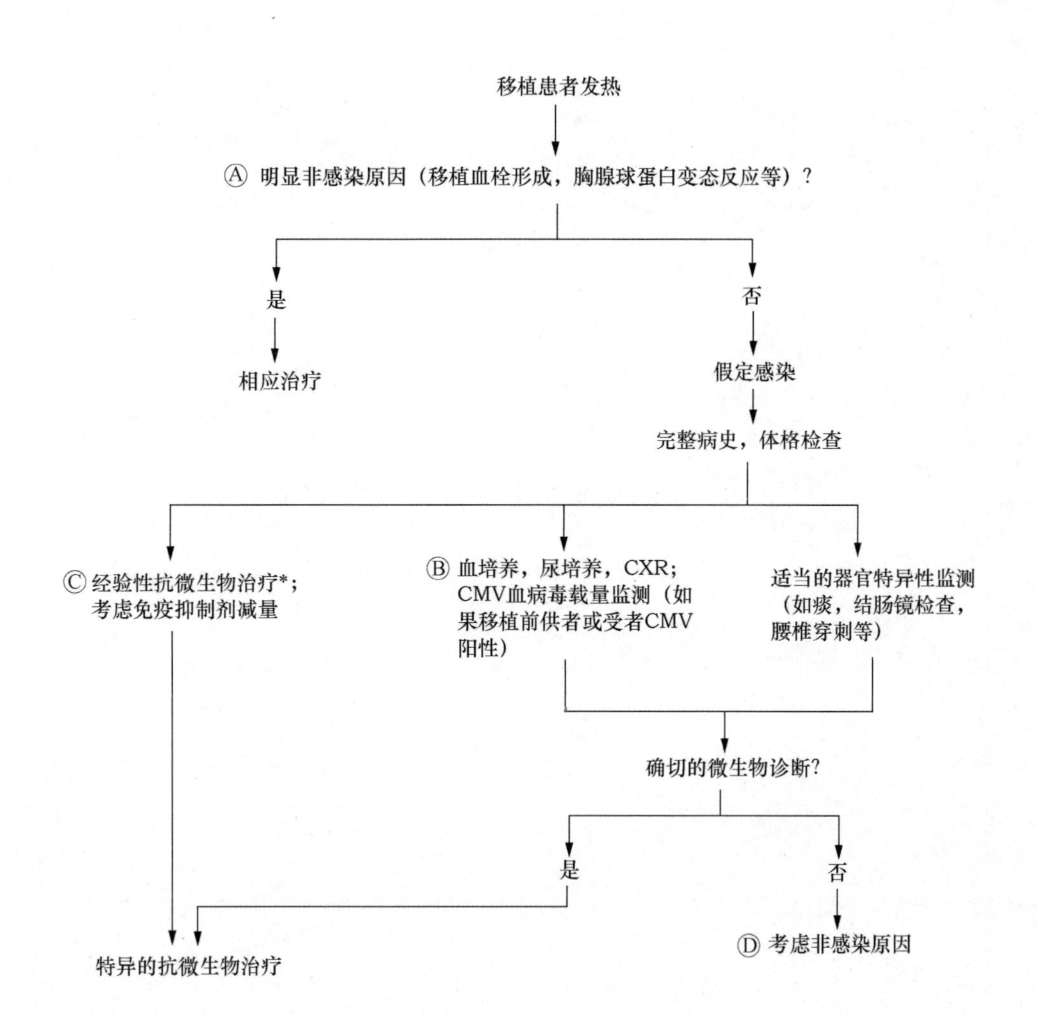

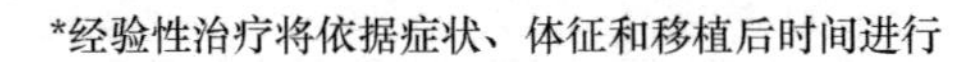
*经验性治疗将依据症状、体征和移植后时间进行

神经病学

Bradford C. Dickerson

137. 急性头痛

Santosh Kesari

高丽英 译

急性头痛是5%的急诊就诊患者的主诉，也是内科门诊患者的常见问题，而大多数急性头痛患者为良性情况。急性头痛的诊断可能面临着挑战，并应按项目有序进行。关键的因素主要有完整的病史、普通内科及神经内科的专科检查、实验室检查和特定患者的神经系统影像学检查。首先要鉴别的是原发性头痛和继发性头痛。有几点可以提示继发性头痛，如头痛为突然发作，伴有一般状况恶化，有肿瘤或HIV感染史，发热，局部神经系统症状，高龄，或妊娠。

A. 非头部外伤造成的突发严重头痛（“雷击头痛”）患者，需要进行全面的神经系统检查和头部CT以排除蛛网膜下腔出血。蛛网膜下腔出血患者中，影像学阴性者可达15%，因此腰椎穿刺是必要的，不论是否存在项部强直。

B. 每一个近期有头部外伤史的患者，有局部神经系统的症状、体征或精神状态的变化，都需要进行神经系统的影像学检查。无局部神经系统症状且神经系统检查正常的患者，可以进行临床观察和对症治疗。然而，对于那些一般情况逐渐恶化或经保守治疗无改善的患者，有必要进行影像学检查。

C. 鼻窦炎是头痛的过度诊断病因，窦性头痛的诊断需要依据近期上呼吸道感染病史、脓性鼻分泌物、发热以及窦周局部压痛。鼻窦腔放射线照相检查可确诊，但对于初始评价和治疗的患者很多情况下并不必要。

D. 在急诊就诊的多数头痛患者主要为非偏头痛性的血管性头痛，再者就是全身性感染。患者典型表现是发热，同时合并其他的系统疾病相关症状和体征。常用到神经系统检查，这些患者没有项部强直，治疗的重点集中在原发病和缓解头痛症状。

E. 对于既往无头痛病史的患者，头痛可首发表现为一侧或较轻。诊断首先考虑为偏头痛，全面的神经系统评价是必要的，常常包括进行神经系统影像学检查。高血压在头痛发病机制中的作用不是很清楚，它可能被过度诊断为头痛的病因之一。当舒张压大于120mmHg，高血压可能是头痛的原因。任何原因造成的头痛患者都可出现血压升高，然而对于头痛合并高血压的患者则需要除外其他病因。

F. 大于50岁的头痛患者需要排除颞动脉炎。头痛表现可偏于一侧或可左右对称，颞动脉通常增厚且有触痛。其他合并症状有颌关节功能紊乱（咀嚼痛），视觉症状（如一过性复视或一过性视物模糊），或一过性的局部神经系统发作。重要的是尽早明确诊断，防止由于眼动脉栓塞导致不可逆的失明。红细胞沉降率是常常要进行的检查项目，但是颞动脉活检是确诊依据（尽管相对不敏感）。治疗选择大剂量的泼尼松，并应该早期进行，即在怀疑该诊断甚至病理检查之前。

参考文献

Cortelli P, Cevoli S, Nonino F, et al; Multidisciplinary Group for Nontraumatic Headache in the Emergency Department. Evidence-based diagnosis of nontraumatic headache in the emergency department: a consensus statement on four clinical scenarios. Headache 2004;44(6):587–595.

Mathew NT. Serotonin 10 (5-HT10) agonists and other agents in acute migraine (review). Neurol Clin 1997;15:61.

Robbins LD. Management of Headache and Headache Medications. New York: Springer-Verlag, 1994.

Silberstein SD, Lipton RB, Dalessio DJ. Overview, diagnosis and classification of headache. In Silberstein SD, Lipton RB, Dalessio DJ, eds. Wolff's Headache and Other Facial Pain. New York: Oxford University Press, 2001:6–26.

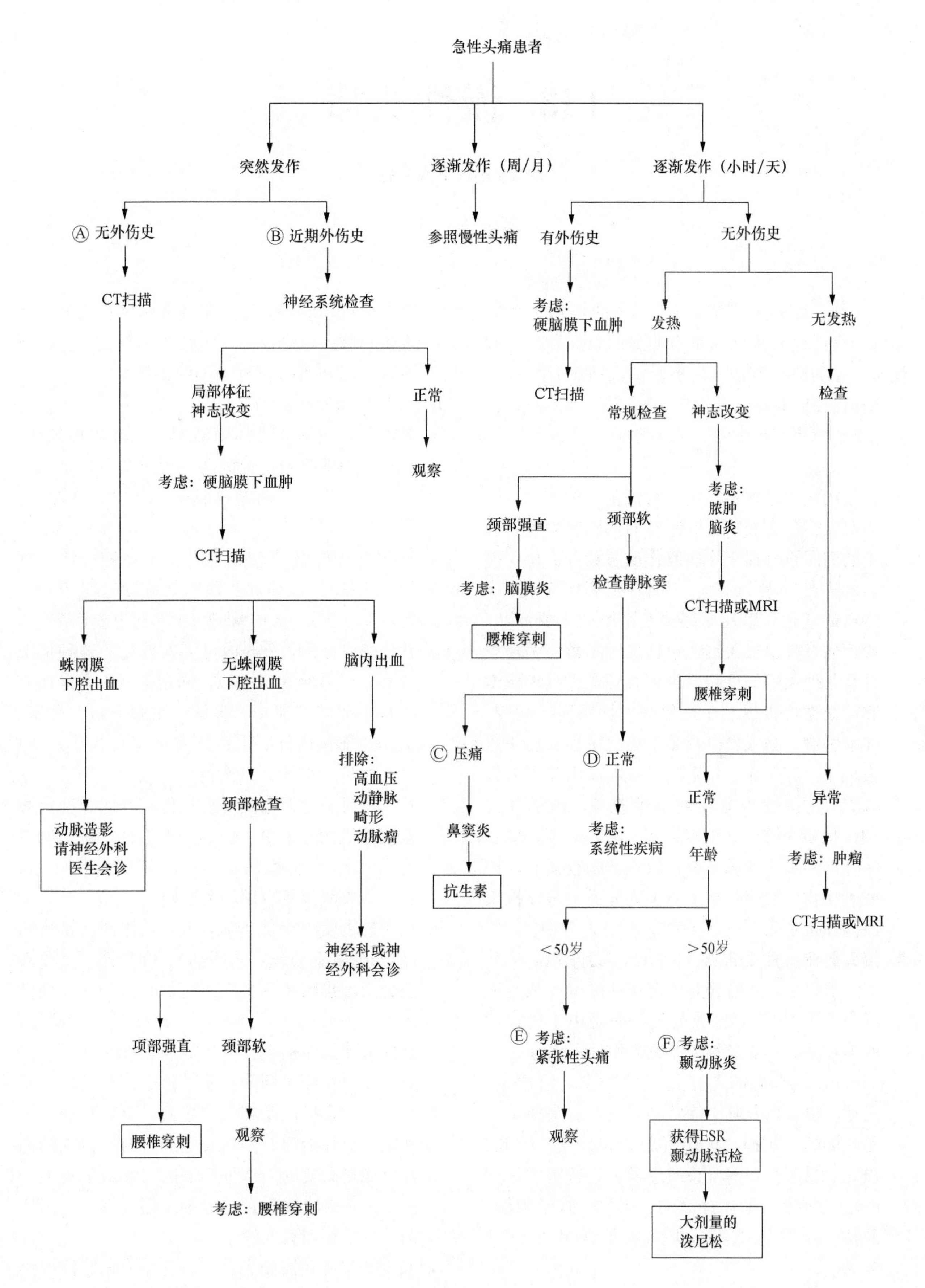

急性头痛患者
突然发作
逐渐发作（周/月）
逐渐发作（小时/天）
Ⓐ 无外伤史
Ⓑ 近期外伤史
参照慢性头痛
有外伤史
无外伤史
CT扫描
神经系统检查
考虑：
硬脑膜下血肿
发热
无发热
局部体征
神志改变
正常
CT扫描
常规检查
神志改变
检查
观察
考虑：硬脑膜下血肿
颈部强直
颈部软
考虑：
脓肿
脑炎
CT扫描
考虑：脑膜炎
检查静脉窦
腰椎穿刺
CT扫描或MRI
蛛网膜
下腔出血
无蛛网膜
下腔出血
脑内出血
腰椎穿刺
Ⓒ 压痛
Ⓓ 正常
正常
异常
排除：
高血压
动静脉
畸形
动脉瘤
颈部检查
动脉造影
请神经外科
医生会诊
鼻窦炎
考虑：
系统性疾病
年龄
考虑：肿瘤
抗生素
CT扫描或MRI
神经科或神
经外科会诊
<50岁
>50岁
项部强直
颈部软
Ⓔ 考虑：
紧张性头痛
Ⓕ 考虑：
颞动脉炎
腰椎穿刺
观察
观察
获得ESR
颞动脉活检
考虑：腰椎穿刺
大剂量的
泼尼松

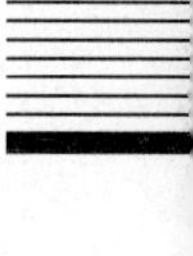

138. 慢性头痛

Santosh Kesari

高丽英　译

慢性头痛是一常见症状（5%的普通人群），尽管为良性但对生活质量有明显的负面影响，并耗费一定的医疗资源。许多慢性头痛患者合并一些疾病需要同时评估并治疗，如抑郁、心境恶劣、双相情感障碍、焦虑症以及纤维肌痛。

A. 详细的病史是评估头痛患者最重要的方面，因为对大多数头痛缺乏诊断性的实验室检查。病史的询问重点在于疼痛发作的急骤，部位，疼痛的特点、持续时间，全身性疾病症状，头痛特点的变化，以及局部神经系统的主要症状。诊疗的过程也很关键，包括患者年龄、用药史以及其他疾病的危险因素。有必要进行影像学和诊断性检查以利于排除继发性头痛的病因，如脑肿瘤、脑膜炎以及窦疾患。窦性头痛一般表现在面部疼痛，如果及时诊断和治疗预后较好。典型的表现是疼痛位于前额、鼻梁及面颊，且多为钝痛并伴有鼻塞。需要行 CT 检查除外慢性细菌性鼻窦炎，应该详细查找变应原或刺激物。治疗包括皮质类固醇鼻喷雾、抗组胺药和抗生素。

B. 偏头痛在女性更常见（3∶1），发病年龄以 50 岁之前居多，并有相对的高患病率（在某些人群高达 12.6%）。经典的偏头痛是由于局灶性的神经系统病变导致，疼痛持续时间常为 15～30min。最常见的先兆是视觉异常，但感觉、运动、语言以及脑干症状亦可发生。头痛常常是一侧的，跳痛，可伴有恶心和（或）呕吐、畏光、畏声。一些偏头痛患者可有特定的相同的激发因素，如体育活动、压力、月经周期、酒精、咖啡因戒断，头疼可持续数小时到数天。

C. 每月头痛发作≤3 次的偏头痛患者常常仅进行中断和对症治疗。最有效的中断剂为：色胺类（选择性 5-羟色胺激动剂）；异美汀，并常常合并氯醛比林应用；大剂量的非甾体抗炎药；二氢麦角胺。对症治疗，包括止吐剂、非甾体抗炎药、温和的镇静剂、麻醉镇痛药。

D. 每月头痛发作>3 次的偏头痛患者，接受预防性治疗，包括 β 受体阻滞剂，三环抗抑郁药，钙通道阻滞剂，抗惊厥药（丙戊酸、托吡酯）。每种预防性治疗药物要服用 3～4 周才能评价其疗效。

E. 丛集性头痛性质较剧烈，位于一侧（常于眶周），尖锐，钝痛（非跳痛）持续时间相对较短（30～120min）。典型的情况为夜间发生，常使患者痛醒，24h 内可多次发生。这种情况多发生于男性（14∶1），酒精可诱发，常伴有不自主症状（流泪、鼻漏、结膜充血、鼻塞、面部和前额出汗、上睑下垂或瞳孔缩小）。头痛发作呈丛集性，每次持续 2 周到 3 个月，平均 2 个月。急性头痛可应用舒马普坦、麦角胺及高压氧治疗。由于疾病的严重性，对于所有的患者都可推荐预防治疗，包括维拉帕米、锂、丙戊酸或较少用的泼尼松。

F. 头痛的过度治疗是非常普遍的，用药从镇痛药（对乙酰氨基酚或阿司匹林）、麻醉药、麦角胺至合用咖啡因和少量安定药的复方制剂。慢性头痛，每天过度用药形成治疗和停药的循环，这样可使头痛加重甚至形成顽固性头痛。有些患者需要在停药期间住院，由于停药过程中出现的严重头痛以及相关的恶心、呕吐和脱水症状需要对症治疗。停用安定药时的积极预防治疗可能是必要的。这种类型的头痛最常见的一种是由于咖啡因过量造成的头痛，将咖啡因逐渐减量是相当有效的。

G. 长期依赖麦角胺的患者，只能靠麦角胺缓解疼痛，一旦停药就会造成更严重和持续时间更长的头痛。大剂量的麦角胺治疗的同时，预防治疗是无效的。这些患者通常需要住院治疗。对

- 慢性头痛患者
  - Ⓐ仔细的头痛史
    - 过程
      - 意外
        - 单侧跳痛
          - 先兆
            - Ⓑ典型偏头痛
          - 无先兆
            - 普通偏头痛
          - 频率
            - Ⓒ≤3次/月
              - 阻断处理：麦角碱、氯醛比林、非甾体抗炎药、舒马曲坦
            - Ⓓ>3次/月
              - 预防性治疗：β受体阻滞剂、钙通道阻滞剂、三环抗抑郁药、美西麦角、丙戊酸
        - 单侧非跳痛
          - 联合症状
            - 流泪、鼻漏、上睑下垂
              - Ⓔ从集性头痛
                - 锂、麦角碱、氧气、泼尼松、维拉帕米、美西麦角、丙戊酸
            - 轻微颞动脉触痛、年龄大于50岁
              - 排除：颞动脉炎
              - 测ESR（见前文）
        - 双侧
          - 跳痛
            - 普通偏头痛
          - 非跳痛
            - 紧张、颈椎关节炎
      - 恒定
        - （待续）

于撤药性头痛的有效治疗主要有静脉输入吩噻嗪或甲氧氯普胺，以及静脉输入二氢麦角胺。一旦患者停用麦角胺，应立即进行积极的预防治疗。

H. 紧张性头痛经常会发生，其患病率在男性为69%，女性为88%。疼痛的程度从轻到重，间断发作，一般在午后加重，持续数小时。疼痛的部位一般是两侧或是模糊的，常从前额到头后部呈带状分布。这种疼痛被描述为紧张或压力，且与颈部肌肉紧张相关，常由于感情应激引发。紧张性头痛一般不伴有恶心、呕吐、畏光或畏声。需要细心的寻找恶化因素或必然因素。放松和生物反馈治疗可缓解疼痛并减少发作频率。一些患者需要预防性治疗如肌肉松弛药、三环抗抑郁药或β受体阻滞剂。

参考文献

Bigal ME, Sheftell FD, Rapoport AM, et al. Chronic daily headache in a tertiary care population: correlation between the International Headache Society diagnostic criteria and proposed revisions of criteria for chronic daily headache. Cephalalgia 2002;22(6):432–438.

Castillo J, Munoz P, Guitera V, et al. Epidemiology of chronic daily headache in the general population. Headache 1999;39(3):190–196.

Curioso EP, Young WB, Shechter AL, et al. Psychiatric comorbidity predicts outcome in chronic daily headache patients. Neurology 1999;52(6):471.

Guitera V, Munoz P, Castillo J, et al. Quality of life in chronic daily headache: a study in a general population. Neurology 2002;58(7):1062–1065.

Ryan CW. Evaluation of patients with chronic headache (review). Am Fam Physician 1996;54:1051.

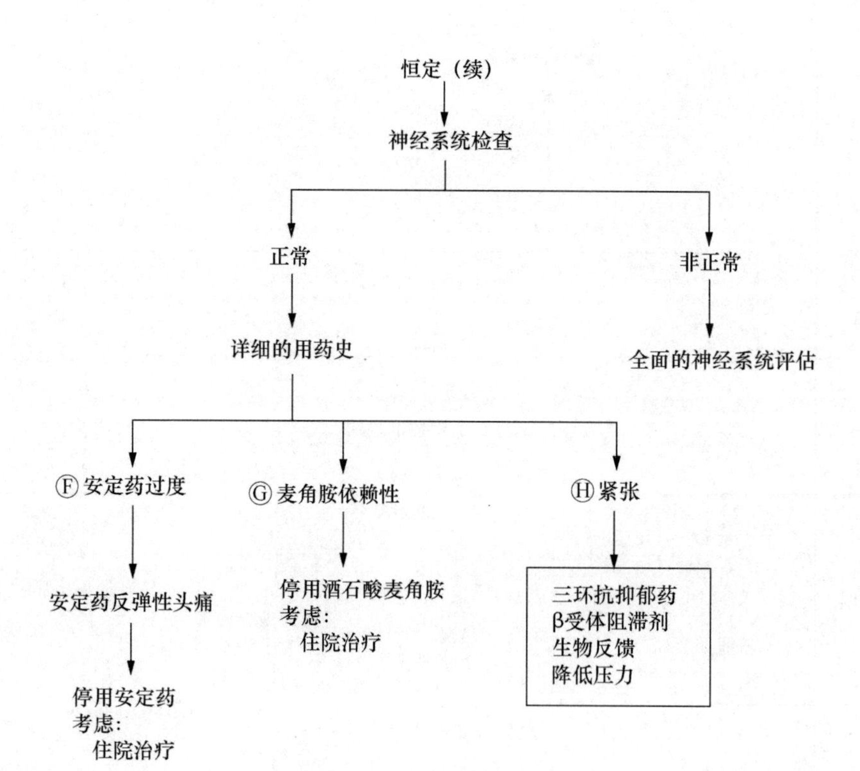
恒定（续）
神经系统检查
正常
非正常
详细的用药史
全面的神经系统评估
Ⓕ安定药过度
Ⓖ麦角胺依赖性
Ⓗ紧张
安定药反弹性头痛
停用酒石酸麦角胺
考虑:
住院治疗
三环抗抑郁药
β受体阻滞剂
生物反馈
降低压力
停用安定药
考虑:
住院治疗

139. 短暂性脑缺血发作和卒中评估

Sherry Chou，MingMing Ning

高丽英　译

短暂性脑缺血发作（TIA）是指局灶性神经功能缺失造成一过性发作，持续时间小于 24h，是由于脑血流的异常造成的。一般认为 TIA 不会造成永久性的脑损伤，但是，TIA 持续 1h 以上的病例中，50%的患者是与脑组织损害有关，因此 TIA 概念存在争议。TIA 一直是心脑血管疾病的重要先兆和危险信号。据统计，一次 TIA 发作后 3 个月内卒中的发生率高达 20%，48h 内约 5%，及早查找病因并及时干预是预防卒中的关键。

A. 局灶性神经功能缺失可出现在一些情况下，而不仅仅是局部血管事件。血管事件常突然发作，最大的效应常常数分钟内就可看到。局限性神经功能缺失的亚急性发展，典型的表现可出现硬脑膜下血肿、脱髓鞘病变、脑脓肿、肿块及静脉窦血栓形成。偶尔，这些病理显示的是一过性的神经功能障碍，但多数是顽固性病变。局限性癫痫或偏头痛可能提示一过性局灶性神经功能障碍但常伴有其他症状。不自主运动、意识丧失、失禁或意识错乱提示癫痫发作。在偏头痛患者视觉闪烁或头痛可伴有 TIA。

B. TIA 的基本病因是神经组织缺血。局部病因包括大血管（如颈动脉、椎-基底动脉狭窄），小血管（如高血压腔隙性梗死），血栓（如心脏、动脉到动脉或经过未闭卵圆孔的反常栓子），以及其他因素（创伤相关的剥离、血管炎）。关键是查找 TIA 的病理生理机制，因为它决定了不同的处理方法。

C. 神经功能缺陷的发病表现提示了病变血管累及范围。颈动脉缺血（前循环）可引起病变动脉同侧眼失明（一过性黑矇），以及对侧面部、肢体的无力或感觉丧失。也可表现为失语症，包括构词障碍和理解障碍。在后循环，病变常累及脑干，并可引起症状群，包括运动失调、构音障碍、复视和面部肌肉萎缩。

TIA 神经系统评估应根据诊断倾向有选择地进行，包括影像学、实验室和（或）心功能的检查。颅脑 CT 有助于排除出血。颈动脉复式超声检查，包括 B 型和多普勒超声对颅外颈动脉系统的评估是一个很好的筛查工具，可确定狭窄程度和斑块特征。超声检查还是一种无创性的检查手段，可用于随访评价。如果考虑外科疾患，则需要颅脑 CT 血管造影或者进行常规血管造影，以提供颅外血管的狭窄程度和颅内血管疾病的确切评价。

D. 椎基底动脉型 TIA（后循环）较容易被忽略，可出现多种表现如步态或平衡问题（运动失调）、复视、眩晕、言语不清（构音障碍）、同向偏盲、吞咽困难、嗜睡及不同程度的四肢肌肉萎缩。

当 TIA 涉及椎基底动脉系统，MRI 是首选检查。由于颈部骨骼干扰，CT 检查很难发现问题。而 MRI 可以提供精确的小脑和脑干的图像。

对于椎基底动脉前后循环均障碍的 TIA，实验室检查包括 CBC（分类、血小板计数），凝血酶原时间及激活，部分促凝血酶原激酶时间，红细胞沉降率，即时血糖，电解质，肝肾功能，血脂，以及尿液分析。心功能检查包括胸片和心电图，如果这些检查提示存在异常或心脏病的临床依据，超声心动图和（或）动态心电图监测可以鉴别出血栓和心律失常。

E. 对于 45 岁以下的患者，需进行毒物筛查，注意外伤史以查找颈动脉/椎动脉剥离，经胸超声心动图及泡沫实验可证实卵圆孔未闭，高凝状态（尤其是在使用口服避孕药的女性寻找静脉疾病）。

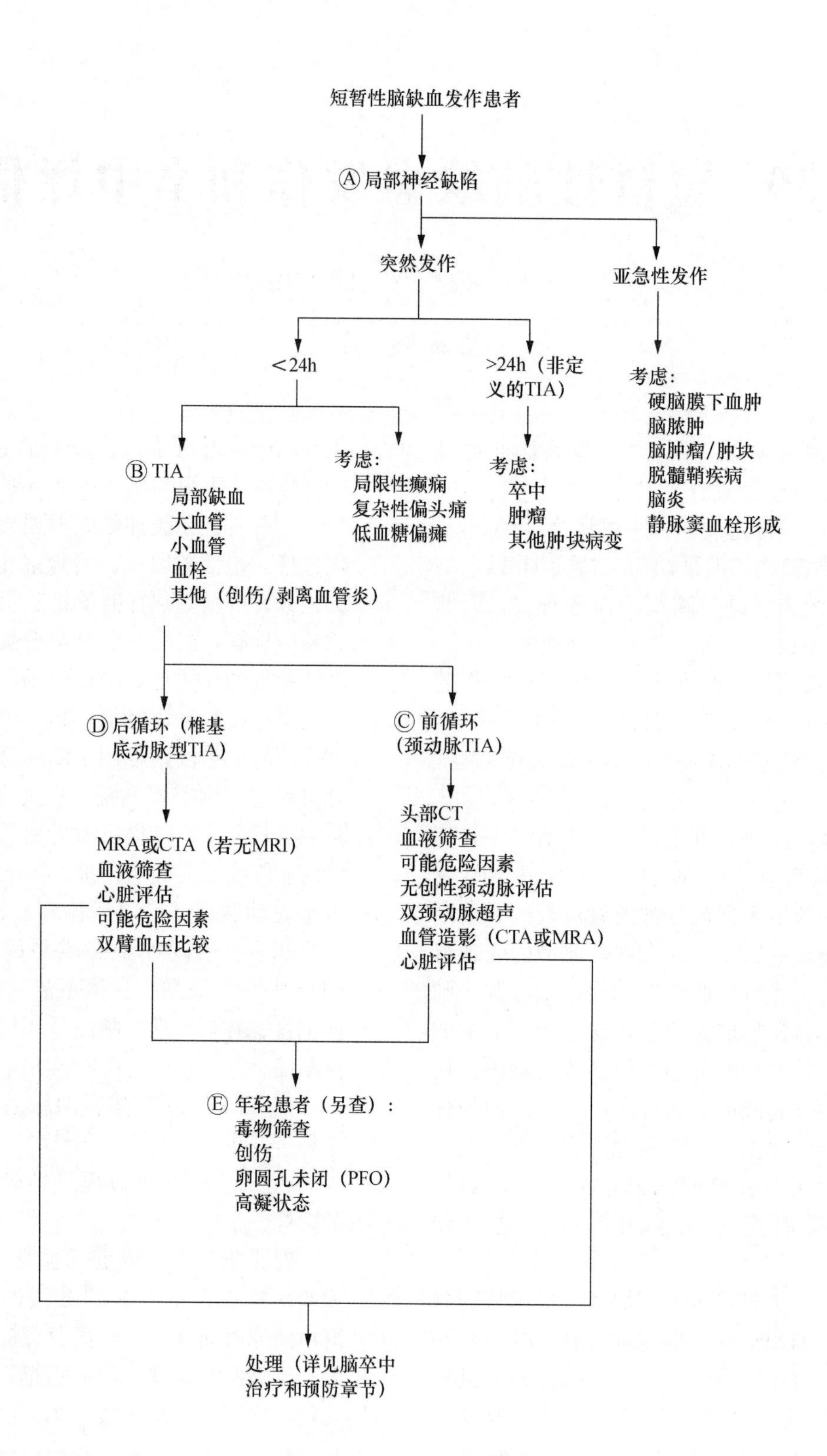

参考文献

Albers GW, Amarenco P, Easton JD, et al. Antithrombotic and thrombolytic therapy for ischemic stroke: the Seventh ACCP Conference on Antithrombotic and Thrombolytic Therapy. Chest 2004;126:483S.

Albers GW, Caplan LR, Easton JD, et al. Transient ischemic attack—proposal for a new definition. N Engl J Med 2002;347:1713.

Caplan LR. TIAs: we need to return to the question, "What is wrong with Mr Jones?" (editorial). Neurology 1988;38:791.

CAPRIE Steering Committee. A randomised, blinded trial of clopidogrel versus aspirin in patients at risk of ischaemic events (CAPRIE). Lancet 1996;348:1329.

Fisher M. Occlusion of the internal carotid artery. AMA Arch Neurol Psychiatry 1951;65:346.

Johnston SC, Gress DR, Browner WS, et al. Short-term prognosis after emergency department diagnosis of TIA. JAMA 2000;284:2901.

Kidwell CS, Alger JR, Di Salle F, et al. Diffusion MRI in patients with transient ischemic attacks. Stroke 1999;30:1174.

140. 暂时性单眼视力丧失

Maria K. Houtchens

高丽英　译

暂时性单眼视力丧失（TMB）是一急症。病因大多是栓塞性疾病、血流动力学改变、原发眼病变或原发神经系统疾病，而不仅仅是血管病变累及。若暂时性视力丧失是由血管性缺血所致，无论是因栓塞性疾病还是血流动力学改变，一般都称之为一过性黑矇（AF）。

A. 栓塞性疾病：典型的 AF 表现为视野缺损，开始可为一只眼的上部视野缺损，逐渐进展为全视野缺损。一般持续数秒到数分钟。AF 终止可伴有半侧视野缺损，很少波及视野另一侧，可反复发作。

50％的血栓是胆固醇斑块，大多数源于同侧颈动脉分支或远端颈内动脉。检眼镜检查虽然较少用到，但是可用于诊断，揭示视网膜血管内的黄色和白色物体（Hollenhorst 斑）。4％的血栓可组成纤维蛋白凝块，来自溃破的血管斑块或附壁的心脏栓子。单纯钙化血栓很少见，唯一来源是心脏瓣膜。TMB 是卒中风险增高的信号，与大脑半球的 TIA 相似。11％的 TMB 会发生卒中，其中 41％在 1 周内发生。

有外伤史或颈部治疗史的年轻患者，如表现有 TMB，则需要考虑栓塞性疾病或由于颈动脉剥离造成的低灌注状态所致。

B. 颞动脉炎可引起失明，是巨细胞动脉炎致中心视网膜动脉血栓形成的结果。患者多年龄偏大，同时有视力丧失或头痛部位的变换，也可发热、食欲减退及体重减轻。白细胞增多，贫血，红细胞沉降率（ESR）增快也是常见的。这种疾病经过几个月的时间可以自限。由于颞动脉炎造成永久性视力丧失的风险接近 35％，定期检查和大剂量的类固醇治疗可阻止进一步的视力丧失，尽管视力完全恢复的可能性较小。

偏头痛可表现一侧视力变化和头痛。同向偏盲常被患者误认为是单眼视力丧失。视网膜型偏头痛，作为需要排除真正的单眼的罕见诊断，被认为是血管痉挛事件。可以看到阳性的单眼现象，如闪辉性暗点或“白视”。多数视网膜型偏头痛患者对钙通道阻滞剂反应良好。

对于年轻人，一过性单侧中心视力丧失与眼运动疼痛和头痛相关，可见于急性球后视神经炎，可作为一临床独立综合征，也可作为多发性硬化这一已知诊断的一种临床表现。视神经炎的症状随着体温升高而趋于加重（Uhthoff 现象）。视神经的炎症和脱髓鞘可导致视力丧失。据视神经炎治疗研究数据证实，每天 1 次大剂量的类固醇静脉输入，持续 3～5 天，可缩短症状持续时间，但未发现对视力恢复的作用。

C. 血管性眼病引起前部缺血性视神经病变（AION）、中央视网膜静脉阻塞以及恶性的动脉高压，有时以 TMB 发作为首发症状。AION 包括视神经前部梗死，可以通过直接检眼镜检查看到。最近，它被认为是一少有的勃起功能障碍用药（PDEF5 抑制剂）的并发症。TMB 的神经血管性病因包括眼压高及先天畸形。亚急性闭角型青光眼发作可表现为一过性视力丧失，尤其是患者在主诉看灯周围有光晕时应当考虑到该病。此种症状是由于角膜水肿造成的，而角膜水肿是因为眼压的急剧升高。各种原因引起的视盘水肿可表现为视物模糊。鉴别这些疾病要经过细致的眼科检查提供的正常视网膜及异常眼检查结果。

D. 对于 TMB 患者，需要进行的实验室检查包括：CBC、分类及血小板计数（如红细胞增多、白血病、血小板增多），ESR（如巨细胞动脉炎或 Takayasu 动脉炎），空腹血糖（糖尿病），凝血酶原时间和部分凝血酶原时间（若延长则检测抗磷脂抗体），以及血脂检测

暂时性单眼视力丧失患者

Ⓐ无头痛

检眼镜检查

视网膜疾病或
检眼镜检查正常

Ⓓ实验室检查

Ⓔ无创性检查：
头颅CT或MRI
颈动脉复式超声检查

＜30%的狭窄　30%～69%狭窄　≥70%狭窄　溃烂的斑块　可能阻塞　Ⓕ正常

心脏评估

动脉造影

完全闭塞　≥70%同侧狭窄

药物治疗：
危险因素修正
抗血小板治疗

手术治疗：
同侧动脉内
膜切除术

Ⓒ眼病：
非血管病变
（出血、血压、肿瘤、
先天异常）
由恶性高血压所致的
视盘水肿
视神经炎
青光眼
前段缺血性视神经病变

Ⓑ头痛

检眼镜检查

实验室检查：
CBC、分类及血小板
Westergren ESR

ESR快　ESR正常

假定颞动脉炎

颞动脉活检
大剂量类固醇

偏头痛
枕叶癫痫

（高脂血症）。

E. 无创性眼科检查包括复式（B型和多普勒）超声检查、经颅多普勒检查和检眼镜检查。狭窄程度和斑块特征的鉴别可告诉我们进一步检查的需要，多数情况下可能为有创性检查。同侧颈动脉狭窄≥70%（严重）的情况下提示TMB患者需要进行颈动脉内膜切除术。一个多中心随机试验研究表明，对于有症状的重度狭窄，外科手术优于药物治疗。对于同侧颈动脉狭窄30%～69%（中度）且出现过缺血事件（卒中、TIA、TMB）的患者，手术与药物治疗的疗效都不确定。抗血小板及羟甲基戊二酰辅酶A（HMG-CoA）还原酶抑制剂（他汀类药物）可联合应用以求取最大的抗血小板聚集疗效。对于慢性颈内动脉完全阻塞的患者需要最大剂量的抗血小板治疗。颈动脉急性阻塞的情况下，在决定手术还是介入治疗之前，可先应用抗凝血药。

F. 对于不能进行脑CT血管造影的患者，经颅多普勒检查可提供颅内血管狭窄的信息。MRI

扫描可揭示“临床沉默”的脑梗死或非血管损伤。心脏检查对于判断栓子来源的可能部位有帮助。进行经胸或经食管超声心动描记术可判断心脏栓子的潜在来源、卵圆孔未闭或是低心输出量，这些通过灌注不足的机制偶尔也可引起 TMB，特别是伴有严重的同侧颈动脉疾病。

参考文献

Feinberg AW. Recognition and significance of amaurosis fugax. Heart Dis Stroke 1993;2:382.

Laskowitz D, Liu GT, Galetta SL. Acute visual loss and other disorders of the eyes. Neurol Clin 1998;16:323–353.

Liu GT. Disorders of the eyes and eyelids. In Samuels MA, Feske SK, eds. Office Practice of Neurology. Philadelphia: Churchill-Livingstone, 2003:35–68.

Miller NR. Walsh and Hoyt's Clinical Neuro-ophthalmology, 5th ed. Baltimore: Williams & Wilkins, 2004.

141. 急性脑卒中

Leigh R. Hochberg

高丽英　译

卒中是局部神经系统缺陷或障碍的急性发作，一定程度上是由于脑缺血、出血或静脉阻塞引起。卒中是急症，在明确诊断和治疗之前需要医生充分重视。

A. 初步评价是指确保“ABC”：气道、呼吸和心肺循环。即使初步评价 ABC 是完好的，缺血性或出血性卒中可能迅速进展并出现意识减弱或昏迷，最终需要辅助通气。一旦接触患者首先要注意生命体征。紧急情况下，高血压对脑缺血性卒中患者有益（确保有缺血风险的脑组织区域持续灌流），而出血性卒中患者则需要迅速降低血压。对血压升高的处理应推迟直到颅脑 CT 图像证实颅内出血存在与否。

B. 对来自患者和（或）目击者提供的病史进行收集是至关重要的，常常仅通过病史就能鉴别出卒中类型。发病的时间对于后续的诊断和治疗意见可能是关键因素。如果有人目睹了患者发病，则记录发作时间，否则由患者自己未发病的最后时间决定。还要向目击者（及患者，若可能）询问：以前是否发生类似情况；是否有头痛病史；既往头痛发作和程度；是否有意识丧失；近期是否有头或颈部外伤；是否有肢体、头部或眼运动的障碍。有一个宽泛的区分思路是非常重要的，尤其对于卒中拟态（如癫痫及发作后瘫痪、复杂性偏头痛、先前卒中所致的不足的代谢性/传染性恶化），很快就能得到病史资料。

C. 专科的神经系统检查应随后进行。（美国）国立卫生研究院卒中量表（NIHSS）提供了有价值的神经系统功能检查总结，便于与其他医护人员交流，紧跟临床前沿，并能节省时间。因为卒中的严重程度是不断变化的，尤其在病初数小时内，因此要进行反复检查。一旦考虑有不同的诊断，要提供出实验室基线数据（化学 7 项，CBC 及分类，血小板计数，凝血指标，心肌酶）。

D. 紧急头部无对比剂 CT 扫描对于所有可能卒中者都是必要的。如果怀疑缺血性卒中，CT 可能仅显示细微的缺血表现甚至显示正常。缺血性卒中表现出现 3h 以内的患者，同时 CT 扫描未显示颅内出血，应当立即依照国内现行的治疗规范，给予静脉溶栓和组织纤溶酶原活化物（tPA）。有些诊疗中心，急诊脑血管的影像学检查（CT 或磁共振血管造影），像弥散加权 MRI 可提供关于卒中尺寸程度和（或）脑血管阻塞精确位置的信息，但是不要因为等检查结果而延误溶栓时机。

E. 对于急性缺血性卒中的患者来说，可以给予静脉或动脉内溶栓治疗，后续的护理观察在规范里给出了详细的说明。对于未接受溶栓的患者，口服或直肠给予阿司匹林一般是合适的。目前被广泛研究的疗法还有许多其他静脉药物治疗和治疗性操作（如纤维蛋白溶酶原激活药、氧疗、神经细胞保护剂、升压疗法）。对于合并严重颈动脉或基底动脉狭窄、硬脑膜外动脉剥离、提示血栓即将发生的不断变化的症状或静脉阻塞的患者，肝素急性抗凝的应用一般是受限的。类肝素合成制剂也常常在华法林治疗新近诊断的心房颤动患者开始时应用。鉴于急性抗凝可增加出血性疾病风险，因此其对于大卒中是相对禁忌的。

F. 大卒中（缺血性卒中或脑实质出血）患者可进展为延迟性脑水肿发作，一般发生在先前的卒中发作后数天内。反复 CT 扫描可证实脑水肿的出现，正确的治疗（如甘露醇、高渗盐水）可减少脑水肿的发生。卒中后的恶性脑水肿可致使脑组织挤压脑膜或通过狭窄的骨缝形成脑疝（如枕骨大孔），并导致进一步的脑损伤甚至死亡。偏侧颅骨切除术，切除一侧半球颅骨

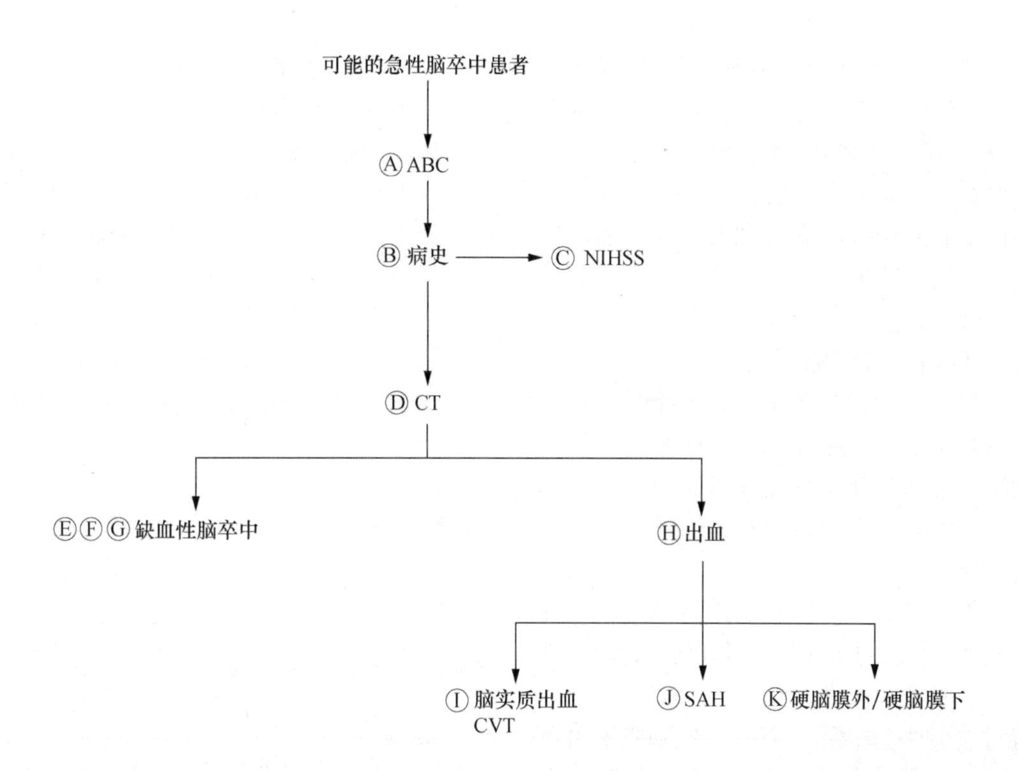

的大部分，常常连同前颞叶切除术和硬脑膜成形术扩大颅穹隆，阻止致命的脑疝以挽救患者生命。

G. 缺血性卒中的亚急性期的处理和二级预防受到卒中机制的影响，其机制包括：心因性（例如，因心房颤动导致的左心房血栓形成患者），大血管栓塞（狭窄，闭塞，或颈动脉、椎动脉或基底动脉栓塞），腔隙性/小血管病变（长期高血压所致），及不明原因的。正确判断卒中发病机制（通过辅助检查证实，如动态心电图监测、超声心动图、CT/磁共振/多普勒超声/血管造影、高凝后的处理等）可有助于指导后续的治疗。康复治疗促进卒中后的功能恢复。抗血小板药、抗凝血药、血管介入、控制血压、降脂药、血糖控制、戒烟和生活方式调整（饮食与运动）可降低再次卒中的风险。

H. 如果发生颅内出血，则需确定出血部位和明确出血的脑室（硬膜外，硬膜下，蛛网膜下，脑实质，脑室）。对于这些出血患者，需通过实验室检查排除凝血病和凝血酶原时间（PT）延长的情况。如果PT/INR延长，则需要立即补充维生素K（静脉用药，但可带来小概率的过敏反应风险）和新鲜冰冻血浆，这有助于减低血肿继续加重的风险，如果允许可进行神经外科介入治疗。鱼精蛋白对接受类肝素治疗的患者是有效的。需要静脉应用β受体阻滞剂（如拉贝洛尔）或钙通道阻滞剂（如尼卡地平）进行降血压治疗。硝酸盐类（如硝普钠、硝酸甘油）可扩张脑血管降低颅压，仅用于治疗其他药物无效的急性高血压。

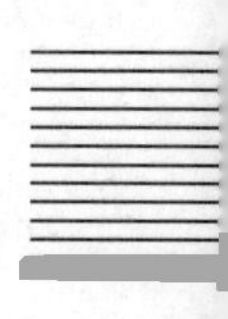

I. 脑实质出血可由急性或持续的高血压、动静脉畸形、潜在的恶性肿瘤（原发或转移）、脑淀粉样血管病或胸廓上抗凝引起。除了控制血压和抗凝血药治疗，影像检查（CT、MR或血管造影）可明确可能的潜在病因。尽管脑实质出血可能不允许外科介入治疗，但是请神经外科会诊是有意义的。脑实质出血的另外一种重要原因是脑静脉血栓形成（CVT，有时涉及静脉窦血栓形成）。在脱水、高凝状态或产后，静脉阻塞可出现典型的逐渐发作的头痛，有时伴发神经系统体征、癫痫发作或局部出血。CVT应该进行抗凝治疗，甚至在二次出血时即进行，因为静脉阻塞和出血的风险持续存在，除非形成血栓的静脉系统充分开放。

J. 蛛网膜下腔出血（SAH）常以急性头痛发作为先兆，头痛被描绘成是“有生以来最严重的头痛”，同时伴有恶心、呕吐、一过性或持续性意识丧失或减弱以及脑神经麻痹。SAH大多数是由于大脑动脉环的脑动脉瘤破裂引起的。CT扫描常可显示弥漫的蛛网膜下腔有出血。如果CT未提示蛛网膜下腔有出血也不能完全除外该病因。对于SAH，在其特定阶段CT可以表现正常，这时应该进行腰椎穿刺（LP）。收集4管脑脊液，每管为1～2ml（微生物培养通常不作为常规），第1管和第4管应清晰标记并进行细胞数检查。穿刺者应注明脑脊液有无发黄的情况（提示血液产物），第1管和第4管的比较可鉴别“创伤性穿刺”（腰穿针穿刺过程中刺破小血管，第1管中红细胞比第4管要高），而对于SAH，则两管脑脊液红细胞数无变化。及时的神经外科会诊对所有的SAH患者都是必要的。升高的血压也需要控制。SAH患者除需要神经系统、心肺和其他系统后遗症的细致护理之外，特定的处理则需要动脉瘤的外科或血管内阻塞治疗。

K. 尽管不被常规归入“卒中”范畴，硬脑膜外和硬脑膜下出血大多数由于颅骨骨折外伤引起，表现为外伤后突然意识丧失，有时可立即恢复意识，接着经过数小时逐渐困倦、嗜睡。硬脑膜下出血因硬脑膜连接静脉撕裂所致，这种硬脑膜下出血可以是非外伤性的（自发性，尤其是在老年患者），有些患者是经过数周或数月时间而逐渐出现，也可以继发于外伤（如跌落后）。

与颅内和脑室内出血不同，小的、急性硬脑膜外或硬脑膜下出血在CT上仅有细微表现，因此必须细心地寻找病因。尽管小的硬脑膜外出血及慢性硬脑膜下出血可能不需要外科处理，但是硬脑膜外和硬脑膜下出血仍要立即想到请神经外科医生会诊。在无需外科处理的病例中，严密的临床观察、反复的体格检查和影像学检查是不可或缺的，这样可以及时观察到早期的血肿增大，并可迅速与神经外科医生讨论。

参考文献

Broderick JP, Adams HP Jr, Barsan W, et al. Guidelines for the management of spontaneous intracerebral hemorrhage: a statement for healthcare professionals from a special writing group of the Stroke Council, American Heart Association. Stroke 1999;30(4):905–915.

Coull BM, Williams LS, Goldstein LB, et al. Anticoagulants and antiplatelet agents in acute ischemic stroke. Report of the Joint Stroke Guideline Development Committee of the American Academy of Neurology and the American Stroke Association (a division of the American Heart Association). Neurology 2002;59:13–22.

Hochberg LR, Schwamm LH. Stroke, seizure, and encephalopathy. In Hurford WE, Bigatello LM, Haspel KL, et al, eds. Critical Care Handbook of the Massachusetts General Hospital, 4th ed. Philadelphia: Lippincott, Williams & Wilkins, 2005.

van Gijn J, Rinkel GJ. Subarachnoid haemorrhage: diagnosis, causes and management. Brain 2001;124:249–278.

142. 脑卒中治疗和预防

Sherry Chou，MingMing Ning

申晓敏　译

A. 对于将要采用抗凝治疗的脑卒中或短暂性脑缺血发作（TIA）患者，评价溶栓或者抗凝治疗引起脑出血的可能性是很重要的。对于脑卒中时间的描述对急性脑卒中治疗起决定作用（见急性脑卒中部分）。

B. 比急性发作期更早的二级预防是脑卒中和 TIA 的管理。这种管理包括危险因素如高血压、糖尿病、高胆固醇血症、吸烟和肥胖的改善。心肌梗死（MI）是 TIA 患者临床最常见的死亡原因。因此，需要对心脏病史和心脏功能现状作出全面评价。

C. 抗血小板药（阿司匹林、阿司匹林加双嘧达莫或氯吡格雷）是治疗非心源栓子 TIA、动脉粥样硬化血栓形成性脑卒中、腔隙性脑卒中或不明原因脑卒中的首选。抗凝血药治疗（华法林、低分子量肝素或 IV 型肝素）是治疗与心房颤动相关的脑卒中的主要药物。抗凝治疗也常用于血栓、人工机械瓣膜或颈动脉/椎动脉剥离的治疗。但存在出血风险，对于心内膜炎栓塞性卒中禁忌抗凝治疗。临床怀疑心内膜炎不采用抗凝治疗。

D. 2004 年美国胸内科医师学会（ACCP）指南建议如果患者的经济能够承受，非心源栓子脑卒中治疗用氯吡格雷-阿司匹林或双嘧达莫-阿司匹林取代阿司匹林。对于那些不能耐受一线药物的患者如果使用二线抗血小板药噻氯吡啶，则存在粒细胞缺乏的风险。治疗前 3 个月必须每 2 周进行 1 次全血细胞计数（CBC）的检测。

E. 颈动脉 TIA 的处理涉及确定颈动脉狭窄的程度。如果同侧狭窄≥70%，颈动脉内膜切除术和抗血小板药或抗凝治疗比单纯的药物治疗更有效。血管内支架置入或血管成形术仍在探讨，但可以给高危人群提供更好的风险/获益图谱。

参考文献

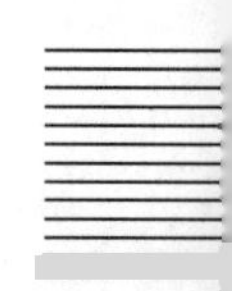

Adams HP Jr, Brott TG, Furlan AJ, et al. Guidelines of thrombolytic therapy for acute stroke: a supplement to the guidelines for the management of patients with acute ischemic stroke. A statement for healthcare professionals from a Special Writing Group of the Stroke Council, American Heart Association. Stroke 1996;27:1711.

Hacke W, Albers G, Al-Rawi Y, et al. The Desmoteplase in Acute Ischemic Stroke Trial (DIAS): a phase II MRI-based 9-hour window acute stroke thrombolysis trial with intravenous desmoteplase. Stroke 2005;36:66.

Hacke W, Donnan G, Fieschi C, et al. Association of outcome with early stroke treatment: pooled analysis of ATLANTIS, ECASS, and NINDS rt-PA stroke trials. Lancet 2004;363:768.

Furlan A, Higashida R, Wechsler L, et al. Intra-arterial prourokinase for acute ischemic stroke. The PROACT II study: a randomized controlled trial. Prolyse in Acute Cerebral Thromboembolism. JAMA 1999;282:2003.

Kase CS, Furlan AJ, Wechsler LR, et al. Cerebral hemorrhage after intra-arterial thrombolysis for ischemic stroke: the PROACT II trial. Neurology 2001;57:1603.

Smith WS, Sung G, Starkman S, et al. Safety and efficacy of mechanical embolectomy in acute ischemic stroke: results of the MERCI trial. Stroke 2005;36:1432.

Tissue plasminogen activator for acute ischemic stroke. The National Institute of Neurological Disorders and Stroke rt-PA Stroke Study Group. N Engl J Med 1995;333:1581.

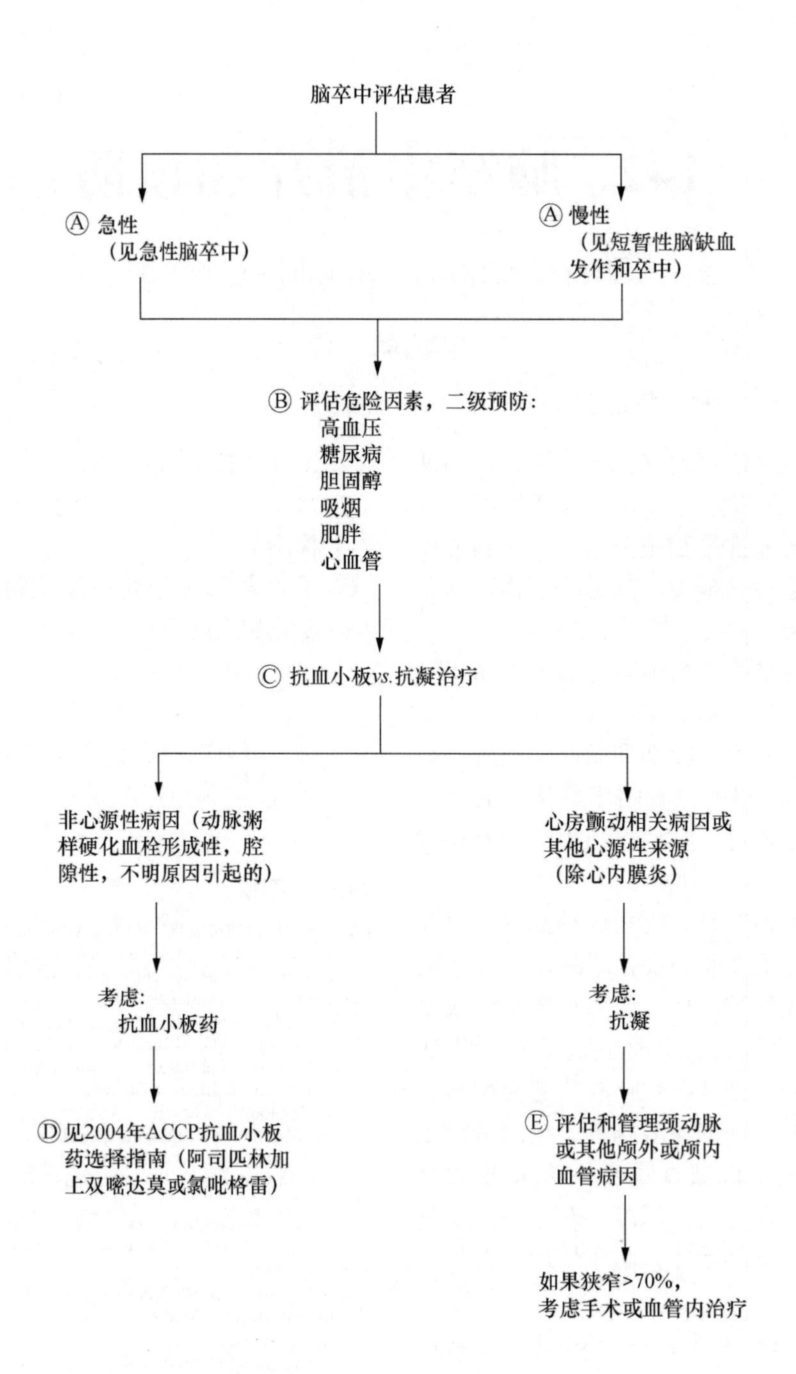
脑卒中评估患者
Ⓐ 急性
（见急性脑卒中）
Ⓐ 慢性
（见短暂性脑缺血
发作和卒中）
Ⓑ 评估危险因素，二级预防：
高血压
糖尿病
胆固醇
吸烟
肥胖
心血管
Ⓒ 抗血小板vs.抗凝治疗
非心源性病因（动脉粥
样硬化血栓形成性，腔
隙性，不明原因引起的）
心房颤动相关病因或
其他心源性来源
（除心内膜炎）
考虑:
抗血小板药
考虑:
抗凝
Ⓓ见2004年ACCP抗血小板
药选择指南（阿司匹林加
上双嘧达莫或氯吡格雷）
Ⓔ 评估和管理颈动脉
或其他颅外或颅内
血管病因
如果狭窄>70%，
考虑手术或血管内治疗

143. 记忆丧失

Bradford C. Dickerson

申晓敏　译

记忆丧失，曾被认为常由于年龄增长所致，现在知道是多种病理性损伤导致的结果，只是损伤更普遍地发生在老年期。临床医师需要了解患者记忆障碍主诉，包括通过患者及其家庭成员或朋友详细了解病史，根据患者的病史和危险因素作出针对不同个体的鉴别诊断，并进一步采取相关的检查、监测和治疗。同样重要的是临床医师要认识到虽然家庭成员或朋友讲述患者记忆丧失的状况，但是患者可能会否认这些。缺乏对记忆损害的洞察是经常发生的，临床医师应该认真对待。

评价患者主诉的记忆丧失包括回答以下问题：是否存在真正的记忆丧失，是否影响日常功能；记忆丧失的类型，是否存在其他方面认知和行为障碍；记忆丧失的病理生理学基础（损害的部位）。

A. 患者和家属常常由于注意力、语言或视觉空间功能障碍而抱怨记忆丧失。仔细的、有组织的日常活动观察往往能更好地揭示这一问题。是否有特别的事件提示诊断？患者是否有记忆约会、计划或时间表的困难，或反复提问同一问题？这是一种顺行性记忆损伤的症状，包括学习障碍和无法记忆新信息。患者是否无法记得最近发生事件的细节，无论个人/家庭的生活（比如节日聚会）还是新闻？这些症状表明退行性记忆损伤，无法回想以前接收的信息。主诉“我走到另一个房间却忘记我为什么要去那里”等提示患者注意力涣散。想不起朋友、家庭成员或名人的名字，或者谈话的词语表明语言功能障碍。开车或走路时迷失方向提示视觉空间功能障碍或空间记忆损伤。对于周围事物判断、决策、按步骤执行的能力或多重任务处理障碍提示可能存在执行功能障碍。除了叙述症状的细节，讨论症状对日常生活的影响是必要的。患者是否放弃以前进行的活动？患者是否因为记忆或认知困难犯错，需要额外的帮助，或者需要更长的时间来完成任务？老年人中，出现认知抱怨影响日常活动是痴呆的标志（见慢性行为变化部分）。取自患者及可靠的被调查人的详细病史，并重点关注以上方面，能够更好地描述症状从而采取适合的检查方法。

B. 一旦有特异性的症状发生，检查可集中在确定症状存在及严重程度的判断。在检查时，遗忘症患者如果能够进行日常对话，通常可以展现正常的觉醒、警觉、互动行为。但仔细观察通常会发现缺乏有效细节的含糊的陈述，表明患者仅仅具有相对有限的词汇。临床医生应记录患者对认知困难的意识和对测试的反应。能够明显观察到患者否认症状（病感失认症），通常表明患者记忆损伤，并可能存在其他的认知系统障碍。对于患者精神状态检测的目的在于证实通过病史进行的临床诊断（精神状态检查描述见参考文献）。注意力、语言、视觉空间功能事实上是否相对保留？存在什么类型的记忆丧失？大脑具有多重存储系统，并可以分为若干种。对患者启发式试探包括情节记忆、语义记忆、程序记忆、工作记忆。情节记忆包括学习和回顾生活片段的能力。这是由内侧颞叶（包括海马区）及其他边缘系统（包括基底前脑和乳头丘脑束），以及脑前额皮质完成的。情节记忆功能紊乱通常遵循 Ribot 定律，该定律表明新学内容比久远学习的信息更容易被忘记。情节记忆丧失的患者，通常有特征性的学习新信息（通过图片或单词列表测试）和回忆新近接收信息［询问患者最近生活中所经历事情的细节（如家庭聚会）并通过别人的证实］的障碍，但是患者远期记忆通常比较清晰（如患者在哪里上的高中）。情节记忆障碍可能是由于病理因素的影响，内侧颞叶和其他边缘系统的解剖结构病理改变，包括阿尔茨海默病、科萨科夫综合征、海马硬化、大脑后动脉或丘

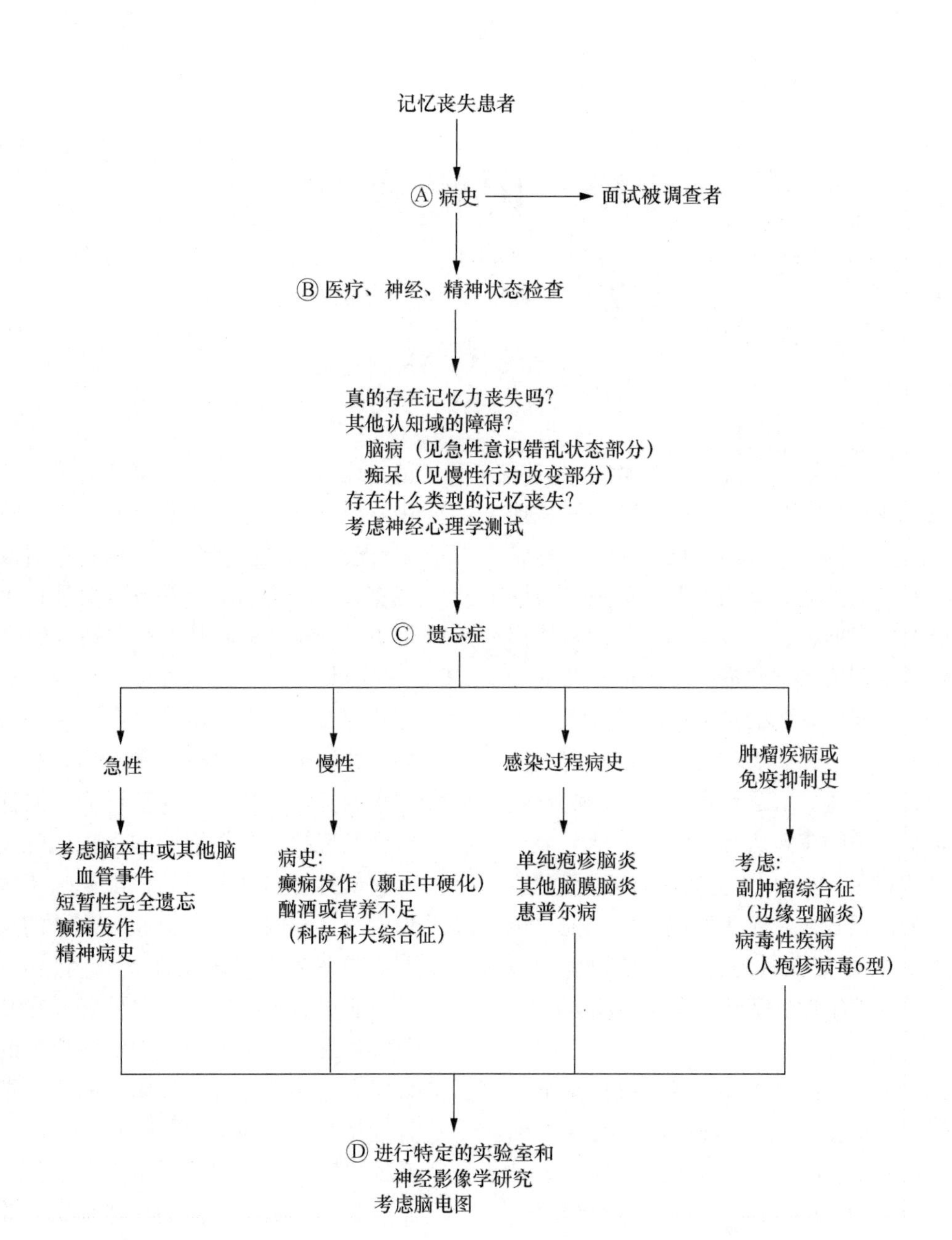

脑梗死。语义记忆指的是对世界的普遍认知，对其来源患者通常不记得。语义记忆的大脑系统包括外侧、腹侧颞叶皮质以及前额皮质。患者可能无法回顾重要的历史事件，无法回忆总统的名字，无法认识和描述常用的物品（如手表或剪刀）。阿尔茨海默病患者，神经变性痴呆或颞叶局灶性病变如大脑后动脉卒中的患者常出现语义记忆功能障碍。程序记忆主要指技能的学习，如骑自行车或演奏乐器。它是由运动皮质区、基底神经节和小脑协助完成的，患者常常伴随情节记忆和语义记忆功能障碍。基底神经节病变，如帕金森病及亨廷顿病可能导致患者程序记忆障碍。工作记忆是指保存并处理信息的能力（通常指的是解决问题）。广义的工作记忆包括注意力、专注力、执行力以及“短期记忆”。工作记忆障碍往往表现为难以集中精力或关注，从而导致学习、判断和解决问题的能力障碍。测试工作记忆的方法为连续的减法（100 连续减 7）或反向拼写（WORLD）或背诵（从一月开始英语的整年月份）。工作记忆功能区为额叶前部背外侧束和侧皮质区，以及尾状核和其他皮层下结构。由于这些脑区病变引起多种神经变性疾病，包括阿尔茨海默病、帕金森病及亨廷顿病，这些疾病常有工作记忆障碍症状。由于多发性硬化影响连接这些脑区的白质束，因而患者也常表现为工作记忆损伤。特定的记忆和认知功能障碍可以通过神经心理学试验阐释。

C. 通过病史和体格检查确定记忆丧失的特性和严重程度是非常重要的，从而进行的病理生理学鉴别诊断。此外，既往史（如甲状腺功能障碍、贫血、脑血管危险因素、毒素或服用抗胆碱药等药物的副作用）和神经系统状态（如抑郁、睡眠障碍、癫痫发作、头部受伤）评价对于分辨细微差异有很重要的作用。全身状况可能引起多重记忆系统的损害。单纯疱疹脑炎与慢性遗忘症相关，由于影响内侧颞叶，经常出现发热、急性意识错乱的状态。起病的剧烈程度也是关键元素之一。在数秒到数分钟内发作可能表明脑卒中、癫痫发作或短暂性完全遗忘，发病数天甚至数周可能表明有炎症、中毒/代谢性疾病或肿瘤形成，发病数月到数年表明神经变性、肿瘤、营养不足或精神疾病。短暂性完全遗忘（transient global amnesia）包括急性起病的单纯记忆损害，而没有其他的认知或局灶性神经系统的症状，典型的症状为情节记忆障碍，通常在 24～72h 内可以恢复。患者有癫痫发作病史，特别是复杂的部分性癫痫发作病史，可能有慢性记忆丧失。在某些情况下，这是由颞正中硬化所致。患者有免疫抑制史（如骨髓移植后）导致易感人疱疹病毒 6 型，从而引起亚急性局限性记忆丧失。长期使用乙醇或营养不良能引起科萨科夫综合征，一种慢性遗忘症。

D. 其次，临床医师应决定是否进行神经影像学、脑电图学及实验室（包括腰椎穿刺）检查。常规实验室检查是重要的（如检查甲状腺功能障碍或维生素 B_{12} 缺乏病），并且结合病史和体格检查调整适合的检查。在所有记忆障碍病例中，临床医生应该首先考虑神经影像学检查。结构（如 MRI）和功能（如正电子发射断层扫描术）神经成像均是有益的。

参考文献

Budson AE, Price BH. Memory dysfunction. N Engl J Med 2005;352(7):692–699.

Mesulam M-M. Aphasia and other focal cerebral disorders. In Kasper DL, Braunwald E, Fauci AS, et al, eds. Harrison's Principles of Internal Medicine, 16th ed. New York: McGraw-Hill, 2005:145–151.

Petersen RC. Disorders of memory. In Samuels MA, Feske SK, eds. Office Practice of Neurology. Philadelphia: Churchill-Livingstone, 2003:902–912.

Weintraub S. Examining mental state. In Samuels MA, Feske SK, eds. Office Practice of Neurology. Philadelphia: Churchill-Livingstone, 2003:850–858.

144. 眩　晕

Maria K. Houtchens

申晓敏　译

眩晕患者可能会主诉各种不同的症状，因此，详细询问病史是极为重要的。患者特定的症状能协助临床医生尽可能缩小鉴别诊断的范围。

患者常常用特定的词形容前庭系统性眩晕和非前庭系统性眩晕。旋转感、晕动病或者“醉”，不平衡的意识、跌倒和一侧倾斜常见于前庭系统性眩晕。感觉头内旋转，而周围环境保持稳定可能是非前庭系统性眩晕。头晕目眩或没有特定运动的眩晕感觉是常见的主诉，与低灌注或低葡萄糖的状态相关。

A. 非前庭系统性眩晕有各种各样的病因。晕厥前的头晕目眩被称为先兆晕厥事件。这种症状的机制是全脑血流量减少，包括迷走神经反射及直立性低血压导致全身血压降低。心律失常、心肌病或心脏瓣膜病中心输出量降低导致心源性先兆晕厥发生。采用胰岛素或磺脲类药物治疗的糖尿病患者出现低血糖则可能导致颤抖、心悸、疲劳和先兆晕厥的发生。过度通气导致动脉二氧化碳分压下降引起的脑血管收缩是焦虑或惊恐障碍的年轻患者眩晕的常见原因。这些患者常主诉口周或双侧手指麻木和刺痛。恶心及出汗，视物模糊，以及皮肤苍白可能伴随之前提到的先兆晕厥事件。多种药物反应能引起眩晕，无论是直接的耳毒性（氨基糖苷类）或小脑伤害（苯妥英、扑米酮、乙醇）。镇静类药物引起的浑浊或眼花的感觉可能被患者解读为眩晕。

B. 头部运动能加重急性眩晕症状如强烈的旋转感。可能是源于周围病变（迷路或前庭神经病变）或中心病变（如脑干或小脑前庭系统病变），这种症状表明单侧前庭功能丧失。常常存在恶心、呕吐、面色苍白和疲劳症状，伴有行走困难。检查多出现自发性眼球震颤。

C. 有高血压、高胆固醇血症、心脑血管疾病病史的老年患者可能存在中枢性眩晕。鲜见听力损失，突出表现是瘫痪，当患者从病变侧把眼光离开，首先出现眼球震颤。应尽快行头部 CT 或 MRI 排除小脑或脑干的梗死或出血。治疗应该集中处理病理生理病变，进行抗血小板或抗凝治疗。急性发展的小脑出血必须紧急进行脑干减压手术。前庭系统中心损伤的恢复需要数天至数周。年轻的多发性硬化（MS）患者可出现中枢性眩晕（5% MS 病例）。MRI 可以显示多灶性脑白质 T2 或液体衰减反转恢复（FLAIR）病变。

D. 周围性眩晕患者常有耳感染、明显的听力损失、全身症状以及严重的恶心和呕吐病史。90%周围性眩晕的年轻患者由于前庭神经元炎引起。流行性感冒样病变发病 2 周内 50%的患者出现眩晕症状。没有证据证明在这种状况下随机临床试验中应用类固醇和抗病毒药物，但是却常常被使用。急性化脓性迷路炎是一种罕见的细菌感染，能导致迅速的听觉和前庭功能损失。鉴别诊断怀疑近期有细菌性中耳炎，脑膜炎，或伴有持续剧烈耳和乳突疼痛、发热、听力及前庭功能损伤的胆脂瘤患者。特别要注意对颞骨窗进行紧急头部 CT 扫描以及立即使用抗生素治疗，这些都是十分必要的措施。

E. 突发的迷路或其中央连接的静止性神经活动的短暂且常可逆性损伤能导致反复自发性眩晕。眩晕持续数分钟（中枢性眩晕，TIA）至数小时（周围性眩晕）。

F. 梅尼埃病患者常有复发性周围性眩晕症状，与波动性的低频听力丧失相关。典型的症状包括眩晕，耳鸣，听力损伤。病理学包括单侧或者双侧内耳膜迷路损伤。当内耳迷路压力增高时，患者感受耳内发胀，病变会导致慢性耳鸣、听力减退以及急性眩晕。患者症状越来越严重，当严重的眩晕发生时，患者可能出现短

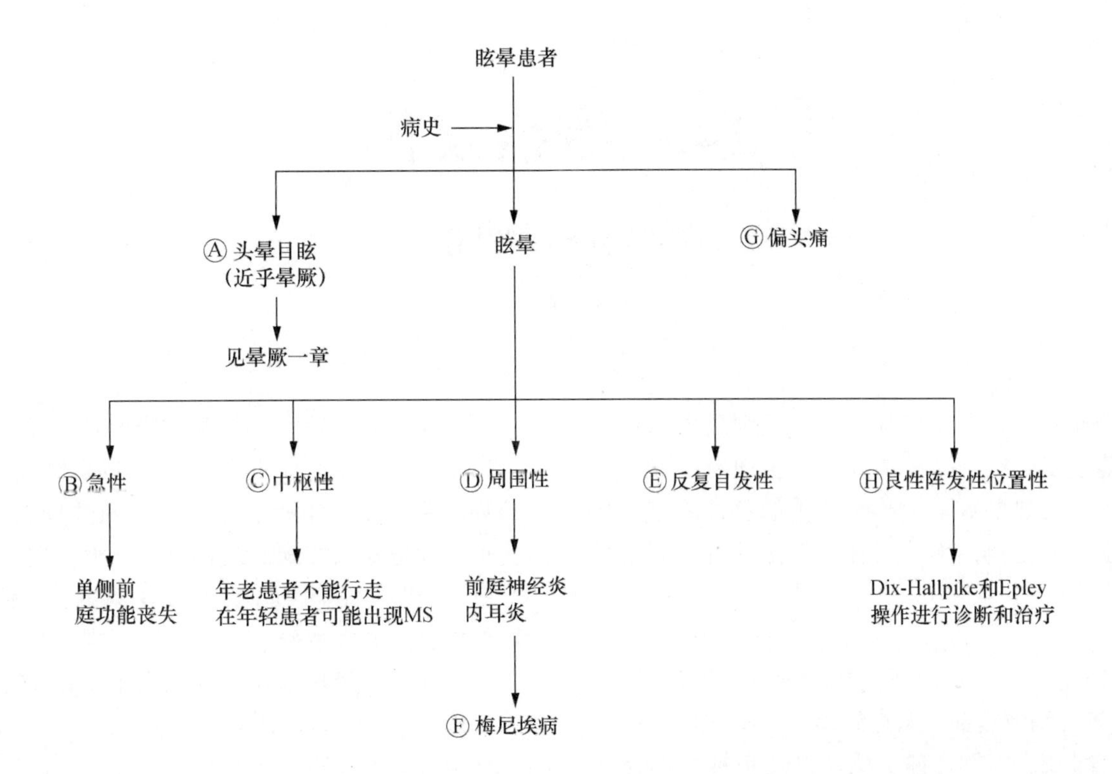

暂的意识丧失。典型的症状持续数小时（少数病例可能持续数天）。随着症状反复发生，患者听力逐渐减退甚至听力丧失。多数梅尼埃病患者听力减退先于偶发的眩晕发生，但是少数病例中，偶发的眩晕先于听力减退发生。

G. 偏头痛患者常有头痛伴发眩晕（超过 25％病例）。少数患者表现为单纯偏头痛。采用偏头痛预防药物治疗试验能够诊断。

H. 良性阵发性位置性眩晕是由于头部特定体位（如向上看、侧卧）诱发的眩晕。眩晕通常在头部处于某一不舒服的体位后很短暂的间歇（数秒）内发生。位置的改变能迅速激发症状发生。许多病例出现症状并没有明显的诱因。部分病例是由于脑外伤引起的。在年长的人群中内耳的血管病变是诱因。症状通常会在数月内减弱，但是反复发作。50％的病例找不到具体的病因。诊断和治疗中均可采用床旁操作（Dix-Hallpike，Epley）。非典型病例中，后颅窝病变，包括小脑肿瘤、成神经管细胞瘤、小脑萎缩、颅脑 Chiari 畸形Ⅰ型等疾病能增加发生眩晕的可能性。

参考文献

Baloh RW. Clinical practice. Vestibular neuritis. N Engl J Med 2003;348:1027–1032.

Baloh RW. Dizziness and vertigo. In Samuels MA, Feske SK, eds. Office Practice of Neurology. Philadelphia: Churchill-Livingstone, 2003:78–87.

Froehling DA, Silverstein MD, Mohr DN, et al. Does this dizzy patient have a serious form of vertigo? JAMA 1994;271:585.

145. 癫痫发作

Tracey A. Milligan

申晓敏　译

癫痫发作是由于脑神经元不规则放电引起的脑功能改变。2%～5%的人在一生中至少发生一次不伴有发热的癫痫发作。严重的急性或进展性颅内损伤可能诱发癫痫发作，但是部分癫痫发作是自发性的。

A. 癫痫发作的鉴别诊断包括晕厥及晕厥后抽搐，共济失调或震颤，脑血管事件，睡眠障碍如发作性睡眠/猝倒，偏头痛，以及精神性癫痫发作。同时，必须通过精神科医生参照患者 EEG 监控录像会诊作出诊断。

B. 癫痫发作有很多不同的类型，能引起身体无意识的动作或功能改变。典型的癫痫发作持续 30s～2min，但也可能时间更长，导致癫痫持续状态（见癫痫持续状态部分）。癫痫发作可能是急性神经病变、代谢性或中毒的表现。酒精或药物戒断能引起癫痫发作。妊娠期和产后癫痫发作称为子痫。癫痫发作的分类对于判断病因、诊断方法以及治疗方案的选择具有重要的作用。

C. 癫痫发作通常是局灶性或部分性发作。通常患者并没有意识到癫痫发作，通过目击者的详细描述能够帮助了解病史。癫痫发作常常描述为震颤，其实震颤是癫痫发作的症状之一，通过病史了解疾病发作时的典型症状是十分重要的。局灶性癫痫发作的临床表现和大脑异常放电的具体位置相关。局灶性癫痫发作可以为病灶局部小范围的间歇动作，也可以扩散到身体其他部分（Jacksonian 进行）。局灶性癫痫发作也可以表现为身体局部感觉异常，似曾相识症或恐惧感，上腹部奇怪的感觉，令人不愉快的气味，幻视等症状。局灶性癫痫发作分为运动性、感觉性、自主神经性和精神症状性癫痫发作不同的类型。单纯的部分性癫痫发作是意识储存障碍的局灶性癫痫发作。如果存在意识改变则称为复杂部分性癫痫发作。复杂部分性癫痫发作患者出现意识错乱或眩晕，自动症（如唇动作，手舞动），或者无法对问题作出反应。局灶性癫痫发作起病可以是单纯性癫痫发作，也可以是复杂性癫痫发作，并且很快发展成惊厥（即继发性全面性癫痫发作，癫痫大发作）。

D. 原发性全面性癫痫发作包括惊厥或非惊厥性发作。非惊厥癫痫发作包括癫痫小发作，儿童期起病，包括短暂的眼球震颤和无应答，伴有发作期脑电图（EEG）出现特异性的 3Hz 尖峰信号和 δ 波。强直和阵挛性发作会导致意外的“全身失张性发作”。肌阵挛性发作表现为肌肉快速的收缩和舒张以及 EEG 可以看到癫痫样动作。原发性惊厥性癫痫发作也称为癫痫大发作。

E. 病史中的重要特征包括：可能的诱发因素（如酒精/药物戒断、引发癫痫发作的药物或药物治疗），其他危险因素（已知的脑外伤、卒中、脑感染或其他大脑功能障碍病史），家族史，既往史，短暂性神经疾病（包括发热性癫痫发作）。彻底的检查和神经系统检查是必需的。恶性肿瘤病史，免疫妥协，和（或）发热、精神状态改变或局部神经功能缺损的体征需要进一步的检查。

F. 对于急性癫痫发作的患者首先要保持气道通畅、呼吸和循环（ABC）。尽快给予硫胺素和葡萄糖，除非低血糖被排除。如果患者有发热症状，考虑脑感染，行经验性脑膜炎/脑炎的治疗、CT 及腰椎穿刺。其他检查包括 MRI（如果有感染的临床体征或恶性肿瘤病史则应用钆），EEG，代谢，育龄女性人绒毛膜促性腺素（hCG）和毒理学筛查。

G. 癫痫常常有复发的可能，如果有多次癫痫发作病史即可以诊断为癫痫。大多数情况下应使用抗癫痫药物治疗。相关信息包括安全措施，药物治疗，急救护理等可以在 www.epilepsyfoundation.org 和 www.epilepsy.com 网查阅。

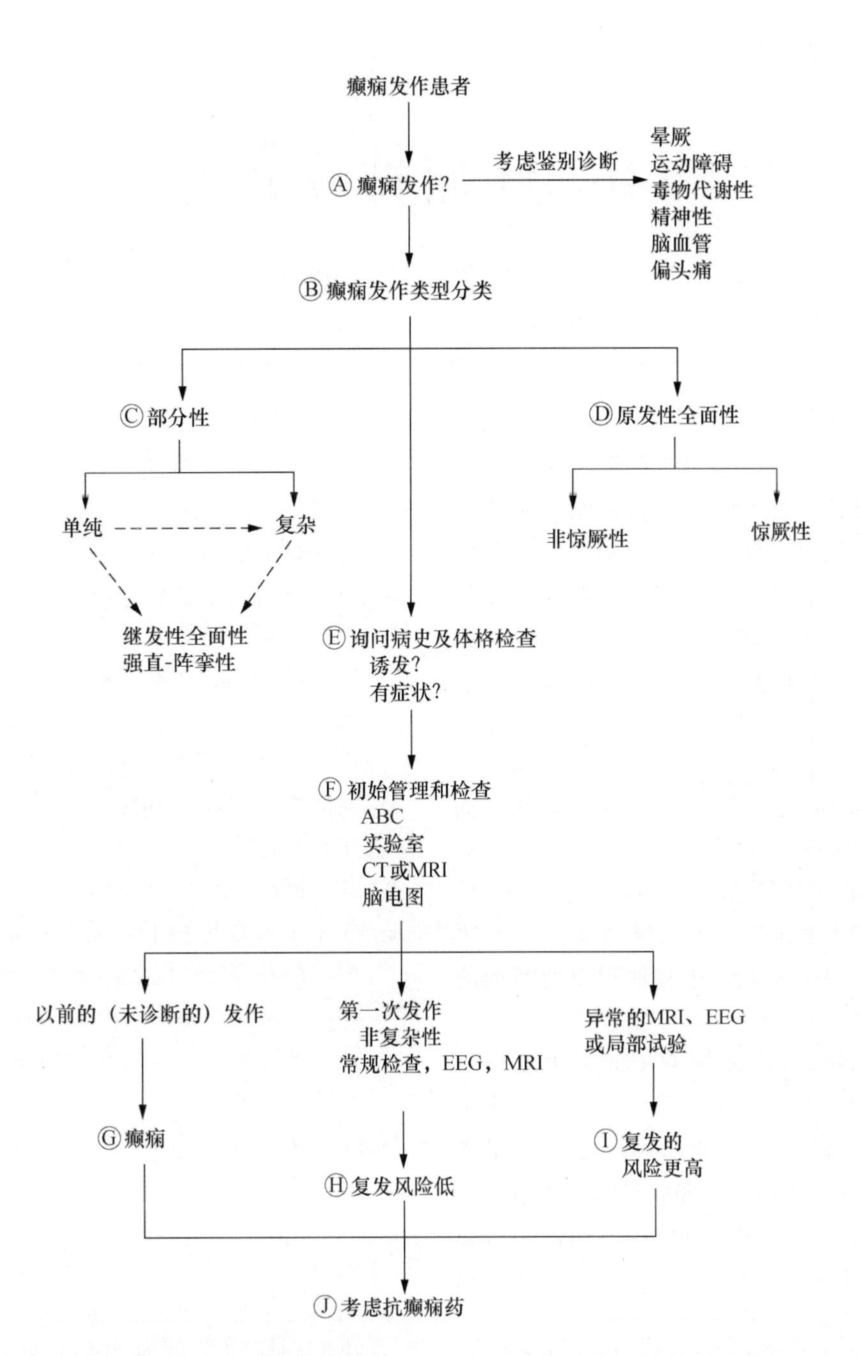

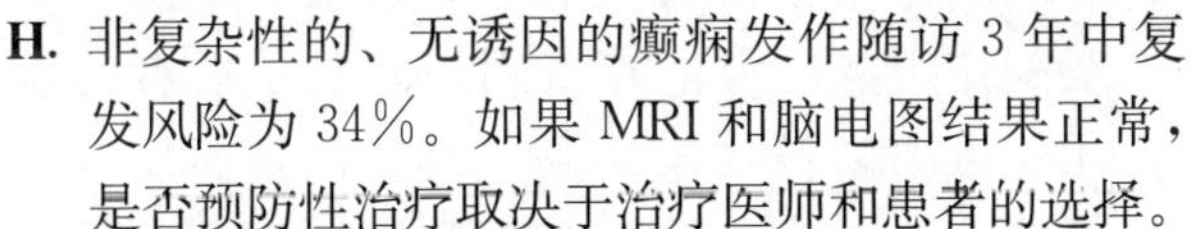

H. 非复杂性的、无诱因的癫痫发作随访 3 年中复发风险为 34%。如果 MRI 和脑电图结果正常，是否预防性治疗取决于治疗医师和患者的选择。

I. 结构损伤、神经功能缺损、局灶性神经学检查及异常脑电图至少增加 60%复发的危险。在许多情况下，抗癫痫药物预防的效果被证实。脑卒中或脑外伤的患者有确切的手术指征和疗程个性化，也应预防癫痫急性发作。

J. 各种各样的抗癫痫药物可以用于治疗。劳拉西泮和其他苯二氮䓬类药物疗效显著。苯巴比妥、苯妥英及丙戊酸可以通过静脉注射。卡马西平、加巴喷丁、拉莫三嗪、左乙拉西坦、奥卡西平、普瑞巴林和唑尼沙胺都是常用药物。具体选择哪种药物取决于癫痫发作类型、合并症以及患者的症状和生活方式。

参考文献

ACEP Clinical Policies Committee; Subcommittee on Seizures (Jagoda AS, Kuffner EK, Huff JS, Sloan EP, Dalsey WC). Clinical policy: critical issues in the evaluation and management of adult patients presenting to the emergency department with seizures. Ann Emerg Med 2004;43:605–625.

French JA, Kanner AM, Bautista J, et al. Efficacy and tolerability of the new antiepileptic drugs I: treatment of new onset epilepsy. Neurology 2004;62:1252–1260.

Hauser WA, Annegers JF, Kurland LT. Incidence of epilepsy and unprovoked seizures in Rochester, Minnesota: 1935–84. Epilepsia 1993;34: 453–468.

Hauser W, Rich SS, Annegers JF, et al. Seizure recurrence after a first unprovoked seizure: an extended follow-up. Neurology 1990;40: 1163–1170.

Proposal for revised classification of epilepsies and epileptic syndromes. Commission on Classification and Terminology of the International League Against Epilepsy. www.epilepsyfoundation.org and www.epilepsy.com Epilepsia 1989;30:389–399.

146. 癫痫持续状态

Tracey A. Milligan

申晓敏　译

癫痫发作持续 30min 或者无间断的癫痫发作称为癫痫持续状态。惊厥性癫痫持续状态是危重病。延迟治疗可能会导致难以控制癫痫发作和较差的预后。鉴于这些风险，任何惊厥持续大于 5min 应积极治疗。惊厥结束后，应该仔细地评估患者发生非惊厥性癫痫发作或持续癫痫发作的可能。

A. 单纯部分性癫痫持续状态的类型包括躯体运动（包括部分性癫痫持续状态）、躯体感觉、语言、视力、眼球和情感多方面障碍。EEG 显示局灶性或单侧异常。苯二氮䓬类、苯巴比妥、苯妥英、丙戊酸盐、卡马西平以及新型的抗癫痫药（AED）都可以用于治疗。

B. 复杂部分性癫痫持续状态（CPSE）由复杂部分性癫痫发作发展成持续状态。部分性癫痫患者常常出现 CPSE。需要通过 EEG 监测结果作出诊断。EEG 结果显示局部和双侧广泛的节律性动作。治疗方案与单纯部分性癫痫持续状态相似。更多的治疗目前是有争议的，应该采取个性化治疗手段。

C. 失神癫痫持续状态通常称为癫痫持续状态小发作或波峰停顿。临床上常见不同程度的构思慢和意识错乱至昏睡。CPSE 中没有应答性与无应答性水平之间的周期。常见于儿童，也可以出现在成年人，特别是停用苯二氮䓬类药物或使用新型的 AED 如噻加宾者。EEG 显示出现尖波。传统的治疗方法包括Ⅳ苯二氮䓬类、丙戊酸盐或乙琥胺。新近的广谱 AED 也可能是有用的。

D. 真正的肌阵挛性癫痫持续状态是非常少见的，而且局限于儿童和青少年。在成年人中，肌阵挛性运动且 EEG 显示不断衰减的背景（爆发-抑制模式）下有周期性放电可出现在缺血缺氧后，预示着一个坏的预后。也可以看到之后长时间的惊厥性癫痫发作，预示着需要更积极的治疗。

E. 惊厥性癫痫持续状态最常见和最危险的癫痫持续状态。初步评估包括评估气道，并监测心肺功能状况，吸氧及吸痰，建立静脉通路，并进行血液检测。需给予硫胺素和葡萄糖，除非患者血糖正常。进行针对性的病史和神经系统检查，评估已知的癫痫发作或其他疾病、创伤、局灶性神经体征和医学疾病（如感染、药物滥用）的体征。

F. 苯二氮䓬类药物可以作为一线治疗药物。劳拉西泮是长效抗癫痫药物，因而作为治疗首选，治疗剂量为每千克体重 0.1mg，每分钟 1～2mg。也可用地西泮每千克体重 0.25mg，每分钟 2～4mg。咪达唑仑每千克体重 0.2mg，每分钟 1～4mg。

G. 苯妥英（或磷苯妥英）是仅次于劳拉西泮的药物。治疗剂量为每千克体重 20mg，每分钟小于 50mg。磷苯妥英相当于每千克体重 20mg 苯妥英当量（PE），小于每分钟 150mg。如果癫痫发作持续每千克体重可以追加 10mg。苯妥英的副作用是低血压和心动过缓，而磷苯妥英副作用少，但治疗费用高限制了后者的应用。可用来替代苯妥英，或者在癫痫发作持续时随苯妥英之后输注的其他替代药物包括：Ⅳ丙戊酸盐，每千克体重 20～30mg（每分钟 200mg）；苯巴比妥每千克体重 10～20mg（每分钟 100mg）。苯巴比妥也伴随着低血压的风险。一旦患者稳定，进一步诊断检查包括 CT、腰椎穿刺（LP）、EEG 及 MRI。如果使用长效的麻痹剂控制惊厥后没有改善或回到基线精神状态，或者发生难治性癫痫持续状态，应进行快速 EEG 的检测。

H. 如果癫痫发作使用苯二氮䓬类和 AED 治疗无效，则认为是难治性癫痫持续状态，需要气管

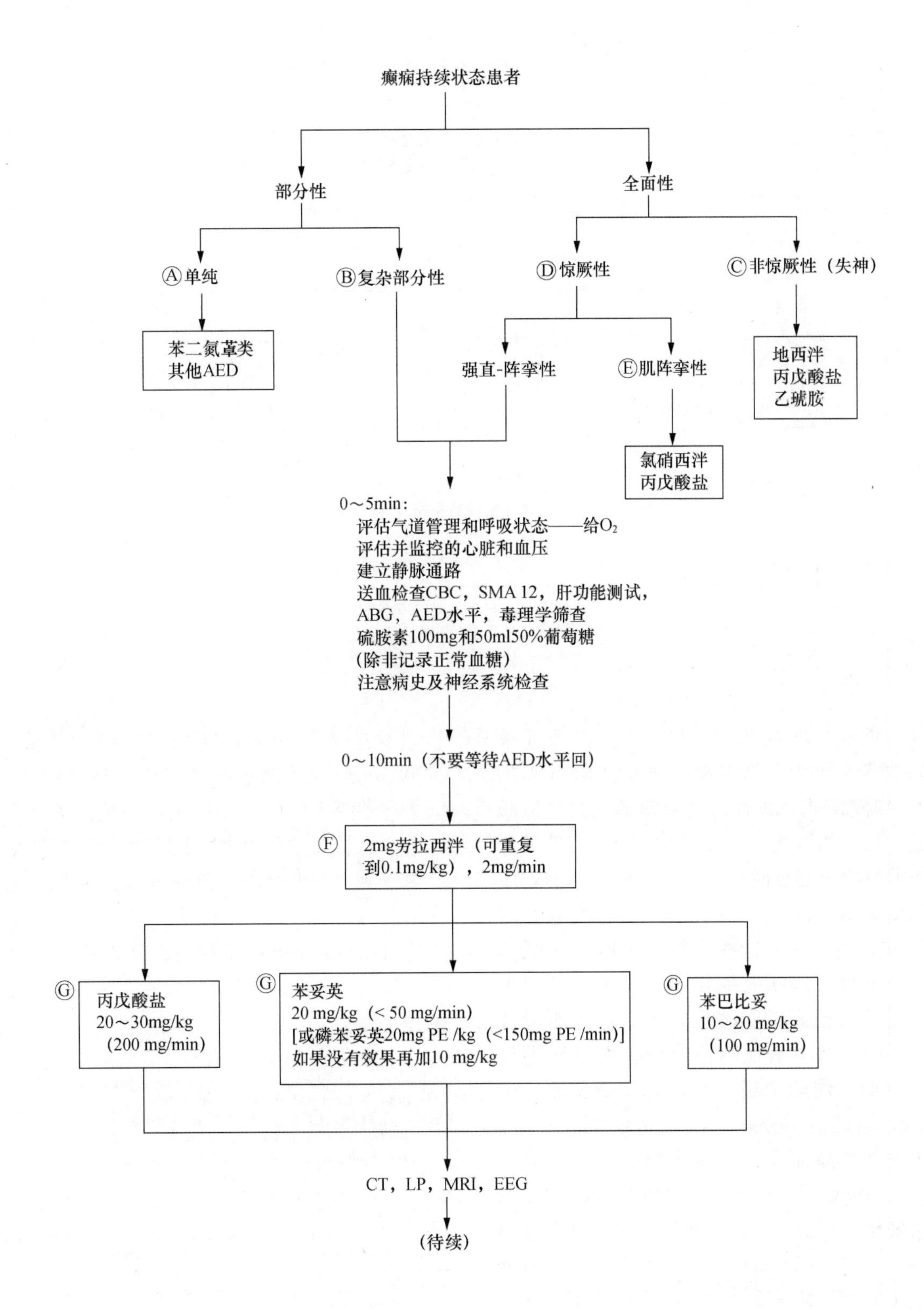

癫痫持续状态患者
部分性
全面性
Ⓐ单纯
Ⓑ复杂部分性
Ⓓ惊厥性
Ⓒ非惊厥性（失神）
苯二氮䓬类
其他AED
强直-阵挛性
Ⓔ肌阵挛性
地西泮
丙戊酸盐
乙琥胺
氯硝西泮
丙戊酸盐
0～5min:
评估气道管理和呼吸状态——给O_2
评估并监控的心脏和血压
建立静脉通路
送血检查CBC，SMA 12，肝功能测试，
ABG，AED水平，毒理学筛查
硫胺素100mg和50ml50%葡萄糖
(除非记录正常血糖)
注意病史及神经系统检查
0～10min（不要等待AED水平回）
Ⓕ
2mg劳拉西泮（可重复
到0.1mg/kg），2mg/min
Ⓖ
丙戊酸盐
20～30mg/kg
(200 mg/min)
Ⓖ
苯妥英
20 mg/kg（< 50 mg/min)
[或磷苯妥英20mg PE /kg（<150mg PE /min)]
如果没有效果再加10 mg/kg
Ⓖ
苯巴比妥
10～20 mg/kg
(100 mg/min)
CT，LP，MRI，EEG
(待续)

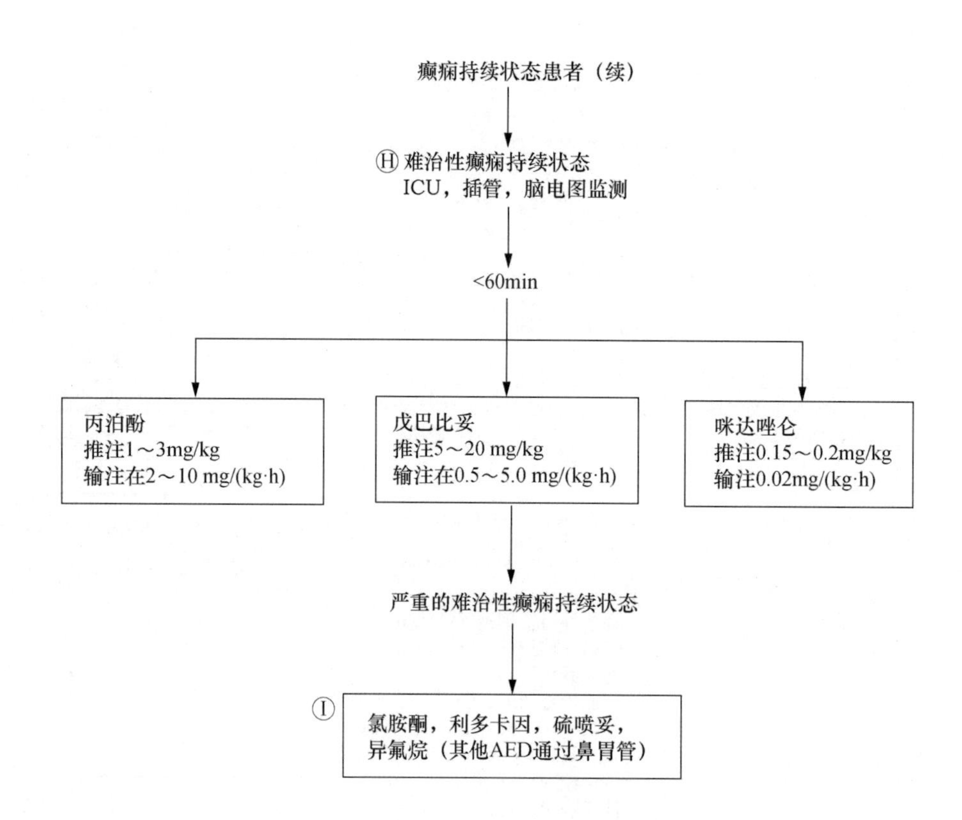

插管、重症监护病房（ICU）监护以及连续EEG监测。调整药物剂量药物诱发EEG上的爆发-抑制模式，或者抑制癫痫活动。可以减慢或停止药物输注、输液以减少药物相关性低血压的发生，必要时给予升压药物。曾经，戊巴比妥应用最为广泛，近年来，咪达唑仑和丙泊酚被成功应用。这些药物通过增加γ-氨基丁酸能活性发挥抗癫痫作用。戊巴比妥较苯巴比妥具有更高的脂溶性，能更快速地通过血脑屏障，且具有比咪达唑仑和丙泊酚更长的半衰期。用药剂量为推注每千克体重5～20mg，输注速率为0.5～5.0mg/(kg·h)。对于进展性癫痫发作，推注加倍，点注增加0.5～3.0mg/(kg·h)。丙泊酚逐渐被作为戊巴比妥替代药物，具有快速起效和最短半衰期的特点，允许定期做神经系统检查。用药剂量为推注每千克体重1～3mg，输注速率为2～10mg/(kg·h)。更快的输注速率会造成更多不良反应。咪达唑仑能够快速起效，但常会发生快速耐受。用药剂量为推注每千克体重0.15～0.2mg，输注速率为0.02mg/(kg·h)。

I. 上述治疗无效的癫痫持续状态被认为是难治性的，有较高的死亡率。进一步的治疗选择包括氯胺酮、利多卡因、硫喷妥及异氟烷。副醛亦可能有帮助，但治疗效果有限。其他AED经鼻胃管给药，如托吡酯和左乙拉西坦也可以尝试。

参考文献

Alldredge BK, Gelb AM, Isaacs SM, et al. A comparison of lorazepam, diazepam, and placebo for the treatment of out-of-hospital status epilepticus. N Engl J Med 2001;345:631–637.

Claassen J, Hirsch LJ, Emerson RG, et al. Treatment of refractory status epilepticus with pentobarbital, propofol, or midazolam: a systematic review. Epilepsia 2002;43:146–153.

Gastaut H. Classification of status epilepticus. Adv Neurol 1983;34:15–35.

Lowenstein DH, Alldredge BK. Status epilepticus. N Engl J Med 1998;338:970–976.

Sinha S, Naritoku DK. Intravenous valproate is well tolerated in unstable patients with status epilepticus. Neurology 2000;55:722–724.

Treatment of convulsive status epilepticus. Recommendations of the Epilepsy Foundation of America's Working Group on Status Epilepticus. JAMA 1993;270:854–859.

Treiman DM, Meyers PD, Walton NY, et al. A comparison of four treatments for generalized convulsive status epilepticus. N Engl J Med 1998;339:792–798.

147. 肌无力

Allitia B. DiBernardo

苏 瑞 王俊岭 译

临床肌无力是由于疾病影响肌肉、神经肌肉连接处、轴突或运动神经元引起的症状。诊断应该进行病因分类。从临床病程及临床症状测试分析作出鉴别诊断。

A. 询问病史及体格检查能够帮助诊断。一般来说，既往史将提供有关起病，背景，持续时间（急性、亚急性、慢性，间断性，门诊患者、住院患者、重症患者），疾病诱发或加剧因素（运动、寒冷、机械压力），对称性和分布（近端、远端、局灶性），临床其他症状（疼痛、感觉异常、皮疹、全身症状、痉挛、自发性收缩），合并症（糖尿病、甲状腺疾病、血管危险因素、自身免疫病、恶性肿瘤），相关暴露史［感染、虫媒传播疾病、药物治疗和毒素（包括乙醇）］，家族史。体格检查应该包括整个中枢和外周神经系统（一个完整的神经学检查）并且尝试病灶定位。前角细胞到运动终板任意位置的病变可以产生相似的临床症状，使得分辨肌肉与下运动神经元的神经病变很困难。对称的近端肌无力和（或）肌肉压痛是典型的肌肉病变。肌强直、副肌强直或周期性瘫痪预示着离子通道的缺陷。易疲劳、萎缩、自发性收缩及反射失去也可能发生在肌病、神经肌肉接头（NMJ）障碍、周围神经病变或前角细胞疾病。这些迹象表明，虽然不是下运动神经元（LMN）特异性症状，是集合“LMN 迹象”。反射亢进、声调增高而行动迟缓是上运动神经元（UMN）损伤的特点，或从运动皮质区到白质的神经束通过脑干进入脊髓过程的损伤。体格检查应分辨 UMN、LMN 症状，或两者兼而有之。

B. 当 UMN 症状反射亢进、行动缓慢和（或）声调增高出现，诊断依赖于肌无力的表现和起病。UMN 无力持续数分钟或数小时显示血管或神经系统脱髓鞘病变并应立即进行磁共振成像（MRI）。单侧运动障碍可以由对侧运动皮质区、内囊、丘脑、大脑角或同侧脑干和椎体束很小的损伤引起。双侧单纯的肌无力可由脊髓前部损伤引起。UMN 病变症状持续数天至数周是不寻常的，但多发性硬化（MS）、病毒感染或进展性病变，包括肿瘤、血肿、寄生虫脑脓肿、或脊髓脓肿等病变造成脱髓鞘可能使得病变持续。起因于脊髓进展性病变的肌无力通常伴随相应水平的感觉障碍。全身症状支持炎症性过程。局灶性痛（头痛、颈部和背部疼痛）可以运用 MRI 检查。MRI 可见脑或脊髓白质区受累提示应用脑脊液（CSF）评价炎症和感染。任何肿块病变均需通过神经外科会诊，并且那些产生“肿块效应”而扭曲 CNS 结构的肿块则迫切需要评估。UMN 无力迁延数月到数年提示退行性疾病。原发性脊髓侧索硬化是临床诊断孤立的 UMN 退化，影响面部和四肢，可借由肌电图（EMG）辅助诊断。

C. 无论发展速度，CNS 病变往往不能产生混合（运动和感觉）障碍及“邻居”标记来帮助定位和诊断。上运动神经元性无力伴随语言、言语、行为、视觉或感觉（如高级感觉中的立体感觉）障碍通常表明病变在大脑半球。上运动神经元性无力无皮质缺陷而伴有脑神经缺陷，则提示损伤在脑干。伴有明显感觉运动障碍的症状表明脊髓病变，在任何情况下，没有外伤而有急性进展性病变表明血管或脱髓鞘，必须进行 MRI 检查紧急评估。混合形态的半球、脑干或脊髓亚急性和慢性病变的鉴别诊断很复杂。缩小鉴别诊断范围的第一步就是对怀疑区域进行钆增强 MRI。因为快速的诊断和干预对保留脊髓病变处剩余的神经功能是非常重要的，特别的提及将得出重要的发现。超急性脊髓损伤时，可能看不到清晰的 UMN 信号，但感觉和运动平面的存在及肌张力的下降有助于脊髓损伤的诊断。一般将脊髓损伤分为压迫性（即髓外性）损伤和髓内性损伤。疼痛是压迫性脊髓损伤的显著特征。髓内性脊髓损伤包括肿瘤、脱髓鞘或空洞，常无疼痛。横贯性脊髓炎是一种快速进展性脊髓病，可由病毒、脱髓鞘或血管炎引起。隐匿性脊髓病可由维生素缺乏（B_{12}，E）或 HIV 感染引起，应积极寻找病因，因为恰当的治疗可部分逆转脊髓损害。

D. 在肌无力的背景下存在 LMN 体征，如萎缩、肌束震颤或反射降低，应及时彻底评估外周神经系统，包括评估肌肉力量和所有感觉。伴随感觉障碍暗示有神经根、神经丛、末梢神经的问题。感觉运动障碍的模式和程度是诊断的关键。对称、远端障碍（手套袜套样）提示广泛的取决于长度的周围神经病变，应进一步通过电反应诊断［EMG 和神经传导研究（NCS）］判断为脱髓鞘疾病或轴索损伤。生皮节-生肌节模式中单侧的感觉运动障碍提示神经根病变，MRI 和（或）EMG 可以确认。外伤时，神经根撕脱或功能性麻痹是可能的。神经根病最常见的原因是椎间盘突出和神经孔狭窄。多发的颈椎和腰椎分布的感觉运动障碍提示多水平的神经根病或神经丛病。全面评估这些病变具有挑战性，一般由 EMG 和脊髓 MRI 开始，但还可以包括的腰椎穿刺（LP）评估巨细胞病毒、莱姆病或恶性细胞，或进行受累神经丛的 MRI 检查。最后，感觉运动障碍缺陷分布在单根神经（单神经病变）或多根神经（多神经炎），应先行 EMG 评估来指导进一步的评估和治疗。

E. 单纯肌无力（无感觉丧失）存在 LMN 的体征可见于运动神经元病、前角细胞病、神经肌肉接头病变或肌病。很大程度上依靠 EMG 评估肌病运动单元，重复刺激的作用，以及练习对运动单元的幅度的影响，通过 NCS 排除脱髓鞘病变。

F. 下运动神经元疾病包括急性脊髓灰质炎，脊髓灰质炎后综合征，脊髓性肌萎缩（SMA），以及进行性肌萎缩（PMA）。脊髓灰质炎虽然很少见到，先前受到影响的脊髓前角细胞变性可以发生在儿童期患病的几十年后，称为脊髓灰质炎后综合征。有 LMN 疾病家族史，临床应高度怀疑为 SMA，非直系遗传性运动神经元病（发病年龄，分布和遗传模式可以不同）。PMA 为散发的 LMN 疾病，通常以肌肉逐渐萎缩无力为特点，尤其是面部肌肉组织。肌萎缩侧索硬化（ALS）早期仅表现 LMN 的体征，因此必须鉴别诊断以除外。

G. NMJ 疾病，最常见的是重症肌无力（MG），由运动终板乙酰胆碱（ACh）受体的抗体引起。典型病史是疲劳、上睑下垂和（或）复视，运动时症状加剧，而休息后缓解。面部肌肉是最常被影响的，特别是眼睑和眼外肌。更大的肌肉，包括颈部屈肌和伸肌、肩和髋带肌，也可能受到影响。纯眼部的抗 ACh 受体抗体低循环滴度形式可发生于老年男性。行特异 EMG 检测，服用依酚氯铵后肌无力缓解，检测 ACh 受体抗体滴度升高可明确诊断。伊顿兰伯特（Eaton-Lambert）肌无力综合征是一种最常见于小细胞肺癌患者的伴癌综合征。它以增加临床和电生理测试的运动强度可以区别于 MG。少见某些药物的急性中毒损害神经肌肉传递，包括青霉胺、庆大霉素、卡那霉素、镁盐、奎尼丁、普鲁卡因胺及利多卡因。肉毒杆菌中毒是另一种比较少见的引起 NMJ 功能障碍而致急性下肢轻瘫的原因，表现为胃肠不适，而后肌无力、眼肌麻痹、瞳孔异常的特点。

H. 肌肉疾病一般分为营养不良或肌病。临床很难鉴别，诊断往往通过 EMG 结果、升高的血清肌酸激酶（CK）水平及肌活检证实。

I. 获得性肌病主要分为三类：内分泌、感染/炎症、药物和毒物。内分泌肌病最常见的原因为甲状腺功能障碍。甲状腺功能亢进可产生慢性甲状腺毒性肌病，其中可能包括眼肌麻痹。甲状腺功能减退性肌病是与增加肌肉质量及反射减慢有关。醛固酮增多症、肢端肥大症、库欣综合征、低磷血症及甲状旁腺功能亢进也可引起肌病性肌无力。炎症性肌病包括多发性肌炎（PM）、皮肌炎（DM）及包涵体肌炎（IBM）。PM 的特点是近端无力、吞咽困难及肌痛，尤其是当伴有结缔组织病时。DM 是类似的，但往往存在眼眶或眶周一个紫红色皮疹，或手背上的鳞屑性丘疹。IBM 往往不影响三角肌而影响手腕和手指屈肌。其他感染/炎症性肌病的原因包括细菌和病毒，结节病，弓形虫病，旋毛虫病，以及猪囊尾蚴病。类固醇和乙醇是中

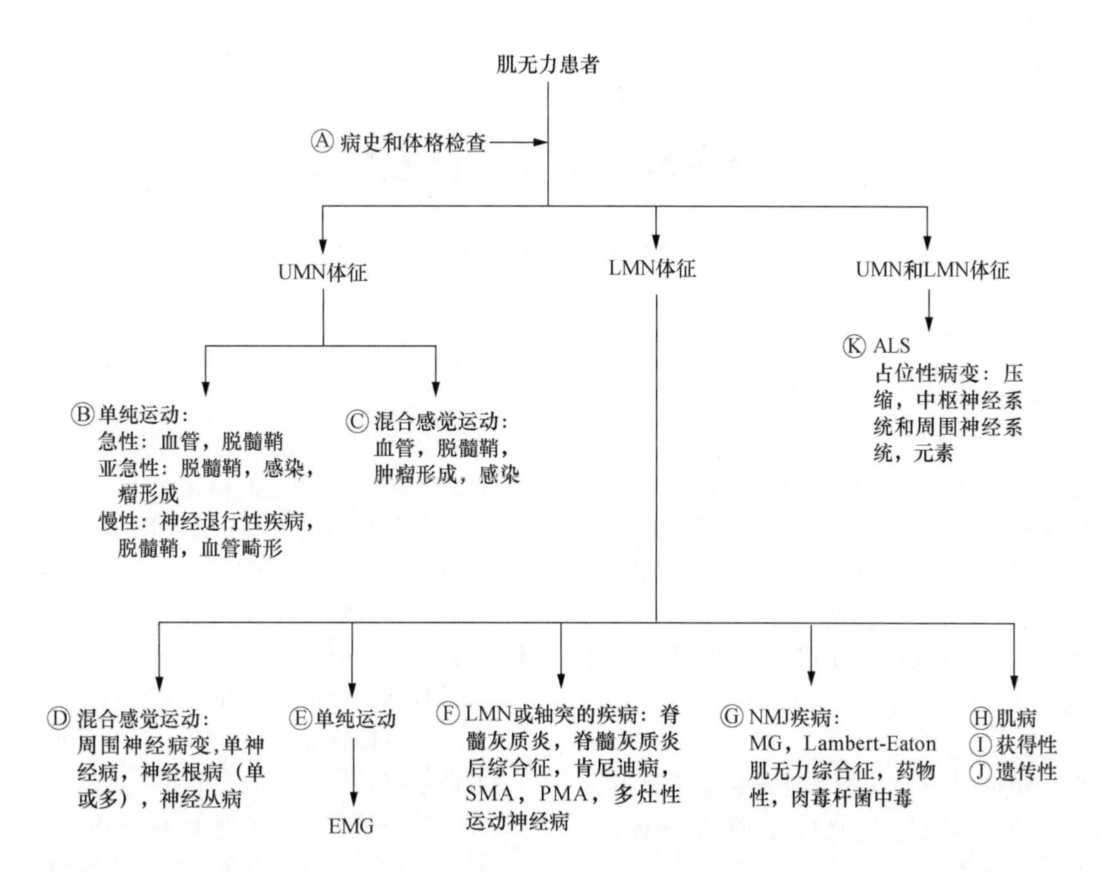

毒性肌病最重要的原因，其他要考虑的药物包括胍乙啶、氯喹、羟化氯喹、氯贝丁酯、洛伐他汀、吉非罗齐、秋水仙碱、齐多夫定、多柔比星、依米丁（吐根内）、喷他佐辛、排钾利尿药和二醋吗啡。获得性肌病的诊断评估通常包括：血清 CK、ESR 或 C 反应蛋白，筛查甲状腺功能试验（TFT）和自身免疫性抗体，药物和酒精的使用，肌电图检查。明确诊断通常依赖于肌活检的发现。

J. 成人中遗传性肌肉疾病不常见。迪谢内（Duchenne）和贝克（Becker）肌营养不良（MD）是 X-连锁、早期发病的疾病，以近端无力、假性肥大、心肌受累及高 CK 水平为特征。强直性肌营养不良是常染色体显性遗传的疾病，其特征是肌肉强直、独特的“斧头相”、远端无力及多系统受累。线粒体肌病表现各异，以肌无力、易疲劳和多系统受累为特点。遗传性肌病的诊断是肌活检，在某些情况可通过基因检测证实。

K. 在一个或多个中枢神经系统区域（延髓、颈神经、胸神经和腰神经）同时存在 UMN 和 LMN 体征，常见于 ALS，是一种运动神经元迅速进行性变性的疾病，1～5 年内导致呼吸衰竭死亡。因其预后极差，且缺乏有效的治疗，在排除可能的其他诊断包括颈椎病和重金属中毒之后，应通过肌电图确诊为 ALS。

参考文献

Ronthal M. Weakness. In Samuels MA, Feske SK, eds. Office Practice of Neurology, 2nd ed. Churchill Livingstone, 2003:8–13.
Ross MA. Acquired motor neuron disorders. Neurol Clin 1997;15:481.
Targoff IN. Diagnosis and treatment of polymyositis and dermatomyositis. Comp Ther 1990;16:16.
Younger DS. Advances in the diagnosis, pathogenesis and treatment of myasthenia gravis. Neurology 1997;48(Suppl 5).

148. 步态不稳

Marsha Smith

苏　瑞　杨秋辉　译

步态不稳是一个行走的启动和（或）保持的问题。许多步态不稳并不是原发于神经系统（如药物效应、疾病相关功能失调）。与步态相关的神经系统包括额叶皮质及白质、基底节、间脑、中脑、小脑、前庭系统、脊髓、周围神经系统以及肌肉。因此，步态不稳的初步诊断旨在定位功能障碍。本部分将回顾步态不稳的一些常见的神经系统病因。

A. 一个完整的病史和体格检查应该包括步态不稳的性质和时间过程，以及相关的症状和体征，如静止性震颤、运动迟缓、强直、麻木、无力、背痛、尿失禁、痴呆和头痛。应询问其饮酒史、一般病史以及药物使用史。

B. 痉挛步态通常是由于某些情况下上运动神经元（UMN，脑或脊髓）的功能障碍所引起，如脑血管疾病或者脱髓鞘病变，包括多发性硬化（MS）。在老年人群中，比较常见的痉挛步态的脊髓病性原因是颈椎病。在年轻人群中，脊髓病通常伴有脱髓鞘疾病或者创伤。这种步态通常下肢僵硬并伴有“O”型腿。有时也会出现剪刀步态，因为内收肌作用增强。患者可能会出现很夸张的深腱反射（DTR），也可能会出现单侧或双侧巴宾斯基征。大脑和脊髓的神经影像学非常重要，特别是 MRI，以及实验室筛查（特别是在维生素 B_{12} 缺乏的情况下）。如果怀疑是脱髓鞘性疾病，那么可以通过 MRI 来诊断。

C. 步态不稳的感觉功能障碍通常是宽基步态伴顿足或者拍掌。检查可能会显示深腱反射的减少、四肢无力或者感觉丧失，或者出现龙贝格征（一种闭目后的站姿异常）。感觉性步态不稳通常是由于周围神经系统或者脊髓后索的紊乱。具有这种步态的患者一般都存在脊髓痨和神经梅毒。今天它通常被视为是继发于某些维生素缺乏（B_{12}）或者糖尿病周围神经病变的一个大纤维神经病变。

D. 神经肌肉性疾病也可引起步态异常。其特征是高跨阈步态，如足下垂。肌病等疾病的患者往往表现出近端肢体的损伤或者上下楼梯困难。髋带部的损伤也可能导致蹒跚步态，这是由于骨盆的过度旋转。肌电图可以在这两种情况下寻找出神经病变或者肌病的迹象。

E. 椎体束外障碍主要是由于基底节功能障碍。相关的症状和体征包括静止性震颤，缓慢或者强直，可考虑帕金森病。帕金森步态通常表现为屈曲体位、移动缓慢、手臂摆动减小、启动困难、整体转身及慌张步态。舞蹈症通常被看作是亨廷顿病。张力失常，一种肌肉不自主的收缩，也可以引起步态异常。

F. 小脑步态紊乱可由梗死、肿瘤、乙醇或者脱髓鞘所致。其病变部位主要见于小脑绒球小结叶或者前叶。典型的小脑步态障碍是共济失调——宽基步态和不稳定步态。纵列行走会变得很困难或根本不可能。小脑步态失调通常而不总是与其他小脑性疾病体征相联系，如意向性震颤、辨距困难、回跳或者张力减退。MRI 是首选的诊断方式。

G. 额叶步态不稳常见于老年患者，也称为步态失用。通常没有无力或者感觉丧失症状。患者走路的方式为广基、步幅短、移动缓慢、脚似乎被“粘在地板上”，启动和转向困难。可能会出现痴呆、双侧抓握反射、尿失禁等。额叶步态障碍的病因主要包括正常压力的脑积水、基底节或脑室周围白质小血管严重病变或者大型额叶肿瘤。MRI 可以显示脑室的大小、脑白质病变的程度以及肿瘤是否存在。

H. 毒素是步态不稳最常见的原因之一，包括摄入过量的乙醇。某些处方或者非处方类药物以及影响代谢的物质也可以影响平衡性和步态。

I. 心理性步态在诊断上是要排除的。立行不能一词用来表示这种奇怪的步态。患者可能随着时间的推移而出现剧烈的波动、非常夸张的谨慎以及迟钝。

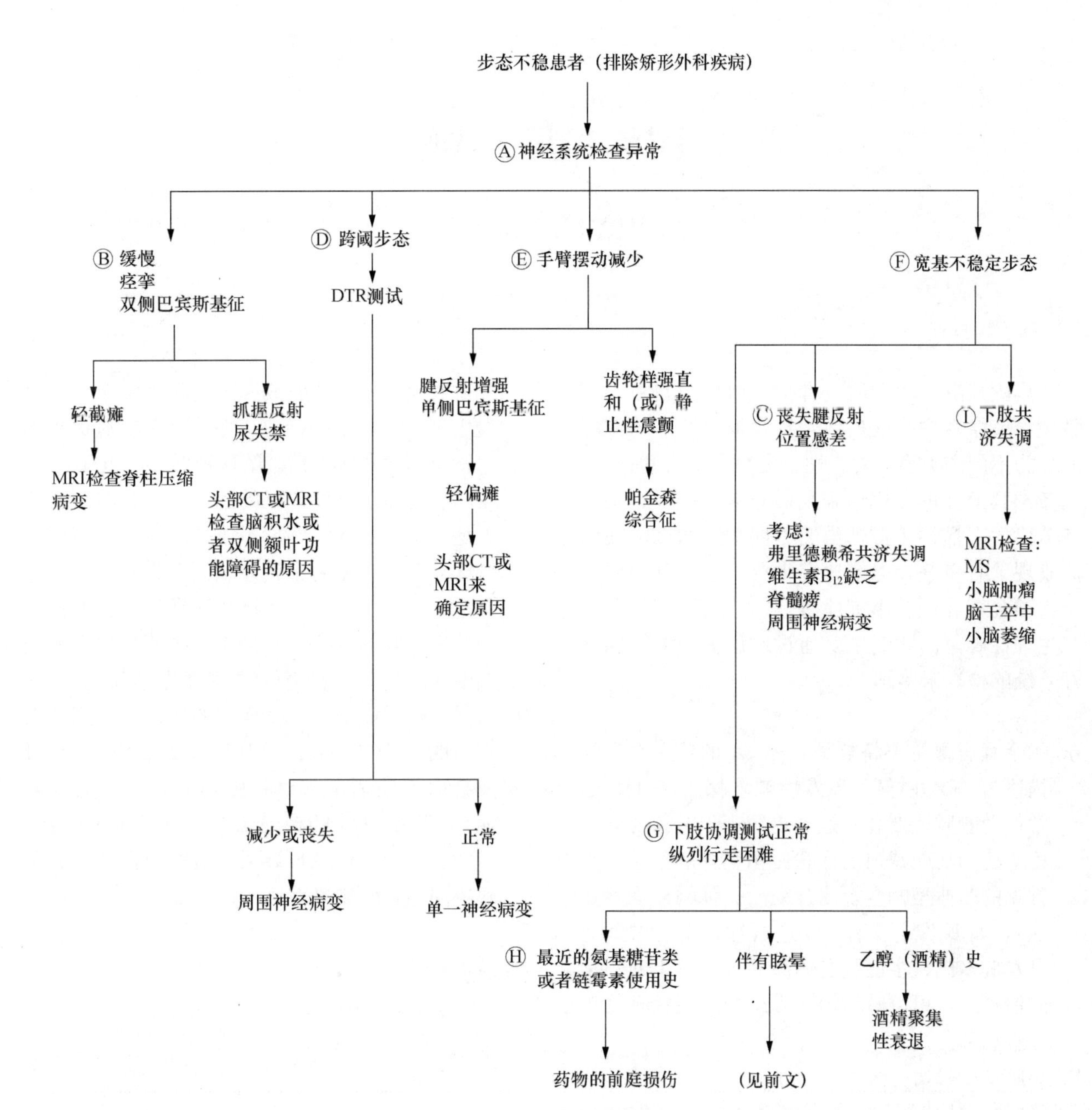

参考文献

Gilman S. Gait disorders. In Rowland LP, ed. Merritt's Textbook of Neurology, 9th ed. Baltimore: Williams & Wilkins, 1995:51–56.

Nutt JG, Horak FB. Gait and balance disorders. In Watts RL, Koller WC, eds. Movement Disorders: Neurologic Principles and Practice. New York: McGraw-Hill, 1997:649–660.

Sudarsky L. Gait impairment and falls. In Samuels MA, Feske SK, eds. Office Practice of Neurology, 2nd ed. Philadelphia: Churchill Livingstone, 2003:25–29.

149. 震　颤

Yvette M. Bordelon

苏　瑞　译

震颤是由于激动肌或者拮抗肌的不自主、交替性、节律性的收缩所致，一般根据肢体的位置而分为不同的类型：静止性、姿势性或者动作性。当考虑其潜在的原因时，我们通常用频率、幅度和节律性来描述震颤。虽然不同病因的震颤在临床表现上有重叠，但是通常主要把它们分为四大类：帕金森震颤、小脑性震颤、特发性震颤和增强生理性震颤。我们主要通过对病史的询问和神经系统的检查来鉴别。

A. 帕金森震颤主要特点是3～6Hz的静止性震颤描述为“捻丸样”。原发性帕金森病（PD）通常伴随着肢体僵化、运动迟缓、步态和姿势不稳等运动功能减退的症状。帕金森震颤是不太常见的非典型帕金森综合征（又称帕金森并发症），如多系统萎缩以及进行性核上麻痹。通过左旋多巴、多巴胺受体激动剂和抗胆碱药物的治疗后，可以减轻帕金森震颤的症状（见帕金森病部分）。

B. 小脑功能障碍一般是由于小脑或其通路的损伤（梗死、肿块病变、脱髓鞘或者退行性疾病），可造成大振幅、四肢或躯干的粗大震颤，主要发生于一个动作的行使和保持。苯二氮䓬类和一些抗癫痫药物可以缓解这种形式的震颤。

C. 特发性震颤是一种常见的运动障碍，其主要特点是上肢的姿势和（或）动作性震颤频率为8～12Hz，是最常见的家族性和酒精性反应。临床试验表明，普萘洛尔和扑米酮是治疗特发性震颤的最有效的方法，但是在一些药物耐受的病例中其他药物对于脑深部的刺激也是有益的。

D. 增强生理性震颤是一个典型的体位性震颤，频率一般为8～12Hz，类似于特发性震颤。它可能会由代谢紊乱（甲状腺功能亢进、低糖血症），药物（咖啡因、金属锂、苯丙胺），或者压力（疲劳、焦虑）导致。治疗通常并不表示解决问题，除非寻得病因。

参考文献

Louis ED. Essential tremor. Lancet Neurol 2005;4:100–110.

Zesiewicz TA, Elble R, Louis ED, et al; Quality Standards Subcommittee of the American Academy of Neurology. Practice parameter: therapies for essential tremor: report of the Quality Standards Subcommittee of the American Academy of Neurology. Neurology 2005,64:2008–2020.

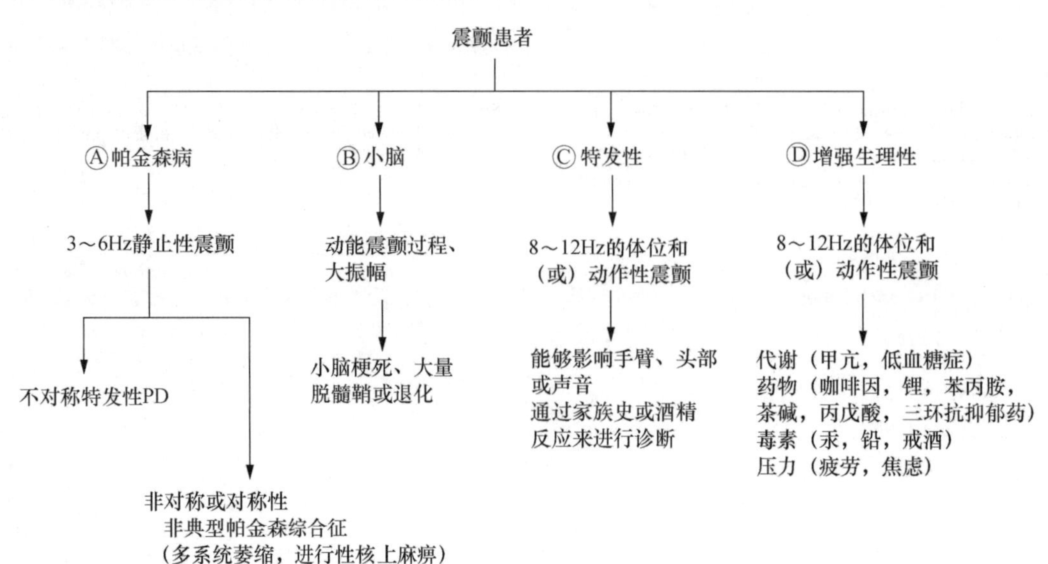

150. 帕金森病

Marsha Smith

苏　瑞　译

帕金森病（PD）是由詹姆斯帕金森于 1817 年在“颤抖麻痹分析”上首次报道。在临床上，PD 被经典诊断学归为三个病的综合：静止性震颤、运动迟缓/运动不能以及齿轮样强直。临床研究表明，此病是由于中脑的黑质致密部多巴胺能神经元的退行性病变引起的。PD 的组织病学特点是具有路易小体（Lewy body）。这些神经元的细胞质内涵物通常发现于中脑。

A. PD 的诊断主要通过如下症状：静止性震颤、齿轮样强直、运动迟缓/运动不能以及姿势不稳定。除了运动性症状，患者可能还有认知功能障碍（见慢性行为改变部分）。其发病率随着年龄的增加而增加，从 30～39 岁每 10 万人中 0.50 人发病到 80～89 岁每 10 万人中 119.01 人发病。

B. 治疗疑有原发性 PD 的患者基于数个因素，包括年龄。在一线治疗中，老年患者首选左旋多巴/卡比多巴，因为在这个年龄段其副作用的风险比多巴胺受体激动剂要小。多巴胺受体激动剂被分为麦角或非麦角生物碱。麦角化合物是溴隐亭和培高莱。非麦角激动剂包括普拉克索、罗匹尼罗和阿扑吗啡。培高莱、罗匹尼罗和普拉克索经常用于治疗年轻的帕金森病患者。溴隐亭，一种最古老的多巴胺受体激动剂，现在已经很少用于治疗原发性 PD。激动剂可以引起幻觉和嗜睡的高发。同样，也可引起恶心和消化不良。最近，有人将激动剂与一些病态行为联系了起来，如强迫性赌博。其发病率似乎是剂量依赖性的，并且使用普拉克索治疗的患者发病率更高。阿扑吗啡于 2004 年在美国用于 PD 的治疗。由于阿扑吗啡具有强大的催吐效果，需要术前与多潘立酮合用，用于止吐。它通过皮下注射，起效迅速（约 10min），药效可长达 2h。培高莱，一种麦角衍生激动剂，已被证实与心脏瓣膜病、腹膜后和胸膜纤维化有关。

C. 这两种药物疗法可能对于 PD 患者的神经具有保护作用。DATATOP 研究表明，一种单胺氧化酶抑制剂司来吉兰可能会对神经具有保护作用。还有一种好处就是其高剂量（1200mg/d）可以提高辅酶 Q10。有一些临床医生在治疗方案中加入这些药物，希望可以加强神经保护。

D. 随着病情的发展，需要使用高剂量的左旋多巴/卡比多巴或者多巴胺受体激动剂。单一服用多巴胺受体激动剂的患者最终需要左旋多巴/卡比多巴来缓解症状。对于已经服用左旋多巴/卡比多巴的患者，可以添加恩他卡朋［一种儿茶酚-O-甲基转移酶（COMT）抑制剂］来延长药物的半衰期。如果左旋多巴/卡比多巴开始失去剂量之间的药效（“磨耗”），可以缩短给药间隔的时间。控释左旋多巴/卡比多巴通常在夜间使用，以帮助减少早晨的症状。

E. 运动障碍可认为是 PD 患者的不自主运动。其种类被描述成与药物剂量有关，通常与用药水平的高峰和低谷有关。例如，峰值剂量的运动障碍对剂量的减少有反应；如果患者使用 COMT 抑制剂，则需立即停用。“关”状态的运动障碍有几种治疗方法，包括缩短给药间隔、增加左旋多巴/卡比多巴的剂量或者添加使用恩他卡朋。

F. PD 的手术治疗是对一部分患者的综合治疗方式。顽固性震颤和严重运动障碍的患者通常通过丘脑底核深部脑刺激（DBS）来治疗。手术前必须进行详细的评估，以确保正确的诊断，并记录之前的神经系统检查和之后的用药情况，同时必须进行精神科筛选。一般来说，DBS 的效果仅与对药物应答好的患者的药物治疗效果一样（“开”状态）。在大多数情况下，DBS 能够减少但不能替代多巴胺能相关治疗。

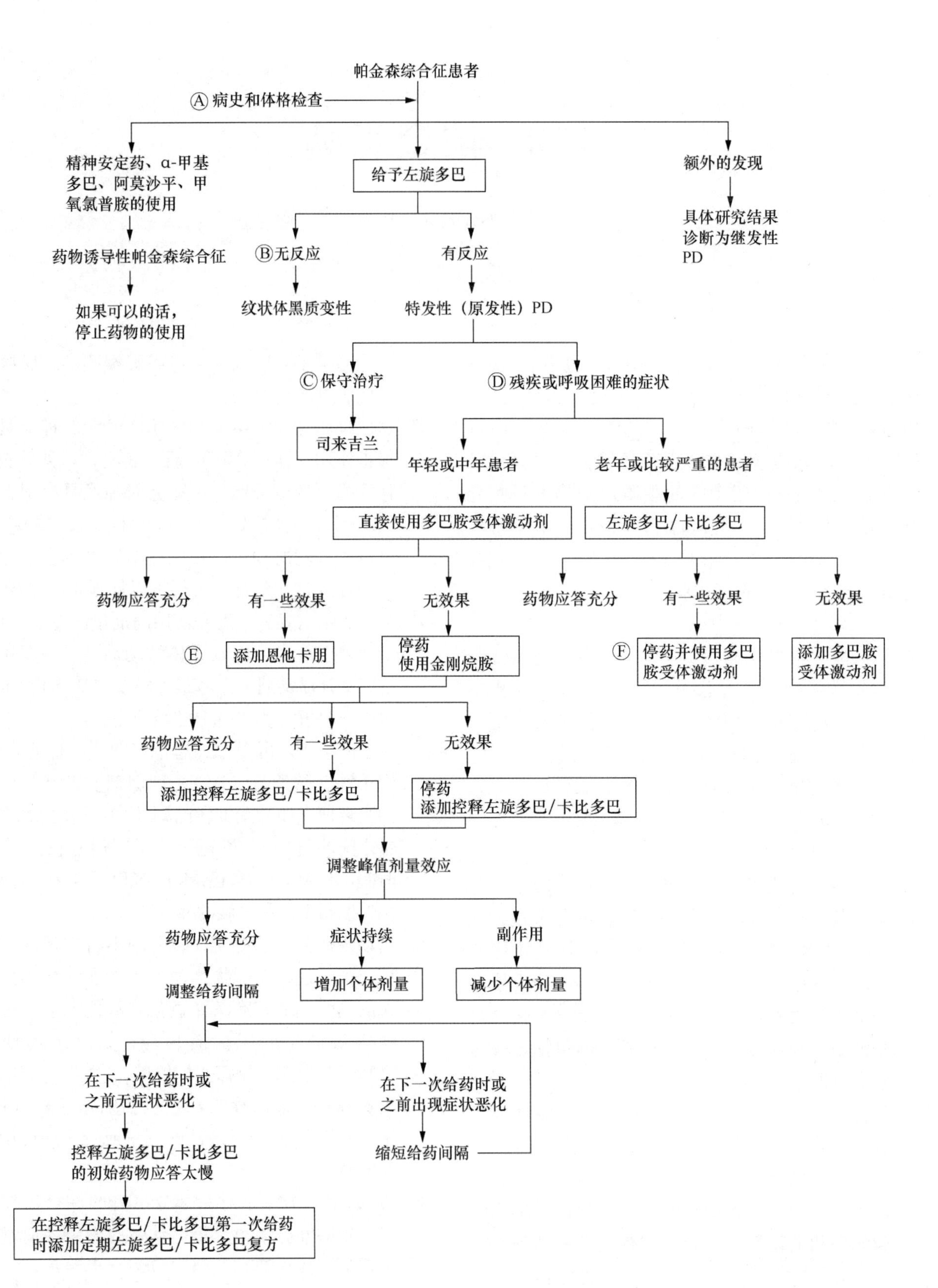

参考文献

DATATOP. A decade of neuroprotective therapy. Parkinson study group. Deprenyl and Tocopherol Antioxidant Therapy of Parkinsonism. Ann Neurol 1998;44(3 suppl 1):S160–166.

Driver-Dunckley E, Samanta J, Stacy M. Pathological gambling associated with dopamine agonist therapy in PD. Neurology 2003;61(3):422–423.

Lang AE, Widner H. Deep brain stimulation for Parkinson's disease: patient selection and evaluation. Mov Disord 2002;17(Suppl 3): S94–101.

Parkinson Study Group. Effects of coenzyme Q10 in early Parkinson disease: evidence of slowing of the functional decline. Arch Neurol 2002;59(10):1541–1550.

Van Camp G, Flamez A, Cosyns B, et al. Treatment of Parkinson's disease with pergolide and relation to restrictive valvular heart disease. Lancet 2004;363(9416):1179–1183.

Van Den Eden SK, Tanner CM, Bernstein AL, et al. Incidence of Parkinson's disease: variation by age, gender and race/ethnicity. Am J Epidemiol 2003;157:1015–1122.

151. 周围神经病

Ronan J. Walsh

苏　瑞　译

周围神经病可以影响周围感觉、运动、自主神经以及间断性影响脑神经。其诊断存在一定困难，因为周围神经病变具有多样性。因此，必须了解详细的病史并实施全面的检查，以缩小鉴别诊断的范围。

A. 在详细询问病史时，应该考虑以下问题：都涉及了哪些系统？症状主要是感觉方面还是运动方面，或者是两者都有？是否有自主性神经病变（如直立性低血压、出汗障碍、便秘、腹泻、阳痿、胃肌轻瘫）？感觉神经纤维通常受累，但是这可能是一个大的或者小的纤维功能性障碍引起的。小纤维神经病的患者会出现严重的神经性疼痛。在区分遗传性和获得性周围神经病方面，患者对于阳性症状（如灼热感、刺痛、麻木）的描述非常重要。遗传性运动和感觉神经病（HMSN）的患者一般没有阳性症状。此外，患者主诉严重的不协调和丧失本体感觉性共济失调时通常会有感觉神经节的丧失，这被称为神经节病或者神经元病。以发病和进展来说，什么是神经病的时空进程呢？神经病在发病上分为急性（数小时到 1 个月）、亚急性（1～2 个月）和慢性（2 个月），其随后的病程可分为单相，复发-缓解，稳定，或缓慢或快速的进展。调查既往病史、药物使用史、违禁药品的使用、毒物接触史以及家族史非常重要。原发性系统性疾病（如糖尿病、HIV 感染、癌症）可引起周围神经病，也可能是疾病的外在表现。应询问患者的工作，以了解其是否接触过有毒物质。同时，我们应该考虑患者感染 HIV 的危险因素，特别是有不明原因周围神经病的患者。判定神经病变是遗传性还是获得性时，询问其详细的家族史是必不可少的。一些家庭成员可能只受非常轻微的影响，所以家族史不是总能够显示患者或者其他家庭成员的情况。家族成员的电生理学研究能够证明这一点。

B. 累及运动和感觉的形式是什么呢？是对称的还是非对称的呢？肌无力是近端的和（或）远端的呢？影响面部还是躯干呢？轴突性神经病变表现为长度依赖，所以最长神经的远端病情最严重且最易最初受到影响。因此，会出现对称性袜套-手套形式的症状和体征。如果上肢比下肢更易受到影响，或者四肢的近端比远端更易受到影响的话，则考虑非长度依赖的脱髓鞘性神经病或者是神经节病。如果近端无力不伴或伴很少的感觉性症状，则应该高度怀疑是肌病、神经肌肉接头障碍或者是脊髓性肌萎缩，而不是周围神经病。不过，某些类型的周围神经病会出现较为严重的近端无力。虽然周围神经病经常出现远端无力，但是有些肌病患者也会表现出很明显的远端无力（远端型肌营养不良、强直性肌营养不良以及包涵体肌炎）。此外，也有很少一部分重症肌无力患者会出现远端无力症状。应对所有患者不同的感觉形式（痛觉、触觉、温度、振动以及本体感受）进行评估。大直径感觉神经主要传导深触觉和本体感觉，而小直径神经纤维传导温度觉和痛觉。大直径和小直径神经纤维都可以传导振动。小直径神经纤维更易受到某些神经病（如淀粉样变性神经病）的影响，而其他神经病［如慢性炎症性脱髓鞘性多发性神经病（CIDP）］会更容易影响大的神经纤维。肌萎缩侧索硬化（ALS）、肌病或重症肌无力患者，其感官检查应该是常规性的，除非患者已并发神经病。详细的运动强度试验能够阐明无力和萎缩肌肉的分布情况。在检查某一神经性疾病（如 ALS、放射性神经丛病）时，应该检查肌肉的异常性运动（如肌束震颤、肌纤维颤搐）。周围神经病时肌张力通常正常或减小，其痉挛

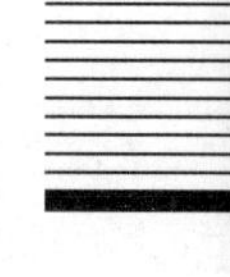

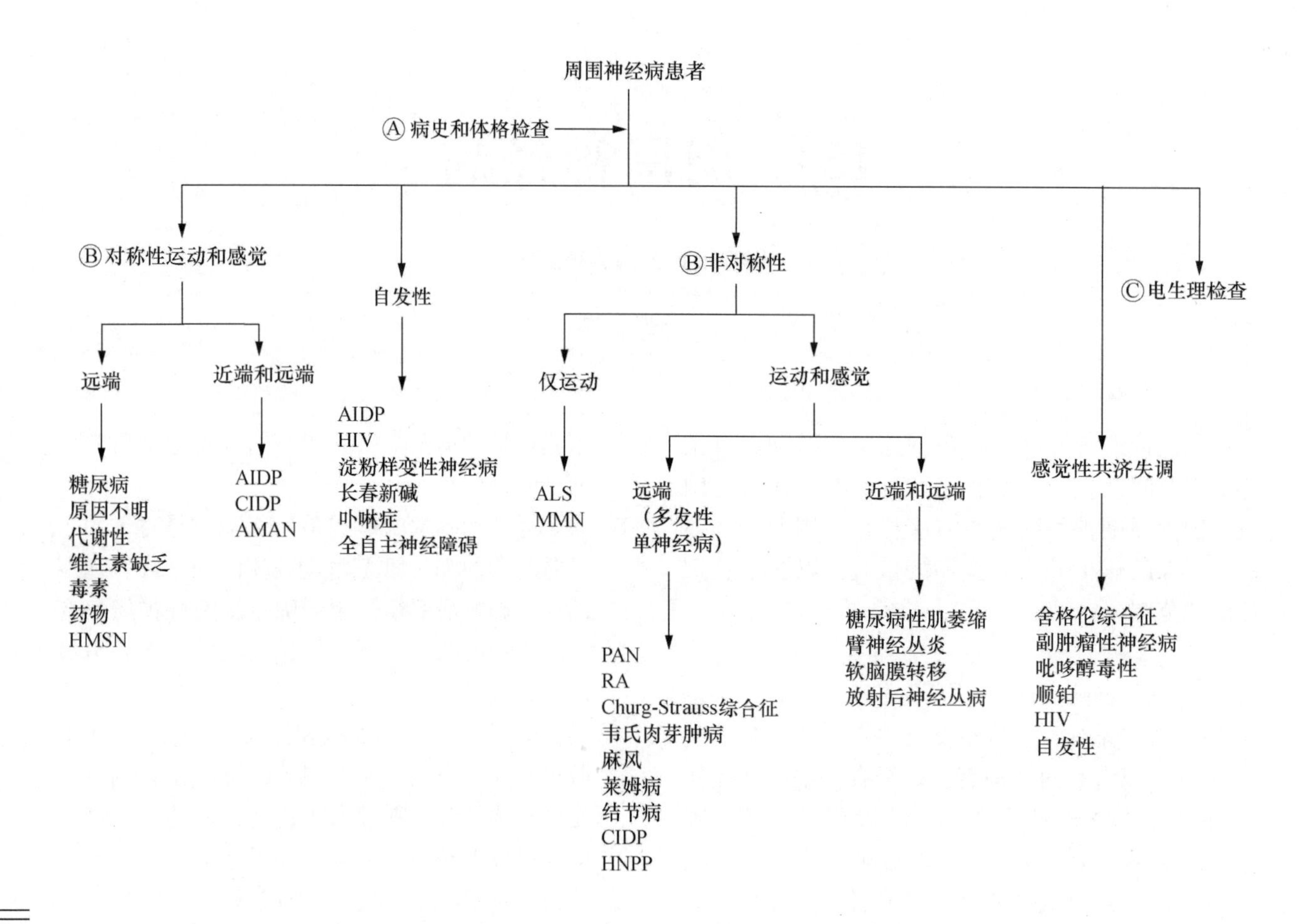

AIDP:急性炎症性脱髓鞘性多发性神经病；AMAN：急性运动轴突神经病；MMN：多灶性运动神经病；PAN：结节性多动脉炎；RA：类风湿关节炎；HNPP：遗传性压迫易感性神经病

的程度能够提示为 ALS。在轴突性神经病中，踝反射消失相对较早。如果上肢反射丧失或者存在全身性的反射消失，提示可能会是脱髓鞘性过程或神经节性神经病。上运动神经元体征，如病态性反射活跃和跖伸肌反应，并没有出现在周围神经病，除非有中枢神经系统功能障碍，如 ALS。应该要求患者用足跟和脚趾走路，因为这样能暴露微小的下肢远端无力。要求患者双足合并站立，双眼紧闭，可以评估大直径感觉神经元和后柱的功能，其通常在神经节性神经病或者脊髓小脑退行性病变中出现异常（龙贝格征将出现在这些病变中）。

C. 通常用肌电图（EMG）和神经传导研究（NCS）来进行电生理学的评估。这些研究通常对于评估周围神经病来说是必不可少的，能够阐明与家族性疾病相联系的模式，同时也能够基本上排除其他疾病。向神经科专家咨询对于设计电诊断测验的方法是很有价值的。

参考文献

Adams RD, Victor M, Ropper AH. Principles of Neurology, 6th ed. New York: McGraw-Hill, 1996.

Amato AA, Zwarts MJ, Dumitru D. Electrodiagnostic Medicine, 2nd ed. Philadelphia: Hanley and Belfus, 2001.

Barohn RJ. Approach to peripheral neuropathy and neuronopathy. Semin Neurol 1998;18:7–18.

Dyck PJ, Thomas PK, eds. Peripheral Neuropathy, 4th ed. Philadelphia: WB Saunders, 2005.

Logigian EL, Herrmann DN. Approach to and classification of peripheral neuropathy. In Samuels MA, Feske SK, eds. Office Practice of Neurology, 2nd ed. Philadelphia: Churchill Livingstone, 2003:569–575.

Wolfe GI, Baker NS, Amato AA, et al. Chronic cryptogenic sensory polyneuropathy: clinical and laboratory characteristics. Arch Neurol 1999;56:540–547.

152. 运动过度

Yvette M. Bordelon

李　爽　译

运动失调通常分为两类：运动减少和运动过度。运动功能减退包括帕金森病（见帕金森病部分）及非典型帕金森综合征。而这部分重点关注的是运动过度，包括非自主运动如舞蹈症、张力失常、肌阵挛、抽搐及震颤。大多数运动失调是由于基底节损伤造成的。诊断运动过度的关键在于病史和神经系统检查。

A. 舞蹈症被定义为肌群间短暂、无规律性、非持续性的运动，并且可被部分抑制。与之类似的非规律性运动包括手足徐动症和投掷症。手足徐动症比舞蹈症要慢且主要影响远端肢体。投掷症被描述成大振幅的舞蹈症。舞蹈症的病因包括原发性因素如遗传性运动失调（如亨廷顿病、神经棘红细胞增多症、肝豆状核变性），继发性因素（感染、结构损伤、代谢异常），以及生理性舞蹈病（见于婴幼儿）。治愈舞蹈症很困难，但其症状可以靠金刚烷胺，精神安定药，以及多巴胺消耗剂，如丁苯那嗪及利血平控制。

B. 张力失常是由于收缩肌和拮抗肌不受控制地同时收缩而导致受累躯体部分呈现异常姿势。可以通过受累位置（局灶性和全身性）和病因分类。例如局部张力失常包括颈张力失常（斜颈），睑痉挛，特殊任务张力失常（书写痉挛、吹奏张力失常），以及间歇性张力失常。全身性张力失常可由以下因素导致：遗传性因素，包括 DYT-1 张力失常（Oppenheim 张力失常）和多巴反应性张力失常；围生期损伤；遗传性变性病（如亨廷顿病、肝豆状核变性）。张力失常可靠抗胆碱药、巴氯芬、苯二氮䓬类药物缓解。肉毒杆菌毒素注射于受累肌肉处可有效改善局灶性张力失常。苍白球内深部脑刺激用于治疗难治性张力失常，特别是 DYT-1 张力失常。多巴反应性张力失常对低剂量的左旋多巴十分敏感。

C. 肌阵挛是一种快速的非自主运动。可以表现为肌张力亢进和肌张力减退。扑翼样震颤是肌张力减退的一种表现形式，见于代谢性或中毒性脑病的患者，如肝功能异常。肌阵挛可分为全身性、局灶性和节段性，是由于大脑皮质、脑干脊髓或周围神经损伤造成的。通常见于某些类型的癫痫发作疾病（如少年肌阵挛性癫痫），在大脑缺氧性损伤中也经常可以见到。可用苯二氮䓬类药物治疗。

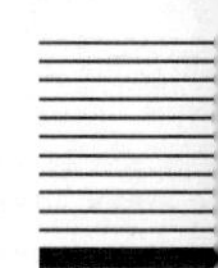

D. 抽搐也是身体某部分的快速运动，但范围更广，由一个肌群的单一抽搐到多个肌群的复杂且重复性运动。抽搐被认为是非自主性的，但发作前通常有先兆，且可以被抑制。抽搐的严重程度、位置以及发生频率是可以改变的。当运动性抽搐和声音性抽搐结合在一起时，会被考虑诊断为抽动秽语综合征（Tourette 综合征）。抽搐通常用可乐定、精神安定药及多巴胺消耗剂治疗。

迟发性运动障碍被描述为潜在的永久性的运动失调，可因使用多巴胺受体阻滞剂如精神安定药及止吐药甲氧氯普胺而诱发。主要表现为舞蹈症性和（或）张力失常性运动，可影响身体的任何一个部位，但以口和舌影响最明显。

参考文献

Agarwal P, Frucht SJ. Myoclonus. Curr Opin Neurol 2003;16:515–521.

Bhidayasiri R, Truong DD. Chorea and related disorders. Postgrad Med J 2004;80:527–534.

Bressman SB. Dystonia genotypes, phenotypes and classification. Adv Neurol 2004;94:101–107.

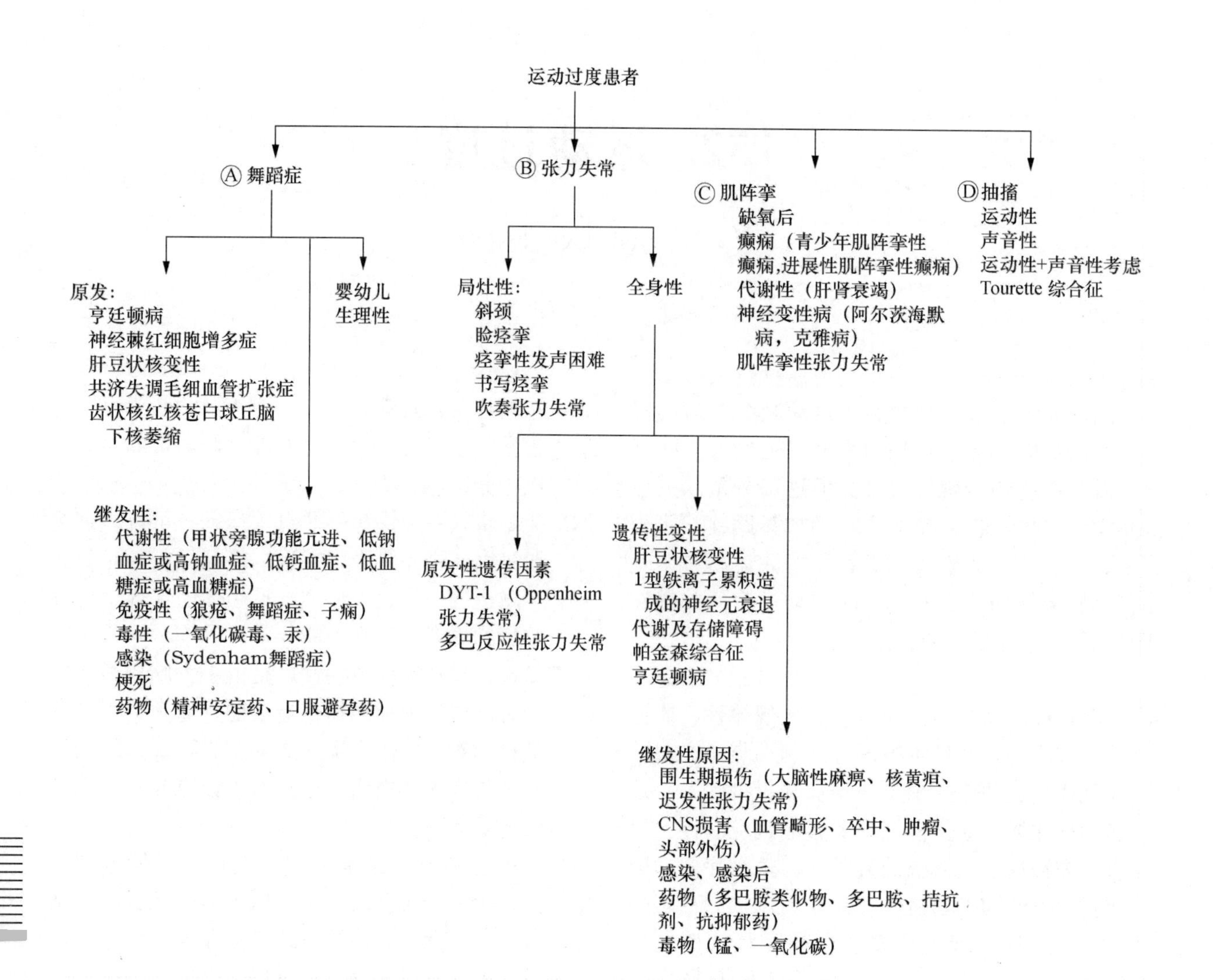
运动过度患者
Ⓐ舞蹈症
原发:
亨廷顿病
神经棘红细胞增多症
肝豆状核变性
共济失调毛细血管扩张症
齿状核红核苍白球丘脑下核萎缩
婴幼儿生理性
继发性:
代谢性（甲状旁腺功能亢进、低钠血症或高钠血症、低钙血症、低血糖症或高血糖症）
免疫性（狼疮、舞蹈症、子痫）
毒性（一氧化碳毒、汞）
感染（Sydenham舞蹈症）
梗死
药物（精神安定药、口服避孕药）
Ⓑ张力失常
局灶性:
斜颈
睑痉挛
痉挛性发声困难
书写痉挛
吹奏张力失常
全身性
原发性遗传因素
DYT-1 (Oppenheim张力失常)
多巴反应性张力失常
遗传性变性
肝豆状核变性
1型铁离子累积造成的神经元衰退
代谢及存储障碍
帕金森综合征
亨廷顿病
继发性原因:
围生期损伤（大脑性麻痹、核黄疸、迟发性张力失常）
CNS损害（血管畸形、卒中、肿瘤、头部外伤）
感染、感染后
药物（多巴胺类似物、多巴胺、拮抗剂、抗抑郁药）
毒物（锰、一氧化碳）
Ⓒ肌阵挛
缺氧后
癫痫（青少年肌阵挛性癫痫,进展性肌阵挛性癫痫）
代谢性（肝肾衰竭）
神经变性病（阿尔茨海默病，克雅病）
肌阵挛性张力失常
Ⓓ抽搐
运动性
声音性
运动性+声音性考虑Tourette 综合征

153. 肌痛性痉挛和肌痛

Ronan J. Walsh

李　爽　译

"真性"痛性痉挛是某块肌肉或其某一部分的突发的、周期性的、不自主的疼痛性收缩，通常持续数秒到数分钟，随着肌肉的伸展缓解。痛性痉挛与肌痛不同，肌痛与肌肉收缩无关。肌肉收缩也可以不引起肌痛，也可以与特定活动或职业有关，例如"书写痉挛"。这些肌肉收缩是典型张力失常，可以影响学习，例如书写或弹奏乐器。痛性痉挛经常与挛缩混淆，后者见于特定性代谢性肌痛，如磷酸化酶缺乏（麦卡德尔病）。挛缩通常发生于剧烈运动时，由肌肉储存能量衰竭所致，也可能存在肌红蛋白尿病史。与痛性痉挛不同，挛缩的肌电图显示电位静息。真性痛性痉挛在休息时自发的发生但经常是由肌肉收缩诱发的，它们是由支配肌肉的运动神经元的过度兴奋引起。在许多情况下尽管经过全面的症状评估，复发性痛性痉挛的病因仍然不能确定。硫酸奎宁通常对控制夜间痛性痉挛有帮助，频发性日间痛性痉挛对卡马西平和阿米替林有反应。给真性痛性痉挛患者建立病史后，内科医生应该检查痉挛发生于休息时还是运动时。

A. 对于老年患者、儿童和孕妇，在白天经过过度活动后，腿痛性痉挛发生在夜间休息时，特别是在脚凉的情况下易发。神经病学检查、血清肌酸激酶（CK）和醛缩酶水平正常，无需治疗，只需每天 3 次伸展训练受累肌肉来改善。

B. 休息或轻度运动状态下发生的痛性痉挛可能存在潜在的病因，已列入附表中。这些病因可以通过彻底的询问病史和包括促甲状腺激素（TSH）在内的实验室检查、常规化学检查（包括肝肾功能）、CK、B_{12}和叶酸确定。此类痛性痉挛通常通过治疗潜在病因而达到治疗目的。

C. 对于运动期间或运动后频发的剧烈的痛性痉挛，加之先前列出的实验室检查，还需进行前臂运动试验，在休息时、运动后 1min 以及此后每隔 5min 测量血清乳酸盐、丙酮酸盐和氨的含量。进行肌电图以监测肌病的迹象，也要考虑肌肉活检，并询问有无肌红蛋白尿病史。

D. 运动不耐受伴随痛性痉挛或肌痛可定义为代谢性肌痛。这些紊乱通常由肌红蛋白尿引起，特别是高强度运动后。除了最后列举的两条外，其他所有都是糖原和葡萄糖代谢异常。"呼吸恢复正常现象"是肌磷酸化酶缺乏的特点，轻度劳累性痉挛发作后，患者通过暂时休息体力可恢复或轻微弱于原来的体力。肉毒碱棕榈酰转移酶降低是延长的剧烈运动引起的突发痛性痉挛的脂质代谢失常。

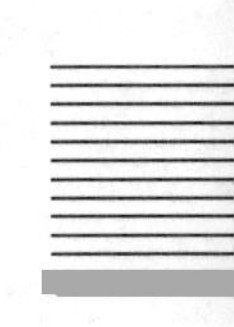

E. 痛性痉挛和其他易于与之混淆的实体发生于神经系统性失常和神经肌肉性失常。这些紊乱常伴随无力和（或）神经系统检查中感觉丢失。由于评估诊断概率的调查因患者不同而改变，这些情况通常由精神病科专家处理。许多这样的情况都可以治愈。

F. 需特别记住由运动引起和经休息可以迅速缓解的成人腿部疼痛和痛性痉挛通常是周围血管缺血引起的。这些"血管性跛行"患者有患心血管病的风险伴随营养改变和腿部脉搏复位。手术疗法和评估心血管病的风险因素有助于治疗。

参考文献

Joekes AM. Cramp: a review. J R Soc Med 1982;75:546.

Layzer RB. Muscle pain, cramps, and fatigue. In Engel AG, Franzini-Armstrong C, eds. Myology, 2nd ed, Vol 2. New York: McGraw-Hill, 1994:1754.

McGee SR. Muscle cramps. Arch Intern Med 1990;150:511.

Miller TM, Layzer RB. Muscle cramps. Muscle Nerve 2005 32(4): 431–442.

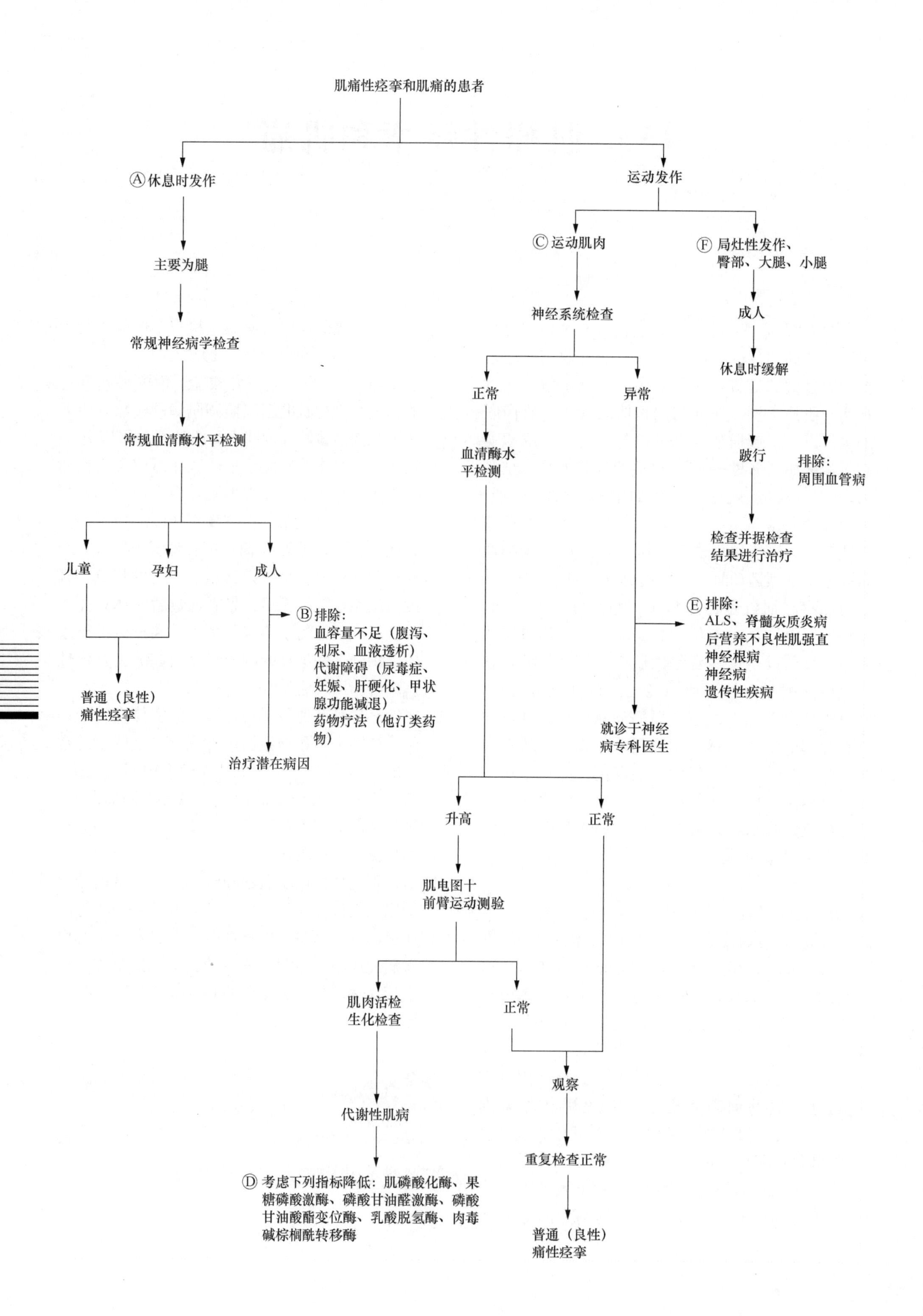

肌痛性痉挛和肌痛的患者
Ⓐ休息时发作
运动发作
主要为腿
Ⓒ运动肌肉
Ⓕ 局灶性发作、
臀部、大腿、小腿
常规神经病学检查
神经系统检查
成人
休息时缓解
正常
异常
常规血清酶水平检测
血清酶水
平检测
跛行
排除：
周围血管病
检查并据检查
结果进行治疗
儿童
孕妇
成人
Ⓑ排除：
血容量不足（腹泻、
利尿、血液透析）
代谢障碍（尿毒症、
妊娠、肝硬化、甲状
腺功能减退）
药物疗法（他汀类药
物）
Ⓔ排除：
ALS、脊髓灰质炎病
后营养不良性肌强直
神经根病
神经病
遗传性疾病
普通（良性）
痛性痉挛
就诊于神经
病专科医生
治疗潜在病因
升高
正常
肌电图十
前臂运动测验
肌肉活检
生化检查
正常
观察
代谢性肌病
重复检查正常
Ⓓ 考虑下列指标降低：肌磷酸化酶、果
糖磷酸激酶、磷酸甘油醛激酶、磷酸
甘油酸酯变位酶、乳酸脱氢酶、肉毒
碱棕榈酰转移酶
普通（良性）
痛性痉挛

154. 急性精神错乱状态

Bradford C. Dickerson

杨秋辉　李　萍　译

急性精神错乱状态包括一系列临床综合征，包括各种脑病或谵妄。主要的临床症状是注意力不集中，几乎所有的其他认知功能也将出现减值，而这通常是由于注意缺陷。急性精神错乱状态的最常见的原因是全身性医疗条件，如感染过程、代谢紊乱、毒素和药物的影响。大脑的一些原发病症可以产生急性精神错乱状态，作为可能的主要精神疾病，损害注意力和专注力。患者出现急性意识错乱，应紧急评估并深入监测，意识错乱可能预示着严重的病理过程，可以迅速导致重要功能受损、昏迷和死亡。

A. 通过病史可以找到最严重的急性精神错乱状态诊断的关键，但大多数患者本身将无法提供有用的信息。因此，试图获得尽可能多的病史信息是必不可少的，除了医务人员和其他人之外，最好听取家庭成员或朋友的意见。在住院的患者中，图表回顾可能提供发病时间的重要线索或可能的病因，如药物治疗。在很多情况下在神经影像学或其他检查之后，临床检查和实验室检测是至关重要的。精神状态的检查应该集中在注意力和觉醒系统的检查，并应该尝试提供半定量的信息记录，可以作为对此临床下降或提高的指标。无法执行测试的患者作用差于执行测试的患者，至少在部分试验是这样。在此情况下简单的精神状态检查往往不是特别有用。简单的床头注意力测试可能是有帮助的，如连续性能测试中，患者被要求记住一个单一的字母（如“A”），当听到该字母时举高一指。然后考官规定一系列的随机字母，约每秒 1 个，观察患者的反应，记录患者漏指的目标（字母 A）数和错指的目标（非 A 字母）数。其他有用的测试包括一年中某月某周某天的背诵，先正向后反向。观察容易分心（由于外部或内部产生的刺激，可能意味着幻觉）或者持续动作。神经系统的检查在提供病因线索上具有明显的价值，例如，代谢紊乱可能会引起伴随意识错乱的体征，如扑翼样震颤或肌阵挛。局灶性神经系统体征，如偏瘫、视野缺损、不对称的反射、一个上行的传导或半边忽略提示存在局灶性脑病变，这可能产生精神错乱状态（如大脑后动脉或右大脑中动脉梗死）。在这样的情况下，实验室检查和神经影像学或其他检查可以提供重要的信息。

B. 局灶性脑病变的各种病因可能使患者出现急性精神错乱状态。局灶性病变在右额叶和顶叶、任一半球单侧中颞叶病变或中脑-间脑病变，可能会导致意识错乱和激动。血液供应来自大脑中动脉（通常是右侧）、大脑后动脉或基底动脉组织的缺血性脑梗死，可能会导致急性精神错乱状态，有时伴随很少或无局灶性神经系统体征。不同类型的占位性病变（如肿瘤、硬脑膜下血肿、脑内出血、脓肿）可能会产生类似的临床特征。在许多涉及占位性病变或中脑-间脑病理的情况下，存在觉醒的改变。

C. 其他原发性的脑病变可能出现精神错乱状态。轻度创伤性脑损伤的患者可能会出现意识短暂丧失（即震荡），有或无残留的问题，伴有注意力、专注力和记忆力的问题（脑震荡后综合征）。更严重的脑损伤（如挫伤）可能会产生永久丧失，认知功能障碍取决于所累及的区域。重度头部损伤可能会导致昏迷，应根据重症监护协议进行评估和治疗（请参见昏迷部分）。老年患者的头部外伤可能导致硬脑膜下血肿。在年轻患者中，偏头痛可能会出现意识错乱，伴或不伴头痛或其他局灶性神经系统发现。

D. 急性意识错乱可能会表现出全身性或中枢神

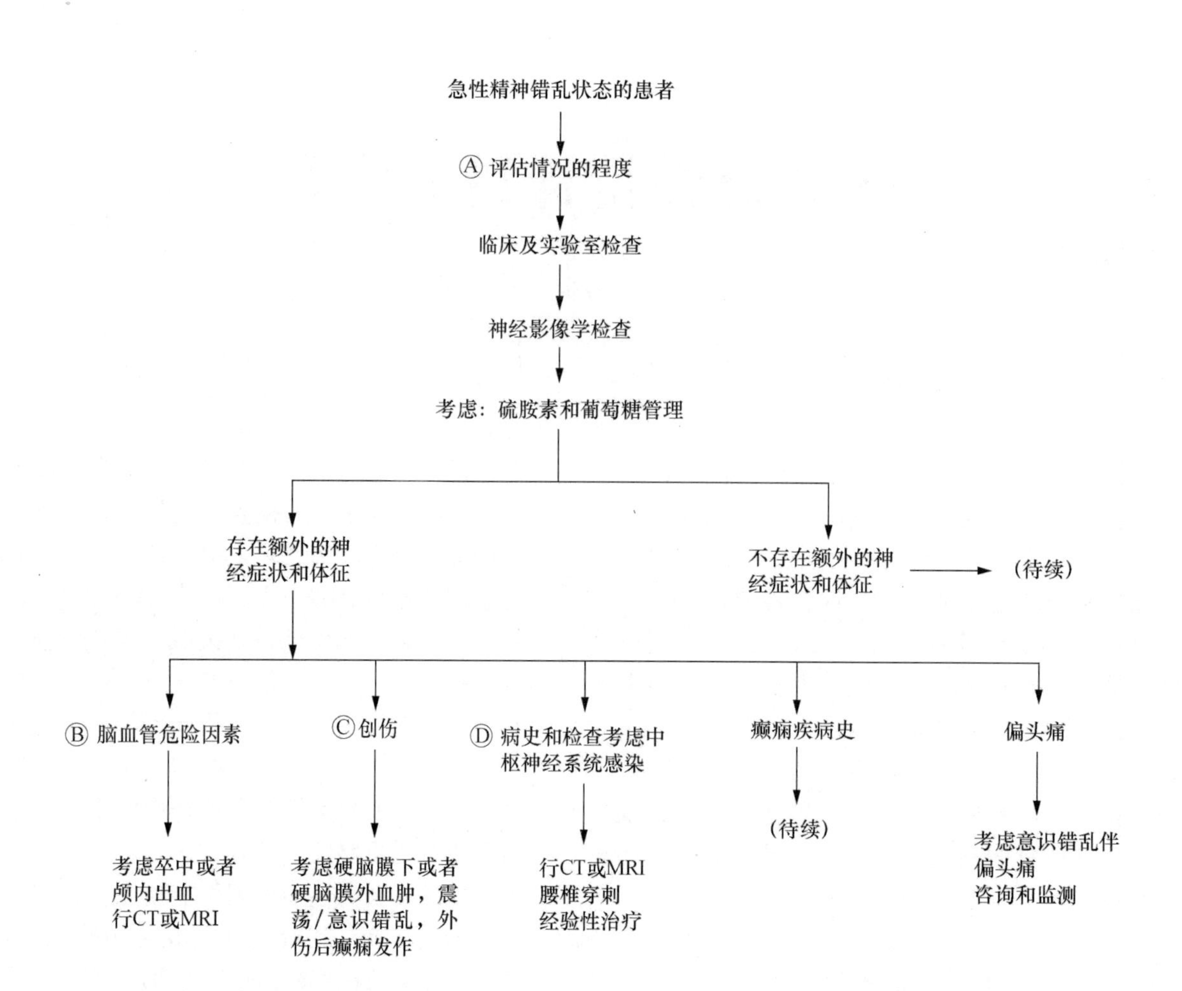

经系统感染的体征。在发热的精神错乱状态，积极检查传染性病因是关键，即使发热不明显，传染性病因也必须牢记在心，特别是在年龄较大的患者或那些免疫力低的患者（包括有肿瘤病史患者）。细菌和病毒药物比真菌剂更容易引起急性行为改变，往往会产生症状的惰性病程。在严重发热性精神错乱状态患者时强烈建议考虑单纯疱疹病毒性脑炎经验性治疗，直到确定为其他病因，以预防重大的永久性神经损伤。也可考虑中枢神经系统脓肿，是否存在局灶性体征。在老年患者中，常见的全身性感染，如尿路感染可能会引起严重的意识错乱，意识错乱可能会在治疗后比预计持续更长的时间，因此必须放低腰椎穿刺的临床限制。

E. 精神错乱状态可能是继发于全身性疾病引起的代谢紊乱。潜在的原因很多，包括甲状腺等内分泌系统、肝、肾及肺功能障碍。任何导致缺氧的情况，如心肌梗死或心律失常，可能会引发精神错乱状态。随着病史和神经系统检查，在急性意识错乱患者的初步评估中，一般体检检测所有的器官系统是必不可少的。有痴呆病史的患者常发展为急性恶化的精神状态，期间常并发全身性疾病。根本原因的治疗是干预，但意识错乱可能会慢慢解决，特别是在年长者。

F. 外源性物质可能会导致中毒性精神错乱状态。药物（特别是那些有明显的抗胆碱能作用）可能会影响认知功能。患有精神安定药恶性综合征的诊断，必须在服用这些药物的患者或迅速停用左旋多巴或多巴胺受体激动剂时的患者中考虑。毒理学筛查将会显示滥用的药物或其他药物。使用乙醇患者的急性精神错乱综合征包括中毒、戒断和韦尼克脑病（经典的眼肌麻痹、共济失调和脑病，但往往没有完整呈现）。葡萄糖之前硫胺素的管理是必不可少的。其他有毒剂包括有机的化学物质（如杀虫剂）、重金属和一氧化碳。

G. 在已知癫痫发作的患者中考虑发作后意识错乱。抗惊厥药物治疗效应，尤其是突然增加的水平，由于药物之间的相互作用，可能会造成意识错乱。意识改变可能会导致失神或复杂部

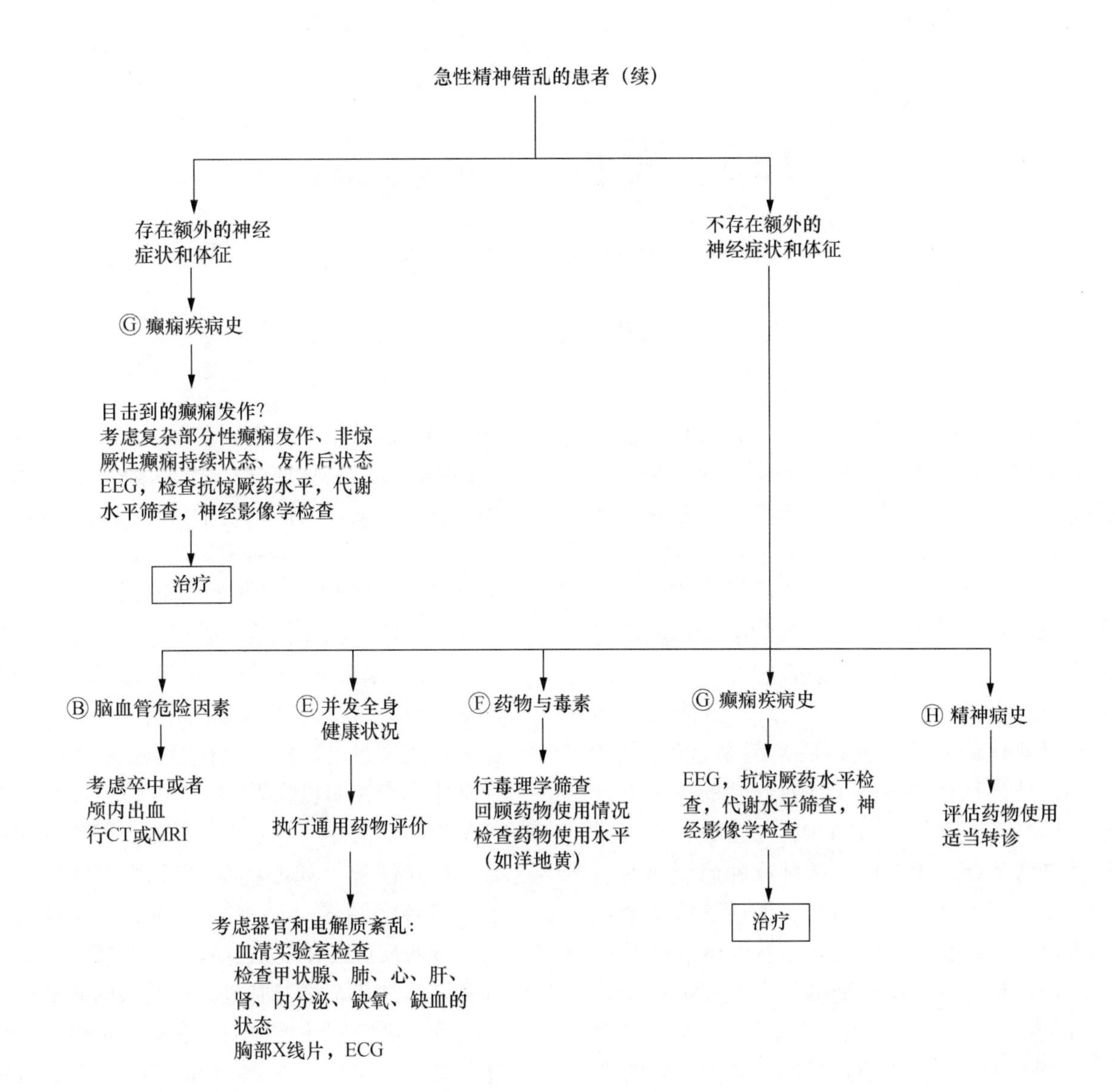

分性癫痫发作。虽然比较少见，不论是否有癫痫发作病史，意识错乱患者都应考虑非惊厥性癫痫持续状态的可能。如果诊断有怀疑，应该应用苯二氮䓬类药物治疗，如果条件适合，应进行紧急脑电图检查。

H. 已知存在精神障碍的患者可能会出现意识错乱或注意力不集中的表现。精神病药物治疗的影响必须要考虑。

参考文献

Lipowski ZJ. Delirium: Acute Confusional States, Revised Edition. New York: Oxford University Press, 2005.

Mesulam M-M. Attentional networks, confusional states, and neglect syndromes. In Mesulam M-M, ed. Principles of Behavioral and Cognitive Neurology, 2nd ed. New York: Oxford University Press, 2000:174–256.

Ronthal M. Confusional states and metabolic encephalopathy. In Samuels MA, Feske SK, eds. Office Practice of Neurology. Philadelphia: Churchill-Livingstone, 2003:886–890.

Weintraub S. Examining mental state. In Samuels MA, Feske SK, eds. Office Practice of Neurology. Philadelphia: Churchill-Livingstone, 2003:850–858.

155. 慢性行为改变

Bradford C. Dickerson

李　爽　杨秋辉　译

慢性行为改变描述包括痴呆、失语和其他局灶认知障碍的慢性脑病和精神障碍。痴呆是一种临床综合征，表现为持续或进行性的认知或行为下降，日常活动受到干扰。可以干扰脑部的任何区域，包括记忆、语言、视觉空间结构能力、注意力、执行功能、判断、社交或情绪。功能障碍持续存在，需要鉴别痴呆与急性精神错乱状态或谵妄（见急性精神错乱状态部分）。虽然一些类型痴呆是恶化的，但（创伤后）痴呆是稳定的。失语和其他局灶认知障碍往往是慢性的，但不是痴呆，因其不包含多个认知或行为区域，不会明显干扰日常活动。由卒中、脓肿或肿瘤引起的急性大脑损伤后的残余损伤引起。慢性脑病是个宽泛的术语，表示目前的问题，如肝性脑病或肾性脑病。慢性精神障碍指长期的行为改变，将在另外部分论述（请参见行为医学部分）。因为引起慢性行为改变的各种原因是长期的，所以系统评估、确定最特异的诊断和治疗是非常有用的。关键要记住，虽然大多数形式的痴呆或慢性行为改变是不可逆的，但都是可治疗的。治疗可能（较少）逆转或部分逆转损伤程度，在特定认知方面可适当缓解，改善行为症状，提高安全性。综合多学科的痴呆治疗方案，包括认知和行为症状药物和非药物的治疗，患者及家庭的支持、教育，安全最大化，社会服务和社区资源支持。

A. 与急性行为变化的情况相同，详细询问病史对慢性行为改变进行评价是必不可少的第一步。第一次就诊最好从患者或了解情况较多的亲属（配偶、孩子、朋友）收集信息。系统采集病史是有帮助的，关注具体的症状，回顾所有认知和行为域（记忆、语言、视觉空间结构能力、注意力、执行功能、情绪、个性、社会活动）以及整体的神经功能（视觉、运动行为、步态）。判断患者的日常活动被这些症状（变慢、错误次数增多、需要监护、放弃活动）影响的程度是至关重要的。全面系统的回顾可能揭示发病因素以及潜在因素（如短暂性脑缺血发作、提示内分泌功能失调的症状、睡眠障碍或抑郁）。医学和家族史可以识别更多的临床症状及风险状况［如脑血管风险、阿尔茨海默病（AD）家族史］。发病前的社会情况可以和发病时进行对比。高学历的患者在心理稳定测试时可表现得出奇好，但在复杂的社会或职业活动中会存在明显障碍。

B. 评估应包括医疗、神经系统检查、精神状况检查。医疗情况（如心律失常或颈动脉血管杂音）或神经系统（如视野缺损，局灶性肌无力，伸跖反应）体征的存在可提供重要的病因线索。精神状态检查应包括在交谈时观察患者的行为，需特别注重他们的觉醒、注意力、情感、动机、洞察力、态度和自发使用语言能力。注意力消长变化、压抑的情感、情感淡漠、否认障碍或病感失认、去抑制或缺乏关注、构音障碍、识字暂停、迂回或空虚的言论，这些对于脑功能障碍的特性和定位可能是有帮助的体征。详细的认知功能检查可发现有用信息，也可能发现社交技能相对正常的患者会有障碍。如果精神状态检查与提供的病史信息一致，临床医生可以得到完善的症状和体征，进一步查找病因。如果问题仍然关于有无或认知功能障碍的性质，神经心理学测试往往是有帮助的。患者和家庭成员报告的认知行为症状应认真考虑，若工作的限制不能详细测试认知功能，应听取同事在行为神经学、神经精神病学和神经心理学的意见。

C. 考虑慢性行为改变患者的检查时，实验室检测、神经影像学研究及其他试验是必不可少的。正如心脏病专家寻找胸痛患者的心脏结构和功能的异常一样，神经科医师应评估行为改变患者大脑解剖结构（如应用 MRI）和功能的完整性［如应用正电子发射断层成像（PET）或者单光子发射计算机断层扫描成像］。也应考虑脑电图和腰椎穿刺。常规筛查甲状腺、营养和代谢异常是很重要的。根据当地的流行模式，应考虑进行梅毒筛查。如有其他方面问题则要求另外的实验室检测。

D. AD 典型的表现为隐匿的进行性痴呆，主要累及记忆和执行功能，可有其他表现，主要为视觉空间障碍或语言功能障碍。神经系统检查尢局灶性体征。一些 AD 患者现在表现为情感变化，包括抑郁、焦虑或情感淡漠。额颞叶痴呆（FTD）不如 AD 常见，通常出现在年轻时（五六十岁），并且可能会出现不适当或怪异的行为、性格改变、语言障碍或执行功能障碍。以上表现可能会错误地导致精神疾病诊断。AD 的神经病理过程，通常先会影响中颞叶和颞顶皮质，而 FTD 通常涉及额叶和前颞叶皮质。MRI 扫描显示该区域萎缩或 PET 显示低代谢区域。目前的治疗与以前一样，使用胆碱酯酶抑制剂和美金刚改善认知功能。

E. 脑血管性痴呆存在认知能力逐步下降的病史，通常首先涉及执行功能障碍，同时，许多病例神经系统检查伴随局灶性病变。存在脑血管病的危险因素及神经影像学检查脑白质高信号支持诊断。预防性治疗脑血管病的危险因素和胆碱酯酶抑制剂治疗是目前的主要方法。

F. 患者存在与运动有关的症状、体征和认知的变化，包括思维减慢、注意力不集中、执行功能障碍、常伴有发音过弱或构音障碍、情感淡漠或抑郁，考虑诊断为任意一种锥体外系综合征相关的痴呆。其中包括路易体痴呆（DLB）、帕金森病（PD）、进行性核上性麻痹（PSP）、皮质基底节变性（CBD）和亨廷顿病（HD）。特征性表现包括注意力和警觉性认知功能波动、视觉幻觉和 DLB 表现的震颤麻痹；PD 表现运动迟缓、强直和震颤。PSP 表现的眼球运动异常、轴向强直；CBD 表现和不能运动-强直（常不对称）、失用、异己肢体症状和皮质感觉丧失；HD 表现舞蹈徐动症。这些症状的区分往往是困难的。左旋多巴或其他前多巴胺能药物经验性治疗可能是有益的。避免给予 DLB 患者精神安定药引起严重的敏感性反应。胆碱酯酶抑制剂可能对有症状的行为症状治疗有效，如抑郁。

G. 迅速发展的认知能力下降，在某些情况下，伴随着神经症状，包括构音障碍、步态不稳和肌阵挛，考虑朊病毒痴呆，如克雅病。脑电图显示周期性癫痫样放电表现，采用姑息治疗。痴呆、失禁、步态不稳三联征提示正常压力脑积水（NPH）。神经影像学检查通常显示与脑萎缩不相称的脑室扩大（脑萎缩导致前脑室扩大，但通常与脑萎缩成比例）。腰椎穿刺或引流排出大量脑脊液可暂时改善症状，提示脑室腹腔分流术有效果。

H. 外源性物质会导致中毒性意识错乱状态。药物（处方或以其他方式）通常会导致认知困难。如果可能的话，从患者的治疗方案消除已知会产生影响的任何成分（特别是抗胆碱能药物）。长期酗酒导致执行功能障碍。科萨科夫综合征是遗忘性疾病，由酗酒造成的硫胺素缺乏导致。其他引起认知变化的成分包括重金属（如砷、铅、铊、锰、汞），有机药物（如溶剂、有机磷杀虫剂），以及一氧化碳。

I. 肿块，如额叶肿瘤或硬脑膜下血肿，可能主要表现慢性行为改变。有癌症病史的患者考虑转移，癌性脑膜炎，以及化学治疗或放射治疗的影响。癌旁功能紊乱，如边缘性脑炎，认知和行为的改变可能是肿瘤诊断前的症状。原发或继发癫痫发作可能会产生与发作性无关的慢性行为改变。

J. 如果病史和检查表明是中枢神经系统感染，可认为是慢性脑膜脑炎。非细菌性传染性病原体（如隐球菌、结核感染）可能有一个相对缓慢过程。神经梅毒也应被考虑，除非是流行地区，一般不再推荐常规血清学筛查。单纯疱疹病毒性脑炎表现慢性健忘和行为改变；许多病毒性脑炎的患者急性恢复后只剩下残留的认知和行为症状。考虑 HIV 痴呆可能性。惠普尔病是一种健忘性疾病，是由于肠内细菌惠氏托菲利马菌（tropheryma whippelii）引起的面部（动眼神经-咀嚼肌）特征性运动障碍。

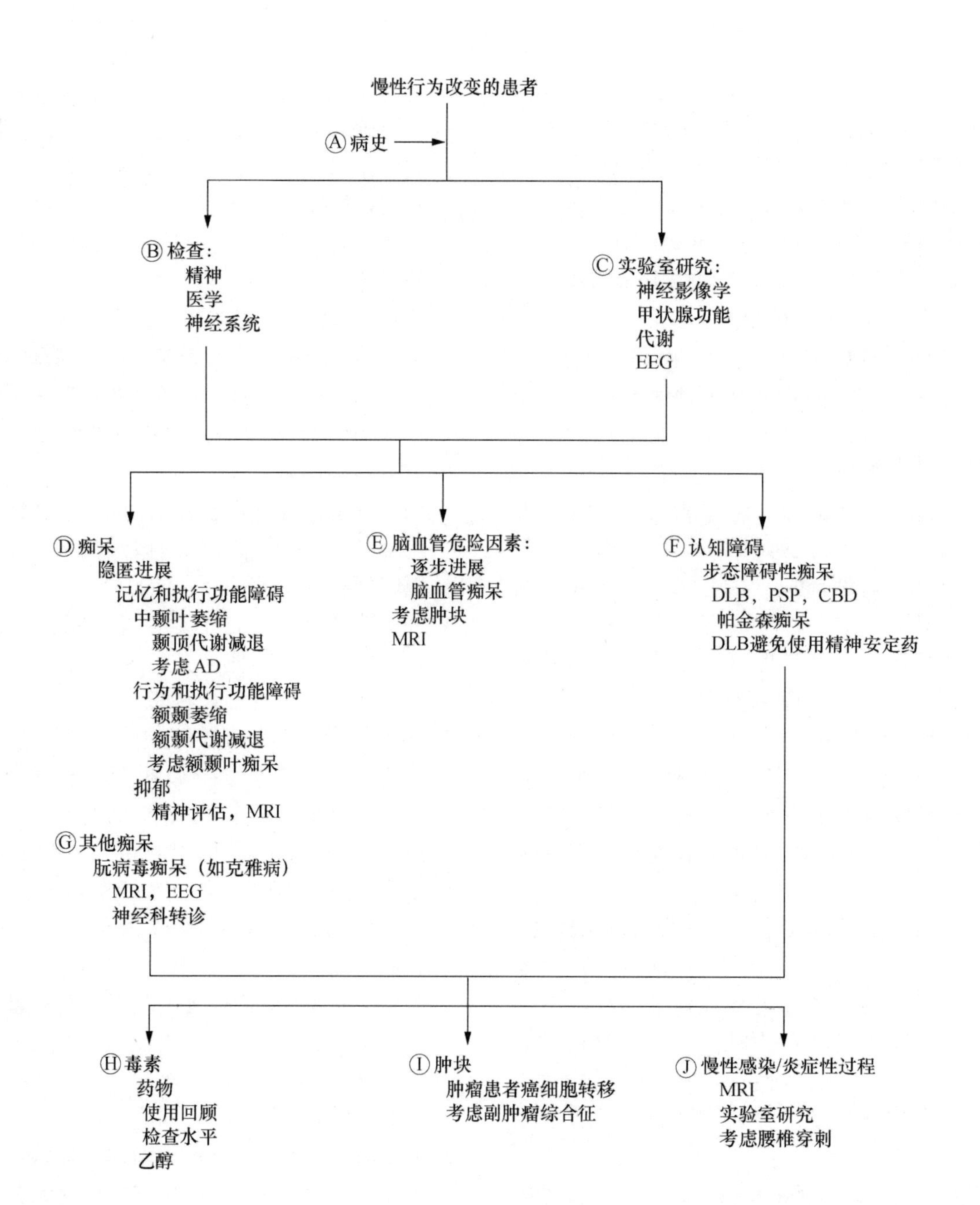

参考文献

Cummings JL. Alzheimer's disease. N Engl J Med 2004;351:56–67.

Doody RS, Stevens JC, Beck C, et al. Practice parameter: management of dementia (an evidence-based review). Report of the Quality Standards Subcommittee of the American Academy of Neurology. Neurology 2001;56:1154–1166.

Knopman DS, DeKosky ST, Cummings JL, et al. Practice parameter: diagnosis of dementia (an evidence-based review). Report of the Quality Standards Subcommittee of the American Academy of Neurology. Neurology 2001;56:1143–1153.

McKeith IG, Dickson DW, Lowe J, et al. Diagnosis and management of dementia with Lewy bodies. Third report of the DLB consortium. Neurology 2005;65:1–10.

Mendez MF, Cummings JL. Dementia: A Clinical Approach, 3rd ed. Boston: Butterworth-Heinemann, 2003.

156. 嗅觉和味觉失调

Santosh Kesari

杨秋辉　李　萍　译

嗅觉或味觉失常本身并非疾病，他们通常继发于另一种疾病过程，如静脉窦疾病、药物、毒素、神经变性、肿瘤或外伤。嗅觉失常和味觉失常均只有隐性症状，患者通常意识不到味觉的消失，特别是缓慢发病时；而嗅觉的消失可能由于味觉的变化可以被意识到。嗅觉丧失是指嗅觉缺失，嗅觉障碍或嗅觉倒错是扭转的嗅觉无论有无气味的刺激，嗅觉减退是指嗅觉减低。味觉失常分为味觉丧失（味觉的消失）、味觉减退（味觉减低）和味觉障碍（由持续的金属、苦、酸、甜或咸味引起的味觉失真）。

A. 由于主诉是主观的，因此客观地进行评估很困难，使嗅觉或味觉损伤患者的诊断很难。评估包括全面询问病史（缓发或急性发作以及其他相关发现），体格检查（包括耳、鼻、喉和神经病学检查），以及味觉和嗅觉的特殊检查。头 CT 要特别注意鼻腔、颅前窝和鼻窦，对评估解剖异常很重要。影像检查如 MRI 是否需要要根据病理进程决定。嗅神经上皮病理检查可以通过针来安全地获取标本，活检因其作用可检测出类固醇依赖性嗅觉丧失、创伤后嗅觉丧失、试验后嗅觉功能丧失和先天性嗅觉丧失的病埋改变。药物引起的味觉和嗅觉失常很多见，包括阿片类镇痛药、氟尼缩松、异丙嗪、特比萘芬、抗生素类、抗真菌药、抗炎药、细胞毒素剂、心血管药物、抗癫痫药、拟精神药物、鼻充血减轻剂和抗甲状腺药。由于报道频繁，药物引起的味觉和嗅觉失常的发生率显得很高。药物引起的味觉和嗅觉失常可以通过避免使患者易感味觉和嗅觉紊乱药物的使用来降到最低。充足的营养支持和补锌可以降低药物引起的味觉和嗅觉失常患病的可能性。良好的口腔卫生和避免口干可以降低味觉失常的发病率。患者一旦表现出味觉和嗅觉紊乱，早期停用药物可以避免味觉和嗅觉彻底消失或不可逆的嗅觉和味觉失真。

B. 先天性嗅觉丧失由于嗅上皮丧失引起，最常见的先天性嗅觉丧失是卡尔曼（Kallmann）综合征，此病嗅球发育不全伴随性腺功能减退和其他发育失常。

C. 引起嗅觉丧失的肿瘤通常是嗅沟脑膜瘤、额叶神经胶质瘤和蝶鞍上垂体腺瘤，另一种病因是大脑前动脉瘤或前交通动脉瘤。慢性鼻炎、鼻窦炎或其他引起鼻塞的情况通常都可以引起嗅觉减低。由以上原因引起的嗅觉丧失均应采取方法进行治疗，否则病情会加重。

D. 嗅觉丧失可能发生于轻度头损伤后，特别是枕部撞击，当撞击振动到筛板时会引起嗅丝的损伤。尽管创伤后嗅觉丧失没有治疗方法，但大约 1/3 的患者嗅觉可以逐渐缓解。嗅球及其神经可在额叶下穿颅术、蛛网膜下腔出血、头颅基底部脑膜炎或额叶脓肿后受到损伤。嗅觉或味觉的突然丧失可能继发于上呼吸道感染。这种现象更常见于老年患者，并且常由病毒侵袭嗅黏膜引起，一旦起病，需要数年时间才能恢复。

E. 嗅觉障碍通常见于老年人，无论是否患有痴呆。阿尔茨海默病嗅觉中枢突短缺，而不是一般的感觉损伤。钩回发作是颞叶发作的一种形式，包括短期的心情不愉悦或感觉有恶臭，以及意识改变。味幻觉可能是额叶发作的一部分和其他颞顶功能异常的表现。可以根据脑电图确诊，并用抗惊厥药治疗。嗅幻觉用抑郁症、精神分裂症、阿尔茨海默病和戒酒等进行描述。

F. 舌体前三分之二单向嗅觉消失可见于 Bell 麻痹，可由鼓索牵涉引起。头部外伤引起的味觉消失较嗅觉消失少见，可为单侧或双侧，可能由鼓索损害引起。糖尿病患者对甜、苦、酸的感觉能力降低，这点在长期患糖尿病或是有糖尿病神经病变的患者尤其明显。吸烟与逐渐进

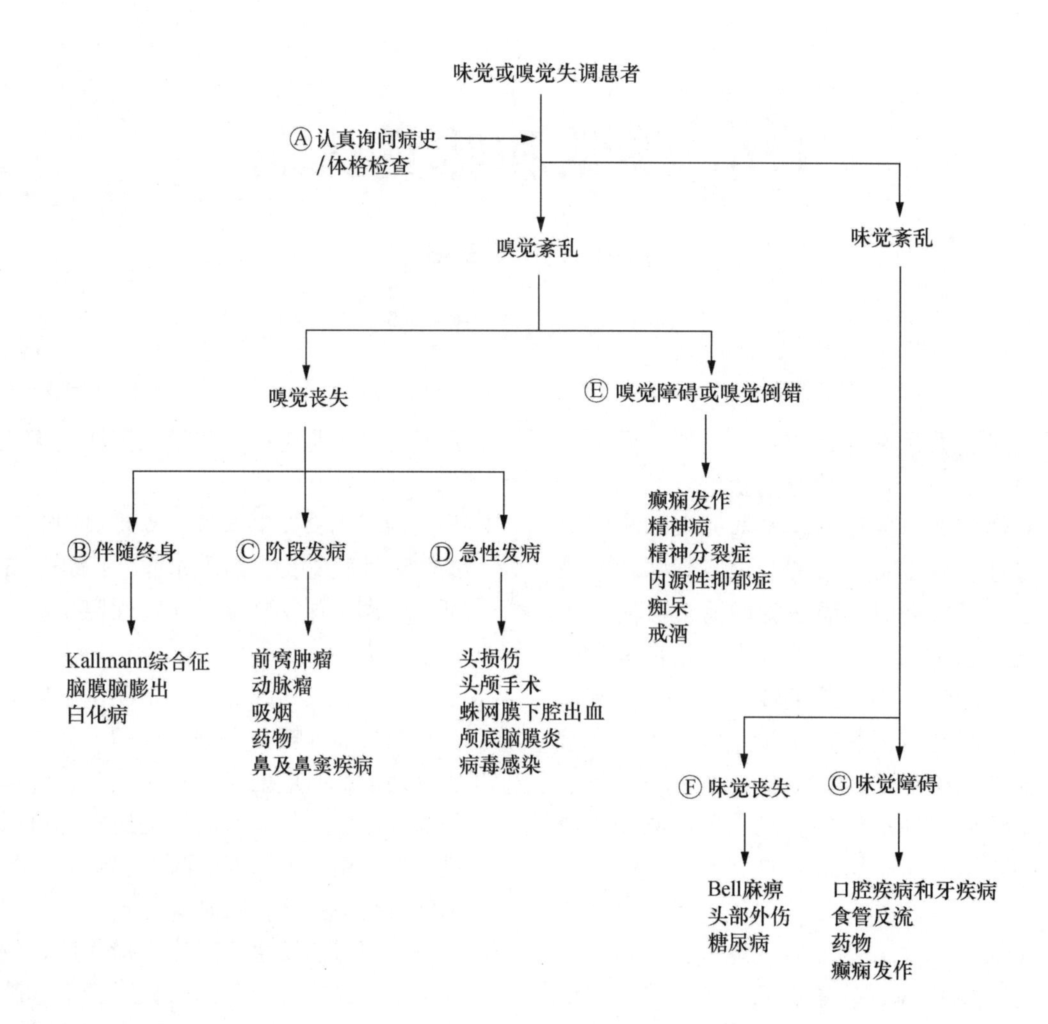

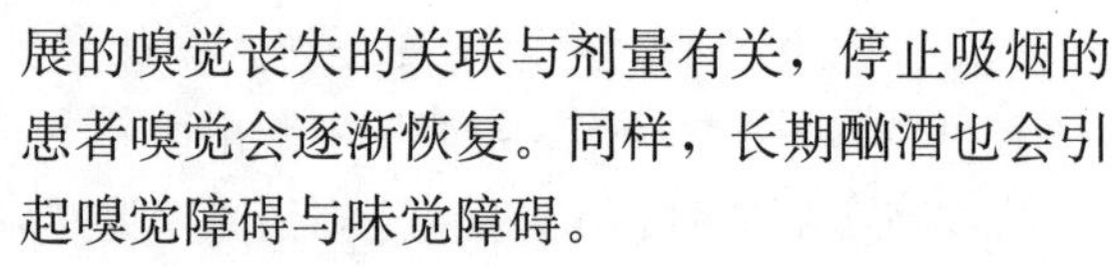

展的嗅觉丧失的关联与剂量有关，停止吸烟的患者嗅觉会逐渐恢复。同样，长期酗酒也会引起嗅觉障碍与味觉障碍。

G. 口腔疾病可能会引起味觉紊乱，包括胃食管反流、口腔念珠菌病、扁平苔藓、白斑、舌癌和其他舌部疾病，口腔干燥和涎腺炎，以及腭和颅面发育不全。牙周疾病和其他可能引起口腔分泌物异常的感染性疾病，都可能会导致味觉改变。口腔修复和补牙可能会带来一种金属味道，而义齿可能会阻断味觉接受。

参考文献

Arcavi L, Shahar A. Drug-related taste disturbances: emphasis on the elderly. Harefuah 2003;142(6):446–450, 485, 484.

Comeau TB, Epstein JB, Migas C. Taste and smell dysfunction in patients receiving chemotherapy: a review of current knowledge. Support Care Cancer 2001;9(8):575–580.

Doty RL, Bromley SM. Effects of drugs on olfaction and taste. Otolaryngol Clin North Am 2004;37:1229–1254.

Frye RE, Schwartz BS, Doty RL. Dose-related effects of cigarette smoking on olfactory function. JAMA 1990;263:1233.

Jafek BW, Gordon ASD, Moran DT, et al. Congenital anosmia. Ear Nose Throat J 1990;69:331.

Jain KK. Drug-Induced Neurologic Disorders, 2nd ed. Göttingen-Bern-Toronto: Hogrefe & Huber, 2001.

Hawkes CH. Disorders of smell and taste. In Samuels MA, Feske SK, eds. Office Practice of Neurology. Philadelphia: Churchill-Livingstone, 2003:102–120.

157. 昏　迷

David M. Greer

徐媛媛　译

昏迷被定义为“一种患者不觉醒的状态，昏睡样无应答性，没有来自自身或周围环境刺激的自我意识迹象”。昏迷患者对环境刺激未显示有意义的反应，但也许有易变的完整脑干反射。被认为昏迷的患者也许会对不利的刺激展现一种反射体态，但是不能躲避疼痛或者对外部或内部刺激不能以另外一种方式来表达自我意识的体征。医师的职责包括稳定患者的生命功能，并设定初步评估和管理的步骤。

意识的定义包括觉醒和感知两个方面，并且被上行性网状激活系统介导，上行性网状激活系统起源于脑干前部，然后投射到两个大脑半球。因此，发生昏迷时大脑的病变活动首先影响脑干前端，并发影响双侧大脑半球，或者上述的部位都被影响了。原发的脑部病变过程包括血管事件(如缺血性卒中、出血)，药物中毒，以及来自幕上及幕下肿块病变的压迫。弥漫性脑半球病变包括局部缺血缺氧损伤（如心脏停搏），药物中毒，癫痫发作，感染（如脑膜脑炎），以及代谢性疾病(如低糖血症、低钠血症、肾衰竭、肝衰竭)。

A. 正陷入昏迷的患者最初的临床治疗目的是基本生命支持阶段的ABC原则。静脉通道应被迅速建立，与建立鼻胃管和导尿管一样。继发于无效的气道保护或呼吸器官的无力，气管切开通常是十分必要的。血液研究包括全血细胞计数，延长化学，血氨水平，动脉血气，肝功能研究，以及毒理学筛查（包括尿液）。硫胺素（100mg IV）和葡萄糖（1安瓿 D_{50} IV）应早期给药。纳洛酮（0.4～2.0mg IV）在疑似麻醉剂过量的情况下慎重给药。

B. 应迅速进行体格检查和神经检查，且最好在插管以前进行，因为在插管前通常都给镇静剂和（或）麻醉剂。应特别注意伤害刺激下脑神经和四肢末端的运动。Glasgow 昏迷评分（见表1）提供了一个快速的、系统的评估昏迷患者脑功能障碍的方法。它通常用于外伤性昏迷。应在颅骨上触摸到血肿，并应寻找Battle征（瘀斑超过乳突）或者“浣熊眼”（眼周瘀斑），任意一个体征都提示了颅底骨折。其他体征包括鼓室积血以及脑脊液（CSF）从鼻和耳部漏出。颈椎应被固定，尤其是有外伤或者患者失去意识而未察觉。

表1　Glasgow 昏迷评分

功能	评分*
运动反应	
服从	6
局部反应	5
逃避反应	4
异常屈曲反应	3
伸肌反应	2
无反应	1
言语反应	
定向对答	5
混乱会话	4
不适当的语言	3
不可理解的声音	2
无反应	1
睁眼反应	
自发性	4
语言命令性	3
疼痛刺激性	2
无反应	1

* 最佳得分是三个部分各自分数的总计。分数范围从15（基本正常的检查）到3（任何部分都无反应）

C. 所有昏迷患者都应做神经影像检查以排除结构损害。最初，CT较MRI好，因为CT可以检测出急性的血液和骨的异常，但早期的卒中、脑膜炎或继发的心脏停搏CT检查结果可以正常。MRI在检测急性脑梗死和早期脑炎方面优于CT。CT扫描颈椎棘突适用于评估紧急防护设置的稳定性，MRI则是用来评估韧带损伤。

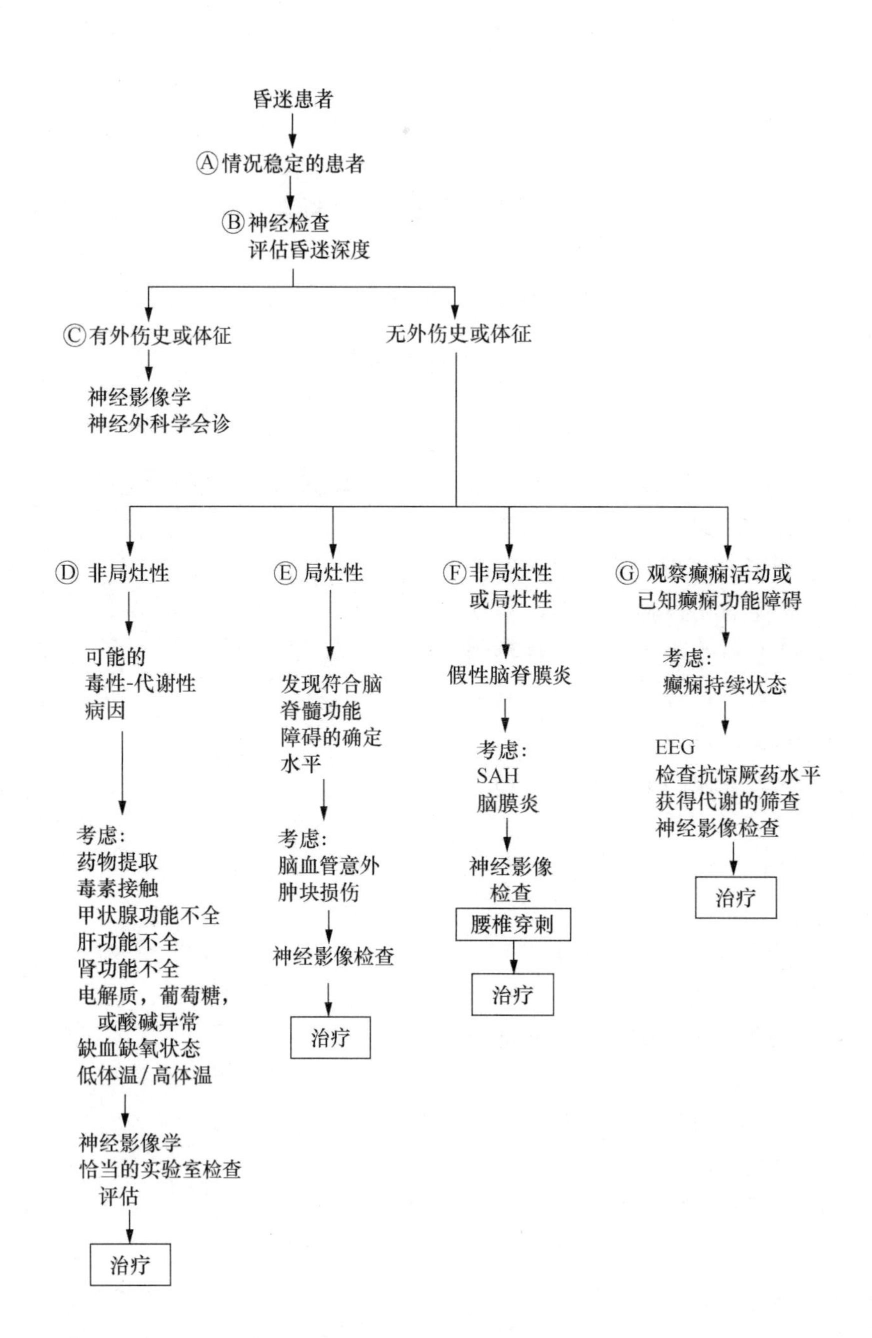

D. 一种不定向的毒性或代谢性病因学检查应该提高注意。事实上任何器官功能障碍都可能导致意识错乱状态和昏迷。寻找肾或肝功能不全或衰竭的系统性体征。考虑药物的摄取和毒素的接触。大多数情况下，代谢功能障碍不会导致瞳孔无反应或神经系统的体征。然而，阿托品样物质和格鲁米特可以阻止瞳孔反射，并且阿片制剂过量可导致瞳孔大幅收缩，以至于需要非常明亮的光线和放大镜来检测任何反应。毒素的代谢损伤可导致癫痫发作和可能变大和变小甚至来回改变的单侧性神经体征。伸肌足趾反射也可看见。无论如何，代谢引起的昏迷（尤其是中毒）可能会隐藏潜在的局灶性损害的体征。因此，神经影像检查仍是必不可少的。

E. 一个局灶性的损害如果是昏迷的原因，那它对幕上或幕下部位损害的定位很有意义。检查应该强调以下几点：因为大声或有力的物理刺激而睁眼；因为视觉的恐吓而眨眼；对于光线的瞳孔反应（大小，对称性，反应性）；眼球的运动异常（包括头眼反射或“洋娃娃眼”以及眼前庭反射或“冷能量”）；角膜反射；咽反射；呼吸模式（如潮式呼吸，中枢神经系统性换气过度，共济失调和长吸式呼吸）；肢体末端对伤害性刺激的运动（如对称性和非对称性反应，去皮质/去脑体态）；深部腱反射；巴宾斯基反射。关于观测到的大脑不同区域损伤导致的异常的完整讨论超出了本部分的范畴。关键是对神经系统检查的谨慎而系统的实行及存档，以便于医疗组对临床稳定和进展情况的鉴别。

F. 假性脑脊膜炎的体征包括颈项强直、Kernig 征和 Brudzinski 征。这样的发现也许伴随非局部或局部性的检查。非局部性检查可能反映了蛛网膜下腔出血（SAH）或脑膜脑炎。局灶性损害可引起假性脑脊膜炎，通过直接的脑膜刺激（如破裂进入蛛网膜下腔的脑实质出血）或通过增加脑内压可导致疝出。通过神经影像学排除肿块损害后，应进行腰椎穿刺来寻找出血、黄变或感染的证据。大约 6% 的 SAH 患者在 CT 扫描假阴性情况下通过腰椎穿刺来诊断。而且，深度昏迷的患者缺乏假性脑脊膜炎的体征，因此，如果病史提示感染性病因或没有其他原因解释患者状态时考虑进行腰椎穿刺。

G. 延长的或持续的癫痫活动（如癫痫持续状态）可能导致意识损害和昏迷。患者可能处于癫痫持续状态却没有癫痫发作的体征（如非惊厥性癫痫持续状态）。癫痫发作也可能反映了其本身导致昏迷的潜在过程。仔细观察患者癫痫发作的证据，尤其是眼球，可向一侧偏离或有节奏的运动。局灶性癫痫发作提示局部的损害，全面性癫痫发作或肌阵挛提示毒性代谢产物的损害，虽然这些规则不是绝对的。实验室检查除了代谢参数外还应包括抗惊厥药水平的检测。脑电图的检测不仅对癫痫活动度的评估有意义，还对寻找与代谢异常一致的脑异常（如肝性脑病有节律的放电）或局灶性损害（如局部活动放缓）有意义。

参考文献

Adams RD, Victor M, Ropper AH. Coma and related disorders of consciousness. In Adams RD, Victor M, Ropper AH, eds. Principles of Neurology, 6th ed. New York: McGraw-Hill, 1997:344.

Brust JCM. Coma. In Rowland LP, ed. Merritt's Textbook of Neurology, 9th ed. Baltimore: Williams & Wilkins, 1995.

Plum F, Posner J. The Diagnosis of Stupor and Coma, 3rd ed. Oxford: Oxford University Press, 1982.

Young GB, Ropper AH, Bolton CF. Coma and Impaired Consciousness. New York: McGraw-Hill, 1998.

158. 脑死亡

David M. Greer

徐媛媛　王俊岭　译

Molleret 和 Goulon 在 1959 年提出了脑死亡的概念，他们描述了 23 例“不可逆昏迷”的患者，包括无应答性，脑干反射和自主呼吸缺失，以及脑电图平直。机械换气技术的进步可以在神经系统的破坏性损伤后仍能使全身器官功能存活，因此创造了一个全身器官在外部方法支持下仍有活力，但大脑已“死亡”或失去功能的可能性。1981 年，（美国）总统顾问委员会在医学、生物和行为研究中的伦理问题研究中提出了一个“确定死亡的指导方针”的报告。这份报告包括一个示范章程，称为死亡行为的统一判断，指出：“一个个体持续①不可逆的停止循环和呼吸功能，或②不可逆的停止整个大脑的功能，包括脑干，这两项中符合任意一项即为死亡。死亡的判定必须遵照公认的医学判定标准。”恰当的脑死亡判定对于医疗护理中确保不采取不适当的措施，对家属关心的预后提供最终结论，以及器官捐赠的可能性都是十分重要的。大多数州现在已经在法律或法庭审判上承认这一观点。然而，指导方针存在明显的局部差异，目前私人医院致力于发展自己的指导方针。下面将描述判定成年人脑死亡的重要必需条件。

A. 必须已知脑死亡的原因，以及必须已知其不可逆。神经影像学检查往往要求进行以确定 X 线摄影中的病因，并排除潜在的可以处理的情况。必须无可能影响临床检查的复杂的临床医疗情况，包括严重的电解质紊乱、酸碱平衡失调、氨水平增高或内分泌失调，尤其是严重的甲状腺功能减退、甲状腺功能亢进或严重的皮质醇缺乏。体温必须＞36.5℃（96.8 ℉）。收缩压必须维持在 90mmHg 以上。必须无证据表明药物中毒、中毒或近期使用神经肌肉阻断剂。巴比妥酸盐水平必须＜10μg/ml。如果最近给予明显剂量的中枢神经系统镇静类药物治疗（如麻醉药、镇静药、安眠药、抗胆碱能类药物），那么临床检查的可靠性应被质疑，应进行辅助测试。如果患者最近接受或延长使用神经肌肉阻断剂，应该有证据显示没有神经肌肉的阻滞（如四项神经刺激检查）。由于存在混合复杂的变量，脑死亡的判定仍需要辅助检查的帮助。

B. 临床脑死亡的三种主要发现是昏迷、脑干反射缺失和呼吸暂停。昏迷由任何理智自主介导的对伤害性刺激（包括所有四肢末端的疼痛）的反应的缺失来确定。脑干反射应该包括以下几点：

- 瞳孔——对光线无反应（如果反应可疑，放大镜也许有用）。小的或针尖大小瞳孔出现时，临床医师应警觉可能是麻醉剂中毒，但脑桥的损伤也可出现这种情况。
- 眼部运动——无头眼反射（“娃娃眼”现象——试验仅在确保颈椎完整健康时进行），无眼前庭反射（“冷能量”试验）。试验也许会被耳道的耵聍或血液，断裂的鼓室薄膜，眼球或眼眶的损伤所干扰。
- 面部运动反应——无角膜反射、下颌反射，无对伤害性刺激的面部运动。可见由面神经的去神经支配引起的面部肌阵挛。
- 咽和气管反射——对压力刺激后咽部无反应，支气管吸痰时没有咳嗽或明显的缓慢性心律失常。
- 对疼痛的运动反应——没有对伤害性刺激（如甲床施压）的目的性或体态性（伸肌或屈肌）运动。深部腱反射是可存在的，因其由脊神经介导。

呼吸暂停试验要求血流动力学的稳定性；如果患者处于不稳定状态，应进行辅助检查。如果可能，患者应在试验前校正 pH（7.35～7.45）和 P_{CO_2}（35～45）至少 20min。患者应在试验前预吸 100%Fi_{O_2} 至少 5min，以使动脉氧分压≥200mmHg。（这是保证患者不会在试

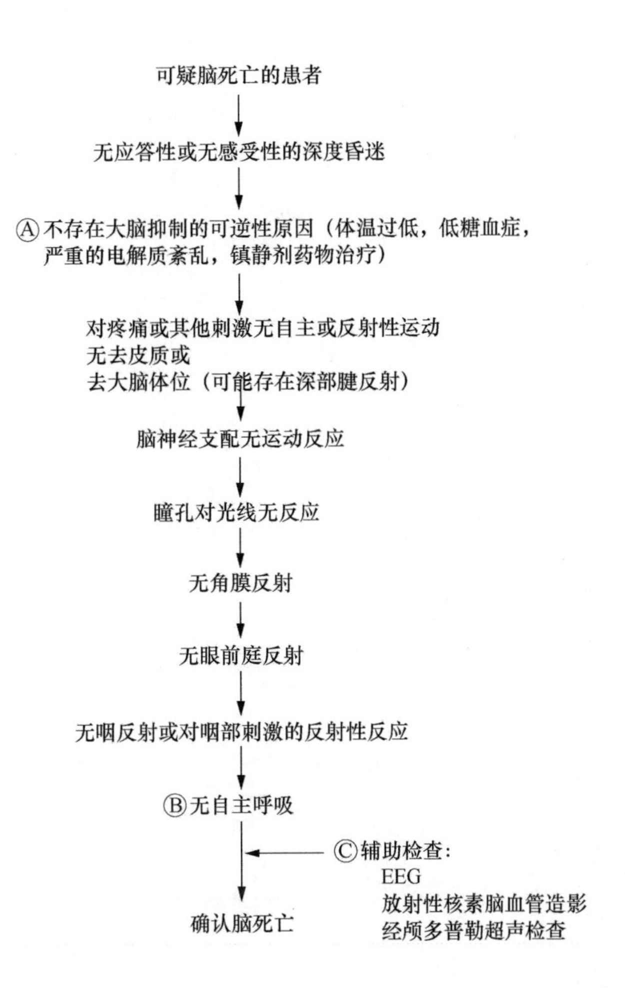

验期间变得缺氧。）保证脉搏血氧饱和度仪本身的功能。提供氧来源（典型方法是在气管隆嵴水平进行气管内插管，通过导管恒定供氧）。断开通气机，密切观察呼吸器官的运动、发绀或血流动力学的不稳定性。如果任意一项发生，试验应中止。如果没有发生，那么 8min 后 ABG 测量仪拔出，患者再连上换气机。如果 pH≤7.30（根据试验前≥7.40 的基线），或 P_{CO_2} 从 40mmHg 增加到≥60mmHg 或者较试验前基线增加了 20mmHg，则呼吸暂停实验阳性。如果试验不能确定，可能要进行辅助试验。

C. 脑死亡是一项临床诊断，不需要辅助测试，除非临床检查不能完成或被认为不可靠。辅助的研究包括脑血管造影术，单光子发射计算机断层成像术（SPECT），EEG，或经颅多普勒超声检查。

脑死亡测试的缺陷包括：严重的颜面部损伤；存在瞳孔的异常；睡眠性呼吸暂停或严重的肺部疾病导致严重的慢性 CO_2 潴留；任何镇静剂的中毒水平，包括氨基糖苷类药物、三环抗抑郁药、抗胆碱能类药物、抗癫痫药、化学治疗药或神经肌肉阻断剂。

参考文献

Greer DM. Brain death. In Layon AJ, Gabrielli A, Friedman WA, eds. Textbook of Neurointensive Care. Philadelphia: Saunders, 2004.

Guidelines for the determination of death: report of the medical consultants on the diagnosis of death to the President's Commission for the Study of Ethical Problems in Medicine and Biomedical and Behavioral Research. JAMA 1981;246:2184–2186.

Quality Standards Subcommittee of the American Academy of Neurology. Practice parameters for determining brain death in adults (summary statement). Neurology 1995;45:1012–1014.

Wijdicks EFM. Brain Death. Philadelphia: Lippincott, Williams & Wilkins, 2001.

Wijdicks EFM. The diagnosis of brain death. N Engl J Med 2001;344:1215–1221.

眼 疾 病

Sherleen Chen

159. 瞳孔散大

Sherleen Chen

徐媛媛　杨秋辉　译

医师通过同时在周围光线明亮或暗淡的情况下检查患者，必须确保散大的瞳孔是异常的。如果在明亮的光线下瞳孔不等十分明显，而且大瞳孔在手电照射检查时收缩不明显，那么这个散大的瞳孔是异常的。

生理性瞳孔不等发生在约20%的人群。瞳孔不等的特征性表现在明亮和黑暗的环境中是相似的，正常的瞳孔在光线下收缩，瞳孔不等通常直径上<1mm。

A. 急性闭角型青光眼的特征是尖锐的疼痛伴随视物模糊和光线周围有彩色色圈。检查中，瞳孔中度扩张且无反应。结膜典型性充血，伴随通过角膜表面迟钝的光反射证明的角膜水肿。眼内压急剧升高。

这是医学的紧急情况之一，要求迅速的处理以防止视力的永久丧失。如果笔式眼压计有效证实眼内压急剧升高，应给0.5%青眼露1滴和（或）500mg乙酰唑胺（口服或是静脉滴注）。患者应迅速送往眼科医师处进行最后的治疗。

B. 在其他方面得到证实以前，瞳孔散大、眼外运动缺乏的患者，伴或不伴上睑下垂，提示第三神经麻痹。患者可有眶周疼痛或头痛。应立即获得神经影像学检查和钆的脑MRI/MRA的结果，以排除动脉瘤或肿块。

C. 单侧的或不对称的肾上腺素能药物给药会引起瞳孔散大，伴随眼裂增宽和由于血管收缩引起的结膜苍白。共同的因素包括治疗“红眼病”的非处方血管收缩药和治疗青光眼的肾上腺素能药物。调节仍然不受影响。

D. 瞳孔收缩的副交感神经阻滞导致典型的巨大瞳孔，并与调节缺失有关。共同的致病因素包括阿托品，东莨菪碱贴片，夜花仙人掌类。

E. 外科手术、先前的眼外伤或先前的炎症可能导致瞳孔散大并可能边缘不规则。

F. 埃迪瞳孔提示胆碱能类的超敏反应；对稀释的毛果芸香碱的反应中，散大的瞳孔较对侧瞳孔收缩明显（0.125%）。另外非药物介入的体征可见：①受累瞳孔对光线反应收缩缓慢，但对可调节的目标物（注视近物）收缩迅速。在延时的调节作用后仍然保持紧张（重新扩张缓慢）。②虹膜括约肌节段性麻痹可见瞳孔边缘不规则收缩。

参考文献

Bradford CA, ed. Basic Ophthalmology, 8th ed. San Francisco: American Academy of Ophthalmology, 2004.

Kaiser PA, Friedman NJ, Pineda R II. The Massachusetts Eye and Ear Infirmary Illustrated Manual of Ophthalmology, 2nd ed. Philadelphia: Saunders, 2003.

Trobe JD. The Physician's Guide to Eye Care, 3rd ed. San Francisco: American Academy of Ophthalmology, 2006.

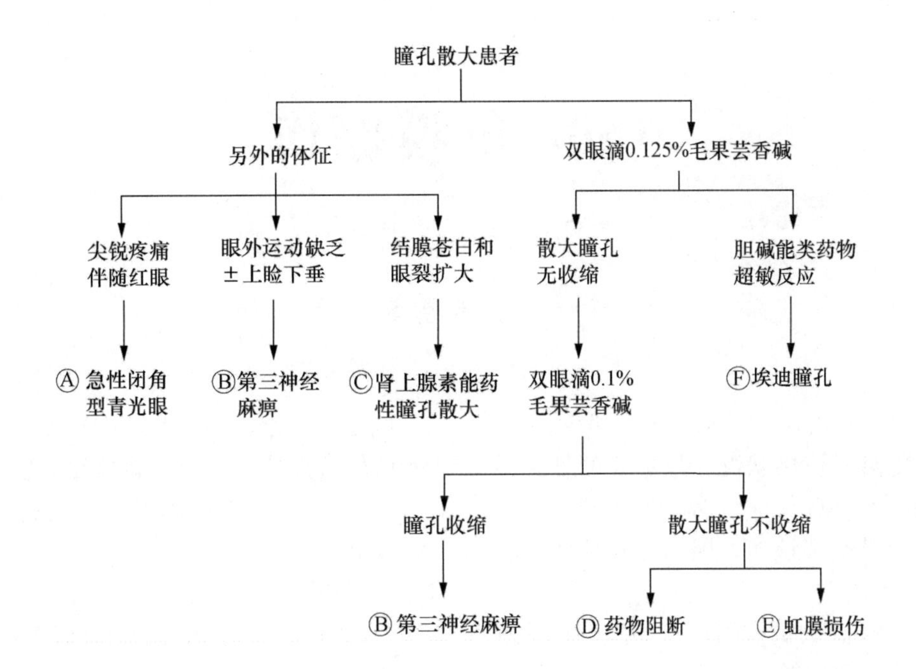
瞳孔散大患者
另外的体征
双眼滴0.125%毛果芸香碱
尖锐疼痛
伴随红眼
眼外运动缺乏
±上睑下垂
结膜苍白和
眼裂扩大
散大瞳孔
无收缩
胆碱能类药物
超敏反应
Ⓐ急性闭角
型青光眼
Ⓑ第三神经
麻痹
Ⓒ肾上腺素能药
性瞳孔散大
双眼滴0.1%
毛果芸香碱
Ⓕ埃迪瞳孔
瞳孔收缩
散大瞳孔不收缩
Ⓑ第三神经麻痹
Ⓓ药物阻断
Ⓔ虹膜损伤

160. 角膜擦伤

Sherleen Chen

徐媛媛 张孝盈 译

角膜擦伤的快速愈合（1～2天内）取决于损伤范围和患者年龄及健康状况。最重要的处理是排除更严重的损伤并确保愈合时不发生感染。不建议使用局部麻醉剂来镇痛，因为习惯性使用会导致角膜上皮组织中毒。

A. 如果擦伤伴随明显的机械损伤（如高速移动的异物），接触植物如矮树丛或树木，或者同时戴有隐形眼镜，患者应被建议找眼科医师进行检查，因为这些情况会有潜在的更严重的损伤，或者有剧毒或异常的病原体。

B. 手电检查中，角膜擦伤也许会显示正常的角膜对光反射，或在擦伤部位显示独立的不规则的角膜对光反射。钴蓝光滤过的荧光染色检查将描绘出裸露的上皮组织区域为黄绿染色。

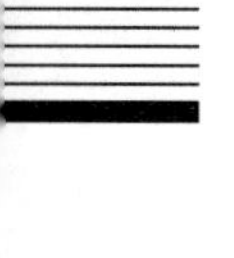

C. 反复糜烂综合征的患者往往记录有复发事件唤醒了角膜擦伤症状的病史。因为医师看到患者时擦伤经常已经愈合，所以检查往往是正常的。患者应使用人工泪液每天4次强力润滑，并每天睡前使用琥乙红霉素或其他温和软膏一个月。如果患者仍有症状应进行眼科治疗。

D. 除非有其他方面判断，荧光染色的多重线性条纹提示有异物嵌入上眼睑。外翻上眼睑清除异物后，擦伤的处理按照小擦伤处理（见E部分）。如果患者有眼中异物的病史，也应外翻上眼睑检查。

E. 小擦伤应用眼用软膏治疗，每天3～4次，如琥乙红霉素、多粘菌素/杆菌肽或者枯草杆菌肽软膏。禁忌使用类固醇类抗生素软膏。患者应观察1～2天以确保擦伤的完全消退且无并发症。

F. 大擦伤应用的抗生素软膏在E部分已提及。另外，24h压力眼罩可能会减轻疼痛并辅助愈合。将一个折叠的眼垫放置在闭合的眼睑之上，然后用第二个眼垫覆盖。带子对角穿过患者额头到颧骨，紧紧固定眼垫并防止眨眼。如果近期有佩戴隐形眼镜史，那么可能发生植物性损伤或感染而应禁止佩戴眼罩。如果需要可应用口服镇痛药1天。禁止开局部麻醉剂。患者在24h内应密切观察以确保愈合过程中没有感染，否则应建议找眼科医师治疗。

G. 角膜树突的分支模型可提示疱疹性眼病。应建议患者找眼科医师进行进一步的评估和处理。

H. 相关发现如角膜浑浊、嵌入异物、浅前房或者不规则瞳孔，应立即送眼科治疗。这些体征提示显著损害或潜在感染。

参考文献

Bradford CA, ed. Basic Ophthalmology, 8th ed. San Francisco: American Academy of Ophthalmology, 2004.

Kaiser PA, Friedman NJ, Pineda R II. The Massachusetts Eye and Ear Infirmary Illustrated Manual of Ophthalmology, 2nd ed. Philadelphia: Saunders, 2003.

Trobe JD. The Physician's Guide to Eye Care, 3rd ed. San Francisco: American Academy of Ophthalmology, 2006.

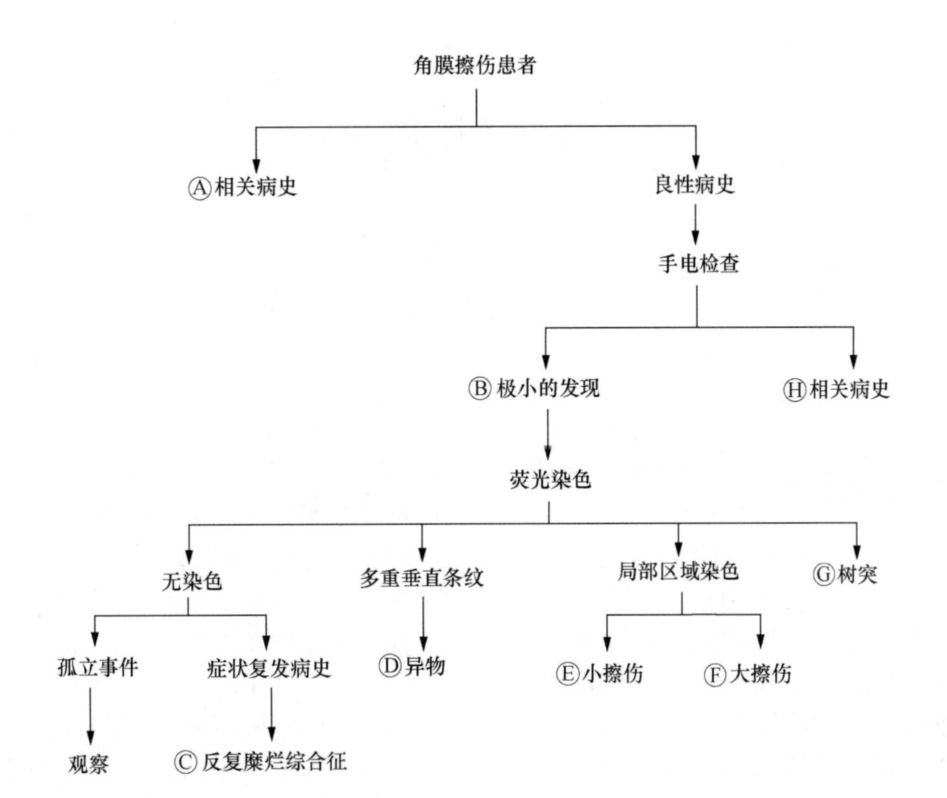
角膜擦伤患者
Ⓐ相关病史
良性病史
手电检查
Ⓑ极小的发现
Ⓗ相关病史
荧光染色
无染色
多重垂直条纹
局部区域染色
Ⓖ树突
孤立事件
症状复发病史
Ⓓ异物
Ⓔ小擦伤
Ⓕ大擦伤
观察
Ⓒ反复糜烂综合征

161. 结膜炎

Sherleen Chen

徐媛媛　译

A. 慢性结膜炎会持续超过 4 周，并会有很大的不同，因此慢性结膜炎患者应立即于眼科医师处就诊。

B. 细菌感染引起的急性结膜炎黏脓特点是黄白色、稠的奶油状物。这与非细菌性结膜炎稀薄的、浅灰色、水样或黏液样分泌物有很大不同。

C. 相关病史包括佩戴隐形眼镜，近期眼部手术或青光眼手术史，或者性传播疾病的任何病史和症状。这些患者应立即就诊于眼科以获得进一步评估。

D. 如果没有先前或相关病史，应该经常使用人工泪液冲洗眼睛将分泌物清除，并用温暖的纱布覆盖眼睑。使用抗菌药滴剂每天 4 次，持续一周，并使用多粘菌素-甲氧苄啶或使用第四代氟喹诺酮。

E. 病毒性结膜炎的特点是与上呼吸道感染（URI）及耳前淋巴结肿大有关。因为病毒性结膜炎的分泌物有强传染性，应保持严谨的卫生习惯，如经常洗手，避免触摸眼睛，避免共用毛巾床单等。冷敷和人工泪液可使症状缓解。

F. 如果结膜炎与眼周皮肤小疱有关，眼科医生应该把范围更广的眼部疱疹列入考虑范围。

G. 变应性结膜炎的典型特征是双侧，伴明显瘙痒和水样分泌物。应用全身性抗组胺药和控制变应原的暴露对治疗有效。冷敷和人工泪液足够治疗轻微症状。局部抗组胺药/血管收缩药滴剂每天 4 次（非处方药）可使用数周，但长期应用可能会导致充血反弹或快速耐受。另外，如果需要，可应用局部抗组胺药/血管收缩药/肥大细胞稳定滴剂每天 1～2 次。

参考文献

Bradford CA, ed. Basic Ophthalmology, 8th ed. San Francisco: American Academy of Ophthalmology, 2004.

Kaiser PA, Friedman NJ, Pineda R II. The Massachusetts Eye and Ear Infirmary Illustrated Manual of Ophthalmology, 2nd ed. Philadelphia: Saunders, 2003.

Trobe JD. The Physician's Guide to Eye Care, 3rd ed. San Francisco: American Academy of Ophthalmology, 2006.

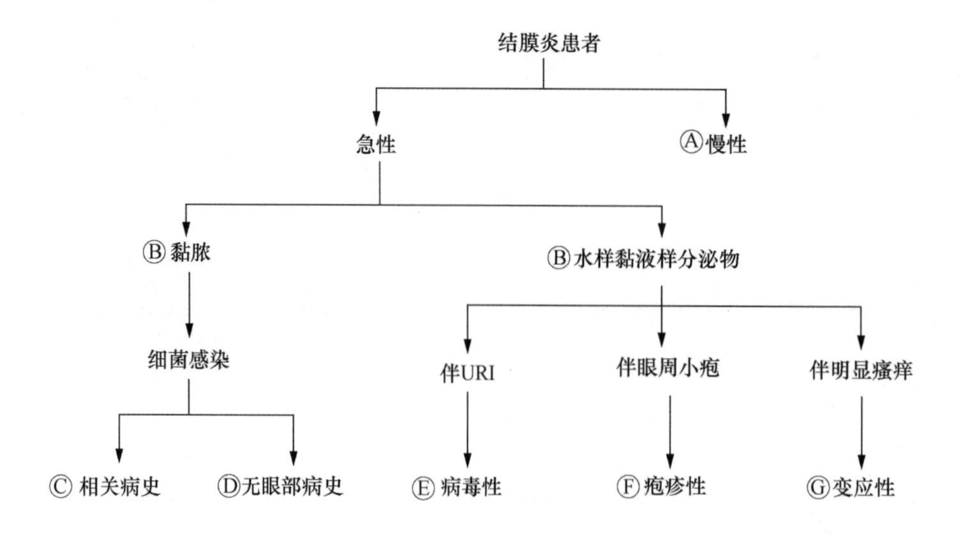

162. 急性视力丧失

Sherleen Chen

张 弘 译

急性单侧视力丧失患者需要紧急评估诊断。超过数分钟到数小时的视力丧失往往是视网膜或视神经缺血造成的。伴随症状也许也会对病因的鉴别有帮助，少数患者需要紧急处理以防止永久性或双侧的视力丧失。

A. 急性闭角型青光眼的特征是眼周尖锐疼痛，症状也许会很严重并伴随恶心呕吐。患者会经历视物模糊和光线周围有彩色色圈。在检查中，瞳孔无反应并固定在中等扩张位置。结膜典型性充血，伴随角膜表面对光反应迟钝提示的角膜水肿。眼内压明显升高。

这是一项临床急症，要求立即治疗以防止永久性视力丧失。如果笔式眼压计可有效证实眼内压急剧升高，应给药青眼露 0.5% 1 滴和（或）乙酰唑胺 500mg 口服/静注。患者应立即看眼科医师寻求决定性的处理。

B. 视神经炎的典型特征是引起眼部疼痛，尤其是进行眼外运动时。瞳孔看起来正常，但进一步检查显示相对性瞳孔传入缺陷（APD）。视力丧失通常在几天内发生，但很少在几小时内发生。眼部显得苍白和静态。患者一般在 18～50 岁。紧急治疗安排应由神经-眼科医师或神经科医师通过神经影像学以及脑和眼眶的钆增强 MRI 来评价脱髓鞘损伤。

C. 巨细胞动脉炎的症状包括颌跛行，头皮压痛，头痛，抑郁，食欲缺乏，近端关节和肌肉疼痛。患者一般年龄>50 岁。应做验证性试验，包括即刻 ESR、C 反应蛋白（CRP）和全血细胞计数及血小板计数。立即分剂量静脉给予甲泼尼龙 1～1.5g以防止双侧视力丧失。眼科急症检查应寻找估计动脉炎性前部缺血性视神经病变或视网膜中央动脉阻塞。颞动脉的活组织检查应在开始类固醇治疗的 7 天内进行以证实诊断。

D. 视网膜剥离的症状包括闪光感（短暂的单眼闪光），悬浮物（“苍蝇”或“蛛网”随眼的运动而运动），视觉的部分区域有帘幕或阴影的运动。应进行紧急的眼科处理来评估视网膜剥离或玻璃体积血，玻璃体积血出现可能较少，非紧急的，常常见于糖尿病患者的视网膜病变。

E. 视网膜中央动脉阻塞引起突然的、深度的、无痛的视力丧失。检眼镜检查中，阻塞的视网膜发白和不透明，黄斑中央区有樱红色斑点。尚无被证实的有效的眼部治疗，但应进行紧急眼科学评估以证实诊断。进一步的治疗包括控制高血压和其他医学临床问题，并评估颈动脉或心脏栓子。>50 岁的患者，即刻 ESR 和 CRP 应被用于排除由于潜在病因导致的巨细胞动脉炎。<50 岁的患者需要考虑胶原血管病，高凝状态，或其他罕见病因如梅毒、镰状红细胞或 Behcet 病。

F. 检眼镜检查视网膜中央动脉阻塞显示弥散的视网膜出血，视网膜静脉扩张，常有棉絮状斑。应检查血压，处理高血压和其他导致心血管疾病的因素。如果有临床指征，血液的高凝状态应该被排除。升高的眼内压和进一步潜在的新血管形成应该进行眼科学紧急评估。

G. 非动脉炎性前部缺血性视神经病变患者一般年龄>50 岁，并在数小时到数天内经历了无痛性视力丧失。应进行紧急眼科学治疗以证实诊断。处理包括控制心血管疾病。

参考文献

Bradford CA, ed. Basic Ophthalmology, 8th ed. San Francisco: American Academy of Ophthalmology, 2004.

Kaiser PA, Friedman NJ, Pineda R II. The Massachusetts Eye and Ear Infirmary Illustrated Manual of Ophthalmology, 2nd ed. Philadelphia: Saunders, 2003.

Trobe JD. The Physician's Guide to Eye Care, 3rd ed. San Francisco: American Academy of Ophthalmology, 2006.

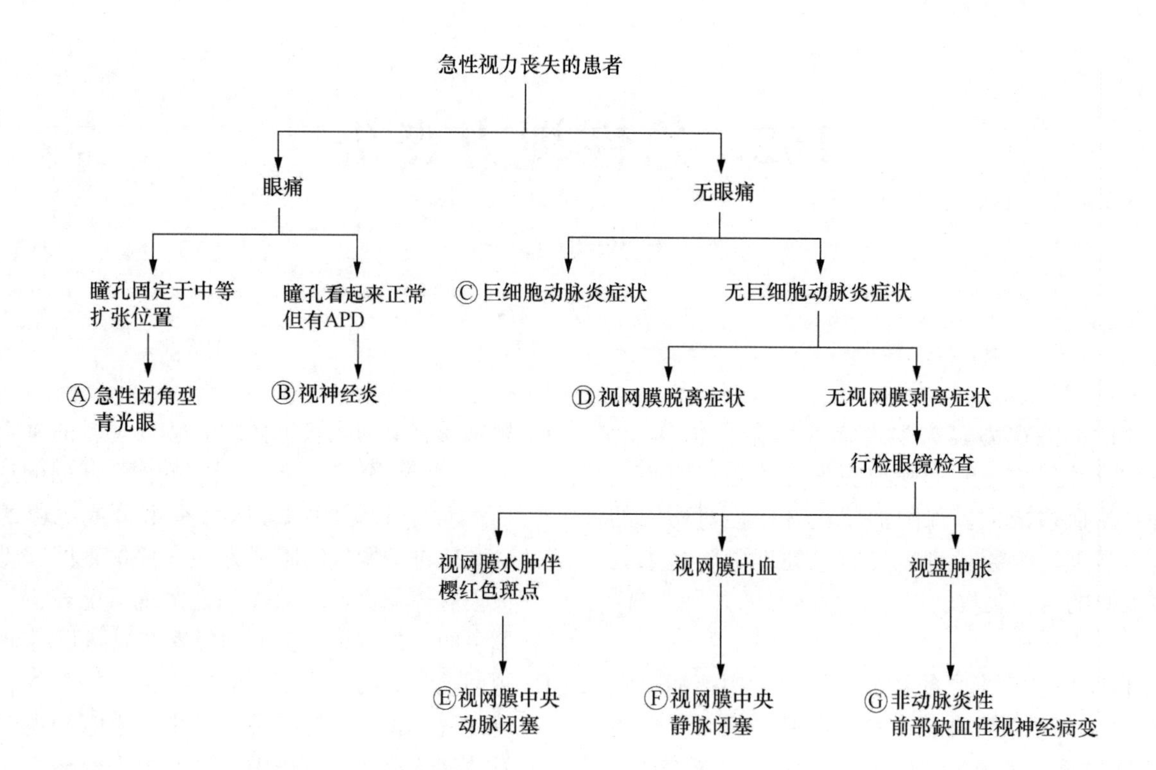
急性视力丧失的患者
眼痛
无眼痛
瞳孔固定于中等
扩张位置
瞳孔看起来正常
但有APD
Ⓒ巨细胞动脉炎症状
无巨细胞动脉炎症状
Ⓐ急性闭角型
青光眼
Ⓑ视神经炎
Ⓓ视网膜脱离症状
无视网膜剥离症状
行检眼镜检查
视网膜水肿伴
樱红色斑点
视网膜出血
视盘肿胀
Ⓔ视网膜中央
动脉闭塞
Ⓕ视网膜中央
静脉闭塞
Ⓖ非动脉炎性
前部缺血性视神经病变

肺疾病

Patricia Kritek

163. 咯　血

Diana Gallagher

张　弘　译

咯血指血液从呼吸道咳出，是一种常见症状，处理前需要进一步评估。咯血可能是痰中带血丝，亦可能是威胁生命的大出血。

在美国咯血最常见的原因是呼吸道感染，导致气道黏膜表面局部损伤、痰中带血。大多数病例（呼吸道）感染明显时症状减轻。慢性呼吸道感染可能发展为支气管扩张，即反复炎症和黏膜阻塞后气道膨胀。此类患者通常有慢性咳嗽、咳痰，有时甚至带血。严重支气管扩张且有囊性纤维化的患者气道明显扩张，且临近支气管动脉破裂而偶尔出现继发性大量咯血。

咯血患者经常被担心罹患肺癌。低于10%的肺癌患者以咯血为首发症状。正如前所述，咯血较为常见的原因是感染。无感染表现的咯血患者应考虑为支气管肺癌。以前或正在吸烟者是应特别关注的。恶性肿瘤转移至肺部，如肾细胞癌、结肠癌、骨髓瘤及乳腺癌等在某些情况下也应考虑。

罕见原因包括肺梗死、二尖瓣狭窄、充血性心力衰竭、结核病、月经咯血、动静脉畸形、凝血病、异物、血管炎等。约1/3的咯血为隐源性，但大多在发病6个月内能明确病因。

A. 详细的病史及体格检查对病情的评估是必要的。首要问题是要明确出血的来源，因为来自鼻咽或胃肠道的“假咯血”可能与真正的咯血混淆。

B. 一旦明确血液来自呼吸道，需要确定是少量出血与脓痰相混还是以出血为主。

C. 如果咯血仅是痰中带少量血丝，而且患者是健康的不吸烟且年龄小于40岁者，胸部X线检查（CXR）显示炎症或是团块后建议保守处理。若患者有恶性肿瘤危险因素，推荐行支气管镜检查以排除支气管内病变。

D. 如果咳出的为纯血液或反复咯血，初期检查包括：CXR、全血细胞计数（CBC）、凝血指标及尿液分析（UA）。这是对大多数住院患者病情评估的保证。

E. 对大部分患者行经验性肺感染治疗，但大多需进一步评估。下一步进行高分辨率的胸部CT或支气管镜检查最有可能发现出血的病因。支气管镜是寻找支气管内肿块最有帮助的检查。高分辨率的胸部CT能发现被平面CXR错过的肺间质病变。在大多数情况下，临床医生开具一项检查，若为阴性结果则再做另外一项补充检查。提醒一句：CXR正常的支气管镜检查阳性发现率通常较低但是必要的，特别是在男性、吸烟者、年龄>40岁者及出血持续≥1周的病例中。

F. 大量咯血，传统上定义为24h出血量>200ml，是一种潜在的威胁生命的情况，需要紧急处理。气道稳定后需查找出血的部位。支气管动脉血管造影术既可诊断，亦可通过栓塞出血的血管用以治疗。但是栓塞术有可能导致10%脊动脉栓塞而致瘫痪的危险，因此，此项操作应仅由有经验的术者进行。当栓塞的风险较高或操作技术达不到而不能进行栓塞治疗时，手术切除是常用的另一种治疗手段。如果出血停止，应判定是否为非大量咯血。

G. 非大量咯血的治疗以推测的病因为基础，大多包括抗感染治疗或原发肿瘤的治疗。复发的非大量咯血如果保守治疗不佳，也应予以栓塞或手术切除治疗。

参考文献

Bidwell J, Pachner R. Hemoptysis diagnosis and management. Am Fam Physician 2005;72(7):1253–1260.

Lordan JL, Gascoigne A, Corris PA. Assessment and management of massive hemoptysis. Thorax 2003;58(9):814–819.

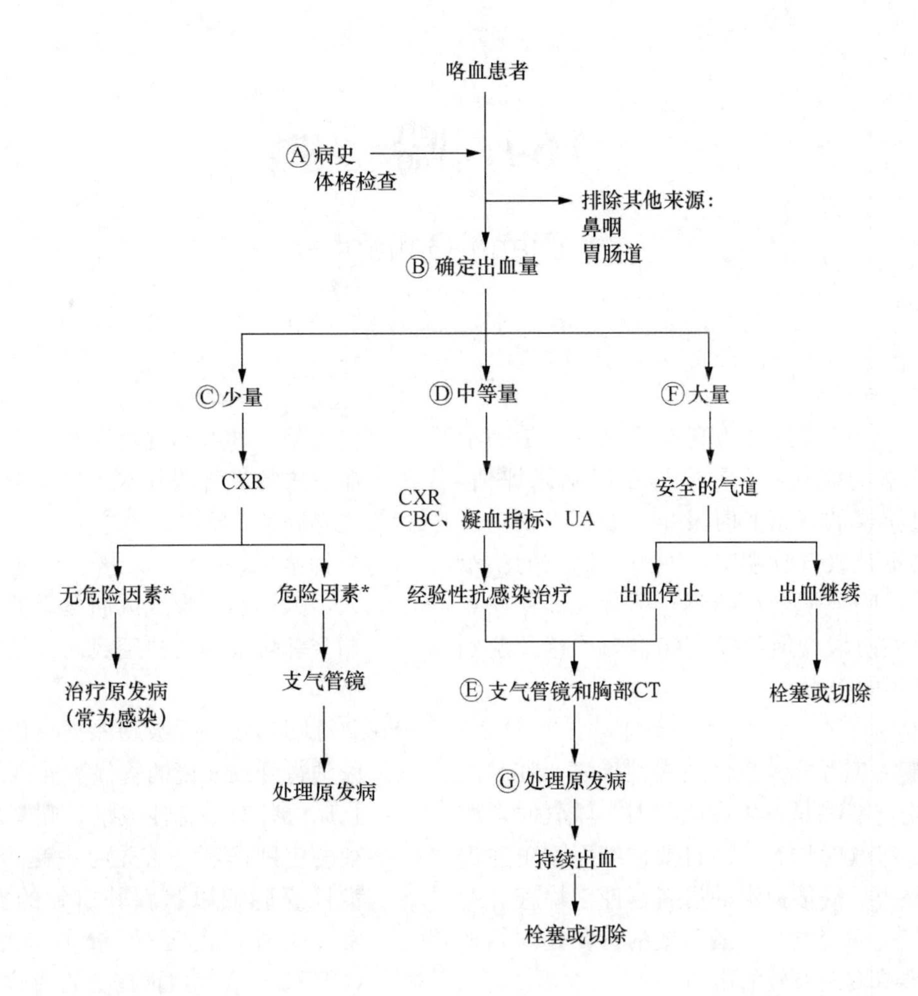

*危险因素：吸烟，年龄>40岁，男性

164. 喘　鸣

Diana Gallagher

张　弘　王俊岭　译

喘鸣，一种可被听见的高调呼吸音，是一个常见而又严重的症状，需要立即予以临床评估。当气流通过狭窄的气道腔时发生。概括来说，声带以上的狭窄致吸气性喘鸣，而声带以下的狭窄产生呼气性喘鸣或混合性喘鸣。尽管大部分注意集中在喘鸣的阶段，但首发症状也为治疗及鉴别诊断提供有用的线索。

A. 应该将喘鸣患者分为急性或慢性疾病。临床医生应该判定喘鸣是发生在吸气时，呼气时，或是呼气、吸气时均有，而且要详细问病史并进行体格检查。病情稳定的患者影像学检查有助于发现气道病变类型。最重要的首要处理是确保患者维持安全有效的通气。

B. 急性上呼吸道阻塞致喘鸣的典型临床表现为突发的呼吸困难和呼吸窘迫。这类患者应立即送往急诊部。由于担心气道紧急闭塞发生，对急性喘鸣的患者予以肾上腺素治疗推测存在的过敏反应和喉头水肿是适宜的。

C. 喉头水肿经常是由过敏反应或吸入性损伤所致。过敏反应时应该寻找已知致病因素的暴露史。查体应包括唇、舌或眼有无肿胀及荨麻疹。因C1酯酶基因变异而出现遗传性血管性水肿病史的患者罕见。烟雾吸入后的热损伤可能引起延迟发生的气道水肿，需要密切持续监视患者的不适表现。

D. 感染是急性喘鸣的另一个常见病因。会厌炎是最常见的潜在感染，但也应考虑细菌性气管炎以及咽后或扁桃体周围脓肿。流感疫苗广泛接种前，会厌炎是儿童疾病，但现在患此病的成人增多。成人出现发热、颈痛、吞咽痛及晚期发现的喘鸣。如果喘鸣是亚急性，行双侧颈部放射检查可以显示典型的会厌炎（所谓的大拇指征）、悬雍垂及椎骨前软组织肿胀影像。会厌炎是一种可能危及生命的情况，约15%成人需行紧急气管切开术。多个系列报道会厌炎死亡率高达7%。

E. 异物吸入尽管多发生于儿童，但也发生在成人，为偶然误吸或因肌萎缩侧索硬化（ALS）、帕金森病或其他神经疾病而致延髓功能紊乱的结果。

F. 急性喘鸣发生呼吸功能失代偿时，由有经验的医师行纤维光镜插管优于外科气管切开术。

G. 临床医师对亚急性或慢性喘鸣的患者应进行单独的鉴别诊断。首先考虑是否存在由于肿瘤、良性囊肿或甲状腺肿所致的上呼吸道结构异常。此外，由于严重的胃食管反流疾病（GERD）或气口损伤插管所致的气管狭窄也应考虑。声带功能紊乱伴随自发性声带内收亦能发生间歇性喘鸣。较为罕见的是类风湿关节炎致环杓软骨病和亚急性喘鸣。

H. 用呼吸量测定法测流速-容量圈，作为首要的疾病诊断的一部分，能提示是固定的或是变化的气道阻塞，以及阻塞发生在气管内还是气管外。尽管CT气道重建扫描更全面地显示病变的性质及程度，但大多数医生仍进行胸片检查。由耳鼻喉专家行喉镜或肺科专家行支气管镜直视检查仍是诊断疾病的金标准，而且允许潜在干预。

参考文献

Cordle R. Upper respiratory emergencies. In Tintinalli JE, Kelen GD, Stapczynski JS, et al, eds. Tintinalli's Emergency Medicine: A Comprehensive Study Guide, 6th ed. New York: McGraw-Hill, 2004:848–857.

Tierney LM Jr, McPhee SJ, Papadakis MA, eds; Gonzales R, Zeiger R, online eds., Current Medical Diagnosis and Treatment: Ear, Nose, and Throat: Dysphonia, Hoarseness, and Stridor. New York: McGraw-Hill, 2006.

Upper airway obstruction. In Fraser RS, Müller NL, Colman N, et al., Fraser and Pare's Diagnosis of Diseases of the Chest. Philadelphia: Elsevier, 1999:2021–2053.

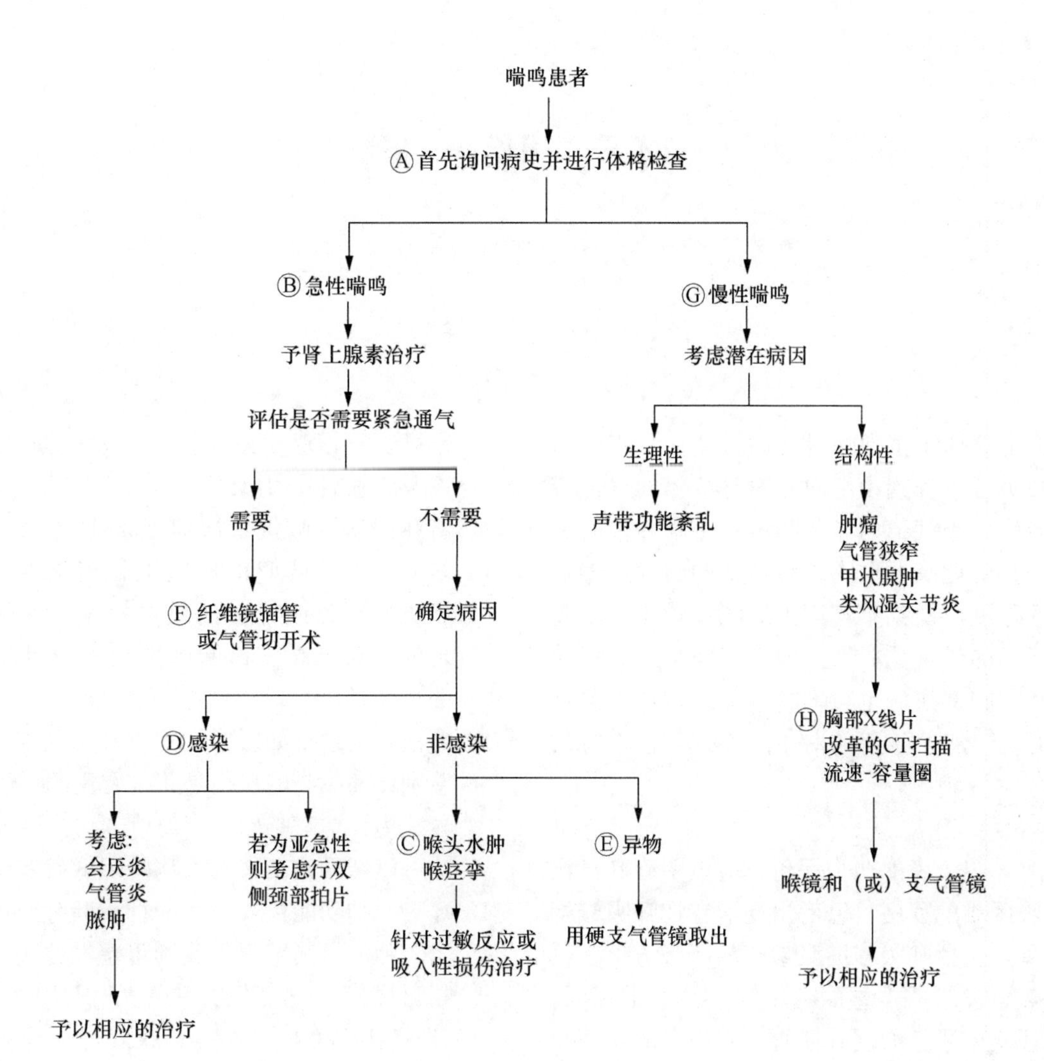
喘鸣患者
Ⓐ首先询问病史并进行体格检查
Ⓑ急性喘鸣
予肾上腺素治疗
评估是否需要紧急通气
需要
Ⓕ纤维镜插管
或气管切开术
不需要
确定病因
Ⓓ感染
考虑:
会厌炎
气管炎
脓肿
予以相应的治疗
若为亚急性
则考虑行双
侧颈部拍片
非感染
Ⓒ喉头水肿
喉痉挛
针对过敏反应或
吸入性损伤治疗
Ⓔ异物
用硬支气管镜取出
Ⓖ慢性喘鸣
考虑潜在病因
生理性
声带功能紊乱
结构性
肿瘤
气管狭窄
甲状腺肿
类风湿关节炎
Ⓗ胸部X线片
改革的CT扫描
流速-容量圈
喉镜和（或）支气管镜
予以相应的治疗

165. 哮　鸣

Sunita Sharma

张　弘　译

哮鸣是叠加于正常呼吸音的持续性，高音调的附加呼吸音。哮鸣是由内腔附有液体的气道壁振动而产生，当气道内径狭窄至一个临界值时就会出现。其音调高低取决于气道壁的弹性，气道内液体的黏度以及狭窄气道内的气流特点。尽管哮喘是哮鸣的最常见原因，但许多肺部的非哮喘性疾病和非肺部疾病也与哮鸣有关。各种实验性研究可用于哮鸣患者的评估，以明确哮鸣的病因。

A. 对伴有哮鸣患者的初步评价，应该明确其已出现呼吸困难的程度。患者出现潜在性呼吸衰竭的征象，包括呼吸辅助肌参与的呼吸急促、低氧血症、发绀或严重的急性呼吸性酸中毒时，应保证实施紧急的气管插管。当患者的病情稳定后，可进行诊断性实验以明确病因。应该考虑到过敏性的可能性，这对其进行紧急治疗至关重要。如果这是哮鸣和（或）喘鸣的可能原因，需立即给予肾上腺素。

B. 严重的哮喘所致的呼吸衰竭称为哮喘持续状态。对其进行早期诊断并给予适当治疗至关重要。血气分析对哮喘发作患者的早期评估是有益的，但不应耽搁治疗。在哮喘急性发作的最初阶段，由呼吸急促所致的呼吸性碱中毒比较常见。哮喘患者出现急性呼吸性酸中毒表明存在潜在性呼吸衰竭，这时应考虑进行气管插管。哮喘持续状态的主要治疗措施为雾化吸入β受体激动剂和静脉注射糖皮质激素。因为这些药物达到最佳的效果需要数小时，且哮喘持续状态患者的呼吸机管理比较困难，因此常需要专业的呼吸道护理。

C. 一份详尽的病史包括个人史、家族史和社会史可为作出正确诊断提供线索。个人史应包括出现症状的时间，哮鸣触发物，加重和缓解的条件。既往史包括伴有后鼻滴涕的过敏性鼻炎，误吸史或存在易于发生误吸的状况，以及充血性心力衰竭（CHF）等引起哮鸣的潜在因素。吸烟状况以及职业和家庭暴露因素对于明确哮鸣的原因也相当重要。哮喘家族史也是诊断哮喘的重要提示。发热和新出现的咳痰提高了诊断肺炎或病毒性支气管炎的可能性。

D. 非侵入性检查如影像学检查和肺功能检查对于鉴别伴随哮鸣的疾病是非常有用的。胸部X线光片为评估哮鸣的一个简单方法。胸部X线光片可以帮助诊断由较大病灶阻塞呼吸道引起的哮鸣。肺功能检查为另一种诊断哮鸣的有效方法。肺活量测定用于鉴别阻塞性原因所致的哮喘，规定一秒用力呼气容积/用力肺活量（FEV_1/FVC）＜70％。此外，气流流速可鉴别上呼吸道阻塞以及帮助区分胸内和胸外、固定和可变，以及梗阻性病变。

E. 哮喘是哮鸣的最常见原因。哮喘属于一种慢性阻塞性肺疾病（COPD），常伴有气道炎症所致的可逆性气道阻塞。肺功能试验即应用支气管扩张剂如沙丁胺醇，发现哮喘常伴有一种至少部分可逆的阻塞模式。吸入沙丁胺醇后 FEV_1 或 FVC 增加 12％或以上，且其绝对值增加 200ml 或以上，可认为气流受限为可逆性的。若患者有哮喘病史且肺功能试验结果正常，则可进行醋甲胆碱支气管激发试验。在吸入醋甲胆碱后 FEV_1 下降 20％可诊断为哮喘。哮喘的主要治疗措施包括吸入糖皮质激素和β受体激动剂，应用白三烯受体阻断剂。难治性哮喘可能需要全身应用糖皮质激素。频繁的全身应用糖皮质激素、出现夜间症状、急诊就诊以及先前的气管插管等均表示哮喘控制不理想，常预示着预后不良。

F. 吸入支气管扩张剂后 FEV_1/FVC 比值改善很少或无改善，表明气流受限不完全可逆，可能

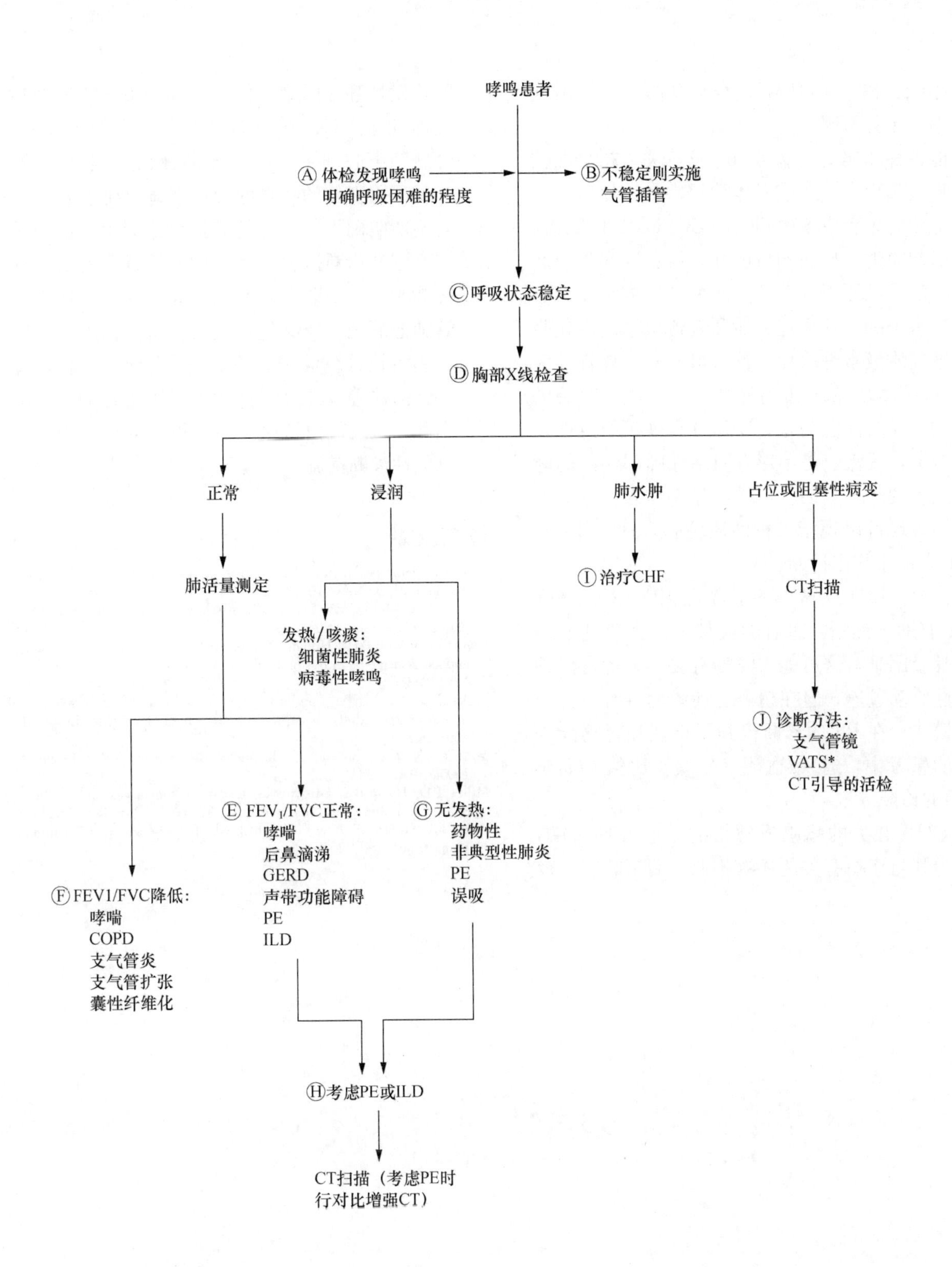

*VATS：电视胸腔镜手术

存在 COPD 如慢性支气管炎和肺气肿。吸烟史和慢性咳痰可支持 COPD 的诊断。早发型 COPD 或有早发型 COPD 家族史的患者很可能存在 α1-抗胰蛋白酶的缺乏。可通过检测 α1-抗胰蛋白酶的水平进行评估。若年轻患者存在不可逆性气流受限，大量咳痰以及 CT 示支气管扩张，增加了患有囊性纤维化的可能性。汗液氯化钠电解质浓度检验和基因检测可对囊性纤维化作出诊断。对于无肺部疾病史和先前存在 COPD 的患者出现发热和咳嗽，表明哮鸣是由病毒引起的。哮鸣、面部潮红和严重腹泻等症候群为类癌综合征的特点，其特征为尿中 5-羟基吲哚乙酸（5-HIAA）水平升高。此为引起哮鸣的罕见原因。

G. 其他各种非典型疾病可与哮鸣有关。初步评估与哮喘表现不一致或者哮喘经常规治疗后哮鸣仍持续的患者应考虑到除去COPD以外的其他可引起哮鸣的疾病的可能性。后鼻滴涕是引起哮鸣的常见原因。后鼻滴涕可导致最常发生于声带水平的上呼吸道炎症和气道狭窄。雾化吸入糖皮质激素是治疗的首选措施。胃食管反流病（GERD）和误吸为另外两个与哮鸣有关的疾病。需要注意的是，GERD与哮喘的急性发作有关，反流也是不伴有阻塞性肺部疾病的哮鸣患者的独立病因。最后，哮鸣作为一种非典型性表现可出现于各种间质性肺疾病（ILD）。CT有助于作出诊断。

H. 肺栓塞（PE）为哮鸣的不常见原因。对比增强CT有助于诊断。患者的典型表现为急性发作性呼吸困难，这可能与哮鸣有关。患者常出现窦性心动过速，但在超声心动图上可有右心压力模式。在PE的诊断得到了重视和肾功能受损的患者中，通气/血流（V/Q）比值有助于PE的诊断。

I. 与CHF有关的哮鸣通常指的是心源性哮喘，因为其与哮喘有关的哮鸣相似。端坐呼吸、夜间阵发性呼吸困难、体重增加和下肢水肿等病史增加了CHF作为哮鸣潜在病因的可能性。经胸超声心动图对心功能的评估是很有用的。此种原因引起的哮鸣的治疗措施为利尿。

J. 若不能明确引起哮鸣的其他可能原因，应当采取有创性诊断试验。当无创性检查不能够明确诊断时，可采取有创性检查如经支气管镜支气管肺泡灌洗、经支气管或支气管内活检、王氏针刺活检、纵隔镜检查、CT引导的活检、开胸肺活检等。经过咨询胸内科医生、胸外科医生和介入发放射科医生后，可采取比较理想的有创性诊断措施。

参考文献

American Thoracic Society. Committee on Pulmonary Nomenclature. Am Thorac Soc News 1977;3:6.

Holden DA, Mehta AC. Evaluation of wheezing in the nonasthmatic patient. Cleve Clin J Med 1990;57:345.

Irwin RS, Pratter MR, Holland PS, et al. Postnasal drip causes cough and is associated with reversible upper airway obstruction. Chest 1984;85:346.

McKean MC, Leech M, Lambert PC, et al. A model of viral wheeze in nonasthmatic adults: symptoms and physiology. Eur Respir J 2001;18:23.

Meselier N, Charbonneau G, Racineux JL. Wheezes. Eur Respir J 1995;8:1942.

Miller RD, Hyatt RE. Obstruction lesions of the larynx and trachea: clinical and physiologic characteristics. Mayo Clin Proc 1969;44:145.

Wong CY, Shum TT, Law GTS, et al. All that wheezes is not asthma. Hong Kong Med J 2003;9:39–42.

166. 咳　嗽

Patricia Kritek

张　弘　译

咳嗽是最常见的患者就诊原因之一。尽管咳嗽是一个保护呼吸系统的防御机制，但它也可引起呼吸道疾病的传播，而且令患者不舒服。咳嗽可能由感染、炎症和物理或化学刺激引起。大多数咳嗽病例通过以下方式逐步诊断、治疗。

A. 获取详细的病史是诊断和治疗咳嗽的首要步骤。初步评估先将咳嗽分为急性（<3 周）、亚急性（3～8 周）或慢性（>8 周）。此分类有助于诊断，因为急性咳嗽本质上是感染，以病毒感染最常见。慢性咳嗽有多种鉴别诊断（见后）。病史中其他重要特点包括现在和既往吸烟以及职业暴露情况。由于咳嗽是血管紧张素转化酶（ACE）抑制剂常见的副作用，因此所有咳嗽患者应该被询问是否使用此类药物。既往史也应包括潜在感染接触史，如结核病、地方性真菌及百日咳杆菌。

B. 体格检查应集中在易患咳嗽的潜在疾病的体征上。这些体征包括口咽后部鹅卵石样或鼻窦触痛提示后鼻滴涕，哮鸣提示哮喘，捻发音提示为肺间质疾病。然而，很多咳嗽最常见的病因无定位体征。

C. 急性咳嗽常由上呼吸道或下呼吸道病毒感染所致。新发咳嗽也可能是原发病，如哮喘、慢性阻塞性肺疾病（COPD）或支气管扩张加重的一个体征，或是对新变应原或刺激物的反应。大多数急性咳嗽可用抗组胺药和（或）减充血剂治疗，不需要再进一步评估。尽管大多数急性咳嗽少见于严重疾病，但临床医生对可能威胁生命的咳嗽，如肺炎、充血性心力衰竭（CHF）及肺栓塞等应保持警惕。

D. 对于亚急性咳嗽的评估与处理的指导数据较少。不被考虑为继发感染的亚急性咳嗽应按慢性咳嗽处理。很多病因可引起感染后咳嗽，包括后鼻滴涕、原发哮喘的加重或支气管炎。应由导致持续咳嗽的最可能原因指导治疗。

E. 慢性咳嗽的大多数病因是咳嗽变异型哮喘、上呼吸道咳嗽综合征（UACS）及胃食管反流病（GERD）。最近美国胸内科医师学会（ACCP）指南推荐在后鼻滴涕的使用 UACS 这个术语，因其广泛存在。指南也支持非哮喘性嗜酸细胞性支气管炎（NAEB）作为慢性咳嗽的一个常见病因的补充。NAEB 是指无气道反应及嗜酸性粒细胞浸润支气管树，可用类固醇吸入治疗缓解的肺量测定正常的咳嗽。

F. 所有慢性咳嗽的患者应行胸部 X 线（CXR）检查，以了解有无肿块、炎症及其他解剖病变。

G. 大多数逐步解析法包括 ACCP 推荐在进行采集病史、体格检查及 CXR 后，采取经验性治疗的策略。早期通常先以 UACS 或哮喘治疗，但有可能被基于病史和体格检查取得的临床印象所引导。如果看起来很可能是 UACS，初步的经验性治疗用药为抗组胺药和减充血剂。如果仅部分有效，应考虑加用类固醇或抗胆碱能药鼻部给药。在大剂量药物治疗后 UACS 仍持续存在的患者应进一步评估，包括查鼻窦片。

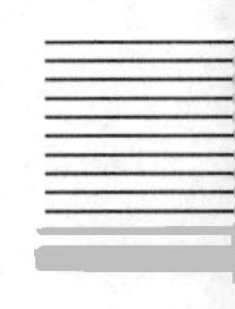

H. 疑为哮喘的患者应予吸入类固醇和 β 受体激动剂。有哮喘患者被推荐先用气管扩张剂反应试验行肺量测定。有些学者提议使用醋甲胆碱进行支气管激发试验能更好地评价隐性哮喘，但不必在所有患者中实施。如果患者对上述治疗有一定效果，应继续进一步哮喘治疗。

I. NAEB 的治疗包括吸入类固醇，而此病患者常在初始用药数周之内有效。如前所述，此类患者不用支气管扩张剂而肺量测定正常。痰液查找嗜酸性粒细胞可能证实诊断。

J. 如果初始经验性治疗效果不佳或无效，应考虑针对 GERD 治疗。如果患者有反流症状，应予以质子泵抑制剂（PPI）及改变生活方式以减轻反流。有人建议对无明显 GERD 症状的患者

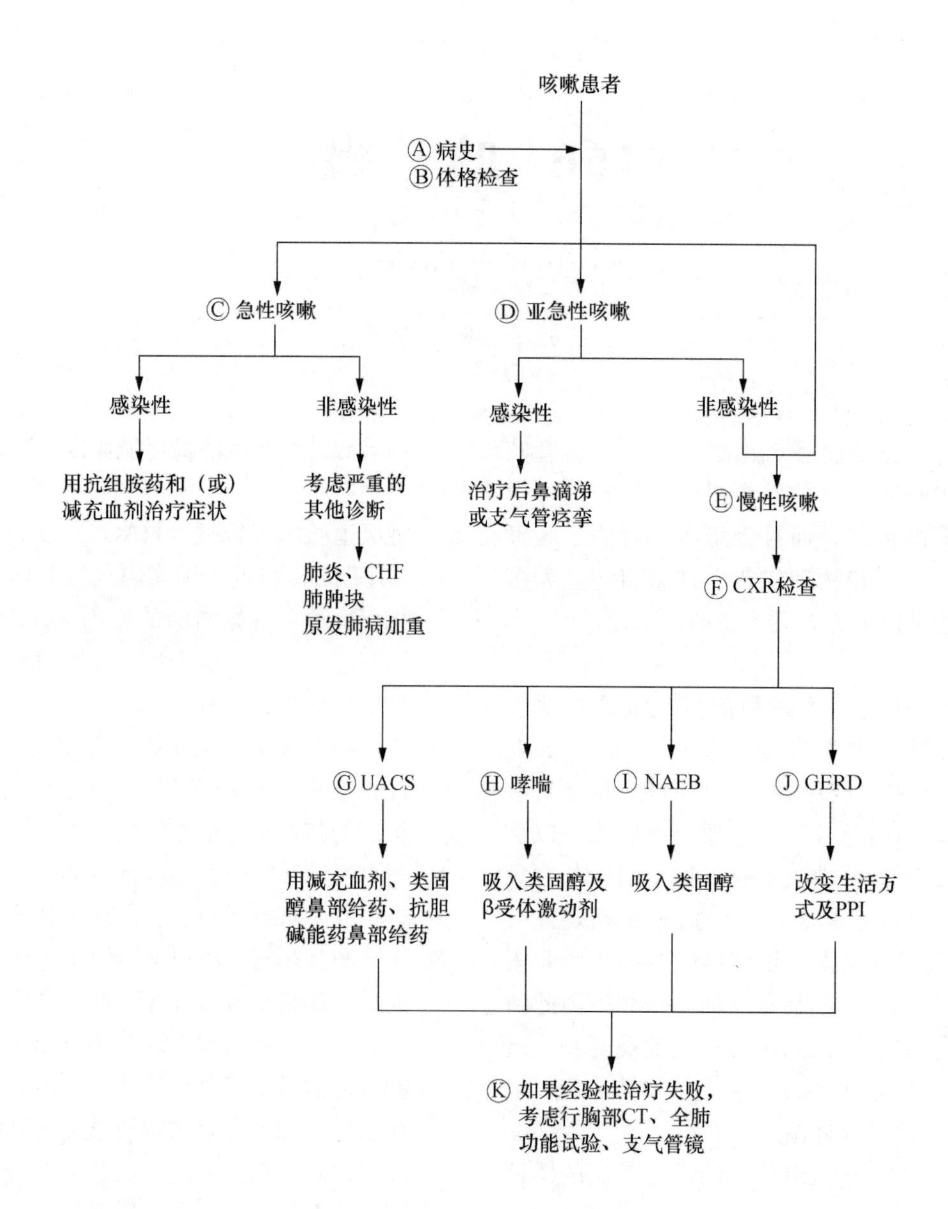

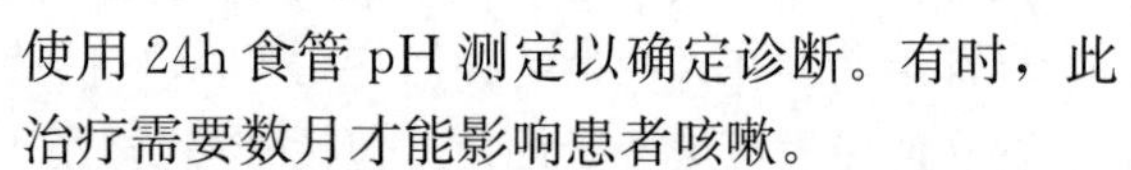

使用 24h 食管 pH 测定以确定诊断。有时，此治疗需要数月才能影响患者咳嗽。

K. 如果上述所有经验性治疗无效，需要进一步诊断评估。大多数病例被推荐行胸部 CT 扫描、全肺功能检查［肺容量、肺量测定、肺一氧化碳弥散量（DLco）］和支气管镜检查。

参考文献

Murray JF, Nadel JA. Textbook of Respiratory Medicine. Philadelphia: Saunders, 2000.

Pratter M. Overview of common causes of chronic cough: ACCP Evidence Based Clinical Practice Guidelines. Chest 2006;129: 59S–62S.

Pratter M, Brightling CE, Boulet LP, et al. An empiric integrative approach to the management of cough: ACCP Evidence Based Clinical Practice Guidelines. Chest 2006;129:222S–231S.

167. 呼吸困难

Essam Al-Ansari

邢文立　译

呼吸困难是主观感觉气短，可能是不舒服或一种异常的呼吸感觉。呼吸困难可能是呼吸作功增加，或是脑干呼吸中枢或整个呼吸系统的感受器受刺激的结果。这些感受器遍及呼吸系统，包括上呼吸道、肺泡及间隙（毛细血管旁或J感受器）、气道、呼吸肌及胸壁。呼吸困难常是肺病最主要的症状，但其也可能是非肺病的主要表现。较为重要的是，经常难以区分肺源性和心源性呼吸困难。

A. 对呼吸困难患者的首要评估的焦点是病史。急性呼吸困难应在急诊予以紧急评估，较多的慢性呼吸困难可以在门诊逐步评估。病史的关键点是吸烟史或职业/环境暴露史、与呼吸困难的相关症状及触发因素。患者用来描述呼吸困难的词语也是有帮助的。常见的描述有“气短”“胸闷”“憋气”。

B. 体格检查指导进一步诊断性检查。视诊观察有无撅唇呼吸（常见于阻塞性肺病），Kussmaul呼吸（快而深的呼吸，常见于严重的代谢性酸中毒）。Cheyne-Stokes呼吸［规律的不规则呼吸模式，常见于充血性心力衰竭（CHF）］。杵状指应排除间质性肺病、支气管扩张或肺癌。心脏查体可能发现CHF体征，如S3、S4心音及颈静脉怒张。捻发音、喘鸣或干啰音也有助于区分呼吸困难的病因。

C. 评估呼吸困难的首要检查常是胸部X线（CXR）。胸片能发现原发病：CHF、慢性阻塞性肺疾病（COPD）或间质性肺病。亦能证实查体疑似的胸腔积液以及原本未被发现的肿块。同时，初步检查应包括血细胞计数（CBC）以判定贫血是否为呼吸困难的原因。

D. 最常见的非肺源性呼吸困难是心源性的。心源性呼吸困难见于CHF、心脏缺血、心律失常及心瓣膜疾病。可以通过ECG、超声心动图及可行的心肺功能试验等检查来鉴别病因。治疗应以个体诊断为指导。

E. 其他的非肺源性病因见于：代谢紊乱、贫血及精神因素，如焦虑、恐慌或抑郁。精神疾病常是一个需要排除的诊断。

F. 推测有肺病而CXR正常的患者的进一步检查常是肺功能检查（PFT）。肺量测定能指导进一步检查，诊断肺阻塞性疾病（$FEV_1/FVC<70\%$）及限制性病变。肺量测定诊断肺限制性疾病，加之PFT能区分间质性肺病、神经肌肉无力导致的胸壁运动失调。PFT和CXR正常的患者的进一步检查常是心肺运动试验和（或）超声心动图。

G. CXR正常通常立即行进一步影像学检查，尤其是胸部CT扫描。CT扫描能发现间质纤维化、肺气肿、胸腔积液、肿块及肺栓塞。CT检查发现指导进一步的评估和治疗。

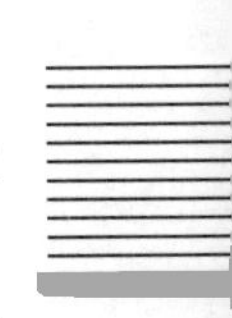

参考文献

American Thoracic Society. Dyspnea. Mechanisms, assessment, and management: a consensus statement. Am J Respir Crit Care Med 1999;159:321.

Braunwald E, Fauci AS, Kasper DL, et al, eds. Harrison's Principles of Internal Medicine, 15th ed. New York: McGraw-Hill, 2001.

Michelson E, Hollrah S. Evaluation of the patient with shortness of breath: an evidence-based approach. Emerg Med Clin North Am 1999;17:221.

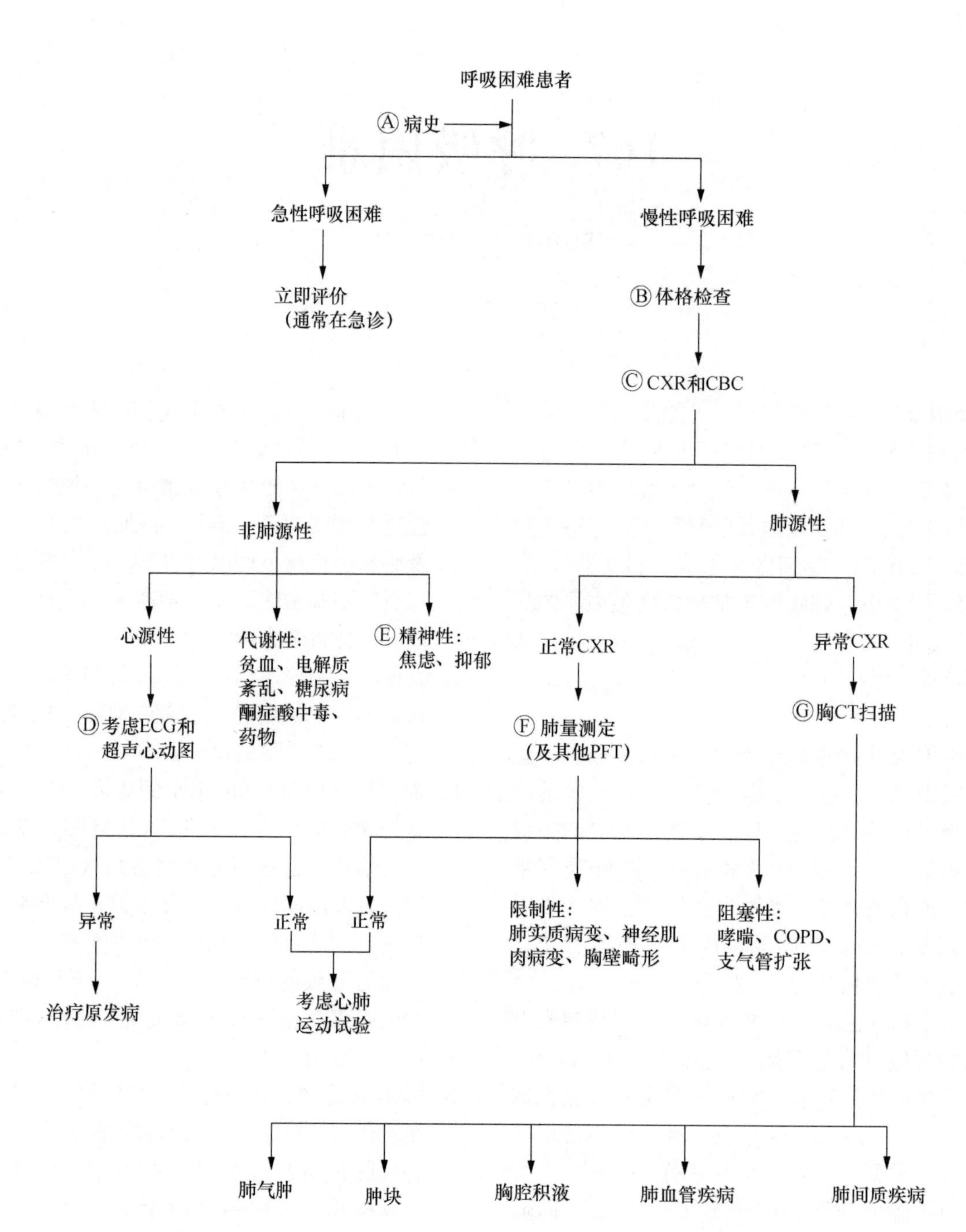
呼吸困难患者
Ⓐ病史
急性呼吸困难
慢性呼吸困难
立即评价
（通常在急诊）
Ⓑ体格检查
Ⓒ CXR和CBC
非肺源性
肺源性
心源性
代谢性：
贫血、电解质
紊乱、糖尿病
酮症酸中毒、
药物
Ⓔ精神性：
焦虑、抑郁
正常CXR
异常CXR
Ⓓ考虑ECG和
超声心动图
Ⓕ肺量测定
（及其他PFT）
Ⓖ胸CT扫描
异常
正常
正常
限制性：
肺实质病变、神经肌
肉病变、胸壁畸形
阻塞性：
哮喘、COPD、
支气管扩张
治疗原发病
考虑心肺
运动试验
肺气肿
肿块
胸腔积液
肺血管疾病
肺间质疾病

168. 胸腔积液

Banu A. Karimi-Shah

邢文立　杨秋辉　李　萍　译

很多疾病可以导致胸腔积液，在美国最常见的原因是充血性心力衰竭（CHF）、肺炎和恶性肿瘤。

A. 胸腔积液原因的鉴别诊断很多。虽然胸水的实验室检查在大多数病例中是必需的，病史仍然有助诊断。职业暴露及环境接触、出国旅行、发热和全身症状、病毒感染病史、CHF 及创伤是询问病史时需要确认的（虽然很少有这些病史）。

B. 胸部体格检查中听诊呼吸音的减低或消失、叩诊浊音和触觉震颤减低是其特点。邻近肺组织膨胀不全（肺不张）还会在相应部位出现支气管呼音。

C. 常规后前位胸片通常可以明确胸腔积液的诊断，而侧卧位片则有助于胸水的定量并判断是否流动/包裹。一些病例有时需要超声来定位及引导取得胸水标本。

D. 胸腔穿刺在大多数病例的诊断中是必需的。侧卧位片中＞10mm 病变可以得到足够的标本。穿刺针/导管定位于叩诊浊音线下 1～2 肋间，腋后线和后正中线之间。穿刺应在肋缘上进行，以避免损伤肋下缘走行的神经血管束。如果患者有呼吸困难，治疗性胸腔穿刺也应进行。临床医生应该谨慎操作，移除不超过 1500～1800ml 以避免肺复张后肺水肿。

E. 根据 Light 标准可以将胸腔积液分为两类：漏出液和渗出液。Light 标准包括：胸水蛋白/血清蛋白＞0.5；胸水乳酸脱氢酶（LDH）/血清 LDH＞0.6；胸水 LDH＞血清 LDH 正常上限的 2/3。Light 标准对于识别渗出液有很好的灵敏度，但是相对其他标准特异度则较低。

F. 漏出液的产生是因为胸膜腔内液体静压和渗透压的失衡。常见的原因包括 CHF 和肝硬化。漏出液的首选检查应局限于总蛋白和 LDH。一旦漏出液确诊，进一步检查可能会干扰判断。

G. 渗出液产生是因为胸水内因素发生改变。满足 Light 标准中任何一条即可诊断渗出液，进一步实验室检查是为了提高诊断的特异性。

H. 在特殊情况下，胸水大体外观也有助诊断：①血胸：明显血性；②厌氧菌感染：恶臭气味/脓性；③乳糜胸：乳白色。

I. 在大多数诊断胸腔积液的病例中均应测量 pH。肺炎且 pH＜7.20 提示脓胸，需要置入胸管或外科引流。低的 pH 也可见于类风湿关节炎、狼疮或恶性肿瘤的流出物。恶性肿瘤性胸水如果有低 pH 则预计生存期短。葡萄糖＜60mg/dl 也提示脓胸或恶性肿瘤性胸水，其他低葡萄糖典型病因包括继发于结核病和类风湿关节炎。

J. 细胞计数＞50 000 提示并发于肺炎的胸水或脓胸。慢性渗出液大多为细胞计数低（＜5000）。中性粒细胞占多数提示急性过程，而单核细胞占多数提示慢性发病。胸腔积液中淋巴细胞增多通常见于淋巴瘤和结核病。虽然不完全准确，但如果间皮细胞计数＞5%则不太支持结核病的诊断。

K. 革兰染色和胸腔积液培养被用于明确感染的存在并确定病原菌。床旁接种培养增加了实验的范围。

L. 细胞学对于恶性肿瘤的诊断和分级有帮助。如果怀疑淋巴瘤则应行流式细胞学检查。

M. 在特殊情况下进一步检查是必要的，包括三酰甘油水平（乳糜胸）和淀粉酶（食管破裂、恶性肿瘤、胰腺炎）。

N. 经过全面的胸腔积液检查后仍有超过 25%的病例不能明确病因。观察或有创性检查的选择应

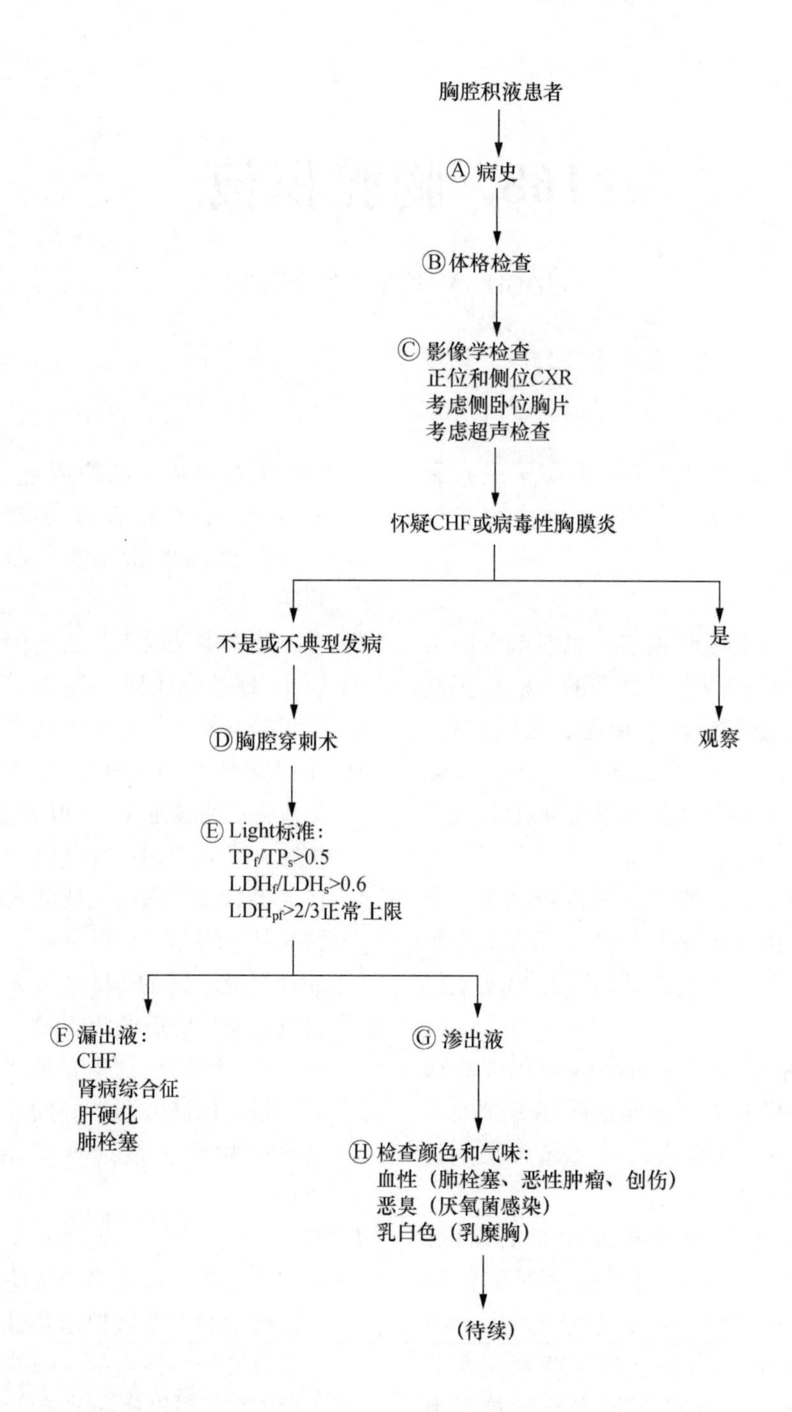

根据患者的临床表现，以及先前检查结果所提示的病情严重且急需治疗的可能性来决定。可以行胸腔镜手术和胸膜活检。

参考文献

Light RW. Pleural effusion. N Engl J Med 2002;346:1971–1977.

Light RW. Pleural Diseases, 3rd ed. Baltimore: Lippincott Williams & Wilkins, 1995.

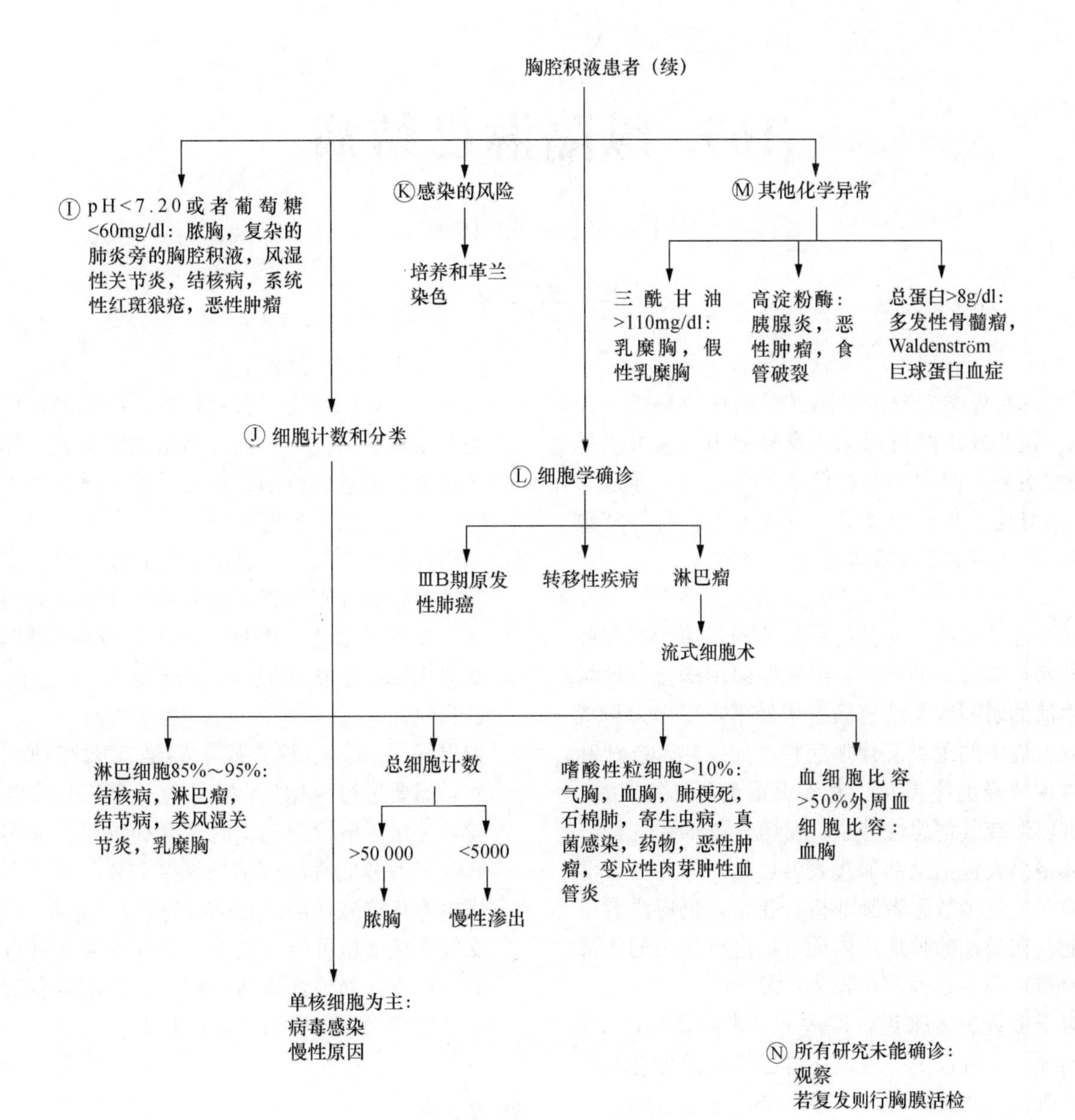
胸腔积液患者（续）
Ⓘ pH<7.20或者葡萄糖<60mg/dl：脓胸，复杂的肺炎旁的胸腔积液，风湿性关节炎，结核病，系统性红斑狼疮，恶性肿瘤
Ⓚ感染的风险
培养和革兰染色
Ⓜ其他化学异常
三酰甘油>110mg/dl：乳糜胸，假性乳糜胸
高淀粉酶：胰腺炎，恶性肿瘤，食管破裂
总蛋白>8g/dl：多发性骨髓瘤，Waldenström巨球蛋白血症
Ⓙ细胞计数和分类
Ⓛ细胞学确诊
ⅢB期原发性肺癌
转移性疾病
淋巴瘤
流式细胞术
淋巴细胞85%～95%：结核病，淋巴瘤，结节病，类风湿关节炎，乳糜胸
总细胞计数
>50 000
<5000
脓胸
慢性渗出
嗜酸性粒细胞>10%：气胸，血胸，肺梗死，石棉肺，寄生虫病，真菌感染，药物，恶性肿瘤，变应性肉芽肿性血管炎
血细胞比容>50%外周血细胞比容：血胸
单核细胞为主：病毒感染 慢性原因
Ⓝ所有研究未能确诊：观察 若复发则行胸膜活检

169. 纵隔淋巴结病

Patricia Kritek

杨秋辉　邢文立　译

胸部影像学发现的纵隔淋巴结病值得进一步评估。这些发现既可以见于良性原因，又可以见于恶性疾病。同大多数影像学发现一样，通过与旧片的对比是很有帮助的。纵隔淋巴结病保持数年稳定的患者通常不需要进一步评估。

A. 初步评估来源于完整的病史资料。由于肉芽肿性疾病是常见的病因，组织胞浆菌病流行地区生活的时间以及结核病潜伏暴露需要作为患者旅行史中的重点。伴随症状，如发热、盗汗和体重减轻也应提及。家族史重点包括结节病、淋巴瘤或其他恶性肿瘤。吸烟史同样要记录。

B. 体格检查包括全部的浅表淋巴结，因为易于活检。虽然多数患者肺部检查正常，仍应注意可能存在潜在的肺疾病体征。应进行仔细的腹部检查以确定是否存在肝脾肿大。

C. 对于多数患者来说，评估下一步应是胸部 CT 扫描。它可以更好地描述淋巴结病及可能的实质改变（如结节病）。胸片中的淋巴结病，在 CT 中可能发现是大的肺动脉或明显肿块。同胸片比较，CT 扫描中淋巴结的钙化更为常见。胸部 CT 扫描还可以指导活检。

D. 病史发现疑有淋巴瘤（盗汗、体重减轻、发热）或转移性恶性肿瘤，则行淋巴结活检。如果可行，可以行支气管镜检查，但纵隔镜检查通常是需要的。鉴于淋巴结组织很重要，如果怀疑淋巴瘤可以行细针抽吸活检。淋巴结支气管镜活检可用于肺癌的分级。

E. 如果怀疑结节病，淋巴结支气管镜活检、支气管内活检和经支气管活检有助于诊断。如前所述，如果考虑恶性肿瘤，则需行纵隔镜检查。如果怀疑结节病还应该行全肺功能检查（PFT）。

F. 如果病史和体格检查提示感染性肉芽肿性疾病，需要进行纯化蛋白衍生物（PPD）皮肤试验，并送尿液检测组织胞浆菌病抗原。肺实质病变患者考虑活动性结核病（TB），应行 3 次痰检查找抗酸杆菌（及抗酸染色）。重复一遍，支气管镜活检可行，但如果阴性则需要进行纵隔镜检查。如果怀疑结核病，取得培养和敏感性试验结果来指导治疗就很重要。

参考文献

Duwe BV, Sterman DH, Musani AI. Tumors of the mediastinum. Chest 2005;128(4):2893–2909.

Sharafkhaneh A, Baaklini W, Gorin AB, et al. Yield of transbronchial needle aspiration in diagnosis of mediastinal lesions. Chest 2003;124(6):2131–2135.

Sharma A, Fidias P, Hayman LA, et al. Patterns of lymphadenopathy in thoracic malignancies. Radiographics 2004;24:419–434.

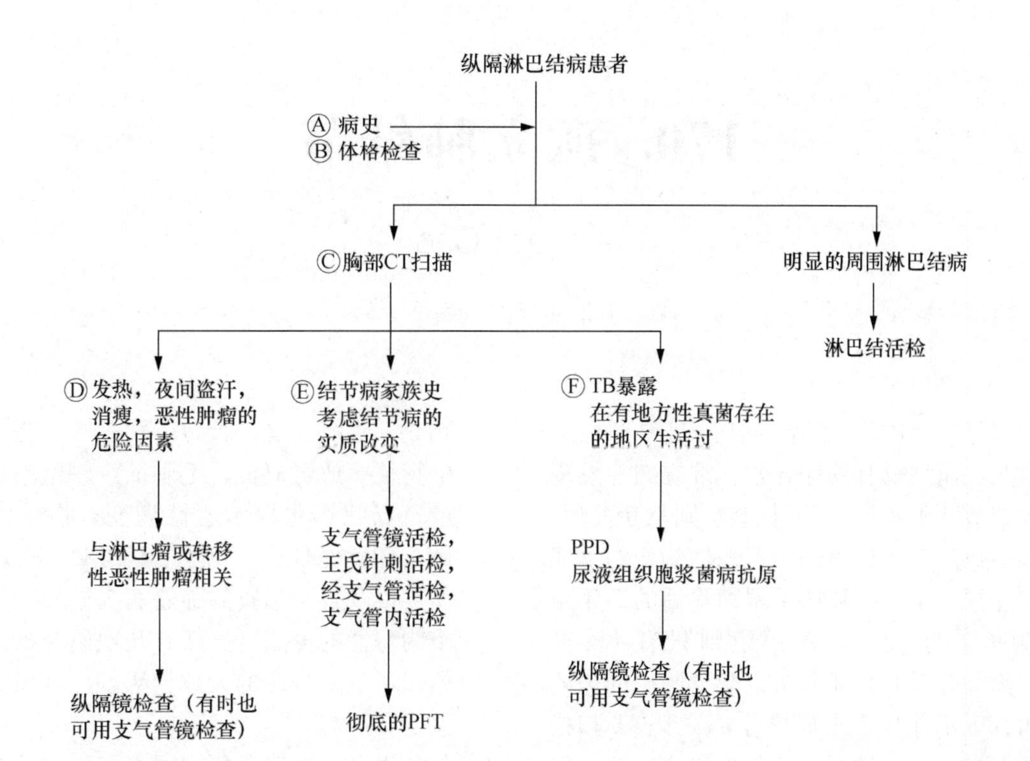
纵隔淋巴结病患者
Ⓐ 病史
Ⓑ 体格检查
Ⓒ胸部CT扫描
明显的周围淋巴结病
淋巴结活检
Ⓓ发热，夜间盗汗，消瘦，恶性肿瘤的危险因素
与淋巴瘤或转移性恶性肿瘤相关
纵隔镜检查（有时也可用支气管镜检查）
Ⓔ结节病家族史 考虑结节病的实质改变
支气管镜活检，王氏针刺活检，经支气管活检，支气管内活检
彻底的PFT
Ⓕ TB暴露 在有地方性真菌存在的地区生活过
PPD
尿液组织胞浆菌病抗原
纵隔镜检查（有时也可用支气管镜检查）

170. 孤立肺结节

Michael Cho

邢文立　译

A. 孤立肺结节（SPN）指肺实质包围的直径<3cm病变，而且没有其他异常。常规胸片发现孤立肺结节并不常见，CT检查中则不断发现。虽然大多数病变为良性的，但恶性病变的可能性不能忽视。ⅠA期肺癌手术切除后的5年生存率为68%～80%，对照组则只有5%～16%。筛查并没有被证明可以减少肺癌的病死率，而且也不能作为常规推荐。关于CT扫描筛查的意义，正在进行大范围的研究，结果值得期待。

B. 沿支气管播散的癌症需要同类癌和转移癌鉴别。SPN最常见的良性病变是肉芽肿，通常为地方性真菌感染或分枝杆菌感染的结果。其他原因包括慢性炎症、纤维化、良性新生物（错构瘤、纤维瘤）、感染（肺炎、脓肿、棘球蚴、恶丝虫）、炎症性病变（Wegener结节、类风湿结节）及各种其他原因（支气管源性囊肿、淀粉样变性、肺内淋巴结、肺不张、黏液嵌塞）。

C. 现行标准对于病变稳定2年以上者，通常提示良性病变而不需要继续随访。上述影像学稳定的病变不完全可以停止随访，因为一些恶性病变［如支气管肺泡细胞癌（BAC）］生长缓慢。因此，同2年前及更早的影像比较很有帮助，特别对于没有完全实变的病灶。

D. 最初诊断SPN要有高分辨率CT扫描，用以评估病灶大小、钙化和其他特征。因强化对比CT扫描可以确定一些良性病变，如动静脉瘘等，所以被有些专家要求进行。CT扫描还可以提示其他病变，通常为多发结节，其处理不同于SPN（见多发肺结节部分）。

E. 危险分级包括影像学因素和患者因素。大的病变通常提示恶性病变，而很小的病变（<5mm）更可能是良性病变。分层的、中心或爆米花样钙化，边缘光滑，脂肪或软骨密度是良性病变的特征。放射冠征，毛刺征，厚壁空洞，偏心或斑点状钙化提示恶性病变。临床资料如年龄、怀疑恶性病、咯血、COPD、确定的环境接触以及直系亲属的肺癌病史同样增加了此结节为恶性的可能。虽然有几项研究据这些因素给出了危险分层的大致轮廓，但都没有被普遍接受。

F. 低危患者（无上述危险因素）可以接受临床和影像学随访，曾推荐在第3、第6、第9、第12及第24个月进行重复的CT扫描。依据Fleischner Society的最新指南，对直径<8mm的病变减少CT扫描次数是可行的；无其他危险因素的<5mm病变可以不用CT复查。

G. 中危患者需要进一步研究、评估。如果临床医生怀疑炎症或感染是病因，那么患者需要在治疗后4～6周复查CT，决定下一步方案。其他患者则要根据病变部位、患者特点及专家意见决定方案。对于>1cm病变，正电子发射断层成像（PET）检查有很好的灵敏度（在一些研究中>95%）和特异度，但若肿瘤生长缓慢则会出现假阴性，而对高代谢病变（如感染）会有假阳性结果。CT引导下经胸壁针刺抽吸活检对外周病变特别有用，尤其是对恶性病变有高灵敏度（约90%），而对良性病变的SPN意义有限。气管内病变最好通过支气管镜取得标本。痰细胞学检查虽然灵敏度很低，但为无创性检查；如果检查为阳性也有助诊断。

H. 高危患者应该切除病灶。电视辅助胸外科手术（VATS）相比标准开胸术死亡率低。对于不能手术及拒绝手术患者可以行替代治疗，如放射治疗、化学治疗及新技术（如射频消融术）。

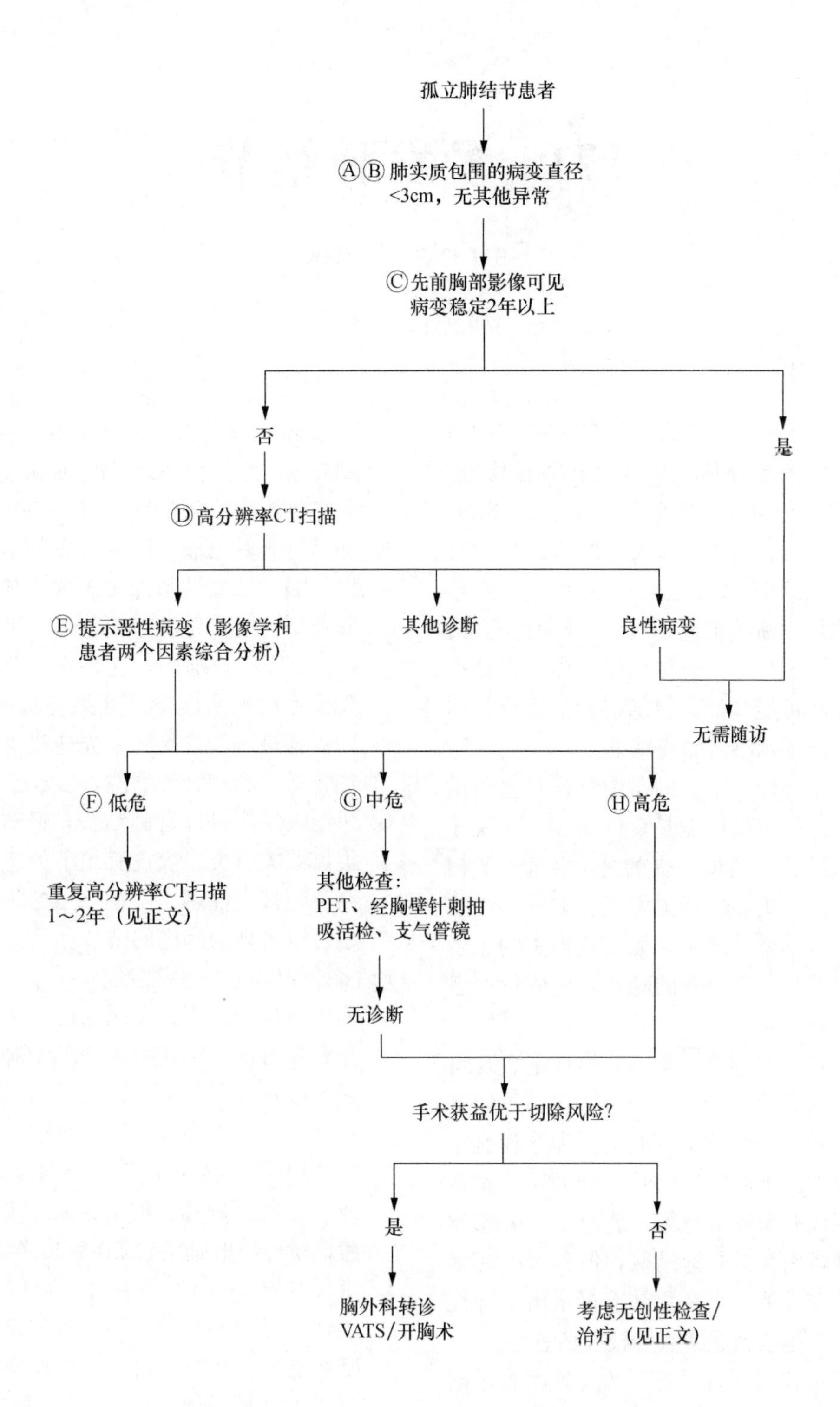

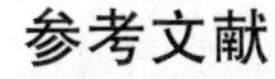

参考文献

Benjamin MS, Drucker EA, McLoud TC, et al. Small pulmonary nodules: detection at chest CT and outcome. Radiology 2003;226(2):489–493.

Bielawski BC, Harrington D, Joseph E. A solitary pulmonary nodule with zoonotic implications. Chest 2001;119(4):1250–1252.

Henschke CI, Yankelevitz DF, Reeves AP, et al. CT screening for lung cancer: suspiciousness of nodules according to size on baseline scans. Radiology 2004;231(1):164–168.

Libby DM, Smith JP, Altorki NK, et al. Managing the small pulmonary nodule discovered by CT. Chest 2004;125(4):1522–1529.

MacMahon H, Austin JH, Gamsu G, et al. Guidelines for management of small pulmonary nodules detected on CT scans: a statement from the Fleischner Society. Radiology 2005;237(2):395–400.

Martini N, Bains MS, Burt ME, et al. Incidence of local recurrence and second primary tumors in resected stage I lung cancer. J Thorac Cardiovasc Surg 1995;109(1):120–129.

Ost D, Fein AM, Feinsilver SH. Clinical practice. The solitary pulmonary nodule. N Engl J Med 2003;348(25):2535–2542.

Schreiber G, McCrory DC. Performance characteristics of different modalities for diagnosis of suspected lung cancer: summary of published evidence. Chest 2003;123(1 Suppl):115S–128S.

Spiro SG, Silvestri GA. One hundred years of lung cancer. Am J Respir Crit Care Med 2005;172(5):523–529.

Tan BB, Flaherty KR, Kazerooni EA, et al. The solitary pulmonary nodule. Chest 2003;123(1 Suppl):89S–96S.

Yankelevitz DF, Henschke CI. Does 2-year stability imply that pulmonary nodules are benign? AJR Am J Roentgenol 1997;168(2):325–328.

171. 多发肺结节

Patricia Kritek

邢文立 译

A. 因为其他原因行CT检查发现多发肺结节的情况越来越多。初步评估包括病史和体格检查。病史应该集中于可能存在的恶性肿瘤、感染、风湿性疾病，因为这些是多发肺结节的最常见原因。特别要确定患者是否存在免疫功能减低，这会使得诊断结果差别极大。同时注意最近的暴露史及旅行史。既往恶性肿瘤病史使得诊断转移瘤的可能增加。伴随症状如发热、体重减轻及盗汗提示淋巴瘤或感染。

B. 同孤立肺结节一样，以往的影像学资料也很重要。数年保持稳定最可能是良性病变，而快速增大者多是感染。值得一提的是，随着CT扫描使用的增加，更多患者被发现有多发小结节（<5mm）。大多数情况下，无高危因素的患者通常接受一系列CT检查的随访，而低危患者行一次CT复查即可。

C. 如果病史资料提示感染，则CT的特定表现可以提示相应的病原体。外周结节，特别是伴有空腔者，提示脓毒性栓子；血培养和寻找血栓来源是必需的。下叶病变常见于肺脓肿、脓毒性栓子和卫氏并殖吸虫感染。恶丝虫（犬恶丝虫）虽然通常引起孤立肺结节，但也可引起多发肺结节。多发的、小钙化结节提示肉芽肿性病变，如组织胞浆菌感染或分枝杆菌感染。

D. 其他典型表现包括"月晕征"（侵袭性曲霉菌病周围出血）和"树芽征"（不典型分枝杆菌所致细支气管炎）。不计其数的小结节提示粟粒性结核的可能。免疫受损患者的结节可以由多种病原导致，包括诺卡菌、肺囊虫、水痘和其他病毒。由于免疫受损患者感染后的表现不典型，该人群的变异需要注意。痰、支气管镜下支气管肺泡灌洗（BAL）、血清学及手术肺活检（很少）均对确诊有意义。

E. 在已知恶性肿瘤患者中，多发肺结节的表现要考虑转移瘤。虽然很多肿瘤会转移到肺，但常见的有结肠癌、乳腺癌、前列腺癌、甲状腺癌、肾癌、睾丸癌、黑色素瘤及肉瘤。如果没有发现转移瘤，则需要外科活检结节以指导下一步治疗。

F. 非霍奇金淋巴瘤可以有多发肺结节而不伴随淋巴结病。原发性肺癌多表现为孤立肺结节，而其亚型（支气管肺泡细胞癌）可以有多发的病灶。在CT扫描中，这些病变至少有一部分表现为毛玻璃密度影。如果怀疑淋巴瘤或肺癌，则需要进一步检查，首先通过支气管镜行经支气管活检和支气管灌洗，多数还需外科活检。

G. 风湿性疾病可以有肺结节，但肺结节更常见于类风湿关节炎。表皮有结节的患者更易发现肺结节，且男性多于女性。虽然不典型，结节病也可以表现为肺内的结节。

H. 多种原因可以导致多发肺结节，且大多可以从病史中找到线索。暴露于硅、滑石粉或煤尘的患者会出现纤维化背景下的上肺叶大结节。有静脉吸毒史的患者可因使用滑石粉戒毒导致炎症反应而出现多发结节。结节中的血管影或小叶外形提示动静脉畸形（AVMs），可以通过CT或血管造影确诊。如果诊断多发性AVMs，要考虑遗传性出血性毛细血管扩张症（HHT）。

I. 韦氏（Wegener）肉芽肿病可以有多发肺结节表现，通常为空腔。伴发鼻窦疾病、肾疾病或咯血支持此诊断。通常抗中性粒细胞胞质抗体（ANCA）强阳性，但是肺活检或经皮肾活检对于诊断韦氏肉芽肿病通常是必需的。

参考文献

Fraser RS, Paré PD. *Fraser and Paré's Diagnosis of Diseases of the Chest*, ed 4, Philadelphia:W.B. Saunders, 1999.

Gould MK, Fletcher J, Iannettoni MD, et al. Evaluation of patients with pulmonary nodules: when is it lung cancer? ACCP evidence-based clinical practice guidelines (2nd edition). Chest 2007;132 (3 Suppl):108S–130S.

Lillington GA, Caskey CI. Evaluation and management of solitary and multiple pulmonary nodules. Clin Chest Med 1993;14(1):111–119.

Viggiano RW, Swensen SJ, Rosenow EC 3rd. Evaluation and management of solitary and multiple pulmonary nodules. Clin Chest Med 1992;13(1):83–95.

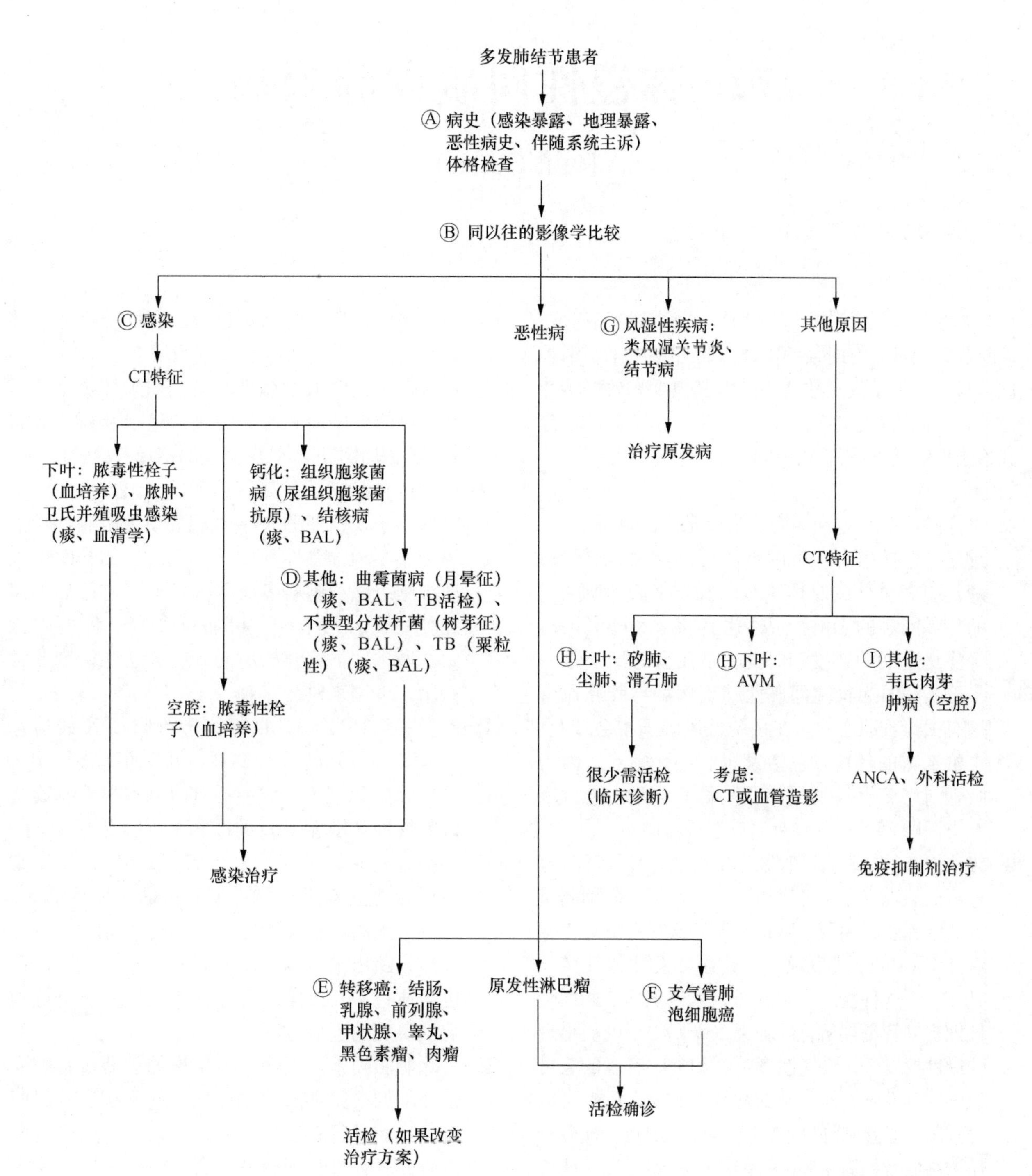
多发肺结节患者
Ⓐ 病史（感染暴露、地理暴露、恶性病史、伴随系统主诉）体格检查
Ⓑ 同以往的影像学比较
Ⓒ 感染
CT特征
下叶：脓毒性栓子（血培养）、脓肿、卫氏并殖吸虫感染（痰、血清学）
空腔：脓毒性栓子（血培养）
钙化：组织胞浆菌病（尿组织胞浆菌抗原）、结核病（痰、BAL）
Ⓓ 其他：曲霉菌病（月晕征）（痰、BAL、TB活检）、不典型分枝杆菌（树芽征）（痰、BAL）、TB（粟粒性）（痰、BAL）
感染治疗
恶性病
Ⓔ 转移癌：结肠、乳腺、前列腺、甲状腺、睾丸、黑色素瘤、肉瘤
活检（如果改变治疗方案）
原发性淋巴瘤
Ⓕ 支气管肺泡细胞癌
活检确诊
Ⓖ 风湿性疾病：类风湿关节炎、结节病
治疗原发病
其他原因
CT特征
Ⓗ 上叶：矽肺、尘肺、滑石肺
很少需活检（临床诊断）
Ⓗ 下叶：AVM
考虑：CT或血管造影
Ⓘ 其他：韦氏肉芽肿病（空腔）
ANCA、外科活检
免疫抑制剂治疗

172. 弥漫性间质性肺疾病

Paul Currier

刘晓丹 译

弥漫性间质性肺疾病（ILD）由许多疾病组成。诊断非常困难，有时最终需要进行外科手术肺活检进行诊断。由于大多数这些病例都缺少有效的治疗方法，所以治疗也具有一定的难度。用一般的治疗和诊断疾病的方法都无法指导治疗这类疾病。

A. 将弥漫性 ILD 定性的第一步就是广泛性的病史。首先，包括患者呼吸困难的程度，尤其要强调的是患者整体的身体状态以及日常活动所造成的呼吸困难的影响。观察患者咳嗽和呼吸困难等症状进展的速度和时间。咯血会有助于进一步诊断。因为很多间质性肺疾病都与胶原血管病有关，胶原血管病在系统性风湿病中会涉及。评价暴露的环境，包括家里和工作地点。因为吸烟与许多 ILD 所用的药物都有关系。进行家族史回顾，一些 ILD 有家族遗传倾向。

B. 体格检查包括患者呼吸频率的检查，以及呼吸窘迫体征的观察。在安静和运动情况下，分别测量血氧饱和度。胸膜“Velcro 样”捻发音是对于弥漫性 ILD 的经典发现，尤其在特发性肺纤维化（IPF）中这种捻发音更常见。其他疾病，如梗阻性细支气管炎伴机化性肺炎（BOOP），可能出现弥漫性捻发音、吸气性哮鸣音和喘鸣音。低氧可以导致肺动脉高压以及肺源性心脏病，后者可以导致第二心音肺动脉瓣部分（P_2）增强、颈静脉压增高以及外周水肿。可能还会听到三尖瓣反流引起的杂音和第二心音分裂混杂的杂音（在吸气过程中，由于右侧心脏内正压不断升高，胸膜腔内压无法降低导致第二心音分裂）。其他的外周体征包括杵状指，还有一些风湿性疾病的体征，如关节肿胀或者皮肤紧绷。

C. 实验室研究应该包括全血细胞计数及分类（以找到感染、嗜酸粒细胞增多及贫血的证据）。考虑 ESR、抗核抗体、抗血小板基底膜抗体以及怀疑某种特殊疾病所需检测的其他风湿病实验室检查。如果怀疑是环境变应原引起的超敏反应性肺炎，那么应该对超敏反应性肺炎的抗体进行检测。外周血嗜酸粒细胞增多（$>1\times10^9$）应该提示是嗜酸细胞性肺炎。如果怀疑是结节病，可能需要检测血清中钙含量以及血管紧张素转化酶水平，尽管这两项都不具有诊断作用。

D. 应该进行肺功能检测（PFT），肺总量（TLC）降低（小于预期的 80%）就表现为限制性功能不全。某种弥漫性间质性肺疾病，如肺朗格汉斯细胞组织细胞增多病（PLCH）、淋巴瘤样肉芽肿病或者结节病，可能也含有一种梗阻因素。通常在治疗开始前的基线肺功能检测非常有用，可用来监测疗效。

E. 患者一旦怀疑是 ILD 都应进行胸部 X 线检查（CXR）。研究显示，CXR 诊断慢性弥漫性 ILD 的准确率达到 90%左右。现代胸部 X 线设备诊断慢性弥漫性 ILD 的准确率可能更高。

F. 怀疑有间质性肺疾病的患者，如果 CXR 正常的话，要立刻进行胸部 CT 扫描，且要求 CT 分辨率更高，扫描层更薄，以便早期的 ILD 更容易诊断出来。弥漫性 ILD 在 CXR 上的表现，也应通过 CT 扫描进行评估，这样就能更好地定性疾病的进展过程。

G. 去除刺激因素，人们认为疾病的进展过程继发于环境的暴露和药物的使用。基于疾病的时间过程，在进行有创性诊断之前，对于疾病的临床研究过程进行观察是可取的。

H. 特征性的 CT 扫描影像，以及典型的临床症状都足以诊断。有些人认为，基底部和外周典型的蜂窝状结构的出现为诊断 IPF 提供了充足的证据，然而其他人认为确定诊断还需要活检。其他疾病，如 PLCH 或者淋巴管肌瘤病（LAM），都具有典型的影像学特征，当患者的疾病过程与其病史相一致，并且活检比较困难时，可以通过放射学检查进行诊断。

I. 只使用支气管镜下支气管肺泡灌洗（BAL）可用于某些弥漫性 ILD 的诊断。这种技术应该用

弥漫性间质性肺疾病患者

Ⓐ病史 Ⓑ体格检查 Ⓒ实验室检查 ⒹPFT ⒺCXR Ⓕ胸部CT

Ⓖ药物或暴露引发的疾病 → 去除病原 → 未恢复

Ⓗ上述相关疾病如IPF，PLCH，LAM → 不用活检进行治疗

Ⓘ怀疑有感染，AEP，CEP，DAH，PLCH，CBD，PAP → BAL → 无法诊断

Ⓙ怀疑结节病，淋巴管转移癌或其他疾病

Ⓚ几乎没有有创性方法能够诊断怀疑的疾病

经支气管活组织检查——TBNA → 无法诊断

VATS或者开胸活组织检查

基于活组织检查结果进行治疗

于怀疑具有感染的病例中，如肺孢子虫病(PCP)，或者嗜酸细胞性肺炎。在BAL中发现嗜酸性粒细胞>25%，这通常与特发性嗜酸细胞性肺炎（AEP）相一致。然而，嗜酸性粒细胞>40%也提示慢性嗜酸细胞性肺炎（CEP）的诊断。在怀疑具有弥漫性肺泡出血（DAH）的病例中应使用BAL。大量的灌洗标本中，出血部位没有清理干净，都可以看到充满含铁血黄素的巨噬细胞。这是DAH的特征性表现。在一些不常见的病例中也可以使用BAL。这些不常见的病例包括：PLCH（CDa1＋细胞>5%）；慢性铍尘病(CBD；通过BAL获取细胞，用于铍性淋巴细胞增殖的检测）；肺泡蛋白沉着症（PAP；寻找乳状液体和过碘酸-希夫氏反应阳性液体）。

J. 经支气管活组织检查通过一种精密的支气管镜进行，可以作为一些ILD诊断过程的选择。对于怀疑的结节病，只需进行4次活检，准确率就可以大于90%。用支气管镜对淋巴结进行经支气管针吸活检（TBNA），可能会对这一诊断有帮助。癌症的淋巴道播散和超敏反应性肺炎也可以通过经支气管活检进行诊断。然而，对于大多数ILD来说，经支气管镜活检的诊断率很低，所以很多临床医生都会建议患者直接行手术活检。

K. 由于对可疑的发病原因的无创性研究较少，过程没有暴露，研究者认为无法诊断，因此就需要进行手术活组织检查。使用最广泛的是电视辅助胸腔镜外科手术（VATS）活组织检查。这种活检只需通过三个小切口就可完成，而且患者的耐受性一般较好。住院时间很短，活检后胸部引流管通常保留1~2天。如果存在淋巴结增大，就要进行纵隔镜检查。鉴于疾病的分布过程，有时开胸活组织检查是很必要的。同专家和患者进行详细的讨论之后才能决定采纳何种途径进行活组织检查。活组织检查的结果将指导进一步的治疗。

参考文献

Cottin V, Cordier JF. Eosinophilic pneumonias. Allergy 2005;60:841–857.

Epler GR, McLoud TC, Gaensler EA, et al. Normal chest roentgenograms in chronic diffuse infiltrative lung disease. N Engl J Med 1978;298(17):934–939.

King TE. Approach to the adult with interstitial lung disease. UpToDate Online. Available at: www.uptodate.com. Accessed March 20, 2006.

Lynch DA, Godwin JD, Safrin S, et al. High-resolution computed tomography in idiopathic pulmonary fibrosis. Am J Respir Crit Care Med 2005;172:488–493.

Schwarz MI, King TE. Interstitial Lung Disease, 4th ed. London: BC Decker, 2003.

173. 结核菌素皮肤试验阳性

Ashwin Dharmadhikari

刘晓丹 译

结核病（TB）仍然是全球性疾病的主要原因，这使得公众健康预防和尽力治疗非常重要。在美国，有1000万～1500万人感染结核病，尽管每年TB感染的比率在下降，但是在各个州仍有很多病例，而且，耐药TB的出现也成为下一步治疗TB患者时的障碍。评价和治疗TB患者最重要的一点就是要确定患者是活动性TB还是潜在性TB感染（LTBI）。结核菌素皮肤试验［纯化蛋白衍生物（PPD）］作为诊断评价的一部分，曾经且依然是一项重要的手段。

A. 在目标人群中应用PPD，对于TB和LTBI患者是最有效的方法。随机测试对于患者来说没有什么用处，不需要让患者进行没有必要的药物治疗或健康治疗评估。决定患者是否进行测试最重要的因素是疾病的流行以及患者的风险。PPD试验总的目标是：寻找到预防性治疗有益的LTBI患者，并寻找及时治疗有益的TB患者。低危人群不需进行常规检测。PPD试验对于孕妇是安全的。

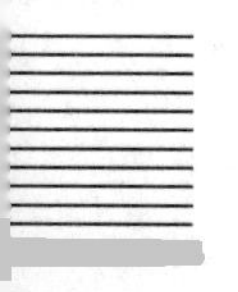

B. 某些条件使人们暴露于TB，这样的人就成为高危群体。这些条件包括：密切接触已知或疑似TB病例，来自流行地区的外国人，监狱或疗养院等高危场所居住者，医疗工作者，缺乏治疗者，注射毒品者，高危种族人群者。具有HIV药物滥用、糖尿病、矽肺、延长的免疫抑制、头颈癌、终末期肾病、恶性血液病、低体重、胃切除术或肠旁路术，或者是吸收不良综合征的患者，一旦感染（即患者有LTBI），具有更高的风险进展为活动性疾病。

C. PPD皮肤试验是低分子量蛋白质和结核杆菌碳水化合物成分的结合，在前臂掌侧皮内注射5000单位的PPD。48～72h之后，通过皮肤硬结的大小，及根据患者人口统计学和危险因素预先设定阳性结果的阈值判断结果，以确定进一步治疗。

D. PPD的结果由健康治疗的专业人士判断，而不是由患者自己判断，这一点很重要。硬结达到了阈值的标准，提示PPD阳性，一般表示感染TB。PPD结果假阳性可能是非结核性分枝杆菌感染，或者是卡介苗（BCG）接种。无细胞免疫反应性、近期TB感染、近期活病毒疫苗接种或者大量的TB疾病都可以引起PPD结果假阳性。然而，有免疫力的LTBI患者PPD试验的灵敏度可达到100%。一般情况下，具有正常免疫力的LTBI患者一生有10%的风险发展为结核病。HIV阳性患者发展为结核病的风险每年都会增长7%～10%。所有人中，最初暴露TB的前两年是最危险的。

E. 患者的结果为0～5mm则视为“阴性”结果。尽管无细胞免疫反应性的患者可能会出现假阴性结果（通常是由于免疫抑制），当前美国胸科学会/疾病预防控制中心/美国传染病学会（ATS/CDC/ISDA）的指导方针都不建议对无细胞免疫反应性的患者进行皮试时实施常规控制。

F. HIV阳性、近期接触过TB患者、胸部影像学检查发现有纤维化改变、接受过器官移植或免疫抑制的患者中，结节≥5mm就说明是PPD结果阳性。

G. 近期去过高流行地区者、注射毒品使用者、住在监狱或者疗养院者、利用TB进行实验的工作者、医疗工作者以及接触高危成人的儿童或青少年中，如果结节≥10mm，就可以说明问题。

H. 具有TB的不明危险因素的人群中，结节≥15mm可认为是阳性结果。正如前所述，大多数情况下这些患者不应该进行PPD皮试，因为对于感染风险增加的患者应进行LTBI试验。

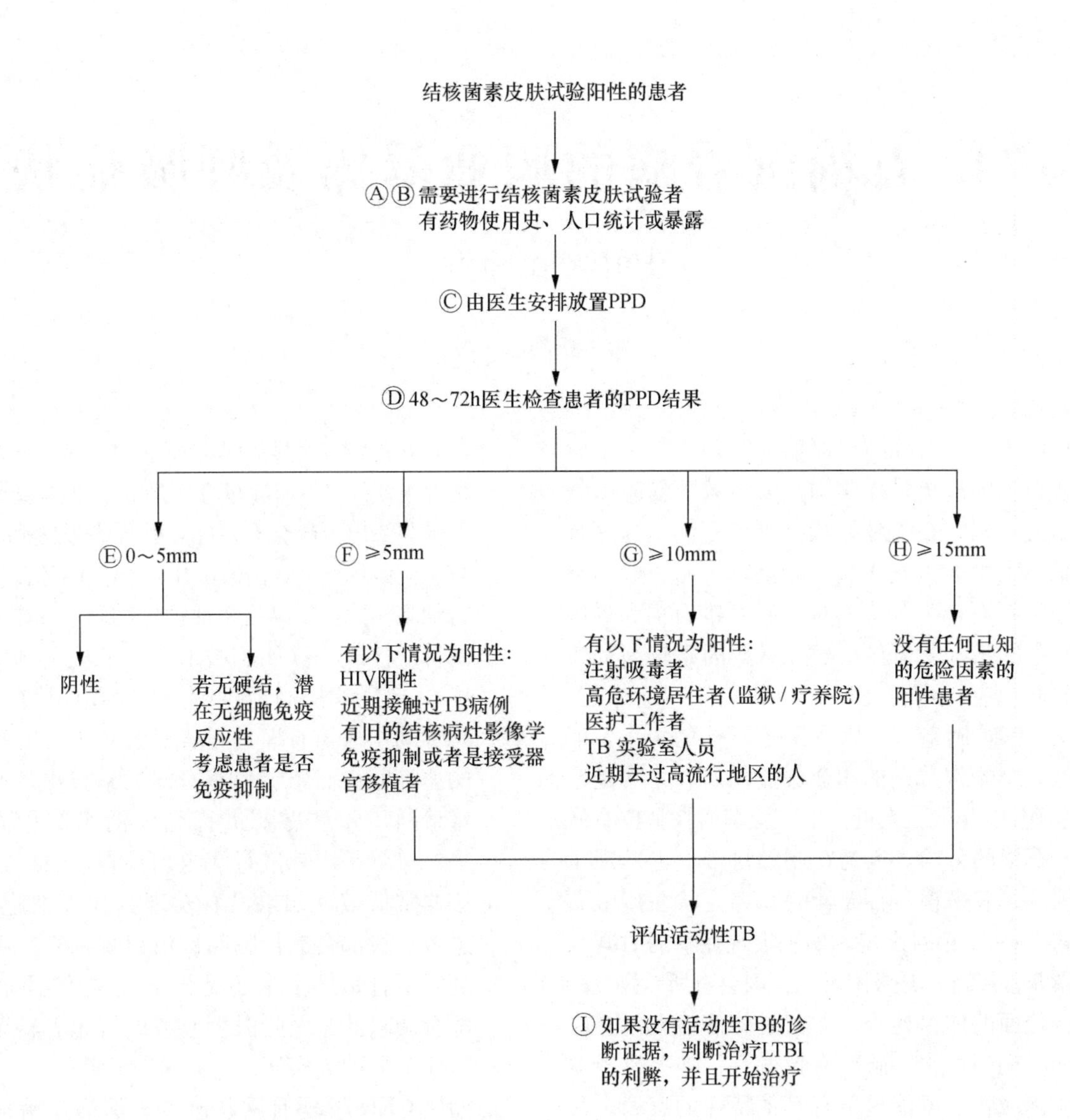

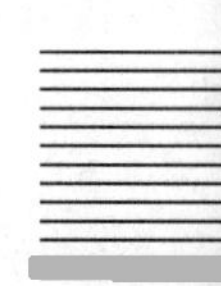

I. 一旦患者被确诊为 PPD 阳性，那么下一步即用临床和影像学检查来确定患者是 LTBI 还是活动性 TB。对于 LTBI 患者，目前 ATS/CDC/ISDA 的指导方针建议使用异烟肼（又称 INH），每日 300mg，连续服用 9 个月，不管患者的免疫力是否受到抑制。通常患者的依从性会是一个挑战，所以还有三种可以选择的服药方法，使用一种或两种服药时间更短的药物。

参考文献

American Thoracic Society Statement: Targeted tuberculin testing and treatment of latent tuberculosis infection. Am J Respir Crit Care Med 2000;161:5221–5247.

Blumberg HM, Burman WJ, Chaisson RE, et al. American Thoracic Society/Centers for Disease Control and Prevention/Infectious Diseases Society of America: Treatment of tuberculosis. Am J Respir Crit Care Med 2003;167:603.

Core curriculum on tuberculosis: What the clinician should know, 4th ed. Washington, DC: U.S. Department of Health and Human Services, Center for Disease Control and Prevention, National Center for HIV, STD, and TB Prevention, Division of Tuberculosis Elimination, 2000.

174. 石棉沉着病的职业暴露及呼吸症状

Patricia Kritek

刘晓丹　译

A. 石棉沉着病（石棉肺）评估的第一步就是了解接触石棉的病史。在美国，大多数的暴露因素都是温石棉，是一种蛇状纤维，人们认为这种纤维不太可能引发疾病。相反，人们一般不常使用闪石石棉（如青石棉、长纤维石棉和透闪石）中的长杆状纤维。潜在暴露因素较高的特殊职业包括：水管工，管道安装工，绝缘工，电工，锅炉制造工，以及采挖石棉的工人。船厂是一个非常普遍的职业暴露场所，尤其是在20世纪40年代。最近，生产刹车的技师也有暴露于石棉的危险，因为在制动衬带上也发现了石棉。一般来说，石棉肺的肺部症状在接触石棉的15～20年后出现。如果出现症状的时间与暴露非常接近，呼吸困难的原因会有所差别。

B. 进行全面的体格检查，尤其是肺部检查，并应该同时询问病史。肺部有捻发音、呼吸音减弱或叩诊浊音，可能提示有其他特殊的疾病。几乎所有的病例接下来都应该进行胸部X线检查（CXR）。进一步的评估需要以影像学的检查结果为指导。

C. 有石棉暴露的患者最常见的发现是胸膜斑——胸膜增厚和钙化的区域。一般的斑块都是良性的，尽管可能会在其他与石棉相关的肺疾病的连接处看到这些斑块。如果患者有呼吸困难，那么临床医生还需测定其肺容量，以评定胸膜疾病导致的限制性生理因素（肺总量＜70％）。由于胸膜斑与以后出现的石棉肺有联系，这些患者应该被随访并监测以后可能出现的纤维化。

D. 石棉暴露相关的弥漫性脏胸膜增厚与壁胸膜斑不同，前者不太常见。这种原因导致限制性疾病的可能性更大，用肺功能测定可以评估限制的程度。

E. 尽管在石棉暴露后多年后，大多数与石棉相关的表现会被人们所发现，但是在急性暴露期可以发现胸膜渗出液，且更轻微。这些液体都是渗出性的，并且伴有明显的嗜酸粒细胞增多。虽然一般情况下无痛，并且是偶尔发现的，但是急性石棉的胸膜渗出可能会有疼痛，并伴有发热和呼吸困难。应该将这些渗出液吸出。慢性的渗出应该进行细胞学检查以寻找恶性肿瘤细胞，如果有相关的特征性改变（如小腔形成、不规则的胸膜增厚），还要考虑进行胸腔镜胸膜活组织检查。

F. 恶性间皮瘤与石棉具有高度相关性，几乎70％的恶性间皮瘤患者都有石棉的暴露史。通常很难诊断，并且需要进行胸膜活组织检查。过去，尽管是用针进行活组织检查，由于这种方法非常低效，如果没有发现胸膜液细胞的话，患者一般都会进行胸腔镜活组织检查。不幸的是，不管是用手术还是化学疗法治疗间皮瘤，都有局限性。因此医生应考虑将患者转至专门治疗罕见肿瘤疾病的医院进行治疗。

G. 如果CXR发现有网状改变，那么应考虑是石棉沉着病，这种疾病与特发性肺纤维化（IPF）很难鉴别。石棉暴露史和相关的胸膜斑是鉴别这两种疾病的特征性改变。尽管这两种疾病一般都是低密度片状占优势，但是有一种石棉沉着病的亚型是严重的高密度片状病变。为了更好的定性浸润的情况，下一步的评估除了要进行胸部CT扫描外，还要包括肺容量及肺部二氧化碳弥散量（DL_{CO}）的测定，用来评价肺部疾病以及非正常气体交换。临床诊断通常无需要肺部活组织检查，尽管有时这可能作为鉴别诊断的方法。石棉纤维和石棉体的发现增加了诊断的确定性，但这并不是必须的，因为它不是石棉沉着病的特征性病变。石棉沉着病没有特殊的治疗方法，一般只是进行支持治疗。

H. 吸烟和石棉对于增加原发性肺癌的风险具有协同效应，如果在CXR上发现有肿块，那么就应该进行CT扫描，因为任何肺部肿块都应继续急性评估。

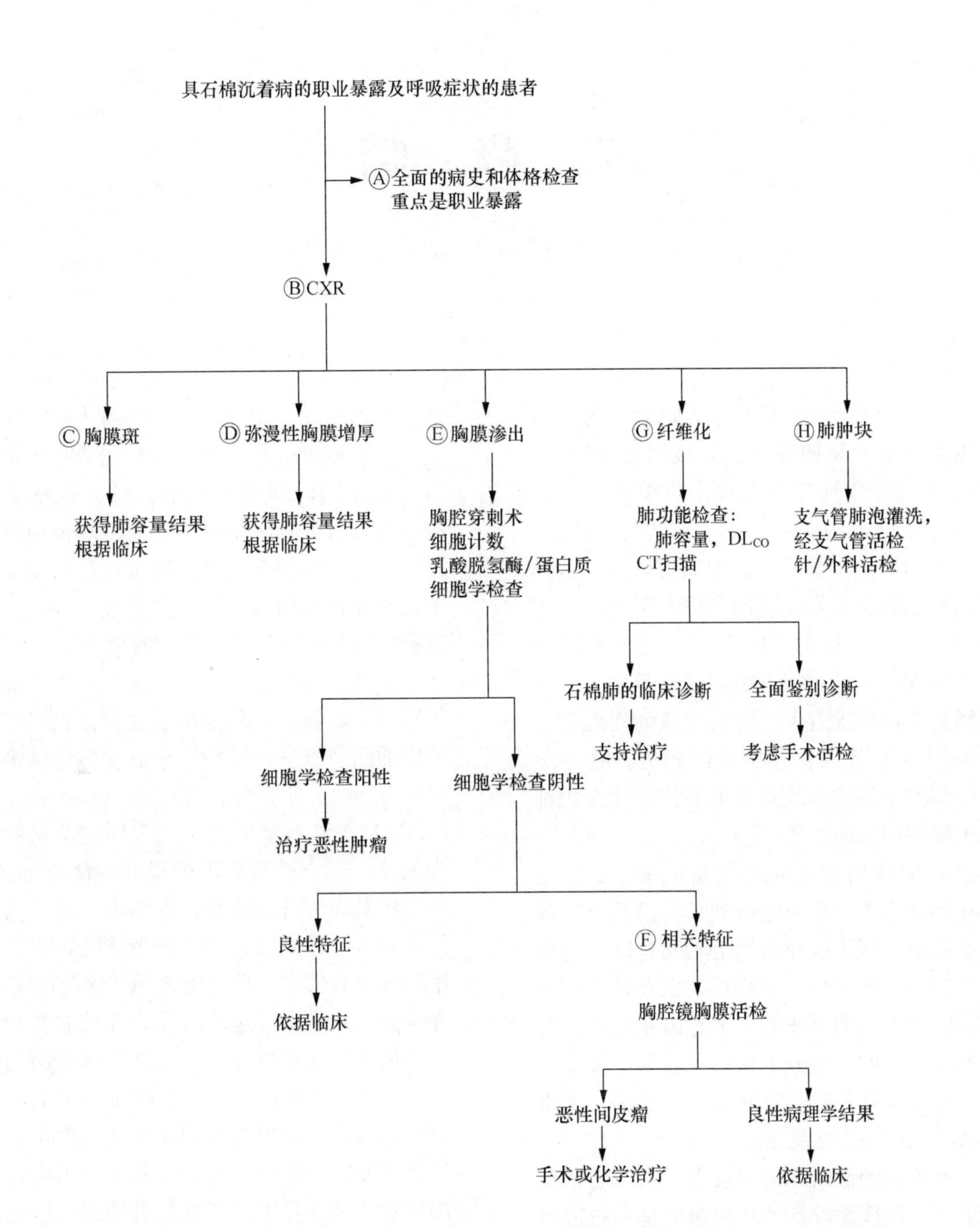

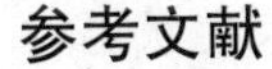

参考文献

American Thoracic Society. Diagnosis and initial management of nonmalignant diseases related to asbestos. Am J Respir Crit Care Med 2004;170(6):691–715.

BTS statement on malignant mesothelioma in the UK, 2007. Thorax 2007;62(Suppl 2):ii1–ii19.

Chapman SJ, Philadelphia Cookson WO, Musk AW, et al. Benign asbestos pleural diseases. Curr Opin Pulm Med 2003;9(4):266–271.

Cugell DW, Kamp DW. Asbestos and the pleura: a review. Chest 2004;125(3):1103–1117.

Fraser RS, Paré PD. Fraser and Paré's Diagnosis of Diseases of the Chest, ed 4, Philadelphia: W.B. Saunders, 1999.

Gevenois PA, de Maertelaer V, Madani A, et al. Asbestosis, pleural plaques and diffuse pleural thickening: three distinct benign responses to asbestos exposure. Eur Respir J 1998;11(5):1021–1027.

Ghio AJ, Roggli VL. Diagnosis and initial management of nonmalignant diseases related to asbestos. Am J Respir Crit Care Med 2005;171(5): 527; author reply 528–530.

Ohar J, Sterling DA, Bleecker E, et al. Changing patterns in asbestos-induced lung disease. Chest 2004;125(2):744–753.

O'Reilly KM, Mclaughlin AM, Beckett S, et al. Asbestos-related lung disease. Am Fam Physician 2007;75(5):683–688.

Ross RM. The clinical diagnosis of asbestosis in this century requires more than a chest radiograph. Chest 2003;124(3):1120–1128.

Weill D, Weill H. Diagnosis and initial management of nonmalignant diseases related to asbestos. Am J Respir Crit Care Med 2005;171(5):527–528; author reply 528–530.

175. 哮　喘

Patricia Kritek

刘晓丹　译

A. 哮喘是一种慢性炎症性肺疾病，以增加的气道炎症发作导致气道阻塞以及呼吸困难为特征。如果患者有劳累性呼吸困难、咳嗽或者是哮鸣，那么应该考虑哮喘的诊断。对于任何患者，评价的第一步都是彻底的病史询问，这样就可以特别关注引发症状的条件。引发哮喘的典型因素包括：运动，冷空气，上呼吸道感染，动物皮毛，花粉，真菌，以及吸烟。由于哮喘经常与特应性有关，因此应该询问患者是否有湿疹和季节性变态反应的病史。除此之外，哮喘的家族史，或者其他的特应性疾病都有助于哮喘的诊断。

B. 哮喘患者的体格检查通常完全正常。也就是说，在肺部检查时应该能听到哮鸣以及上呼吸道的喘鸣音，因为这种大气道阻塞有时会造成假性哮喘。除此之外，还应检查患者是否有鼻息肉，因为鼻息肉是哮喘、鼻息肉及阿司匹林敏感性三联征的一部分。在口咽后部应该检查到与后鼻滴涕有关的“鹅卵石样”结构，这也是加重哮喘的一个常见条件。

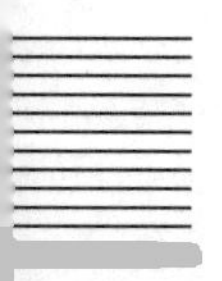

C. 尽管没有单独的诊断哮喘的检查方法，通常支气管扩张药反应性进行的肺量测定是一般进行的下一步评估。大多数的哮喘患者在症状没有加重时，肺功能检查正常，所以这项检查不能排除诊断。如果患者有症状，那么肺量测定应显示梗阻性表现，用力呼气量（FEV_1）/用力肺活量（FVC）＜70％。如果使用支气管扩张药后 FEV_1 或者 FVC 增加，则支持哮喘的诊断，因为哮喘定义的一部分就是气道阻塞具可逆性。美国胸科学会（ATS）对“反应性”的标准是 FEV_1 或 FVC 增加 200ml 和 12％。

D. 正如前所述，哮喘的一个主要特点就是气道阻塞的可变性。证明这一点可通过运动峰值流量监测。峰值流量仪相当便宜，而且是便携式的，然而由于是依赖于结果的，所以数据有限。患者通过适当的技术进行指导后，能够获得一天不同时间段的峰值流量，包括无症状时，以及有呼吸困难或哮鸣时。峰值流量变化＞20％与哮喘相关。峰值流量仪尽管对于哮喘的诊断非常有用，但是一般情况下，对已经确诊疾病的控制进行监测更加有效。

E. 如果这些方法都不能诊断，那么可以考虑用支气管刺激试验，传统方法是逐渐让患者吸入高浓度的醋甲胆碱，这是一种毒蕈碱激动剂，可以引起平滑肌收缩。重复肺量测定。如果 FEV_1 从基线下降 20％，则说明这个试验结果为阳性。这个试验会出现很高的阴性预测值，所以将其作为排除哮喘诊断的方法最有效。如果患者有呼吸困难、咳嗽或者哮鸣，而又对醋甲胆碱没有反应，那就要选择其他的诊断。

F. 哮喘的治疗是用快速缓解药物和控制药物相结合。典型的快速缓解药物是β受体激动剂的吸入剂，如沙丁胺醇。通常情况下，哮喘很容易控制，只需要使用少量的缓解药物即可。如果沙丁胺醇的使用量一周超过几次，则应开始使用控制药物。对于大多数患者来说，这就意味着使用类固醇吸入剂，尽管有些患者把白三烯效应物作为一线药物反应良好。如果症状仍然不能得到很好的控制，那么就应该考虑更大剂量的类固醇吸入剂或者是额外加入长效β受体激动剂。如果治疗需要进一步扩大，那么就要寻找患者呼吸困难和哮鸣的其他原因，并且建议患者就诊于肺科专家。

G. 除了药物治疗以外，医生应该建议患者将变应原的接触降到最小，并且保证生活环境的清洁，以避免诱发因素。如果哮喘患者吸烟，戒烟是非常必要的。医生还应该以峰值流量测定为基础为患者制定“运动计划”，目的是增强治疗以及寻找药物注意的阈值。

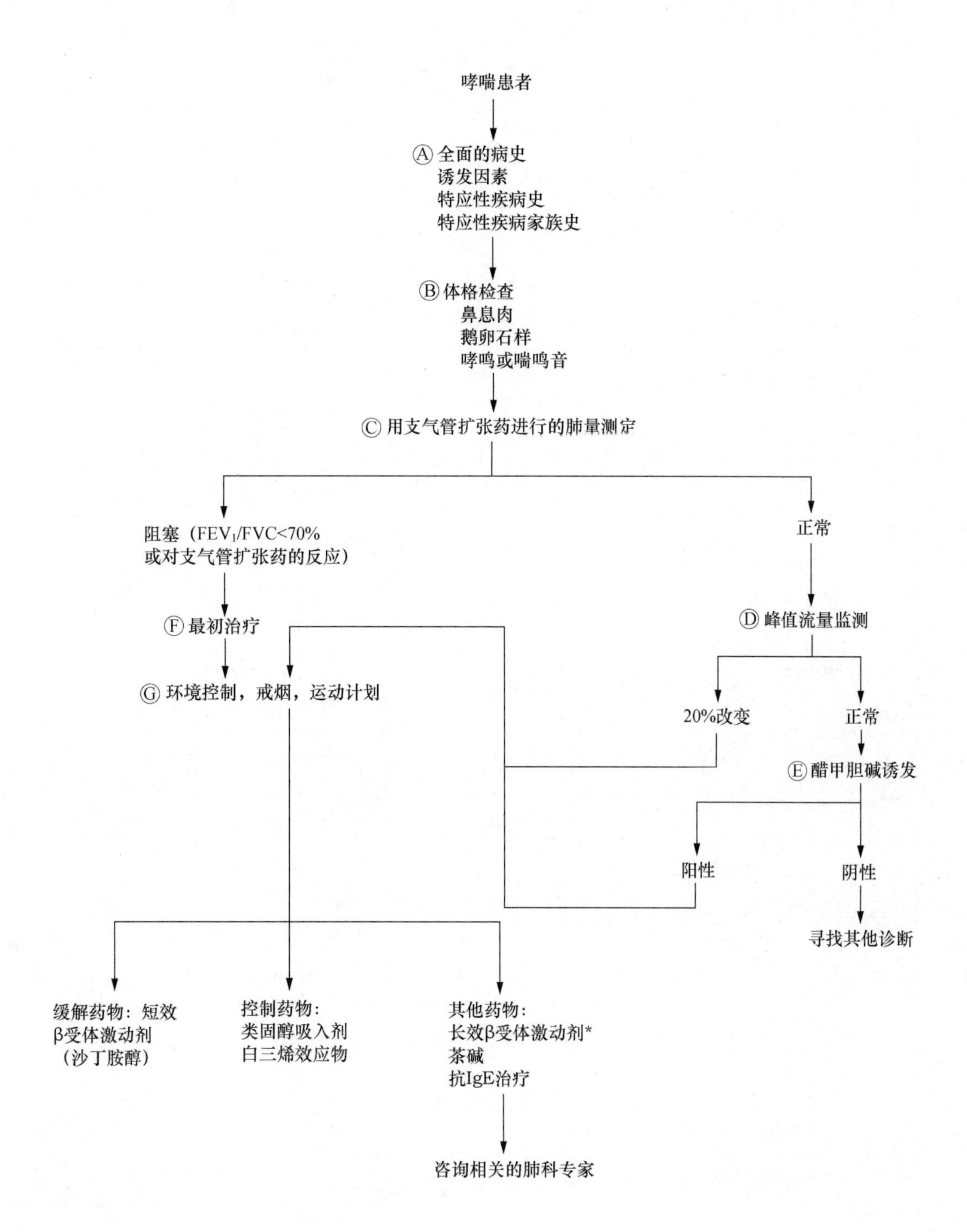

*不可单独应用，因为有证据显示会增加死亡率

参考文献

Chervinsky P, van As A, Bronsky EA, et al. Fluticasone propionate aerosol for the treatment of adults with mild to moderate asthma. The Fluticasone Propionate Asthma Study Group. J Allergy Clin Immunol 1994;94:676–693.

Global Initiative for Asthma (GINA). 2006. Available at: www.ginasthma.com.

National Heart, L.a.B.I., NHLBI. National Asthma Education and Prevention Program: Clinical treatment guidelines, 1997.

National Heart, L.a.B.I., NHLBI. National Asthma Education and Prevention Project: Update on selected topics, 2002.

Popa V. ATS guidelines for methacholine and exercise challenge testing. Am J Respir Crit Care Med 2001;163(1):292–293.

Sears MR. The definition and diagnosis of asthma. Allergy 1993;48(17 Suppl):12-16; discussion 22–23.

Suissa, S, Dennis R, Ernst P, et al. Effectiveness of the leukotriene receptor antagonist zafirlukast for mild-to-moderate asthma. A randomized, double-blind, placebo-controlled trial. Ann Intern Med 1997;126(3):177–183.

风湿病学

Paul A. Monach

176. 单关节关节炎

Erika Noss

刘晓丹　译

A. 完备的病史和体格检查对于作出正确诊断是至关重要和大有帮助的。关节疼痛是由关节自身病变，与骨连接处病变，或周围的韧带、肌腱、滑液囊或软组织病变造成。疼痛也可能是由其他关节的神经病情况或病因引起的。单关节炎的急性发作（数小时到数天）通常暗示创伤、感染或是结晶性过程（crystal-induced process）。极少会呈现非典型系统性炎症的情况。仔细的询问可以揭示以前关节症状、硬度或像疲劳这样的系统性症状。单关节炎持续4～6周可能说明患有慢性疾病如非典型感染、骨关节炎、肿瘤或是系统性炎症性疾病。

B. 抽吸患侧关节的滑液进行分析通常用来评价单关节炎的情况。滑液被送去进行白细胞计数及分类、革兰染色、培养和晶体分析等检查。再多的实验通常也不能提高诊断的准确性。滑液的白细胞计数是区分非炎症和炎症过程唯一重要的方法。以合理的临床相关性，白细胞计数<2000/mm^3表明无炎症过程，而高的白细胞计数表明炎症的存在。分叶核中白细胞为主的渗出液（>75%细胞数）也表明急性炎症的存在。

C. 急性细菌性关节炎需要紧急药物治疗，快速治疗是阻止软组织和骨组织不可逆破坏的有力保障。急性细菌性关节炎可分为非淋球菌性和淋球菌性原因。革兰阳性病原体，特别是金黄色葡萄球菌，是导致非淋球菌性细菌性关节炎最常见的因素。非淋球菌性感染通常与某处原发性病灶感染有关。因此，能够导致菌血症、肺炎或其他感染的无法解释的关节炎应该推测为是一种脓毒性关节炎。播散性淋球菌感染（DGI）可能会表现出一种疼痛性的单关节炎，多关节炎［通常为游走性的（即当一个关节好转，另一个就会开始感染）］，或是腱鞘炎。也可能出现微细的皮肤损伤，包括斑疹、脓疱和小疱。因为DGI患者的滑液培养很少能呈阳性，若证实感染则需要从其他方面进行（泌尿生殖器、咽、直肠以及皮肤损伤）。

D. 痛风性关节炎的诊断是基于细胞内针状物的出现，非双折射晶体，而是菱形的，绝对的双折射晶体提示有焦磷酸钙沉积症（CPPD，通常被认为是假痛风）。小于60岁的患者，考虑观察相关的疾病如血色素沉着病、甲状旁腺功能亢进及甲状腺功能减退。检测羟磷灰石钙晶体是非常困难的，因为它需要电子显微镜检查或是根据临床需要进行茜素红染色。尽管罕见，结晶的确诊不能否定同时存在其他感染的可能，所以应采取关节培养。

E. 如果对滑液的分析不能确定诊断，应该对患病关节和对侧关节进行X光照片检查。通常结果包括骨关节炎和软骨钙质沉着病（暗示CPPD）。未知的骨损伤如骨折、恶性肿瘤、骨髓炎或佩吉特病很难被检测到。反复滑液分析进行额外的培养和涂片寻找抗酸细菌和真菌。在流行地区，应该进行莱姆关节炎浓度的测定，特别是有出疹史、蜱叮咬史或适当暴露史。类风湿因子（RF），抗环瓜氨酸肽抗体和ANA可以用于增强系统炎症性疾病监测的灵敏度，如非典型的类风湿关节炎或系统性红斑狼疮。

F. 如果诊断尚不明了，需要近距离的观察。如果症状减轻，无需进一步检查。或者，额外轴向的或外周的关节炎症状可能预示其会发展成为系统性炎症性疾病。在没有明确的诊断时如果单关节炎持续4～6周，考虑行滑膜培养以诊断结核或真菌感染、淀粉样物质、色素沉着绒毛结节性滑膜炎或其他肿瘤。

G. 非炎性的，非血性渗出液应该利用关节X光照射来检查创伤、骨关节炎、神经性关节炎或缺血性坏死（AVN）。与软骨和骨破坏的程度相比，骨关节炎可能很小的炎症就能出现明显的渗出。神经性关节炎常伴有糖尿病但是还会出

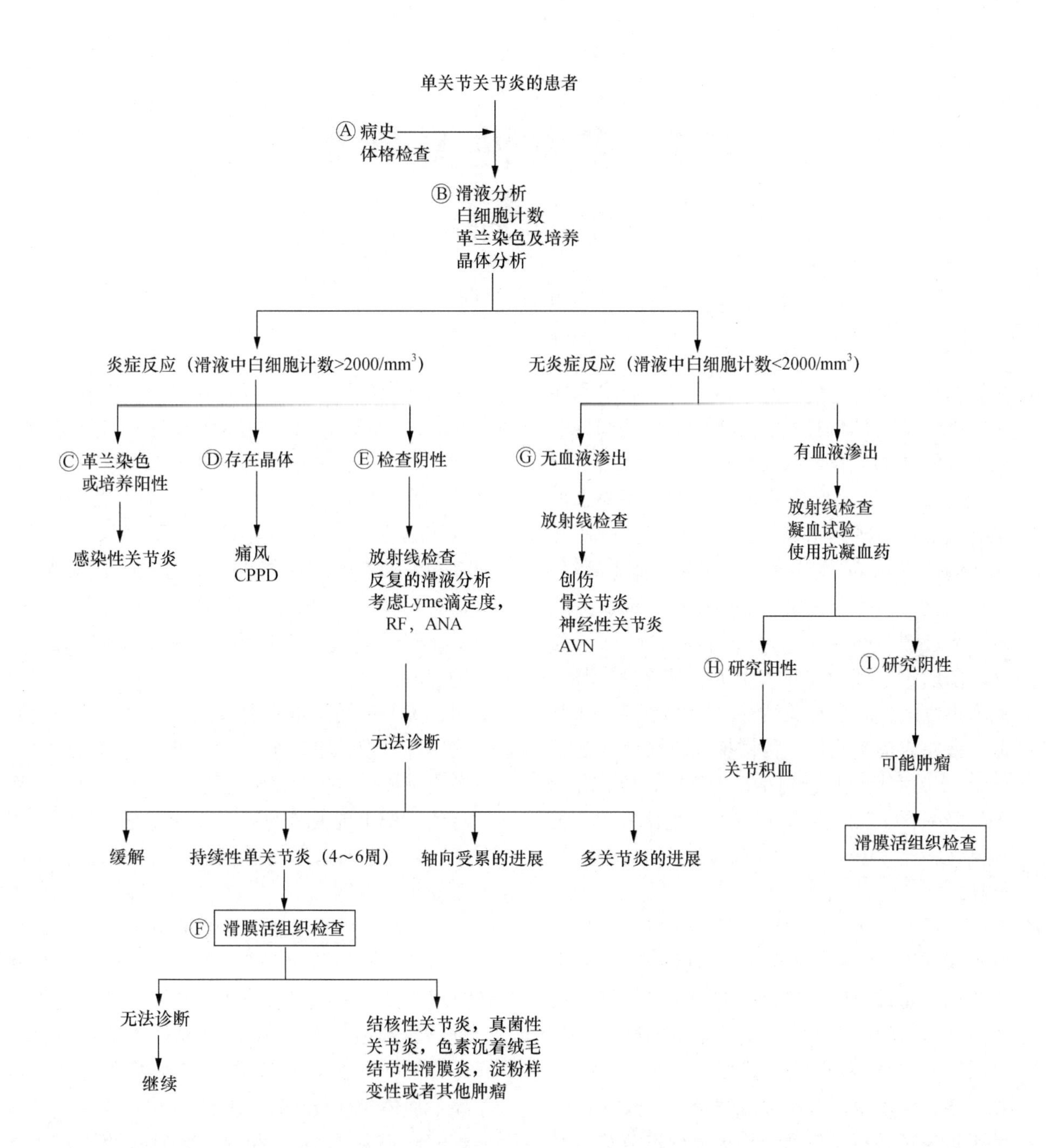

现多种神经病变。疼痛和本体感受的缺失使关节运动超出了正常的活动度，导致明显的关节不稳定性。最后，可能造成脱臼和畸形。AVN 是年轻人肩、臀部、膝单关节炎需要皮质类固醇系统性疾病发病的常见原因。如果高度怀疑患有 AVN 而 X 光照射结果阴性，MRI 对于检测 AVN 相关的早期变化更加灵敏。同样，如果有外伤史伴随着持续弹响、锁住或“转良”的症状，MRI 可以很好的评价关节的软组织结构。

H. 关节积血可能由外伤、抗凝治疗、遗传性凝血病、色素沉着绒毛结节性滑膜炎或滑膜血管瘤所致。关节积血必须区别于创伤性的出血。关节积血形成的渗出无一例外是血性而不能自然结块。

I. 如果没有创伤或凝血病的持续血性渗出提示肿瘤的存在，特别是色素沉着绒毛结节性滑膜炎。在这种情况下，滑膜活检为进一步诊断提供了保障。

参考文献

McCune WJ, Golbus J. Monarticular arthritis. In Harris ED, Budd RC, Genovese MC, et al, eds. Kelley's Textbook of Rheumatology, 7th ed. Philadelphia: Saunders, 2005.

Schumacher HR. Monarticular joint disease. In Klippel JH, Crofford LJ, Stone JH, Weyand CM, eds. Primer on the Rheumatic Diseases, 12th ed. Atlanta: Arthritis Foundation, 2001.

177. 多发性关节炎

Peter Kim

张孝盈　译

A. 多发性关节炎的评估需要一份详尽的病史和体格检查。重要的病史特点包括症状持续时间，关节炎既往的发作，以及晨僵分布的位置、存在及持续时间。一个完整的系统检查还要求评估有关节炎表现的系统性疾病，如炎性肠病和银屑病关节炎（PsA）。出疹、发热、体重减轻、盗汗、腹泻、雷诺现象、狼疮症状（特别是脱发、光过敏、胸膜炎、口腔溃疡）、可见的症状、前期疾病或感染的存在应该是被看到的。患者也应该被问及有关功能受限的情况（如开瓶、握住或提起物体、爬楼梯及自己穿衣的情况）。实验室检查应该包括全血细胞计数、红细胞沉降率、C-反应蛋白（CRP）、生化 7 项、类风湿因子（RF）、抗环瓜氨酸（anti-CCP）抗体。

B. 关节炎的一个重要的诊断特征是炎症。一种炎症性关节炎可参考的特征包括晨僵＞30min，疼痛的加重或时间不断延长的固定的晨僵（胶凝状态），发热或寒战，以及体重的减轻。包括关节的体格检查常常显示关节存在潮湿、红、热、运动范围减小以及畸形。非炎症性关节炎可参考的特征包括使用关节或关节负重时疼痛明显。体检常常显示关节处皮温凉且无红斑。沿着较小关节的连接处和骨赘处触诊可能会发现积液、捻发音和疼痛（如赫伯登结节和布夏尔结节）。

如果积液存在，关节穿刺术是确立诊断有用的方法。积液应该被送去检验有鉴别意义的细胞计数及分类，使用可极化的光学显微镜对积液进行结晶试验，并且进行培养及革兰染色。细胞计数＞2000/mm^3 表明为炎性积液。

C. 明显涉及人体中轴组成部分的炎症性关节炎被高度怀疑是脊椎关节病，如强直性脊柱炎（AS）、反应性（前赖特尔病）关节炎、PsA 及肠病性关节炎。寻找症状和体征的相关证据包括：银屑病的皮损（尤其是位于发际、耳周及耳内、臀沟、足外侧缘的皮损），指甲凹陷，指（趾）炎（手指或足趾形似香肠状），腹泻或腹痛，尿道炎，坏疽性脓皮病，葡萄膜炎，或脓溢性皮肤角化病。骨盆 X 线片只在疾病活动期后的数年才可能出现骶髂关节炎的表现。而有短 T_1 反转恢复（STIR）序列功能的 MRI 会比普通 X 线平片早很多年显现出骶髂关节炎的表现。

D. 对称关节的受累是鉴别多发性关节炎的一个有用特征，但也不是绝对的。对于诸如类风湿关节炎（RA）的“对称性关节炎”来说，在病程的早期出现关节的不对称受累是常见的。同样，对于一种“不对称性关节炎”来说很少出现完全的对称。

E. RA 作为一种对称性多发性关节炎典型的表现是多累及腕关节和手、足的小关节。远端指间（DIP）关节的受累使 RA 的诊断不成立，而其他的诊断诸如 PsA 或者炎性骨关节炎（OA）应该被考虑到。狼疮的关节炎表现可以不典型，而体格检查往往也是正常的。亚急性细菌性心内膜炎（SBE）和丙型肝炎（HCV）病毒感染均可引起多发性关节炎出现 RF 假阳性的结果。迟发型感染反应能造成一种难于和 RA 区别的多发性关节炎，但是这些情况常常只持续 4～6 周，并能自行消失。周围水肿和雷诺现象是硬皮病的症状。症状缓解的血清学阴性对称性凹陷性水肿性滑膜炎（RS3PE），是一种血清学阴性伴有明显水肿的滑膜炎，这种滑膜炎被认为属于风湿性多肌痛（PMR）临床谱。对于 RA 来说，比 RF 更具有特异性的一个新的实验室测试指标是 anti-CCP 抗体。

F. 所有的脊柱关节病也能表现为有或没有累及人体中轴组成部分的非对称性多发性关节炎。大量微生物感染（尤其是链球菌）所致的迟发型

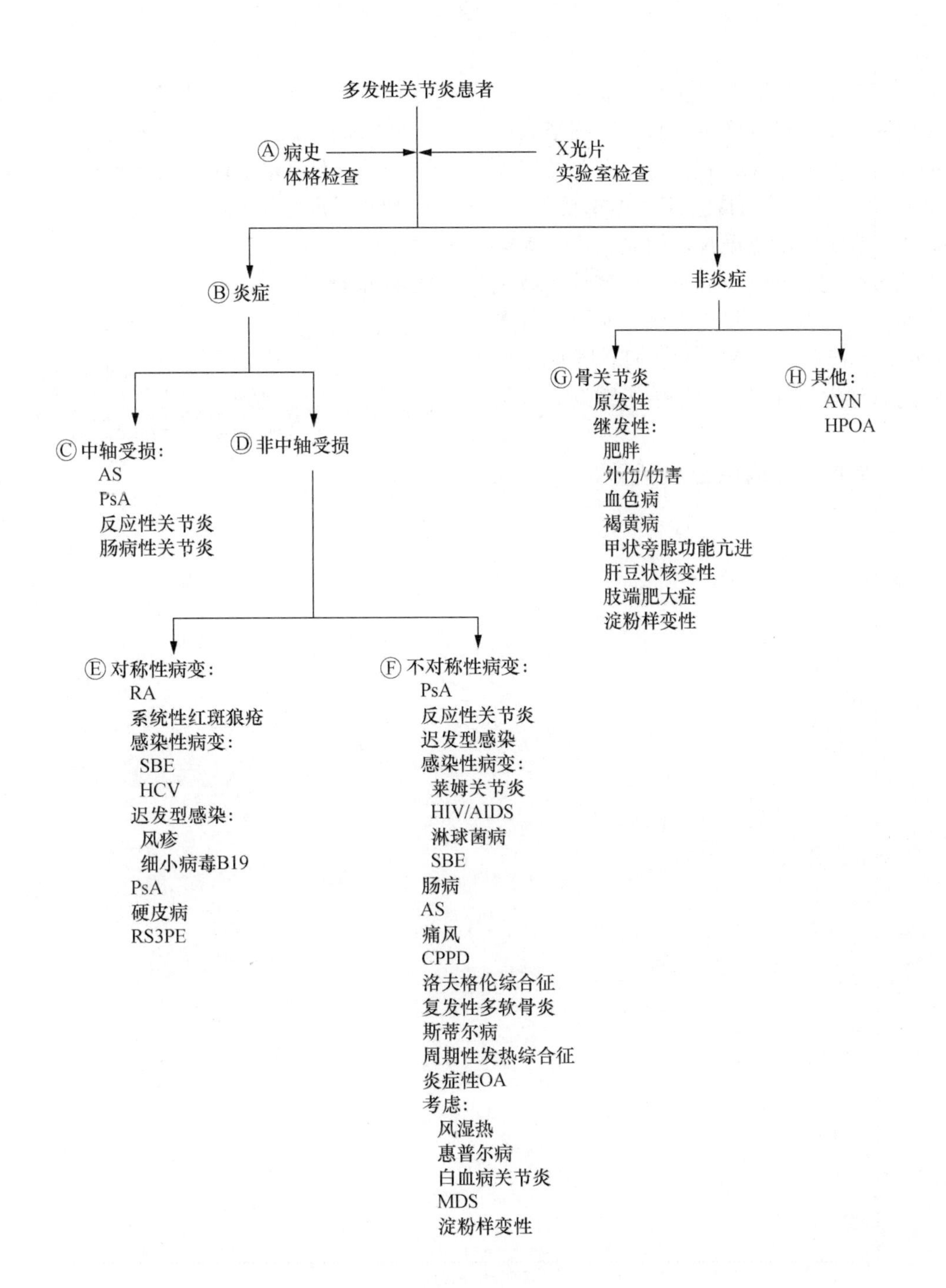

感染反应能引起多发性关节炎。感染性关节炎在下列适宜的情况下应该被考虑：流行区的莱姆关节炎，危险因素存在时 HIV/AIDS 及淋球菌关节炎，SBE 的其他体征和症状存在时 SBE 关节炎。

G. 结晶状关节病［痛风和双水焦磷酸钙（CPPD）］通常是一种单关节炎，但可表现为多关节炎，明确诊断要求关节液中找到晶状体。洛夫格伦（Löfgren）综合征（表现为结节性红斑、肺门腺病、双下肢关节周炎）是急性、自限性结节病。复发性多软骨炎会影响关节软骨、耳、鼻、气管及富含蛋白多糖的结构（如眼、心脏、血管及内耳）。斯蒂尔病导致每日发热，伴随暂时性橙红色皮疹的出现、肝功能及铁蛋白的升高。反复发作的发热和关节炎，尤其有阳性家族史时，应及时进行周期性发热综合征的评估（如家族性地中海热、高免疫球蛋白 D 综合征、肿瘤坏死因子相关受体周期性综合征、Muckle-Wells 综合征）。如果 DIP 关节受累或者出现赫伯登结节或布夏尔结节时，炎症性 OA 应该被考虑。罕见的诊断包括风湿热、惠普尔（Whipple）病、白血病关节炎及骨髓增生异常综合征（MDS）相关性关节炎。

X光片显示骨过度增生、软骨空间消失的非炎症性关节炎符合OA的诊断。OA可以原发或继发于肥胖、外伤或伤害。更重要的是，OA能出现继发性系统损害，如血色病、褐黄病、甲状旁腺功能亢进、肝豆状核变性、肢端肥大症和淀粉样变性。早期发病、非典型分布（如分布于掌指关节、腕、肘、肩、踝部）或不寻常的影像学表现提示应该给予继发原因的评估。

H. 多发性关节炎的其他原因包括缺血性坏死（AVN），该病可表现为症状与体征不成正比。AVN时常常见到关节渗出。肥厚性肺性骨关节病（HPOA）时可见到杵状变、骨痛以及影像学呈现骨膜外组织骨化。

参考文献

Hoffiman GS. Polyarthritis: the differential diagnosis of rheumatoid arthritis. Semin Arthritis Rheum 1978;8:115–141.

Junnila JL, Cartwright VW. Chronic musculoskeletal pain in children: part II. Rheumatic causes. Am Fam Physician 2006;74:293–300.

Rindfleisch JA, Muller D. Diagnosis and management of rheumatoid arthritis. Am Fam Physician 2005;72:1037–1047.

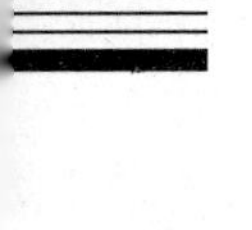

178. 血清学阴性关节炎

Paul A. Monach

张孝盈　译

A. 本部分的立篇之本源于类风湿因子血清学阴性的患者却被怀疑患有炎症性关节炎这一点。软组织肿胀和晨僵持续超过 30min 预示着炎症性关节炎的存在，锻炼可以改善晨僵而非加重。在血清学阴性关节炎中值得注意的是脊柱关节病，包括强直性脊柱炎、反应性关节炎、银屑病关节炎和炎性肠病（IBD）相关性关节炎。

B. 炎性及退行性病变的鉴别尤其是在脊柱、臀部和肩关节常常是困难的。红细胞沉降率和 C 反应蛋白（CRP）的升高不是血清学阴性关节炎的特异性和灵敏性指标，但它们的升高仍然提示有炎症性疾病的存在。外周关节渗出液的存在提示炎症性关节炎，这种关节炎关节腔中抽出的滑液白细胞数＞2000/mm³。人类白细胞抗原（HLA）-B27 与强直性脊柱炎及稍后提及的有关节外临床表现的反应性关节炎综合征即莱特尔综合征高度相关。除非 IBD 相关性关节炎或银屑病关节炎以脊柱性关节炎和（或）前葡萄膜炎（虹膜炎）为特征性表现，否则 HLA-B27 与上述两种疾病不紧密相关。因为血清学阴性关节炎的高危人群中 HLA-B27 常见，所以当强直性脊柱炎预测的可能性在 30%～70%时，HLA-B27 试验室检测仅仅在理论上有帮助，故在常规临床病例中，HLA B27 的评估是不可靠的。如果出现血清学阴性关节炎的急性发作，无论有无细胞外表现，传染性检测均可提示。正如对于衣原体应该进行尿拭子和尿常规检查一样，对于沙门氏菌、志贺菌、耶尔森菌和弯曲杆菌应进行便培养。链球菌和其他感染也与累及关节的反应性炎性综合征相关，但是与 HLA-B27 不相关，而且脊柱关节病突出的特点没有表现出来。

C. 脊柱和（或）骶髂（SI）受累会出现腰、颈部的疼痛和僵硬，或在深呼吸或咳嗽时出现背部胸椎的疼痛。肖伯（Schober）试验对于腰椎疾病敏感但非特异性的。患者站立时，在其第 5 腰椎水平（即维纳斯浅凹）及其上 10cm 处分别进行标记。要求患者向前弯腰并将双臂下垂（可稍微弯曲双腿以避免因腘绳肌腱紧张所致的假阳性结果），测量所标两点之间的距离。距离＜15cm 为异常。应测量深呼吸时胸部扩展的范围，＞5cm 是正常的，而＜2.5cm 明显异常。体格检查测试对于 SI 关节病理学改变不具敏感性及特异性。

D. 为了寻找糜烂性炎症性疾病的证据，应做 SI 关节 X 线检查。尽管弗格森（Ferguson）视图可能更敏感，但是骨盆的前后位（AP）视图就足够了。脊柱影像学检查可以显示椎体各处（即韧带骨赘）的特征性改变。影像学的变化通常只在患病许多年后出现；而疾病早期，虽骨扫描不能区分炎症性疾病和退行性病变，但 CT、MRI 及骨扫描检查相对更灵敏。尽管所有强直性脊柱炎患者存在 SI 和（或）脊柱关节炎，但是在其他血清学阴性脊柱关节病的患者中，只有少数人的脊柱被累及。

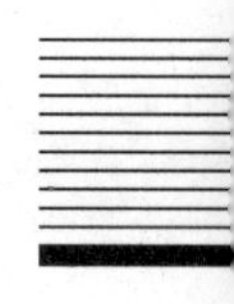

E. 外周关节的受累经常是不对称的、少关节的，而且强直性脊柱炎、反应性关节炎及 IBD 相关性关节炎通常是近身体中轴关节和下肢关节受累。银屑病关节炎可有酷似类风湿关节炎表现的对称性多发性关节炎、类似其他脊柱关节病的不对称性少关节炎、或有限的几个远端指间（DIP）关节受累的关节炎。尤其是银屑病关节炎和反应性关节炎，通常一个手指或足趾出现多个关节及其软组织的发炎，即所谓的“香肠指”（指炎或趾炎）。在这种情况下，腱鞘炎也很常见，尤其是在手/腕和足/踝。

F. 银屑病皮损常见于肘和膝的伸面；其他特别常见的部位包括腰部、手和足、头皮、脐部、臀沟及龟头。指甲凹陷或剥离常见且与关节炎相关。反应性关节炎能突出地显现临床和组织学

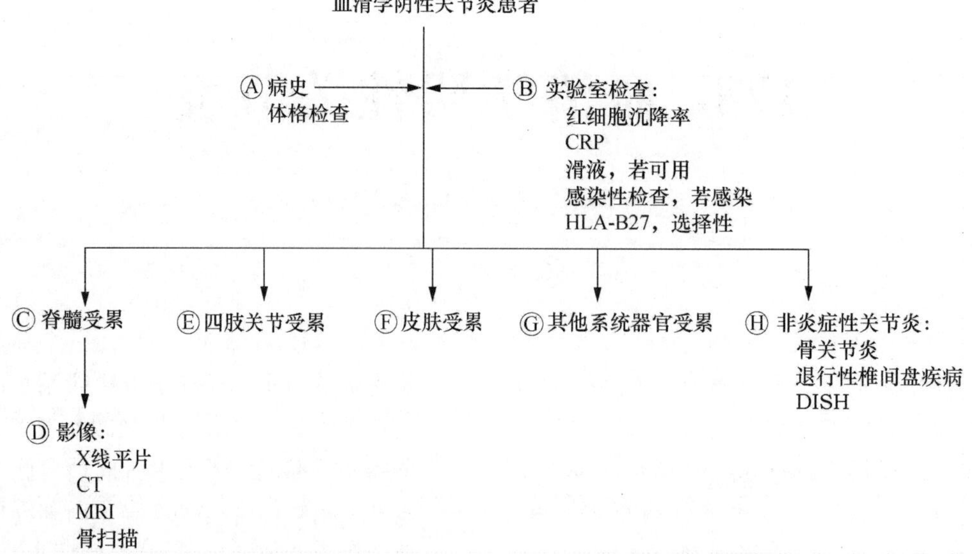

相似的病变：足部脓溢性皮肤角化病、环状糜烂性龟头炎和凹陷甲。结节性红斑是一种小腿疼痛、红肿和皮肤结节综合征，且常见于IBD。坏疽性脓皮病是一种更为严重且少见的与IBD相关的中性粒细胞皮肤病。

G. 结膜炎是莱特尔综合征的一部分。然而，前葡萄膜炎（虹膜炎）也常见于反应性关节炎、强直性脊柱炎和IBD。最近的自限性腹泻和腹痛病史提示肠胃炎的突然发作；慢性病史则提示IBD。尿道炎可能显示最近的衣原体感染。反应性关节炎的患者心脏传导缺陷发展通常并不严重。长远看来，强直性脊柱炎患者的炎症可能发展成主动脉缩窄，导致主动脉瓣的功能不全和（或）动脉瘤。

H. 脊椎的非炎症性疾病是常见的。退行性椎间盘疾病与脊柱和SI关节的骨关节炎在影像学上看起来并不相同，存在盘收缩和边缘骨赘而不是韧带骨赘。弥漫性特发性骨质增生（DISH）是一种非炎症性疾病，具有在肌腱和韧带附着处包括脊椎骨化旺盛的特点，常呈片状分布，且通常在右侧。

参考文献

Kataria RK, Brent LH. Spondyloarthropathies. Am Fam Physician 2004;69:2853–2860.
Slobodin G, Rozenbaum M, Boulman N, Rosner I. Varied presentation of enthesopathy. Semin Arthritis Rheum 2007;37:119–126.

179. 软组织疼痛

Paul A. Monach

张孝盈 译

A. “软组织风湿病”是常见的疾病，包括以局部疼痛与容易界定非关节肌肉骨骼结构（肌腱炎和滑囊炎）以及全身疼痛综合征为表现的疾病，可能是不明原因疾病的表现，但往往是较常见的特定起源和未知的病理或病理生理学机制。

B. 与关节疼痛相比较，关节周围疼痛往往是复制了主动而非被动关节运动，特别是在肌腱或肌肉拉伤时。如果发生被动运动伴随的疼痛，应该是增加受累肌腱的伸展。更提示肌腱或肌肉拉伤的疼痛由参与肌肉和肌腱的等距使用产生，因为关节不动。刺激或损伤的肌腱通常发炎不明显（无发红或肿胀）除非发生重大创伤或炎症性疾病（尤其是血清阴性脊柱关节病），但常有压痛点。滑囊炎的特征为点压痛以及有时的发红和肿胀，在特定位置，包括髌前（性）、肘尖（鹰嘴）、肩的横向方面（三角肌下或肩峰下）、近端胫骨内侧（鹅），股骨大转子（转子）和坐骨结节（坐骨）。往往有慢性或亚急性创伤病史。疼痛常发生，但并不总是在主动使用囊附近的肌腱加重而因为拉伸恶化（如鹰嘴滑囊炎时肘关节充分屈曲）。髌前和鹰嘴囊容易发生感染和痛风，所以滑囊炎伴随肿胀和发红时，在这些部位应抽吸以排除感染并评价晶体沉积。韧带扭伤的特征通常为急性拉伸损伤病史，且体检特点为点压痛和在拉伸韧带比相对运动更痛。关节松弛可能出现在大量或完全的撕裂伤。

C. 一个全身疼痛综合征值得进行各系统的全面审查和体格检查以评估这些疾病的可能性，如系统性红斑狼疮、甲状腺及甲状旁腺疾病、代谢性肌病（糖原贮积症等）、维生素D缺乏、丙型肝炎病毒（HCV）感染和多发性硬化。医生在很大程度上做实验室检查评价这些相关的因素。在我看来，合理的项目包括促甲状腺激素（TSH）、肌酸激酶（CK）、钙、25-羟基维生素D和HCV抗体；一般实验室检查包括全血细胞计数（CBC）、血尿素氮、电解质和肝功能通常也会进行。红细胞沉降率（ESR）、C-反应蛋白（CRP）和ANA阴性是有用的，但适度的阳性结果在健康人群中非常普遍。

D. 纤维肌痛是一种常见的特发性疾病，无已知的病理学变化，特点是在多个特征区域广泛的疼痛和压痛，包括斜方肌、颈部伸肌到枕的附件（和颈及上背部的其他区域）、第二肋骨到胸骨软骨的连接、上外的臀部、外侧肘、大转子附近的外侧髋和内侧膝关节。许多患者的疼痛部位也牵涉其他或所有软组织的位置。往往有相关的睡眠障碍、抑郁、运动缺乏、慢性疲劳、头痛、肠易激综合征以及有时的可解释其原因造成的局部疼痛状态。这些因素也可能在放大疼痛感觉的途径上发挥作用，这是目前流行的该病变的作用模式。

E. 关节内疼痛时可能正伴随着主动运动和被动运动。软组织肿胀、关节积液、晨僵和其他器官系统炎症的体征的特征，炎症性关节炎比骨关节炎更加明显。实验室检查可以帮助说明。见关于单关节关节炎和多发性关节炎部分的内容。

参考文献

Chakrabarty S, Zoorob R. Fibromyalgia. Am Fam Physician 2007;76:247–254.

Hwang E, Barkhuizen A. Update on rheumatic mimics of fibromyalgia. Curr Pain Headache Rep 2006;10:327–332.

Reilly PA. The differential diagnosis of generalized pain. Baillieres Best Prac Res Clin Rheumatol 1999;13:391–401.

Wilson JJ, Best TM. Common overuse tendon problems: a review and recommendations for treatment. Am Fam Physician 2005;72:811–818.

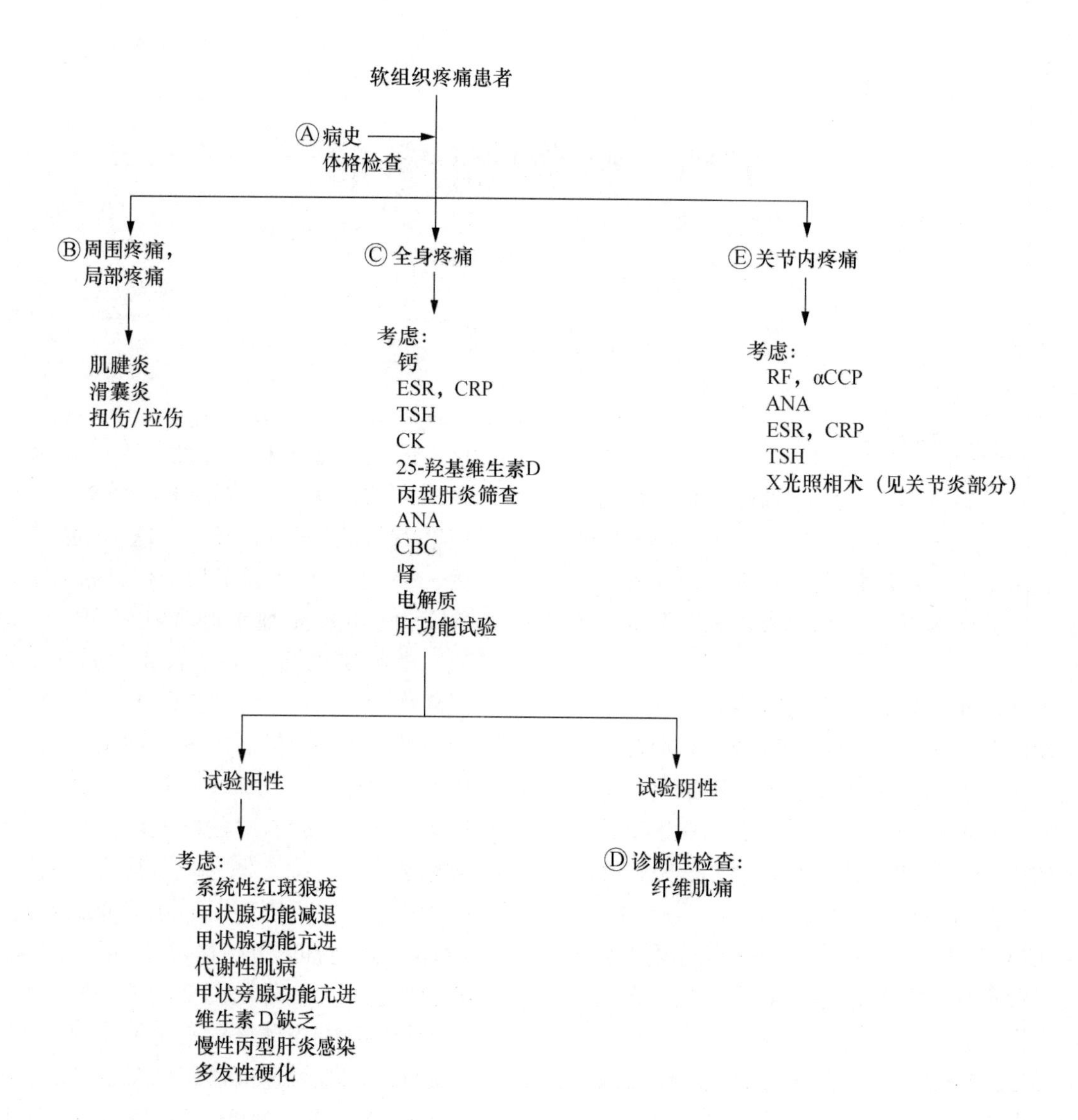
软组织疼痛患者
Ⓐ病史
体格检查
Ⓑ周围疼痛，
局部疼痛
Ⓒ全身疼痛
Ⓔ关节内疼痛
肌腱炎
滑囊炎
扭伤/拉伤
考虑：
钙
ESR，CRP
TSH
CK
25-羟基维生素D
丙型肝炎筛查
ANA
CBC
肾
电解质
肝功能试验
考虑：
RF，αCCP
ANA
ESR，CRP
TSH
X光照相术（见关节炎部分）
试验阳性
试验阴性
考虑：
系统性红斑狼疮
甲状腺功能减退
甲状腺功能亢进
代谢性肌病
甲状旁腺功能亢进
维生素D缺乏
慢性丙型肝炎感染
多发性硬化
Ⓓ诊断性检查：
纤维肌痛

180. 颈　痛

Simon Helfgott

张孝盈　译

大约10%的成年人在一段时间内会抱怨颈部疼痛。这不同于背部疼痛，很少患者要求离开工作或申报残疾，并且极少数发展成神经缺损。颈椎由七块椎骨组成，由颈椎和斜方肌支持。除了支持和提供头和颈部运动，这7块椎骨在脊柱受到危险时也有助于保护脊髓和脊神经。这也许可以解释为什么颈椎劳损是很常见。

A. 颈痛通常是描述发生在颈椎基底部或沿斜方肌上部边界。可能伴随头痛。物理或情绪紧张、不好的睡觉习惯或不好的的姿态，都可能导致这种疼痛。有些患者也描述颈部僵硬，且缺乏完整的颈部运动。老年患者这可能是由于颈椎骨关节炎造成的。有些患者手臂麻木、刺痛或疼痛。这可能是由于椎间盘突出，特别是在第5及第6颈椎水平，肩膀与斜方肌受累并且辐射至对侧前上臂、前臂桡侧和拇指处产生疼痛。第6及第7颈椎外侧椎间盘突出产生疼痛是在肩胛骨、胸区和内侧腋下，辐射至对侧后上臂、肘和前臂背侧，以及拇指和示指掌面。这些区域也可能有感觉丧失损害如麻木或感觉迟钝。第7颈椎到第1胸椎之间横向疝出产生前臂内侧疼痛以及前臂内侧和手尺神经分布的感觉损失。中央椎间盘突出症在颈椎水平可以产生脊髓型颈椎病及两侧四肢长期监测标志、步态异常和失调的综合征。其中一些患者颈部疼痛可能是极少或甚至不存在。

挥鞭伤一词是用来描述在设定的一种急性屈曲/仰伸时的颈部损伤，经常在交通事故涉及追尾时看到。这些症状可包括严重疼痛、痉挛、颈部运动丧失和枕部头痛延伸损伤。

B. 检查者应观察头和颈部的运动，包括旋转、侧屈、前屈和扩展。椎旁及上斜方肌的肌肉触诊可进行评估压痛和肌肉痉挛。应进行检查臂和腿的肌强度和深部肌腱反射的感觉结果。上肢反射损失或不对称可确定椎间盘突出的位置。然而，在上肢或下肢深腱反射亢进，可能表明脊髓压迫。

C. 患者有严重的、剧烈的疼痛，且没有改善或呈现周围神经功能异常时，应考虑应用影像学研究。平片可能记录骨关节炎的证据，和急性损伤患者中，他们可以识别隐匿性骨折。MRI和CT可能有助于查明可能受益于有针对性硬膜外类固醇注射或需要转诊到外科医生的椎间盘突出患者。在大多数情况下，MRI是首选，因为在检测椎间盘突出、肿瘤、感染或骨折时比CT更敏感。肌电图（EMG）应只在那些持续疼痛的患者以及影像学研究尚未有助于确定疼痛来源的患者中考虑进行。

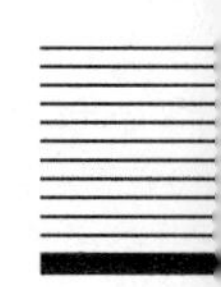

参考文献

Alexander MP. Whiplash: chronic pain and cognitive symptoms. Neurology 2003;60:733.

Stiell IG, Clement CM, McKnight RD, et al. The Canadian C-spine rule versus the NEXUS low-risk criteria in patients with trauma. N Engl J Med 2003;349:2510.

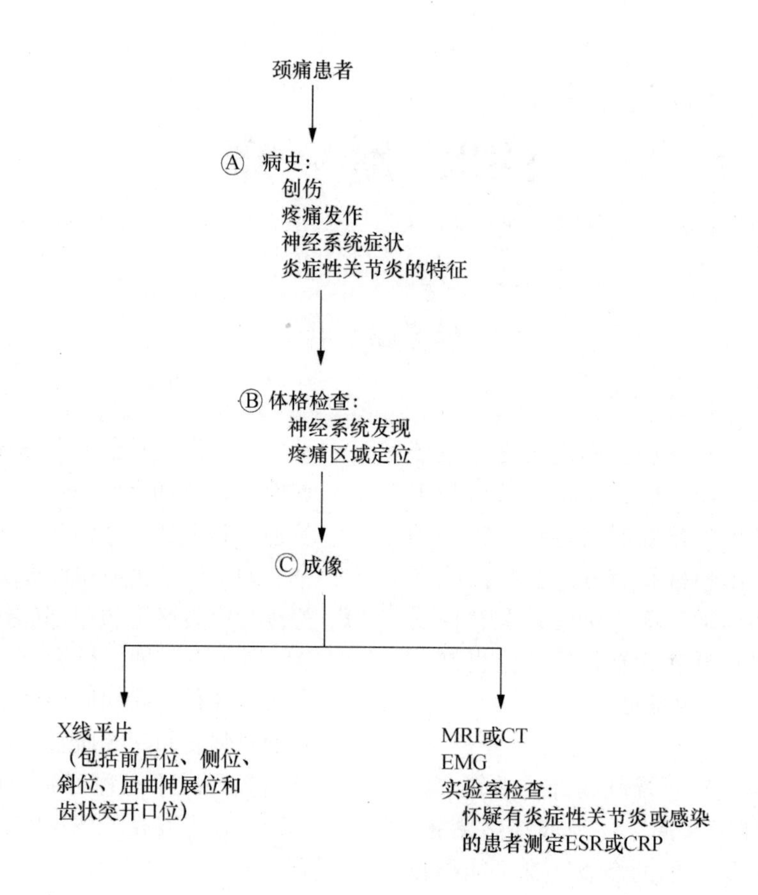

颈痛患者
Ⓐ 病史：
创伤
疼痛发作
神经系统症状
炎症性关节炎的特征
Ⓑ 体格检查：
神经系统发现
疼痛区域定位
Ⓒ 成像
X线平片
（包括前后位、侧位、
斜位、屈曲伸展位和
齿状突开口位）
MRI或CT
EMG
实验室检查：
怀疑有炎症性关节炎或感染
的患者测定ESR或CRP

181. 肩　痛

Paul A. Monach

张孝盈　译

A. 肩关节前脱位、肩峰锁骨（AC）分离和肩袖撕裂通常通过病史和体格检查提示，前两种疾病可通过影像学摄片确诊。肩袖撕裂通常包括冈上肌腱的断裂，正因为如此，一个肩袖完全撕裂的患者没有了三角肌和斜方肌的收缩作用就不能从垂直位置启动外展手臂这个动作。肩袖撕裂也可隐匿发生，通常发生在老年人长时间肩袖肌腱综合征后。相反，无肌腱撕裂的肩袖肌腱综合征可能发生于急性创伤，但更常发生于慢性过度劳损。在重大创伤的情况下应考虑肱骨、锁骨、肩胛骨骨折。更微小的肩关节上唇前后位（SLAP）病变是一种可能出现在轻微的创伤后的盂唇软骨撕裂，需要比 X 线平片更先进的成像技术来确诊。

B. 肩袖肌腱炎和肱二头肌肌腱炎都很常见，通常通过体格检查即可确诊。测定抵抗外旋和内展的疼痛程度对评估肩袖功能有意义，但是，最有价值的检查是岗上肌腱撞击测试。这个测试有许多变量，但他们共同的特征是抵制拇指朝下及手臂抬高。肩峰下（或三角肌）滑囊炎也可产生阳性侵犯体征，但是相比于冈上肌肌腱炎，其肩峰外侧缘压痛感更强。肱二头肌长头肌腱炎较容易通过肌腱的局限性压痛（定位于肩关节的关节凹，大约有一半位于喙突和肩峰外侧缘之间）和抵抗屈肘或抵抗拇指朝上及手臂上扬产生的疼痛进行诊断。钙化性肌腱炎是一种病因不明的急性自限性疾病，常影响肩部肌腱功能，通常表现为剧烈疼痛、敏感的局部压痛和特征性影像学表现。通常情况下，肌腱综合征患者在主动运动或等长收缩时比被动运动更痛。粘连性关节囊炎，又称“冻结肩”，是一个疼痛点固定的疾病，往往是特发性的。它的特点是肩关节在各个方向的局限性运动，体格检查可提示，但不排除弗兰克（Frank）关节炎时不能明确诊断。盂肱关节的原发性骨关节炎（OA）是罕见的，但肩袖撕裂后的 OA 和 AC 关节的 OA 常见。肩胛带炎症性关节炎的特点是风湿性多肌痛（PMR），并在血清阴性脊柱关节病是常见的，但单关节炎和多关节炎等原因需要考虑。肩部检查，如髋关节检查，不是检测关节积液的敏感指标。

C. 对受影响的手臂进行彻底神经系统检查在肩部疼痛的评估中是非常重要的，因为椎间盘突出或关节炎的神经根型颈椎病经常出现肩部疼痛。

D. 大多数情况下肩关节的 X 线平片从三个平面观察即可：手臂内旋的前后位（AP），外旋时的 AP，以及腋下位。AC 关节和锁骨通常可以通过这三个角度进行很好的评估。AC 关节分离时，患者站位和手中提有重物和（或）通过正位片与 AC 关节相对比可能对评估有所帮助。肩峰和肱骨头之间的空间缩小可以推断肩袖撕裂，如果是慢性损伤，OA 的变化往往表现在相应的表面。即使存在肩峰肱骨间隙，肩峰刺激也很常见，并将产生慢性肩袖撞击。钙化性肌腱炎表现为实质外不透光 X 线的特性。缺血性坏死，相比与肩关节，更常见于髋关节和膝关节，通常在发病 6 周内在 X 线平片上不表现。如果发生神经功能损害，颈椎片即可出现相应征象；AP 和侧位片可充分诊断退行性疾病，但是神经孔的评价需要在斜位下，并且通常需要更先进的成像技术。

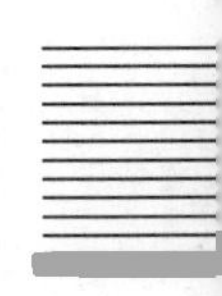

E. 诊断骨折时 CT 和 MRI 比 X 线平片更敏感，但相比于臀部和骨盆，肩关节不常使用它们作为诊断方法。MRI 是描述肩袖病理学变化的首选技术，但它只有在诊断不明确或考虑手术时才会进行。超声检查用于诊断肩袖撕裂，但其价值取决于操作者的经验。MRI 是诊断神经根

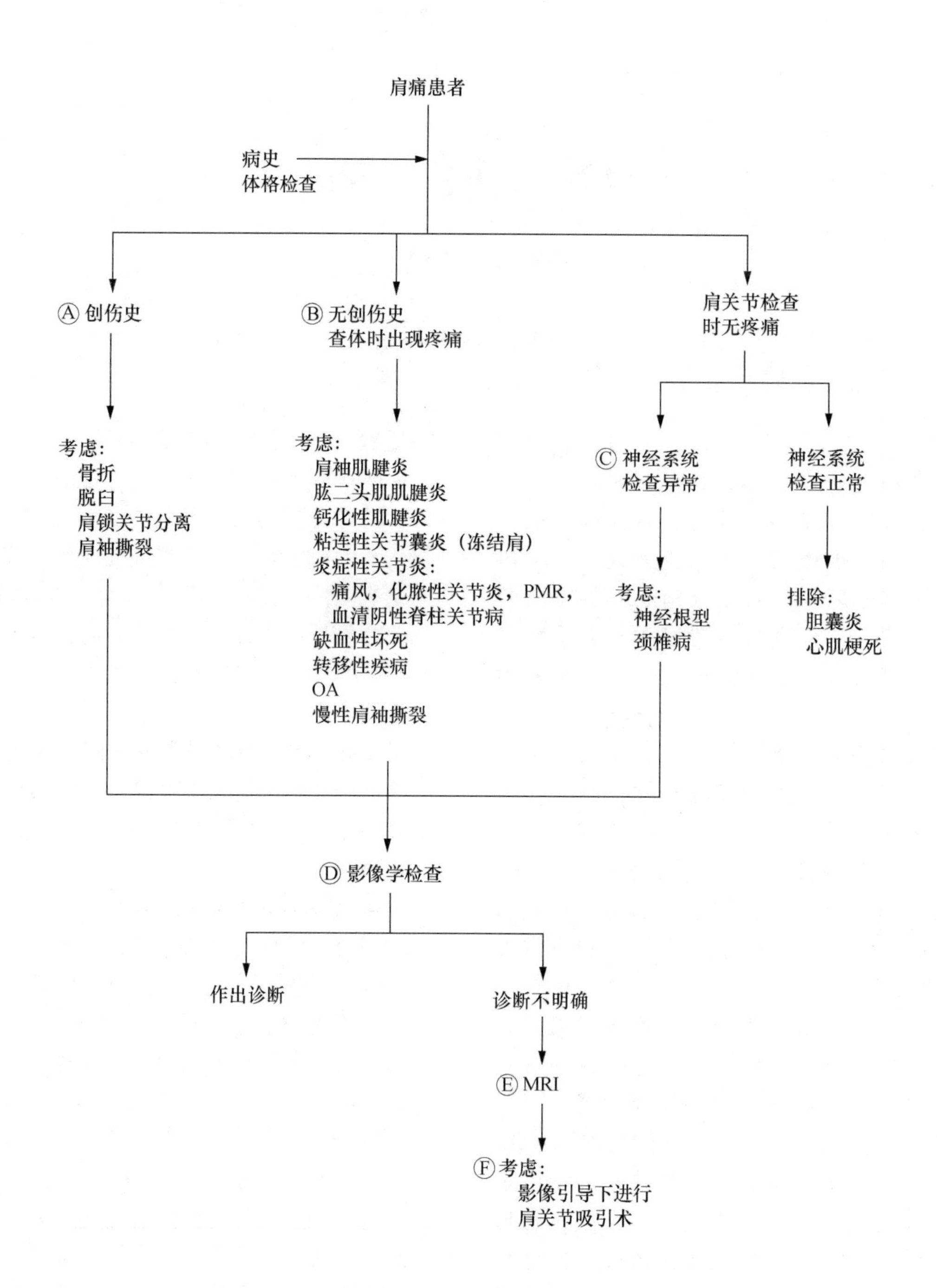

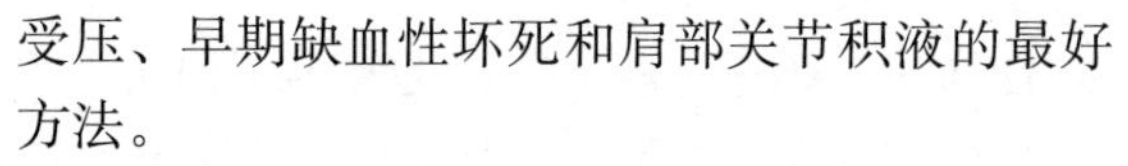
受压、早期缺血性坏死和肩部关节积液的最好方法。

F. 如果怀疑关节感染，在影像的指导下进行肩关节吸引术是必要的。随着急性发作，无创伤，剧烈的疼痛，特别是体格检查或影像学有积液的证据，和（或）发热及其他感染体征的存在，这种怀疑增加。

参考文献

Burbank KM, Stevenson JH, Czarnecki GR, Dorfman J. Chronic shoulder pain: part I. Evaluation and diagnosis. Am Fam Physician 2008; 77:453–460.

Burbank KM, Stevenson JH, Czarnecki GR, Dorfman J. Chronic shoulder pain: part II. Treatment. Am Fam Physician 2008;77:493–497.

Matsen FA III. Clinical practice: rotator-cuff failure. N Engl J Med 2008;358:2138–2147.

Quillen DM, Wuchner M, Hatch RL. Acute shoulder injuries. Am Fam Physician 2004;70:1947–1954.

182. 腰　痛

Simon Helfgott

曹丽霞　译

大部分人在他们成人期都会经历过至少一次腰痛，且这些大多数都是短期的，持续数天到数周，在没有任何干预治疗的情况下痊愈。对临床医师的挑战是确定这些患者谁可能受益于诊断性干预，以进一步评估其疼痛诊断。

A. 评估患者时，应考虑以下问题：

*伤在哪了？*背痛通常被描述为一个隐晦的稳定的低位腰椎脊柱疼痛，有时可能辐射到臀部。患者通常不抱怨局部严重压痛点除非可能存在骨折。疼痛辐射到一条腿可能表明神经撞击，年轻患者中由于椎间盘突出症而老年人由于骨赘形成。

*什么时候受的伤？*患者的椎间盘相关的背痛，坐或站立的时间延长往往使症状更加严重。咳嗽或打喷嚏会加重这些症状，这往往与椎间盘突出症有关，它撞击在神经根。与此相反，平躺常减轻这种疼痛。

腰椎椎管狭窄患者，背部前弯可以“打开”狭窄的椎管孔的空间和改善疼痛症状。患者还描述症状在试着前倾推购物车时得到缓解（“购物车征”）。这些患者注意到长时间站立时症状恶化。

*活动是如何影响疼痛的？*一般来说，休息改善背痛症状，至少在短期内。这可能对椎间盘突出的背痛或骨关节炎的椎管狭窄是正确的。很多症状极少在休息时好转而活动时恶化。相比之下，炎症性脊柱关节病的患者（如强直性脊柱炎、银屑病关节炎或炎性肠病）注意到长期不活动之后症状会更僵硬和恶化。这些患者也可能有夜间症状且在早上站立时感觉更严重。

*疼痛是否放射？*疼痛放射到一条腿（坐骨神经痛）可能来自椎间盘突出症或骨赘造成的撞击或两者的结合。患者可能只是描述腿部疼痛而无背痛，尽管大多数患者的主诉两者都有。在会阴部的疼痛或感觉迟钝可以因为马尾综合征。这些患者需要及时确诊因为迫切需要转诊手术。

*什么可以减轻疼痛？*通过对他们的访问，患者可以通过低剂量的非甾体抗炎药或对乙酰氨基酚进行自我治疗。如果有显示这些药物有用，这种信息可能有助于制定处理方案以控制疼痛。

背部应用热或冷后可提供短暂缓解但不帮助建立诊断。

B. 检查脊柱姿势可以显示脊柱侧凸或不对称。脊柱前屈应该评估肌肉痉挛和方便灵活。肖伯（Schober）测试是衡量腰椎灵活性的方法以用来评估脊柱关节病的患者。当站立时腰椎一段10cm检测区段应扩大到约15cm或当完全弯曲时应扩大更多。在椎体压缩骨折的情况下，触诊时能有局部压痛。椎管狭窄的患者一般在背部延伸时更痛与而不是前屈时。直腿抬高（SLR）试验是患者仰卧和健侧膝关节弯曲到45°并在桌子上休息。检查者一手扶住患侧膝部使其膝关节伸直，另一手握住踝部并徐徐将该腿抬高。因为椎间盘突出症侵犯神经根，直腿提高将牵扯到这些根且那些疼痛可能放射到测试膝盖的下面。请注意，如果腿抬高＜60°而远端腿发生疼痛则SLR试验阳性。

当疼痛放射到健侧（交叉SLR）那么这些结果会比疼痛放射到测试侧结果更准确。请注意，SLR对年轻患者诊断更准确而缺乏对老年患者的诊断价值。详细感觉和运动检查以及深肌腱反射的评估应描述具体的皮节的参与。当试图确定在CT或MRI上影像学发现的相关性时，这是非常有用的。

椎间盘突出症和腰椎狭窄最常见于L4～L5和L5～S1。在L4～L5可能会发现拇长伸肌力量丧失和蹈趾及足内侧感觉迟钝。有L5～S1疾病，趾屈肌与踝反射降低，第五趾和外侧足会有感觉迟钝。在马尾神经综合征的罕见部位，

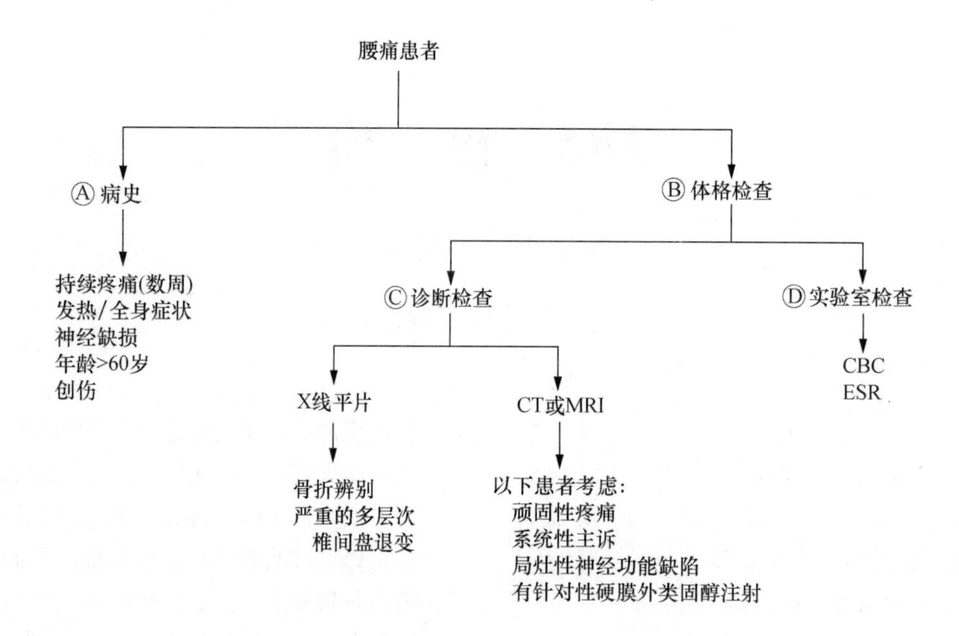

S2、S3和S4根可能受累，且患者有肠和膀胱功能障碍及会阴部感觉迟钝。

C. 目前的指南建议发热、不明原因的体重减轻、神经缺损，静脉注射药物滥用或年龄＞50岁的患者进行X线平片检查。光片在检测结构异常如脊椎前移和脊柱侧凸是非常有用的，但对癌症或感染的检测不敏感。CT或MRI影像应对那些强烈怀疑感染、癌症或持续存在神经功能缺损的患者有所保留。影像可能在确定有针对性的硬膜外皮质类固醇注射或手术是否适当时是有用的。

影像需要仔细说明，因为有很高比例的患者有或无腰痛症状均会有异常，如椎间盘变性或椎间盘突出或甚至中央或横向椎管狭窄。例如，任何超过50岁者有一个CT或MRI显示“正常”的脊椎是极不可能。当临床体格检查结果与神经解剖学方式及MRI或CT结果相关时，影像是最有用的。放射学调查结果不符合临床检查时应提高对特定患者MRI或CT价值的怀疑。

D. 肌电图（EMG）通常价值是有限的。CBC和ESR可能在评价怀疑有全身性疾病，如感染、恶性肿瘤或脊柱关节病的患者上是有用的。

参考文献

Helfgott SM. Sensible approach to low back pain. Bull Rheum Dis 2001;50(3):1–4.
Jarvik JG, Deyo RA. Diagnostic evaluation of low back pain with emphasis on imaging. Ann Intern Med 2002;137:586–597.
Katz JN, Dalgas M, Stucki G, et al. Degenerative lumbar spinal stenosis. diagnostic value of the history and physical examination. Arthritis Rheum 1995;38:1236–1241.

183. 髋　痛

Paul A. Monach

曹丽霞　译

A. 摔倒，尤其是老年人，提高怀疑髋部骨折，尤其是股骨颈和粗隆间，或是髋臼，骨盆其他位置，或股骨大转子。负重运动而造成慢性过度伤害可以产生骨盆的应力性骨折，骨盆“不足”和非创伤性骨折可以发生在老年人，特别是那些骨质疏松症者。影像和更先进的成像技术对排除骨折是必需的。

B. 髋关节检查感觉疼痛在腹股沟的提示髋关节疾病。腹股沟痛与“滚木”腿可能是最特异的结果，因为这个动作对膝关节、背部或骨盆带肌肉组织无压力。一个阳性的托马斯（Thomas）试验检测髋关节屈曲挛缩，在这其中患者无法在桌子上维持受累腿而另一条腿可以弯曲膝关节垂下桌子，暗示疾病严重。疼痛逐渐开始最主要提示骨关节炎（OA），但也可发生血清阴性炎症性关节炎（脊柱关节病）。疼痛发作迅速需要考虑感染、缺血性坏死或非感染性炎症性关节炎。在某些条件下，如许多 OA 病例和大多数风湿性多肌痛，感觉髋关节运动时的疼痛更广泛地分布在大腿到膝盖。事实上有时患者主诉膝痛而问题可能只在髋关节。

C. 孤立的臀部疼痛是髋关节关节炎的一种不常见表现，但常见于联合在腰骶（LS）脊柱（有或无椎管狭窄或神经根撞击）或骶髂（SI）关节的退行性或炎症性疾病。在没有神经功能缺损的情况下，体格检查通常是非诊断性的。在坐骨结节的精细压痛暗示坐骨滑囊炎，尽管在许多情况下，骨盆骨折仍应被排除。

D. 前后位（AP）的骨盆 X 线片通常足以诊断髋关节的骨关节炎，SI 关节退行性或炎症性关节炎，或骨盆骨折。然而，根据症状的位置，骨折更多的详细评估往往包括髋关节的 AP 和蛙腿位、髋臼的前及后斜位或 SI 关节的 Freguson 位。髋关节的过量液体往往是来自软组织平面明显的改变。缺血性坏死影像改变通常是在发病数周后出现。通过对 LS 脊柱 AP 和侧位的评价通常足以建立退行性疾病的诊断；诊断神经根和脊髓撞击需要更先进的影像技术。

E. CT 和 MRI 诊断骨折比 X 线平片敏感得多，且在平片正常而临床上高度怀疑或症状持续的情况下应考虑使用。骨扫描对骨折在受伤后 3 天也敏感。有时需要 MRI 来确定多余的液体是否在髋关节或在早期缺血性坏死的过程中。CT 特别是 MRI 对检测 SI 关节炎症性疾病更敏感，但往往不常用于临床需要。CT 对腰椎管狭窄症诊断是一种有效的评价，MRI 对椎管狭窄和神经根受压的诊断都很有帮助。

F. 如果有怀疑受感染的关节，影像指引下髋关节抽吸是需要的。急性发作、无创伤、剧烈的疼痛，特别是托马斯测试阳性，髋关节积液的影像学证据，和（或）发热的情况下会增加这种怀疑。

G. 髋关节侧疼痛与大转子压痛是臀中肌肌腱炎或转子滑囊炎引起的一种常见的综合征。纤维肌痛患者通常有这个区域的疼痛和压痛，而通常是双侧的且与许多其他压痛位点相联系。

参考文献

Adkins SB III, Figler RA. Hip pain in athletes. Am Fam Physician 2000;61:2109–2118.

Lane NE. Clinical practice: Osteoarthritis of the hip. N Eng J Med 2007;357:1413–1421.

Scialabba FA, DeLuca SA. Transient osteoporosis of the hip. Am Fam Physician 1990;41:1759–1760.

Toohey AK, LaSalle TL, Martienz S, Polisson RP. Iliopsoas bursitis: clinical features, radiographic findings, and disease associations. Semin Arthritis Rheum 1990;20:41–47.

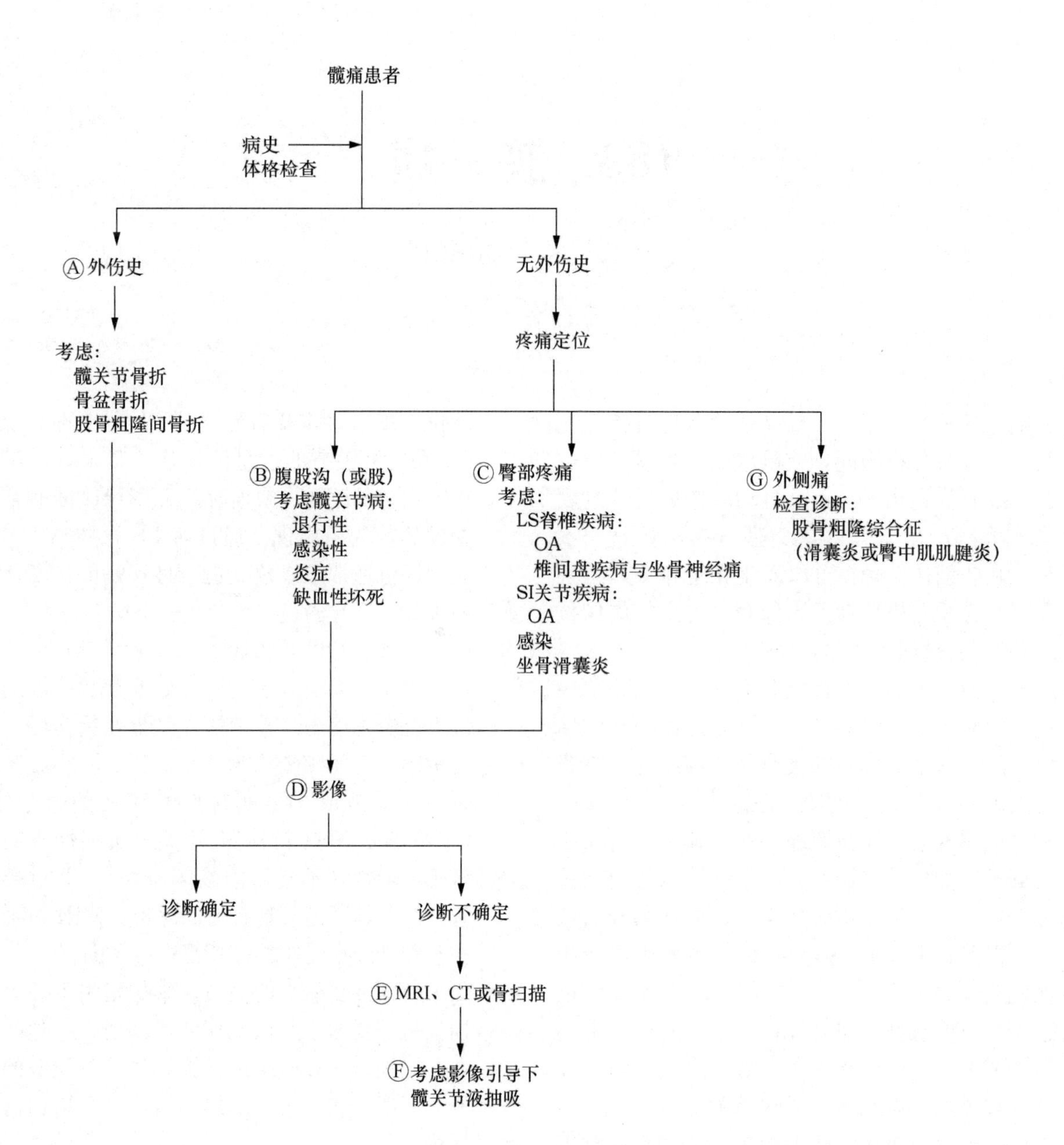
髋痛患者
病史
体格检查
Ⓐ外伤史
无外伤史
考虑：
髋关节骨折
骨盆骨折
股骨粗隆间骨折
疼痛定位
Ⓑ腹股沟（或股）
考虑髋关节病：
退行性
感染性
炎症
缺血性坏死
Ⓒ臀部疼痛
考虑：
LS脊椎疾病：
OA
椎间盘疾病与坐骨神经痛
SI关节疾病：
OA
感染
坐骨滑囊炎
Ⓖ外侧痛
检查诊断：
股骨粗隆综合征
（滑囊炎或臀中肌肌腱炎）
Ⓓ影像
诊断确定
诊断不确定
ⒺMRI、CT或骨扫描
Ⓕ考虑影像引导下
髋关节液抽吸

184. 手及腕痛

Paul A. Monach

曹丽霞　译

A. 伴随明显的外伤史，考虑骨折或脱位并用影像学作为评价。桡骨远端骨折（Colles 骨折）是骨质疏松症患者的一种常见并发症。

B. 出现关节肿胀和（或）关节触痛时考虑关节受累，而不是在他们之间伴随主动或被动运动类似程度的疼痛。进一步检查手/腕关节炎要依靠敏锐度和受累关节的数量，包括手/腕和其他关节。

C. 手关节的多关节炎包括非炎症性原因［骨关节炎（OA）］和炎症性原因［如类风湿关节炎（RA）、狼疮、银屑病关节炎］。OA 影响远端指间（DIP）关节、近端指间（PIP）关节和第一腕掌（CMC）关节。腕关节 OA 在缺乏急性或慢性创伤史时是不常见的，掌指（MCP）关节 OA 应该重点怀疑是由代谢原因引起的，如血色素沉着病、甲状旁腺功能亢进症或焦磷酸钙沉积症（CPPD）。多关节痛风可以是慢性的（通常可以发现不对称分布的可探测结石）而很少见急性的，但在这两种情况都有踇趾或足中的单关节损伤史。RA 影响对称分布在跖-指骨、PIP 关节和腕，很少影响 DIP 关节。银屑病关节炎可以表现得像 RA 但更多为不对称的且常见累及 DIP 关节。怀疑感染在多发性关节炎是少见的，因此关节抽吸只是确认疑似病例的急性痛风。影像学检查通常有助于作出诊断并评估关节的损害程度。

D. 单关节炎要考虑感染且通常要考虑关节抽吸的优点。感染在指关节不如在腕关节常见。晶体疾病通常表现为单关节炎，尤其是痛风或假性通风（与在慢性 CPPD 形成的晶体的释放相关的急性炎症）的急性损害。OA 通常不表现为单关节，除非在损伤后。在炎症性关节炎中，银屑病关节炎和感染后的反应性关节炎最可能表现为单关节炎，有或没有伴随的腱鞘炎。

E. 肌腱或非肌腱的压痛点，活动/抵抗比被动运动更加疼痛提示关节外疾病。肌腱断裂严重限制受累指的主动运动。拇展肌肌腱的肌腱炎（de Quervain 腱鞘炎）是十分常见的，Finkelstein 试验（拇指镶嵌在拳内时手腕被动内侧位移）可出现检查点的压痛和疼痛。当弯曲 PIP 和 DIP 关节（可复位，伴疼痛）或者把带有结节的掌面放在 MCP 关节时，屈肌腱结节表现是一个“扳机指”。神经节和滑膜囊肿常引起肿胀，伴或不伴压痛。掌腱膜挛缩是一种第四和第五指掌筋膜的慢性挛缩，具有很强的遗传倾向。糖尿病患者通常会发展为增厚，伴或不伴挛缩、掌侧皮肤更广泛和更少严重。

F. 动脉粥样硬化的血管疾病相对于足在手是不常见的，但与寒冷暴露相关的血管痉挛性疾病（雷诺现象）是很常见的。当有潜在的结缔组织疾病，特别是硬皮病，雷诺现象可能更严重和有指梗死和坏疽的危险。指循环的急性折衷时应考虑栓塞疾病和血管炎。

G. 多关节炎通常表现为对称性的且在足比在手上更严重的疾病。单关节炎多元化表示多来自血管炎的损伤到周围神经，且通常以一种不对称的方式开始影响多重肢体。压迫腕管中的正中神经是常见的，出现手部疼痛（通常为辐射痛）、正中神经分布感觉丧失（手掌外侧三指和侧掌）、足底及小鱼际肌的无力和萎缩。慢性尺神经压迫导致疼痛和感觉丧失牵涉横向两指。压迫桡神经、颈神经根及臂丛是造成孤立的手及腕痛的一种较不常见的神经病因。神经传导研究往往有助于明确诊断神经压迫，可以用于诊断单神经炎多发性。

H. 皮肤的增厚，尤其是远端皮肤增厚较重，应高度怀疑硬皮病。雷诺现象的病史通常总是能够获得。如果是一个手指的杵状指应该警惕肥大性骨关节病（HOA）的发展，尤其是四肢远端疼痛性增大。杵状指与严重的慢性病有关，但严重的 HOA 尤其与肺癌有关。

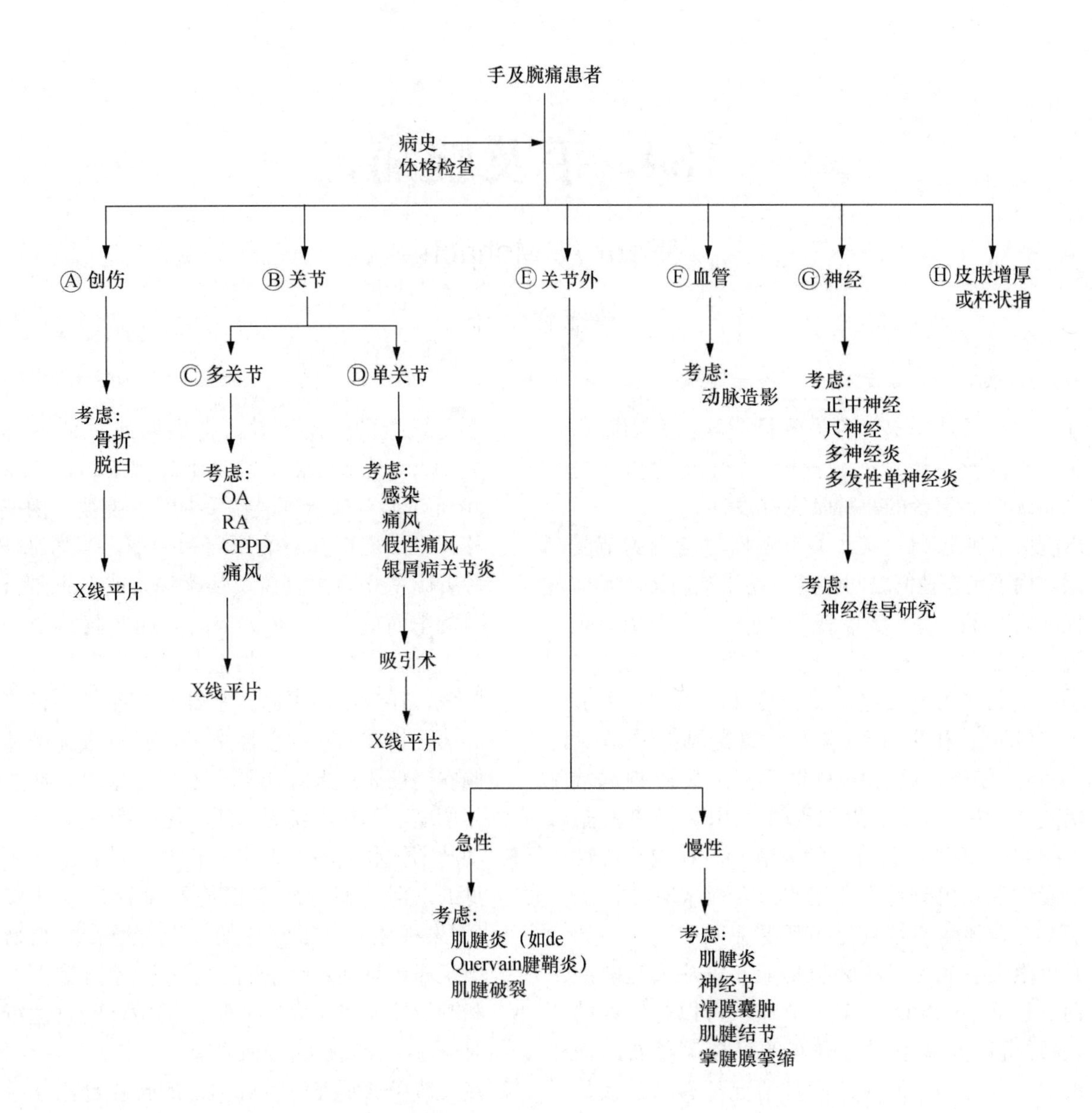

参考文献

Caspi D, Flusser G, Farber I, et al. Clinical, radiologic, demographic, and occupational aspects of hand osteoarthritis in the elderly. Semin Arthritis Rheum 2001;30:321–331.

Forman TA, Forman SK, Rose NE. A clinical approach to diagnosing wrist pain. Am Fam Physician 2005;72:1753–1758.

Kassimos D, Creamer P. The hand x-ray in rheumatology. Hosp Med 2004;65:13–17.

Leggit JC, Meko CJ. Acute finger injuries: part II. Fractures, dislocations, and thumb injuries. Am Fam Physician 2006;73:827–834.

185. 膝 痛

Paul A. Monach

曹丽霞 译

A. 关节内来源的膝痛预示着关节积液、主动或被动运动时疼痛、关节线处压痛，或单独通过阳性前或后抽屉试验使前或后交叉韧带折中的证据。由炎症性关节炎所致者比在骨关节炎和机械因素所致者中的积液常相对更加持续，且极可能难以治疗。半月板撕裂常可产生锁定和不稳定，并可在检查中发现关节线压痛（内侧常多于外侧）和（或）McMurray 试验阳性（在膝弯曲或伸展及踝外旋时内侧关节线疼痛和叩击痛）或 Apley 试验阳性（当患者于受影响的膝弯曲呈 90°压下足时膝疼痛伴压缩）。胫骨平台骨折发生在特定的创伤情况下，在骨质疏松症时较轻微；压痛点是一个特征，但很难与其他结构压痛相区别。髌骨软骨软化是一种关节软骨软化，是一种常见症状表现为前膝疼痛尤其由于上下楼梯所引起的“髌股综合征”。复发性关节积血是血友病的一典型表现，但是目前大多数病例是单相的，并且与抗凝和（或）创伤有关。

B. 与积液有关的急性膝痛应当行吸引术，其引流液进行革兰染色、培养、白细胞计数和分类以及结晶测试。不明原因所致的慢性膝痛的大量积液也应当行吸引术。高度怀疑慢性退行性疾病或创伤性内部破坏的关节积液不要求吸引。

C. 慢性或急性膝关节痛通常首选 X 线片，用前后位（AP）、侧位和“日出”位（髌骨切线方向）。评估关节腔缩小程度时，应当考虑体重相关的 AP 视角。起病后的大约 6 周，缺血性坏死和骨髓炎在 X 线平片上常不明显。

D. MRI 是诊断半月板撕裂、前或后十字韧带撕裂、缺血性坏死、骨髓炎和大多数肿瘤的首选技术。它还可以显示滑膜的炎症（滑膜炎），虽然体格检查和实验室相关检验通常可以诊断滑膜炎，MRI 并非必须进行。骨扫描对感染、缺血性坏死及大多数肿瘤敏感，但在骨关节炎中也有积极征象，所以只有当其不可能叠加时才有用。

E. 关节外膝痛常由体检发现，髌前滑囊炎以膝前疼痛和压痛为特点，往往有髌骨前和一定程度上远端的局部红肿以及膝关节屈曲痛，但是伸展时症状消失。鹅趾囊的炎症表现为胫骨近端内侧方向的严重压痛和抵抗膝屈曲时的疼痛。主动运动比被动运动时疼痛感更强增加肌腱炎发生的可能性。髌骨肌腱炎的特点是抵抗膝伸展时疼痛以及髌骨和胫骨间的经常性压痛；股四头肌肌腱炎较少见，其特点是做相似运动时髌骨上的疼痛和压痛。髋内收肌肌腱炎表现为抵抗腿内收引起的内侧疼痛。类似，髂胫束肌腱炎以抵抗外展引起的外侧疼痛为特点。内外侧副韧带疼痛通常单独由内翻膝（固定膝，向内移动踝）或外翻膝（固定膝，向外移动踝）时韧带紧张引起。检查者也可以观察到这样的移动可使韧带松弛或灶状压痛。

参考文献

Calmbach WL, Hutchens M. Evaluation of patients presenting with knee pain: Part I. History, physical examination, radiographs, and laboratory tests. Am Fam Physician 2003;68:907–912.

Calmbach WL, Hutchens M. Evaluation of patients presenting with knee pain: Part II. Differential diagnosis. Am Fam Physician 2003;68:917–922.

Dixit S, DiFiori JP, Burton M, Mines B. Management of patellofemoral pain syndrome. Am Fam Physician 2007;75:194–202.

Felson DT. Clinical practice. Osteoarthritis of the knee. N Engl J Med 2006;354:841–848.

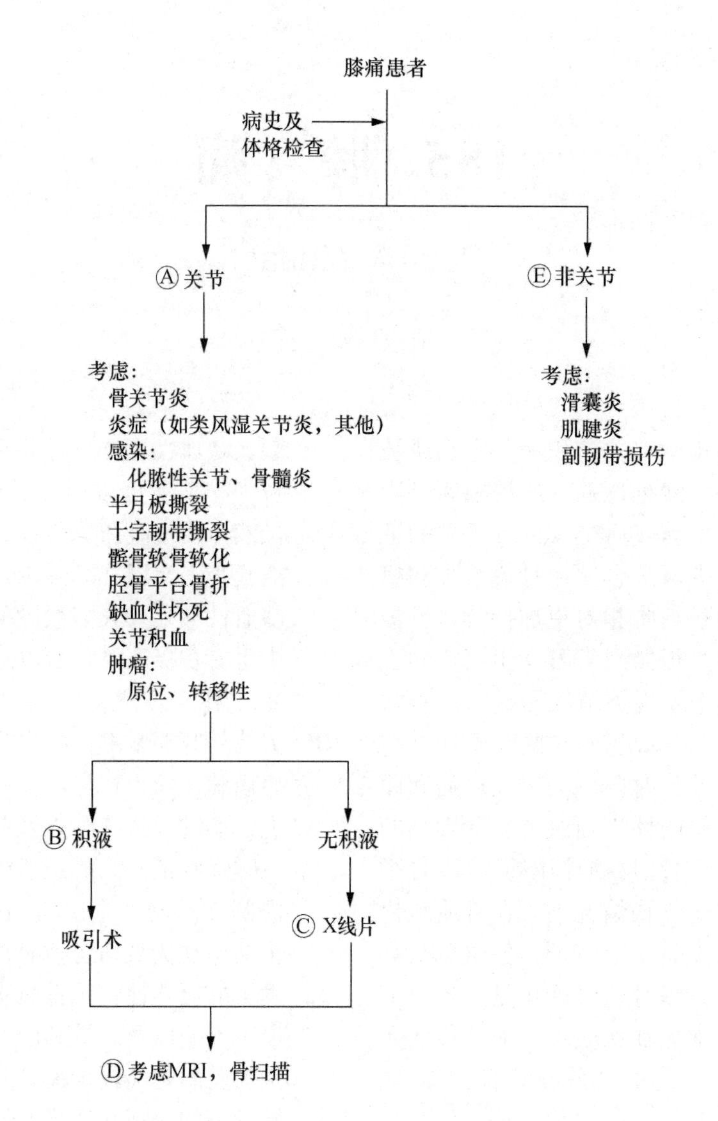
膝痛患者
病史及
体格检查
Ⓐ关节
Ⓔ非关节
考虑:
骨关节炎
炎症（如类风湿关节炎，其他）
感染:
化脓性关节、骨髓炎
半月板撕裂
十字韧带撕裂
髌骨软骨软化
胫骨平台骨折
缺血性坏死
关节积血
肿瘤:
原位、转移性
考虑:
滑囊炎
肌腱炎
副韧带损伤
Ⓑ积液
无积液
吸引术
Ⓒ X线片
Ⓓ考虑MRI，骨扫描

186. 足　痛

Paul A. Monach

曹丽霞　译

比起肌肉骨骼系统中的其他疼痛，足痛应该引起足够的重视，因为足痛可能是由于肌肉骨骼性、血管性、神经性或皮肤病性的原因所致。

A. 足部创伤病史通常是通过观察 X 线前后位（AP）、内旋位和侧位得到的。即使病史高度提示软组织损伤（如踝扭伤），也应排除骨折是否为损伤的一个组成部分。突出于骨突起的压痛点，尤其是如果它在受伤后数天仍然存在，则增加骨折存在的可能性。慢性、反复的创伤通常导致足部的应力性骨折或跗骨窦综合征。有时，这些情况需要行 MRI 来诊断。

B. 关节或肌腱的疼痛和压痛是引起足痛的骨骼肌肉原因。用力挤压趾底是跖趾（MTP）关节受累的一个良好的筛选试验。用力挤压足弓最高点，是足弓（跗）关节受累的一个良好的筛选试验。这些对关节炎检测联合影像学和关节吸引术以及实验室检查可以更好地检测出多关节炎和单关节炎。

C. 有许多非关节炎性的骨骼肌肉性原因导致足痛。高弓足、平足、踝的胫距关节排列不齐、拇外翻（拇滑囊肿）及槌状趾可以在体格检查时发现，尤其是在患者站立位。莫顿（Morton）神经瘤和滑膜囊肿是表现为痛性结节的良性结果。跖腱膜疼痛和压痛，尤其是在其插入到跟骨时，提示足底筋膜炎。肌腱炎，尤其是跟腱、胫后、腓及胫前，是常见的，可检测到抵抗相关肌肉群的收缩时疼痛，往往是被动伸展，压痛点，或两者兼而有之。

D. 评估动脉血流的指标包括触诊足背动脉和胫后搏动，评估颜色、毛发密度以及毛细血管充盈程度。动脉供血不足通常由动脉粥样硬化引起，常发生于糖尿病患者的小血管疾病，少数发生于栓塞性疾病或血管炎。静脉瓣膜功能不全呈现水肿，通常只有在一个快速增长的阶段或淤滞性皮炎时疼痛。动脉供血不足的检查建议在多普勒超声的测试下进行。单侧足肿胀应进行多普勒检测，以排除深静脉血栓形成。

E. 广义的周围神经病变，无论是糖尿病或是其他原因引起的，通常出现由脚趾开始缓慢向近端发展的感觉异常。多发性单神经炎是一组周围神经不对称损伤综合征，常常由血管炎引起；这尚需神经传导研究来证实。小纤维神经病变往往没有大的神经损害的证据，有明显的感觉丧失或虚弱。所有的神经病变可表现为疼痛刺激过于敏感（感觉过敏）或在没有疼痛刺激时感觉疼痛（感觉超敏）。附管综合征是一组由于脚后下至内踝压缩引起脚趾、足底及足内侧疼痛或感觉异常的综合征。通过神经传导研究来证实神经受压是很必要的。

F. 足部皮肤细菌感染（蜂窝织炎）往往难以和急性关节炎鉴别。关节下方的局部触痛是一个有意义的体征，尤其是可无痛性移动的关节。踝部和足部软组织的弥漫性炎症（关节周围炎）的诊断类似。这一发现与被称为 Löfgren 综合征的良性、自限性的结节病亚型相关。足部的慢性水肿可导致淤滞性皮炎，通常有瘙痒，有时甚至是疼痛。

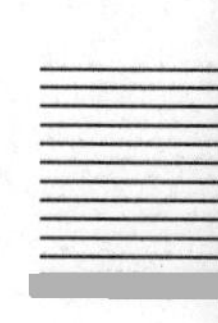

参考文献

Casellini CM, Vinik AI. Clinical manifestations and current treatment options for diabetic neuropathies. Endoct Pract 2007;13:550–566.

Van Wyngarden TM. The painful foot, Part I: common forefoot deformities. Am Fam Physician 1997;55:1866–1876.

Van Wyngarden TM. The painful foot, Part II: common rearfoot deformities. Am Fam Physician 1997;55:2207–2212.

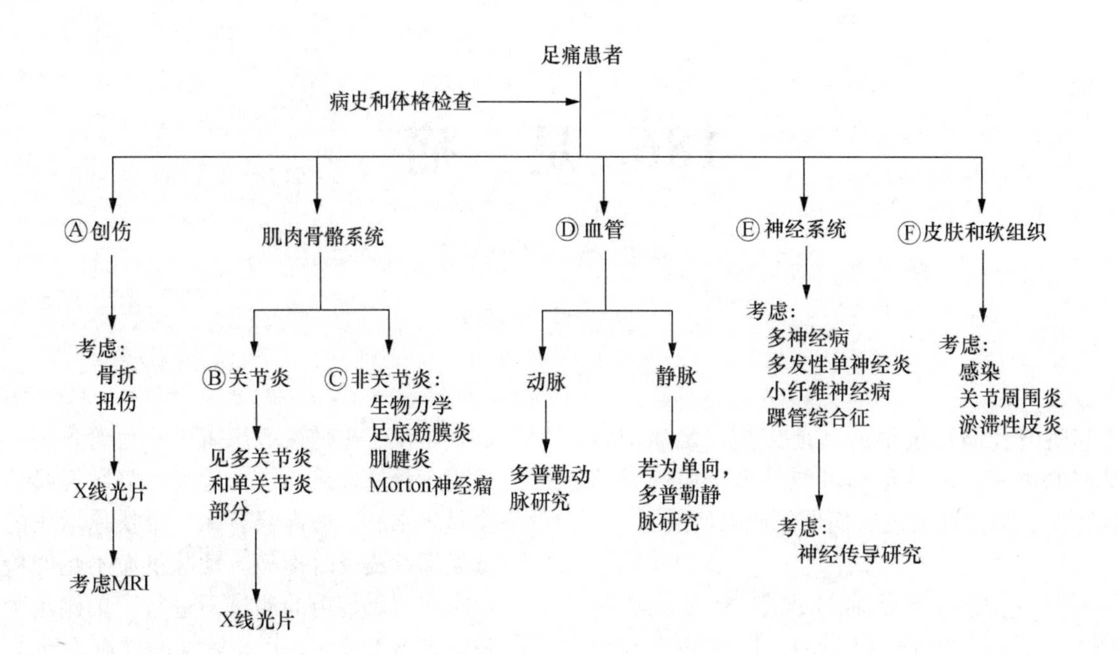
足痛患者
病史和体格检查
Ⓐ创伤
肌肉骨骼系统
Ⓓ血管
Ⓔ神经系统
Ⓕ皮肤和软组织
考虑:
骨折
扭伤
X线光片
考虑MRI
Ⓑ关节炎
Ⓒ非关节炎:
生物力学
足底筋膜炎
肌腱炎
Morton神经瘤
见多关节炎
和单关节炎
部分
X线光片
动脉
静脉
多普勒动
脉研究
若为单向,
多普勒静
脉研究
考虑:
多神经病
多发性单神经炎
小纤维神经病
踝管综合征
考虑:
神经传导研究
考虑:
感染
关节周围炎
淤滞性皮炎

187. 硬皮病

Sandeep K. Agarwal

苗　静　译

A. 硬皮病是一种与皮肤增厚、硬化改变相关的疾病，包括弥漫性皮肤系统性硬化症（DcSSc）和局限性皮肤系统性硬化症［LcSSc，CREST综合征（钙质沉着症、雷诺现象、食管运动功能障碍、指端硬化和毛细血管扩张）］。女性较男性多发，且好发于30～50岁。该病有自限性，但亦可演变为严重情况，病情变化较大。雷诺现象是比较常见的症状。指凹性水肿可加重皮肤增厚，而使溃疡延伸至皮下组织。常可累及消化道、心脏、肺、肾等内脏器官。

B. 首次接触皮肤紧绷患者时应注意检查累及的皮肤范围及患者出现的系统性症状和体征。

C. LcSSc或CREST综合征患者的皮肤增厚主要集中在手和足（指端硬化），但有时亦表现在面部。钙质沉着症可见于双手、手指和鹰嘴囊。手掌、面部和臀部可见毛细血管扩张。着丝粒型患者经常可检测ANA阳性。应注意在患者出现食管功能障碍和肺动脉高压时积极予以评估和治疗。

D. DcSSc患者的皮肤增厚由四肢向心性扩散至面部、颈部及躯干。皮肤紧绷可导致关节挛缩和溃疡的形成。口周皮肤增厚可使张口变小从而增加了进食和口腔护理的难度。90%的患者存在雷诺现象，需要行为纠正（即避免恶化因素），但有时可能需要药物甚至外科手术的治疗。20%的患者血清学检查可检测到抗Scl-70抗体。评估病情发展程度有助于指导治疗。

E. DcSSc中最骇人的并发症之一是肾危象，主要表现为高血压和急性肾衰竭。尿沉淀中含有微量尿蛋白，少数不含有脱落细胞和管型。大剂量的皮质类激素可增加肾危象的风险。血压监测可早发现早治疗。血管紧张素转化酶（ACE）抑制剂是治疗肾危象的首选药物，可起到预防的作用。

F. 70%左右的DcSSc患者肺疾病主要表现形式为肺间质疾病伴肺泡炎和肺动脉高压。患者经常出现呼吸困难和干咳。起初的检查包括胸片、肺功能检测和超声心电图，如果检测异常，则需进一步行胸部高分辨率CT扫描和支气管镜检查。通常进行免疫抑制治疗，但预控制试验被用来进行结果是否有所改善的判断。

G. 硬皮病累及最频繁的内脏系统是消化道。食管运动障碍和食管括约肌功能障碍可导致胃食管反流病（GERD），应积极监测并予以积极治疗。患者下消化道运动功能障碍可导致便秘和吸收障碍。胃动力剂可能会有所帮助。

H. 硬皮病在心脏方面可能表现为心肌炎、心肌病和心律失常。如果考虑累及心脏，应给予患者心电图、动态心电图或超声心动检查。

I. 局限性硬皮病（硬斑病和线状硬皮病）一般不累及内脏系统，可出现在身体的任何一个地方。患者可能有1～30cm大小的多发性斑块。累及面部时可出现沮丧面容，称为类军刀伤。

J. 嗜酸细胞性筋膜炎是一种类硬皮病，主要表现为深筋膜的炎症和增厚。皮肤呈橘皮样改变。CBC则呈现嗜酸性细胞增多。不存在雷诺现象，亦不累及内脏系统。皮肤增厚时应考虑硬化病和硬化性黏液水肿的可能。

K. 皮肤增厚亦可见于其他疾病，包括糖尿病、POEMS甲状腺功能减退（多神经病、器官巨大症、内分泌病、M蛋白和皮肤改变）和慢性移植物抗宿主病（GVHD）。肾源性纤维性皮肤病（NFD）在血液透析患者表现为上下肢皮肤的纤维化。淀粉样变性、博来霉素和暴露于有机溶剂亦可引起皮肤增厚。

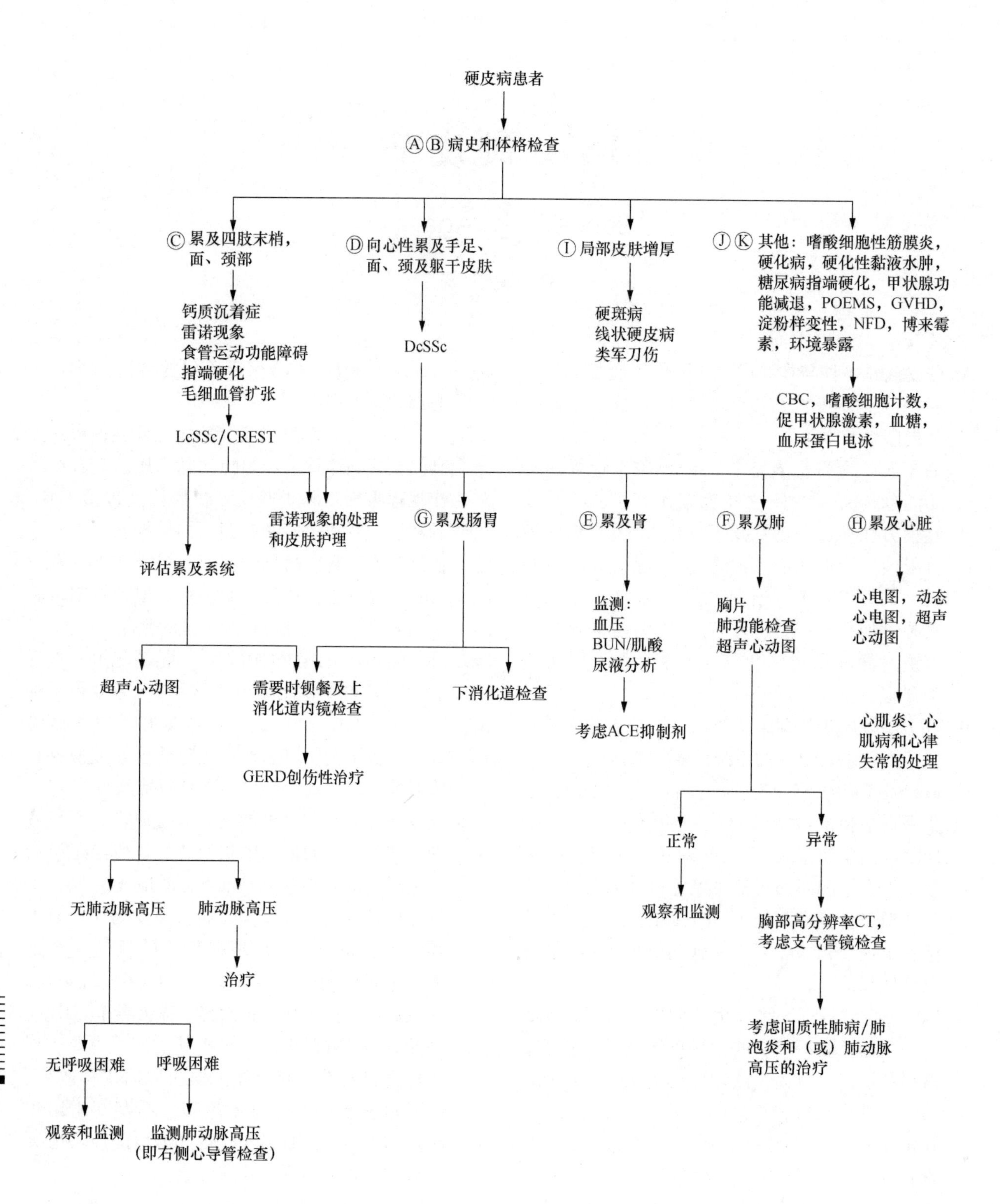

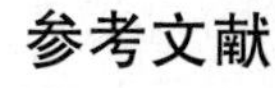

参考文献

Highland KB, Silver RN. Clinical aspects of lung involvement: lessons from idiopathic fibrosis and the scleroderma lung study. Curr Rheumatol Rep 2005;7(2):135–141.

Shmerling RH. Diagnostic tests for rheumatic disease: clinic utility revisited. South Med J 2005;98(7):704–711.

Siebold JR. Scleroderma. In Harris ED, Budd RC, Firestein GS, et al, eds. Kelley's Textbook of Rheumatology, 7 ed. Philadelphia: Elsevier Saunders, 2005:1279–1308.

Steen VD. Systemic sclerosis. Rheum Dis Clin North Am 1990;16(3): 641–654.

Steen VD, Medsger TA Jr. Severe organ involvement in systemic sclerosis with diffuse scleroderma. Arthritis Rheum 2000;43(11):2437–2444.

188. 干燥综合征

Paul A. Monach

苗 静 译

A. 患者主诉的眼干口干很多是非病理性的，经常受环境湿度的影响。医源性因素较唾液腺和泪腺的炎症性疾病（干燥综合征）亦更常见，应注意排除。常见的引起眼干口干（统称干燥综合征）的药物包括抗胆碱能类（三环抗抑郁药、旧的抗组胺剂），利尿药，以及阿片类。

B. 通过病史和体格检查的某些因素可怀疑干燥综合征。通常眼干较严重甚至使得传统眼药水的作用仅能维持1～2h，且患者经常患有结膜炎而不能戴隐形眼镜。口干严重致使患者不喝水就无法吞咽干的食物如饼干。经常有严重牙齿疾病史（如龋齿、牙周病）。常规的眼部检查作用不大，因为结膜红但不典型且有时可不红，泪腺增大、触痛，或少数病例两者皆有。口部和唾液腺的检查从某方面来说更有帮助。舌下可能缺少唾液池，龋齿较常见，且唾液腺触痛明显。女性干燥综合征患者会有阴道干燥导致性交困难，只有在详细询问病史时才可注意这一点。

C. 大多数干燥综合征患者的ANA、抗Ro/SSA和抗La/SSB检查呈阳性。一些专家通过抗Ro和（或）抗La抗体阳性，以及一些典型症状来排除有创性检查。

D. 要确诊干燥综合征仍需额外检查。通过希尔默试验可检测眼泪的生成，即将一条希尔默滤过纸置于结膜囊的一端。5min后取出并测量浸湿部分的长度；＜15mm者为异常。局部点滴1%孟加拉玫红溶液后行裂隙灯检查可检查角膜或结膜的损伤。唾液流量亦可检测，但很少应用。内唇活检寻找小唾液腺的淋巴细胞浸润是确诊的步骤。

E. 被确诊为干燥综合征的患者需考虑其他结缔组织病的存在。干燥综合征常为狼疮、风湿性关节炎或硬皮病的附属现象。尽管有的患者存在系统性疾病的症状，实验室检查示狼疮相关（双链DNA抗体、RNP、Sm、抗心磷脂和狼疮抗凝物，CBC、BUN和肌酐，尿液分析）应考虑在内，但通过病史和体格检查可排除这些疾病。大多数干燥综合征患者可检测类风湿因子阳性，故对于合并风湿性关节炎的患者此检查意义不大。一些无其他系统性风湿性疾病证据的患者（原发性干燥综合征），除眼部和口部的检查，进行其他常被感染的器官的检查是明智的。皮肤、周围神经和关节的体格检查是有意义的。干燥综合征的淋巴细胞浸润可见于肾。因此，通过尿液分析和尿电解质监测肾小管性酸中毒或间质性肾炎是明智的。干燥综合征亦可演变成淋巴瘤，但必须有所警觉。在这方面，定量免疫球蛋白、CBC及分类和新淋巴结的搜寻可有成效。

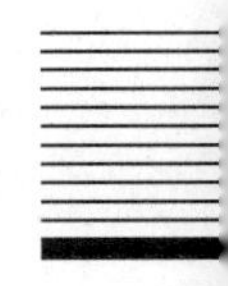

参考文献

Fox RI, Tornwall J, Michelson P. Current issues in the diagnosis and treatment of Sjogren's syndrome. Curr Opin Rheumatol 1999;11:364–371.

Ramos-Casals M, Brito-Zeron P, Font J. The overlap of Sjogren's syndrome with other systemic autoimmune disease. Semin Arthritis Rheum 2007;36:246–255.

Thanou-Stavaraki A, James JA. Primary Sjogren's syndrome: current and prospective therapies. Semin Arthritis Rheum 2008;37:273–292.

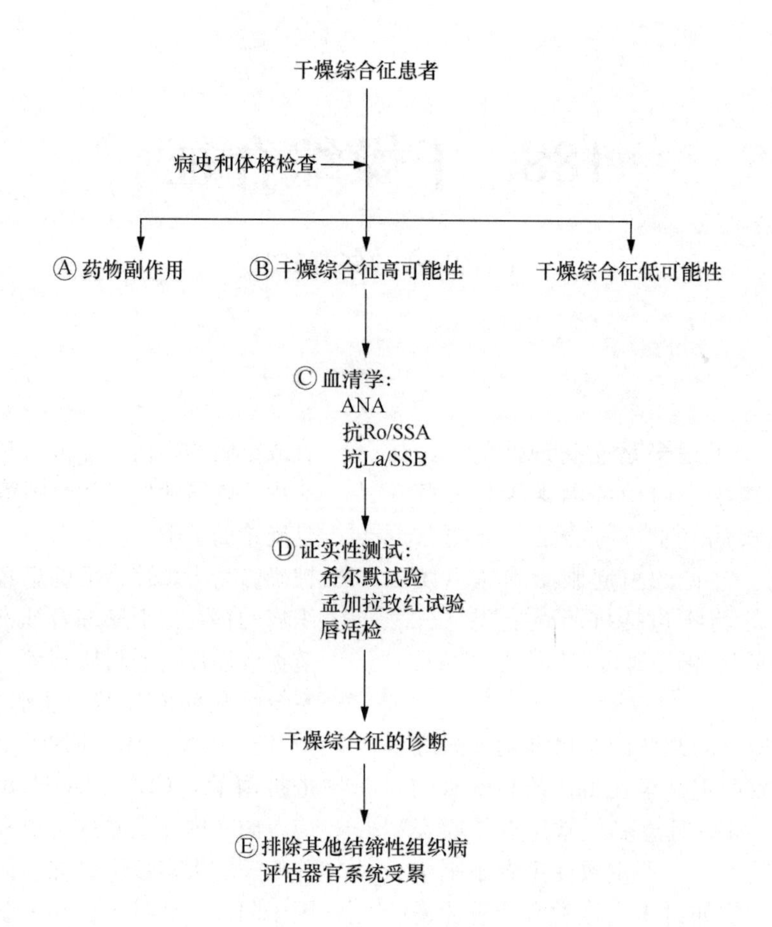
干燥综合征患者
病史和体格检查
Ⓐ药物副作用
Ⓑ干燥综合征高可能性
干燥综合征低可能性
Ⓒ血清学:
ANA
抗Ro/SSA
抗La/SSB
Ⓓ证实性测试:
希尔默试验
孟加拉玫红试验
唇活检
干燥综合征的诊断
Ⓔ排除其他结缔性组织病
评估器官系统受累

189. 雷诺现象

Alyssa Johnsen

苗 静 译

雷诺现象是指指端对冷刺激或情感刺激做出的间歇的局部缺血的反应。雷诺现象的 3 个阶段包括苍白、发绀和潮红。苍白是由于血管痉挛和动脉血流不足，发绀提示静脉血缺氧，而潮红提示血流反应性回流充血。在美国人口调查中女性患病率大概 4%～11%，男性 3%～8%。严重程度可由轻微的间歇性症状到严重的持续缺血并指端溃疡。

A. 应进行详尽的病史询问以区别真正的雷诺现象与常见的不耐受寒冷出现的现象。典型的雷诺现象描述为突然发作的冰冷手指（或趾）及三种颜色（白-紫-红）的鲜明变换。通常是对称的，不对称时应注意损伤的病因或血栓形成/栓塞现象。此外，完整的系统考察可发现症状的相关情况。完整的用药史和职业暴露史是非常重要的。

B. 完整的体格检查对发现潜在病情相关的体征是必需的。没有必要进行诱发试验，因为结果通常不准确。甲襞毛细血管显微镜操作是将乙级浸泡油涂于患者指甲底部的皮肤上，并用手持检眼镜调整 10～40 个屈光度观察；有潜在风湿病患者的毛细血管是变形无规则的。

C. 不合并其他不适症状时考虑原发性雷诺现象。原发性雷诺现象多发生于年轻女性。病情进展主要是组织坏死、溃疡或坏疽。对于原发性雷诺现象，主要的治疗方案就是保证整个身体的温暖，避免寒冷。另外，避免使用血管收缩药物、烟草和咖啡因对病情是有帮助的。如果保守治疗疗效不令人满意，可尝试长效钙通道阻滞剂。

D. 用于治疗雷诺现象的药物包括 β 受体阻滞剂、化疗药、干扰素、雌激素、尼古丁、镇静剂、拟交感神经药、环孢霉素、可卡因、麦角胺和可乐定。另外，雷诺现象与暴露于聚氯乙烯和重金属有关。对于原发性雷诺现象应选择保守治疗，不宜用对身体有害的药物治疗。

E. 对于 40 岁后才出现雷诺现象，或严重缺血或溃疡的患者出现相关症状时应考虑继发于其他隐匿性疾病的雷诺现象。对此类人群，在病史和体格检查的指导下应进行 CBC、常规血液化学分析、尿液分析、ANA、C3、C4、ESR、C 反应蛋白（CRP）和类风湿因子（RF）的检查。也可进一步检测冷球蛋白和血清蛋白电泳（SPEP）。针对原发性雷诺现象，避免冷刺激和全身保暖是必要的。另外，避用血管收缩药、烟草和咖啡因对疾病有益。当保守治疗疗效不佳时，可尝试长效钙通道阻滞剂。对于严重缺血或指端坏死的病例应行动脉检查，并且应予抗血小板治疗和静脉前列腺素治疗。

F. 对于不对称的雷诺现象应考虑创伤或血栓形成、栓塞现象。尺骨动脉受损是会出现继发于损伤的雷诺现象，因为该动脉走行于腕部的钩骨钩内（“小鱼际锤打综合征”）。捶气锤时手臂震动可引发类似现象。不对称的雷诺现象还应考虑血栓形成及栓塞性疾病。应进行艾伦（Allen）试验。多普勒超声检查可能有用，但动脉造影是“金标准”。

参考文献

De Angelis R, Del Medico P, Blasetti P, Cervini C. Raynaud's phenomenon: clinical spectrum of 118 patients. Clin Rheumatol 2003;22:279–284.

Suter LG, Murabito JM, Felson DT, Fraenkel L. The incidence and natural history of Raynaud's phenomenon in the community. Arthritis Rheum 2005;52:1259–1263.

Wigley FM. Raynaud's phenomenon. N Engl J Med 2002;347: 1001–1008.

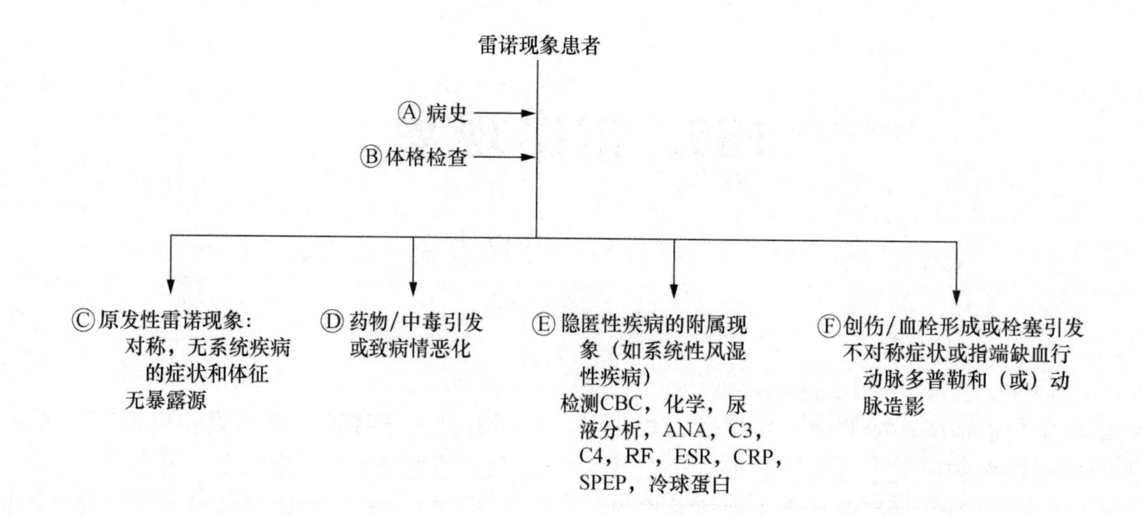
雷诺现象患者
Ⓐ病史
Ⓑ体格检查
Ⓒ原发性雷诺现象：
对称，无系统疾病
的症状和体征
无暴露源
Ⓓ药物/中毒引发
或致病情恶化
Ⓔ隐匿性疾病的附属现
象（如系统性风湿
性疾病）
检测CBC，化学，尿
液分析，ANA，C3，
C4，RF，ESR，CRP，
SPEP，冷球蛋白
Ⓕ创伤/血栓形成或栓塞引发
不对称症状或指端缺血行
动脉多普勒和（或）动
脉造影

190. 低骨密度

Alyssa Johnsen

苗　静　译

低骨密度可通过骨矿物质密度（BMD）试验诊断，可由骨质疏松（骨质减少伴骨结构断裂）、骨软化症（骨矿化不足）或纤维囊性骨炎（骨髓纤维化）引起。

A. 除了详尽的病史询问和体格检查以明确低骨密度的潜在诱因外，有的专家亦推荐CBC、尿钙排泄、甲状腺功能和血液检查（钙、磷、总蛋白、肝酶、碱性磷酸酶、肌酐和电解质）。若病史及检查提示存在继发因素，应进一步检查25-羟基维生素D、甲状旁腺素（PTH）、ESR和血尿蛋白电泳。

B. 原发性骨质疏松，实验室检查结果应提示正常。异常检查结果则提示相关异常。

骨软化症最常见的实验室检查异常是低磷血症和血清碱性磷酸酶增高。低碱性磷酸酶提示低磷血症。低磷血症合并低钙血症提示维生素D缺乏，然而，单独的低磷血症最符合肾小管磷酸酶破坏综合征。

原发性甲状旁腺功能亢进症通过高血钙和血清异常增高的PTH可诊断。由肾衰竭引发的继发性甲状旁腺功能亢进症可见低血钙、高磷酸盐和高PTH。

C. 椎体骨折是骨质疏松最常见的临床表现。原发性骨质疏松是指随着年龄增长骨质渐进性流失。

D. 继发性骨质疏松可由基础疾病造成，包括吸收不良、性腺功能减退症、甲状腺功能亢进症、多发性脊髓瘤和服用一些药物尤其是皮质类固醇。其中，维生素D缺乏和糖皮质激素应用是继发性诱因中最常见的。

E. 骨软化症的主要症状有弥漫性骨骼钝痛，活动加剧。近端肌肉无力常见。维生素D缺乏见于大多数的骨软化症患者，可以是因胃肠道紊乱所致的饮食不足或吸收不良造成。肾损害引起的低磷血症是另一个重要因素，亦可由维生素D缺乏引起，或为Fanconi综合征的一部分（如可见于多发性脊髓瘤）。慢性肾衰竭可引起维生素D代谢减退和继发性甲状旁腺功能亢进症，并促成骨软化症的发生。骨基质紊乱如低磷血症、纤维化不全和轴向骨软化症是骨软化症不常见的原因。

F. 由甲状旁腺功能亢进症引起的纤维囊性骨炎现已不常见。一些甲状旁腺功能亢进患者却存在骨矿物质密度降低。

参考文献

Crandall C. Laboratory workup for osteoporosis: which tests are most cost-effective? Postgrad Med 2003;114(3):35–38.

Favus MJ. Editorial: postmenopausal osteoporosis and the detection of so-called secondary causes of low bone density. J Clin Endocrinol Metab 2005;90(6):3800.

Tuck SP, Francis RM. Osteoporosis. Postgrad Med J 2002;78:526–532.

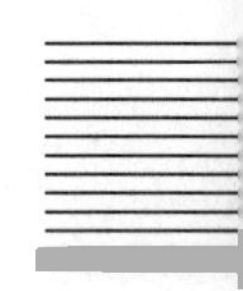

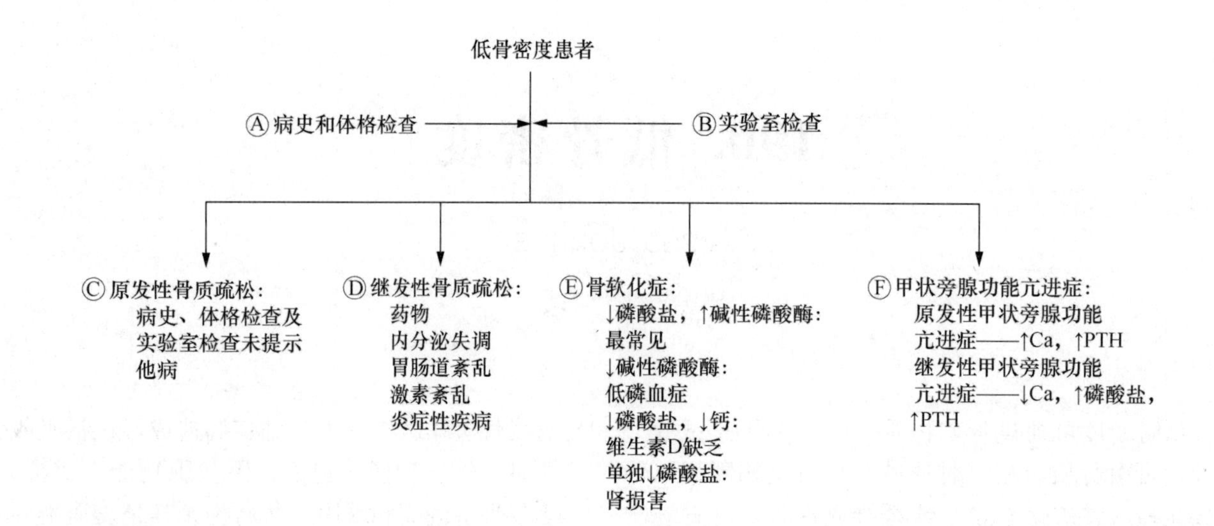
低骨密度患者
Ⓐ病史和体格检查
Ⓑ实验室检查
Ⓒ原发性骨质疏松：
病史、体格检查及
实验室检查未提示
他病
Ⓓ继发性骨质疏松：
药物
内分泌失调
胃肠道紊乱
激素紊乱
炎症性疾病
Ⓔ骨软化症：
↓磷酸盐，↑碱性磷酸酶：
最常见
↓碱性磷酸酶：
低磷血症
↓磷酸盐，↓钙：
维生素D缺乏
单独↓磷酸盐：
肾损害
Ⓕ甲状旁腺功能亢进症：
原发性甲状旁腺功能
亢进症——↑Ca，↑PTH
继发性甲状旁腺功能
亢进症——↓Ca，↑磷酸盐，
↑PTH

191. 高尿酸血症和痛风

Peter Kim

苗 静 译

A. 血容量不足，肥胖，高代谢状态（肿瘤溶胞作用、骨髓增生紊乱、溶血），某些药物（乙醇、利尿药、水杨酸盐类、神经钙蛋白抑制剂），大量进食肉和海鲜可升高尿酸水平。罕见的基因疾病亦可引起高尿酸血症。询问病史时应包括饮食史、饮酒史以及工作家庭中铅暴露。应检查所有关节的关节炎，包括无症状的关节，以及手、足、跟腱、轻微外伤部位（鹰嘴滑囊）和耳（耳郭上的不可透照结节）的痛风石。考虑X光检查累及关节的痛风石、关节损坏和软骨钙质沉着症。

B. 无症状高尿酸血症的治疗存在争议，对于多数病例缺乏足够数据支持治疗。慢性尿酸性肾病、肾结石和痛风性关节炎的预防决定了无症状病例的治疗。慢性尿酸性肾病在无痛风石性痛风患者少见。当尿酸水平显著升高（>12mg/dl）时应考虑铅中毒。尿中高尿酸排泄增加了肾结石的风险，别嘌醇亦应考虑，尤其当患者只有一个肾时。如果高尿酸血症是医源性的，应调整治疗方案（将利尿药改为其他类降压药；氯沙坦可降低血清尿酸）。一些肾功能不全并高尿酸血症者是由铅暴露引起的。应注意减肥和低富含嘌呤饮食。

C. 尽管急性痛风以踇趾单关节炎（足痛风）为表现，多关节和（或）痛风石性表现却并非不常见。尤其见于老年人或免疫抑制的患者（尤其器官移植者）。在处理单关节炎时应考虑到脓毒性关节炎。其他结晶类关节病亦应考虑到：双水焦磷酸钙［焦磷酸钙沉积症（CPPD）引起的假痛风］，磷灰石，草酸盐，以及其他。如可以应进行关节穿刺以找到结晶或排除感染。如果缺乏结晶诊断，可根据以下与痛风较吻合的病史和相关检查制订治疗方案：先前发作在数天到数周内自发缓解，1天内疼痛最大化，典型分布（即足痛风），或痛风石。痛风性关节炎急性期患者血清尿酸呈相对较低水平，故在用有无高尿酸血症诊断关节炎时应引起注意。非典型表现包括多关节炎以及无痛性和慢性关节炎。治疗时应制定个体化方案。

D. 无肾、肝或骨髓损伤且无胃溃疡病史的低风险患者治疗时可应用高剂量的非甾体抗炎药（NSAID）。NSAID在症状刚出现时效果最佳，而对已形成的关节炎疗效差一些。

E. 对于禁用非甾体抗炎药的患者，可用10～60mg的泼尼松直至炎症缓解。

F. 替代治疗包括关节内类固醇（尤其对于膝或踝单关节炎治疗选择），秋水仙碱，麻醉性镇痛药。口服秋水仙碱（1.2mg而后0.6mg/h 6剂）在缓解症状和胃肠紊乱之间有比较窄的治疗窗口。静脉秋水仙碱尽管有效，却不推荐用以治疗痛风；治疗非致命或自限性疾病有效，却从比不上其危险（心血管性虚脱、再生障碍性贫血、组织坏死）。麻醉性镇痛药可用于缓解症状直到痛风表现自发缓解。对所有治疗方案均存在危险的少数患者中，可行的治疗方案是不予治疗。

G. 急性期表现控制后可采取预防措施。对于初次发病尤其有大量饮水表现的患者不建议。复发性或有痛风石表现是低尿酸治疗的适应证。急性期过后数周内不适宜治疗。针对降低尿酸水平的治疗可进一步加重痛风，所以无论用别嘌醇或尿酸排泄剂与否，第1年的治疗应用秋水仙碱预防（0.6mg每日1次或肾损害时0.6mg隔日1次）。

H. 未长期预防治疗的患者应鼓励避免大量饮水，减少摄入富含嘌呤的食物，并且可以的话适当减肥。如果患者应用利尿药进行降压治疗，考虑换用其他降压药。

I. 别嘌醇（黄嘌呤氧化酶抑制剂）是许多医师不考虑高尿酸血症是由生成过多还是排除减少引

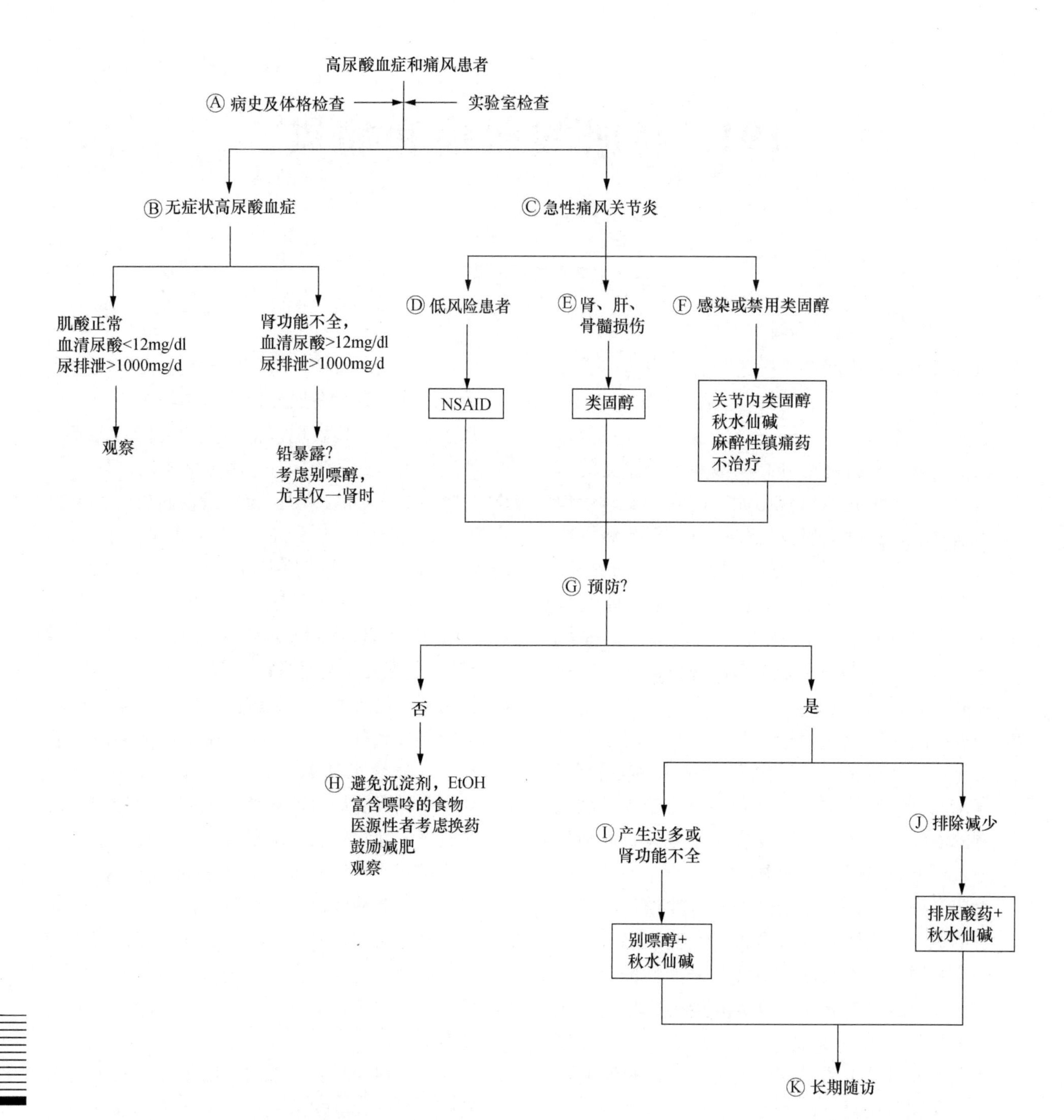

起时治疗痛风的一线治疗药物；但不幸的是，别嘌醇有相对较高的发生超敏反应的风险。有肾结石病史患者禁用排尿酸药，而别嘌醇则为优选。同样患者有肾损伤时，排尿酸药作用不佳，而别嘌醇为较佳选择，但应注意肾小球率过滤。别嘌醇会阻止硫唑嘌呤的降解而引起中毒，硫唑嘌呤应减量或换用其他药物。

J. 如果高尿酸血症由排除减少引起（24h 尿酸＜600mg），可应用丙磺舒起始量 500mg 每日 2 次。适当补充水分以较少肾结石的风险。

K. 别嘌醇和丙磺舒需滴定测量直至血清尿酸水平＜6mg/dl。尽管该病在治疗过程中仍可发作，但不应因此终止治疗；在降低尿酸治疗的同时治疗疾病。长期秋水仙碱治疗可引起肌神经病，尤其发生于应用神经钙蛋白抑制剂患者。患者在接受治疗时应进行深肌腱反射和运动神经强度锻炼。

参考文献

Eggeneen AT. Gout: an update. Am Fam Physician 2007;76:801–808.
Pittman JR, Bross MH. Diagnosis and management of gout. Am Fam Physician 1999;59:1799–1806.
Schumacher HR Jr, Chen LX. The practical management of gout. Cleve Clin J Med 2008;75 (Suppl 5):S22–S25.

192. 弥漫性肌痛和僵硬：风湿性多肌痛和巨细胞性动脉炎

Peter Kim

史琪玉　马艳红　译

A. 弥漫性肌痛有多种原因，包括病毒症候群（尤其流感和柯萨奇病毒）、风湿性多肌痛（PMR）、药物引起的肌病（如贝特类和他汀类）和甲状腺功能减退。炎性肌病（皮肌炎和多肌炎）通常疼痛轻或几乎不痛，但肌痛却非如此。实验室检查包括 CBC、ESR、CRP、肌酸激酶（CK）、天冬氨酸氨基转移酶（AST）、丙氨酸氨基转移酶（ALT）和促甲状腺激素（TSH）。

B. 尽管乏力在疼痛发生时较难发现，但显著的乏力或肌酶升高提示影响肌肉的疾病（肌营养不良症、肌炎、药物引起的肌病）或其他引起乏力的因素。

C. PMR 的典型表现为突发的双肩和颈部疼痛以致举臂过头困难。50 或 60 岁以上的患者几乎无一例外。腰部、骨盆和大腿亦受累，少数患者发病时即这些部位疼痛。大多数患者描述持续疼痛可维持 30min 以上，且其他症状亦可见（发热、体重下降、盗汗、厌食）。检查中的显著滑膜炎或周边水肿提示血清阴性对称性滑膜炎伴凹陷性水肿（RS3PE），有人认为这是 PMR 的临床谱。炎症指标 ESR 和 CRP 通常呈升高趋势，但指标正常亦不可排除 PMR。肌酶（CK、AST、ALT）的升高与 PMR 不符，应考虑其他诊断。对于长期站立或弥漫性肌痛时间较久者考虑纤维肌痛和维生素 D 缺乏。对于 PMR 的治疗，应选择适当剂量的类固醇（如 0.5mg 每日 3 次）。一般 48h 内可见症状缓解，否则应怀疑该诊断。一旦症状得到控制，应逐渐减量。该病平均持续 18 个月。

D. 应注意与巨细胞性动脉炎（GCA）相鉴别。GCA 不应漏诊，因为该病若不及时治疗有致盲和卒中的高风险。临床符合 PMR 的患者应具体询问头痛，头皮痛，咀嚼暂停，以及视觉症状（一过性黑矇、模糊或复视）。体格检查时应包括颞浅动脉的搏动，并与肢端脉搏数相比较。出现视觉症状时应行眼底镜检查。如果通过病史询问和体格检查怀疑 GCA，患者应应用大剂量类固醇（1mg/kg 的泼尼松）并应进行颞动脉活检。如果患者出现视觉症状，脉冲剂量（连续 3 天 1000mg 静脉应用甲泼尼龙每日 1 次）应接着大剂量冲击后使用。类固醇治疗 14 天不会影响活检的结果。

参考文献

Achkar AA, Lie JT, Hunder GG, et al. How does previous corticosteroid treatment affect the biopsy findings in giant cell (temporal) arteritis? Ann Intern Med 1994;120(12):987–992.

Plotnikoff GA, Quigley JM. Prevalence of severe hypovitaminosis D in patients with persistent, nonspecific musculoskeletal pain. Mayo Clin Proc 2003;78(12):1463–1470.

Salvarani C, Cantini F, Boiardi L, Hunder GG. Polymyalgia rheumatica and giant-cell arteritis. N Engl J Med 2002;347(4):261–271.

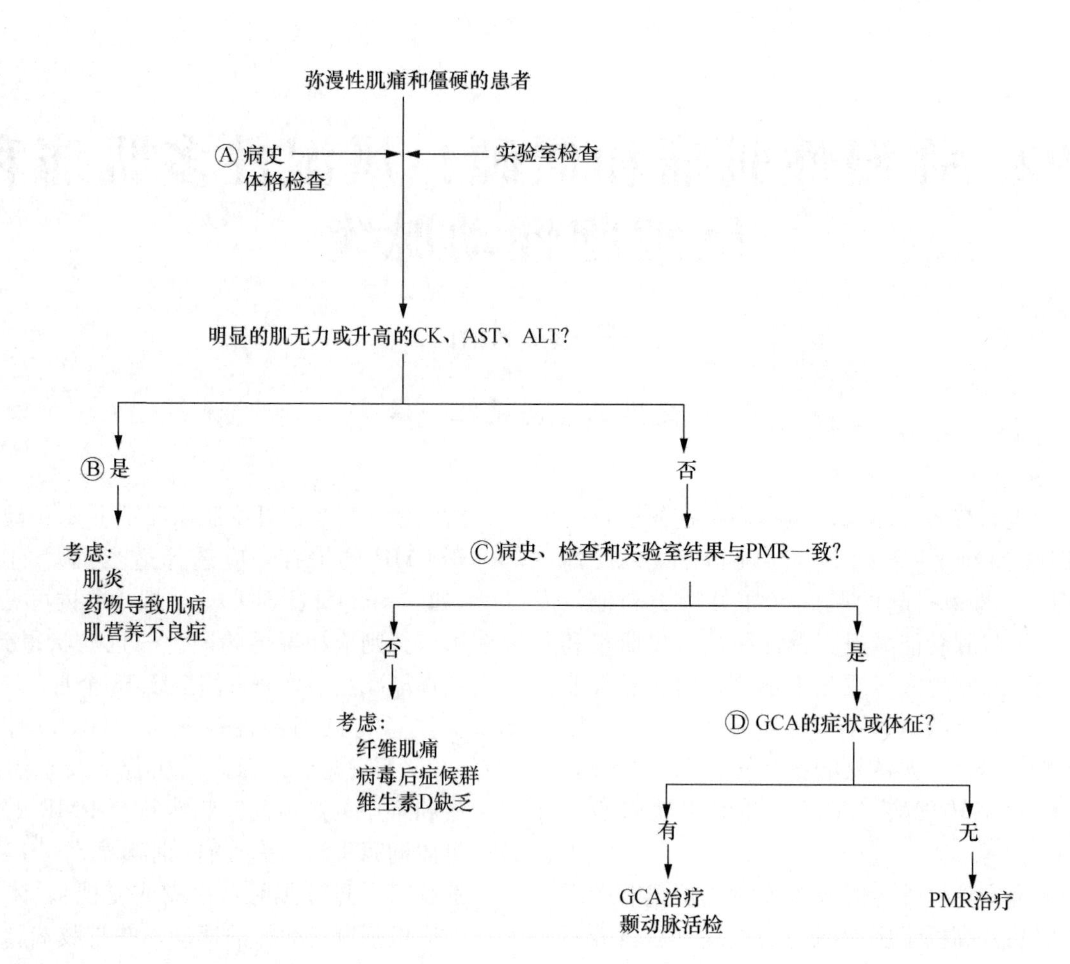
弥漫性肌痛和僵硬的患者
Ⓐ病史
体格检查
实验室检查
明显的肌无力或升高的CK、AST、ALT?
Ⓑ是
否
考虑:
肌炎
药物导致肌病
肌营养不良症
Ⓒ病史、检查和实验室结果与PMR一致?
否
是
考虑:
纤维肌痛
病毒后症候群
维生素D缺乏
Ⓓ GCA的症状或体征?
有
无
GCA治疗
颞动脉活检
PMR治疗

193. 关节活动过度

Stuart B. Mushlin

史琪玉　马艳红　译

关节活动过度是一系列从轻到重的机体障碍。本部分将简要讨论其表型并指出在较严重表型中会出现的严重并发症。

关节活动过度一般通过计分系统量化，即贝登（Beighton）得分。以下每项得 1 分：肘关节伸＞10°，膝关节伸展＞10°，第五掌指（MCP）关节可伸展至 90°，拇指可触及前臂；若为双侧则计 2 分。最后 1 分（总共 9 分）是膝关节不弯曲的情况下手掌触地的能力。12%～20%的风湿病患者贝登得分为 5～9 分。得分为 7～9 分的患者就少得多。

A. 关节活动过度的并发症在一些患者表现为特征性的肌肉模糊痛、无直接外伤或者脱臼的间歇性关节肿胀以及典型纤维肌痛综合征。很多患者伴有二尖瓣脱垂（MVP）和心悸。许多无明显并发症的患者有复发性关节脱臼并且在童年时经常看骨科医生。新生儿学家和儿科医生会遇到导致关节活动过度的基因异常；关于这些的完整叙述不在本部分论述之内。

两种表型综合征——马方综合征和埃勒斯-当洛斯（Ehlers-Danlos）综合征——可能伴有关节活动过度，我们将会对它们进行深入讨论。这两个综合征都可能导致需要紧急处理的医学急症。

B. 马方综合征以体型细长、晶体异位（以向上移位为特点）、脊柱侧凸、平足、高颚穹、硬膜膨出（特别是腰骶椎）以及肺大疱。血管并发症可能严重，包括主动脉夹层和扩张（常为 DeBakey Ⅰ型），以及二尖瓣脱垂和反流。脊柱侧凸可能严重并导致慢性疼痛。眼并发症包括视网膜脱离。成人（也可能是儿童）应该长期接受预防性 β 受体阻滞剂治疗来防止主动脉扩张和夹层。关于低强度运动重要性的咨询很重要，并进行持续的动脉超声心动图。妊娠期间可能会导致一些特殊问题，备孕的女性患者需要咨询马方综合征的遗传性和母亲增加的危险。在表型上与马方综合征相似的遗传性结缔组织紊乱是高胱氨酸尿症。在那种情况下，晶状体向下移位。血清和尿液检测同型半胱氨酸能够确诊。

C. Ehlers-Danlos 综合征为一组胶原蛋白编码和转录的各种异常，由一种较早的分类方法定义了多达 11 种（许多仍在使用）。许多种在出生后很快便表现出来。成人独有的型是“Ⅲ型”，其表现与关节过度伸展综合征相似。但是，现在没有方法可以完全地区分 Ehlers-Danlos 综合征Ⅲ型与关节过度伸展综合征。这种区分可能很重要，因为 Ehlers-Danlos 综合征Ⅲ型患者可能有严重的二尖瓣脱垂和二尖瓣反流。Ehlers-Danlos 综合征Ⅳ型患者有某种程度的关节活动过度，但是程度要比Ⅲ型患者低。这一表型的鉴别很重要，因为它们可能伴有自发性结肠、子宫（特别是妊娠时）和循环系统破裂。Ehlers-Danlos 综合征的其他类型（特别是Ⅰ型和Ⅱ型）的患者皮肤很薄很容易留瘢痕，就像薄卷烟纸一样，特别是在肘和膝。他们的皮肤过度扩张且经常几乎是半透明的。这些类型的关节活动过度的程度通常是适度的。

关节活动过度综合征的处理包括夹板固定、合适情况下的物理治疗和关于运动的咨询。偶尔的非甾体抗炎药是有效的。如果患者出现纤维肌痛症状，使用纤维肌痛的常规疗法。

如果怀疑马方综合征或 Ehlers-Danlos 综合征，应采用更加可靠的观察方法，特别是超声心动图。马方综合征成人患者给予 β 受体阻滞剂（迄今为止未证明可用于儿童）。关于 Ehlers-

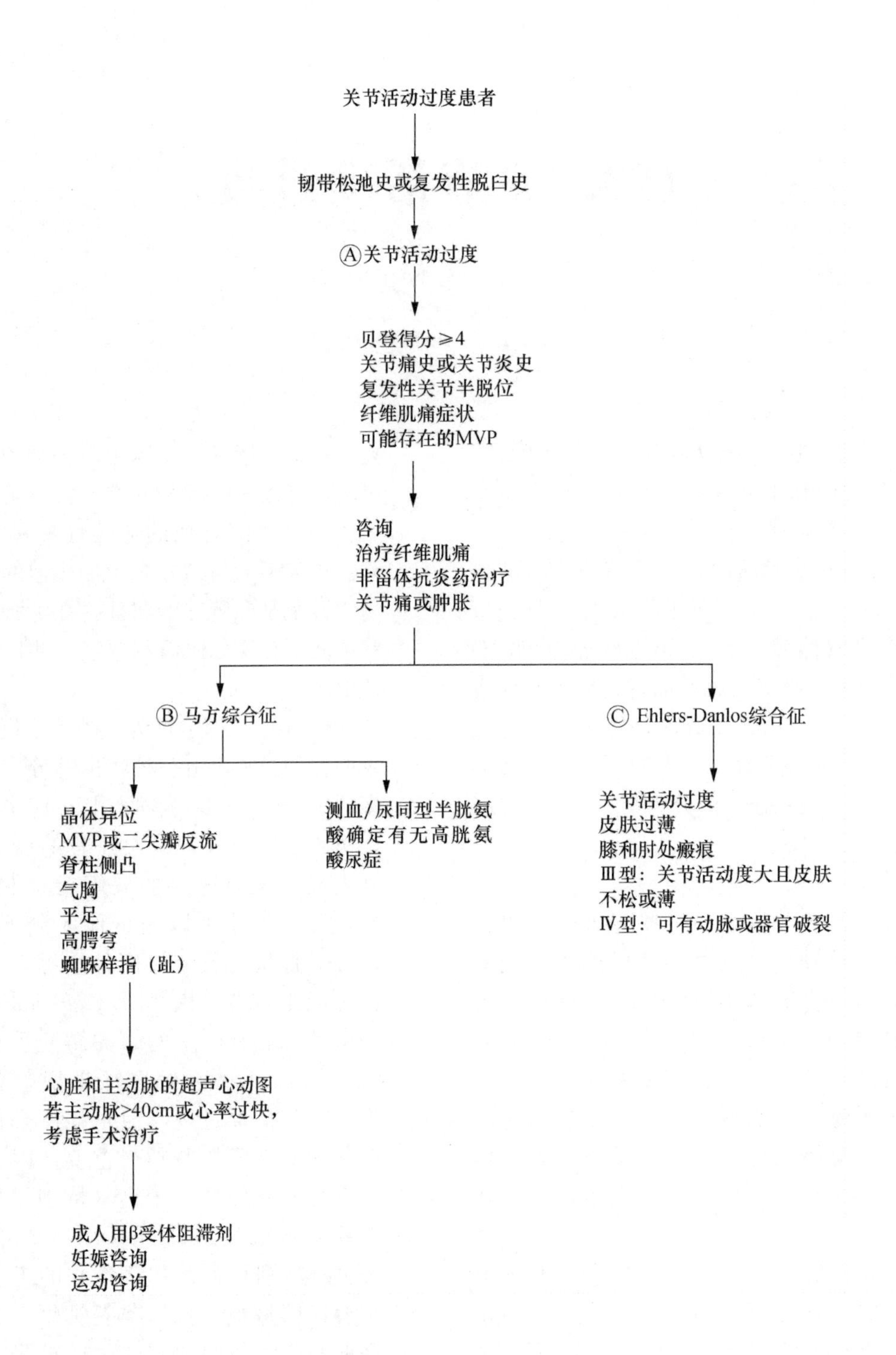

Danlos 综合征和马方综合征的基因遗传性、基因异常和各型综合征的详细讨论可以访问人类孟德尔遗传联机系统（Online Mendelian Inheritance in Man）网站（www. ncbi. nlm. nih. gov/Omim/allresources. html）。

参考文献

El-Shahaly HA, el-Sherif AK. Is the benign hypermobility syndrome benign? Clin Rheumatol 1991:10:302.

Goldman L, Ausiello DA. Cecil Textbook of Medicine, 22nd ed. Philadelphia: Saunders, 2004:1637–1638.

Hakim AJ, Grahame R. Joint hypermobility syndrome: an update for clinicians. Int J Adv Rheumatol 2003;1:131.

194. 颞下颌疼痛

Paul A. Monach

史琪玉　马艳红　译

A. 鉴别非肌肉骨骼系统原因引起的颞下颌关节（TMJ）附近的疼痛，病史和体格检查特别有效。附近的许多结构会有炎症或感染。耳痛、耳鸣和听力缺失常伴耳炎，中耳渗出和（或）炎症或鼓膜损害在耳镜检查中清晰可见。腮腺炎以压痛为特征，常表现为TMJ下的腮腺肿大，并可观察到按压腮腺时有从上颌磨牙附近小孔流出的脓状物或者流出受阻。牙齿疼痛部位的鉴定依靠病灶附近牙龈的触痛或牙齿的叩痛。鼻窦炎，特别是上颌窦，鼻部可引流出脓性物质，鼻窦压痛，无下颌移动度较小或咀嚼肌僵硬的恶化情况。大于50岁有一侧头痛的患者应考虑颞动脉炎，其常伴发热、体重下降、颌跛行（不同于初始移动后明显的颌痛）、头皮和（或）颞动脉压痛以及短暂或持续的单眼视力缺失（预后不良）。

B. 严重而短暂的一侧面部疼痛常提示三叉神经痛，常常最痛的部位或感觉疼痛起自耳前区域。非神经系统疾病引起的疼痛卡马西平治疗无效，所以通过观察卡马巴西平试验的反应，对于诊断的作用比体格检查或诊断试验要大。

C. 无以上症状而有下面所提到的症状提示疼痛来自TMJ本身。咀嚼或咬牙时疼痛是典型症状但并非特异性的。TMJ检查应该包括患者移动下颌时的外部和内部触诊（检查者将小指伸进患者的外耳道），检查时注意是否对称。然而，无症状人群常能检查出异常。慢性患者的诊断首选X线平片，除非患者有系统性炎症性关节炎疾病的证据。一般用经颅侧位视角比较双侧TMJ，其他视角也可应用。然而，CT特别是MRI对于骨质变化、关节盘移位以及骨折和肿瘤的探测更敏感。这些技术很可能会取代TMJ的关节造影术。

D. TMJ的骨关节炎在检查时常见捻发音。常跟随关节内紊乱后出现，所以两种紊乱常同时存在（见E）。影像学显示关节间隙狭窄且硬化，以及连接骨处有骨赘形成。

E. 关节内紊乱是TMJ最常见的疾病。其可能是外伤后导致，但常由于韧带松弛，且它更常见于女性。可见慢性或暂时性的完全张口障碍（牙关紧闭）的病史，检查中移动下颌时可有喀喇音。MRI是最佳的检测技术；CT也有效。

F. 炎症性关节炎（如风湿性关节炎、银屑病关节炎以及其他血清阴性脊柱关节病）和系统性狼疮都累及TMJ，尽管通常对TMJ的影响要小于其他关节。痛风或焦磷酸钙沉积症（CPPD）中极少累及TMJ。青少年的风湿性关节炎常累及TMJ，在骨骼发育阶段的关节损害可导致典型的小颌畸形。

G. 咀嚼肌常常是颞下颌疼痛的原因，常单独存在，有时同时存在关节内紊乱和（或）骨关节炎。夜间咬牙和磨牙史可从患者的床伴处获得（如果有的话）。骨骼肌等长收缩时常见疼痛，受检肌肉（咬肌和颞肌）常有压痛。

H. 不明原因的面部疼痛可单独存在，或作为更广泛疼痛综合征如纤维肌痛的一部分。在一些患者中紧张性疼痛可包括TMJ附近的疼痛。在这两类病例中，疼痛经常是双侧痛，但也有例外。在无全身性疼痛综合征的患者，持续的定位模糊的单侧疼痛应通过MRI或CT影像排除肿瘤的可能性。

参考文献

Marbach JJ. Temporomandibular pain and dysfunction syndrome. History physical examination, and treatment. Rheum Dis Clin North Am 1996;22:477–498.

Siccoli MM, Bassetti CL, Sandor PS. Facial pain: clinical differential diagnosis. Lancet Neurol 2006;5:257–267.

Wadhwa S, Kapila S. TMJ disorders: future innovations in diagnostic and therapeutics. J Dent Educ 2008;72:930–947.

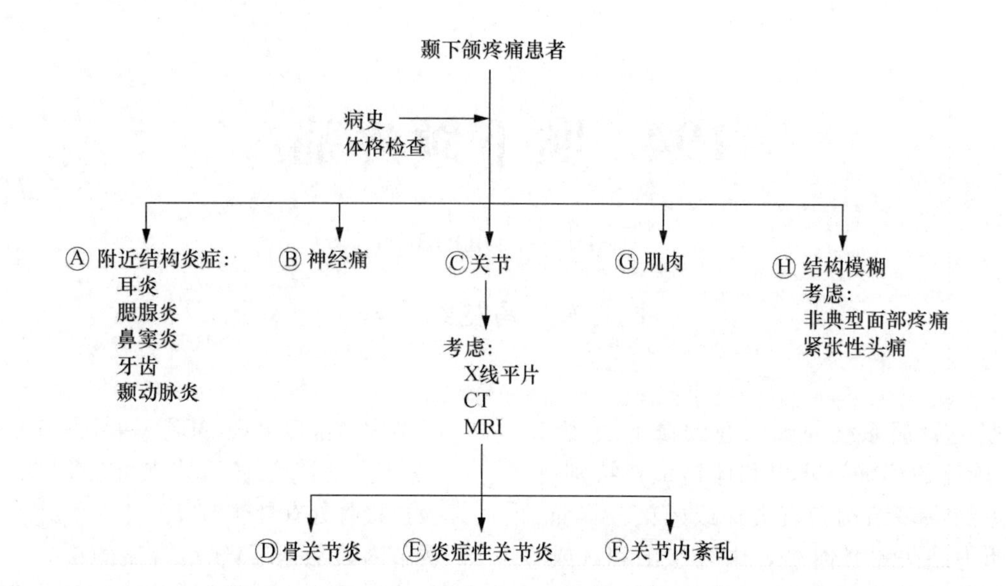
颞下颌疼痛患者
病史
体格检查
Ⓐ 附近结构炎症:
耳炎
腮腺炎
鼻窦炎
牙齿
颞动脉炎
Ⓑ 神经痛
Ⓒ关节
考虑:
X线平片
CT
MRI
Ⓓ骨关节炎
Ⓔ炎症性关节炎
Ⓕ关节内紊乱
Ⓖ 肌肉
Ⓗ 结构模糊
考虑:
非典型面部疼痛
紧张性头痛

195. 抗核抗体检测

Alyssa Johnsen

史琪玉　马艳红　译

当患者血清辨认出异物细胞核时，抗核抗体（ANA）检测阳性。如果检测结果是阳性的，稀释度是给定的（如 1∶160 表示样品已稀释了 160 倍且结果依然呈阳性）。对于很可能是自身免疫病的患者，检测 ANA 是最有效的。这项检测常被用于系统性红斑狼疮（SLE）的诊断。

A. 一些特征性的病史可疑诊为 SLE。有发热、疲劳、脱发、皮疹、光过敏、雷诺现象、口腔溃疡、胸痛、气促、血尿、关节炎或关节痛、癫痫或精神状态改变的病史提示 SLE。但是，这些症状中没有一个单独存在时是 SLE 或其他风湿性疾病的特征性症状，它们也可由感染或淋巴组织增生障碍导致。

B. 应进行全身性的体格检查。发现皮疹（特别是颧部红斑或圆盘状红斑）、口腔溃疡、心包摩擦音、胸膜摩擦音或渗出以及关节炎具有提示性。如果怀疑有胸膜或心包膜渗出，则进行进一步的影像学检查，如胸部 X 线片和超声心动图。至于病史的特点，体格检查中没有任何单独一项是 SLE 或其他风湿性疾病的特征性症状，其他疾病包括感染性疾病或淋巴组织增生障碍性疾病也可导致这些症状。

C. 如果病史和体格检查提示 SLE，应进一步进行实验室检查。应进行全血细胞计数、血液化学检测、肝功能检测和尿沉渣检查。应排除感染的原因。对于病史和体格检查提示 SLE 的患者，ANA 有助诊断。

D. ANA 阳性与许多自身免疫病、慢性感染和淋巴组织增生性疾病有关。ANA 检测对于 SLE 诊断的灵敏度和特异度分别约为 100% 和 86%。对于其他的风湿性疾病，分别为 42% 和 85%。ANA 的阳性预测值很低——对于 SLE 为 11%，对于其他风湿性疾病为 11%。

ANA 在正常人群中也可为阳性，特别是低效价的。对于健康人，32% 的人 ANA 在 1∶40 滴度下阳性，13% 的人在抗体滴度为 1∶80 下为阳性，3% 的人在 >1∶320 滴度下为阳性。高滴度（>1∶640）抗体阳性更好地提示疾病的存在。

如果用免疫荧光法测定 ANA，核染色方法即被固定。这些方法随操作者不同而变，并且灵敏度和特异度均较低，所以它们很大程度上已被特异性检验所取代。抗着丝点抗体阳性应怀疑硬皮病。

如果 ANA 阳性且患者有提示自身免疫病的症状，应进行进一步的特异性抗体检测。除此之外，在活动性狼疮发红的 C3 和 C4 水平较低。ESR 常较快，CRP 常升高。

- 抗双链 DNA 抗体——SLE 时出现的特异性抗体，与疾病活动度和狼疮性肾炎有关。
- 抗史密斯（anti-Sm）抗体——SLE 时出现的特异性抗体。
- 抗核糖核蛋白抗体——致密性结缔组织病的诊断时必须存在，与 SLE 有关。
- 抗 Ro（SSA）抗体——与 SLE 和 Sjögren 综合征有关。
- 抗 La（SSB）抗体——与 SLE 和 Sjögren 综合征有关。
- 抗组蛋白抗体——与高度特异性的药物所致狼疮的 SLE 有关。
- 抗 Scl-70（抗拓扑异构酶 Ⅰ）抗体——与硬皮病有关。

参考文献

Egner W. The use of laboratory tests in the diagnosis of SLE. J Clin Pathol 2000;53:424.

Slater CA, Davis RB, Shmerling RH. Antinuclear antibody testing: a study of clinical utility. Arch Intern Med 1996;156:1421.

Tan EM, Feltkamp TE, Smolen JS, et al. Range of antinuclear antibodies in "healthy" individuals. Arthritis Rheum 1997;40:1601.

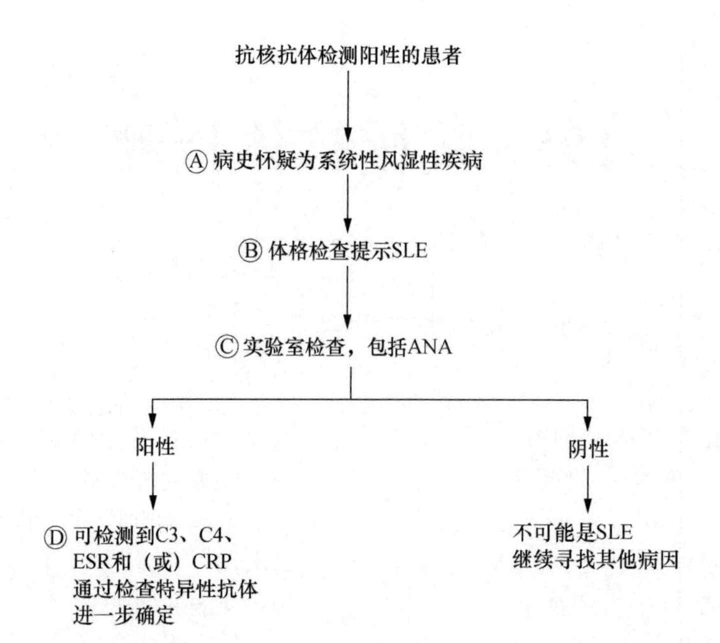
抗核抗体检测阳性的患者
Ⓐ 病史怀疑为系统性风湿性疾病
Ⓑ 体格检查提示SLE
Ⓒ 实验室检查，包括ANA
阳性
阴性
Ⓓ 可检测到C3、C4、
ESR和（或）CRP
通过检查特异性抗体
进一步确定
不可能是SLE
继续寻找其他病因

196. 血清碱性磷酸酶水平升高

Paul A. Monach

史琪玉　马艳红　译

A. 单独碱性磷酸酶水平升高常见于无症状患者，尽管随后的病史和体格检查可进一步检出升高原因。碱性磷酸酶升高应该考虑的系统是肝胆系统和骨骼系统。对于表面健康的人碱性磷酸酶的升高常常是胆管疾病的主要体征，尽管慢性肝病的症状和体征可能已经出现了。与碱性磷酸酶升高有关的骨骼状况经常是疼痛的。妊娠时血清碱性磷酸酶也升高，主要是由胎盘产生。

B. 其余的实验室检查可以用来观察肝胆源性物质是否升高。胆管疾病中血清γ-谷氨酰基转移酶（GGT或GGPT）和5′-核苷酸酶（5′-NT）水平通常也升高，其他肝功能试验（LFT）也可能异常。通过热稳定性对碱性磷酸酶分级的经典步骤并不经常用，在很多实验室也没有很好地贯彻标准化。

C. 肝功能异常需要进一步的检测，包括影像学检查［超声、CT、内镜逆行胰胆管造影术（ERCP)］，病毒和自身免疫性血清检查，以及有时进行肝活检。

D. 怀疑为骨骼来源的碱性磷酸酶升高应该观察钙-磷酸盐平衡，并测量血清钙、镁、磷酸盐和25-羟基维生素D。甲状旁腺激素（PTH）不可能升高，除非钙也升高，故这一检测在最初的查体中没有必要进行。肺癌患者经常合成PTH相关多肽（PTHrp)，所以通过这种蛋白筛查及影像学确诊肺癌，在钙升高的有肺癌风险的患者中是适当的。多发性骨髓瘤是碱性磷酸酶升高的不常见原因，所以测量血清和尿液的免疫球蛋白的单克隆组分通常并不显现。慢性肾功能不全患者是特殊情况：应该检查PTH而不是血钙水平，因为在血钙正常或降低的情况下PTH也会明显升高。也可测量1,25-二羟维生素D，因为它需要肾合成，是维生素D最具活性的代谢物。

E. 甲状旁腺功能亢进症的特点是高血钙和低血磷，通过测量PTH、PTHrp或两者结合测量来确诊。骨软化症的特点是血钙正常和血磷降低。严重的导致碱性磷酸酶升高的维生素D缺乏经常伴随血磷下降，不管骨软化症的症状和平片体征（如骨质疏松和膝盖周围长骨假性骨折）是否存在。骨转移性肿瘤常导致血钙升高。

F. 骨佩吉特病（变形性骨炎）的特点是异常的骨重建，骨重建的部位在不同患者差异很大，而在同一患者长时间不变。变形性骨炎通常很痛，一些患者畸形明显。考虑正常钙-磷酸盐平衡的其他骨疾病，包括炎症性关节炎和愈合性骨折，两者通过病史和体格检查可以鉴别。对于血钙升高的患者，转移性肿瘤诊断在其他诊断不成立的情况下应着重考虑。

G. 疼痛部位的X线平片检查应该作为首选影像学检查。如果检查结果正常，或如果患者是无症状的，那么对于变形性骨炎、转移性肿瘤或者其他（少见的）渗透性原因导致的骨损害，放射性骨扫描是评估整个骨骼系统的敏感性方法。通过骨扫描可见骨髓瘤损害，但是，就像上文所提到的那样，与碱性磷酸酶升高的相关性并不常见。骨扫描所见的任何异常都应该在之后进行损伤部位的平片检查或更进一步的影像学检查（CT，MRI)。

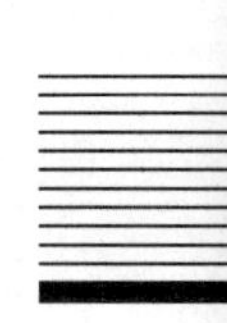

参考文献

Pratt DS, Kaplan MM. Evaluation of abnormal liver-enzyme results in asymptomatic patients. N Engl J Med 2000;342:1266–1271.

Reginato AJ, FALASCA GF, Pappu R, et al. Musculoskeletal manifestations of osteomalacia: report of 26 cases and literature review. Semin Arthritis Rheum 1999;28:287–304.

Whyte MP. Clinical practice: Paget's disease of bone. N Engl J Med 2006;355:593–600.

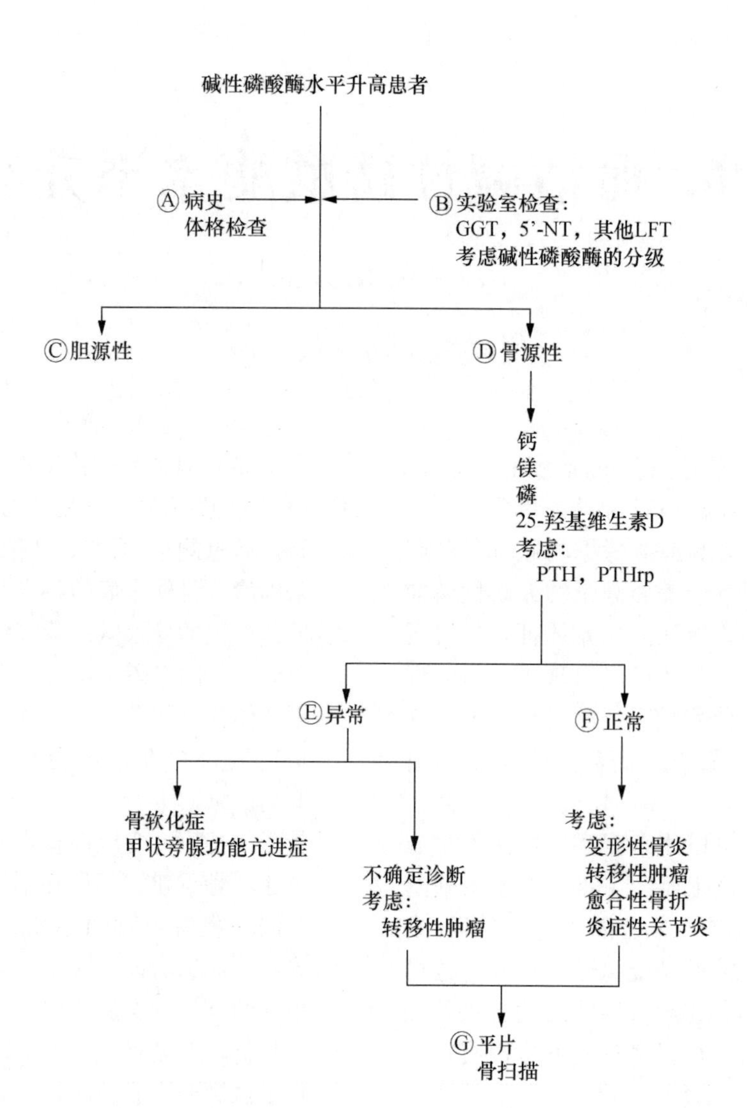
碱性磷酸酶水平升高患者
Ⓐ病史
体格检查
Ⓑ实验室检查：
GGT，5'-NT，其他LFT
考虑碱性磷酸酶的分级
Ⓒ胆源性
Ⓓ骨源性
钙
镁
磷
25-羟基维生素D
考虑：
PTH，PTHrp
Ⓔ异常
Ⓕ正常
骨软化症
甲状旁腺功能亢进症
不确定诊断
考虑：
转移性肿瘤
考虑：
变形性骨炎
转移性肿瘤
愈合性骨折
炎症性关节炎
Ⓖ平片
骨扫描

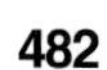

197. 肌酸激酶水平升高

Sandeep K. Agarwal

史琪玉　马艳红　译

A. 骨骼肌和心肌疾病的评估中肌酸激酶（CK）的测量是最常用的实验室检查。它也是常规踏板试验的一部分，在转氨酶升高排除了肝原因后应测量。本部分着重讲述肌肉骨骼系统疾病检查中的 CK 的评估。

B. CK 升高首先进行详细的着眼于寻找 CK 来源（如骨骼肌、心脏、脑）的病史和体格检查。在有急性胸痛和心电图改变的患者或近侧肌无力的患者会很明显。

C. 如果引起 CK 升高的原因临床表现不足以确定，那么应检查肌酸激酶同工酶 CK-MB 和肌钙蛋白以确定 CK 是否来自心脏。CK-MB 在骨骼肌中可再生，并引起中度升高，在炎症性肌炎累及心肌的患者心脏肌钙蛋白升高。如果 CK 的升高是心源性的，应立即进行适当的心脏功能评估和治疗。

D. 有时 CK 的升高是脑源性的（如外伤），这通过临床病史很容易发现。

E. 如果 CK 升高是骨骼肌源性的，应通过病史着重排除药物（降胆固醇药、秋水仙碱、抗疟药、齐多夫定），毒品和乙醇，外伤，剧烈运动，抗肌萎缩蛋白病，炎症性肌病，感染性肌病，内分泌病，以及医源性损害（肌内注射、术后）。体格检查应该包括完整的神经系统检查和肌肉骨骼系统检查，包括肌肉强度测定。

F. 实验室检查包括 CBC、血电解质和甲状腺功能试验，对于观察甲状腺功能减退、电解质紊乱和感染性疾病的患者重要。这些检查应指导后续的检查和治疗。

G. 如果病史、体格检查和实验室检查并不能揭示 CK 升高的原因，应进行其他检查。骨骼肌 MRI 的作用是有争议性且是非特异性的，但是它有助于鉴别定点活检的肌肉群。肌电图（EMG）和神经传导研究（NCS）有助于分辨肌病和神经性疾病。应进行单侧的 EMG 或 NCS，对侧进行肌肉活检。

H. 如果 EMG 完全正常，应对患者进行严密的监测。但是，如果存在潜在障碍的临床表现，那么应首先考虑 EMG 的假阴性结果。其他的实验室检查，ANA、风湿因子和肌炎-特异性抗体（抗 Jo-1、抗 Mi-2 和抗信号识别肽）可帮助诊断。如果 CK 升高持续存在或进展，应该考虑采用 MRI 和（或）肌肉活检。

I. 如果 EMG 证明有肌病的改变，应当进行肌肉活检来确定潜在病因。如果 EMG 证明是神经性改变，应考虑进行其他的神经系统检查。

J. 临床上进行肌肉活检应在 EMG 的对侧肢体进行，以避免 EMG 穿刺针在活检中造成假象。常规活检后组化分析可以使诊断成立，但是特殊的分析方法经常是必要的并且应该在与病理学家讨论后进行。如果怀疑包涵体肌炎，应活检后进行电子显微镜分析。

K. 如果肌肉活检结果是正常的，应对患者进行严密的监测。但是，很多肌肉疾病表现并不一致，一次活检可能并不能检测到累及的部位。因此，如果症状持续存在，需要重复的肌肉活检或 MRI。如果症状进展，应进行经验疗法但需谨慎。

L. 如果肌肉活检的结果和炎症性肌病一致，多肌炎或皮肌炎的治疗包括皮质激素和其他免疫抑制药物。皮肌炎患者应当检查潜在性的恶性肿瘤。还应当检查患者可能存在的结缔组织病（CTD），包括系统性红斑狼疮、风湿性关节炎或硬皮病。

M. 遗传性和先天性肌病的诊断常需要肌肉活检。治疗常针对症状进行。应有神经肌肉专家对患者进行检查。

参考文献

Dalakas MC, Hahlfeld R. Polymyositis and dermatomyositis. Lancet 2003;362(9388):971–982.

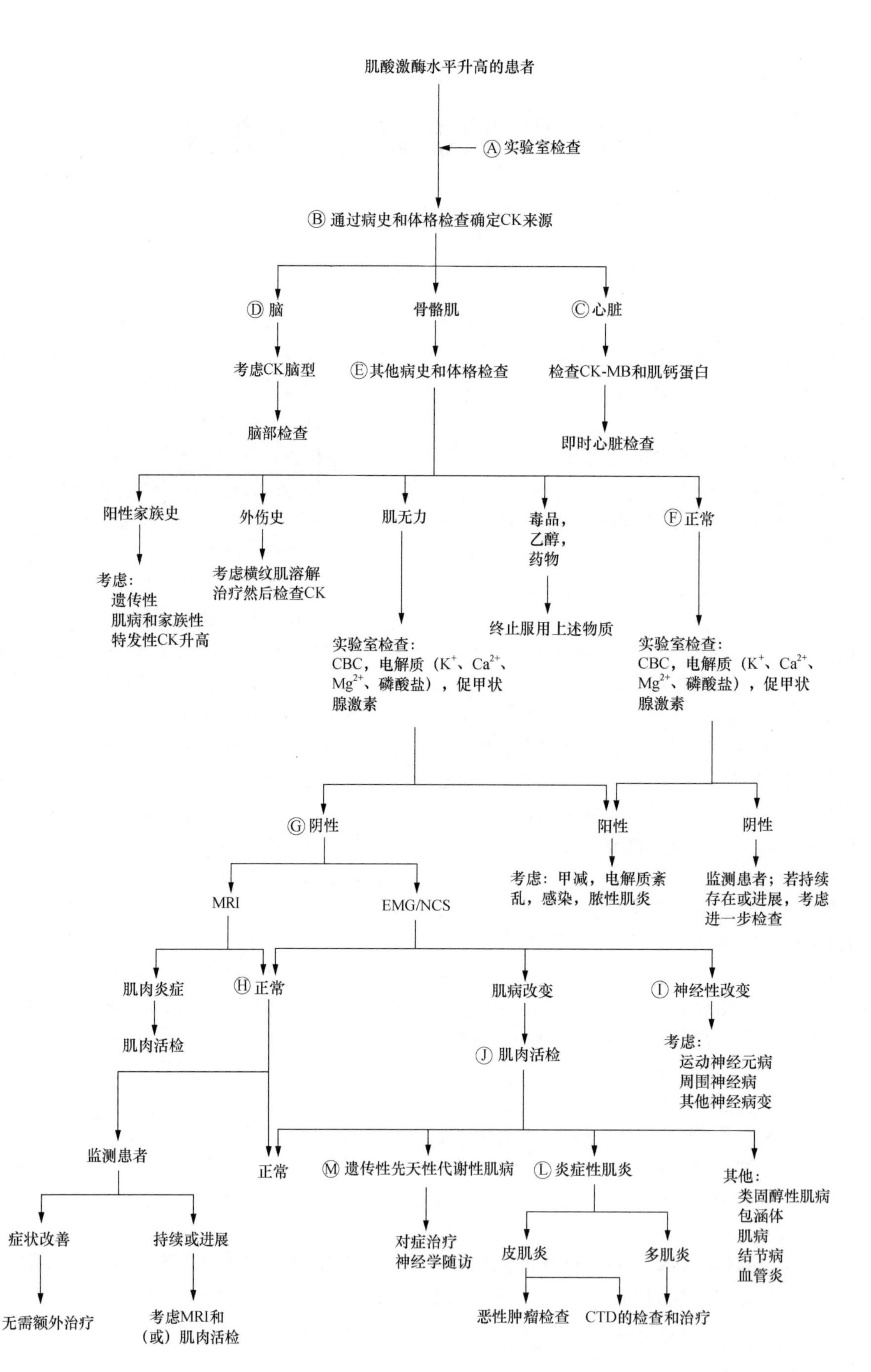

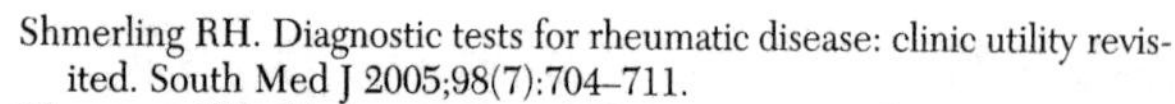
Shmerling RH. Diagnostic tests for rheumatic disease: clinic utility revisited. South Med J 2005;98(7):704–711.

Thompson PD, Clarkson P, Karas RH. Stain-associated myopathy. JAMA 2003;289(13):1681–1690.

Warren JD, Blumberg PC, Thompson PD. Rhabdomyolysis: a review. Muscle Nerve 2002;25(3):332–347.

Wortmann RL. Inflammatory diseases of muscle and other myopathies. In Harris ED, Budd RC, Firestein GS, et al, eds. Kelley's Textbook of Rheumatology, 7th ed. Philadelphia: Elsevier Saunders, 2005: 1309–1335.

泌尿外科学

Graeme Steele

198. 阴囊肿块

David McDermott，Graeme Steele

史琪玉　译

临床上一些阴囊肿块是由阴囊壁或其内容物的肿瘤、外伤和（或）炎症引起的。肿块可能是急性发病，或由患者或其性伴侣偶然发现。诊断的关键是一开始便应完全考虑所有的鉴别诊断，并以临床发现为基础进行合适的处理。

A. 以泌尿科症状的发病和持续时间为特点的全身症状的确切病史有助于医生大大减少阴囊肿块的鉴别诊断。检查患者过去医疗史、家族史、性交史和手术史，特别注意是否进行过泌尿生殖道探测。首选的有价值的实验室检查包括尿液分析（UA）、尿液培养和 CBC。如果怀疑有性传播疾病，检查患者的淋球菌和衣原体。如果通过体格检查或旨在发现睾丸肿瘤的超声（US）检查发现固体的阴囊肿块，负责患者的医生或泌尿科会诊医生应检查血清甲胎蛋白（AFP）、β-人绒膜促性腺激素（hCG）及乳酸脱氢酶（LDH）。

患者会出现阴囊内疼痛或无痛的肿块。阴囊肿块急性发病伴疼痛与急性附睾炎或睾丸及其附件扭转有关。外伤史伴明显的睾丸肿大考虑组织破裂。阴囊钝痛或慢性疼痛可能与精索静脉曲张或阴囊积水等非炎症性情况有关。除此之外，30%～40%睾丸癌的患者有钝痛症状或下腹部、肛门部或阴囊垂坠感。阴囊疼痛是原发于阴囊或是全身症状的一种。因为它们与睾丸的胚胎学联系，肾或腹膜后腔发病时可表现为阴囊疼痛，这与肿块无关。阴囊水肿是一种症状，一般引起阴囊双侧肿大，然而其他都局限于一侧阴囊。

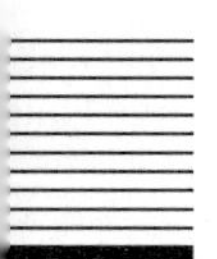

阴囊及其内容物的体格检查在患者站立状态下用两只手进行。首先，应检查阴囊皮肤有无皮脂腺囊肿、感染性毛囊炎和其他皮肤异常。特别是糖尿病或免疫功能低下的患者，阴囊皮肤的蜂窝织炎或皮下软组织脓肿可能表现为疼痛的坚固肿块伴红斑和波动。如果患者呈现一侧症状，先检查健侧。在睾丸检查中，这样顺序的检查提供了一个基线标准，使得检查者更易比较健侧睾丸和异常侧性腺的大小、轮廓和一致性。睾丸的体格检查应用检查手的拇指和示指、中指轻轻触诊。正常的睾丸均匀一致、自由活动并与附睾是可分离的。任何固定、坚硬或和白膜黏合的睾丸应怀疑是肿瘤，直到排除此诊断。附睾在睾丸的后部，触诊时可触及突出的一条组织。应触诊双侧精索和腹股沟管以排除累及精索组织或疝。用闪光透照在确定阴囊肿块是固体还是囊性的特别重要。在诊断不明确的患者或鞘膜积液妨碍进行充分检查的患者，影像学检查应作为重要的第二步检查。

阴囊超声检查是体格检查的必要延伸。如果白膜区域出现低回声应怀疑睾丸癌。彩色血流多普勒超声检查能发现扭转部位性腺血流减少或无血流，并显示附睾睾丸炎典型的血流增加。通过超声检查阴囊内液体聚集不能阻碍潜在睾丸实质的检查。

B. 无痛睾丸肿块的鉴别诊断包括精索静脉曲张、阴囊积水和肿瘤。不常见的鉴别诊断包括血肿和附睾囊肿（精液囊肿）。疼痛性阴囊肿块的鉴别诊断包括睾丸扭转、附睾炎和附睾睾丸炎。尽管少见，睾丸附件扭转可出现疼痛的阴囊肿块。腹股沟疝可出现痛或无痛的阴囊肿块。

C. 病理学：

附睾炎：附睾炎是指由于附睾受到感染或无菌操作导致的附睾炎症。感染性附睾炎常继发于沙眼衣原体或淋球菌的上行性感染，多见于小于 35 岁的性欲旺盛男性，或继发于尿路感染（UTI）、前列腺炎或老年人的尿道探测。在青少年男性和老年人中，大肠杆菌是感染性附睾炎最常见的病因。典型症状为急性或亚急

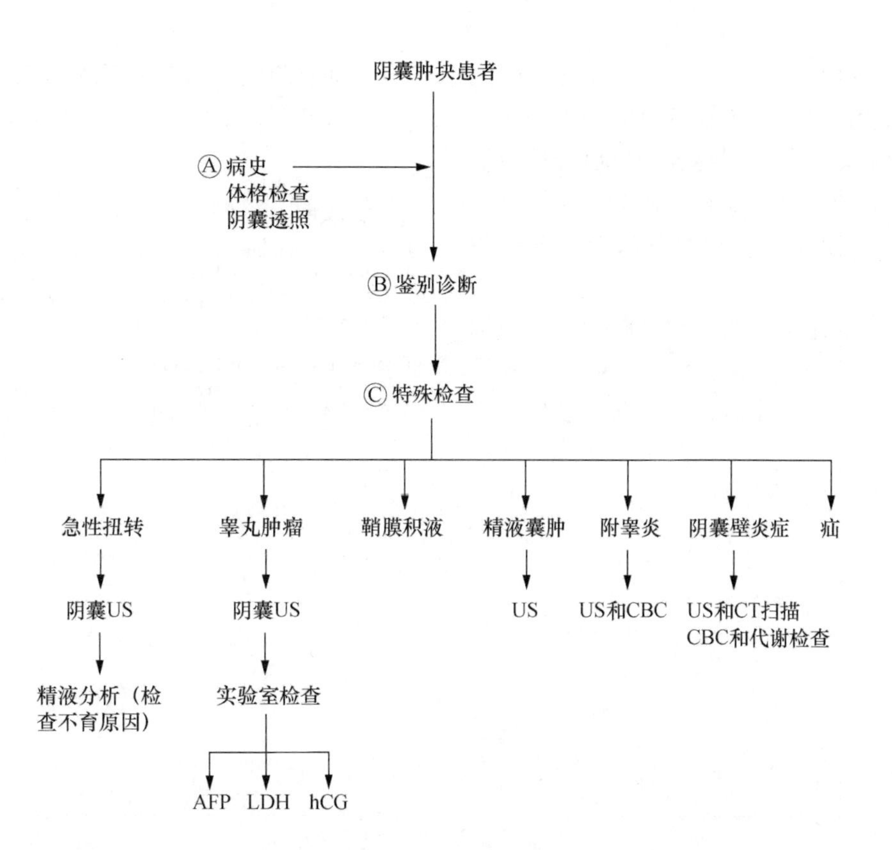

性阴囊疼痛和肿胀，可伴随出现全身性症状。阴囊肿胀使附睾定位困难，这时行影像学检查排除附睾扭转尤为重要。一般认为无菌尿液的反流可引起附睾痛，且可为慢性疼痛，并可伴随出现附睾的结节或小肿块。无菌性或慢性附睾炎与应用非甾体抗炎药（NSAID）和高位阴囊有关，应用2～4周的氟喹诺酮是有益的。当怀疑为衣原体或淋球菌感染所致的附睾炎时，目前推荐的治疗方案是肌内注射头孢曲松250mg每天1次；以及口服多西环素100mg每天2次，10天一疗程。当怀疑为大肠杆菌所致的附睾炎时，治疗方案为应用10天的氟喹诺酮。

附睾睾丸炎：附睾睾丸炎是附睾炎在炎性过程中侵及邻近的睾丸所致。体检时由于睾丸和附睾质地柔软，较难区分。有时阴囊皮肤会出现红斑和硬化。US可显示附睾和睾丸的血管，用于鉴别扭转（血管内血流量较低或缺如）。治疗方面同感染性附睾炎，主要为应用抗生素和支持治疗。

精索静脉曲张：精索静脉曲张是指精索内的静脉迂曲扩张或形成静脉团，常描述成“装着蠕虫的袋子”。见于15%的男性，大多位于左侧，并在患者站立或行咽鼓管充气检查动作时曲张更明显，平躺时可消失。精索静脉曲张可出现疼痛甚至导致不育，此时需要泌尿科医生的治疗。

腹股沟疝：肠道或网膜疝出滑入阴囊可形成阴囊肿块，伴或不伴疼痛。细致的体格检查如阴囊内的肠鸣音或成功的手法复位可作出这一诊断。如果体格检查和US不能帮助作出诊断，CT扫描是必要的。若有症状或出现绞窄性疝，需转诊普外科。

附睾囊肿：附睾囊肿通常是在青少年常规体检时偶然发现的。呈光滑、圆润的透光结构，常位于附睾头部。极少情况下较大的附睾囊肿可引起疼痛，这时需行外科手术切除。大附睾囊肿称为精液囊肿。

睾丸扭转：当患者出现痛性睾丸肿块应首先考虑睾丸扭转，因为延误诊断可能失去睾丸。睾丸扭转指包括血管在内的精索的扭转，导致突发疼痛和患侧睾丸的肿胀。患者可能有外伤史。睾丸扭转最常见于12～20岁的男性。高位睾丸扭转伴肿胀且柔软时，检查较为困难且不易与附睾炎相鉴别。彩色血流多普勒超声检查可以作出诊断，但若严重怀疑为睾丸扭转，应立即转诊泌尿外科行手术探查和复位。

鞘膜积液：鞘膜积液是指液体积聚在与睾

丸毗邻的鞘膜内。肿胀均匀，常累及一侧阴囊，透光试验阳性。鞘膜积液可源于外伤或继发于其他疾病。10％的阴囊肿瘤可出现反应性鞘膜积液，这时诊断肿瘤较为困难。若睾丸透光不完全或鞘膜积液内触及肿块，需进一步行 US。

睾丸肿瘤：绝大多数的睾丸肿瘤为生殖细胞肿瘤，常表现为睾丸增大、睾丸结节或硬化。睾丸 US 可帮助作出临床诊断。治疗措施为通过腹股沟切口的手术切除，并根据肿瘤的分级和分期决定是否进一步处理。

参考文献

Presti JC. Genital tumors. In Tanagho EA, McAninich JW, eds. Smith's General Urology. 16th ed. New York: McGraw-Hill, 2004.

Richie JP, Steele GS. Neoplasms of the testis. In Wein AJ, Kavoussi LR, Novick AC, et al, eds. Campbell-Walsh Urology, 9th ed. Philadelphia: WB Saunders, 2006.

Tanagho EA. Physical examination of the external male genitalia. In Tanagho EA, McAninich JW, eds. Smith's General Urology, 16th ed. New York: McGraw-Hill, 2004.

199. 良性前列腺增生

David Yeo，Graeme Steele

张德发　译

A. 良性前列腺增生（BPH）常见症状有两大类：阻塞性症状和刺激性下尿路症状（LUTS）。LUTS 刺激表现为尿频、夜尿及尿急；LUTS 阻塞性表现为尿柱断续、膀胱不完全排空、排尿困难、尿流细小及尿滴沥。对 LUTS 的诊断主要根据病史及体格检查，包括泌尿系统症状的起病和持续时间、用药史和手术史、性生活情况、神经系统检查以及直肠检查。鉴别诊断主要包括 BPH、前列腺癌、尿路感染（UTI）、膀胱癌、膀胱及输尿管结石、尿路狭窄、膀胱炎、前列腺炎、多尿、结肠膀胱瘘以及神经性膀胱炎。

B. 患者前列腺特异性抗原（PSA）＞4.0ng/ml，每年 PSA 增长速度＞0.75ng/ml，或直肠触诊触摸到前列腺肿物，应该进行前列腺活检以排除前列腺癌。在评估使用 5α 还原酶抑制剂患者的前列腺癌的风险时，血清 PSA 值加倍。PSA 突然升高还可能发生在前列腺炎、UTI、射精、尿路探测、直肠手法治疗或剧烈运动。

C. 伴有镜下血尿的刺激性泌尿系统症状需要考虑输尿管结石、膀胱结石和泌尿道癌。明显血尿是指 2/3 的中段尿液样本中每高倍视野（hpf）下可见 3 个 RBC，或任意尿液样本中＞100RBC/hpf，或肉眼血尿。尿细胞学是筛查泌尿道高分化移行细胞癌（TCC）非常有用的方法：认为阴性或非典型细胞学不支持 TCC，怀疑或 TCC 细胞学阳性则考虑为 TCC。

D. 根据美国泌尿学会症状评分和生活质量（AUASS/QOL）问卷调查表，为我们提供了 LUTS 引起 BPH 的客观标准。这份 AUASS/QOL 包含的都是验证性问题，将 LUTS 的常见症状量化，包括膀胱不完全排空、尿频、尿柱断续、尿急、尿流细小、排尿困难及夜尿，以及排尿时的全部的让人痛苦的症状。AUASS/QOL 评分≤7 为轻度或无症状；AUASS/QOL 评分≥8 为中/重度或患者感到极为痛苦。BPH 的客观指标包括排泄后残留（PVR）量、尿流率和尿动力学。在膀胱功能正常的情况下，PVR＞50ml 或尿流＜10ml/s 表明存在下尿路梗阻。

E. 药物治疗为由 BPH 导致的中度到重度 LUTS 的初级措施。药物治疗主要包括两类：选择性 α1 受体拮抗剂和Ⅱ型 5α 还原酶抑制剂。α1 受体拮抗剂松弛前列腺和膀胱颈的平滑肌，从而改善尿流率。用药 1 周后症状开始缓解。低血压和逆行射精为常见副作用，限制了此类药物的应用。α1 受体拮抗剂为剂量依赖性药物（疗效和副作用）。Ⅱ型 5α 还原酶可将睾酮转换为双氢睾酮（DHT）。DHT 促进前列腺生长。5α 还原酶抑制剂可诱导前列腺细胞的凋亡和阻止睾酮转换为 DHT，从而减缓前列腺的生长。此药物已被证实对于肥大前列腺（＞40g）的治疗有效。5α 还原酶抑制剂 4～6 周内开始起效，6～9 个月疗效达到最佳。该药主要副作用为降低性欲、阳痿以及射精障碍。据文献显示，5α 还原酶抑制剂在不增加患者前列腺癌风险的情况下，6 个月内可使 PSA 降低 50%。

F. 手术治疗主要适用于那些药物治疗失败或不能忍受药物治疗的患者和患有 BPH 并发症的患者（如顽固性尿潴留、膀胱结石、下尿路梗阻造成的肾功能不全或复发性 UTI）。经尿道前列腺切除术（TURP）或前列腺光敏激光蒸发（PVP）为治疗 BPH 的首选手术治疗方法。对于超大前列腺（＞75g）患者或伴有膀胱结石或憩室的患者可选择开腹或腹腔镜前列腺切除术。各种微创治疗能够利用低热量引导前列腺细胞的坏死得到发展，其中包括微波热疗、射频消融及超声波。微创疗法改善 BPH 患者症状效果要优于药物治疗，而不及 TURP。

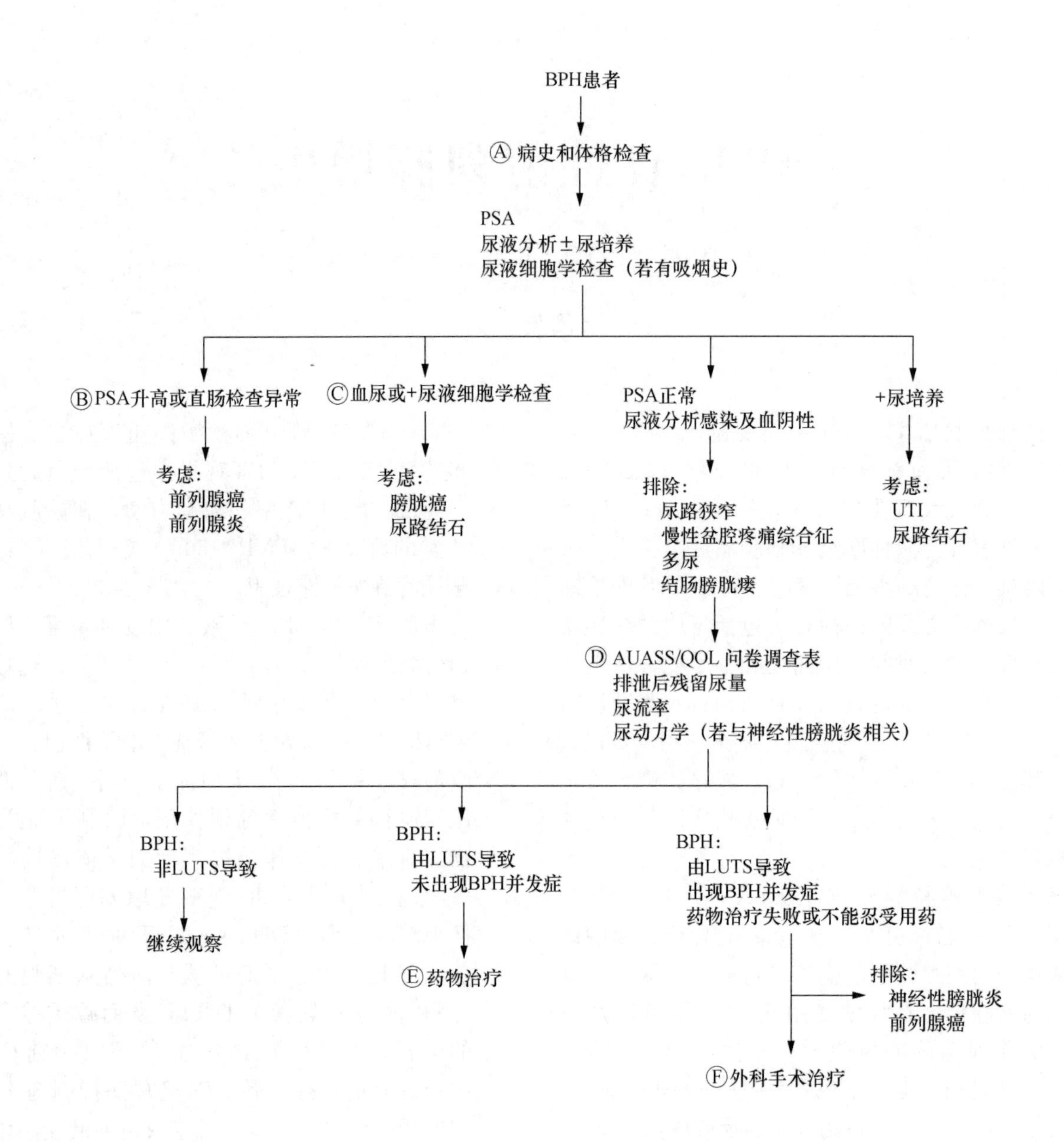

参考文献

Abrams PH, Griffiths DJ. The assessment of prostatic obstruction from urodynamic measurements and from residual urine. Br J Urol 1979;51:129.

Barry MJ, Fowler FJ Jr, O'Leary MP et al. The American Urological Association Symptom Index for benign prostatic hyperplasia: J Urol 1997;148:1549–1557.

McConnell JD. Benign prostatic hyperplasia: treatment guidelines and patient classification. Brit J Urol 1995;76 Suppl. 1:29.

200. 前列腺炎

David Yeo，Graeme Steele

张德发　译

A. 前列腺炎为包括一系列临床疾病的前列腺炎症。最常见的临床表现为复发性排尿困难，伴有细菌感染导致的泌尿系刺激性或阻塞性症状。具体主诉包括会阴部疼痛、腰痛、耻骨上区疼痛、排尿困难、尿频、尿急、夜尿、排尿困难、尿流细小、尿柱断续及膀胱不完全排空感。前列腺炎的鉴别诊断包括性传播疾病（STD），尿路感染，泌尿生殖系统恶性肿瘤，尿路结石，尿道狭窄，以及神经性膀胱。诊断前列腺炎首先要根据病史和体格检查，包括性生活史、尿液分析和尿培养。根据患者的危险因素进行进一步检查，包括尿液细胞学培养以鉴别淋病和衣原体感染、疱疹及 HIV 检查、血清肌酐、血清前列腺特异性抗原（PSA）、排泄后残余尿量记录、中段尿细胞学检查、CT 扫描、膀胱镜检查、前列腺的经直肠超声检查（TRUS）及尿动力学检查。

B. 血尿患者考虑尿路结石、泌尿生殖系统感染及尿路感染。显著血尿定义为 2/3 的中段尿每高倍镜视野（hpf）红细胞个数≥3，任何尿培养 hpf 下红细胞个数≥100，或肉眼血尿。

C. 由于急性前列腺细菌感染突发引起的急性细菌性前列腺炎占前列腺炎病例的 2%～5%。患者主要为<35 岁的性行为活跃的男性，主要症状为会阴部或耻骨上区疼痛、尿路分泌物、尿路阻塞症状及全身感染体征。病原体感染可能为淋球菌、沙眼衣原体（性传播），或大肠杆菌（来源于下尿路或直肠）。

D. 慢性细菌性前列腺炎为复发性或顽固性前列腺细菌感染，占前列腺炎病例的 2%～5%。主要的患者为老年男性，不同于急性细菌性前列腺炎，慢性前列腺炎症状为间歇的轻微排尿困难。急性前列腺炎发作时，体征为前列腺隐痛及潮湿、耻骨上区压痛。最常见的病原为大肠杆菌，还包括肠杆菌科、肠球菌及铜绿假单胞菌。初始治疗主要为经验用药，用 8～16 周的甲氧苄啶/磺胺甲噁唑（TMP）或喹诺酮类抗生素。应用 α 受体阻滞剂、抗胆碱药、NSAID 及坐浴可改善症状。在经过广泛治疗后可手术治疗，前列腺结石、前列腺脓肿或顽固性前列腺炎的男性患者可行经尿道前列腺切除术（TURP）。

E. 慢性盆腔疼痛综合征占前列腺炎病例的 90%～95%，并且可以作为鉴别诊断。慢性盆腔疼痛综合征的特征为泌尿生殖系统疼痛，病因为明确的感染、恶性肿瘤、尿道结构异常及神经功能障碍。其发病机制为非细菌性感染、尿液逆流入射精管及自身免疫病。感染可能为阴道毛滴虫、沙眼衣原体、解脲支原体、巨细胞病毒及结核分枝杆菌。经验治疗为甲氧苄啶/磺胺甲噁唑或喹诺酮类抗生素 6～8 周。如果无效可考虑应用多西环素或甲硝唑 4～6 周。若症状较严重则可联合应用 α 受体阻滞剂、抗胆碱能药物、麻醉药物、NSAID、三环抗抑郁药及别嘌醇。其他支持治疗包括坐浴，不喝酒及咖啡，加强对前列腺疾病的认识，进行骨盆底部肌肉的锻炼，减轻压力，以及生物反馈。

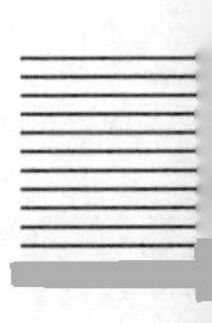

参考文献

Meares EM Jr: Prostatitis and related disorders. In Walsh PC, Retik AB, Vaughan ED, Wein AJ (eds): Campell's Urology, 7th ed. Philadelphia, WB Saunders, 1998, pp 615–530.

Nickel JC: Effective office management of chornic prostatitis. Urol Clin North Am 1998;25:677–684

Nickel JC, Moon T: Chronic bacterial prostatitis: an evolving clinical enigma. Urology 2005;66:2–8.

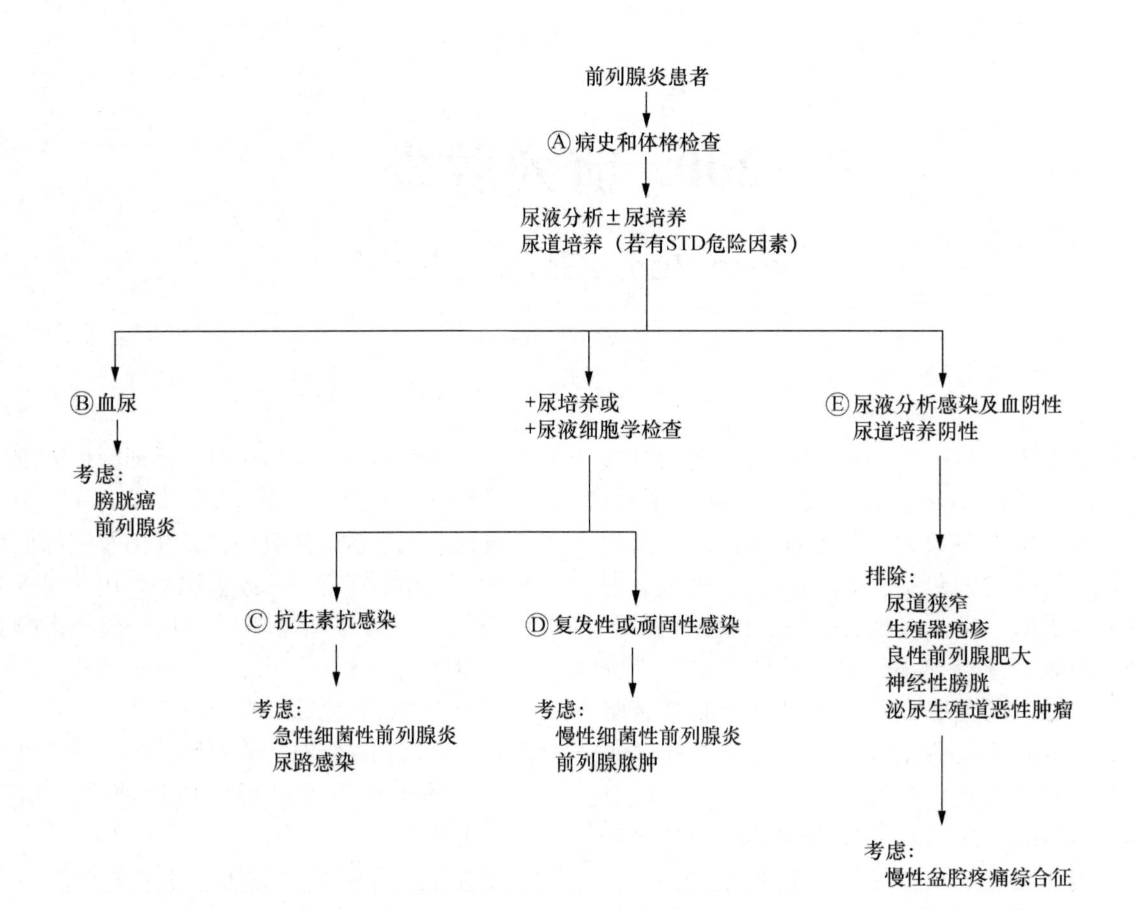
前列腺炎患者
Ⓐ病史和体格检查
尿液分析±尿培养
尿道培养（若有STD危险因素）
Ⓑ血尿
考虑:
膀胱癌
前列腺炎
+尿培养或
+尿液细胞学检查
Ⓒ抗生素抗感染
考虑:
急性细菌性前列腺炎
尿路感染
Ⓓ复发性或顽固性感染
考虑:
慢性细菌性前列腺炎
前列腺脓肿
Ⓔ尿液分析感染及血阴性
尿道培养阴性
排除:
尿道狭窄
生殖器疱疹
良性前列腺肥大
神经性膀胱
泌尿生殖道恶性肿瘤
考虑:
慢性盆腔疼痛综合征

201. 尿失禁

Stephen B. Williams，Graeme Steele

张德发　译

尿失禁是重要的健康问题，且有 1000 万患者。需要护理的患者约 50%为尿失禁患者，尿失禁患者的处理每年要花费 150 亿～200 亿美元。尿失禁分为压力性尿失禁、急迫性尿失禁、充溢性尿失禁和混合性尿失禁 4 个类型。

对可疑性尿失禁患者则应该询问病史和进行查体。膀胱测压可辅助临床诊断，但是只做膀胱测压是不够的，特别是在泌尿系症状没有任何改善的情况下。由于不同类型的尿失禁的治疗不同，明确诊断是非常重要的。

A. 压力性尿失禁由于先天性括约肌缺如或由于盆底解剖缺陷或无力病变导致尿道括约肌无力和尿道括约肌松弛。尿道括约肌松弛括约肌通常不会受到损伤，但是在膀胱充盈和膀胱压力超过尿道压力时尿道括约肌受到损伤的概率就会加大，从而导致尿液不自主流出。根据尿道括约肌松弛情况该阶段的压力性尿失禁分为Ⅰ级和Ⅱ级，若固有括约肌功能障碍则为Ⅲ级。

通过病史及体格检查，我们了解到患者活动时由于腹内压增高而导致尿液流出。咳嗽、打喷嚏和（或）Valsalva 均可引起尿液溢出。患者的病史/手术史、用药史和饮食情况都对该病诊断有帮助。因为大部分患者都有尿路症状，我们建议将患者的血清和尿液分别进行化学成分检查和尿液分析及尿培养以排除尿路感染的情况。体格检查可排除膀胱膨出、直肠膨出或脱垂。神经系统检查也对诊断该病有帮助。通过以上排除检查仍怀疑为压力性尿失禁，应行膀胱测压，其中应包括膀胱造影及尿动力学分析。膀胱测压辅助分析尿道和膀胱括约肌在解剖和生理上是否正常。

压力性尿失禁的治疗方法为手术，手术主要为了恢复正常完整的盆腔底结构。手术方法有 Marshall-Marchetti-Krantz 耻骨上入路和改良 Burch 法，将阴道前壁固定于耻骨梳（Cooper）韧带上。其他技术包括各种悬吊手术，悬吊于耻骨上和腹直肌鞘上。这种悬吊手术很常用，既可以应用生物组织也可以应用合成材料（最常用）。这种手术也可以用于括约肌损伤和膀胱脱垂的修复。另外，子宫托不适用于此种微创治疗手术。

B. 急迫性尿失禁为逼尿肌的功能异常，而固有括约肌、神经系统及泌尿系解剖正常。同压力性尿失禁相同，膀胱的病史和体格检查及膀胱测压可辅助诊断急迫性尿失禁。患者往往由于逼尿肌功能失常而导致反复性尿失禁。急迫性尿失禁的危险因素包括年龄，神经系统抑制排尿（脊柱畸形、卒中），膀胱刺激征（感染、炎症、癌症、血尿、结石）。如果尿液分析发现镜下血尿，则需进行进一步检查，包括尿液细胞学检查、影像及膀胱镜检查（以明确出血部位）。根据尿流动力学及压力/尿流检查，可发现膀胱充盈时逼尿肌持续收缩。

根据尿流动力学检查结果，治疗主要在于松弛痉挛的肌肉，最常用的药物为抗胆碱药。不同的药物副作用不同，医生和患者应该斟酌应用适当的药物和剂量以获得最好的效果和最小的副作用。对急迫性尿失禁的最后治疗包括骶神经调整手术或增加膀胱成形术。

C. 充溢性尿失禁不是严格意义上的尿失禁，它通常是由于阻塞或神经病变引起。通过病史和体格检查可判断逼尿肌收缩功能情况，膀胱出口梗阻症状（尿流细小、尿急、尿等待），或二者兼有，也可能发现尿路刺激症状（尿频、夜尿、排尿困难）。尿流和残尿可判断膀胱出口梗阻情况，尿流动力学检查可明确诊断。

对潜在性梗阻的治疗则需要考虑尿失禁的整体情况。例如，典型的患者会有前列腺肥大，治疗前列腺肥大（应用Ⅰ型 α 受体阻滞剂和Ⅱ型 5α 还原酶抑制剂）可帮助解决充溢性

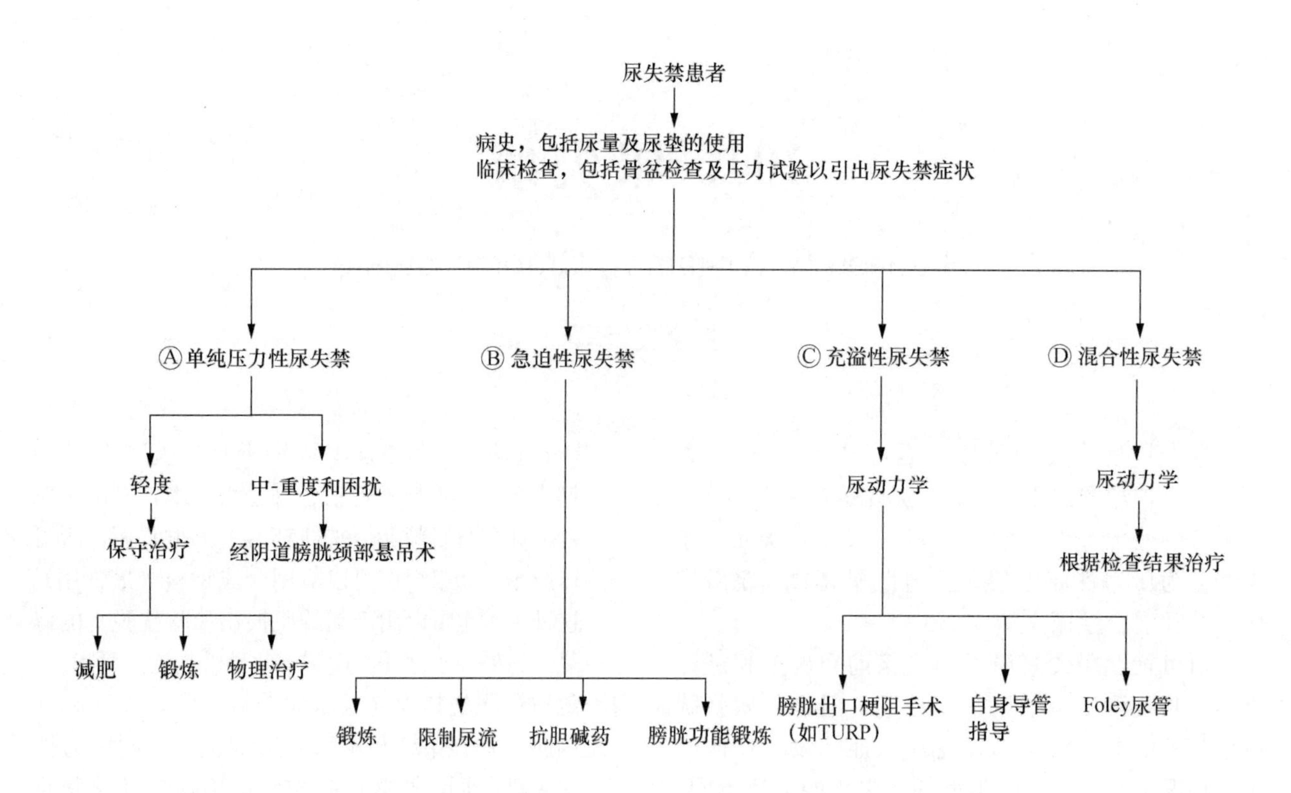

尿失禁。降低膀胱收缩力的药物应避免。

D. 混合性尿失禁是由逼尿肌异常收缩（紧迫性）和尿路过度活动/固有括约肌功能障碍（压力）导致。根据病史和体格检查及膀胱测压可以判断混合性尿失禁的病情轻重和尿失禁的整体情况。治疗则根据病情轻重和症状类型而不同。

参考文献

Abrams P, Cardozo L, Fall M, et al. The standardisation of terminology of lower urinary tract function: Report from the Standardisation Sub-committee of the International Continence Society. Neurourol Urodyn 2002;21:167.

Burgio KL, Goode PS, Locher JL, et al. Behavioral training with and without biofeedback in the treatment of urge incontinence in older women: a randomized controlled trial. JAMA 2002;288:2293.

Diokno AC. Diagnostic categories of incontinence and the role of urodynamic testing. J Am Geriatr Soc 1990;38:300.

DuBeau CE. Interpreting the effect of common medical conditions on voiding dysfunction in the elderly. Urol Clin North Am 1996;23:11.

Harris SS, Link CL, Tennstedt SL, et al. Care seeking and treatment for urinary incontinence in a diverse population. J Urol 2007;177:680.

Resnick NM. Voiding dysfunction in the elderly. In Yalla SV, McGuire EJ, Elbadawi A, et al, eds. Neurourology and urodynamics: principles and practice. New York: MacMillan, 1984:303.

Sze EH, Jones WP, Ferguson JL, et al. Prevalence of urinary incontinence symptoms among black, white, and Hispanic women. Obstet Gynecol 2002;99:572.

Taub DA, Hollenbeck BK, Wei JT, et al. Complications following surgical intervention for stress urinary incontinence: a national perspective. Neurourol Urodyn 2005;24:659.

202. 尿潴留

Glen W. Barrisford，Graeme Steele

王　丽　译

急性尿潴留（AUR）是指发展迅速的尿潴留，它是泌尿系统常见的急症。其最常见的病因是良性前列腺增生（BPH），典型的患者均＞60岁。典型的临床过程随时间的推移而逐渐加重。70岁以上男性5年内有1/10的人发展为AUR。

随着人们寿命的延长，BPH及其相关疾病的发病率也在不断增高。因此，医学工作者熟悉诱发AUR相关的危险因素/病因及AUR的早期处理将具有非常重要的意义。本部分将对AUR的危险因素、早期处理、医疗及外科治疗进行综述。

通常，尿潴留发生在梗阻过程后。梗阻性疾病包括BPH、恶性肿瘤、尿道狭窄、尿路结石以及包茎和嵌顿包茎。可是，药物的应用、外伤、神经系统疾病、感染和心理因素（不常见）均能为尿潴留病因。

许多研究致力于辨明尿潴留发展相关的危险因素。其因素如下：

- 年龄：＞70岁，发生尿潴留的相对危险系数（RR）为7.8。
- 症状得分：美国泌尿学会（AUA）症状得分用于衡量症状。调查问卷包括7个组成部分（频率、紧迫感、夜尿、尿流细、尿中断、尿不禁及排尿不全）。每种症状得分0～5（5分为最重）。最高得分为35分。每7分代表发生尿潴留的RR为3.2。随访过程中这种调查可重复进行。
- 前列腺容量：前列腺容量（经直肠超声测量值）＞30ml相当于RR为3.0。
- 尿流率：尿流率＜12ml/s，其RR值为3.9。

A. AUR通常表现为排尿不畅及下腹部/耻骨上不适。患者表现为明显不安。相反，慢性尿潴留患者通常发病缓慢伴渐进性梗阻或膀胱功能不全。这些患者较少受（上述症状的）影响，且通常无不适感。

尿潴留患者通常就诊于急诊或普通医师而很少最先就诊于泌尿科专家，因此，医护人员熟悉尿潴留患者的早期管理将具有非常重要的意义。

最初的评估应着眼于相关的病史及外科手术史，特别关注以前的潴留史、泌尿系手术史、放射史或创伤史。另外，也要了解包括血尿、排尿困难、发热、背痛及一系列的药物等相关信息。体格检查时应着重于如下因素：

- 腹部触诊：下腹部触诊通常提示隆起的膀胱，（按压时）通常引发极大的不适感。
- 直肠检查：注意直肠肿块、粪便嵌塞、会阴感觉/反射（异常）等。应行前列腺检查以排除肿瘤或前列腺炎。
- 骨盆检查：女性尿潴留可能为骨盆肿瘤或严重的骨盆壁乏力所致。
- 实验室检查：常规送尿液分析及培养（换导尿管后）。另外，根据临床表现安排相关检查。

B. AUR的早期调控包括及时的膀胱减压。可采用导尿管或耻骨上插管术。尽管目前没有膀胱减压的统一标准，对AUR患者的早期处理大多数泌尿专家倾向于应用导尿管。因为AUR患者通常就诊于普通医疗机构或急诊而非泌尿科，因此临床医师更乐于接受导尿管而不应用耻骨上（SP）插管术。

对尿路狭窄、严重BPH或其他解剖异常而妨碍Foley导管放置的患者，应用SP导管是必要的。通常SP导管由泌尿专家放置，但在紧急情况下由其他人放置。对可能存在前期腹部手术造成粘连的患者，SP导管的置入可在超声介导下进行。

对需要长期行膀胱引流的患者，特别是女性，我们倾向于应用SP导管。SP导管可预防膀胱颈及尿道的扩张并且因此预防了括约肌失调导致的尿失禁。而且，对于男性病例，SP导管可以防止随后尿潴留的危险（长期留置尿管常见并发症）。

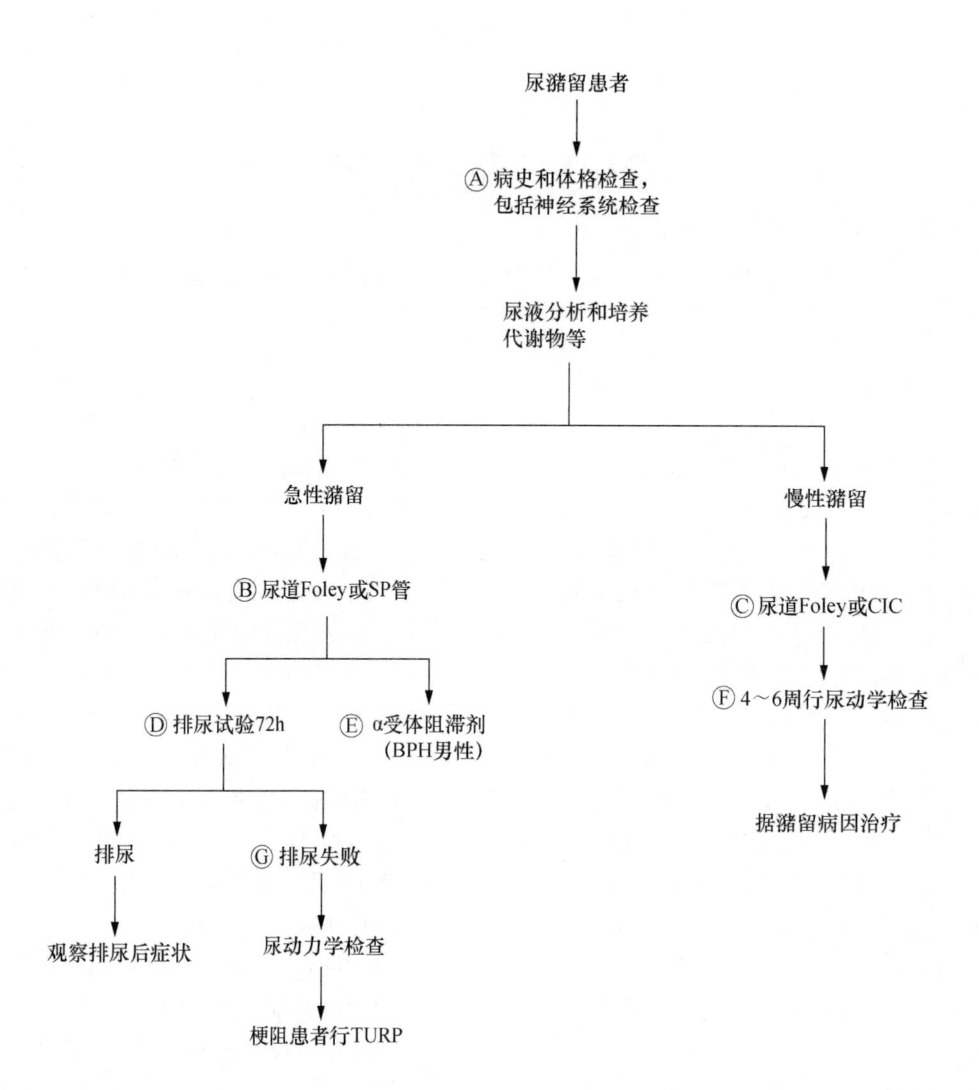

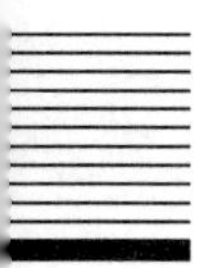

C. 未污染间歇性插管术（CIC）是另外一种替代方法，资料显示 CIC 能减少自发功能丧失的发生及尿路感染。虽然这种方法减少了内置插管的并发症，却具有如患者的喜好、护理时间（住院/养老院）、院外随访及管理（提供等）的缺陷。可是这种方法仍不失为优于内置插管的解决方案，应该在适当时予以提倡。

以前，排尿量限制在 500～1000ml 以减少暂时性血尿、低血压及去梗阻后利尿。实践证明，对 AUR 患者实行部分排尿或排尿过程中夹闭排尿管（这些做法有可能增加尿路感染的机会）并非绝对必要。可以在安全操作、精心护理的情况下快速完全排空膀胱减压，对老年人及健康状况不好者施行该操作需要加倍小心。

膀胱排空后应考虑患者是留院治疗还是院外观察。尿败血症、肿瘤所致梗阻或椎间盘突出等为留院指征。大多数膀胱引流后的患者可以进行院外观察。没必要常规给予预防性抗生素，除非在引流时有可疑的尿路感染。还应于排空前给予关于引流管及引流袋的处理等相应的指导。

很少推荐急诊手术治疗，因其并发症及死亡的风险较膀胱引流及推迟外科干预治疗更大。极少患者为前列腺脓肿，需要在经尿道切除术及引流或是直肠超声介导下引流。这种方法既可减轻尿潴留，又能减轻败血症后遗症。

D. 上述操作后，患者可尝试排尿试验。这个试验通常在放置尿管后 2～3 天进行。成功的排尿出现在 20%～40%患者中。在拔尿管前尿管留置时间的问题上有不同的意见。实践中，根据病情情况，我们通常采用 3～14 天之间。

几种因素存在时尿管拔除后排尿的机会会更大。这些因素包括年龄<65 岁，逼尿肌压力>35cmH_2O，第一次尿引流时引流量<1L，以及发现一种引发因素等。研究表明，50%的

患者在第一次尿管拔除排尿后 1 周内再次出现 AUR，67%患者 1 年内再次复发。

E. 治疗 BPH 通常采用的两类药物为 α 受体阻滞剂和 5α 还原酶抑制剂。α 受体阻滞剂通过放松膀胱颈及前列腺平滑肌而减轻由 BPH 引发的机械性梗阻。在给 AUR 患者拔管前应用 α 受体阻滞剂将有助于排尿试验。目前有多种 α 受体阻滞剂（特拉唑嗪、多沙唑嗪、坦索罗辛），这些药具有相似的药效及副作用。5α 还原酶抑制剂（非那雄胺、度他雄胺）选择性地阻断由睾酮向双氢睾酮的转化，进而能有效地减小前列腺的体积。这类药减少了男性患者 BPH 所致 AUR 的发生。另外，5α 还原酶抑制剂对 AUR 早期治疗无效，因其需要数周的时间才能达到最佳效果。

F. 手术治疗为 AUR 患者的最终治疗方案。对于有症状的 BPH 患者，行前列腺的经尿道切除术（TURP）能减低 AUR 发生的风险达 85%～90%。尽管还有其他解决办法，TURP 为该病治疗的金标准。其目标为内镜下切除引起梗阻的前列腺组织。

考虑到手术时间问题，通常建议在 AUR 发生 30 天后。于 AUR 后即刻施行 TURP 手术的患者发生并发症的危险将增加，包括术中出血及败血症。

我们认为，在 AUR 发生后考虑手术干预治疗的患者需动态评估是否潴留直接与出口梗阻相关，评估膀胱压力或膀胱肌肉功能如何。对于膀胱不可修复的患者行手术治疗以减轻外部梗阻的疗效有限。

应用尿路支架仅能提供一定程度的改善，而且会产生各种并发症，包括支架移位、感染、硬结和结石形成。这种方法目前适用于身体状况不适于手术治疗的患者。

参考文献

Choong S, Emberton M. Acute urinary retention. BJU Int 2000;85(2):186–201.

Contemporary Urology. Urology Times 2005 Fact Book. 2005. Advanstar Medical Economics Healthcare Communications Secondary Research Services.

Curtis LA, Dolan TS, Cespedes RD. Acute urinary retention and urinary incontinence. Emerg Med Clin North Am 2001;19(3):591–619.

Emberton M, Anson K. Acute urinary retention in men: an age old problem. BMJ 1999;318(7188):921–925.

Fong YK, Milani S, Djavan B. Natural history and clinical predictors of clinical progression in benign prostatic hyperplasia. Curr Opin Urol 2005;15(1):35–38.

Jacobsen SJ, Jacobson DJ, Girman CJ, et al. Natural history of prostatism: risk factors for acute urinary retention. J Urol 1997;158(2):481–487.

Murray K, Massey A, Feneley RC. Acute urinary retention—a urodynamic assessment. Br J Urol 1984;56(5):468–473.

Powell PH, Smith PJ, Feneley RC. The identification of patients at risk from acute retention. Br J Urol 1980;52(6):520–522.

Thomas K, Chow K, Kirby RS. Acute urinary retention: a review of the aetiology and management. Prostate Cancer Prostatic Dis 2004;7(1):32–37.

妇女健康

Stuart B. Mushlin

203. 阴道分泌物

Amir Nasser

王　丽　译

A. 外阴阴道炎是妇科检查最常见的主诉。其定义为外阴及阴道的炎症。其诊断依赖于病史。诊断之初要考虑患者的以前发作的完整病史，性接触史，分泌物的气味、颜色及持续性，以及分泌物是否引起瘙痒。还要特别注意是否存在影响阴道正常菌群而导致阴道炎的因素（近期应用抗生素、口服避孕药或杀精剂，阴道冲洗）。同时应考虑全身状况（难控制的糖尿病、绝经或 AIDS）。

B. 行窥镜检查一般可明确阴道炎的病因。应用 10%KOH 及生理盐水做 2 张湿涂片在低倍及高倍镜下观察。分泌物的状态将对诊断有所帮助，细菌性阴道病（BV）分泌物呈灰白色；滴虫阴道炎分泌物较多、呈水样、白绿色或黄色外观；念珠菌阴道炎为白色豆渣样分泌物。用 pH 试纸确定阴道分泌物的 pH 很有帮助。正常生理情况下分泌物及酵母菌通常 pH<4.5，如>4.5 可能提示滴虫或细菌性阴道炎。

C. 如果凭阴道分泌物湿涂片难以确诊，可考虑为物理或化学刺激所致的变态反应。这些因素有很多，如衣服过紧、防臭剂、洗涤剂、肥皂、卫生巾及杀精剂等。对性生活活跃的患者可行阴道分泌物培养（淋球菌及沙眼衣原体）并根据结果给予相应治疗。病毒如人乳头状瘤病毒（HPV）及单纯疱疹病毒（HSV）可引发外阴阴道炎，通常观察分泌物即可诊断，也可通过活检及培养进行确诊。口疮性溃疡也很常见，其表现与 HSV 感染相似。

D. 阴道毛滴虫所致外阴阴道炎具有特征性表现。通常不需要培养来确诊。高倍镜下可见体积稍大于白细胞的活动的生物。涂片中还能观察到许多炎性细胞及阴道脱落上皮细胞。

患者及其性伙伴均应接受甲硝唑治疗，2g 1 次，或 500mg 每日 2 次服用 1 周。如患者同意，对未再次接触性伴侣最初治疗失败的患者可给予甲硝唑 1g 每日 2 次口服，同时给予 500mg 甲硝唑每日 2 次阴道留置，持续 7～14 天。（妊娠初期禁止应用 2g 的剂量。）服用甲硝唑的患者应禁止饮酒。

E. 灰白色稀薄的分泌物，伴有异味（霉味或腥气）通常由阴道加德纳菌（一种革兰染色可变的球杆菌）所致。生理盐水湿涂片常看到“线索细胞”：呈条索状的上皮细胞（加德纳菌黏附于上皮细胞）。治疗采用口服甲硝唑 500mg 每日 2 次，持续 7 天，或克林霉素 300mg 每日 2 次，持续 7 天。局部应用药物能产生相似效果且较少产生全身性副作用，该组方为：0.75%甲硝唑乳膏（栓）阴道内应用每日 2 次持续 5 天或 2%克林霉素乳膏每晚 1 次共 7 晚。为预防复发，可根据经验更换药物（如从甲硝唑替换为克林霉素）。如果复发持续发生，延长甲硝唑或克林霉素阴道内治疗到 3 周，之后给予阴道内治疗每 3 日 1 次，再持续 3 周左右，允许乳酸杆菌再次定殖于阴道。是否对性伴侣进行治疗目前还存在争议。

F. 显著的外阴瘙痒为阴道酵母菌感染常见主诉。在 KOH 湿涂片见到丝状结构（薄、绿色、分节且分枝的假菌丝）及芽生孢子能明确临床诊断。有许多药物可以用于治疗，如 1%克霉唑乳膏，阴道内每晚 1 剂量（5g），7 晚；或咪康唑 200mg 睡前应用，连续 3 晚。药膏还应应用于外阴来治疗外阴瘙痒。另外一种典型的治疗方法是一次给予氟康唑 150mg 口服。如病情需要，可于 1 周后重复该治疗。研究表明，一次性给予氟康唑口服与阴道内给予栓剂效果相同。许多患者因其低副作用、给药方式及性价比更倾向于这种单次剂量口服的方式。

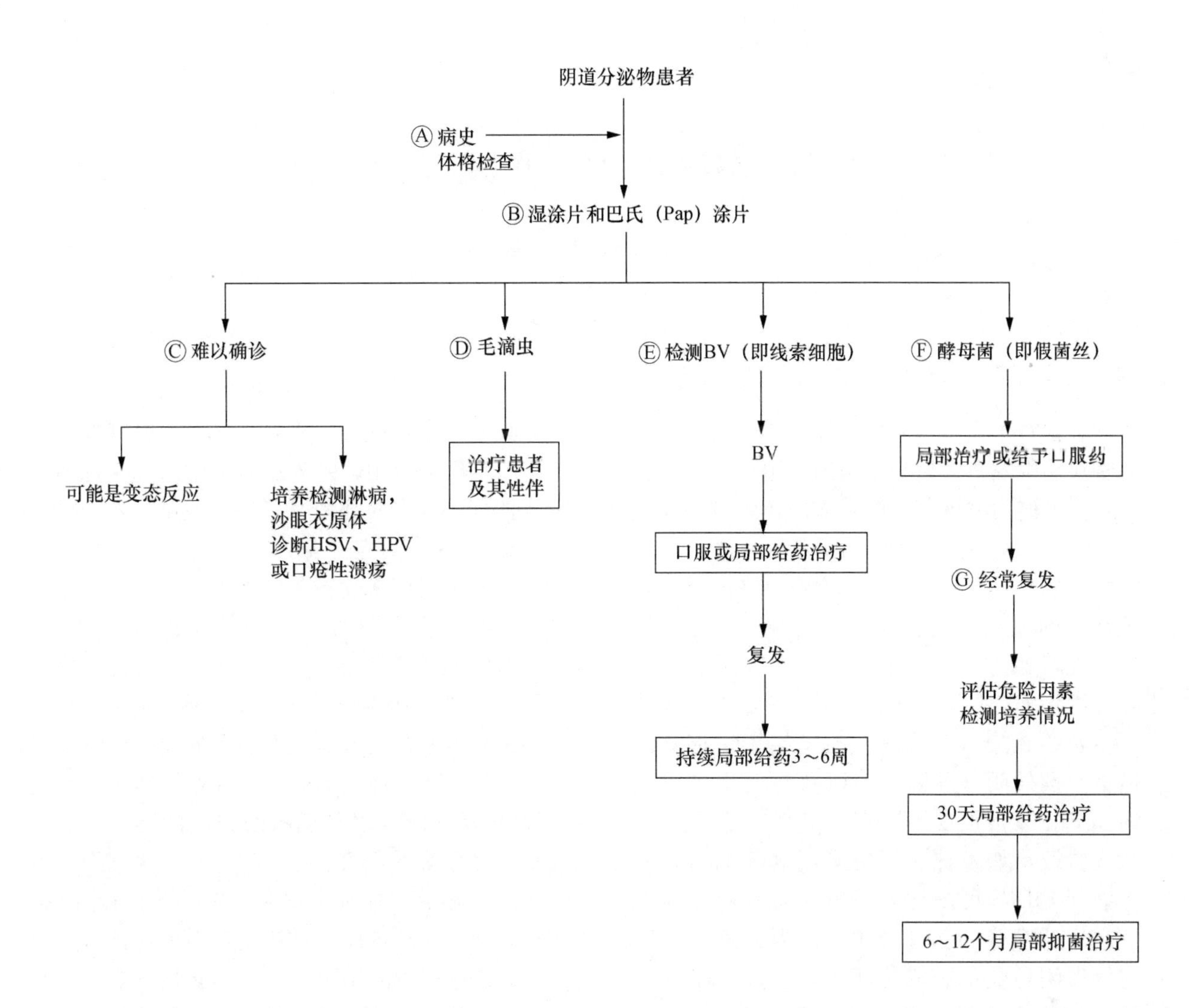

G. 复发性酵母菌感染令患者及医务工作者备感头痛。可在沙保氏（Sabouraud）或尼康氏（Nickerson）培养基上进行培养以明确酵母菌感染。评估其他干扰因素，包括糖尿病、免疫缺陷（AIDS）或是从性伴侣获得的反复感染（10%～15%女性患者的性伴的口腔、直肠及精液培养为阳性）。治疗方案可变，包括经典治疗30天，200mg酮康唑口服每日2次，14天。大于90%念珠菌性外阴阴道炎患者其病因为白色念珠菌。有时，光滑拟球酵母菌为持续感染的病原生物。通常3～7天酮康唑治疗有效。

然而，很多情况下应采用抑菌而非治愈性治疗。每日100mg酮康唑口服6个月可能有效，但是这种治疗的同时一定要考虑肝毒性。另外，每2周应用硼酸或唑类，持续6～12个月可减少复发频率。（妊娠期间禁用硼酸、口服氟康唑及酮康唑。）

参考文献

American College of Obstetricians and Gynecologists. Vulvovaginitis. ACOG Technical Bulletin No. 135. Washington, DC, 1989, American College of Obstetricians and Gynecologists.

Quilligan EJ, Zuspan FP. Current Therapy in Obstetrics and Gynecology, 5th ed. Philadelphia:WB Saunders, 1999.

Sobel JD. Vaginal infections in adult women. Med Clin North Am 1990;74:1573.

Sobel JD, Brooker D, Stein GE, et al. Single dose fluconazole compared with conventional clotrimazole topical therapy of *Candida* vaginitis. Am J Obstet Gynecol 1995;172:1263.

Stenchever MA. Office Gynecology, 2nd ed. St. Louis:Mosby, 1996.

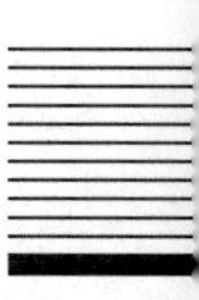

204. 宫颈炎

Hugh S. Miller

王 丽 译

A. 尽管急性宫颈炎可由外伤、肿瘤或系统性胶原血管疾病引发，其最常见病因为感染性病原生物，典型的为淋球菌及沙眼衣原体，有些病例为 HSV。这些病原生物的流行病学相似，25%～45%的患者具有混合感染。评价患者宫颈感染的风险一定要详细询问病史，包括第一次性接触的年龄、性伴数量以及 STD 或盆腔炎性疾病（PID）病史。区分局限于宫颈的下生殖道感染（宫颈炎）与发生于引道（阴道炎）及外阴（外阴炎）以及与上生殖道疾病如 PID 非常重要。当宫颈炎伴发有全身症状或体征，如发热、下腹痛或盆腔痛时，要考虑到 PID 的可能性。宫颈炎通常伴有宫颈及阴道后穹隆的脓性分泌物。因为该分泌物与伴发阴道炎的分泌物相似，所以要小心评估分泌物中的致病微生物（念珠菌阴道炎、细菌性阴道炎和滴虫阴道炎）。确诊的宫颈炎患者具有患 STD 的危险时，要对其他的 STD 进行筛除，包括梅毒、HIV 和 HPV，如前一年未曾筛查还要行巴氏涂片（Pap smear）结合自身 HPV 检测。

B. 通常，性生活活跃女性下腹痛有助于 PID 的诊断而不需要满足其他诊断指征。诊断急性输卵管炎的 Hager 指数如表 1 所示。病情的轻重决定了患者是留院还是院外治疗。住院患者可采用广谱头孢菌素（头孢西丁或头孢替坦）联合四环素（多西环素）或克林霉素与氨基糖苷类抗生素联合应用。院外患者通常采用头孢曲松与四环素（多西环素）联用，但是，喹诺酮类（氧氟沙星）可与甲硝唑或克林霉素联用。孕期应避免四环素及喹诺酮类药物。

表 1 急性输卵管炎的诊断标准

下腹疼痛或触痛、宫颈运动触痛和附件触痛病史
再加上下列症状之一：
发热（体温＞38℃）
白细胞增多（白细胞计数＞10 500/mm³）
后穹隆穿刺术液体中包含白细胞或细菌
盆腔检查或超声检查中发现炎性肿块
红细胞沉降率＞20mm/h
子宫颈革兰染色发现淋球菌或衣原体

C. 宫颈糜烂常伴发腹股沟及阴道淋巴结肿大。初发时疼痛的性质能区分是 HSV 感染还是梅毒所致损害。初发的腹腔 HSV 感染影响阴道、尿道及宫颈，从多发性疼痛小疱发展到溃疡伴随全身病毒血症。当循环中存在抗体时可出现 HSV 复发伴有缓和期限及强度的感染。阿昔洛韦是存留下来的治疗方法，对首次感染的患者效果显著，能显著减轻感染早期病毒的扩散，加速愈合进而促进修复。因为阿昔洛韦治疗方法已减少应用频率（400mg 每日 3 次）并证明有效而备受青睐。伐昔洛韦和泛昔洛韦是两种新的阿昔洛韦类核苷诱导药，被认为可应用于初次 HSV 生殖器感染的治疗。相反，梅毒感染初期就会影响宫颈，可是因为其症状隐匿，所以很少能在这一阶段进行诊断。明辨感染的时期将在很大程度上影响治疗的期限。治疗可以选用青霉素，目前还没有耐药株的报道。

D. 当出现明显的宫颈增生伴发宫颈炎及分泌物时，应在病变边缘行宫颈活检以排除内生宫颈瘤的可能。通常，白色的外生病损与生殖道疣或 HPV 有关。这些病损本身常常代表 HPV-6 及 11 型的感染过程。HPV 血清型（16、18、31、33 和 35）被认定与新生物转变相关进而可引发宫颈癌。宫颈应用 3%醋酸，同时行窥镜介导下活检，可以辨别传染性及新生物的病变。这种辨别将影响治疗方案的选择。很少结核性宫颈炎患者伴发脓性分泌物及真菌样肿块。诊断可通过宫颈活检呈现干酪样肉芽肿或抗酸染色或培养。

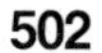

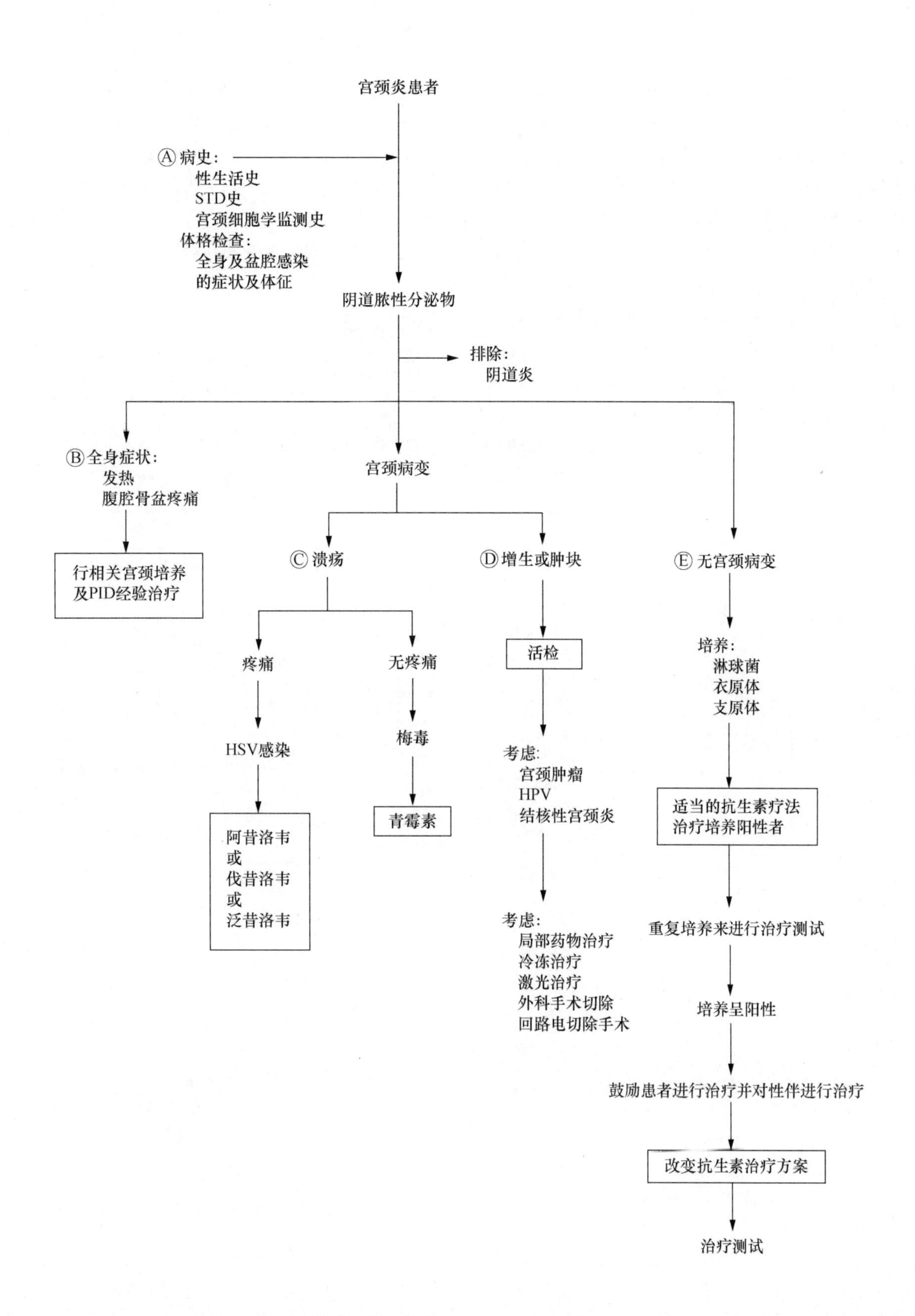

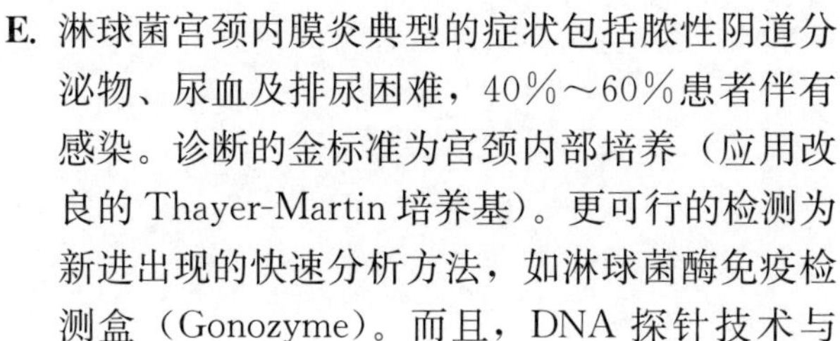
E. 淋球菌宫颈内膜炎典型的症状包括脓性阴道分泌物、尿血及排尿困难，40%～60%患者伴有感染。诊断的金标准为宫颈内部培养（应用改良的 Thayer-Martin 培养基）。更可行的检测为新进出现的快速分析方法，如淋球菌酶免疫检测盒（Gonozyme）。而且，DNA 探针技术与培养准确率相同，具有方便、不需加工即可检测及培养等优点。尽管普鲁卡因青霉素、氨苄西林及阿莫西林仍治疗有效，但更倾向于应用 250mg 头孢曲松肌内注射。单次治疗依从性好并能同时抑制青霉素酶的产生及染色质介导的淋病奈瑟菌耐药性。替代性治疗方法包括荧光喹诺酮类（单次肌内注射环丙沙星 500mg、氧氟沙星 400mg 或左氧氟沙星 250mg），但要注意存在有喹诺酮耐药菌株。尽管衣原体为美国性传播的主要病原生物，其所致的急性宫颈感染通常症状不明显。采用核酸增殖的方法很容易确诊衣原体感染。直接培养、荧光单克隆抗体标记或酶联免疫吸附测定（ELISA）可为诊断的替代方法。这些方法的特异性及敏感性均能与培养法相似且相对便宜。阿奇霉素 1g，单剂量治疗有效。也可选择多西环素 100mg，每日 2 次，持续 7 天，但是该方案依从性差而且不能用于妊娠患者。当淋病奈瑟菌与衣原体感染同时存在时，可应用阿奇霉素 2g 单剂量治疗。因淋病奈瑟菌及衣原体感染均为 STD，应鼓励患者进行评估及对性伴进行治疗。有些病例进行治疗测试将有助改变患者的依从性及致病生物对药物的敏感性。

参考文献

ACOG Technical Bulletin. Gonorrhea and chlamydial infections. No. 19a. March 1994.

Drugs for sexually transmitted diseases. Med Lett Drugs Ther 1995;37:117.

Sweet RL, Gibbs RS. Infectious Diseases of the Female Genital Tract, ed 4. Philadelphia: Lippincott Williams & Wilkins, 2002.

205. 继发闭经

Nancy A. Curosh

王　丽　译

继发闭经定义为月经正常女性出现6个月或相当于3个先前月经周期（以较长的时间计算）停经。除外生理性闭经，如妊娠、产后、哺乳期及绝经。应考虑如下4方面的异常：外产道，包括子宫、宫颈和阴道；卵巢；脑垂体；下丘脑。详细了解病史，包括询问月经史、手术史、用药史、体重或饮食改变、锻炼习惯、潮热史及医疗史等。体格检查应关注体型、第二性征、雄激素过剩的证据、溢乳、视野及内分泌病的证据，并行彻底的盆腔检查。如发现局部症状和体征，则应进行相关检查。

A. 大约20%的继发闭经的患者病因为高催乳素血症。尽管溢乳提示该病因，但是该体征缺如并不能否定该病因，因此所有患者都应检查血催乳素水平。一些生理及药物因素可影响催乳素水平。身体上或精神上任何一种压力，均可引起该水平升高。事实上，抽血的紧张可引起该水平轻度升高。乳腺刺激能提高催乳素水平，因此近期乳腺检查的患者也不适宜抽血。许多药物可引起其水平提高，包括口服避孕药、雌激素、吩噻嗪、三环类抗抑郁药物、甲氧氯普胺和苯二氮䓬类药物。上述病例中患者血催乳素水平通常<100ng/ml。如果排除这些干扰因素后其水平仍保持较高水平则应进行进一步检查。

B. 孕激素激发试验用于评价内源性雌激素水平及外产道的完整性；口服10mg醋酸甲羟孕酮5天。如果雌激素水平正常或外产道完整，则停药后2天～2周内将出现停药后出血。不管出血量多少均为试验阳性，但是很少量的痕迹提示雌激素水平低，需要评价低雌激素水平的原因。雌激素的存在揭示下丘脑、垂体、卵巢及子宫轴至少具有功能。可以诊断为不排卵。不排卵的治疗取决于患者当前是否想怀孕。因为慢性雌激素抵抗可导致子宫内膜增生，患者应接受雌激素治疗（口服避孕药或循环孕激素均可）使子宫内膜结构恢复正常。

C. 如果孕激素激发试验停药后未出现出血，则提示可能存在外产道问题或雌激素水平不足。雌激素-孕激素激发试验能辨别上述两种病变。口服活性雌激素刺激子宫内膜增殖。合适的剂量为每日重组孕激素2.5mg 1次，持续21～25天。最后5～10天给予促孕剂（10mg醋酸甲羟孕酮）来诱发停药后出血。如果没有停药后出血，则为外产道问题，如子宫腔粘连综合征或活动性子宫内膜炎。盆腔检查正常的患者，无盆腔感染史或外伤史，包括刮宫，没必要行雌激素-孕激素激发试验。

D. 下丘脑性闭经为继发闭经最常见原因（约60%）。其病因可能为促性腺激素释放激素（GnRH）分泌异常。下丘脑性闭经通常采用排除性诊断方法，但有些患者中很常见，如神经性厌食患者、艰苦锻炼者以及压力很大的患者。如果可能，应去除其他相关因素。通常，保证和时间即为所有需要。密切随访患者，如果不存在进食障碍、体重减低或压力过重，则应安排MRI以排除垂体肿瘤。如果随时间的推移闭经未改善则应考虑雌激素替代治疗。对意图怀孕的患者，氯米芬、结合促性腺激素及GnRH有效。

E. 如果促黄体激素（LH）和促卵泡激素（FSH）水平高则提示排卵异常。年龄<35岁的患者应行核型检查。如果发现Y染色体片段，则在很大程度上增加了性腺恶性肿瘤的风险。极少条件下，LH及FSH水平升高，但是卵巢仍含有卵泡（卵巢抵抗综合征）。然而，大多数情况下，如果促性腺激素升高，可诊断为卵巢衰竭。卵巢衰竭可由自身免疫病所致，可行相关检查。如果其病因为自身免疫病，应检查肾上腺及甲状腺功能。如无禁忌证，卵巢衰竭患者应采用激素替代治疗，以避免因长期雌激素不足所致的后遗症。

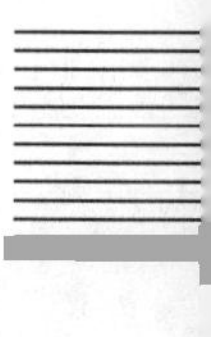

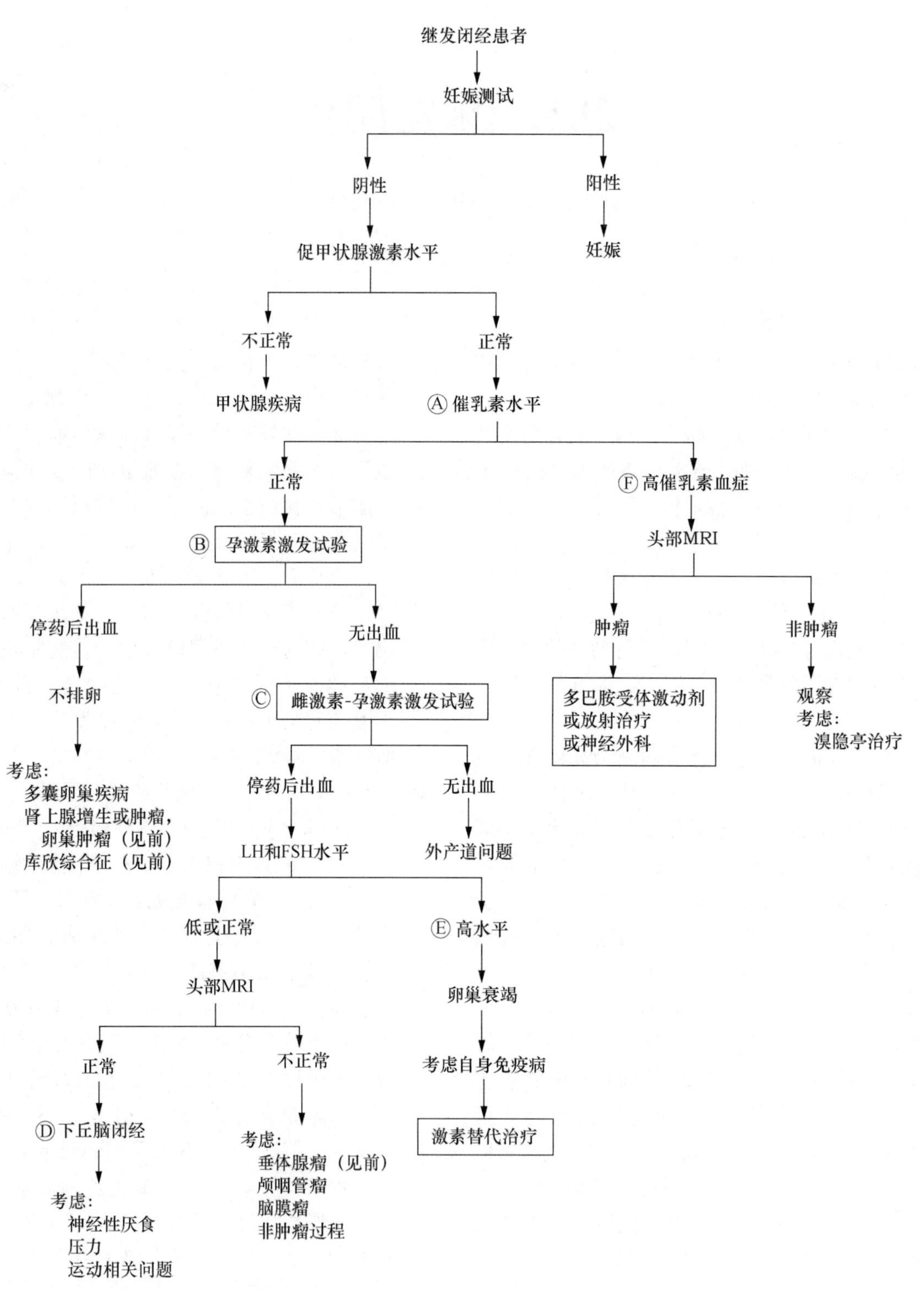

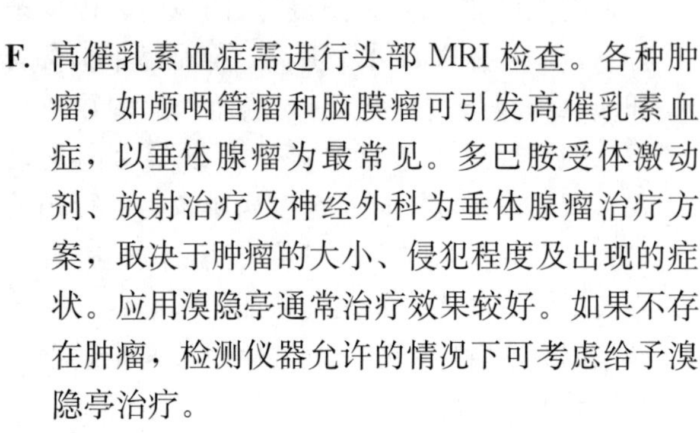

F. 高催乳素血症需进行头部 MRI 检查。各种肿瘤，如颅咽管瘤和脑膜瘤可引发高催乳素血症，以垂体腺瘤为最常见。多巴胺受体激动剂、放射治疗及神经外科为垂体腺瘤治疗方案，取决于肿瘤的大小、侵犯程度及出现的症状。应用溴隐亭通常治疗效果较好。如果不存在肿瘤，检测仪器允许的情况下可考虑给予溴隐亭治疗。

参考文献

Malo JW, Bezdicek BJ. Secondary amenorrhea: a protocol for pinpointing the underlying cause. Postgrad Med 1986;79:86.

Scommegna A, Carson SA. Secondary amenorrhea and the menopause. In Gold JJ, Josimovich JB, eds. Gynecologic Endocrinology, ed 4. New York: Plenum, 1987:369.

Soulez B, DeWailly D, et al. Polycystic ovary syndrome: a multidisciplinary challenge. Endocrinologist 1996;6:1.

Speroff L, Glass RH, Kase NG. Clinical Gynecologic Endocrinology and Infertility, ed 6. Philadelphia: Lippincott Williams & Wilkins, 1999.

Warren MP. Amenorrhea in endurance runners. J Clin Endocrinol Metab 1992;75:6.

206. 异常阴道出血

Hugh S. Miller

王 丽 译

A. 大量非子宫来源的异常阴道出血并不常见，由详细的病史及体格检查进行诊断。早期评估应该排除泌尿生殖（血尿）和胃肠（便血）病因而集中于生殖系统病因，主要是子宫。异常的无排卵出血及围绝经期出血通常是激素介导的，尽管出血特征可能大不相同。相反，围绝经晚期或绝经期后出血更大可能与肿瘤相关，而这些肿瘤并非一定为恶性。生殖道肿瘤高风险的女性可通过细致的产科、妇科检查，详细的医学史（内分泌失调、垂体肿瘤及恶病质），包括月经史、避孕史、性传播疾病（STD）史、宫颈或子宫癌前病变史、HPV 感染史、肥胖及先前恶性肿瘤史。

B. 完整的体格检查可排除外生殖道的病因，但是如果出现甲状腺肿大或弥漫性出血，则需要找到潜在的内分泌或血液系统疾病的证据。通过辨明病损或其他病理条件（即息肉、子宫硬化或盆腔肿块），盆腔检查为定位出血部位所必需的。双合诊前应行巴氏涂片检查，有助于筛选出宫颈癌，有时会提示宫颈炎或上段子宫肌瘤的形成。如果患者有 STD 高风险病史，应行相应培养。生育年龄的妇女应行妊娠检查，不必考虑月经史，可以行 hCG 检查，因为妊娠是最常见的异常阴道出血的原因。如果出血严重或持续，检查 CBC 确定贫血并排除凝血障碍或血液系统恶性肿瘤。根据病史及体格检查可行相应检查，包括各种内分泌、凝固及影像学检查。评估及治疗这些患者行阴道内超声检查是非常有价值的。除评估附件及卵巢外，还要评估子宫肌层的纤维化程度及子宫内膜的厚度。绝经后女性子宫内膜厚度＜5mm 为正常上限。围绝经期女性子宫内膜厚度在排卵期为 4～8mm，分泌期为 7～14mm。阴道超声子宫腔声学造影，超声前采用生理盐水注入子宫，能够更好地辨别宫腔损害（如黏膜下纤维瘤、宫颈息肉），有助于进一步扩大盆腔超声检查的适应证。

C. 首先着眼于出血的来源。应具有必要的仪器（包括各种尺寸及型号的窥器）、合适的照明系统及其他辅助。如果病损在生殖道，可对任何年龄的患者行活检。

D. 围绝经期女性异常出血通常为避孕所致。除口服避孕药外，醋酸甲羟孕酮在应用的前 3～9 个月有异常出血。在没有明确佐证前，病因可能为“功能失调性子宫出血”，这是一个排除性诊断。采用激素避孕的出血患者是由于雌激素或黄体酮的过量或不足。根据患者需要治疗方法可选择不治疗，停止或改用一种新的避孕方法，或增加激素等。对持续性异常出血患者缺乏激素治疗证据时，应行进一步宫腔检查，通过阴道内超声检查（加或不加生理盐水浸润）、宫腔镜检查或子宫内膜活检（EMB）。对具有增生倾向患者 EMB 方法有效，尽管越来越多的医生选择用可视性的方法，如阴道超声或宫腔镜检查。

E. 大于 40 岁女性子宫腺癌发病率为 5%，发病率随年龄增加而增加。因此，大于 40 岁异常出血患者必须进行 EMB。因为肥胖、慢性不排卵、外源性非对抗性雌激素或以前存在肿瘤（特别是胸腺癌）患者危险性增加，无论任何年龄均需行 EMB。采用激素治疗的绝经后女性应做相应诊断以排除肿瘤。当组织学检查揭示增生伴有细胞异型，必须进行药物及外科治疗。子宫内膜癌的治疗应咨询妇科或肿瘤科医师，以确定最佳治疗方案。对治疗 3～6 个月内持续性或加重增生的患者要重新对诊断进行评价。

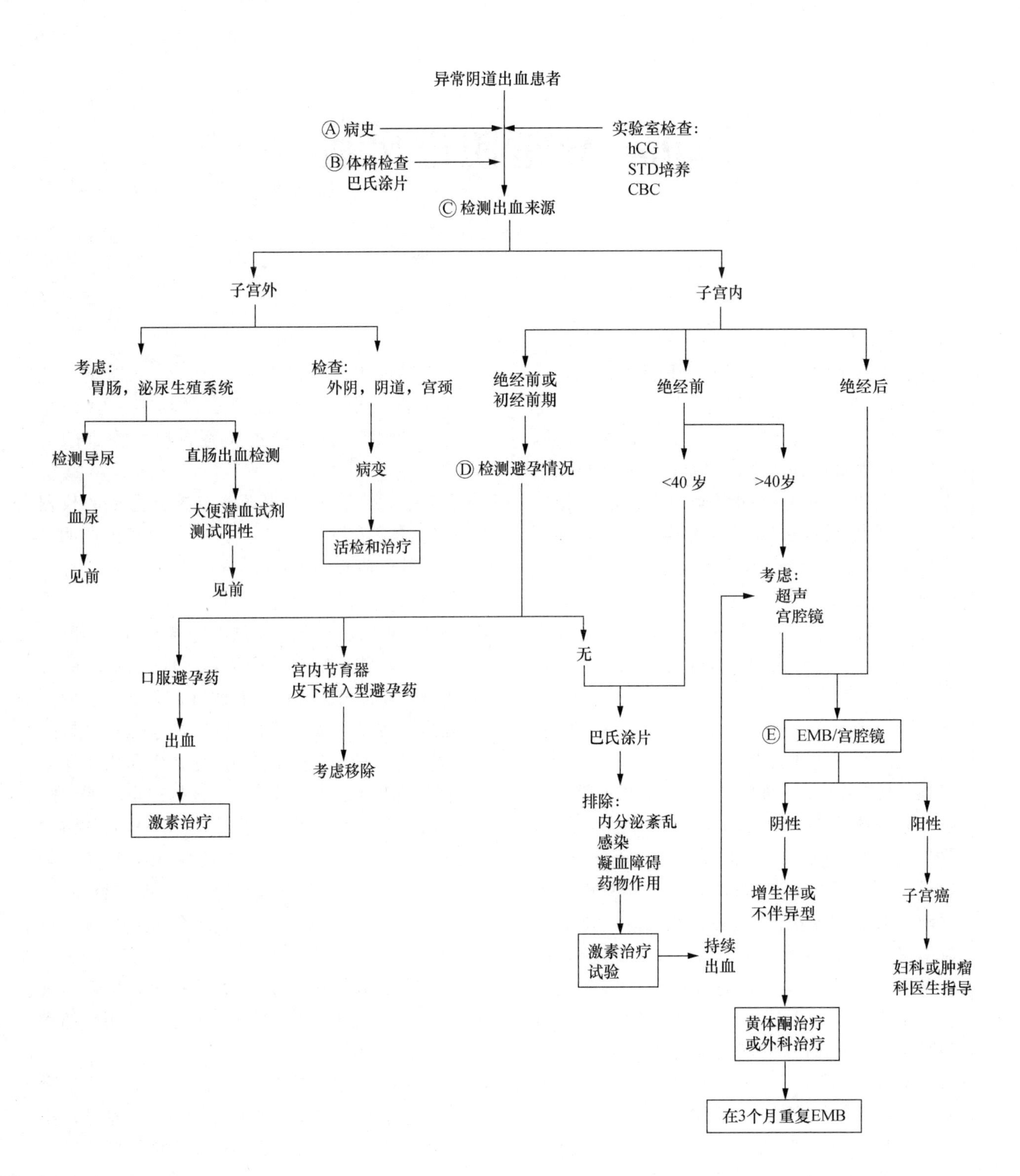

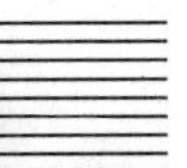

参考文献

ACOG Technical Bulletin. Dysfunctional uterine bleeding. No. 134, October 1989.

ACOG Technical Bulletin. Gynecologic ultrasonography. No. 215, November 1995.

Mischell DR Jr. Abnormal uterine bleeding. In Herbst AL, Mishell DR Jr, Stenchever MA, et al, eds. Comprehensive Gynecology, ed 4. St. Louis: Mosby, 2001:1079.

Wathen PI, Henderson MC, Witz CA. Abnormal uterine bleeding. Med Clin North Am 1995;79:329.

207. 孕期阴道出血

Janet Moore

文 君 译

孕期阴道出血的原因错综复杂，包括产科、妇产科以及非妇产科的各种原因。这在约5%的患者妊娠期可见，还是比较普遍的。迅速寻找病因是保证母子健康的最重要的手段。

A. 不管患者孕龄多少，首先要稳定患者的基本生命体征，其次，详细询问病史并全面查体，判断出血量及出血速率。一旦患者血流动力学稳定，开始着手查找出血的原因。

B. 孕龄可以通过末次月经时间、宫高或超声检测来确定。早期妊娠出血最需要鉴别诊断的就是自然流产（SAb）与异位妊娠。应立即进行宫腔镜检查。

C. SAb是指妊娠<20周（<500g）。SAb出血是因为蜕膜基层出血以及组织坏死。如果通过宫腔镜检查发现阴道内出血而宫颈开口（os）闭合，就可以诊断为先兆流产。前3个月阴道出血的孕妇约一半会流产。如果出血伴随腹痛及痉挛，预后更差。然而，如果已经有胎心，只有10%的患者会流产［胎心在5周时就可以通过经阴道超声（US）记录］。患者应当使用骨盆支撑架使骨盆得到充分休息，而并非强调绝对卧床休息。

D. 流血是葡萄胎妊娠的最常见体征，流血可以是间断的或持续的，持续数周到数月。血色经常是棕褐色，很少是鲜红的。其他体征包括子宫大小超过孕龄预期大小，顽固性恶心、呕吐，高水平的β-人绒毛膜促性腺激素（β-hCG），或高血压。US是检测葡萄胎的重要方法。治疗首要是清宫，监测血清β-hCG直至测不到，至少1年后才能怀孕。如果β-hCG持续升高的话需要化学治疗。

E. 衣原体感染或淋病的宫颈炎表现为不规则出血和阴道分泌物增多。宫腔镜检查可以发现炎症或脓血分泌物。阴道炎大部分是由细菌、滴虫或念珠菌引起的。阴道炎主要表现为浆血性分泌物，尤其是性交后。宫颈息肉和宫颈癌也同样可以导致出血。宫腔镜检查可以发现，息肉常位于宫颈的外口，光滑，柔软，色泽鲜红或紫暗，触之易出血。宫颈癌常表现为烂菜花样坏死。二者在宫腔镜检查或性交后都会出血。

F. 非妇产科的原因包括尿路感染、胃肠出血、淋巴瘤和血小板减少。

G. 如果宫腔镜检查发现os是关闭的且阴道内无出血，但US或胎儿多普勒却检测不到胎心活动（10周后应该出现），那么就表明是稽留流产，即意味着胎儿已经死亡，却滞留宫内数周。宜选择性刮宫以减少脓毒血症或DIC的风险。

H. 异位妊娠大部分（96%）定植在输卵管而不是子宫内膜。由于妊娠超过了其血供，胎盘的内分泌功能下降，导致子宫内膜营养支持不足，随后导致出血。出血量少，通常伴随单侧的腹痛。血β-hCG的测定以及超声检查有助于早期诊断异位妊娠。正常妊娠血β-hCG每48h会增长一倍。异位妊娠血β-hCG的产生减少，并且增长一倍所需时间会延长。经阴道US在血β-hCG>1500mIU/ml时就可以看到妊娠囊，而经腹US只有当血β-hCG>6000mIU/ml时才能检测到。如果子宫内看不见妊娠囊，则考虑异位妊娠。治疗方法为腹腔镜下输卵管造口术，剖腹术（如果患者血流动力学不稳定），或肌内注射甲氨蝶呤（如果妊娠囊<4cm且未破裂）。不论采取何种方式，均需要监测血β-hCG直至测不出。

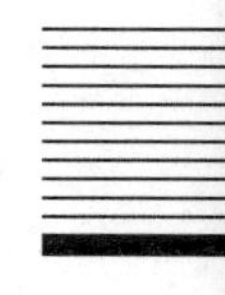

I. 如果宫腔镜检查发现os开放，则可以诊断为难免流产。难免流产出血常伴随腹部绞痛。可以采取期待疗法或刮宫以清除妊娠产物（POC）。

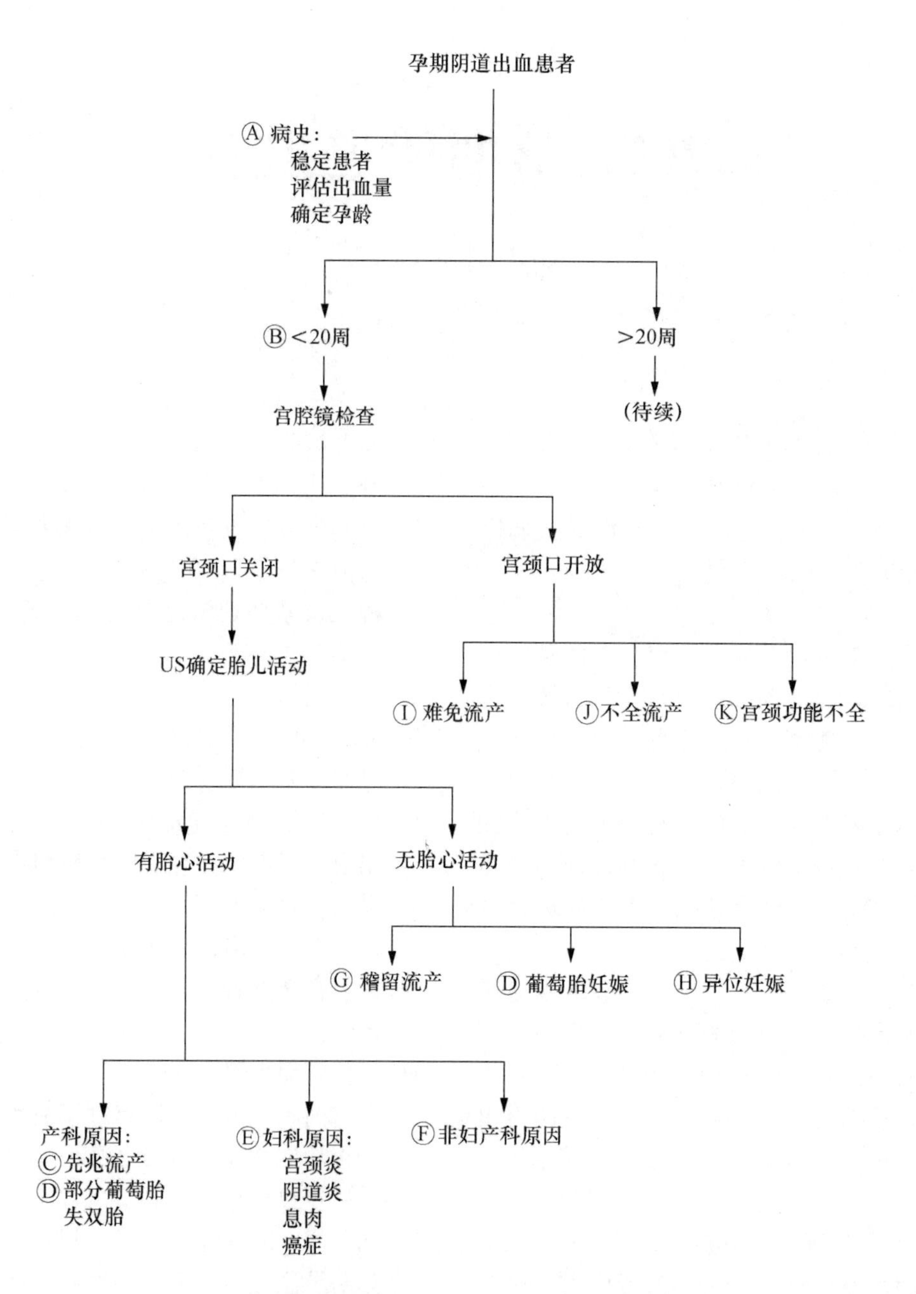

J. 不全流产是指 os 已开，部分 POC 排出宫腔。由于 POC 仍留在宫腔内，宫缩和子宫复旧不完全，可能导致严重出血。需及时刮宫以防止严重出血及脓毒血症。

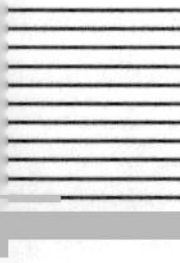

K. 宫颈功能不全 os 是开放的，伴骨盆压力改变、腰痛及阴道分泌物增多。危险因素包括宫颈撕裂伤史、手术史或己烯雌酚（DES）暴露史。治疗是妊娠期急诊环扎术或待妊娠 10～14 周时行选择性环扎术。

L. 除非能确定胎盘的位置，否则晚期妊娠阴道出血绝对禁忌妇科检查。在进一步检查前需行 US 以除外胎盘前置。胎盘前置时进行宫腔镜检查或指诊都可以引起危及生命的大出血。

M. 胎盘前置是指胎盘在宫颈开口处非正常定植。完全性前置胎盘覆盖整个宫颈开口；部分性前置胎盘不完全覆盖宫颈开口；边缘性前置胎盘与宫颈开口紧密相连。胎盘前置约在 0.5%的晚期妊娠中可见，常表现为无痛性阴道出血。高龄孕妇、多产次及子宫手术史者发生率增加。24～36 周时需维持患者生命体征的稳定，监测胎儿基本情况，血型测定及筛查，必要时注射 RhoGAM。如果母亲及胎儿的基本生命体征稳定，仍应住院卧床休息，保证血细胞比容>30%以防止将来大出血。当然，20%的情况仍是复杂的，因为血液作为一种刺激物会影响子宫的活动。然而，由于并不能立即诊断宫颈扩张，所以应该先经验性地抑制子宫收缩。

N. 胎盘早剥是由于正常分娩前胎盘过早与子宫分离。原因目前仍不清楚，可能与高龄怀孕、胎

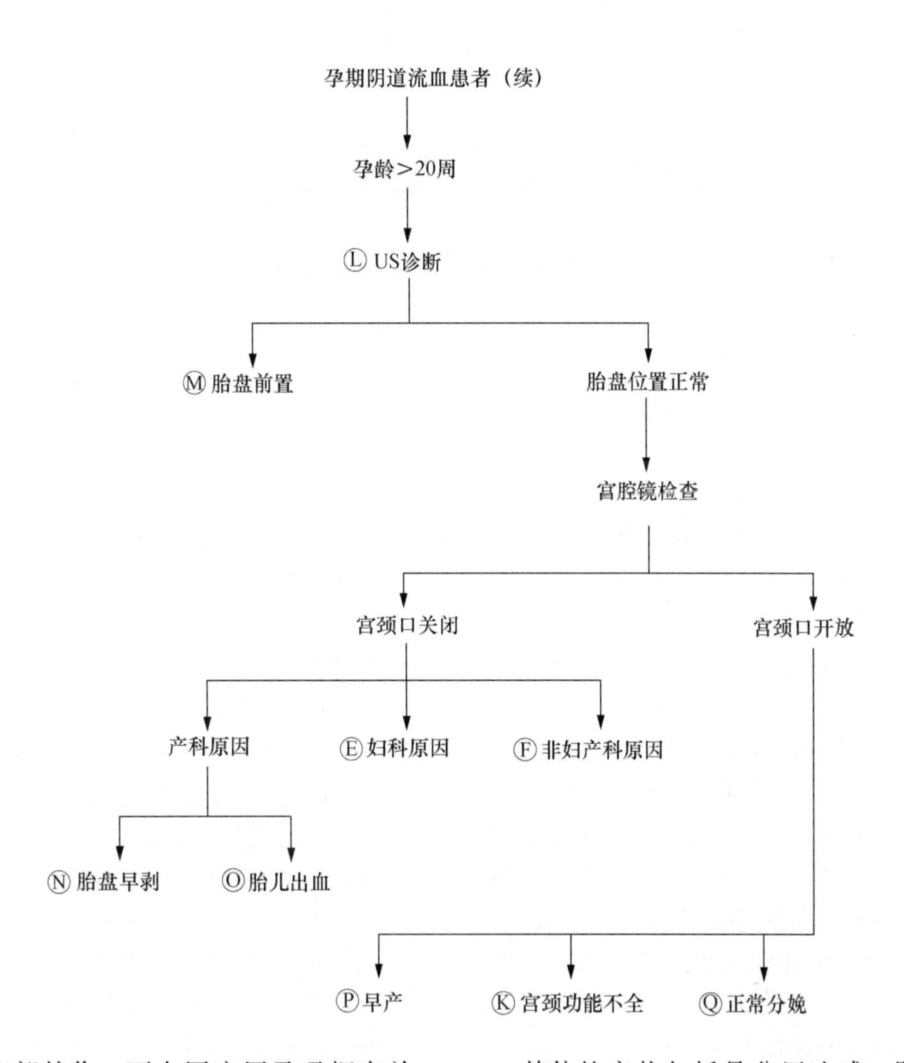

次过多、腹部外伤、可卡因应用及吸烟有关。胎盘早剥可见临床三联征：出血，子宫过度兴奋，胎儿窘迫。尽管 US 能够通过胎盘后血肿或其他出血来支持诊断约 50%的患者，但胎盘早剥的诊断大部分还是临床诊断。孕妇的并发症包括休克、DIC 及缺血性坏死。因此，除了监测血红素、血细胞比容、血型之外，尚需监测和评估消耗性凝血病，其中包括纤维蛋白原、纤维蛋白裂解产物、血小板及凝血时间/部分凝血时间。Rh 阴性血的孕妇应该注射 RhoGAM。Kleihauer-Betke 试验能判断是否有大于 30ml 的胎儿血液进入母体循环，如果是的话，Rh 阴性的孕妇必须实行增强 RhoGAM 疗法。

O. 胎儿血管破裂极为罕见，与脐带帆状附着有关。胎儿监护仪可见胎儿窘迫的体征，由于胎儿试图为急性失血代偿而交替出现的心动过缓-心动过速。

P. 早产伴随宫颈扩张者，宫颈改变可以引起出血。其他的症状包括骨盆压迫感、阴道分泌物及背痛，伴或不伴宫缩。除外胎膜早破需要行无菌宫腔镜检查以观察阴道羊水池的多少，正氮试验，以及 ferning 试验等。妊娠已达 34 周者，宜注射倍他米松以促进胎儿肺成熟，使用抗生素以预防 B 型链球菌感染，及应用子宫收缩抑制剂。如果孕周不足 34 周，宜采取期待疗法、注意卧床休息及骨盆支撑架的使用。

Q. 最后一种可能是正常分娩出血。

参考文献

Abortion. In Cunningham FG, MacDonald PC, Leveno KJ, et al, eds. Williams Obstetrics, ed 20. Norwalk, CT: Appleton & Lange, 1996:579.

Benedetti T. Obstetric hemorrhage. In Gabbe SG, Niebyl JR, Simpson JL, eds. Normal and Problem Pregnancies, ed 4. New York: Churchill Livingstone, 2002:503.

Droegemueller W. Benign gynecological lesions. In Mishell DR Jr, Stenchever MA, Droegemueller W, et al, eds. Comprehensive Gynecology, ed 4. St. Louis: Mosby, 2001:846.

Herbst AL. Malignant diseases of the cervix. In Mishell DR Jr, Stenchever MA, Droegemueller W, et al, eds. Comprehensive Gynecology, ed 4. St. Louis: Mosby, 2001:889.

208. 女性急性腹痛

Robert N. Samuelson

文　君　译

A. 急腹症是腹部急性疾患的总称。女性急性腹痛的潜在原因是多样的。详细询问病史有助于迅速排除某些因素。询问月经周期，既往是否有类似疼痛，性生活，避孕，阴道分泌物，肠、膀胱或食欲的变化的有关信息，可以迅速缩小鉴别诊断的范围。急腹症常常表现为剧烈疼痛，这可能是由感染、出血、组织梗死或空腔脏器（肠道、输卵管或输尿管）梗阻引起的。上述任何一种情况均可刺激腹膜，引起炎症，使其对运动变得更加敏感。疼痛或压痛常伴随厌食、恶心和呕吐。实验室检查对评估急性腹痛是必不可少的，包括 CBC 及分类、ESR、妊娠试验（尿检或血检）、尿液分析以及淀粉酶或脂肪酶。如果有相关病史，需行宫颈活检筛查淋球菌和沙眼衣原体。

B. 如果妊娠试验结果是阳性，鉴别诊断范围可以相应缩小。但是我们要意识到，除了妊娠以外，其他因素也可以引起腹痛，这点很重要。如果妊娠期<10～12 周，考虑异位妊娠、卵巢囊肿扭转或破裂、败血症或先兆流产。如果妊娠期>12～14 周，异位妊娠的可能性很小；应考虑其他的可能性，如附件破裂或扭转、阑尾炎、脓毒性流产、输尿管绞痛及肾盂肾炎。

C. 超声检查在产科和妇科腹部疼痛患者的评估诊断中继续起着重要作用。它与定量的 β-hCG 相结合使用时很有意义。正常孕妇的孕囊通常在妊娠期满 5～6 周时可见。当 β-hCG 水平到达 6500mIU/ml，通过腹部扫描可见妊娠期孕囊；在 1500mIU/ml 时，经阴道探查可视怀孕。如果通过超声检查和定量 β-hCG 评估，异位妊娠可能性仍然存在，患者需采取必要的手术措施（腹腔镜/剖腹术）或药物措施（如甲氨蝶呤）。如果超声检查确认了早期宫内妊娠，其他可引起腹痛的原因必须被排除。卵巢囊肿破裂或扭转、阑尾炎或习惯性流产也以腹痛为表现。

D. 如果妊娠试验结果是阴性，病史仍然起很重要的作用。既往有与月经相关的反复性周期性疼痛病史者，如果有急性腹痛加重，可能与子宫内膜瘤破裂相关。有发热、寒战及性交后阴道分泌物增多病史者，存在着盆腔炎症性疾病（PID）的风险。（应用口服避孕药的患者患卵巢囊肿的危险性低。）如果可以确定感染性因素，宜静脉使用抗生素；如果 24～48h 后病情无任何改善，考虑行腹腔镜。CT 对患者病情的诊断是很有帮助的，因为它对阑尾炎的确诊准确而灵敏。尽管如此，有时，PID 的确诊相对于阑尾炎来说直到实施腹腔镜或剖腹术才能确认。其他一些需要考虑的因素有附件扭转、卵巢囊肿破裂、子宫内膜异位症恶化、子宫肌瘤恶化、肾结石和肠系膜淋巴结炎。

E. 尽管临床医生可以选择各种各样的成像设施，但选择时最好与放射科医生合作协商。一个体型偏瘦的孕妇可通过超声检查很好地评估；肥胖的绝经后患者通过 CT 可以获得更多的信息。在成像检查的前提下我们才会考虑手术探查。绝经前患者的大多数疾病同样也适用于绝经后患者。囊肿疾病很少发生在老年女性，但是其表现一定要仔细检查以防恶化的可能性。其他因素可导致急性疼痛的包括结肠憩室炎（75%的患者需长期使用抗生素并密切观察），肠梗阻（大多患此病需施行腹部探查），血管功能障碍（腹腔系膜血栓形成），夹层动脉瘤或动脉瘤破裂，以及急性胆囊炎或胰腺炎。

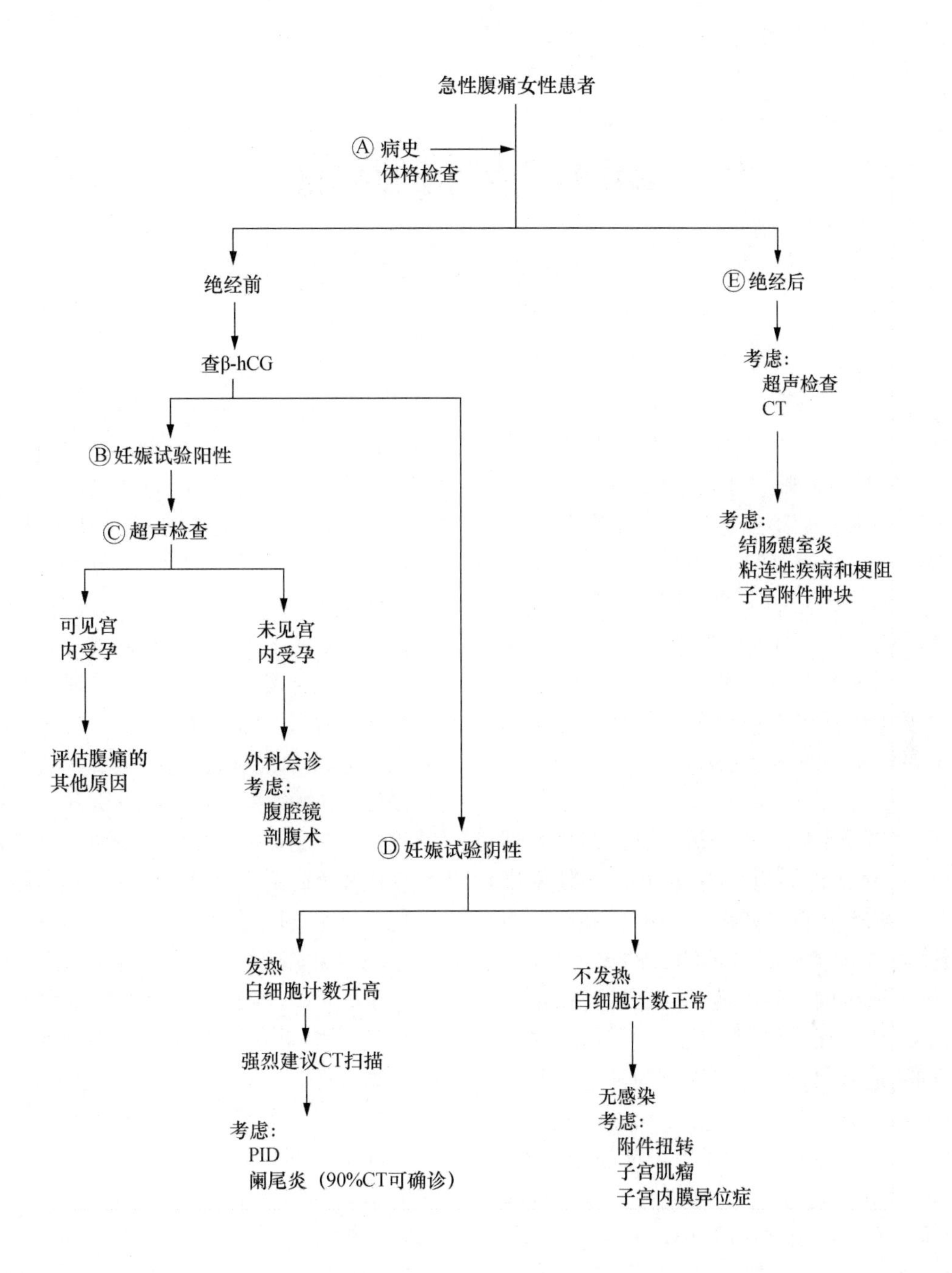

参考文献

Epstein FB. Acute abdominal pain in pregnancy. Emerg Med Clin North Am 1994;12:151.

Jeffrey RB, Ralls PW. CT and Sonography of the Acute Abdomen, ed 2. Philadelphia: Lippincott-Raven, 1996.

Kiernan GV, Cales RH. Acute abdominal disorders. Emerg Med Clin North Am 1989;7:30.

Merrell RC. Gastroenterological emergencies. Gastroenterol Clin North Am 1988;17:75.

Wagner JM, McKinney WP, Carpenter JL. Does this patient have appendicitis? JAMA 1996;276:1589.

209. 女性胸痛

Dawn Lemcke

文 君 译

对女性胸痛的评价是诊断冠状动脉疾病（CAD）的一个重要步骤。对女性CAD的诊断是有疑问的，因为大多数诊断方法和结果是基于对男性的研究。流行病学研究表明在女性中，CAD是导致女性发病和死亡的重要原因，并且女性相对于男性在心肌梗死方面预后更差。增强CAD早期阶段的诊断对于预防女性并发症很重要。这一部分的内容不仅包括潜在疾病的可能性，还包括为女性选择最佳检查的指导方针。

A. 在胸痛的表现及风险因素分析上有着明显的性别差异。女性也许会更多有疼痛的非典型部位，如颈、肩和肩胛区疼痛，并且会有与劳力性呼吸困难或运动耐量减低相关的更多症状。因此，不仅要询问一般的遗传问题以确认是否父母有心绞痛，还应询问非典型的特征，这是很重要的。危险因素评定可以分为高危、中危和低危因素（见表1）。这些因素与疼痛的特点相结合可以用来确定女性CAD可能性的分类。这些使得CAD的检查更加有效和有益。危险因素评价更有可能预测女性CAD（54.5%，与男性的39.3%比较）。尤其是在有危险因素的年轻女性身上有更强的预测价值。

表1　胸痛女性中决定冠状动脉疾病的危险因素

高度
典型绞痛
绝经后
糖尿病（是男性糖尿病患者患CAD危险性的2倍）
周围血管疾病
中度
高血压
吸烟，尤其是绝经前女性
血脂异常，包括高密度脂蛋白<35mg/dl和三酰甘油>400mg/dl
轻度
年龄>65岁
中心型肥胖（腰围/臀围比例>0.85或腰围>38cm）
惯于久坐的生活方式
CAD的家族史（对于非致命性心肌梗死增加2.8倍相对危险度，对于CAD则增加5倍）
其他危险因素（应用止血剂，社会心理因素）

B. 在给女性进行其他检查之前要评估一下心电图（ECG）基本水平。因为女性的运动耐量测试（ETT）可能会出现假阳性，有一个正常静息ECG可以提高诊断效率。如果静息ECG是不正常的，伴随左心室肥大、束支传导阻滞或早期J点梯波，可能会增加假阳性结果的可能性，因此在该组中进行动态ETT可能是成本效益最高的。负荷超声心动图作为初始的检查可以用在所有有胸痛的女性身上，它是成本效益最高的一种手段，检查的精确性也和负荷铊ETT不相上下。负荷超声心动图要比负荷铊ETT花费少，但是它在技术上要求有平均回声实验室，因此可能无法广泛应用。

C. 至少2个高危因素或1个高危因素加上至少1个中危因素/低危因素就高度怀疑或确诊心绞痛。这组女性发生CAD的可能性超过80%。在这一组中，无成像ETT是检查的首要选择（除非患者除了具备女性患者必需的影像学依据之外尚有明显的临床症状）。研究表明这组中60%～75%的女性在血管造影中显示重大的CAD，29%～53%有多血管疾病。在这一设置中ETT的特异度是57%，灵敏度是80%。ETT可能会漏诊单血管疾病的女性；她们中仅有43%有异常发现。当这些女性出现心绞痛的特征性表现时，应记住单血管疾病在女性中要比在男性中更为普遍。然而，尽管它有局限性，但如果最大的ETT阴性的话也不应该被忽视，因为它排除了多血管疾病相关的由运动诱发的缺血。如果症状持续存在，尽管最大ETT是阴性的，也提高了对单血管疾病的警惕，此时适合进行负荷超声心动图或药理负荷超声心动图。这个技术对单血管疾病女性有80%～90%的灵敏度和特异度。

D. 对于有典型性心绞痛和一个正常基线ECG的女性，最经济有效的方法是ETT。这组中的女

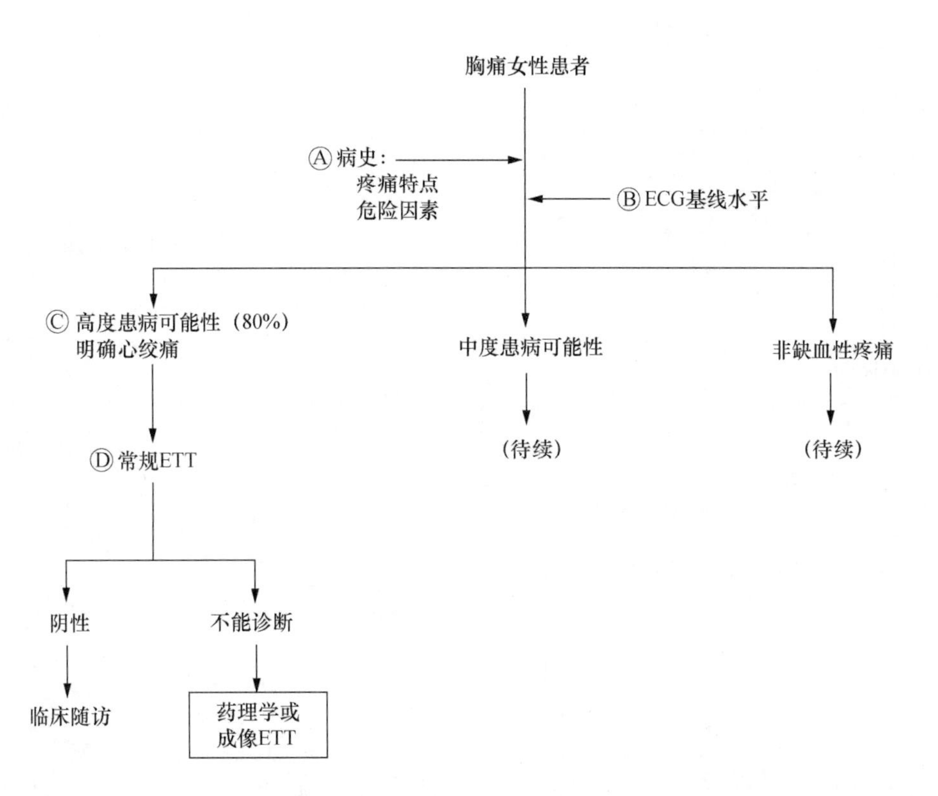

性不可能有假阳性结果，如果她们能够达到最大心率，假阴性的结果也比男性配对者少很多。成像 ETT 提高了这个检查的成本，并没有多为临床提供有用的信息。

E. 如果 ETT 是阴性的，可以密切随访患者。女性 ETT 阳性者诊疗方案的选择是有一定困难的。文献表明 ETT 结果阳性女性进一步检查仍有性别差异。对于这种性别差异是否代表着患者意愿（女性认为她们患心脏病的风险低），以弗明汉姆（Framingham）和 CASS 研究为依据内科医生认为女性 CAD 是“良性”的，或者是男性的过度治疗并不确定。女性同样应该像男性配对者一样因为同样的原因（即不稳定型心绞痛或在低负荷时明显 ETT 阳性）行冠状动脉造影术。另一些人主张对高负荷 ETT 阳性的女性行血管造影术。一些研究表明，无论初始 ETT 结果如何，女性心脏疾病发生率更高：ETT 结果异常的女性中 14.3%的人将会有心脏事件，而对于 ETT 阳性的男性则是 6%。因为大部分冠状动脉事件发生在那些未行血管重建术的患者身上，同一个人可以为所有检查阳性的女性进行完整的评价和治疗，包括导管插入。这种治疗策略相对于男性来说，女性可能获益更大。

F. 一个高危因素或多个中危及低危因素提示中度怀疑该疾病。这组患者 CAD 的预测可能性范围最宽，波动在 20%～80%。从目前来看，大部分女性属于该类别。该组患者 CAD 患病率在 30%～40%，其中 4%～22%有多血管疾病。这些患者需要更进一步的检查，但是最好使用何种检查尚不明确。该组患者常规 ETT 检查的灵敏度和特异度约为 65%。因此，测试结果可能是假阳性或假阴性。由于铊/甲氧异腈 ETT 或负荷超声心动图并不有助于确诊，所以选择时应更加慎重。尽管这些检查并没有增加 ETT 的敏感性，却增加了它在女性中的特异度（80%～90%）。尤其是负荷超声心动图能明显增加对单血管疾病的灵敏度和特异度。

G. 非缺血性疼痛的女性患者可以归于低危组，她们中>20%可能患 CAD。该组为无高危因素，没有或只有 1 个中危因素，以及 2 个或更少的低危因素。根据最新进展，非缺血性疼痛组 CAD 发生率为 2%～7%，并且没有多血管病变。由于该组患者重大疾病的患病率很低，所以各种检查显示阳性并没有很大的临床意义，更可能是假阳性。在进一步评估这组患者之前应注意疼痛的非心源性原因（如胆囊炎、胃食管反流、胸壁疼痛、肺病原学或焦虑）。

H. 如果患者（尤其是绝经后女性）症状持续存在，影响其生活，应行进一步的检查，如动态图像、ETT 甚至血管造影术，以排除或确诊 CAD。

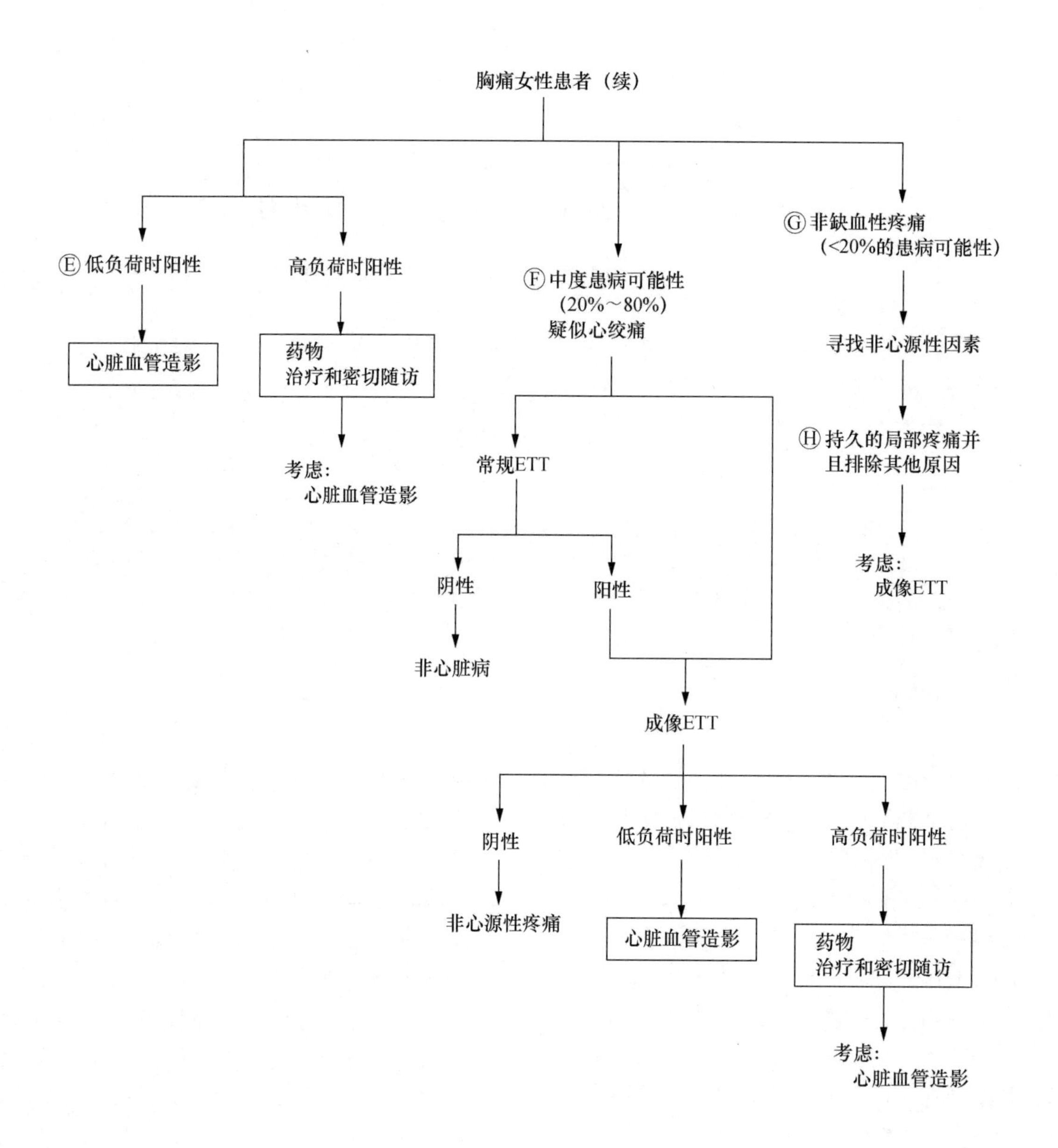

参考文献

DeSanctis R. Clinical manifestations of coronary artery disease: chest pain in women. In: Wenger N, Speroff L, Packard B, eds. Cardiovascular health and disease in women. Proceedings of an NHLBI Conference. LeJacq Communications, 1993.

Douglas P, Ginsburg G. The evaluation of chest pain in women. N Engl J Med 1996;334:1311.

Gibbons EF. Evaluation of chest pain. In Lemcke D, Pattison J, Marshall L, et al., eds. Primary care of women, Norwalk, CT: Appleton-Lange; 1995.

Gibbons EF. Risk factors for coronary artery disease and their treatment. In Lemcke D, Pattison J, Marshall L, et al., eds. Primary care of women, Norwalk, CT: Appleton-Lange; 1995.

Judelson D. Coronary heart disease in women: risk factors and prevention. JAMA 1994;49:186.

Wenger N. Coronary heart disease in women: gender differences in diagnostic evaluation. JAMA 1994;49:181.

210. 女性尿路感染（UTI）

Michael D. Katz

文 君 译

A. 下尿路感染或膀胱炎患者的主诉均为排尿困难。也可能会出现尿频、夜尿多、尿急及耻骨上压痛。大约有 1/3 的出现下尿路症状的患者有隐匿性肾感染。上尿路感染或急性肾盂肾炎通常会有胁腹（侧面）、腰部或腹部疼痛，发热，寒战，身体不适，以及恶心和呕吐。也可能伴随其他下尿路症状。

B. 肾盂肾炎（PN）患者门诊即可治愈。然而，恶心及呕吐而不能口服液体制剂进行药物治疗的患者应住院治疗。急性肾盂肾炎相关最常见的病菌是肠杆菌。可以应用广谱抗生素。门诊患者初始治疗时可使用甲氧苄啶/磺胺甲噁唑（TMP/SMX）、头孢菌素或氟喹诺酮。常规静脉注射氨苄西林和庆大霉素是有效的，尽管 TMP/SMX、氟喹诺酮和头孢菌素同样可以使用。初始治疗药物的选择应针对最可能的致病菌或易感型。具体的治疗必须以细菌培养和药敏试验为指导。

C. 急性膀胱炎的患者，某些危险因素增加了患隐匿性肾病或复杂性 UTI 的可能性。这些危险因素包括院内感染，妊娠，泌尿系畸形或结石，留置导管或近期探查，治疗 UTI 后新近复发，12 岁以前患 UTI，过去 1 年发生过急性 PN 或超过 3 次的 UTI，治疗前症状持续超过 7 天，最近使用过抗生素，糖尿病，以及其他免疫系统疾病。有一个或多个危险因素的患者应该按上尿路感染治疗。

D. 急性单纯性膀胱炎患者，无需培养，可给予 3 天的抗生素治疗。7 天的治疗方法有效，但是与相关药物不良反应更高的发生率有关，患者依从性差，费用增加。高效的 3 天治疗方案包括：TMP/SMX 160mg/180mg 每日 2 次，阿莫西林/克拉维酸 500mg/125mg 每 12h 1 次，环丙沙星 250mg 每 12h 1 次，诺氟沙星 400mg 每 12h 1 次。由于广泛的埃希杆菌耐药，氨苄西林或阿莫西林单独使用不能起到与其他治疗相同的疗效。关于头孢菌素三日疗法方案研究证实了这一结果。如果患者症状持续存在、有其他复杂因素或妊娠，治疗前需要尿培养。妊娠患者或不知是否妊娠者，呋喃妥因是首选。

E. 性交、使用避孕工具或使用杀精子剂会增加 UTI 的危险。性交后排尿可以减少复发的频率。性交后抗生素疗法同样有效。方案有：TMP/SMX 1/2 标准规格药片，头孢氨苄 250mg，或呋喃妥因 50mg，在性交后的 2h 内服用。停止使用避孕工具同样可以降低 UTI 复发率。

F. 排尿困难的患者，尿培养尿菌落计数 > 10^2CFU/ml 考虑为阳性。尿培养阳性患者治疗需 7～14 天。急性膀胱炎中 90%病例由埃希杆菌和其他肠杆菌、腐生性葡萄球菌和肠球菌引发。除非出现高耐药性致病菌，使用一些价钱便宜的药剂即可，如 TMP/SMX。价钱昂贵的药剂如氟喹诺酮、头孢菌素和氨苄西林/克拉维酸可用于耐药菌感染。

G. 对于频繁复发的患者，长期的抑菌治疗能治愈约 95%的患者。有许多方案尚在评估中。如果可能的话，宜选择低毒性、价钱低廉的药物。有效的每日方案包括：呋喃妥因 50～100mg，TMP/SMX 40～80mg/200～400mg，以及甲氧苄啶 100mg。每周 3 次的实施方案（TMP/SMX 40mg/200mg）同样证实有效。蔓越莓汁每日服用 300ml 可显著降低绝经后女性细菌感染。

参考文献

Bacheller CD, Bernstein JM. Urinary tract infections. Med Clin North Am 1997;81:719.

Hooton TM, Stamm WE. Diagnosis and treatment of uncomplicated urinary tract infection. Infect Dis Clin North Am 1997;11:551.

Stapleton A, Stamm WE. Prevention of urinary tract infection. Infect Dis Clin North Am 1997;11:719.

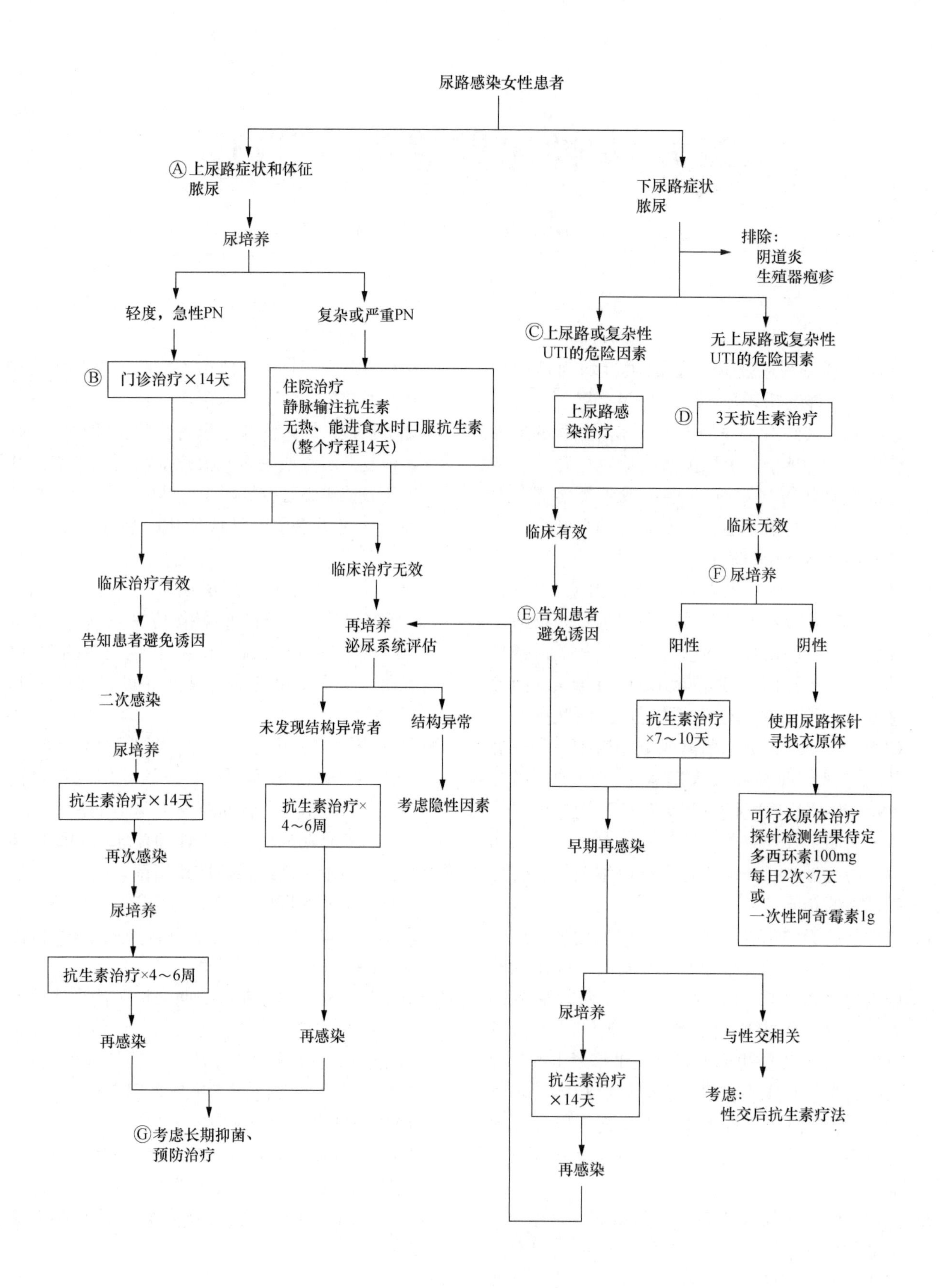
尿路感染女性患者
Ⓐ上尿路症状和体征
脓尿
尿培养
轻度，急性PN
复杂或严重PN
Ⓑ 门诊治疗×14天
住院治疗
静脉输注抗生素
无热、能进食水时口服抗生素
（整个疗程14天）
临床治疗有效
告知患者避免诱因
二次感染
尿培养
抗生素治疗×14天
再次感染
尿培养
抗生素治疗×4～6周
再感染
临床治疗无效
再培养
泌尿系统评估
未发现结构异常者
结构异常
抗生素治疗×
4～6周
考虑隐性因素
再感染
Ⓖ考虑长期抑菌、
预防治疗
下尿路症状
脓尿
排除：
阴道炎
生殖器疱疹
Ⓒ上尿路或复杂性
UTI的危险因素
上尿路感
染治疗
无上尿路或复杂性
UTI的危险因素
Ⓓ 3天抗生素治疗
临床有效
Ⓔ告知患者
避免诱因
临床无效
Ⓕ 尿培养
阳性
阴性
抗生素治疗
×7～10天
使用尿路探针
寻找衣原体
可行衣原体治疗
探针检测结果待定
多西环素100mg
每日2次×7天
或
一次性阿奇霉素1g
早期再感染
尿培养
抗生素治疗
×14天
再感染
与性交相关
考虑：
性交后抗生素疗法

211. 乳房肿块

Laurie L. Fajardo

文 君 译

在美国女性中，乳腺癌是最常见的恶性肿瘤，同时也是癌症死亡的第二人原因。综合性体检时，进行乳房X线摄影是早期诊断乳腺癌的最有效方法。触诊阴性的乳房病变（只有通过乳房X线摄影才可检测出的）可能意味着微小、早期且可治愈的乳腺癌。由于乳房X线摄影不能为乳房病变提供特异诊断标准，所以常用活检来判定肿瘤的良恶性。美国每年有超过100万人行乳房活检；在乳房X线摄影中，有11%～36%的触诊阴性者被发现有问题。触诊阳性的乳房肿块使用经皮细针抽吸法（FNA）或针刺活检法（CNB），触诊阴性的肿块使用立体定向放射或经超声引导的CNB，均可减少与乳房病变诊查相关的费用和发病率，亦可降低良性病变的开胸活检数（见前男子乳腺发育部分）。

A. 对那些感觉是良性的乳房肿块进行针吸是评估乳房肿块的常规方法。它安全、经济且能迅速从实体肿块中分离囊性液体。此法可用18～22号针在局部麻醉情况下完成。没有血性液体的肿块，可以不用送去实验室做病理研究，标本可以直接废弃。实体肿块或有血性液体的肿块应当切片做病理活检，以排除恶性肿瘤的可能。

B. 有下列情形应行乳房X线摄影诊查：①乳房症状或体征（疼痛、肿块、分泌物、加厚、皮肤或乳头内陷、乳头湿疹）；②乳房手术前（活检、增大、缩小）；③既往乳腺癌（所有残存乳腺组织）患者的常规随访；④未知原发部位的转移癌。术前乳房X线摄影可以：①鉴别是良性病变（脂肪瘤、积油囊肿、钙化纤维腺瘤）还是恶性病变（更好地决定手术方式）；②决定精确切除病变的大小及区域，以及选择治疗方式（对那些行保守性手术及放射治疗的患者尤为重要，因为这个过程中常见的并发症就是受侵袭乳房的多发病变）；③检测同侧或对侧乳房有无其他病变；④为乳房X线摄影的随访制订比较标准。我们需要意识到即使乳腺癌明显存在时乳房X线摄影也有可能是阴性的。因此，一个阴性的乳房X线摄影结果并不能替代对可触及肿块的活检。

C. 对于可触及的乳房肿块，可进行局部麻醉下的经皮FNA或CNB。而对于触诊阴性的肿块，可应用立体定向放射或经超声引导的CNB。这些检查的准确性在90%以上。如果针刺活检表明乳房肿块是良性的，可进行长期随访体检或乳房X线摄影，以排除进一步行手术治疗的需要。如果针刺结果是阳性，应考虑手术切除，以治愈疾病或为患者制订一个特定的手术方案。

D. 由于FNA存在假阴性可能，许多人建议对所有可触及肿块进行后续活检。在一项研究中，分别使用体检、乳房X线摄影和FNA切片活检做病理证实，在以上3种检测中均是良性或阴性者，手术病理也是良性的。这导致这样一种看法：只需临床表现与乳房X线摄影符合条件时即可手术，而不需参照活检结果。

E. 如果组织学证实为乳房恶性肿瘤，需行常规门诊检查以排除远处转移。需行全面的体格检查，常规检查CBC、肝功能试验（LFT）及胸部X线（CXR）。如果患者被怀疑有骨转移的症状，则可进行术前骨扫描加以确定；如果LFT结果异常时，可行肝CT检查。近年来，乳腺癌的AJC-UICC流程体系有所改变。临床流程包括：皮肤，乳房，淋巴结（腋窝、锁骨上、颈部）仔细的视诊和触诊；为确诊乳腺癌对乳房和其他组织进行的病理检查。病理流程包括：临床流程的数据，手术切除，原位癌的病理检测。进入病理流程时，若要切除原位癌，需保证无边缘浸润；此外，要达到切除腋窝淋巴结的最低标准，而不需满足3个淋巴结都被切除的标准。

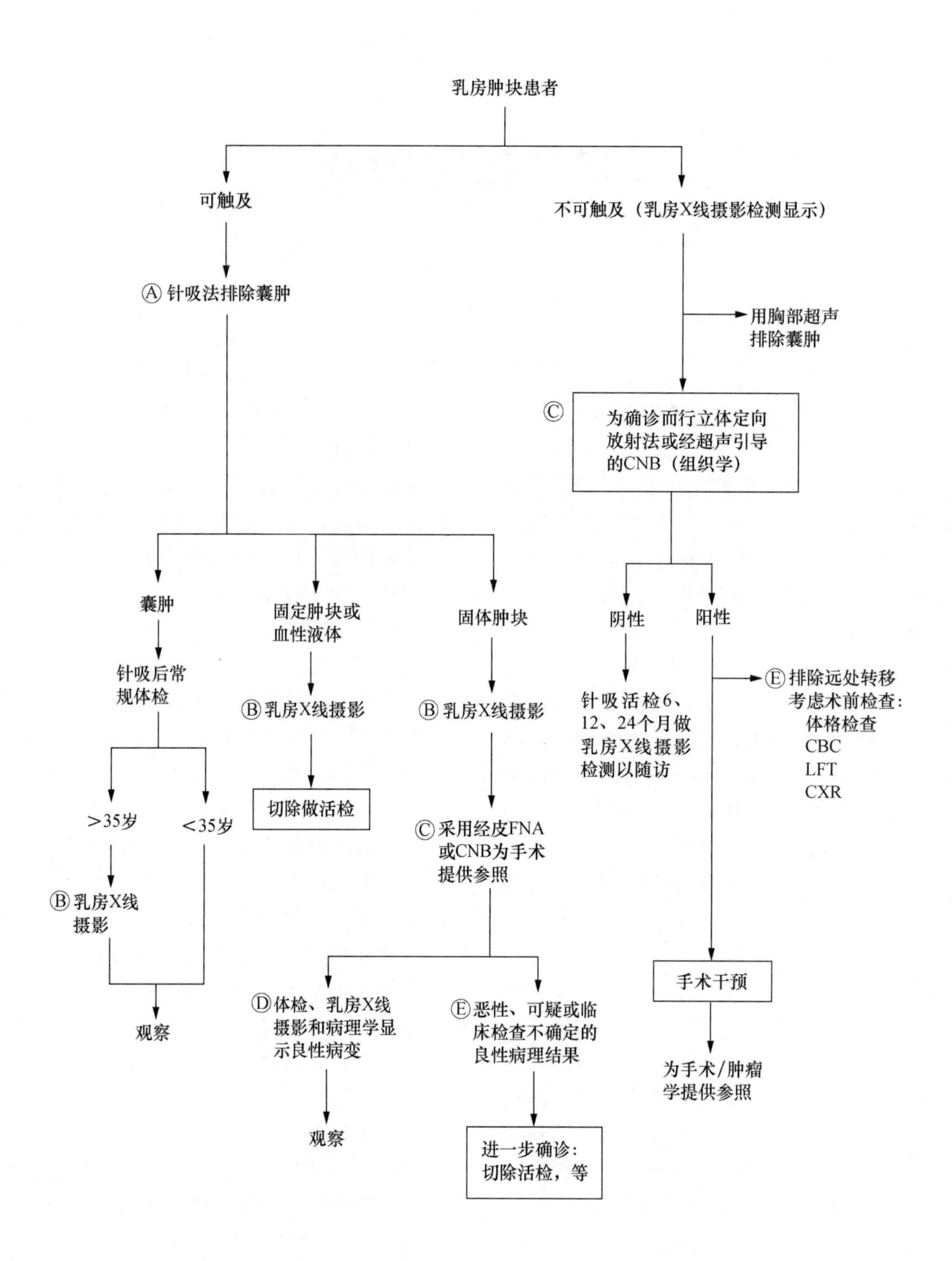

参考文献

Bigelow R, Smith R, Goodman PA, et al. Needle localization of nonpalpable breast masses. Arch Surg 1985;120:565.

Brenner RJ, Fajardo LL, Fisher PR, et al. Percutaneous core biopsy of the breast: effect of operator experience and number of samples on diagnostic accuracy. AJR 1996;166:341.

Donegan WL. Evaluation of a palpable breast mass. N Engl J Med 1992; 327:937.

Fajardo LL. Cost-effectiveness of stereotactic breast core needle biopsy. Acad Radiol 1996;3(Suppl 1):S21.

Fajardo LL, Davis JR, Wiens JL, et al. Mammography-guided stereotactic fine needle aspiration cytology of nonpalpable breast lesions: prospective comparison with surgical biopsy results. AJR 1990;155:977.

Fajardo LL, DeAngelis GA. The role of imaging guided breast biopsy in the evaluation of mammographically detected abnormalities. Surg Oncol Clin North Am 1997;6(2):285.

Greene FL, Page DL, Fleming ID, et al., eds. *AJCC Cancer Staging* Manual, ed 6. New York: Springer-Verlag, 2002.

Hillner BE, Bear HD, Fajardo LL. Estimating the cost-effectiveness of stereotactic biopsy for nonpalpable breast abnormalities: a decision analysis model. Acad Radiol 1996;3:351.

Howard J. Using mammography for cancer control: an unrealized potential. CA 1987;37:33.

Silverberg E, Borring CC, Squires TS. Cancer statistics, 1990. Cancer J Clin 1990;40:9.

212. 乳腺癌辅助疗法的选择

Alexi Wright，Ann Partridge

赵黎莉　译

辅助全身治疗是指乳腺癌的化学治疗，内分泌治疗，以及除外局部治疗（即手术加或不加放射治疗）的生物制剂治疗。我们的目标是消除临床可能会导致疾病的复发的隐匿性微转移疾病。全身治疗在明确手术之前，往往设置于局部晚期疾病，被称为新辅助全身治疗。

A. 决策的制订：辅助治疗的决策要求做到平衡患者疾病复发风险、从全身治疗中的预期获益以及治疗相关的危害之间的关系。重要的预后特征包括：年龄，合并症，组织学亚型，肿瘤大小，肿瘤分期，是否存在血液、淋巴转移，淋巴转移数量，激素受体及人表皮生长因子受体2（HER2）水平。来自电脑数据库的验证，基于这些因素（除 HER2 外）估算患者 10 年复发及死亡风险，并评估辅助治疗的影响。同时，越来越多的肿瘤学家都将从基因测试的信息，作为对预后和治疗方案制订的重要参考，特别是雌激素受体阳性（ER＋）而淋巴结反应阴性的患者。

B. 化学治疗：总体来说，当代辅助化学治疗（化疗）将 50 岁以下女性的乳腺癌死亡率降低了 50%，50～69 岁的女性死亡率下降了 33%。对于患有雌性激素和黄体酮受体阴性肿瘤的患者来说受益最大。在美国，指导方针建议肿瘤大小 1cm 或淋巴结受累的肿瘤都可考虑进行辅助化疗。具高危特点且肿瘤大小在 0.6～1cm 的患者应该考虑治疗。但是传统的化疗有很高的毒性，造成严重结果，包括脱发、呕吐、骨髓抑制、心肌病、神经病和超敏反应。根据基因组测试的最新评估表明有些患者不会受化疗毒素的影响，虽然传统预后症状的因素会带来很高的疾病风险。

还有很多不同的治疗方法可以选择，因为化疗组合不是在任何情况都是最佳选择。在美国，含有蒽环霉素的方案（多柔比星和环磷酰胺，或“AC”方案）通常已经成为辅助疗法的支柱。大量后设分析表明相比于环磷酰胺、甲氨蝶呤和 5-氟尿嘧啶（CMF），这些方案能极大地降低复发和死亡的概率。紫杉醇的加入进一步降低了疾病的复发和死亡的风险（降低了 17%～18%）。治疗计划在这个过程中也起到了很重要的作用；遵循以“剂量-密度形式”添加紫杉醇的 AC 疗法的患者，相比于那些治疗了 3 周的患者，2 周内就可收到更好的结果。最新的证据表明多西他赛和环磷酰胺（或“TC”）化疗是另一种可避免蒽环类相关的心脏中毒的有效方案。

C. 内分泌治疗：辅助激素疗法可使激素受体阳性（HR＋）肿瘤的患者受益，包括 ER＋或黄体酮受体阳性（PR＋）的肿瘤，但不包括抗激素肿瘤患者。不计算年龄、绝经状态、淋巴结入侵或辅助化疗的影响，HR＋疾病的女性中，辅助的他莫昔芬可降低每年的复发和死亡率（约 39%和 31%）。患 HR＋乳房癌的绝经前女性应该接受至少 5 年的他莫昔芬治疗，正在进行的研究在评估附加的卵巢抑制或延长他莫昔芬治疗时间的利弊。最近几年，许多前瞻性随机试验已经表明，相对于他莫昔芬治疗的绝经后女性，芳香酶抑制剂（如来曲唑、阿那曲唑和依西美坦）治疗的女性无病存活提高，且身体同侧、对侧和转移性乳腺癌概率下降。他莫昔芬治疗 5 年后继续用如来曲唑治疗已证明可进一步改善这些结果，芳香酶抑制剂治疗的最佳延长时期和治疗的顺序（即什么时候或是否加入他莫昔芬）正在积极地调研之中。所有的内分泌治疗都与绝经期综合征有关，包括热潮红和夜间盗汗。他莫昔芬会提高患子宫癌和深静脉血栓形成的风险，同时芳香酶抑制剂与阴道干燥、肌肉骨骼症状、骨质疏松症和高概率骨折有关。

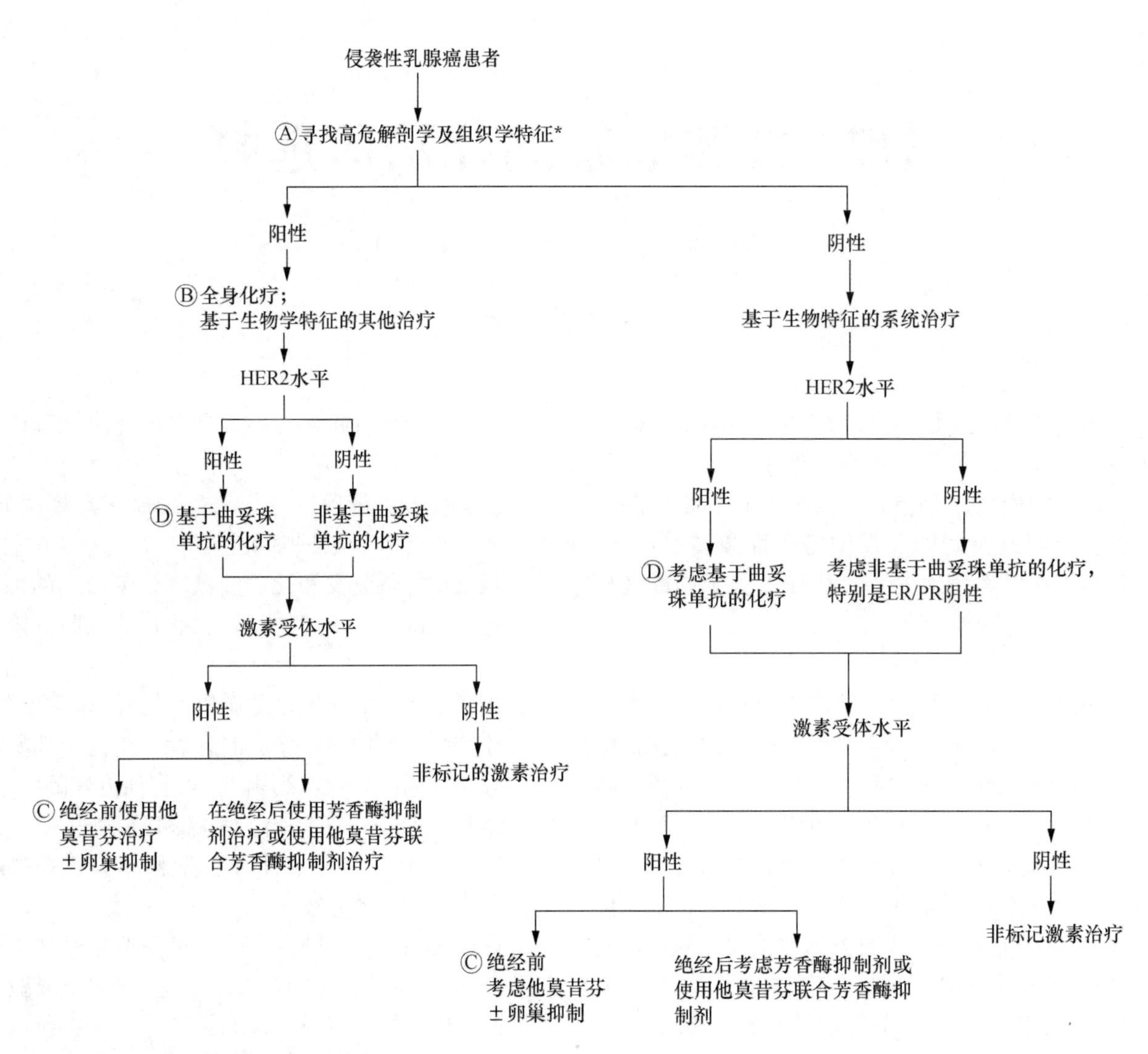

*巨大肿瘤，多淋巴结转移，高分级疾病

D. 生物作用：有近1/5的乳腺癌过表达HER2（一种细胞表面酪氨酸激酶受体），除非经曲妥珠单抗（一种人源化的单克隆抗体）处理，HER2会与不良预后有关。两种平行的尝试放在一起评估，显示出疾病的复发与死亡急剧减少（约52%和33%）是与一年的曲妥珠单抗加蒽环霉素为基础的化疗方案有关。其他的尝试验证了曲妥珠单抗对接受不同化疗方案患者的影响，证实了它极大地提高了无病生存率。曲妥珠单抗治疗与升高到4.1%的严重心肌病风险有关，因此使用蒽环霉素的伴随方案应该停止，患者应当被密切关注有关心脏功能紊乱的先兆。其他新生的生物治疗，包括拉帕替尼和贝伐单抗，如今正在患有早期乳腺癌的女性中进行积极地研究。

参考文献

Albain K, Barlow W, Shak S, et al. Prognostic and predictive value of the 21-gene recurrence score assay in postmenopausal, node-positive, ER-positive breast cancer. [meeting abstract]. San Antonio Breast Cancer Symposium 2007, abstract 10.

Berry DA, Cirrincione C, Henderson IC, et al. Estrogen-receptor status and outcomes of modern chemotherapy for patients with node-positive breast cancer. JAMA 2006;295:1658–1667.

Boccardo F, Rubagotti A, Puntoni M, et al. Switching to anastrazole versus continued tamoxifen treatment of early breast cancer: preliminary results of the Italian Tamoxifen Anastrozole Trial. J Clin Oncol 2005;23:5138–5147.

Citron ML, Berry DA, Cirrincione C, et al. Randomized trials of dose-dense versus conventionally scheduled and sequential versus concurrent combination chemotherapy as postoperative adjuvant treatment of node-positive primary breast cancer: first report of Intergroup Trial C9741/Cancer and Leukemia Group B Trial 9741. J Clin Oncol 2003;21:1431–1439.

Early Breast Cancer Trialists' Collaborative Group. Effects of chemotherapy and hormonal therapy for early breast cancer on recurrence and 15-year survival: an overview of the randomized trials. Lancet 2005;365:1687–1717.

Early Breast Cancer Trialists' Collaborative Group. Polychemotherapy for early breast cancer: an overview of the randomized trials. Lancet 1998;352:930–942.

Fan C, Oh DS, Wessels L, et al. Concordance among gene-expression based predictors for breast cancer. N Engl J Med 2006;355:560–569.

Goss PE, Ingle JN, Martino S, et al. A randomized trial of letrozole in postmenopausal women after five years of tamoxifen therapy for early-stage breast cancer. N Engl J Med 2003;349:1793–1802.

Henderson IC, Berry DA, Demetri GD, et al. Improved outcomes from adding sequential paclitaxel but not from escalating doxorubicin dose in an adjuvant chemotherapy regimen for patients with node-positive primary breast cancer. J Clin Oncol 2003;21:976–983.

Howell A, Cuzick J, Baum M, et al. Results of the ATAC (Arimidex, Tamoxifen, Alone or in Combination) trial after completion of 5 years' adjuvant treatment for breast cancer. Lancet 2005;365:60–62.

Joensuu H, Kellokumpu-Lehtinen PL, Bono P, et al. Adjuvant docetaxel or vinorelbine with or without trastuzumab for breast cancer. N Engl J Med 2006; 354(8): 809–820.

Jones SE, Savin MA, Holmes FA, et al. Phase III trial comparing doxorubicin plus cyclophosphamide with docetaxel plus cyclophosphamide as adjuvant therapy for operable breast cancer. J Clin Oncol 2006;24:5381–5387.

National Comprehensive Cancer Network (www.nccn.org). Outside of the United States, many physicians follow practice guidelines from the International Consensus Panel.

Paik S, Shak S, Tang G, et al. A multigene assay to predict recurrence of tamoxifen-treated, node-negative breast cancer. N Engl J Med 2004;351:2817–2826.

Peto R, for the Early Breast Cancer Trialists' Collaborative Group. The worldwide overview: new results for systemic adjuvant therapies. San Antonio Breast Cancer Symposium, plenary lecture one, 12/13/07.

Peto R, Davies C. ATLAS (Adjuvant Tamoxifen, Longer Against Shorter): international randomized trial of 10 versus 5 years of adjuvant tamoxifen among 11,500 women-preliminary results [meeting abstract]. San Antonio Breast Cancer Symposium 2007, abstract 48.

Piccart-Gebhart MJ, Procter M, Leyland-Jones B, et al. Trastuzumab after adjuvant chemotherapy for HER2-positive breast cancer. N Engl J Med 2005;353:1659–1672.

Romond EH, Perez EA, Bryant J, et al. Trastuzumab plus adjuvant chemotherapy for operable HER2-positive breast cancer. N Engl J Med 2005;353:1673–1684.

Thurlimann B, Keshaviah A, Coates AS, et al. A comparison of letrozole and tamoxifen in postmenopausal women with early breast cancer. N Engl J Med 2005;353:2747–2757.

213. 乳头溢液

Homeira Baghdadi

赵黎莉　译

A. 乳头溢液与恶性损伤相比常被视为良性的，但仍需要排除肿瘤这个诱因。首先需询问详细的服药史及详细的检查。更重要的是，乳头溢液是单纯的、自发的、持续性的及非泌乳性的。询问患者有无药物服用史，近期有无妊娠，以及闭经的证据。可以引起乳溢的药物包括雌激素、吩噻嗪类、阿片类、三环类抗抑郁药、多巴胺抑制剂以及很多不同机制的药物。

常见的乳头溢液有 7 种性状。乳汁样、多色及脓性溢液一般需药物治疗，除非脓性溢液伴有脓肿形成，这需外科手术引流。其他 4 种常见的溢液为黄色或浆液状、粉色或血清状、血性或血红色以及透明或水样溢液，常常是癌性溢液，需外科手术留取组织学研究明确诊断。

B. 区分乳溢及非乳溢性溢液非常重要。乳溢可为单侧或双侧。分泌物可黏稠或稀薄，纯白或接近无色，也可能为淡灰色或绿色。脂肪染色对乳的出现高度敏感。乳溢一般由激素及药物作用引起。在所有乳溢患者中测量血清催乳素及促甲状腺激素（TSH）水平。若患者催乳素水平升高，进一步行 MRI 看其是否存在垂体肿块。若患者的催乳素及 TSH 水平正常，建议患者每年随诊或临床观察。生长激素（GH）能结合并激活催乳素受体及 GH 受体，故乳溢可能是肢端肥大症的早期表现。通过测量 GH 可以确诊。如果患者 TSH 升高，患者可能出现甲状腺功能减退。因甲状腺功能减退引起乳溢的患者，催乳素水平可能正常、高于正常或轻度升高。绝大部分乳溢的女性并没有潜在的病理学改变。至少有一半的女性在其一生中的某一阶段出现过乳溢。而且，在按摩乳房时，可能也会出现乳溢。当乳溢为双侧时，肿瘤导致的乳溢可能性比较小。因此，乳溢无需治疗，除非其存在潜在的危险。

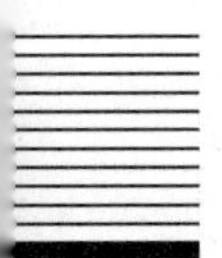

C. 非乳溢性溢液患者，首先需进行仔细全面的乳房检查。若可触及乳房肿块，需排除恶性可能；若未触及，考虑行细胞学及乳房 X 线摄影检查。一般因乳腺癌导致的乳溢常存在乳腺肿块，但仍有 13％乳腺癌伴乳头分泌物的患者不能触及乳腺肿块。乳溢不能依赖单独分泌物的组织学来确诊。有相关报道，确诊的乳头溢液的乳腺癌，单独的组织学检查存在 18％的假阴性率及 2.6％假阳性率，乳房 X 线摄影检查存在 9.5％的假阴性率及 1.6％假阳性率。靠软组织乳房 X 线摄影检查来确认和定位导管内乳头状瘤的能力是有限的。很多作者都建议通过乳腺导管造影术（一种对比乳房 X 光检查，由把一种不透明的染料注入乳腺管道中获得）是乳头溢液诊断的最好方法。它在将导管内乳头状瘤可视化和定位的能力上比软组织乳房 X 线摄影检查更好。然而，这种方法区分良性和恶性的能力有限，花费时间很多，并可能令患者感到不适。因为诊断测试不是 100％准确的，手术上显著的分泌应该进行活组织检查和组织结构检查。水样分泌尽管很少见，但仍引起重视。患有肿瘤的可能性会升高：当分泌物（按可能性由低到高排列）是浆液状，血清状，血状，或水状时；当同时伴有小肿块时；当有细胞学和乳房 X 线摄影的发现时；或者患者年龄超过 50 岁时。

参考文献

Dickey, Richard P. Drugs that affect the breast and lactation. Clin Obstet Gynecol 1975;18:95.

Fiorica JV, James V. Nipple discharge. Obstet Gynecol Clin North Am 1994;21:453.

Gulay H, Bora S, Kilicturgay S, et al. Management of nipple discharge. J Am Coll Surg 1994;178:471.

Haney AF. Galactorrhea. In Bardin CW, ed. Current Therapy in Endocrinology and Metabolism, ed 6. St. Louis: Mosby, 1997:393.

Leis HP Jr. Management of nipple discharge. World J Surg 1989;13:736.

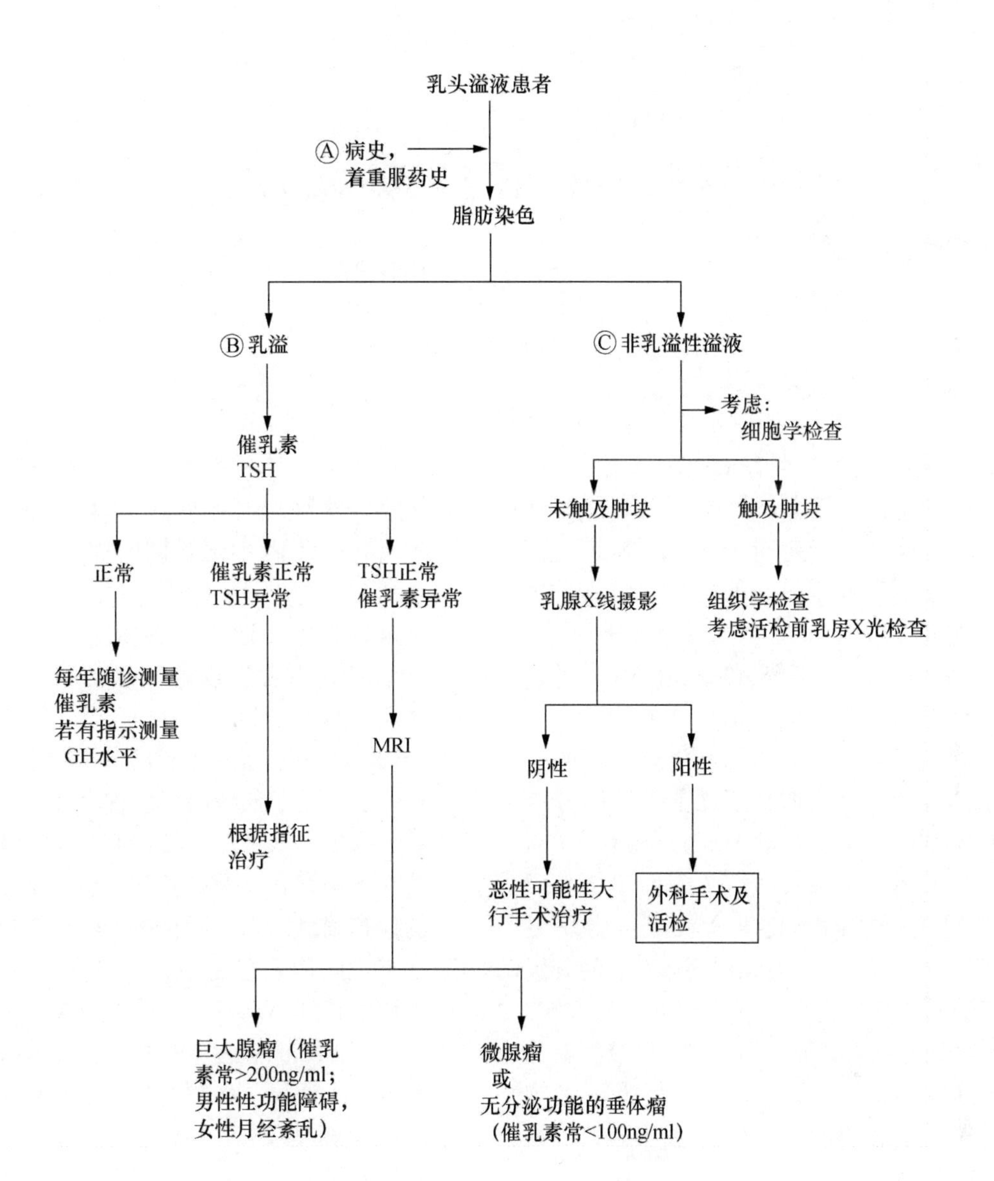
乳头溢液患者
Ⓐ 病史，
着重服药史
脂肪染色
Ⓑ 乳溢
Ⓒ 非乳溢性溢液
考虑:
细胞学检查
催乳素
TSH
未触及肿块
触及肿块
正常
催乳素正常
TSH异常
TSH正常
催乳素异常
乳腺X线摄影
组织学检查
考虑活检前乳房X光检查
每年随诊测量
催乳素
若有指示测量
GH水平
MRI
阴性
阳性
根据指征
治疗
恶性可能性大
行手术治疗
外科手术及
活检
巨大腺瘤（催乳
素常>200ng/ml;
男性性功能障碍，
女性月经紊乱）
微腺瘤
或
无分泌功能的垂体瘤
（催乳素常<100ng/ml）

214. 异常宫颈涂片

Hugh S. Miller

赵黎莉 译

宫颈癌是美国女性最常患的七种癌症之首，其发病率的减少要直接归功于宫颈（Pap）涂片筛查的应用。Pap涂片对于生殖道（包括阴道、宫颈、子宫、输卵管和卵巢等）的病理学研究是敏感且特异性显著的方法。贝塞斯达系统（TBS）于1988年被采用（1991年修订），当时是为了建立一个国家标准以评价那些备受批评的缺乏质量保证的工业厂商。它的创立将细胞病理学家的报告作为医学的结论，从而取代了之前的巴氏分级标准。在此系统中，细胞病理学家必须判断样品是否合格，然后辨别是炎症性、传染性还是肿瘤进程。TBS采用低或高分化度鳞状上皮内病变（SIL）两种级别，来取代之前强调癌症发展的分级法。一些细胞病理学家仍然采用之前的分类方法：发育异常，宫颈上皮内瘤变（CIN）1～3级。新的描述命名法包括对意义未明的不典型鳞状细胞（ASC-US）和低分化度鳞状上皮内病变（LSIL）的分类方法。新旧两种方法的应用引起了争论。

A. 宫颈细胞病理学与性行为和HPV感染密切相关，HPV感染是一种性传播疾病（STD）。询问详细的妇科病史，包括STD史、初次性交年龄、性伴数、吸烟史、之前宫颈细胞病理学异常及相关诊断治疗史，这对评估Pap涂片异常的患者很重要。

B. 行女性生殖道检查需要良好的光照和大小形状合适的窥器，这样才能得到最优的阴道造影。首先，检查外阴、阴道和宫颈上皮有无带白色斑点、向外生长或溃疡形成。注意含杀菌剂或抑菌剂的润滑剂的使用影响活检及细胞病理学结果。宫颈很脆弱，无论有无损伤，都可能存在感染和新生瘤形成。如果Pap涂片中出现宫颈内细胞及干燥剂，那么这样的涂片被视为“不满意”Pap涂片。“满意的”Pap涂片应包括宫颈内和宫颈外细胞，应在移行区采样。使用湿润的棉签和药勺取足够的标本。用宫颈管刷收集宫颈内样本增加了成本，伴随患者不适，同时有宫颈不明部位出血的风险。HPV DNA鉴定和宫颈造影是新发展的技术，通过改善敏感性和特异性能更好地确定患者患侵入性癌的风险。Papnet和薄层液基细胞学涂片法（ThinPrep Pap）试验（试验），是较新的可能代替常规Pap涂片的筛查方法。基于液体的Pap涂片的优点是如果检验结果是ASC-US其可以自发的行HPV检测。若样本中存在HPV感染，患者无需进行反复的检查确认结果，可直接行阴道镜检查。

C. 在有危险因素患者中，考虑在“满意的”Pap涂片中找到ASC-US的发现。对于有危险因素或发现SIL的患者，直接行阴道镜检查及阴道镜下直接活检。有些资深的阴道镜专家通过袢电切除术（LEEP）获得外科样本来确诊同时制订外科治疗方法。与HPV相关的初期ASC-US的患者可从消融治疗中轻微获益。许多诊断为LSIL患者（60%）在未治疗的情况下病损出现自发性萎缩。从传染病的角度来看，可识别病变的患者能够从消融治疗中获益，同样作用于存在显著发育异常的患者。冰冻消融术是治疗的首选，但是有的部位仍然习惯性使用激光治疗、LEEP和冷刀锥形切除术。LSIL患者的治疗需要个性化，包括评估患者随诊的依从性。在每个具体的干预治疗后2年内，每4～6个月再评估一次宫颈情况，直到连续3次Pap涂片为阴性结果，那时仍需继续每年复查。

D. 由于异常Pap涂片常与HPV感染有关，在评估这类患者时需考虑是否有其他STD。宫颈炎（见前）可因不止一种生殖道病原体引起，需收集细胞培养及药敏以支持抗生素治疗。复发的发育异常需进一步评估危险因素，如吸烟、慢性疾病及HIV感染。

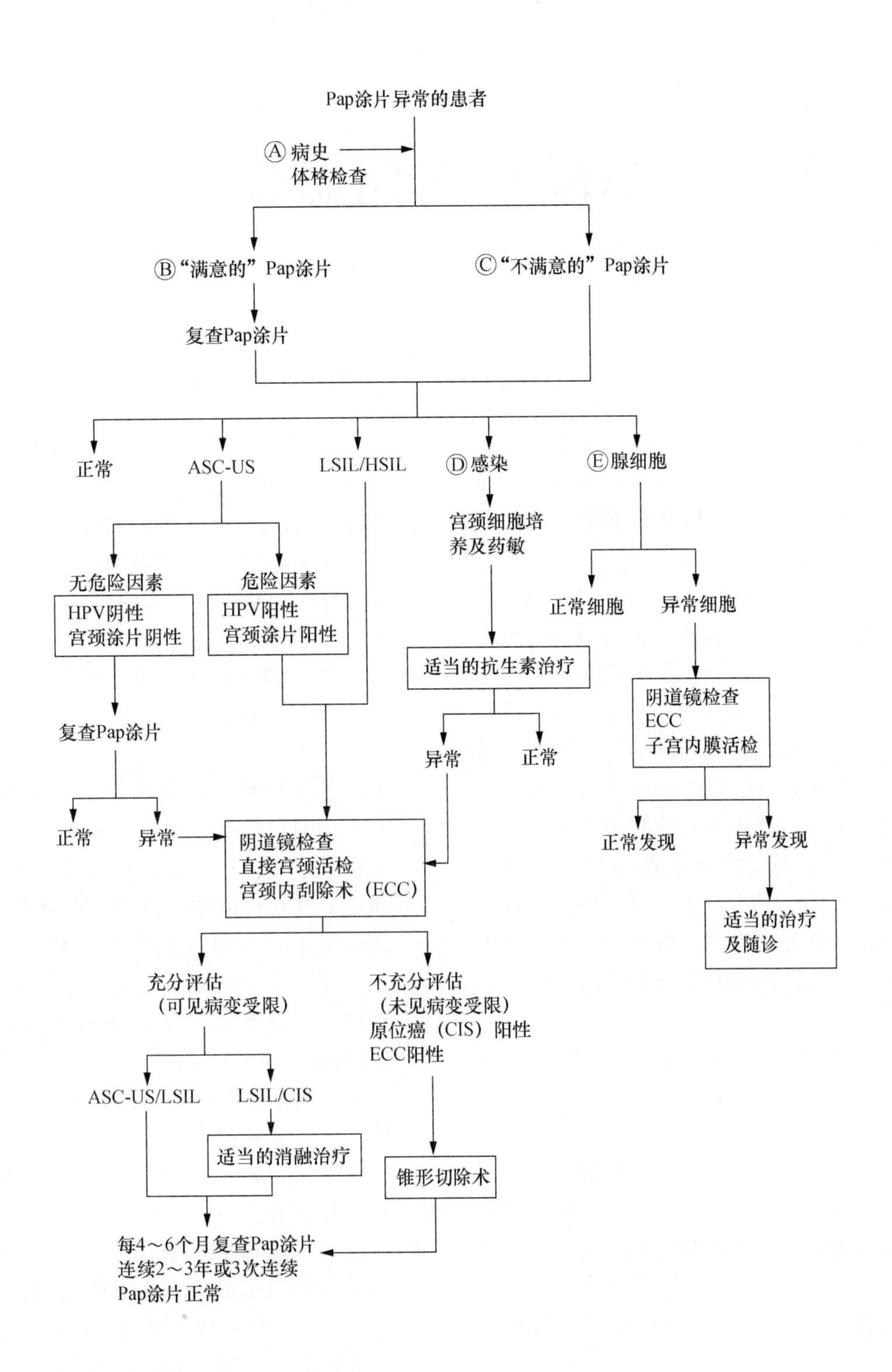

E. 在阴道后穹隆行宫颈常规检查，并行脱落细胞检查可发现生殖道上部细胞（来自宫颈内膜、子宫、输卵管，少见卵巢来源）。若正常的子宫内膜或腺细胞在常规 Pap 涂片中出现，那么无需进一步评估。然而，TBS 可以准确地行细胞分类及显示其生物学特性。非典型和新生瘤腺细胞提示恶性肿瘤的高风险，需要由妇科肿瘤医生进行上生殖道的进一步评估及治疗。

参考文献

American College of Obstetricians and Gynecologists. Cervical cytology: evaluation and management of abnormalities. Washington, DC: American College of Obstetricians and Gynecologists, ACOG Technical Bulletin No. 183, August 1993.

American College of Obstetricians and Gynecologists. Genital human papillomavirus infections. Washington, DC: American College of Obstetricians and Gynecologists, ACOG Technical Bulletin No. 193, June 1994.

Kurman RJ, Henson DE, Herbst AL, et al. Interim guidelines for management of abnormal cervical cytology. JAMA 1994;271:1866.

215. 经前焦虑症

Jessica Byron

赵黎莉　译

A. 据报道超过40%的女性有经前焦虑症，其中大多数症状轻微，但约15%会无法正常活动。许多症状及体征，如胃胀、水肿、体重增加、胸痛、痤疮、食欲改变、头痛、关节痛、腹泻、便秘、易怒或易激惹、易与他人冲突、焦虑、攻击、抑郁、易疲劳、嗜睡、睡眠障碍（睡眠过度或失眠）、精神不集中以及烦躁不安被描述为经前综合征（PMS）的一部分。但这些症状均不具有特异性。这些症状随月经周期于排卵时（后）出现，并于月经来潮时消失才具有诊断意义。另外，这些经前症状必须明显干扰正常的工作、学习、社交活动或与他人的关系。而卵巢类固醇激素、催乳素、前列腺素、盐皮质激素、神经递质、内源性阿片肽、维生素及电解质不足、心理因素在其中的作用还不甚明了。

B. PMS的鉴别诊断包括临床鉴别和回顾至少最近2个月经周期的症状的时间、类型以及严重程度。回顾病史排除心脏、肾或甲状腺疾病，以及胶原血管病、糖尿病。并且排除其他疾病，包括贫血、乳腺疾病、痛经、子宫内膜异位、围绝经期改变、经前期变态反应加剧、关节炎、哮喘、糖尿病、肠易激综合征、偏头痛和癫痫发作。判定患者是否患有经前焦虑症（PMDD，在月经规律女性中患病率达5%～10%），许多病情严重的PMS女性需参照PMDD诊断标准。PMS/PMDD必须与其他诸如焦虑、抑郁、进食障碍或人格障碍等心理障碍区别开来，因为这些心理疾患在卵泡期也会引起上述症状。进行体格检查和实验室检验是有必要的。由于研究人员未能发现激素水平、催乳素、醛固酮、内啡肽以及糖耐量在PMS患者有明显改变，因而缺乏PMS实验室诊断标准。

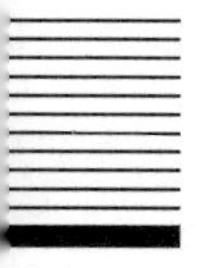

C. 检查患者2个完整月经周期内每天的症状记录是必要的。可以应用各种形式。一种方法是让患者列出影响她最多的症状。清单从周期的第1天开始，每天傍晚以0～4分评估症状（0＝无症状，4＝症状严重且患者无法正常生活）。为诊断经前综合征，在黄体期的最少5个症状等级必须与卵泡期的症状有明显的变化。对于严重的PMS和PMDD，使用由Endicott和Harrison发展的调查问卷是有帮助的。

D. 回顾治疗研究不一定能显示一贯有效的治疗，对空白对照的反应率大概是50%。很多治疗被提倡。起始治疗是教育和支持、减少压力、健康营养和规律运动。很多女性能够因为症状记录而安心，并能根据症状的严重性来安排日程，使用放松练习，加入支持小组或参加一个运动项目来排解压力。摄入复合碳水化合物（全谷类、豆类、新鲜水果、蔬菜）和低蛋白食物，渐渐减少咖啡因的摄入量，尤其在黄体期，可能会减轻症状，但是还未被证明。天然黄体酮（栓剂或口服）和合成的黄体酮对PMS都没有效果。

E. 要为PMDD症状的女性提供药物治疗或转诊。如果有PMDD症状或PMS严重且有其他症状包括社会心理困难，考虑选择性5-羟色胺再摄取抑制剂（SSRI）。如果SSRI没有效果，可以选择抗焦虑药。口服避孕药（OCP）停止排卵疗法，达那唑，以及促性腺素释放激素（GnRH）激动剂（醋酸戈舍瑞林、醋酸亮丙瑞林、醋酸那法瑞林）可以减轻重度PMS的症状，但是令人厌恶的副作用很常见而导致停用。OCP对约1/3女性的PMS症状有减缓作用。不能确诊时，怀疑其他身体或精神异常时，患者对她自己及其他人都是一种危险时，或者标准剂量的药物对减缓症状无效时，需考虑进一步评估及转诊。

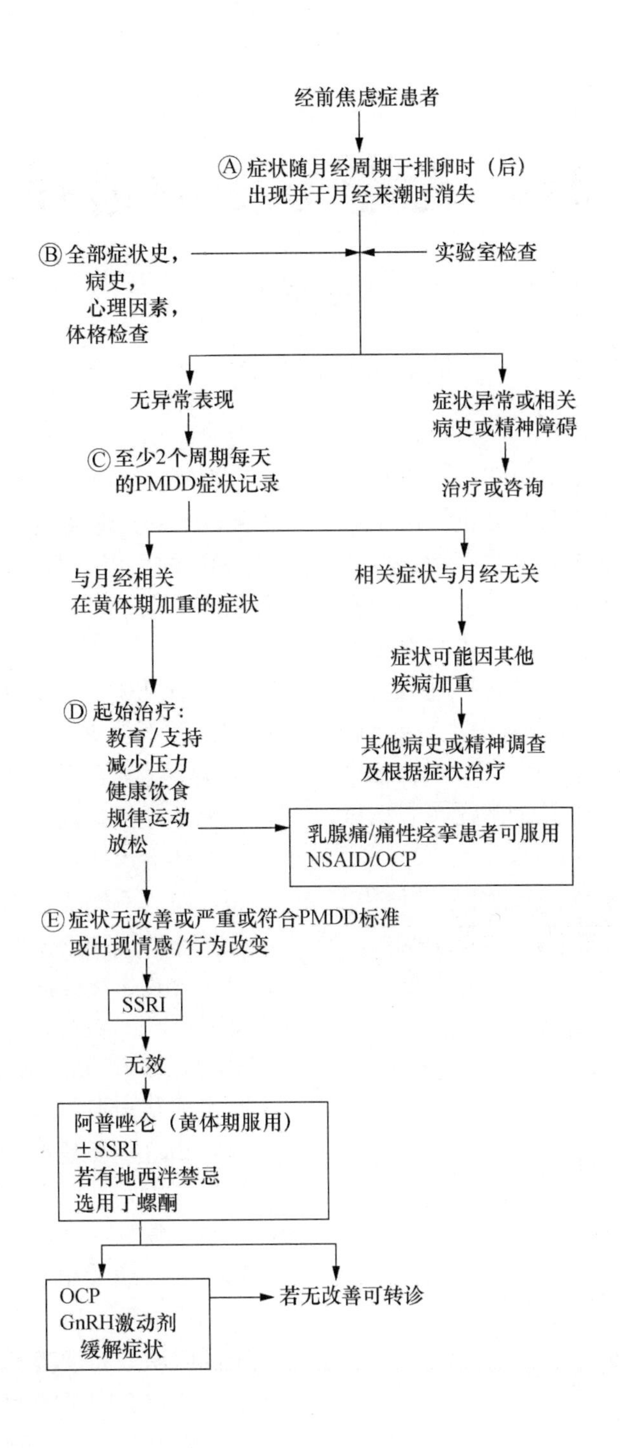

参考文献

Barnhart KT, Freeman EW, Sondheimer SJ. A clinician's guide to the premenstrual syndrome. Med Clin North Am 1995;79:1457.

Endicott J, Freeman EW, Kielich A, et al. PMS: new treatments that really work. Patient Care 1996;April:88.

Goodale IL, Domar AD, Benson H. Alleviation of premenstrual syndrome with the relaxation response. Obstet Gynecol 1990;75:649.

Rubinow DR, Schmidt PJ. The treatment of premenstrual syndrome: forward into the past (editorial). N Engl J Med 1995;332:1574.

Sayegh R, Schiff I, Wurtman J, et al. The effect of a carbohydrate-rich beverage on mood, appetite and cognitive function in women with premenstrual syndrome. Obstet Gynecol 1995;86:520.

Severino SK, Moline ML. Premenstrual syndrome: identification and management. Drugs 1995;49(1):71.

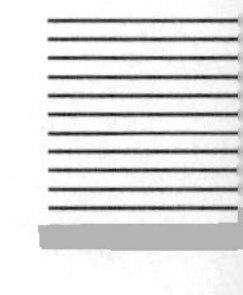

216. 避孕方法的选择

Ana Maria López

赵黎莉　江智龙　译

决定怀孕与否是一个复杂的过程，由多个因素决定。很多患者还需要医生参与帮助。医生必须对影响这种决定的生物学因素清楚了解，并且还要对于患者所忧虑之处敏感。避孕方法选择需考虑的生理因素包括年龄、吸烟史、盆腔炎症性疾病（PID）病史以及心血管疾病史。一些有关患者的重要问题也必须清楚，包括未来生育计划、现在性生活、意外妊娠的影响、依从性以及伴侣在生育中的角色。患者经常比较关注的问题（见表1）有：功效、安全性、花费、不避孕的好处、在医疗保健体系获得或继续一种特定的生育控制方法（BCM）的要求。通过运用积极的医患沟通技巧，医生能够帮助患者作出理性选择。

表1　在美国第一年的避孕效果*

BCM	理论效果（%）†	实际效果（%）‡
输精管切除术	99.9	99.85
双侧输卵管结扎	99.8	99.6
左炔诺孕酮	99.96	99.96
醋酸甲羟孕酮	99.7	99.7
口服避孕药		
复方	99.1	97
迷你片	99.5	80
宫内节育器		
Cu-T 380A	99.2	97
黄体酮T形宫内插入物	98.0	93
避孕套	98	88
膈膜	96	82
宫颈帽	94	82
海绵剂		
经产妇	91	72
多次妊娠者	94	82
杀精剂	97	80
生理期推算法		
日历法	90	80
通过测基础体温排卵后性交	98	97
哺乳期		
产后6个月要求闭经同时哺乳	99	96
意外	15	15

* 基于Hatcher等、Trussel等（1987）和Trussel等（1990）的数据

† 理论效果是假设伴侣在一整年的时间里完美、持续且正确的使用BCM避孕，从而推测可以预见的失败避孕

‡ 实际效果是在实际伴侣一整年使用BCM避孕的情况下推测可以预见的失败避孕

A. 输精管切除术非常简单，价格便宜并且安全，但是并不能立即避孕。精子通常在射精25次后不会出现，但是这只能通过显微镜检测精液判断。尽管我们已经知道在输精管切除后精子的抗体会形成，但是临床上其负面影响并不是很清楚。双侧输卵管结扎（BLTL）是世界上最普遍的避孕的方法，可以在门诊进行，其比分娩死亡率更低（3∶100 000比14∶100 000）。如果BLTL失败，异位妊娠的风险增加。输精管切除和BLTL可以通过显微手术逆转，逆转是否成功与损伤组织器官量负有关。患者必须被告知这些都是永久的避孕方法，它们的潜在逆转能力并不能完全确保。

B. 目前，复方口服避孕药（OC）是仅次于BLTL居于第二的常用节育方法。OC是性活动中避孕的第一种计划生育方法，这些避孕药是由固定的雌激素和孕激素组成，或是由多种激素合成，或仅含有孕激素（称为“迷你片”）。后者含有低剂量的孕激素，对于那些雌激素服用禁忌的女性（如有心血管疾病风险的大龄女性）或哺乳期的女性是一种不错的选择。但是这种避孕药没有复方OC有效，前者中雌激素和孕激素这两种就含量可能是固定的（单相的）或多样性的。在阶段性的药物制备中，这些药物包含多种不同含量的孕激素，有时雌激素的剂量低于正常的激素含量，同时维持其避孕效果，降低代谢副作用。

OC是通过阻止排卵起作用的，如果排卵仍然进行，这种药通过子宫颈黏液和子宫内膜的改变阻止种植。

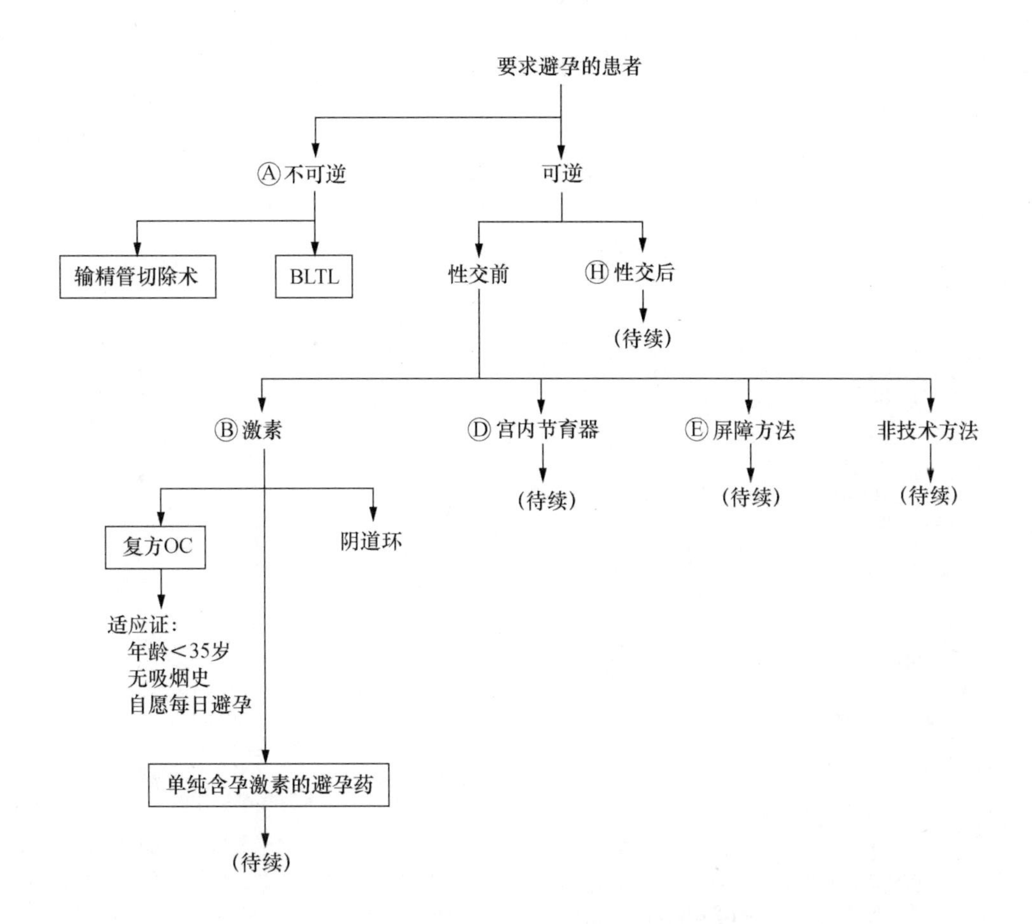

患者应该在经期开始或经期后的第1周开始服用此药。服用此药避孕需要2～4周，在此避孕期的前几周还需要同时采用其他BCM。在28片的包装中，包括21片活性激素和7片安慰剂，方便每天服用。一些品牌的包装包含21片避孕药而不含安慰剂，如果漏服1次，那么要每12h服用1次，直到所有的药都服用完。建议在该月剩余的时间启用备用的BCM。如果反复忘记服用3片或更多，那么另外的BCM需采用。在使用迷你片时，甚至3h的服药延迟都会影响避孕效果，那么补救措施需在延迟服用的48h内采用。需告知患者，OC只能防止妊娠，不能预防性传播疾病。避孕套在使用OC时仍需使用以防止性传播疾病。

OC的绝对禁忌证为：患有血栓性静脉炎或有血栓性疾病、吸烟史（1包/天或更多）及年龄＞35岁，高血压，雌激素依赖性肿瘤史（如乳腺及子宫内膜癌），异常阴道出血，肝功能异常、胆汁淤积性黄疸、妊娠、肝腺瘤或肝癌。OC的相对禁忌证为：吸烟（1包/天或更多）及偏头痛病史、剧烈头痛、癫痫发作、严重抑郁、高脂血症、卵巢功能障碍、胆囊疾病、糖尿病、妊娠糖尿病、黑色素瘤、肥胖（超重550%）或哺乳。

雌激素相关副作用包括：恶心、乳房压痛、周期性体重增加、血栓性静脉炎或血栓性疾病（尤其在吸烟者中）、白带异常、宫颈异位、头痛、高血压、良性或恶性肝肿瘤形成。孕激素相关副作用包括：体重增加、抑郁、疲劳、性功能下降、痤疮、碳水化合物不耐受和高脂血症。OC应在确认详细的病史及体格检查后应用。一旦患者开始进行OC治疗，需密切随诊。

激素避孕同样可以通过阴道环（NuvaRing）进行。在阴道植入阴道环并在3周后取出，随后月经来潮，然后在月经后1周重新植入。阴道环包含炔雌醇和依托孕烯。这些成分的优点是患者无需每天服药，同时增加依从性。

所有OC及阴道环可以通过继续服药或略去1周的间隔达到避免月经来潮。许多药都以此为销售点（如Seasonale），但是没有任何药能阻止月经。建议选择持续服药口服避孕的患者，每3个月通过停药（或阴道环）1周使月经来潮1次。

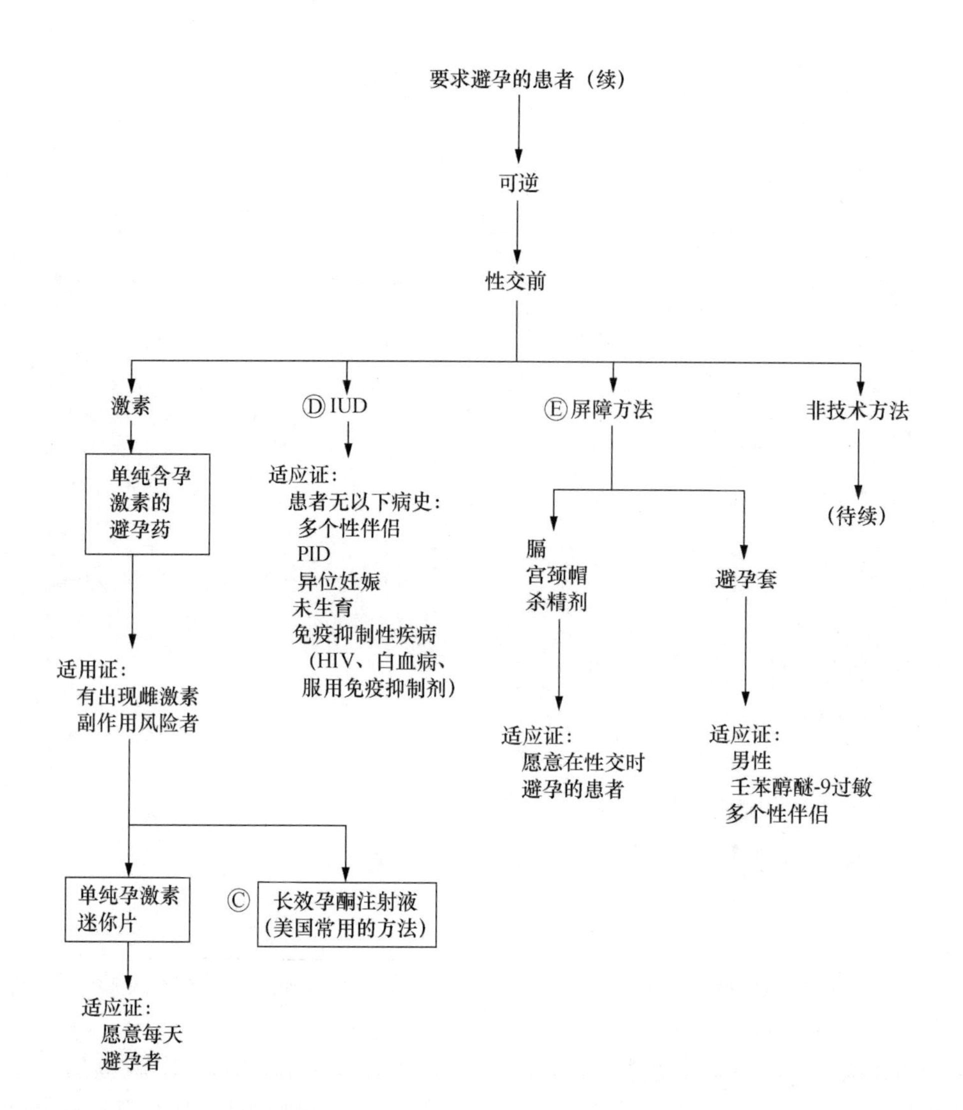

C. 长效的只含孕激素的避孕方法包括醋酸甲羟孕酮注射液。左炔诺孕酮可植入孕激素装置自从在2000关于其效果问题的出现，在美国已经不常用，随后就逐渐不再运用了。这些只含孕激素的避孕方法的优点是避免了与雌激素相关的血栓形成的并发症。与雌激素相关的副作用的危险人群为年龄≥35岁的女性、吸烟者、高血压患者及高凝性患者。与孕激素相关的副作用包括：低密度脂蛋白增加，高密度脂蛋白减少及碳水化合物不耐受（可能导致糖尿病）。这些避孕方法起效是通过抑制排卵，保持厚的子宫黏液使精子作用变弱，同时使子宫内膜变薄、萎缩，使得黄体功能减退。醋酸甲羟孕酮注射液包含150mg甲羟孕酮，每3个月皮内注射1次。注射后的12个月内女性会出现不规律阴道出血，最常见的副作用是1年后闭经。

D. 宫内节育器（IUD）有一个很长的历史。但是目前在美国只有Cu-T380A和Mirena（一种含左炔诺孕酮的IUD）2种，前者被更广泛的应用。Cu-T380A经FDA批准有10年有效期，但是孕前期必须每5年替换1次。IUD是通过铜或黄体酮产生异物炎症反应阻止受精和着床，并产生萎缩的子宫内膜。IUD的禁忌证为已有PID病史或异位妊娠。IUD在月经期时植入。铜IUD的副作用包括月经过多（可能导致贫血）、痛经及子宫穿孔（继发于IUD移位）。Mirena IUD可减少月经量，是那些有严重阴道出血患者或那些功能失调性子宫出血的围绝经期妇女的首选。妇女通过核实IUD曲线来安装IUD。

E. 屏障方法要求患者积极参与。膈和宫颈帽存在已近百年，这需要保健医生指导。膈的应用需要在每次性交之前进行杀精处理，其在性交前2h插入，并于性交后在原位保持6～8h。膈在妊娠、骨盆手术或体重改变4.5kg（10磅）或更多时需改装。在美国，Prentif帽是唯一可用的宫颈帽。Prentif帽在性交前不少于半小时时

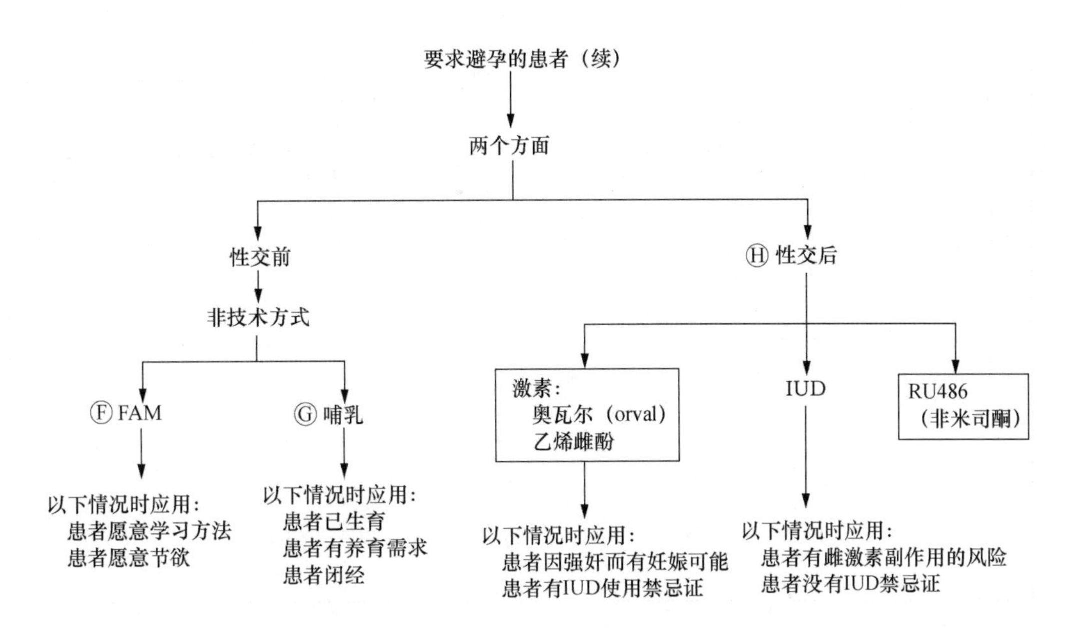

安装，并在顶部加入了少量杀精剂，可在原处作用72h。建议24h内限制再次使用，以减少宫颈刺激和中毒性休克综合征（TSS）的危险。无需重复杀精剂应用。宫颈帽在月经期间不能使用。宫颈海绵剂在美国已经不在应用，但在其他国家仍在应用。宫颈海绵剂不需要保健医生指导，其包含1g的壬苯醇醚-9。不属于处方药，在用自来水润湿后可持续使用24h。上述所有方法都有TSS的危险。尽管杀精剂在与避孕套联合使用时的作用是最佳的，但杀精剂仍可单独使用。壬苯醇醚-9的非避孕益处包括预防STD和PID。避孕套是仅需男性形式的避孕方法，其效果问题主要与其不合理的使用有关（即在顶端不留空间或在性交后不立即撤回）。现在女性的避孕套已经开发出来并且上市了。最近有关男性避孕的研究证实了激素诱导的精子减少症的避孕作用。

F. 生育意识方法（FAM）若使用得当在预防妊娠时与OC一样有效，如在排卵期禁止性交。有效性与多种影响因素使用有关。正因为这些因素都很复杂，不论是试图避孕或是受孕时均要选择正规方法。日常记录基础体温（BBT）发现升高0.4～0.8℃，提示正在排卵期。同样必须定期检查宫颈黏液，湿润、稀薄（与干涩相反）的黏液促进精子运动。要记录患者的周期。根据病史，确定排卵通常在下次月经前14天，也是危险时期。有些患者也注意到宫颈位置及结构的改变贯穿于整个月经周期。最后，许多女性都认为经间痛（周期正中性疼痛）是排卵的标志。这种方法对于那些周期不规律的女性是不推荐的。

G. 世界公认，哺乳也是一项成功的BCM。最近研究表明产后母乳喂养6个月内的妇女是没有月经的，这些妇女中98%避孕是有效的。不幸的是，大多数美国人不能或无法坚持产后6个月母乳喂养。在产后哺乳的前6个月，催乳素水平升高而禁止排卵。这段时间之后，催乳素水平会下降，排卵也会再次出现。因为女性不能预测什么时候再次排卵，所以哺乳作为唯一控制生产的方式是不可靠的。

H. 性交后激素处理包括左炔诺孕酮（每12h 0.75mg，1次），或乙炔基雌二醇左炔诺孕酮（每12h 100μg～0.5mg，1次），均在无保护性交后72h内应用；性交后IUD同样被使用。性交后5天应插入Cu-T；然而，在强奸案例、多性伴女性或未生育女性中禁忌使用。在处方给予性交后OC或IUD时要注意可能的禁忌证。虽然这些方法是临床实践和性交后避孕的一部分，但FDA不承认其性交后使用，也不承认它为非处方药。RU486（米非司酮）是一种黄体酮拮抗剂，每剂量是600mg，即使性交后120h对避孕也有100%作用。这种方法在欧洲广泛应用，但是美国并未承认。

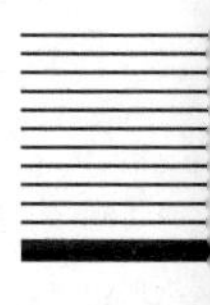

参考文献

Affandi B, Santoso SS, Djajadilaga, et al. Five-year experience with Norplant. Contraception 1987;36:429.

Albertson BD, Zinaman MJ. The prediction of ovulation and monitoring of the fertile period. Adv Contracept 1987;3:263.

Alderman P. The lurking sperm. JAMA 1988;259:3142.

Burnhill MS. The rise and fall and rise of the IUD. Am J Gynecol Health 1989;III(3):6.

Choice of contraceptives. Med Lett Drugs Ther 1995;37:9.

Gallen ME. Men—new focus on family planning. Pop Rep 1987;Series J:890.
Geerling JH. Natural family planning. Am Fam Physician 1995;52:1749.
Haspels AA. Emergency contraception: a review. Contraception 1994. 50:101.
Hatcher RA, Stewart F, Trussell J, et al. Contraceptive Technology, ed 16, New York, 1994, Irvington.
Kaunitz AM, Illions EH, Jones HL, et al. Contraception: a clinical review for the internist. Med Clin North Am 1995;79:1377.
Kennedy KI, Rivera R, McNeilly AS. Consensus statement on the use of breastfeeding as a family planning method. Contraception 1989;39:477.
Topical spermicides. Med Lett Drugs Ther 1980;22:90.
Trussell J, Hatcher RA, Cates W Jr, et al. Contraceptive failure in the United States: an update. Stud Fam Plann 1990;21:51.
Trussell J, Kost K. Contraceptive failure in the United States: a critical review of the literature. Stud Fam Plann 1987;18:237.

217. 使用口服避孕药

Terra A. Robles

江智龙　吴红丽　译

早期的研究发现，口服避孕药（OC）由于含有大量的雌激素，可能有严重的副作用。目前的低剂量配方保留其疗效，同时尽量减少副作用，并且减少心血管疾病发病的风险。OC含有合成雌激素和孕激素。它们的剂量、活性成分比例以及合并药物方案是不同的。选择OC时，药物的有效性、安全性和患者的可接受性是很重要的。提供产品时，应提供激素在最小副作用时的最低有效剂量。没有数据可用于确定哪些OC是“更好”；产品的选择应考虑成本问题。

A. 开处方前，应获得完整病史，包括：以前避孕药的使用史和以前使用的方法失败或不利影响；月经史，侧重于模式和问题；血栓史和吸烟史；妇科和产科史；凝血病家族史；遗传病史。进行完整的体格检查，评估危险因素和OC使用禁忌证。适当的实验室检查是必要的。

B. 单相药片中含有恒定的雌激素和孕激素剂量。双相产物中雌激素剂量恒定，孕激素第1～第10天的剂量比第11～第21天的低。三相药物中激素的剂量是变化的，邻卵子777（Ortho-Novum 777）、三左炔诺孕酮炔雌（Tri-Levlen），三环烯（Tri-Cyclen）及左炔诺孕酮（Triphasil）在月经中期和月经末期增加孕激素含量，三相诺瑞尼（Tri-Norinyl）只在月经中期增加孕激素。邻卵子777、三环烯、三相诺瑞尼有固定的雌激素量。左炔诺孕酮和三左炔诺孕酮炔雌增加月经中期的雌激素。通常在大多数没有特殊问题或月经紊乱的妇女中，三相药物中的这些差异并不是很明显。

炔雌醇（EE）和美雌醇是OC中的2种雌激素因子。EE具有药理活性，美雌醇由肝转换成EE。OC中的孕激素包括炔诺酮、醋酸炔诺酮、双醋炔诺醇、dl-炔诺孕酮、异炔诺酮、左炔诺孕酮、去氧孕烯及诺孕酯。醋酸炔诺酮和双醋炔诺酮可代谢为炔诺酮，相对炔诺酮并无显著优势。dl-炔诺孕酮和左炔诺孕酮是同分异构体，左炔诺孕酮是活性成分。一些研究表明dl-炔诺孕酮有很小的药理活性，但其他研究表明它预防突破出血（BTB）更有效。炔诺孕酮、左炔诺孕酮和去氧孕烯具有最高的促孕作用。异炔诺酮具有最高的雌激素效应，其他则有最小的非雌激素效应。炔诺孕酮和左炔诺孕酮具有最大的雄激素作用。

雌激素是增高血压（BP）的主要决定因素，但是，孕激素也可能与其相关的。OC的黄体酮成分可导致碳水化合物或脂类改变。即使影响碳水化合物的代谢，去氧孕烯、诺孕酯及小剂量炔诺酮的作用也很小。孕激素减少高密度脂蛋白（HDL）并增加低密度脂蛋白（LDL）；雌激素有相反的作用。

推荐口服避孕药第1个周期使用备用的生育控制方法。坚持服用低剂量OC是十分重要的，因为错过服药，往往会导致突破排卵。

C. 美国妇产科医师学会研究表明35～44岁不吸烟的健康女性可继续使用OC。不过，原来有影响心血管系统疾病的女性不应服用OC。决定有心血管疾病危险因素（如高血压、糖尿病或高胆固醇血症）的女性是否应该服用OC，应使用临床诊断判断。一些研究表明低剂量的OC不增加患心血管并发症的风险。然而，OC被认为协同增加患病风险，并且每个患者必须仔细评估才能使用OC。密切随访和监测患者，并提供替代避孕方法，特别是对年龄＞35岁的吸烟者。

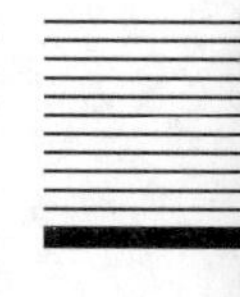

D. 单纯含孕激素药片或“迷你片”的成效不如复方OC（COC），因为排卵并未被始终抑制。一个月中每天服用纯孕激素片而无撤药性出血。高达2/3的使用者出现月经不调、BTB及闭经。迷你片也用于哺乳期妇女。

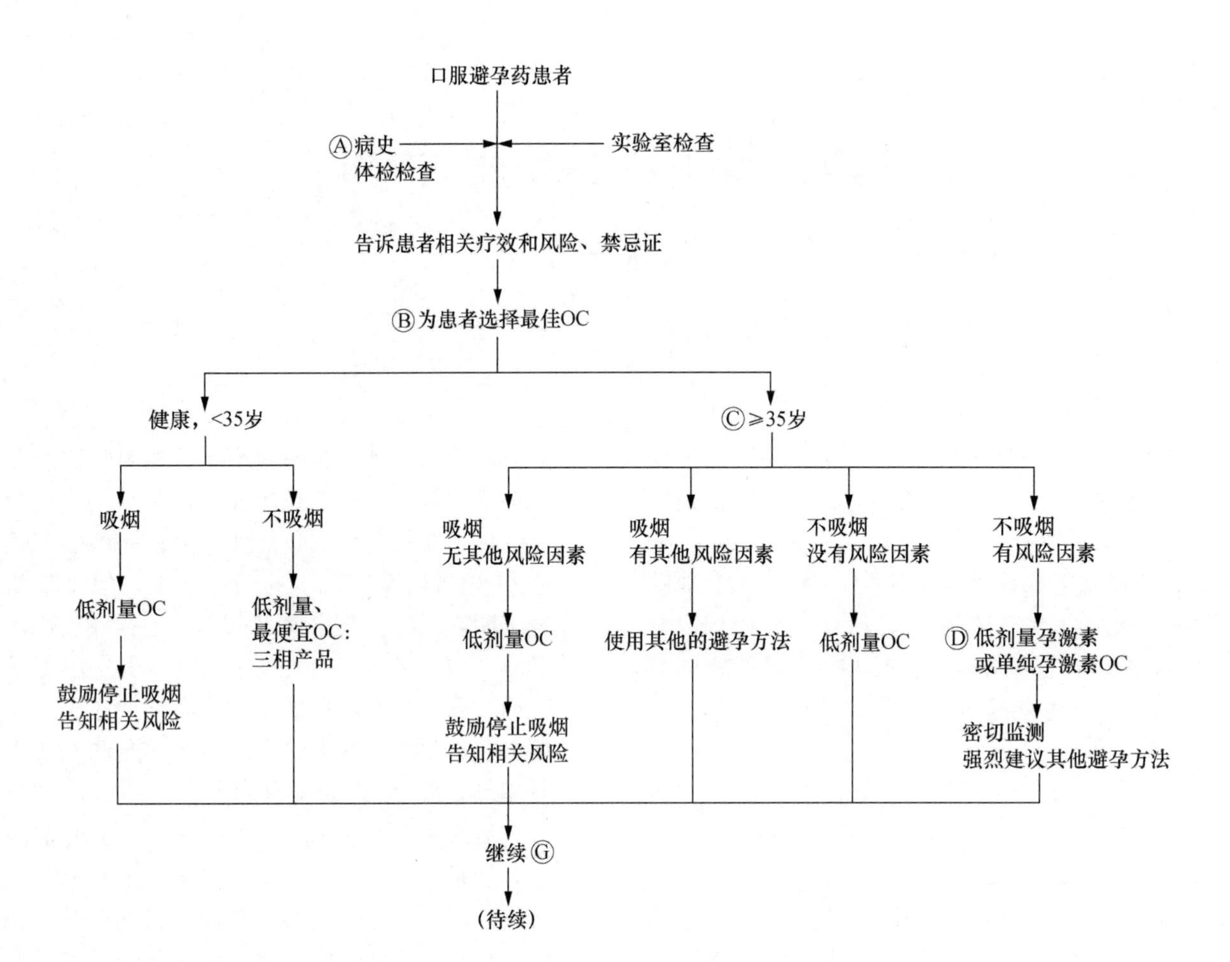
口服避孕药患者
Ⓐ病史
体检检查
实验室检查
告诉患者相关疗效和风险、禁忌证
Ⓑ为患者选择最佳OC
健康，<35岁
Ⓒ≥35岁
吸烟
不吸烟
吸烟
无其他风险因素
吸烟
有其他风险因素
不吸烟
没有风险因素
不吸烟
有风险因素
低剂量OC
低剂量、
最便宜OC：
三相产品
低剂量OC
使用其他的避孕方法
低剂量OC
Ⓓ低剂量孕激素
或单纯孕激素OC
鼓励停止吸烟
告知相关风险
鼓励停止吸烟
告知相关风险
密切监测
强烈建议其他避孕方法
继续Ⓖ
（待续）

E. 雌激素的婴儿暴露得到关注。有人认为这种暴露没有临床上显著意义；其他人主张在婴儿断奶后开始使用OC。该药物可能降低母乳的蛋白质含量和体积。FDA建议推迟使用OC直到婴儿断奶。

F. 糖尿病患者糖尿病受控制可采取低剂量的OC。产物与炔诺酮、去氧孕烯或诺孕酯可能改变糖耐量。预防妊娠需要权衡使用，以对抗对妊娠的风险，以及在控制不佳的糖尿病妊娠者胎儿畸形的风险。

G. ACHES是常用于帮助OC副作用的记忆：A为腹痛（胆囊疾病，肝腺瘤，胰腺炎，血块）；C为胸痛（肺栓塞，心肌梗死）；H为头痛（卒中，偏头痛，高血压）；E为眼部问题（高血压，卒中）；S为严重腿部疼痛（静脉血栓栓塞）。COC以雌性激素为主，雌激素相关的副作用可以占主导。熟悉雌激素/孕激素过剩/缺乏的症状有助于调整OC。雌激素过量的症状包括恶心、乳房压痛、流体滞留、宫颈黏液外流和周期性头痛，而雌激素缺乏的症状包括月经早期或中期BTB、点状出血增加及月经过少。孕激素过剩的症状是食欲增加、抑郁、疲劳、痤疮、致糖尿病作用及性欲减退，孕激素缺乏症状包括月经周期后期的BTB、闭经和月经过多。两种激素均过量可引起头痛、体重增加和高血压。在应用OC的第1个周期发生的许多症状在第2、第3个周期可能会有所改善。

H. 出于安全考虑降低OC的效能可能会导致BTB发生率增加。BTB在OC使用的前几个周期比较常见。

I. 雌激素由肝结合，被肠道细菌水解。任何影响这两个系统的药物均可能导致OC疗效降低。

J. 子宫内膜发育不足可导致无撤药性出血，服用高含量孕激素的OC可能会解决这问题。

K. 即使在正常血压患者中也可看到BP增加，可发生在服用OC1～36个月后。低剂量OC可降低风险。开始服用OC的患者应该在第1个月检查BP变化。当高血压与OC有关时，是可逆的。密切监测服用OC发展为高血压的患者OC相关并发症的发展。停止OC后BP恢复到正常可能需要3～6个月。

L. 乳房压痛，通常是由循环液体潴留或乳房组织增长导致的。低雌激素活性或高孕激素作用的OC或更少量雌激素和更少量孕激素的OC可缓解压痛。如果持续压痛，可试用单纯含孕激素片。

M. 在应用OC的开始几个周期或每个周期的前几次服药后可能出现恶心。一些患者在进食中或睡前服用药物可预防恶心。如果持续恶心，低雌激素活性（严重病例低至20μg）的OC可减轻痛苦。呕吐罕见。如果服用OC后2h发生呕吐，应重复此剂量以保证避孕。

N. 在OC服用者中发生体重减轻和体重增加的概率相当。大多数体重的改变与服用OC无关。然而，雌激素会由于体液潴留而使循环体重增加，而孕激素能刺激食欲和胰岛素的释放。

O. 有偏头痛病史的OC使用者可增加卒中的风险。所有OC使用者有偏头痛时必须除外脑血管意外（CVA）。血管性（偏头痛样）头痛一般不随OC的变化改善，这些患者需要考虑其他避孕方法。头痛伴有体液潴留（水肿、乳房增大、循环性体重增加）可能是雌激素和孕激素引起的。开处方低雌激素或孕激素活性的OC，然后密切观察，以保证在1个或2个周期解决症状。

P. 抑郁症可能是由于雌激素或孕激素过量或由于雌激素缺乏导致。如果雌激素或孕激素活性较低的OC并不缓解抑郁症，避孕药应停止服用3～6个周期，同时重新评估。

参考文献

Casper RF, Powell AM. Evaluation and therapy of breakthrough bleeding in women using a triphasic oral contraceptive. Fertil Steril 1991;55:292.

Ellsworth AJ, Leversee JH. Oral contraceptives. Primary Care 1990;17:603.

Hatcher RA, Stewart F, Trussell J, et al. Contraceptive Technology, ed 16. New York:Irvington, 1994.

Heath CB. Helping patients choose appropriate contraception. Am Fam Physician 1993;48:1115.

Orife J. Benefits and risks of oral contraceptives. Adv Contracept 1990;6(Suppl):15.

Wall DM, Roos MP. Update on combination oral contraceptives. Am Fam Physician 1990;42:1037.

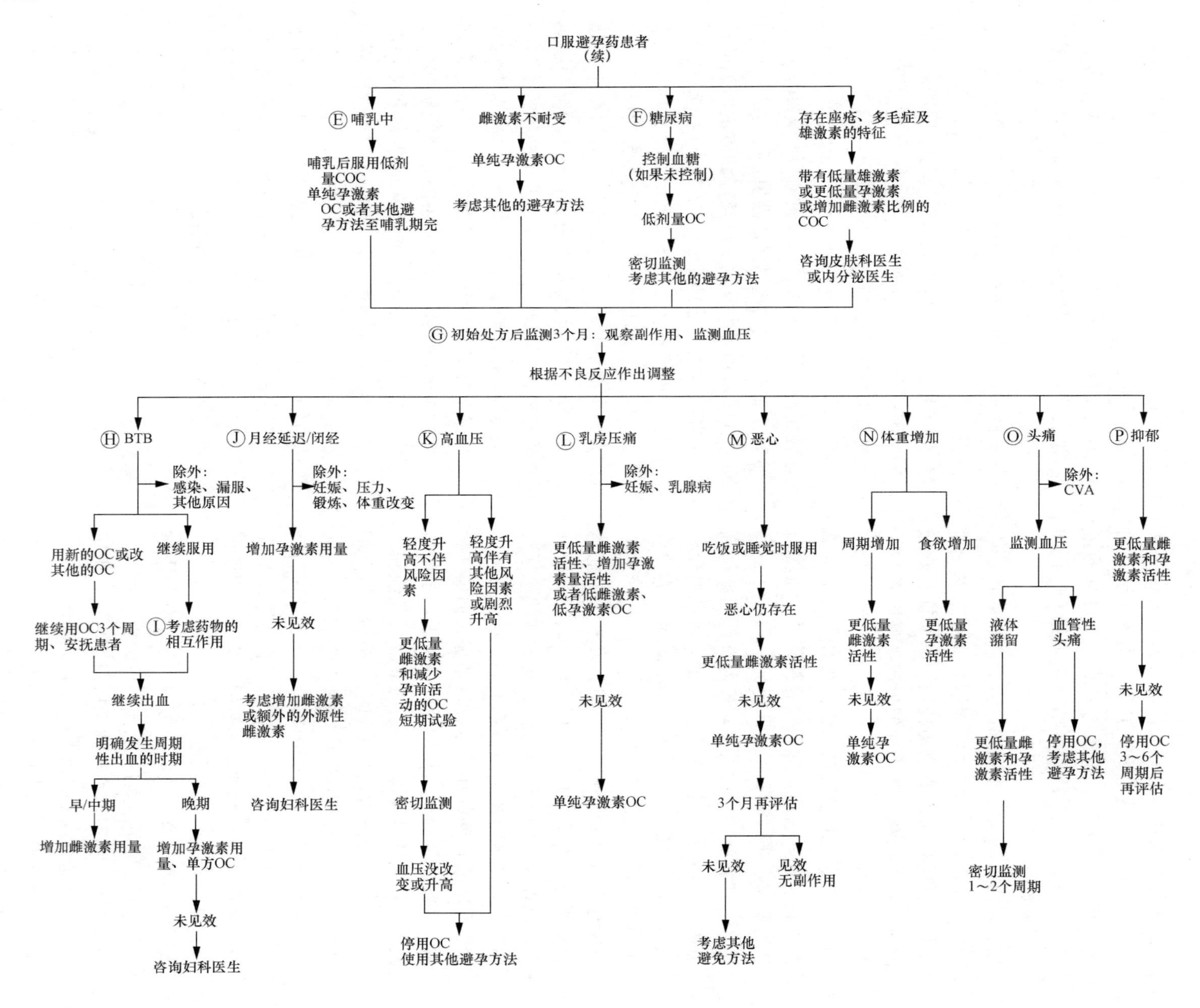

口服避孕药患者
（续）
Ⓔ哺乳中
哺乳后服用低剂量COC
单纯孕激素OC或者其他避孕方法至哺乳期完
雌激素不耐受
单纯孕激素OC
考虑其他的避孕方法
Ⓕ糖尿病
控制血糖
（如果未控制）
低剂量OC
密切监测
考虑其他的避孕方法
存在痤疮、多毛症及雄激素的特征
带有低量雄激素或更低量孕激素或增加雌激素比例的COC
咨询皮肤科医生或内分泌医生
Ⓖ初始处方后监测3个月：观察副作用、监测血压
根据不良反应作出调整
Ⓗ BTB
除外：感染、漏服、其他原因
用新的OC或改其他的OC
继续用OC3个周期、安抚患者
继续服用
Ⓘ考虑药物的相互作用
继续出血
明确发生周期性出血的时期
早/中期
增加雌激素用量
晚期
增加孕激素用量、单方OC
未见效
咨询妇科医生
Ⓙ月经延迟/闭经
除外：妊娠、压力、锻炼、体重改变
增加孕激素用量
未见效
考虑增加雌激素或额外的外源性雌激素
咨询妇科医生
Ⓚ高血压
轻度升高不伴风险因素
更低量雌激素和减少孕前活动的OC短期试验
密切监测
血压没改变或升高
轻度升高伴有其他风险因素或剧烈升高
停用OC
使用其他避孕方法
Ⓛ乳房压痛
除外：妊娠、乳腺病
更低量雌激素活性、增加孕激素量活性或者低雌激素、低孕激素OC
未见效
单纯孕激素OC
Ⓜ恶心
吃饭或睡觉时服用
恶心仍存在
更低量雌激素活性
未见效
单纯孕激素OC
3个月再评估
未见效
考虑其他避免方法
见效
无副作用
Ⓝ体重增加
周期增加
更低量雌激素活性
未见效
单纯孕激素OC
食欲增加
更低量孕激素活性
Ⓞ头痛
除外：CVA
监测血压
液体潴留
更低量雌激素和孕激素活性
密切监测
1～2个周期
血管性头痛
停用OC，考虑其他避孕方法
Ⓟ抑郁
更低量雌激素和孕激素活性
未见效
停用OC
3～6个周期后再评估

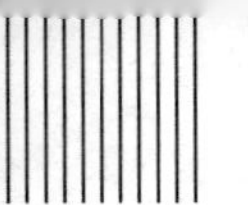

218. 女性不孕症

Lorna A. Marshall

吴红丽　译

不孕症是1年无保护的性交后不能怀孕。它是一种常见的问题，估计影响8%～15%的已婚夫妇。即使在被认为是一对不育夫妇前，应考虑月经周期和适当时机性交。在一般情况下，性交应该发生排卵前3～4天到排卵后2天这一时间段的每36～72h。排卵前精子可用是十分重要的。排卵通常发生在下一月经周期前14天，或28天周期的14天左右。鼓励希望择期性交的夫妇使用准确方法来检测排卵，如家用排卵预测试剂盒检测促黄体激素（LH）的剧增。基础体温表可回顾性确定排卵日，所以他们无助于定时性交。

关于一个基本和完整的生育评价的组成仍有很大争议。成本有效性是决策的重要组成部分，因为许多保险计划很少或不覆盖不孕症的评估和治疗。目前的趋势是尽量减少测试并更迅速通过治疗计划。例如，腹腔镜检查曾经是生育的评价标准的一部分，现在由于使用如生殖技术等治疗资源，避免了其高额的费用。通常，患者在昂贵的测试前向专家咨询，更具成本效益，以便评估的其余部分可以被纳入整体治疗计划。

A. 这对夫妻应该存在初始生育评价。获得女性伴侣完整的生育史，包括过去和目前的月经模式、避孕药具的使用、STD、妊娠史、盆腔疼痛或痛经、子宫内己烯雌酚暴露、过去妇科史。回顾医学及家族史、药物的使用和性交模式。

B. 完整的体格检查包括体型，异常毛发生长模式，仔细甲状腺检查，并排除乳溢。进行仔细的盆腔检查，排除盆腔肿块。后位结节或固定子宫表明子宫内膜异位症。

C. 女性年龄的增加（＞35岁）是不孕症的强危险因素。无保护的性交6个月后初步开始一个评估，并比年轻女性更迅速。获取一个周期第3天的卵泡刺激素（FSH）水平，提供各种疗法的成功信息，并迅速完成一个基本评价。考虑尽早转诊至专科医生。许多＞40岁女性和FSH水平升高者需要年轻妇女捐献的卵子受孕。

D. 排卵可通过许多方面进行评估。如果月经间隔＞35天，可能是不排卵。获取促甲状腺激素（TSH）、FSH和催乳素水平，并开始枸橼酸氯米芬治疗。在月经正常的妇女，如果2～3个周期的基础体温表是双相的或LH峰缺失，可能排卵。体温评估应保持≥11天。排卵通常为黄体中期（通常第21天）黄体酮＞5ng/ml。谨慎使用其他实验室检查；许多医生无论排卵的状态均会测量所有不孕妇女TSH和催乳素水平。连续的排卵超声研究增加了高额的费用，对评估提供极少的信息。定时子宫内膜活检可证明正常排卵，但增加费用，对决策的影响很少。

E. 在一般情况下，第3天FSH＞15mIU/ml和雌二醇水平＞50pg/ml预示用生殖技术成功率比较低，并其他生育治疗效果不好。这些值可能有很大的实验室间差别。

F. 如果女性伴侣是无排卵或月经过少，且实验室检查结果正常，服用枸橼酸氯米芬3个排卵周期。自发或孕激素诱导的月经周期后，以起始剂量50mg应用5天，开始于周期的第3、第4或第5天。用基础体温表来监测排卵。如果不排卵，基础体温20天后上升，或黄体期＜11天，用量可增至100mg。80%患者会在前3个排卵内受孕。

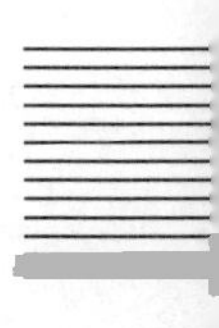

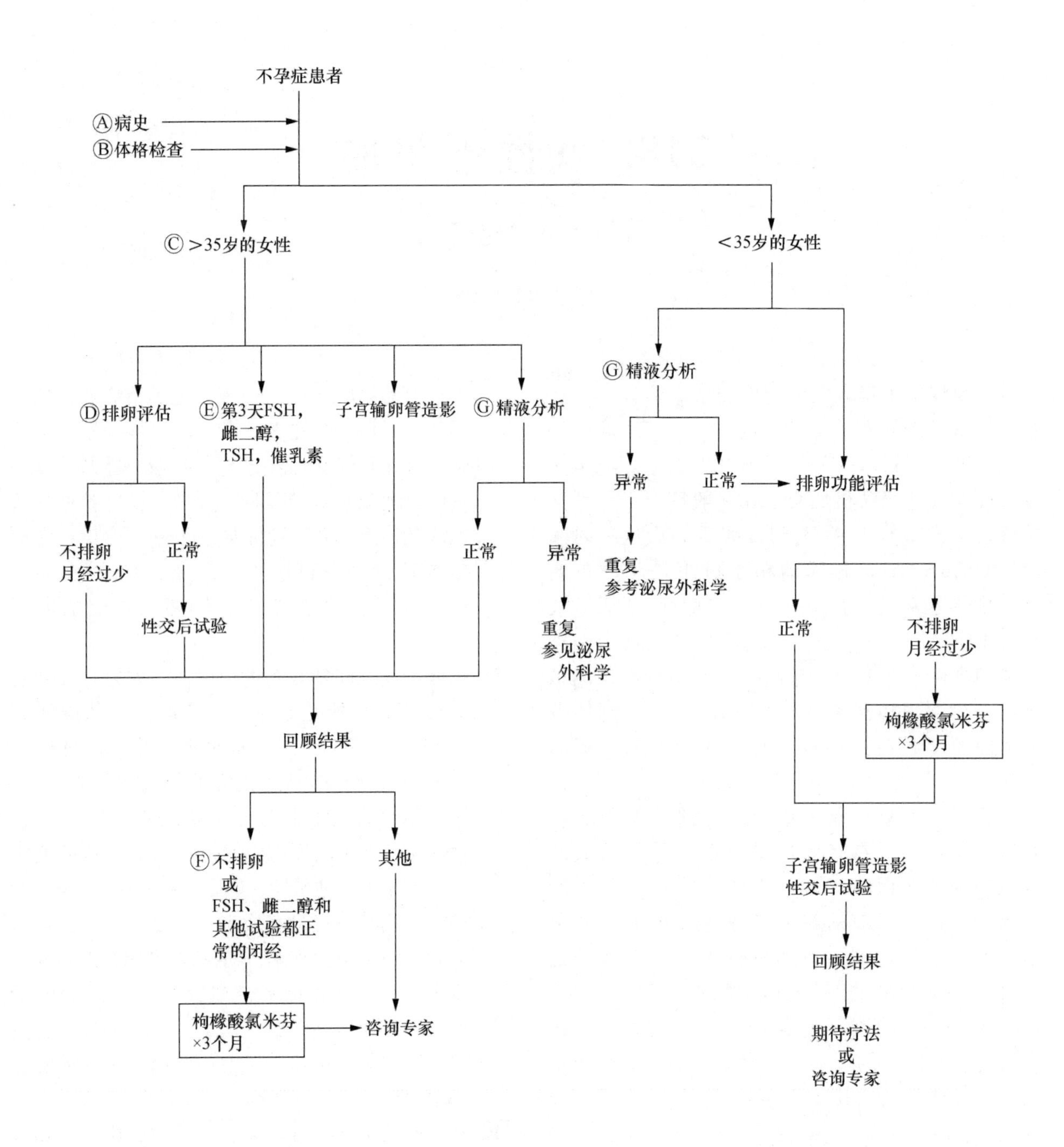

G. 对女性伴侣的治疗应该在男性伴侣完整评估（包括精液分析）完成后进行。

参考文献

Glatzstein IZ, Harlow BL, Hornstein MD. Practice patterns among reproductive endocrinologists: the infertility evaluation. Fertil Steril 1997;67:443.

Jaffe SB, Jewelewicz R. The basic infertility investigation. Fertil Steril 1991;56:599.

Marshall L. Infertility. In Lemcke DP, Pattison J, Marshall LA, et al, eds. Primary Care of Women. Norwalk, CT: Appleton & Lange, 1995:499.

Speroff L, Glass RH, Kase NG. Clinical Gynecologic Endocrinology and Infertility, ed 5. Baltimore: Williams & Wilkins, 1994:809.

Toner JP, Hilput CB, Jones GS, et al. Basal follicle-stimulating hormone level is a better predictor of in vitro fertilization performance than age. Fertil Steril 1991;55:784.

Wilcox AJ, Weinberg CR, Baird DD. Timing of sexual intercourse in relation to ovulation: effects on the probability of conception, survival of the pregnancy, and sex of the baby. N Engl J Med 1995;338:1517.

219. 家庭暴力

Elaine J. Alpert

吴红丽　译

家庭暴力（DV）的是一个在约会或亲密关系的情况下的攻击性和胁迫行为。最近这个医学上公认的问题每年影响美国8%～12%的女性，终身患病率接近30%。每9个女性中就有1个因为急性或慢性DV效应需要救助，而>50%所有寻求紧急救助的女性，在生活中有时是DV受害者，1/3因创伤需应急设施的女性是接受DV造成伤害的治疗。

DV的范围包括人身伤害、性侵犯、社会隔离、辱骂、威胁、侮辱、经济剥夺以及运输及其他资源的限制。DV对生命，健康，以及受害者、子女及其他家属有毁灭性的短期和长期作用。95%的受害者是异性恋关系的未成年人或成年女性，但DV也发生在同性关系，并在很少的情况下，发生女性对男性受害者的家庭暴力。虽然年轻、贫困和未婚女性最有可能经历DV，但这一情况影响每一年龄层、收入水平及地理区域。在年龄、收入及教育同等的情况下，DV的发生率与种族和人种有关。

在每一个专业和业务部门的医生都会接触目前、曾经和潜在的受害者。询问发生DV的可能性必须以一个富有同情心、无偏见的态度，保护患者的隐私，并主要关注安全问题和授权。急诊情况下、初级保健及专业设置时，所有患者应常规筛查DV。由于DV发病率、不同表现和后果影响，现在筛选、评估和干预的核心能力是所有执业医师护理标准的一部分。

A. 仔细询问病史对诊断是非常重要的，是评估和干预的第一步。初诊时询问每一个患者当前和以前的受虐情况，并定期随访。由于在急诊情况的高患病率，在每次就诊中筛查每一个患者的DV。以尊重、无偏见的态度提问。直接提问通常是最好的。你可以问，“在任何时间（或从我最后一次见到你）你的伴侣（或前伴侣）有没有拳打脚踢或以其他方式伤害或恐吓你?”即使患者被虐待，当时也可能选择不透露给你。如果怀疑指数很高，可以按照以下问题开始筛选，“当我看到一个受伤的患者，像你这样的，往往是因为有人伤害她。有没有人被伤害你呢?”如果患者披露，表示接下来的问题（见E）。

B. 高度可疑时进行的仔细的体格检查对诊断DV是重要的。身体伤害通常是多重的、双侧的，并随着时间的推移发生，因此在你的评价阶段，他们也许在愈合的不同阶段。对创伤的解释可能与所受伤害形式不一致。如果是在这种情况下，使用A中指出的其他后续问题。其他可疑的结果包括心理困扰（包括企图自杀和滥用药物）以及性侵犯的证据。

C. 一旦DV诊断成立应立即干预。验证和支持患者是至关重要的，患者可能恐惧和羞愧。你可以说，“我十分高兴您选择我分担困难”“我很关心您的安全和幸福”和“我可以提供帮助。”

D. 仔细的文件资料对于适当的关心是很重要的。不带偏见或判断地记录患者的陈述。在取得患者的同意后，绘出或拍下创伤以留取证据，整合于表中。包括至少一张患者面部的照片，以及照片的确切日期和时间的注释。如果可能的话，拍下后续的照片。对于报告的要求各地并不一致，因此所有的文件应获得患者的理解和同意，患者的直接和长期安全性是首要的。

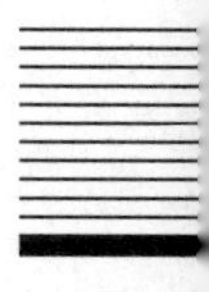

E. 风险评估亦称致命评估。全国范围来讲，约1/3的行凶者可以确定的女性谋杀受害者是被现任或前任的亲密伴侣杀害。因此，在评价和干预时，患者的安全是重中之重。问患者，“请问您的伴侣（或前伴侣）曾经威胁或试图杀你或你的孩子吗?”“你觉得你现在处于危

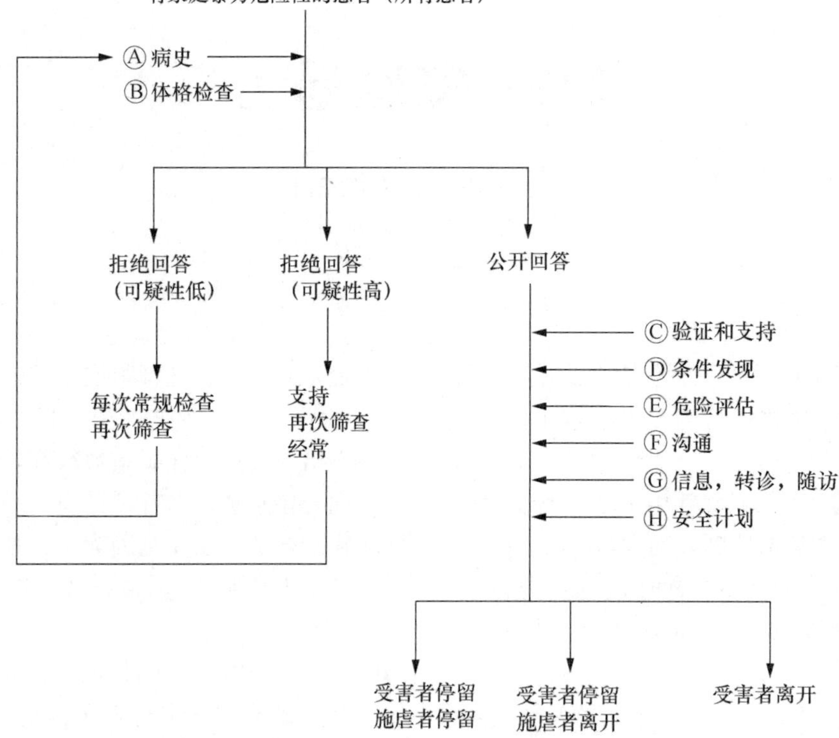

险之中吗？”“你回到家里安全吗？”潜在的致命指标包括虐待频率或严重的增加，伴侣杀人或自杀的威胁，枪支可用性，施虐者对受害者计划离开或获取帮助的知晓，以及暴力犯罪行为史。

F. 帮助受害者了解如何保持安全，界定和访问可用资源，并提供选项及转诊是 DV 的关键干预措施。然而，没有医疗魔法提供给受害者。授权是至关重要的，因为受害者的权利被剥夺是施虐者持续施虐的关键。除了 C 中建议的验证和支持，传达给患者她应该更好及受虐不是她的错。使患者感到选择和帮助是可及的。告知信息，如“家庭暴力是普遍的”“身体暴力只是家庭暴力组成部分”“家庭暴力往往随着时间的推移在频率和严重程度都会增加”以及“为受虐妇女提供的服务包括额外庇护、支持团体、社区外展服务、儿童服务、法律援助、移民援助等”。

G. 必要的医疗照顾、转诊以及后续行动可以通过在办公室使用海报、宣传单和一个值得信赖的办公室的工作人员或顾问（如来自社会工作或当地的庇护组织）提供，以确保针对安全有关的问题的后续行动。后续医疗也表示为确保改善身体和心理健康。

H. 对每一个 DV 受害者启动安全计划。根据受害者的个人资源和需求制订计划。安全计划包括：①紧急情况的“危机”计划；②在紧急情况下，确定一个安全的地方和前往方式；③财政、儿童和住房有关的后勤问题。生命由 DV 受害者决定，内科医生应提供信息、支持、资源和后续，但他们不应该告诉患者做什么。受害者最清楚为了生存需要发生什么。这一决定可能是与施虐者留在房子里，继续留在房子并获得警方或司法协助让施虐者搬出房子，或完全离开而到一个已知或秘密地点。无论是否立即决定，受害者的情况将随着时间的推移演变，也就将准备改变这种状况和安全计划。

参考文献

Abbott J, Johnson R, Koziol-McLain J, et al. Domestic violence against women: incidence and prevalence in an emergency department population. JAMA 1995;273:1763.
Alpert EJ. Violence in intimate relationships and the practicing internist: new “disease” or new agenda? Ann Intern Med 1994;123:774.
Bachman R, Saltzman L. Violence against women: estimates from the redesigned survey. Washington, DC: US Department of Justice, Office of Justice Programs, Bureau of Justice Statistics. NCJ-154348, August 1995.
Flitcraft A, Hadley S, et al. Diagnostic and Treatment Guidelines on Domestic Violence. Chicago: American Medical Association, 1992.
Ganley A. Understanding domestic violence. In Ganley A, Warshaw C, Salber P, eds. Improving the Health Care Response to Domestic Violence: A Resource Manual for Health Care Providers. San Francisco:Family Violence Prevention Fund, 1995:15.
Wilt S, Olson S. Prevalence of domestic violence in the United States. J Am Med Women's Assoc 1996;51:77.

220. 异位妊娠

Daniela Carusi

吴红丽　译

异位妊娠是那些植入子宫腔外者，其中大部分是在输卵管。这种妊娠可能导致输卵管破裂和腹腔内出血，代表前3个月产妇死亡的主要原因。早期干预可能降低异位妊娠发病率，早期的怀疑和评估是至关重要的。因此，任何生育年龄的女性有腹痛、盆腔疼痛、血流动力学不稳定或异常阴道出血应该行怀孕检查。如果测试是阳性的，应考虑异位妊娠直到证明其他诊断。

A. 异位妊娠破裂可导致严重的腹腔内出血。因此，患者的初步评估应着眼于她的严重性症状、生命体征及腹部检查。年轻女性可能会在出现低血压前已大量失血，所以任何立位晕厥及显著性心动过速的体征应该得到高度重视。剧烈腹痛、腹胀、反弹或腹部反跳痛也应该得到重视，怀疑严重出血。有这些症状的患者应转移到紧急护理并外科会诊。

B. 稳定的患者，应该进行病史询问和体格检查，注意腹部检查，阴道出血和宫颈扩张的评估，并仔细检查盆腔，评估子宫的扩大以及是否有附件包块。实验室检测应包括定量血清β-人绒毛膜促性腺激素（β-hCG）的水平，血红蛋白浓度，血型（Rh阴性阴道出血的患者接受Rh免疫球蛋白）。如果方便的话，检查血清黄体酮水平也很重要。所有患者无论hCG水平，即使是低血清hCG都应进行盆腔超声（US）检查，可以比较直观地观察附件包块或腹腔积血。

C. 骨盆US的研究结果是非常有用的，但也需要非常仔细的解读。精确的US诊断高度依赖超声专家的技能、患者的习性、子宫肌瘤的存在或其他阻塞性改变以及患者忍受阴道超声探头的能力。当影像可见宫颈以上被肌层环绕的受孕囊和胚胎，证实宫内妊娠。同样，胚胎在子宫内膜腔外可以证实异位妊娠。个别超声专家可能用较少的标准进行诊断。然而，误诊（不必要的手术、中断正常妊娠或输卵管破裂）是很高的。因此，在按照这些信息实施时，审慎讨论US研究结果的确定性。如果有任何疑问，应进行进一步诊断。

D. 在大多数情况下，诊断不能单凭超声确定。此时需要确定这是否是一种不正常的妊娠（宫内或异位），在这种情况下进行侵入性更大的检查。当hCG＞1500～2000时，经阴道US检查可看到宫内妊娠。同样，这将取决于放射科医师的技能、超声质量及实验室分析的差异，因此，如果有疑问，较高的hCG的“歧视性区域”（在2000～4000范围）是可用的。血清黄体酮水平也是有益的，因为一个＜5的水平与异常妊娠相关。

E. 如果妊娠的位置仍然不明确，而妊娠无明显异常，血清β-hCG水平应在48h内重复。增加＜50％或减少可能是异常妊娠。如果hCG水平升高得当，应密切监测直到水平超过2000，同时重复超声检查。等待进一步测试的患者必须疼痛和血流动力学稳定，必须能够进行进一步的测试或紧急照顾，直至情况得到解决。他们必须明白并接受输卵管破裂及腹腔内出血的可能性。不符合这些标准患者经过进一步的评估可能需要入院治疗。

F. 一旦超声及hCG或黄体酮水平证实异常妊娠，应进行宫腔采样。这通常是通过扩张术与刮宫（D&C），或手动抽吸清空子宫。取出的组织可以进行检查寻找滋养细胞或绒毛组织。这些进一步证实是子宫内异常妊娠。如果没有异常，妊娠更可能是异位，应该处置。有些病例中，在取样和组织学分析时可能错过胎盘组织。在这种情况下可能出现hCG水平极度下降（12～24h内＞15％）。

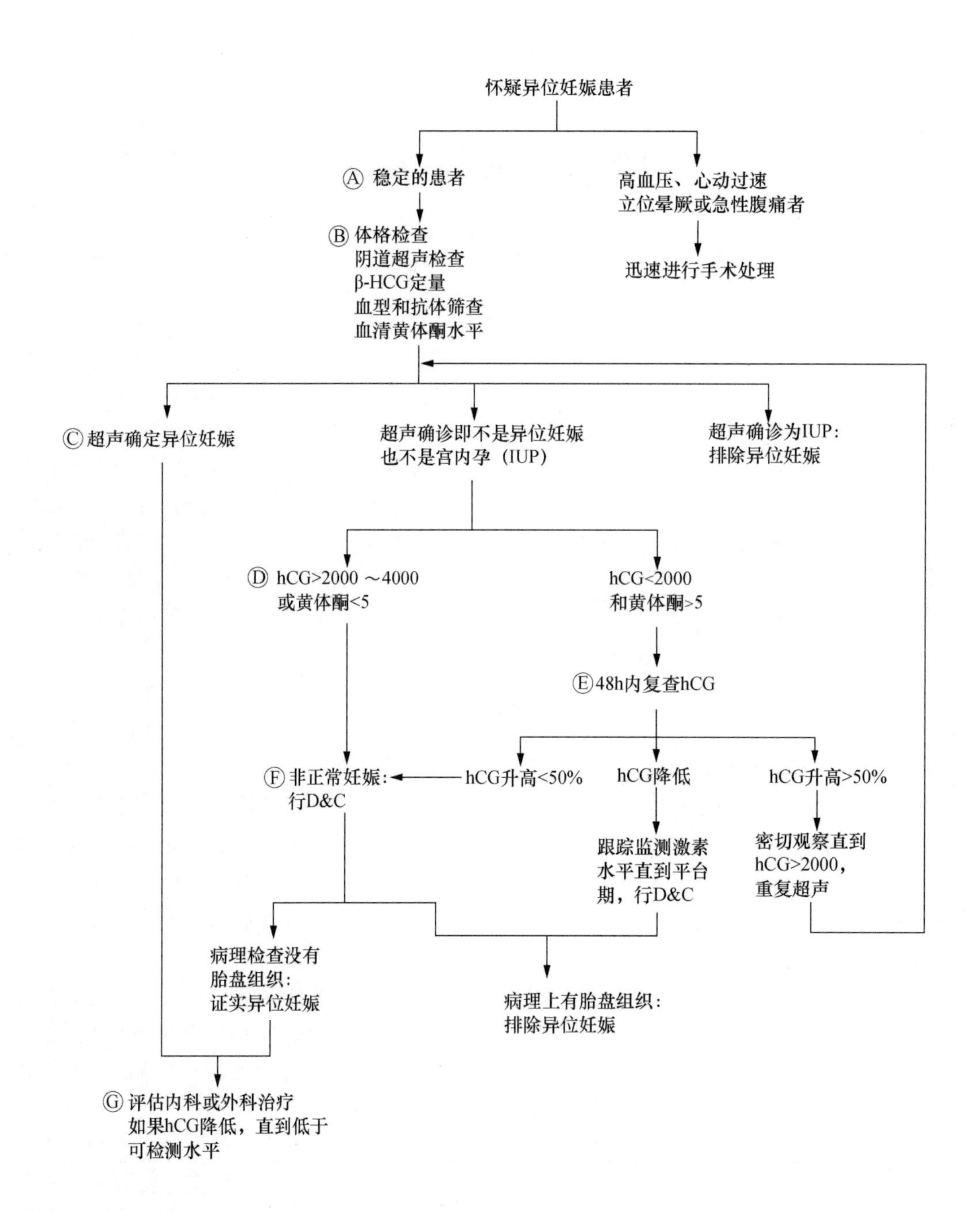

G. 一旦确认是异位妊娠，患者必须进行内科或外科处理。前者涉及肌内注射甲氨蝶呤，而后者可通过腹腔镜或剖腹术。妇产科外科医生和对患者仔细耐心的咨询有助于正确的处置。如果hCG血清水平自发降低，患者接下来可能可出现单一hCG水平的一系列变化。当hCG水平低于阈值时，考虑异位妊娠解决，这可能需要接下来的数周随访。如果水平停滞或开始增加，患者必须重新评估介入治疗。

参考文献

Barnhart KT, Sammel MD, Rinaudo PF, et al. Symptomatic patients with an early viable intrauterine pregnancy: HCG curves redefined. Obstet Gynecol 2004;104(1):50–55.

Barnhart KT, Simhan H, Kamelle SA. Diagnostic accuracy of ultrasound above and below the beta-hCG discriminatory zone. Obstet Gynecol 1999;94(4):583–587.

Stovall TG, Ling FW, Carson SA, et al. Serum progesterone and uterine curettage in differential diagnosis of ectopic pregnancy. Fertil Steril 1992;57(2):456–457.

Stovall TG, Ling FW, Gray LA, et al. Methotrexate treatment of unruptured ectopic pregnancy: a report of 100 cases. Obstet Gynecol 1991;77(5):749–753.

221. 骨质疏松症和骨质减少

Maria A. Yialamas

吴红丽 译

A. 骨质疏松症的初步评价首先仔细询问病史和体格检查以寻找骨质流失危险因素。在骨质疏松症的高危患者包括>65 岁绝经后妇女，任何年龄的绝经后妇女伴有额外的危险因素（成年骨折史、一级亲属骨折、目前吸烟、类固醇使用、每天 2 个以上的酒精饮料、体重减轻、45 岁前绝经、视力下降、体力活动减低、终身低钙摄入量、视力障碍、痴呆），男性和绝经前轻度骨折的女性，以及任何伴有已知的骨质减少的次要原因者。这些类别患者应进行骨矿物质密度（BMD）扫描。

B. 骨密度扫描测量某一个人的骨质量。世界卫生组织（WHO）定义骨质减少作为一个<－1.0 但>－2.5 的 T 值（标准偏差低于或高于青壮年的平均值）。骨质疏松症是指 T 值≤－2.5。

C. 应建议所有骨质疏松症或骨质减少的患者进行生活方式干预。包括每天 1200～1500mg 的钙补充剂，每天 800IU 维生素 D 补充，负重运动，戒烟，限制酒精摄入量（每天不超过 2 个酒精饮料）。

D. 骨质疏松症和骨质减少患者的初步实验室评估包括钙、白蛋白、磷及碱性磷酸酶测试，以评估可能的甲状旁腺功能亢进症、骨软化症或其他钙磷障碍。应进行 BUN 和肌酐分析以评估肾功能，以及促甲状腺激素（TSH）测试用丁排除甲状腺功能亢进症。25-OH 维生素 D 的水平检测可用于维生素 D 缺乏。骨质疏松症男性应检测总睾酮的水平。

E. 肾功能不全引起低 BMD。其病因可能是多种因素，包括低 1，25-二羟维生素 D 水平继发的甲状旁腺功能亢进症。

F. 维生素 D 缺乏可能会导致骨质流失。维生素 D 缺乏是指水平<15ng/ml。最佳的骨骼健康的维生素 D 目标水平是>30ng/ml。

G. 甲状腺功能亢进症增加骨的流动，因此，减少骨量。研究证实亚临床甲状腺功能亢进症（TSH<0.1mU/L）增加患者骨质疏松症的风险。

H. 如果钙增加和（或）磷减少，患者可有甲状旁腺功能亢进症。如果出现这种情况，完整的甲状旁腺激素（iPTH）、钙、白蛋白及磷的含量应同时测定，以评估这种可能性。

I. 如果患者的 Z 值（标准偏差高于或低于年龄匹配对照的平均值）<－2.0，应该对骨质疏松症的次要原因进行全面评估。这种额外的测试可能包括血清蛋白电泳（SPEP），尿蛋白电泳（UPEP）以排除多发性骨髓瘤，iPTH 以明确排除甲状旁腺功能亢进症，24h 尿钙和肌酐以评估高钙尿症，以及隔夜地塞米松抑制试验以评估库欣综合征。

J. 骨质疏松症和骨质减少的治疗应专注于治疗潜在的次要原因，如果存在，适当的摄入量钙和维生素 D。应该考虑其他疗法包括双磷酸盐类药物（口服或静脉注射）和雷洛昔芬。对于非常严重的骨质疏松症患者，应考虑甲状旁腺激素注射。所有患者应在 1～2 年内重复 BMD 扫描，以评估治疗成效。

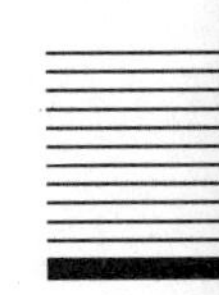

参考文献

Kanis JA, Borgstrom F, De Laet C, et al. Assessment of fracture risk. Osteoporos Int 2005;16:581.

Khosla S, Melton LJM. Osteopenia. N Engl J Med 2007;356:2293.

National Osteoporosis Foundation. Physician's guide to prevention and treatment of osteoporosis. www.nof.org/physguide/index.htm. 2003.

Raisz LG. Screening for osteoporosis. N Engl J Med 2005;353:164.

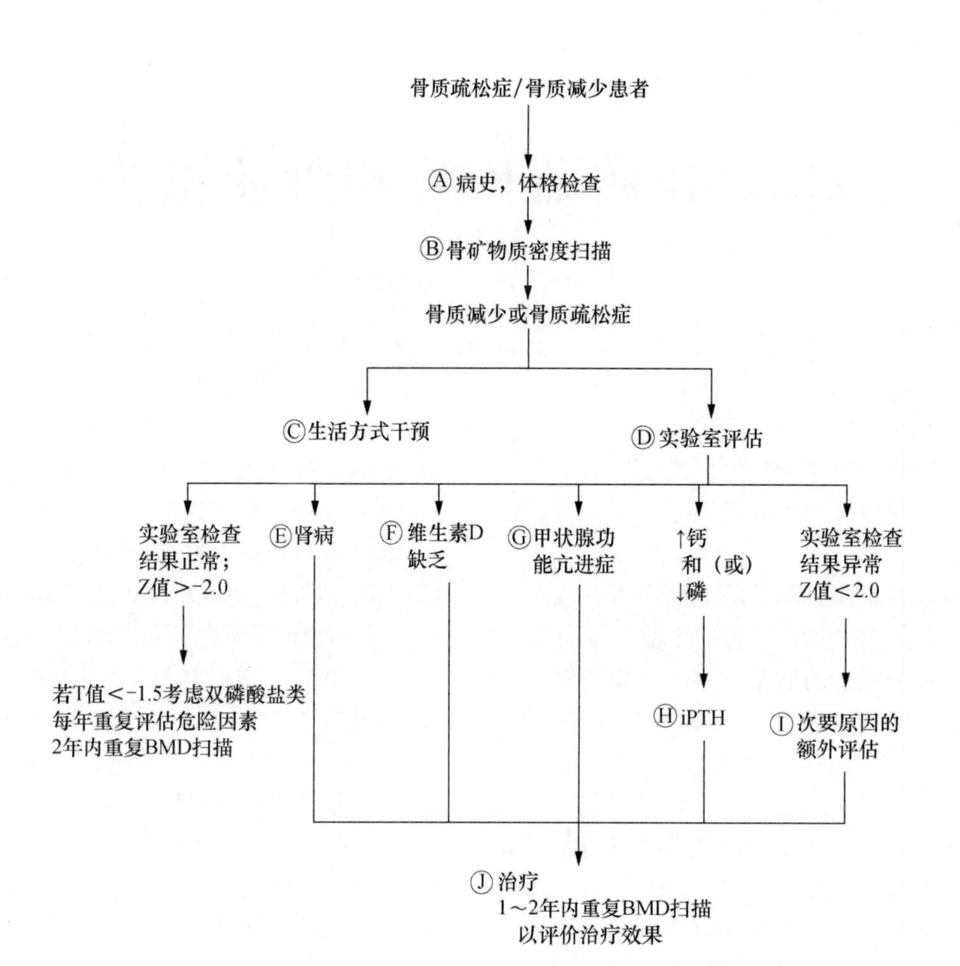
骨质疏松症/骨质减少患者
Ⓐ病史，体格检查
Ⓑ骨矿物质密度扫描
骨质减少或骨质疏松症
Ⓒ生活方式干预
Ⓓ实验室评估
实验室检查结果正常；Z值>-2.0
Ⓔ肾病
Ⓕ维生素D缺乏
Ⓖ甲状腺功能亢进症
↑钙和（或）↓磷
实验室检查结果异常Z值<2.0
若T值<-1.5考虑双磷酸盐类
每年重复评估危险因素
2年内重复BMD扫描
ⒽiPTH
Ⓘ次要原因的额外评估
Ⓙ治疗
1～2年内重复BMD扫描
以评价治疗效果

急诊医学

Richard D. Zane

222. 急性肢体脉搏消失

Richard D. Zane

王 瑞 译

A. 在评估可能具有血管急症的患者时，病史问诊和体格检查极为重要，因为发作的时间和导致缺血时的情形往往决定了治疗的方式和紧急性的选择。如果不存在外伤，急性下肢局部缺血可能由很多因素造成，包括心肌梗死（MI）、心室壁瘤、瓣膜性心脏病、心律失常、动脉闭塞性疾病等。全面系统了解患者血管疾病史很重要，包括心脏方面，以及是否曾经被诊断过血管阻塞性疾病或是施行过血管成形术。

B. 突然发作的剧烈持续疼痛是急性缺血的特有症状，具有下肢血管阻塞性疾病史的患者因为血管侧支的形成疼痛可能相对较轻。一般来说，缺血性疼痛非常剧烈，往往需要大量阿片类的药物缓解疼痛。典型的体格检查会发现缺血肢体温度降低、颜色苍白、脉搏消失或减弱。虽然脉搏消失经常被描述在病史中，有的患者可能先表现渐进性跛行后突然急性缺血。这些患者因为轻微的体征可能没有任何主诉。肢体感觉异常和麻痹是晚期症状的表现，预后不良。

C. 急性脉搏消失常见的病因包括外伤、栓塞和血栓形成。曾经行血管重建术的患者，旁路导管或支架的栓塞是急性缺血的最常见原因。

D. 当患者伴发急性脉搏消失和症状突然发作时，很难区分是由栓塞还是血栓形成造成的缺血。血栓形成多发生于较年轻的人群和曾患血管阻塞性疾病或先前有血管手术的患者，相对于栓塞的患者来说。栓塞多发生于有心脏疾病（二尖瓣狭窄或反流、心房颤动、急性 MI）的患者。栓塞的患者可能已较早出现栓塞症状，但很少有慢性循环的损害。

E. 肢体急性缺血治疗的鲜明特点就是抗凝和血运重建。早期应用肝素抗凝能够保护和维持所需侧支血管的开放。肝素的典型成人应用剂量原则是先静脉快速推注 10 000U，紧接以小剂量 1000U/h 的速度静脉滴注，延长活化部分促凝血酶原激酶时间至>2.5 正常值范围内。

F. 急性肢体缺血的患者需要血管外科医师的紧急评估。许多患者需要急诊血管造影来判断阻塞的程度和疾病血管损伤的程度。在决定进行血管造影之前需要咨询血管外科医师。

G. 如果肢体存活，怀疑是血栓形成或栓塞疾病造成的话，溶解纤维蛋白疗法可能是一种治疗选择。尽管还没有对动脉溶解纤维蛋白疗法的有效时间窗达成共识，大多数学者认为 12h 以内，考虑凝结物的大小和阻塞的慢急程度，是恢复动脉血流的最大时间窗。放射科医师直接将导管放入到凝结物中，然后将大剂量的纤维蛋白酶灌注到凝块当中。

H. 如果存在感觉异常或麻痹，不马上治疗干预的话，很可能将无药可救。鉴别出轻微触觉与压力、疼痛和温度的敏感度是非常重要的。压力、疼痛和温度感觉由较大的对缺血较不敏感神经纤维传导，因此当轻微触觉消失时，这些的感觉传导可能还是完整的。血流灌注突然受到损害时，时间就很紧迫了。如果侧支循环没能很好地建立，只有 4～6h 的时间去重建血液循环。若超过 12h 后血流重建很难获得成功。

参考文献

Aufderheide TP. Peripheral arteriovascular disease. In Marx JA, Hockberger RS, Walls RM, eds. Rosen's Emergency Medicine: Concepts and Clinical Practice, 5th ed. St. Louis: Mosby, 2002:1187.

Creager MA. Peripheral arterial disease. In Braunwald E, Zipes DP, Libby P, et al, eds. Braunwald's Heart Disease: A Textbook of Cardiovascular Medicine, 7th ed. St. Louis: Saunders, 2005:1437.

Lipsitz EC. Antithrombotic therapy in peripheral arterial disease. Clin Geriatr Med 2006;22(1):183–198.

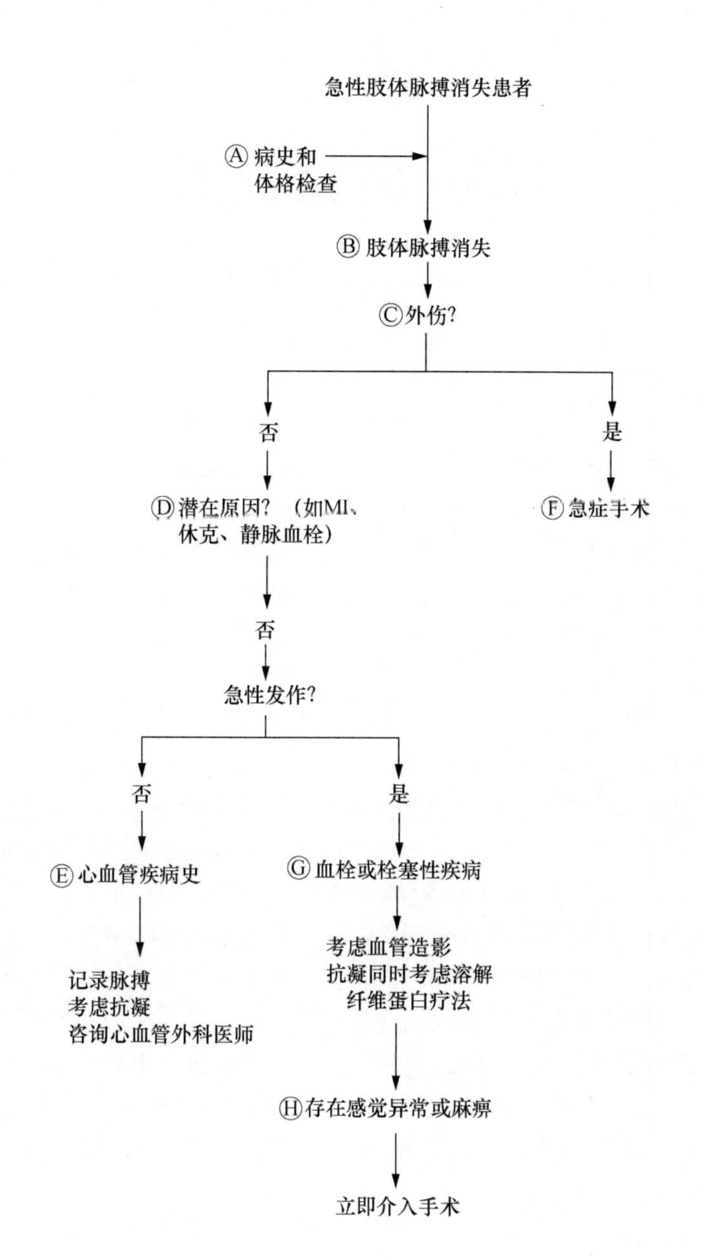
急性肢体脉搏消失患者
Ⓐ 病史和
体格检查
Ⓑ 肢体脉搏消失
Ⓒ外伤?
否
是
Ⓓ潜在原因？（如MI、
休克、静脉血栓）
Ⓕ急症手术
否
急性发作?
否
是
Ⓔ心血管疾病史
Ⓖ血栓或栓塞性疾病
记录脉搏
考虑抗凝
咨询心血管外科医师
考虑血管造影
抗凝同时考虑溶解
纤维蛋白疗法
Ⓗ存在感觉异常或麻痹
立即介入手术

223. 异物误服

Richard D. Zane

王 瑞 译

大多数的异物误服能够无症状并顺利地通过消化道，患者中以幼儿最多见。在成人因异物误服损伤食管大多源于食物（肉和骨头），在幼儿主要见于硬币。存在食管狭窄、戴义齿、有心理疾病或精神发育迟缓的患者易发生食管损伤。

A. 大多数的异物误服能够得到满意的处理。异物的取出取决于患者的既往疾病史、误服时间及误服物的性质。如果引发消化道阻塞，找到梗阻的位置是最重要的。

一些异物需要特别注意：纽扣样或盘状电池可能包含碱性氢氧化钾和大量的重金属，如锂、镍、锌、钙和汞。大多数电池都没有生物膜的覆盖。食管中的电池必须紧急取出，因为碱性物质可能溶解引起液化性坏死，继而引发穿孔和（或）食管壁的压迫性坏死。一旦电池通过胃，就很可能沿着人体的自然肠道往下通过，多次X线摄片能够发现。若48h之后仍未能通过胃或者72h之后异物仍在胃以下的位置则必须行手术或内镜取出。如果X线显示电池的完整性遭到破坏，则应该考虑用生理盐水、药用炭及泻药洁净消化道，并咨询当地毒物控制中心考虑药物螯合治疗。

尖锐物质（如鱼刺或鸡骨、别针、线针）卡在食管上必须紧急取出。如果异物在环咽肌之上，直接喉镜下取出是最简单有效的方法，若是在环咽肌以下，则应用食管镜的方法。虽然大多数到达胃的尖锐物体能够安全通过其他的消化道，仍有35%的并发症产生。

病史和体格检查要简短并特别注意气道的通畅性。详细口鼻咽检查有无红斑、水肿、擦伤和切伤能指导临床医师发现异物。检查颈部和软组织是否有皮下气肿。对颈部和胸部进行听诊和叩诊，确定有无喘息、呼吸音、气喘，有无叩诊反响过强或迟钝。

B. 若用西他卡因或利多卡因胶浆对食管黏膜表面麻醉，能够方便地利用直接或间接喉镜对咽的上下结构进行检查。如果异物可见并且边缘光滑，可以用马杰尔（Magill）镊子取出。

C. X线平片能够发现不透射线的异物。许多异物不能在X线下显影，如食物和鱼骨。颈部软组织影像能显示皮下气体存在，表明有穿孔可能，而且能够发现异物是在气管还是食管。误入气管的硬币多处在人体矢状面位置上；而在食管中的异物多处于冠状面位置上。前后胸位片能够发现气胸、异物、肺脓肿或肺不张。最后，如果先前的两次射线未能发现异常，就要对腹部进行垂直平扫，判断异物是否不透X线或是已在幽门以下的位置。如果患者诉腹痛，观察是否有梗阻和穿孔的迹象如膈下游离气体。

D. 如果异物是被吸入的，可能会出现的症状从咽痛、咳嗽或喘鸣到发绀或呼吸暂停发作或急性呼吸窘迫和窒息。患者很少会出现梗阻后感染的症状和体征。为防止异物对呼吸道的完全梗阻，用海姆利希手法应对口咽进行清理，必要时用直接喉镜，用马杰尔镊子取出可见的异物。如果不成功，准备环甲软骨切开术。

E. 若异物像一个单向活瓣一样阻塞一侧主支气管，则气体只能吸入不能呼出。呼气时哮鸣能够在体检时发现，病变侧，部分梗阻肺在呼气相的透射线片会出现肺高度肺不张和高度膨胀。膈肌会变得固定和平坦，心脏和纵隔会移向对侧。当肺完全梗阻时，气体不能出入，患侧肺在X线影像上会出现肺不张，心脏和纵隔会移向患侧。

F. 不能吞咽、分泌物过多、拒食是食管梗阻的

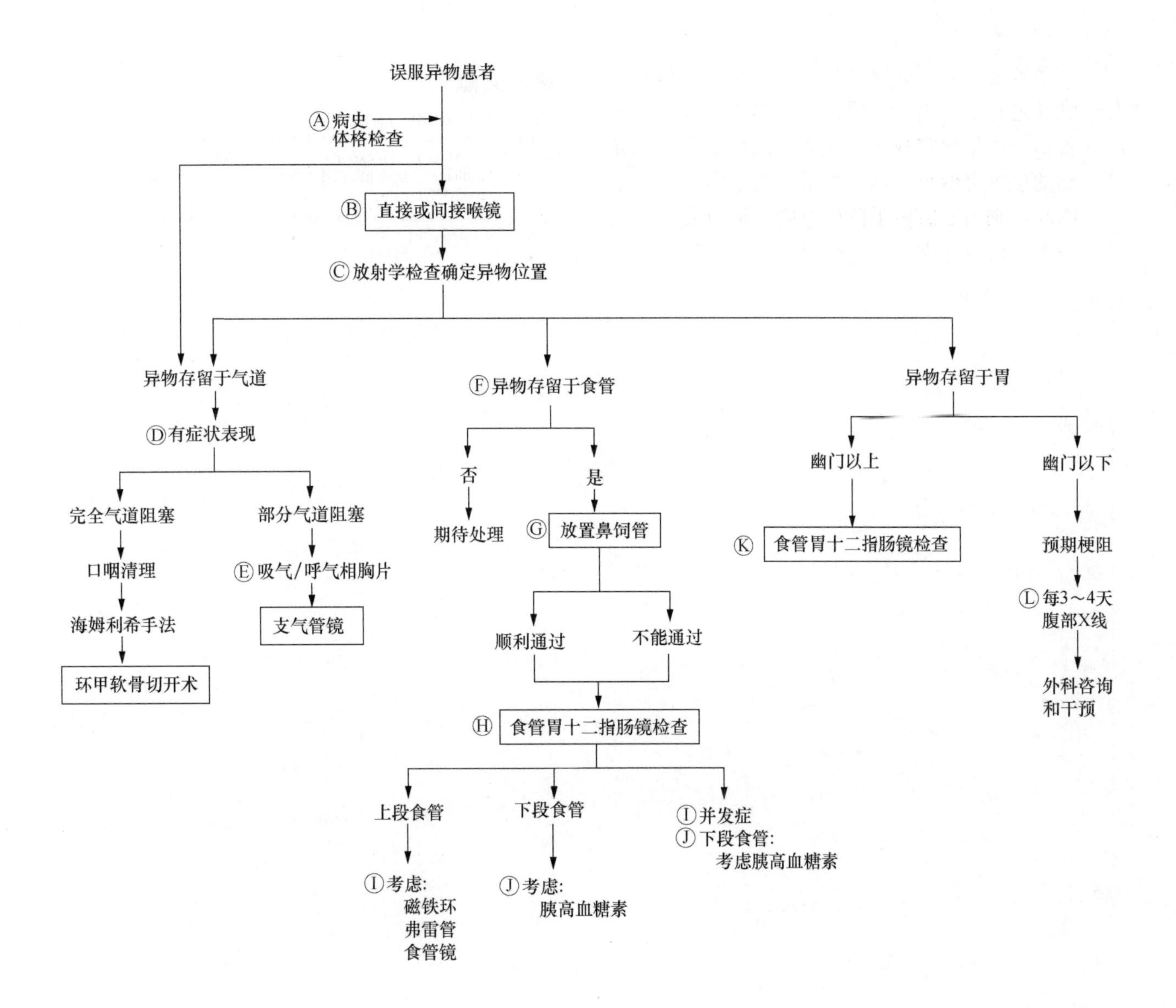

常见症状。患者会出现呕吐或恶心，可能会诉颈部、咽喉或胸部疼痛。最常见发生梗阻的部位是食管生理狭窄的部位［如环咽肌水平处、主动脉弓处、胃食管连接处、沙特斯基（Schatzki）环］。

G. 可以用抽吸导管处理和控制患者过多的分泌物。

H. 在明确食管异物顺利通过消化道后，可以行非紧急食管镜检查评估确定是否存在食管穿孔和（或）潜在的损伤。异物存留于食管的时间不能多于24h，否则可能增加向气管或心脏穿孔、瘘管形成、纵隔炎的危险。内镜是可视下检查食管和取出异物的选择步骤。

I. 异物取出后，可能会出现呕吐；准备处理可能相继出现的并发症。在未取得内镜之前，应用鼻饲管、弗雷（Foley）管和环形磁铁方法虽不常见，但现已禁用。

J. 如果考虑食管阻塞是因为食物对下段食管的压迫造成的，可以试用静脉注射胰高血糖素松弛食管平滑肌和胃食管下括约肌，同时不会抑制蠕动。在注射试用剂量排除过敏后，静脉注射1mg的剂量并保持直立体位。20min后若症状没有缓解，需要重复注射2mg的剂量。每次注射后，可以喝水验证症状是否缓解。如果症状缓解，行食管镜检查评估造成的食管损害或潜在的危险状况。虽然碳酸饮料曾经被以为会对食管梗阻有效，而实际上对食物压迫食管没有缓解作用。禁用肉类软化粉或木瓜酶，因为可能引起食管的腐蚀和穿孔。

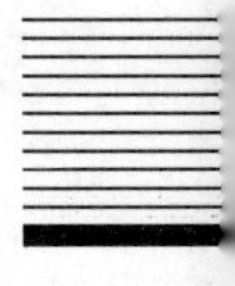

K. 主张应用内镜取出存留胃中的可疑尖锐异物。厚度大于2～2.5cm的异物要尽可能用内镜取出，因为可能嵌顿在幽门处，而长度大于10cm的可能停留在十二指肠内。不能被X线影像追踪记录的需要内镜方法干预。

L. 大多数通过幽门的异物在 24～72h 之后都能顺利通过直肠排出。应用抗酸药和泻药没有多大价值。如果保守观察，重复 X 线摄影来跟踪异物的位置可做可不做。如果出现腹痛、恶心或呕吐，则需要影像手段检查确定梗阻或穿孔的位置。可以考虑外科咨询和干预。

参考文献

Duncan M, Wong RK. Esophageal emergencies: things that will wake you from a sound sleep. Gastroenterol Clin 2003;32(4):1035–1052.

Lowell M. In Marx JA, Hockberger RS, Walls RM, eds. Rosen's Emergency Medicine: Concepts and Clinical Practice, 5th ed. St Louis: Mosby, 2002:1234.

Uyemura MC. Foreign body ingestion in children. Am Fam Physician 2005;72(2):287–291.

224. 腐蚀剂的摄入和暴露

Richard D. Zane

王 瑞 译

腐蚀剂，是一种会对组织产生损伤和灼伤的化学物质，大多数摄入的腐蚀剂是碱性物质。腐蚀剂的摄入大多发生在儿童，并且是在无意识的情况下发生的。当发生在成人时，典型是发生在有自杀意图、心理疾病或醉酒的情况下。腐蚀剂被盛放在苏打水瓶和水瓶是很多人误服的原因。虽然当误服腐蚀剂时因口腔的疼痛而摄入量有限，但这部分容量大小的腐蚀剂也能引起严重损害甚至致死。

最严重和紧急的情况是咽喉水肿的发展，可能需要气管插管保护气道，防止食管或胃穿孔，这些情况常常导致全身休克。

腐蚀剂直接接触皮肤后，大部分会导致皮肤烧伤，这被看成是一种化学烧伤。大多数的化学烧伤是由腐蚀剂直接对皮肤的化学反应引起的，一些人的二次烧伤是由于腐蚀剂突然接触水而产生的产热反应造成的。

A. 在初步的气道、呼吸和循环评估之后还有一些重要的部分，就是尽可能记录误服距离最后一次进餐的间隔时间，以及腐蚀剂的类型、性质和浓度。碱性腐蚀剂常见于碱液、下水道清洁剂、烤炉清洁剂、尿中还原物检查剂药丸和纽扣电池。酸性腐蚀剂常见于游泳池清洗剂、除锈剂及电池酸性溶液。

约 50%的腐蚀剂摄入患者只服用了很少的剂量，但其中有 20%的人在内镜下可见食管损伤。服用较大剂量的腐蚀剂会有气道和呼吸损害、食管穿孔的症状和体征。可能存在纵隔炎相关的晚期发现：呼吸窘迫、皮下气肿和休克。

B. 碱性腐蚀剂能引起食管黏膜、黏膜下组织和纵行肌的液化性坏死。约有 20%的病例会有胃的损害。

C. 碱性腐蚀剂烧伤角膜是眼科急症，需要至少 3h 的连续冲洗，应用抗生素，并急请眼科医师会诊。

D. 如果患者摄入了一块电池，或怀疑摄入电池，则应对整个消化道进行放射影像学检查。摄入电池会出现的症状包括呕吐、拒食、唾液分泌增加及吞咽疼痛。禁用催吐药。

E. 应用导泻药可以帮助排便，不要试图呕吐。如果电池在 36～48h 之后仍未排出或症状加重，则必须在内镜下取出。

F. 酸性腐蚀剂可引起凝固性坏死，并形成瘢痕，主要发生在胃，引起幽门痉挛，导致逐渐全层胃壁坏死和穿孔。

G. 摄入了碱性腐蚀剂或电池的患者，若没有症状，体征阴性，应在急症室或观察室观察，如果 3～4h 后仍无症状，可以解除观察。酸性腐蚀剂的摄入引起穿孔的危险高，此类患者需要入院观察。

H. 一度的烧伤引起表面黏膜脱落伴充血；二度烧伤引起水泡和浅表性溃疡；三度烧伤则食管全层表皮丢失。

I. 多数人认为应用类固醇治疗食管烧伤不会取得较好的疗效，但许多中心提倡在食管二度烧伤时应用类固醇。多数人赞同一度烧伤不会发展成食道狭窄，三度烧伤如果不用类固醇治疗会造成食道的狭窄。类固醇能够延缓二度烧伤的狭窄进展，在使用的同时应给予抗生素以预防类固醇可能增加的感染风险。甲泼尼龙的应用剂量是 2mg/(kg・d)；氨苄西林 1g/6h，儿童则用 100mg/(kg・d)。

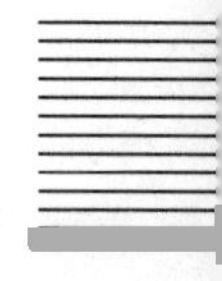

J. 氢氟（HF）酸需要引起特别注意。这种腐蚀剂主要应用于工业生产，在家庭生活中很少见。摄入少量即可引起较高的致伤和致死率，因为它能够在组织中游离引起液化性坏死、骨

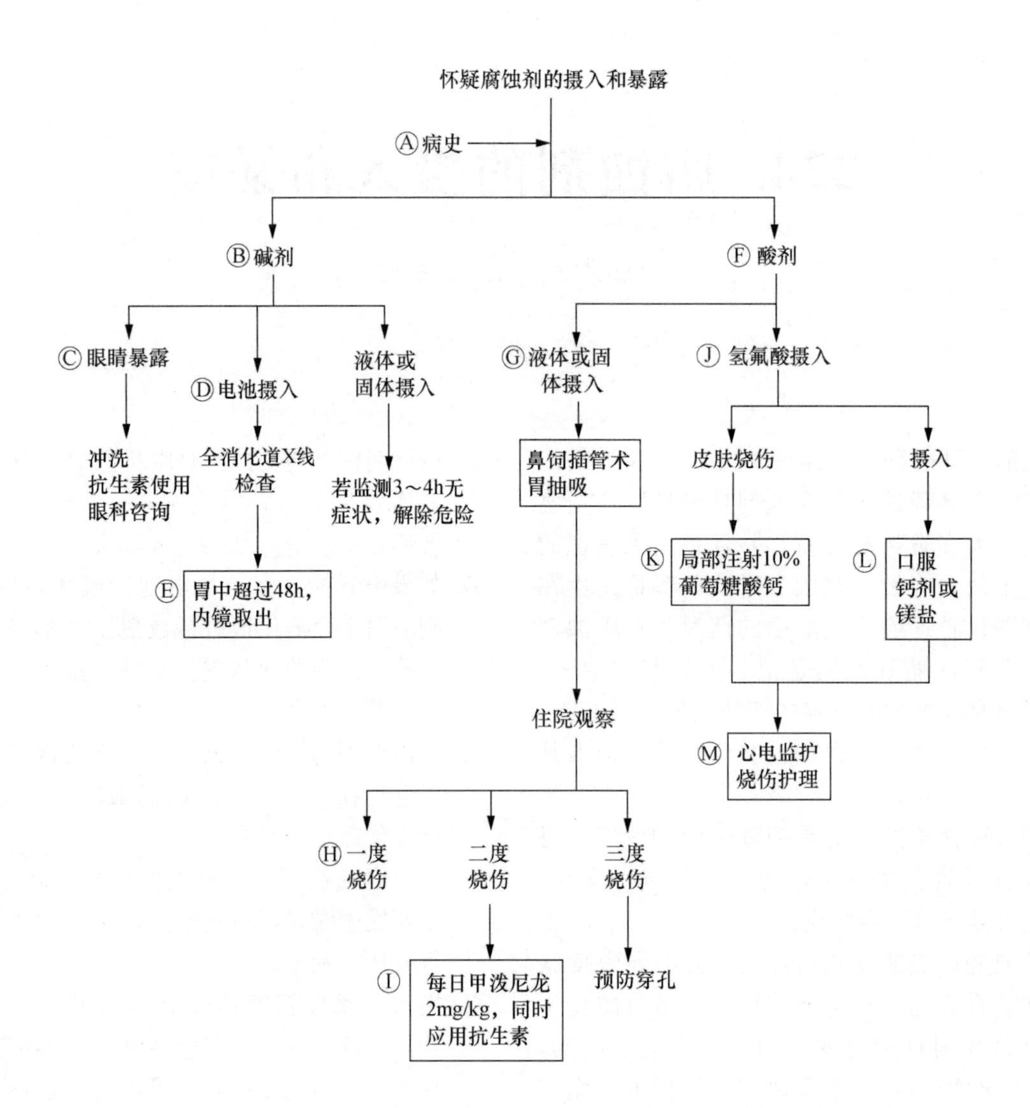

组织破坏及沉积盐的产生，影响机体代谢。在一定浓度的 HF 暴露时间超过 5min 就可能致死。

K. 净化后 HF 所造成的灼伤最先要做的就是中和掉活性的氟离子。对于严重的烧伤来说，对烧伤的部位及其周围 5cm 皮内注射 10%的葡萄糖酸钙。对于轻到中度烧伤来说，局部涂抹葡萄糖酸钙凝胶。对于弥漫性烧伤，可以进行动脉注射葡萄糖酸钙。

L. 不明确 HF 酸摄入的剂量时，注射 300ml 的柠檬酸镁。如果未知 HF 酸的浓度，间断连续口服 12mg/L（1 毫当量）镁剂。

M. 心电 QT 间期监测低钙血症。密切评估机体酸碱平衡、电解质和血钙浓度。

参考文献

Mandell DL. Traumatic emergencies involving the pediatric airway. Clin Pediatr Emerg Med 2005;6(1):41–48.

Newton E. Surgical complications of selected gastrointestinal emergencies: pitfalls in management of the acute abdomen. Emerg Med Clin North Am 2003;21(4):873–907, viii.

Poley JW. Ingestion of acid and alkaline agents: outcome and prognostic value of early upper endoscopy. Gastrointest Endosc 2004;60(3):372–377.

Wax PM, Schneider SM. In Marx JA, Hockberger RS, Walls RM, eds. Rosen's Emergency Medicine: Concepts and Clinical Practice, 6th ed. St Louis: Mosby, 2002:2115.

225. 动物咬伤

Richard D. Zane

王 瑞 译

很难确定发生动物咬伤的概率，因为大部分被咬伤的患者没有就医。需急救处理的患者多是被狗、猫或啮齿动物咬伤。多数动物咬伤患者能在门诊得到有效的处理，除了那些需要手术修复或预防感染而静脉输入抗生素者。动物咬伤的处理是针对外伤和撕裂伤，包括特别仔细的伤口冲洗、清创和预防可能的感染，包括狂犬病和破伤风。

A. 动物咬伤的急救处理需要积极用大量的肥皂和清水清洗伤口。3h 内积极清洗伤口能很大程度地降低狂犬病感染的风险。在大多数公共供应饮水的地方，自来水是最好的、能够进行伤口冲洗的水源。

B. 在 5 年内没有进行过狂犬病疫苗接种的患者，只要皮肤遭受可疑破损就需要接种狂犬病疫苗。

狂犬病的治疗因不同的动物咬伤而不同。某些动物的狂犬病的流行也会因地域的不同而不同。在美国，大多数是由野生动物咬伤而被感染狂犬病，这些咬人的元凶基本是臭鼬、狐狸、浣熊和蝙蝠。这也会因地而异；被咬伤的患者需要与当地有关部门联系，确定咬伤自己的动物是否有携带狂犬病的可能。一旦感染狂犬病，这相当于无药可救。如果患者被狗、猫或白鼬咬伤，不需要接受狂犬病的预防，除非这些动物已表现出狂犬病的症状和体征。如果不能获得这些动物的信息，就咨询当地卫生部门。若是被臭鼬、狐狸、蝙蝠、浣熊及任何食肉野生动物咬伤都应考虑感染狂犬病的可能，需要进行预防。任何与蝙蝠的接触，包括擦伤，都应被认为是蝙蝠的咬伤。其他动物应个别考虑。

C. 动物咬伤因动物属性、咬伤部位、伤口范围及患者伴随疾病的不同会有不同的感染风险率。（见表 1）。

D. 很多动物咬伤导致组织碎裂，可能导致贯通伤。去除不能存活的组织，穿刺伤均需要认真检查防止异物存留，观察损伤组织下面的肌腱和韧带。用握紧拳猛击他人嘴部而导致手部关节受伤时，应该按照被人咬伤来处理。

E. 修复动物造成的撕裂伤时，应大致保持正常组织原来的外形和结构。那些暴露 48～72h 的动物咬伤有很高的感染风险，必须先初步关闭伤口处理，然后进行修复。在处理时，要考虑到咬伤部位的外观和功能的修复（见框图和表 2）。

表 1 动物咬伤感染的可能性

因素	高危	低危
动物种类	猫 人类 灵长类动物 猪	狗 啮齿动物
咬伤部位	手 膝以下部位 整个口腔内部 跨关节	面部 头皮 黏膜
伤口类型	刺穿 广泛碎裂 污染 陈旧	大 表面 干净 时间短
患者特点	年龄大 糖尿病 心脏换瓣者 周围血管疾病 无脾 醉酒 服用类固醇和细胞毒性药物	

摘自 Weber EJ. Mammalian bites. In Marx JA，Hockeberger RS，Walls RM，eds. Rosen's Emergency Medicine：Concepts and Clinical Practice，5th ed. St. Louis：Mosby，2002：774.

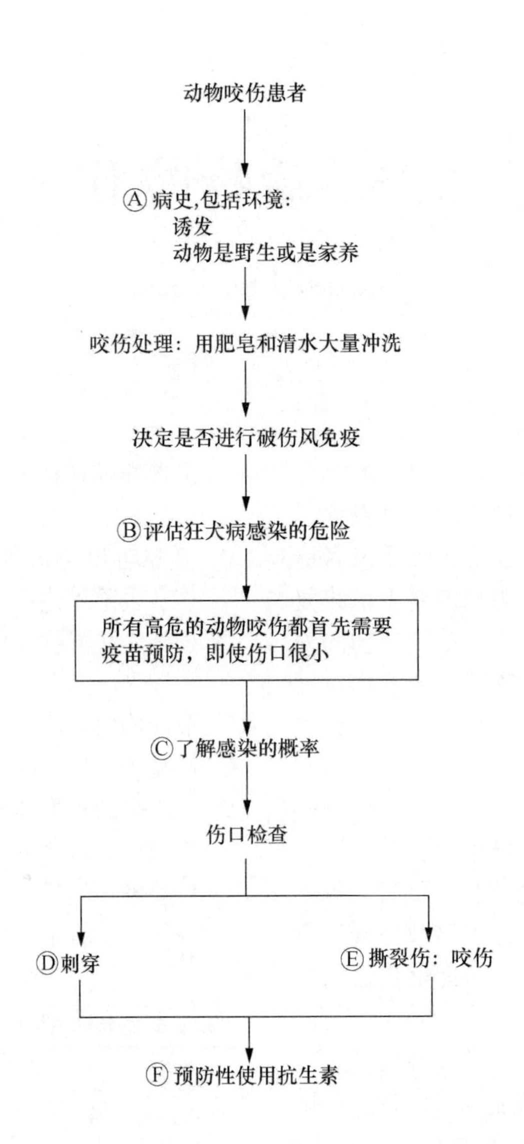

咬伤的基本处理

急救程序

- 行 ABC 急救。
- 检查伤口，并注意检查血管和神经。
- 尽可能令伤口在高于心脏水平。
- 搜集病史，包括受伤时的环境和动物的信息（动物种类、野生或是家养、是否为圈养等）。
- 了解患者是否存在感染的易感因素（糖尿病、免疫抑制等）。
- 行 X 线检查。

伤口处理

- 冲洗和清洁伤口。
- 用肥皂和水清洗可能有感染狂犬病危险的伤口。
- 去掉不能存活组织，检查是否有异物存留。

危险解除

- 根据咬伤的特异性，预防破伤风和使用抗生素。
- 如果有感染狂犬病的危险，需要进行狂犬病预防。
- 密切观察 36h。

表 2　伤口闭合和抗生素的使用建议

种类	伤口缝合	抗生素预防
狗	所有（±手和足）	仅当危险较高时*
猫	仅仅面部	所有
啮齿动物	很少需要	不需要
猴子	不需要	需要
人咬伤		
手	不需要	需要
其他位置	需要	不需要，除非合并高危险因素时*
自身因素		
黏膜损害	需要	不需要
穿透伤	需要	需要

* 手部受伤，深刺穿，严重污染，严重组织损害，超过 12h，有关节、肌腱和骨受损，合并糖尿病、周围血管疾病或应用皮质类固醇

摘自 Weber EJ. Mammalian bites. In Marx JA, Hockeberger RS, Walls RM, eds. Rosen's Emergency Medicine: Concepts and Clinical Practice, 5th ed. St. Louis: Mosby, 2002: 774.

表 3　动物咬伤预防性抗生素的使用建议

种类	非变应性患者	青霉素过敏者
狗，大多数动物	双氯西林	红霉素
猫	头孢氨苄 头孢呋辛 氨苄西林-克拉维酸 双氯西林+青霉素	TMP-SMX 左氧氟沙星* 阿奇霉素 TMP-SMX†
狗，猫（无脾、醉酒或肺疾病患者）[*C. canimorsus*]	青霉素 阿莫西林-克拉维酸	克林霉素 红霉素 阿奇霉素或克拉霉素
人类（CFIs）‡，猴子	头孢呋辛 头孢克洛 阿莫西林-克拉维酸 氨苄西林+一代头孢菌素 氨苄西林+双氯西林	左氧氟沙星* TMP-SMX†
人类：非 CFI	双氯西林或头孢氨苄	红霉素
人类：穿透伤	青霉素	克林霉素

* 包括左氧氟沙星、莫西沙星、司帕沙星。喹诺酮类药物禁用于儿童和孕妇

† 磺胺药禁用于孕妇

‡ 抗菌药不必覆盖厌氧菌除非确定感染；人体 50%的口腔厌氧菌对青霉素耐药。CFI：握紧拳损伤；TMP-SMX：甲氧苄啶-磺胺甲噁唑

摘自 Weber EJ. Mammalian bites. In Marx JA，Hockeberger RS，Walls RM，eds. Rosen's Emergency Medicine：Concepts and Clinical Practice，5th ed. St. Louis：Mosby，2002：774.

F. 抗生素的预防性使用要依据咬伤动物的种类、组织损伤的范围、患者的合并疾病等而定（见表 3）。

参考文献

Brook I. Microbiology and management of human and animal bite wound infections. Prim Care 2003;30(1):25–39, v.

Freer L. Bites and injuries inflicted by wild animals. In Auerbach P, ed. Wilderness Medicine, 4th ed. St. Louis: Mosby, 2001:979–1001.

Freer L. North American wild mammalian injuries. Emerg Med Clin North Am 2004;22(2):445–473, ix.

Turner TW. Evidence-based emergency medicine/systematic review abstract. Do mammalian bites require antibiotic prophylaxis? Ann Emerg Med 2004;44(3):274–276.

Weber. EJ. Mammalian bites. In Marx JA, Hockeberger RS, Walls RM, eds. Rosen's Emergency Medicine: Concepts and Clinical Practice, 5th ed. St. Louis: Mosby, 2002.

226. 蛇毒中毒

Richard D. Zane

王 瑞 译

全球每年约有 100 000 例因毒蛇咬伤而死亡，大部分发生在巴西、印度、东南亚和非洲的某些地区。在美国，每年约有 50 000 例蛇咬伤事件发生，约 8000 人是被毒蛇咬伤，10～15 人失去生命。被蛇咬伤的人数实际上远比报道多。发生在美国的大多数毒蛇咬伤的元凶是凹纹头毒蛇（响尾蛇、毒水蛇、铜斑蛇），银环蛇，以及眼镜蛇。所有的毒蛇咬伤事件必须以致死性疾病对待来急救处理，需要特别仔细的救护。影响患者治疗和疾病病理特征的关键因素是蛇毒的性质和患者对毒素的反应。虽然多数蛇毒是由多种引起不同病理结果的混合毒素组成，中毒的特征多表现为神经毒性、溶血毒性或两者的结合。中毒的临床表现会有很大的不同，患者若同时合并有其他疾病（血管疾病、糖尿病等）会影响到机体对蛇毒的反应。

A. 在美国毒蛇咬伤基本上是由患者诉说毒蛇咬伤经历而确诊的，伴或不伴临床症状。毒蛇咬伤可以表现为 1 个、2 个和多个牙印或轻微伤口。最先的处理（基本是在入院前）关键是减少毒液扩散和吸收，限制咬伤侧肢体的运动，安慰患者，并固定肢体。只要不影响动脉的流动，利用压缩带尽可能防止表面静脉和淋巴的回流可能是有用的。限制整个肢体静脉回流的新技术具有效果。在咬伤后 3～5min，当用冰袋敷在患肢时，应用抽血器能够减少吸收的毒素扩散的范围。不推荐冰浴浸泡或直接用冰块敷在伤口。应尽可能咨询专家以弄清楚毒蛇的种类。如果患者带着蛇一起来，除非你受过专门逮捕毒蛇的训练，不要亲自鉴别。蛇在死后依然能咬伤人并致死。

B. 被毒蛇咬伤的患者求医时，蛇毒可能已经引发了严重并发症。所有的患者应该以即将发生严重心血管系统衰竭的急救来处理。给予心电监护、充足的氧气吸入、静脉足量液体和仔细的体格检查。如果在咬伤 30min 内入院，压缩绷带是很有效的。所有患者应立即行全血细胞计数（CBC）、电解质、凝血系统和 ECG 的检查。

毒蛇咬伤的分级根据咬伤局部的特点、凝血病的出现和全身症状的严重程度。

0 级：可疑的蛇咬伤，无中毒证据，无疼痛或轻微疼痛，红斑<2.54cm（1 英寸），咬伤 12h 内无全身异常症状和实验室检查异常。

1 级：可疑的蛇咬伤，较少的中毒证据支持，中度疼痛，红斑大小 2.54～12.7cm（1～5 英寸），咬伤 12h 内无全身异常症状和实验室检查异常。

2 级：可疑的蛇咬伤，中度中毒证据支持，剧烈疼痛，红斑不断扩大，瘀点，全身症状。

3 级：可疑的蛇咬伤，重度中毒证据支持，扩大的或普遍的全身红斑，水肿，淤血及瘀点，严重全身症状，血流动力学不稳定。患者开始具有轻微症状但进展很快。

4 级：可疑的蛇咬伤，中毒非常明确，经常是大蛇咬伤引起，突发剧烈疼痛，全身症状，血液循环衰竭，甚至死亡。中毒程度的分级是很重要的，因为这决定着是否首先使用抗蛇毒血清及其用量。

C. 很多延迟的中毒加剧的病例经常被报道。使患者保持咬伤处高于心脏水平并观察 12h。当局部或全身症状出现或加重时，中毒等级就应提高。

D. 蛇咬伤致死的患者多是由于没有及时就医或医师没能辨别出中毒的严重造成。如果抗蛇毒血清不能立即取得，快速静脉输入晶体溶液以保持血压并降低心律。如果有明显出血，持续输注血小板和新鲜冰冻血浆补充血小板和凝血因子，直到抗蛇毒血清输入为止。快速对患者病情进行评估后，输入抗蛇毒血清。请求毒物控制中心帮助。

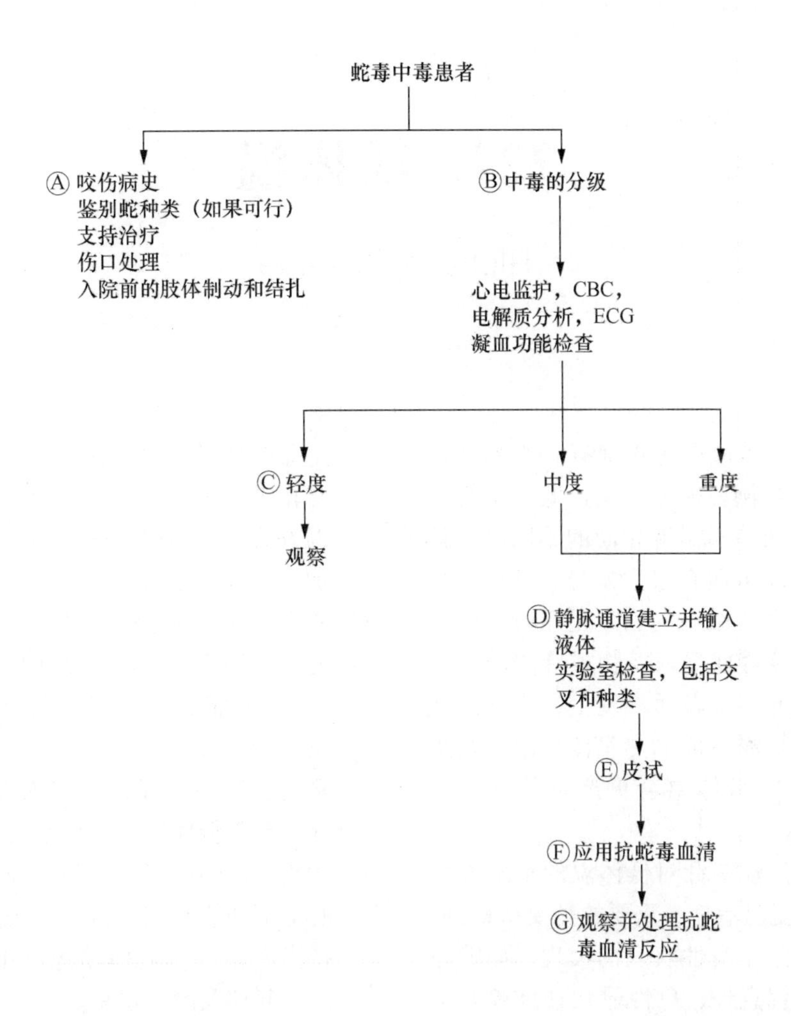

E. 确定使用抗蛇毒血清时，应先进行皮肤试验（皮试）。将多效价抗蛇毒血清（响尾蛇科）应用于中到重度中毒、局部和全身症状逐渐加重的患者。皮试包括一侧肩膀注射 0.02ml 的 1∶10 浓度稀释的皮试专用抗蛇毒血清，另一侧注射 0.02ml 的盐水作为对照。注射部位出现 10mm 大小的水泡和潮红说明皮试阳性。如果出现强烈的皮试反应，预示输入抗蛇毒血清可能会出现严重反应。

F. 抗蛇毒血清的输入方法是将 5～10 瓶的抗蛇毒血清混合于 250ml 的葡萄糖和水中持续滴注 1～2h，但首先要排除 E 所涉及的情况。开始输入时速度要慢（60ml/h 或 1ml/min），防止过敏反应发生。如果没有反应出现，可以提高输入的速度，1～2h 内完成输液。

G. 25%的患者会出现对抗蛇毒血清输注有不同程度的反应。如果反应进展，应立即停止抗蛇毒血清的输入。反应表现的形式有很多种，从局部红斑及瘙痒到过敏反应的出现。给予肾上腺素以及 H1 和 H2 受体拮抗剂控制急性反应。此时，应该咨询当地毒物控制中心或医学毒理学专家。需要评估继续输入抗蛇毒血清所产生的益处与暂停输入所带来的风险的大小。一般来说，在对抗蛇毒血清进行稀释和降低输入速度之后，抗蛇毒血清可以重新安全输注。

参考文献

German BT. Pressure-immobilization bandages delay toxicity in a porcine model of eastern coral snake (Micrurus fulvius fulvius) envenomation. Ann Emerg Med 2005;45(6):603–608.

Gold BS. North American snake envenomation: diagnosis, treatment, and management. Emerg Med Clin North Am 2004;22(2):423–443, ix.

Otten EJ, Blomkalns AL. Venomous animal injuries. In Marx JA, Hockberger RS, Walls RM, et al, eds. Rosen's Emergency Medicine: Concepts and Clinical Practice, 5th ed. St. Louis: Mosby, 2002.

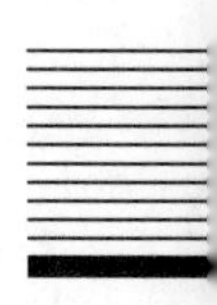

227. 低体温

Richard D. Zane

魏　巍　译

低体温最常见于事故。每年都有一些死于低体温的凶杀和自杀案例。根据定义，低体温为体核温度低于35℃，而体核温度相同的不同患者低体温的症状和体征却可能有很大差异。其中，最重要的影响低体温患者结局的因素是年龄，合并症，冷暴露时间，营养状况，药物或麻醉药物的使用情况。事故性低体温者通常发生在正常的代偿机制不足以对抗暴露造成的热量流失时。当患者代偿功能受损时，低体温会更严重甚至可能致命。

低体温首要的治疗是针对低体温的根本原因以及被动和主动的复温治疗。重要的是要认识到，低体温可能是严重的全身性疾病的表现，如败血症、卒中、心脑血管意外、急性冠状动脉综合征或黏液性水肿昏迷。

A. 所有有症状的低体温患者应给予加温加湿的氧气吸入；给予心电监护仪；建立静脉通路给予加温的静脉液体（有症状的低体温患者会有典型的脱水症状）；行ECG及实验室检查，包括CBC、电解质、凝血功能及肝功能；体温监测。有气道受损或通气、氧合功能受损的患者可给予气管插管。低体温患者动脉血气分析是极不准确的，不应作为常规检查或指导治疗。

B. 低体温最主要的心脏表现是心动过缓后的心动过速。心脏节律稳定（包括窦性心动过缓）及生命体征稳定的患者可用毯子进行被动复温以防止进一步的热量丢失。亦可应用非侵入性加温方式（加温加湿的氧气和加温的静脉输液），加热毯也可以应用。

C. 心血管不稳定的患者需要使用综合法迅速复温。必须升高体核温度（暖化心脏先于暖化四肢）。重症病例应考虑行胃/膀胱/结肠灌洗，温透析液腹腔灌洗，或用温生理盐水胸腔引流管胸膜腔造口术。如果有条件行局部体外循环，严重低体温患者应给予体外血液升温。持续给予加温的氧气、静脉液体和毯子。对于有心室颤动或心脏停搏者，按照高级心脏生命支持指南治疗。低体温患者的心肌往往对阿托品、起搏及除颤耐受。

D. 持续的复苏直到患者主动复温通常预示：患者在心脏骤停期间将不可能完全恢复正常体温。

E. 所有存在血流动力学不稳定和低体温的患者需要转入重症监护病房（ICU），并且需要心电监护仪监护24h以上，因为一旦复温，将是彻底的并且毫无症状的。

参考文献

Danzl D, Pozos R. Accidental hypothermia. N Engl J Med 1994;331:1756.

Danzy D. Accidental hypothermia. In Marx JA, Hockeberger RS, Walls RM, eds. Rosen's Emergency Medicine: Concepts and Clinical Practice. 5th ed. St. Louis: Mosby, 2002.

Ulrich AS. Hypothermia and localized cold injuries. Emerg Med Clin North Am 2004;22(2):281–298.

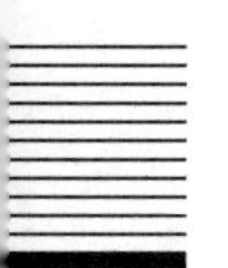

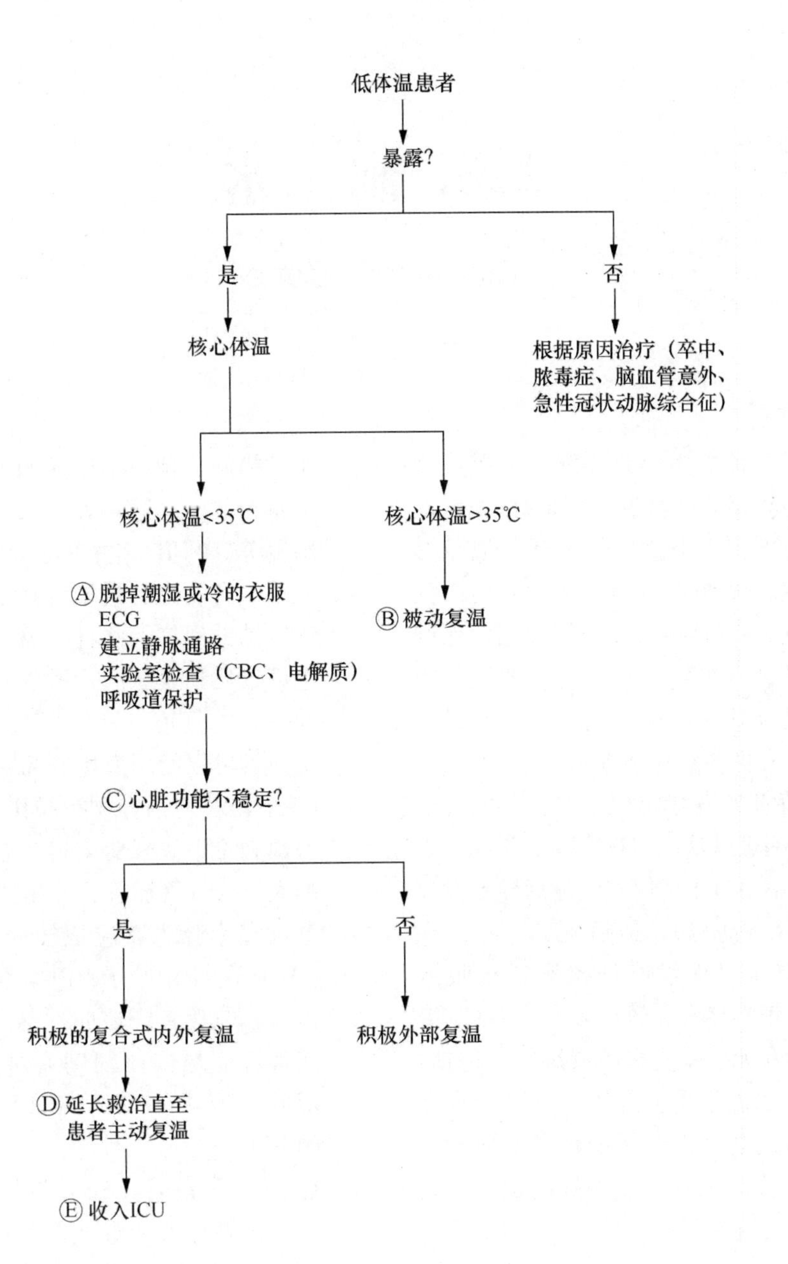
低体温患者
暴露?
是
否
核心体温
根据原因治疗（卒中、
脓毒症、脑血管意外、
急性冠状动脉综合征）
核心体温<35℃
核心体温>35℃
Ⓐ脱掉潮湿或冷的衣服
ECG
建立静脉通路
实验室检查（CBC、电解质）
呼吸道保护
Ⓑ被动复温
Ⓒ心脏功能不稳定?
是
否
积极的复合式内外复温
积极外部复温
Ⓓ延长救治直至
患者主动复温
Ⓔ收入ICU

228. 溺　水

Richard D. Zane

魏　巍　译

溺水指因浸没在液体中窒息而死亡，而近溺水意味着窒息后仍然存活（至少暂时是存活）。在美国，通过对 30 000 家以上急诊科（ED）以及多于 10 000 入院患者的随访，每年因溺水死亡人数约是 5000 人。溺水在所有年龄段创伤性死亡死因的前五位，是儿童和青少年死亡的首要原因。家庭后院的游泳池是导致 5 岁以下儿童溺水的最常见原因，浴缸是最常见的家庭溺水原因。

溺水通常伴随着恐慌和闭气。很快，患者会发展为严重的呼吸困难以及一定程度的低氧和高碳酸血症，从而引起不由自主的吸气。随后导致喉痉挛、更深大的吸气（动作），最后死亡。10%～15%的受害者仅有窒息而没有证据表明有吸入（呛水），可能是由于喉痉挛导致。

溺水的发病率和死亡率受多因素影响，包括：溺水后持续时间，水温，受害者的年龄以及有无其他合并疾病，水的盐度以及污染程度。神志清醒或有微小意识反应的患者会有很好的预后。溺水者的神经损害程度直接与预后相关。

A. 一些未吸入水的近溺水受害者仅限于喉痉挛或闭气，并在通气功能发生永久损害前重新获得有效的通气。这些患者可能会表现嗜睡、昏沉甚至完全清醒。尽管表现平稳，但这些患者还是有可能会出现严重的缺氧症状或病情突然加重。如果有颈部受伤可能，应给予持续保护颈椎的措施，并在持续吸氧下将患者转到最近的 ED。

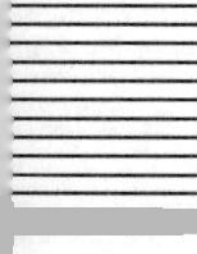

B. 窒息近溺水的受害者初步复苏的根本目标是尽快恢复患者 PaO_2 至正常水平。尽快使受害者脱离水面。如果受害者窒息，可在水中行口对口人工呼吸，这应该是救援人员到达受害者旁时首要进行的措施。由于在水中无法进行胸外按压，受害者离开水面后应立即进行。如果因跌倒或怀疑是潜水受伤，救出后应给予保护颈椎的措施。预防不可逆的缺氧在正常复苏中是最重要的。这通常表示第一响应者必须知道心肺复苏（CPR），并在必要时能够进行。

C. 如果窒息的患者最初可触及脉搏，施救者应持续行辅助通气，并且叫另一人拨打当地的急救电话以启动紧急医疗系统。施救者应持续检查受害者的气道，以确保其通畅。如果有必要，施救者可以使用海姆利希手法，以疏通呼吸道（注意防止胃内容物在操作时误吸）。不应该用海姆利希手法来清空胃。窒息患者应尽快由辅助人员行气管插管，并尽快运到就近的 ED。

D. 窒息和无脉患者应该按照美国心脏生命支持（ACLS）指南给予 CPR，同时保持颈椎的保护措施。施救者应该叫一旁观者拨打急救电话，受害者应尽快由辅助人员行气管插管，持续 CPR 以及进一步的 ACLS，并尽快运到就近的 ED。

E. 在 ED，清醒且无缺氧症状的患者也应积极治疗。如果患者清醒或能够唤醒（浅昏迷），医生可以先尝试使用面罩持续肺泡内正压（CPAP）通气。如果无法立即提供 CPAP 治疗或因为受害者意识改变而无法实施 CPAP，应给患者行气管插管。在呼气末正压（PEEP）通气模式下，患者的氧合指数会提高。所有气管插管患者都应放置胃管行胃减压。意识改变患者应在插管已固定后再行胃减压；意识正常者通常不需要胃减压。如果患者存在低体温、支气管痉挛和酸中毒，进行对症治疗。将这些患者收入 ICU。如果近溺水患者存在休克，还应考虑引起休克的病因，如重大创伤、卒中、急性心肌梗死、糖尿病等此类疾病。

F. 能够自主呼吸的近溺水患者是非常幸运的，他会有正常的 PaO_2、$PaCO_2$ 和 pH 值。检查患者颈椎是否受伤。如果患者体温正常且无其他异常表现，包括支气管痉挛或意识改变，他

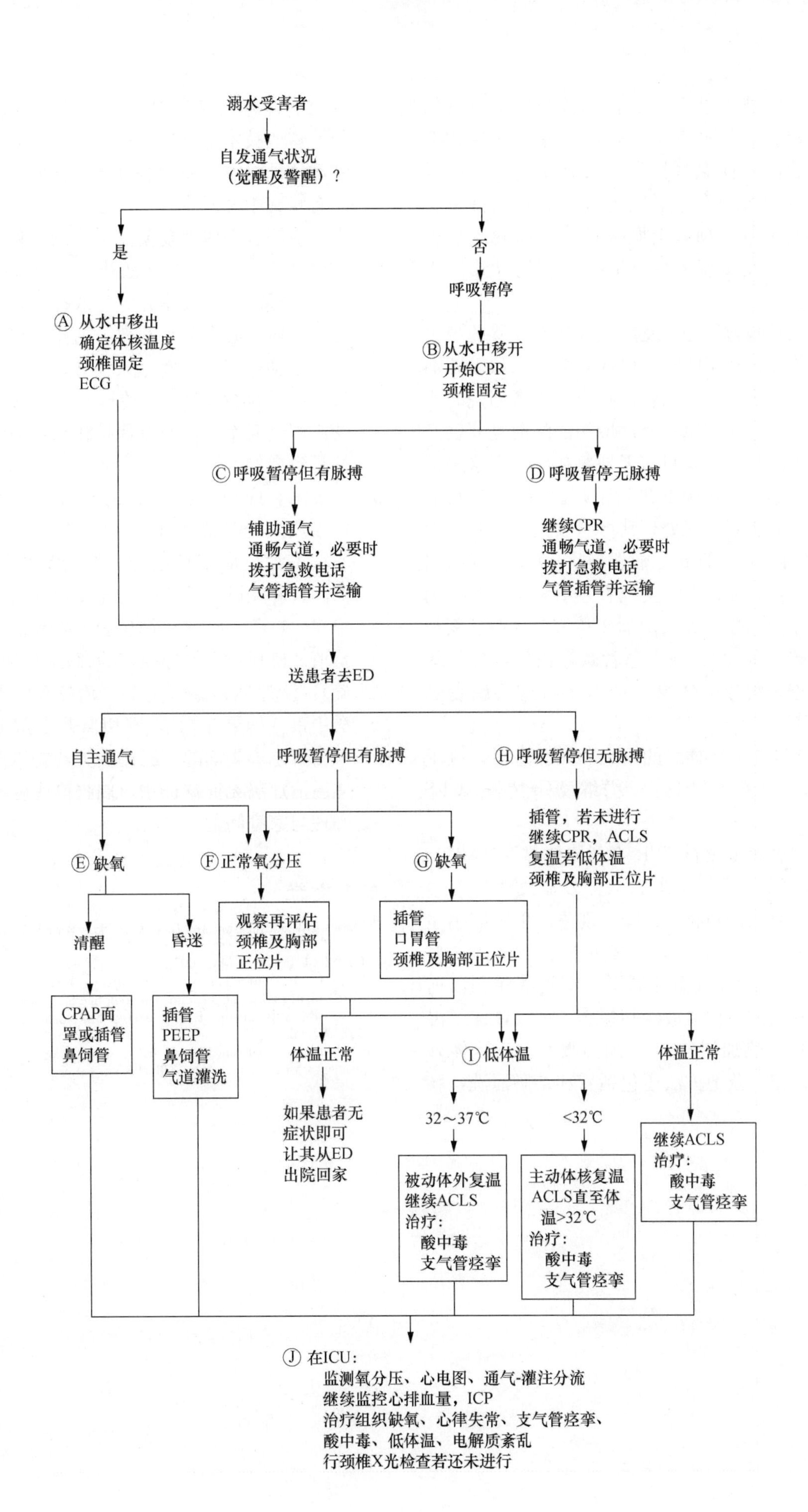
溺水受害者
自发通气状况
（觉醒及警醒）？
是
否
呼吸暂停
Ⓐ 从水中移出
确定体核温度
颈椎固定
ECG
Ⓑ从水中移开
开始CPR
颈椎固定
Ⓒ 呼吸暂停但有脉搏
Ⓓ 呼吸暂停无脉搏
辅助通气
通畅气道，必要时
拨打急救电话
气管插管并运输
继续CPR
通畅气道，必要时
拨打急救电话
气管插管并运输
送患者去ED
自主通气
呼吸暂停但有脉搏
Ⓗ 呼吸暂停但无脉搏
插管，若未进行
继续CPR，ACLS
复温若低体温
颈椎及胸部正位片
Ⓔ 缺氧
Ⓕ 正常氧分压
Ⓖ 缺氧
清醒
昏迷
观察再评估
颈椎及胸部
正位片
插管
口胃管
颈椎及胸部正位片
CPAP面
罩或插管
鼻饲管
插管
PEEP
鼻饲管
气道灌洗
体温正常
Ⓘ 低体温
体温正常
如果患者无
症状即可
让其从ED
出院回家
32～37℃
<32℃
被动体外复温
继续ACLS
治疗：
酸中毒
支气管痉挛
主动体核复温
ACLS直至体
温>32℃
治疗：
酸中毒
支气管痉挛
继续ACLS
治疗：
酸中毒
支气管痉挛
Ⓙ 在ICU：
监测氧分压、心电图、通气-灌注分流
继续监控心排血量，ICP
治疗组织缺氧、心律失常、支气管痉挛、
酸中毒、低体温、电解质紊乱
行颈椎X光检查若还未进行

或她可能被收录入一个有严格的预防意见的强大社会支持系统中。处理无低氧症状和低温患者的低体温（见 I）。将有支气管痉挛或需观测的酸中毒患者收入院。所有儿科患者还应该进行一项社会服务评价，以确定是否存在虐待儿童现象或有缺乏监管而导致溺水的因素。

G. 一个以呼吸暂停为首发的循环功能完善的患者有可能在抵达 ED 时出现低氧症状。如果院前急救人员未行气管插管，则应在患者到院时实施插管。有时，患者经过最初的院前复苏已经有自主呼吸，并且目前无缺氧症状。在这种情况下，他们应按照 F 进行治疗。PEEP 对行插管的缺氧患者有好处。其可以极大地改善患者通气/灌注的不匹配。放置口胃（OG）管吸出胃内容物。如果存在支气管痉挛和酸中毒，则进行相应治疗（吸入 β_2 肾上腺素受体激动剂和给予碳酸氢盐）。检查患者颈椎损伤，并行胸片检查。治疗低体温（见 I）。将这些患者收入 ICU。

H. 到达 ED 前未行插管的窒息和无脉患者，应于到达时立即行气管插管。并继续 CPR 和 ACLS 治疗。

I. 低体温患者继续行 CPR 直到体核温度＞32℃。对于严重的低体温患者（体核温度＜32℃），应积极复温以防止“后降”现象。单独应用主动体外复温（如温浴）有可能引起体温“后降”，它会导致低温的周围组织再灌注和以前存留热量的体核血液冷却损伤。积极体核复温包括吸加热加湿的 O_2、加温腹腔灌洗、体外循环加温。其他方法还包括胃和结肠灌洗，胸膜腔造口术行胸膜和纵隔灌洗，以及血液透析。这些技术都有一定的风险和并发症。躯干主动体外复温可能会有助于加强体核复温。对于有轻到中度低体温（核心温度 32～37℃）患者，应用被动体外复温是适当的，包括脱除湿衣服并套用毛毯以预防进一步的热量损失。ACLS 药物治疗低体温的疗效存在争议。据报道溴苄铵对心室颤动有效。阿托品对低体温诱发的心动过缓的疗效令人怀疑。缺氧伴随低体温可显著减少组织 O_2 传输。虽然低体温可以使组织代谢率降低而有保护作用，但结果却往往是致命的。

J. 在 ICU，应积极管理呼吸道，包括 PEEP、经常吸痰及经常监测通气/灌注分流。酸中毒和心律失常也应积极治疗。对于颅内压（ICP）监测、肺动脉压监测和巴比妥昏迷的应用存在争议。这些治疗方法都包含风险和值得商榷的价值。确保没有颈椎损伤的存在（如果尚未明确）。治疗低体温（见 I）。治疗支气管痉挛和酸中毒（如果存在）。密切监测电解质和体液平衡状态。类固醇、巴比妥类药物以及诱导低体温治疗仍无证据证明可以提高生存率。解决心理与家庭问题。

参考文献

Feldhous KM. Submersion. In Marx JA, Hockberger RS, Walls RM, et al, eds. Rosen's Emergency Medicine: Concepts and Clinical Practice, 5th ed. St. Louis: Mosby, 2002:2050.

Kallas HJ. Drowning and near-drowning. In Behrman RE. Nelson Textbook of Pediatrics, 17th ed. Philadelphia: Saunders, 2004:321.

Olshaker JS. Submersion. Emerg Med Clin North Am 2004;22(2): 357–367, viii.

Zuckerbraun NS, Saladino RA. Pediat drowning: current management strategies for immediate care. Clin Pediatr Emerg Med 2005;6(1).

行为医学

John A. Fromson

229. 酒精中毒

John A. Fromson，Michael E. Scott，Myra L. Muramoto

魏 巍 译

酗酒的患者很少提供关于饮酒问题的主诉。他们一般会列出乙醇（酒精）滥用的各种并发症。有些是心理上的（疲劳、焦虑、抑郁、失眠、日益恶化的关系、家庭暴力和工作表现变差），还有一些是躯体上的（心慌、无力、胃部不适、头痛）。急诊科医师常遇到急性酒精中毒的患者或因暴力行为、酒驾（DUI）以及醉驾（DWI）而被警察带来的患者。焦虑和抑郁（情绪障碍）是酒精依赖患者最常见精神疾病。酒精中毒是自杀者的主要诊断（占25%）。也是导致先天缺陷（包括胎儿酒精综合征）的重要原因。医师必须保持高度怀疑，以避免错过这个常见的诊断。几乎所有患者都要考虑酒精相关的问题。其中还包括特殊的人群，如职业是医生的患者。几乎任何一个国家都有不同的方案来指导和监控康复治疗。

A. 患者的病史是诊断酒精或药物滥用或依赖的关键；然而，患者常常篡改病史并将问题最小化。否认是所有酒精或药物滥用患者的一种强大的防御。综合否认是近期研究提出的适度饮酒可以降低心脏疾病、心肌梗死、卒中和认知功能减退的风险。因此，常常需要向家庭成员采集病史，以获取准确的饮酒史及滥用或依赖症状。详细回顾患者的酒精和药物使用史。寻找患者生活中的社会问题（离婚、失业、家庭争吵、其他家庭成员使用），法律问题（DUI、DWI），以及医疗问题（胃炎、消化性溃疡、肝炎、贫血）。重要的是要明确是否有提示失控或支持依赖诊断的消极后果。强迫使用并完全沉醉于饮酒是酒精依赖或成瘾的诊断标准。助记符 CPR（C 为强迫，P 为沉醉，R 为复发）有助于回顾酒精依赖的本质特征。因为酒精中毒有很明显的家庭聚集的倾向，所以也要回顾患者家族史。生理性依赖也常存在，但不是诊断酒精依赖所需的。

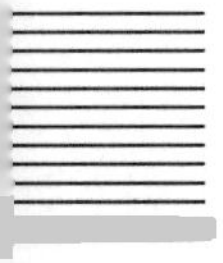

B. 体格检查应细致且全面。肝硬化、腹水、水肿、肥大性酒渣鼻、周围神经病及黄疸是终末期酒精中毒患者的特征。这些患者通常都已经无控制的饮酒达 10 年以上。饮酒在躯体上的并发症都是疾病晚期出现的结果，早期可能是不明显的。口、咽、喉、食管及肝的癌症发病率增加一般认为与慢性饮酒有关。

C. 实验室检查可以提供大量信息。观察天门冬氨酸氨基转移酶（AST）、丙氨酸氨基转移酶（ALT）和 γ 谷氨酰基转移酶（GGT）水平的升高。通常情况下，AST 大于 ALT。GGT 是反应酒精性肝损伤的敏感指标。CBC 可见平均红细胞体积和平均红细胞血红蛋白的升高，与长期饮酒有关。患者一般都有高胆固醇血症和高脂血症。清醒患者的血液酒精含量＞300mg/dl 表示对酒精高度耐受。

D. 使用迄今收集到的数据，医生通常可以给出酒精滥用、依赖或多种药物依赖的诊断。《精神疾病诊断与统计手册》第 4 版修订版（DSM-Ⅳ-TR）列出的物质依赖及物质滥用的标准。物质依赖的诊断包括 7 个标准，正式的诊断需要其中的 3 个。此外，还有按有无生理性依赖的分类。也有按疾病确切过程划分的远期分类。物质滥用的诊断要 4 个标准。正式诊断仅需要 4 个标准中的 1 个。

E. 双重诊断，是指物质滥用或依赖加上另一个主要的精神科诊断，如抑郁症、双相型障碍、精神分裂症或焦虑性障碍。这些患者的诊断和治疗是非常困难的，因为物质滥用往往会造成或模仿许多精神病综合征。相反，抑郁和焦虑性障碍合并酒精依赖的患者有很多合并症。建议精神科会诊。成功的治疗酗酒问题，需要识别和治疗所有其他合并的精神问题。

F. 按患者的特定需要进行个体化治疗。仅仅告诉

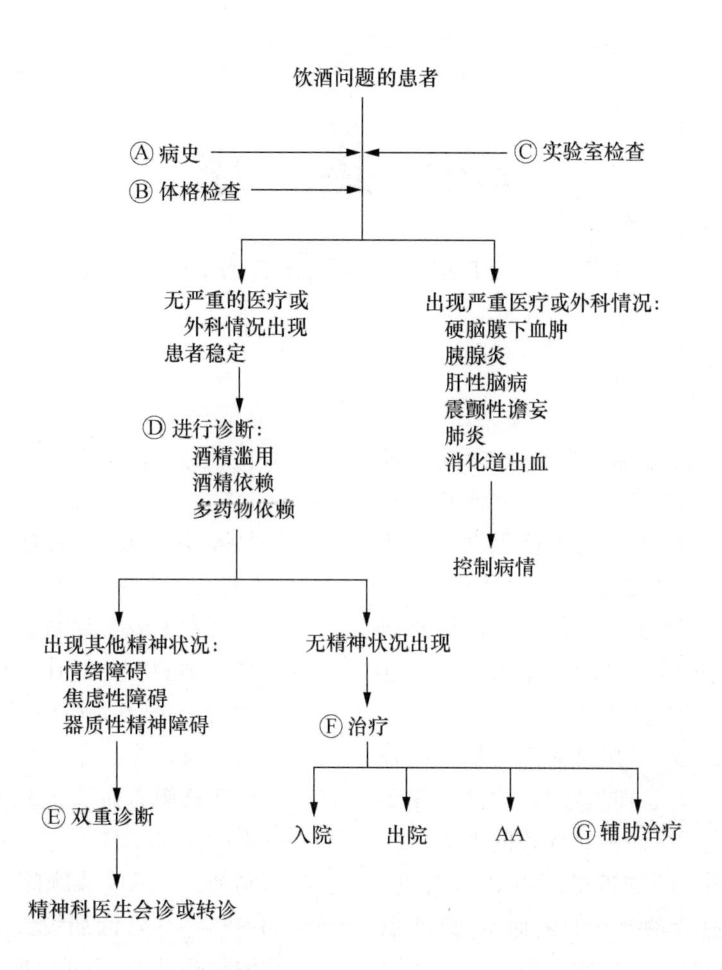

患者戒酒是徒劳，并且有潜在危险。强烈建议咨询有经验的精神科医生或成瘾问题研究者。转诊到嗜酒者互诫协会（AA）或其他支持小组是一个很好的开始，但是对那些严重的或并存精神障碍的患者来说，这些是不够的。

G. 应用药物，如纳曲酮、阿坎酸及双硫仑，可能是有效的辅助治疗方法，减轻成瘾性，延长疗效，并延长复发时间。

参考文献

American Psychiatric Association. Diagnostic and Statistical Manual of Mental Disorders—Text Revision, 4th ed. Washington, DC: American Psychiatric Association, 2000.

Berger K, Ajani UA, Kase CS, et al. Light-to-moderate alcohol consumption and the risk of stroke among U.S. male physicians. N Engl J Med 1999;341:1557–1564.

Hays JT, Spickard WA Jr. Alcoholism: early diagnosis and intervention. J Gen Intern Med 1987;2:420.

Hines LM, Stampfer MJ, Ma J. Genetic variation in alcohol dehydrogenase and the beneficial effect of moderate alcohol consumption on myocardial infarction. N Engl J Med 2001;344:549–555.

Horgan C. Substance abuse: the nation's number one health problem. Princeton, NJ: Robert Wood Johnson Foundation, 2001.

Leape LL, Fromson JA. Problem doctors: is there a system-level solution? Ann Intern Med 2006;144:107–155.

Mason BJ. Treatment of alcohol dependent outpatients with acamprosate: a clinical review. J Clin Psychiatry 2001;62(Suppl 20):42–48.

Meyers JK, Weissman MM, Tischler GL, et al. Six-month prevalence of psychiatric disorders in three communities 1980–1982. Arch Gen Psychiatry 1984;41(10):959–967.

Milhorn JT Jr. The diagnosis of alcoholism. Am Fam Physician 1988;37:175.

Mukamal KJ, Conigrave KM, Mittleman MA, et al. Roles of drinking pattern and type of alcohol consumed in coronary heart disease in men. N Engl J Med 2003;348:109–118.

Practice guideline for the treatment of patients with substance use disorders, ed 2. Am J Psychiatry 2006;163:8.

Ringborg U. Alcohol and risk of cancer. Alcohol Clin Exp Res 1998; 22(7 Suppl):323S–328S.

Schorling JB, Buchsbaum D. Screening for alcohol and drug abuse. Med Clin North Am 1997;81:845.

Smith DE (special editor). Addiction medicine (special issue). West J Med 1990;152:502.

Stampfer MJ, Kang JH, Chen J, et al. Effects of moderate alcohol consumption on cognitive function in women. N Engl J Med 2005; 352:245–253.

230. 焦　虑

John A. Fromson，Eric M. Reiman

魏　巍　译

A. 在生活中，诸如疾病、伤痛、损失等会给患者及其家属带来焦虑的情绪。然而，对患者的同情、耐心和理解会缓解他们的失望无助感、社会疏离感，并且增强他们的信心和自我认同感。此时，一粒地西泮或许能够帮助他们，只要他们了解这只是持续短暂时日的治疗措施，并且需要他们没有精神活性物质的异常服用史。

B. 器质性因素也会使人产生焦虑情绪，包括：心血管系统（如高血压、心律失常），饮食（如咖啡因），生理因素或医源性因素导致的谵妄，药物相关（如可卡因、药物戒断症状、兴奋剂、支气管扩张药），血液系统（如贫血），免疫系统（如系统性红斑狼疮），代谢方面（如肾上腺功能亢进、甲状腺功能亢进症、绝经），神经系统（如脑病、颅内肿瘤、癫痫发作），呼吸系统（如缺氧、肺炎、慢行阻塞性肺疾病），分泌性肿瘤（如类癌、嗜铬细胞瘤）等。此外，痴呆早期的患者也往往会有焦虑情绪（他们往往因与日俱增的焦虑和记忆丢失而对镇静催眠药治疗产生不相符的反应）。因此，诊断或除外引起焦虑症状的器质性因素至关重要。然而，非精神病类病变并不总能排除并发焦虑性障碍的可能。

C. 焦虑是许多种精神疾病的特征之一。这些包括注意缺陷、分裂性行为障碍、童年或成人的分离焦虑、精神分裂症及其他精神失常、情感障碍（如抑郁及双相情感障碍）、适应障碍等，但不仅限于此。故诊断并治疗潜在的问题也很重要。

D. 对于广泛性焦虑症，DSM-Ⅳ-TR 也提出了其他类型的焦虑性障碍，包括惊恐、病态性恐惧、强迫、过于敏感、创伤后应激障碍等。

惊恐障碍以频繁的受到惊吓刺激为主要特征，至少是发生于未可预料的情况中。惊吓刺激是与以下至少 4 种情况相关的突发严重恐惧的事件：气哽感觉，气短或憋闷感，心悸或心动过速，胸部不适，头晕，震颤或寒战，麻木或针刺感，面部潮红或恶寒，出汗，恶心或腹部痉挛，幻觉，濒死感，失控感等。为了明确突然发生（最多持续 10min）或短时间持续（主要是 2～30min）的病因，许多患者去咨询心血管专家或急诊科医生希望得到医学方面的解释。确实，他们在就诊的非典型胸痛患者中比例大于 30%。在哮喘、不稳定高血压、二尖瓣脱垂及偏头痛中，明确诊断为惊恐障碍的患者比普通患者有着更高的发病率。一些药物可以阻挡焦虑发作，包括：选择性血清素再摄取抑制剂（SSRI）如帕罗西汀，三环类抗抑郁药如丙咪嗪（以低剂量开始，缓慢进行，告知患者治疗初期或有症状加重）；单胺氧化酶抑制剂（MAOI）如苯乙肼（有一系列的食物及药物的限制）；苯二氮䓬类如氯硝西泮或劳拉西泮（服用标准剂量以减少刺激，提醒患者戒断症状及不规律服药的注意事项，并排除异常服用精神活性药物的患者）。最近有证据表明，认知-行为治疗可以和药物一样减少惊恐障碍患者的焦虑刺激。这一标准短期治疗方案应由接受过良好培训的医师进行统筹，可以用来帮助患者认识和改正危险的对无害身体感觉产生反应的习惯。一旦这种惊恐发作可以确定，那么就可以通过鼓励那些患有广场恐怖症的惊恐障碍患者，使他们经常、重复面对那种紧张的情形以克服心中的恐惧。

E. 恐怖症以个人承担过度的非理性恐惧为特征，非常普遍。广场恐怖症是一种对于也许是难以逃脱的情况的非理性恐惧。总是考虑惊恐发作导致患者发生障碍的可能性。社交恐怖症是对行为演出或社会活动的过度恐惧。识别患者是限制型社交恐怖症（害怕特定情况如演讲），还是广泛性社交恐怖症（过度害羞、害怕各种演出或社会活动）。特定恐怖症是对特定物品或现象的非理性恐惧。（如动物、

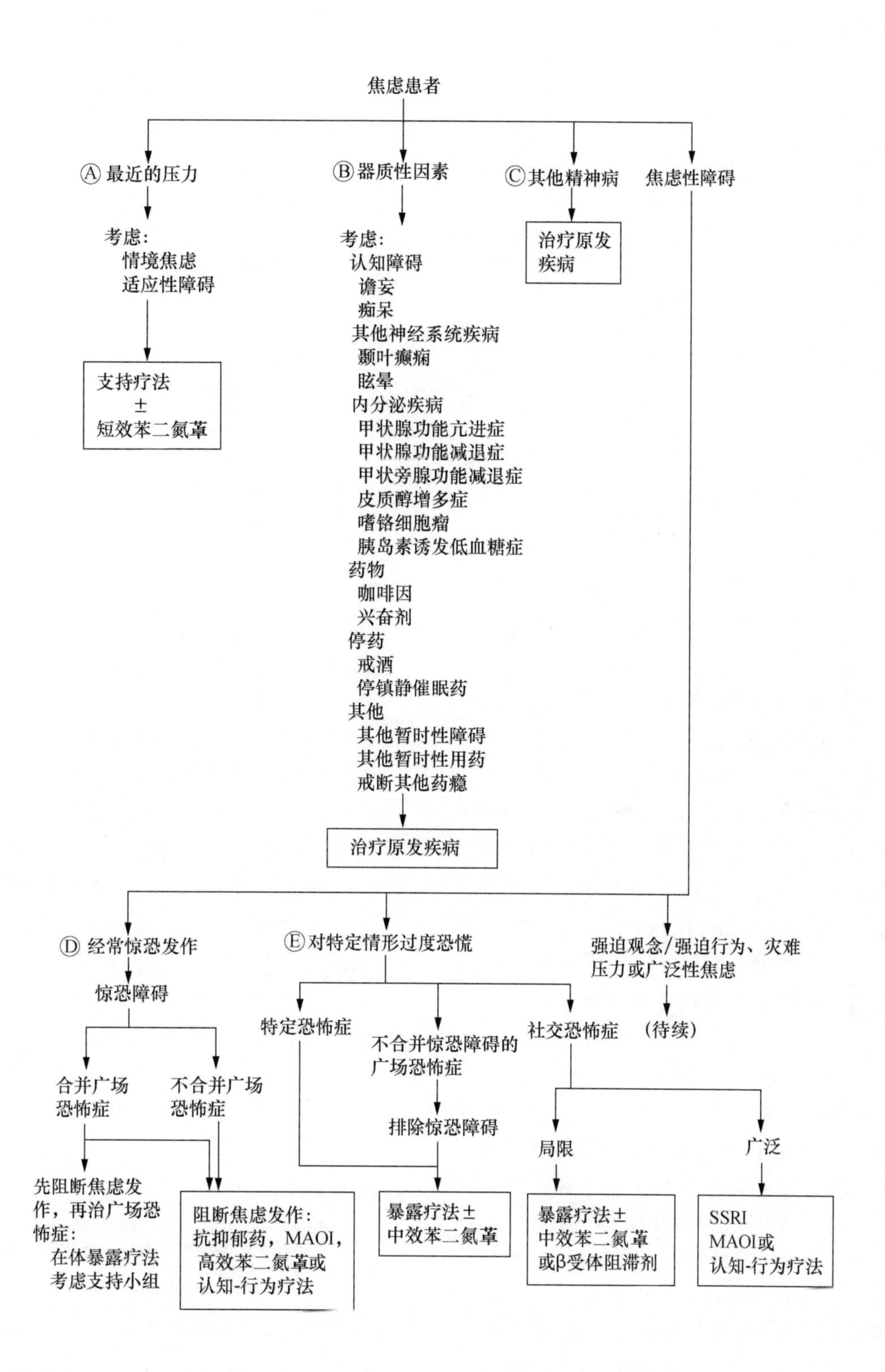

封闭场所、高处)。暴露疗法鼓励患者逐步面对并学会克服对某些物品、活动或情境的恐惧；频率、持续时间及暴露强度与疗效有直接关系。苯二氮䓬类的使用需在患者了解这是临时措施，并且无神经活性物质使用障碍的病史的情况下进行。β受体阻滞剂或苯二氮䓬类药物对限制型社交恐怖症有辅助治疗效果。在暴露于感受到的伤害性刺激（如公开性演讲）前，可预防性使用β受体阻滞剂，其镇静作用可能小于苯二氮䓬类。然而，经常服用这类药物时，可能会诱发抑郁症。广泛性社交恐怖症的最佳治疗方法包括 SSRI，MAOI，持续剂量的高效能苯二氮䓬类氯硝西泮，以及认知行为团体治疗。

F. 强迫观念是反复的、侵入性的、不必要的想法执意侵入头脑；它们令人痛苦，非常典型的是，患者本身认识到这些想法都是毫无意义的。强迫行为往往是为了减轻强迫观念和痛苦

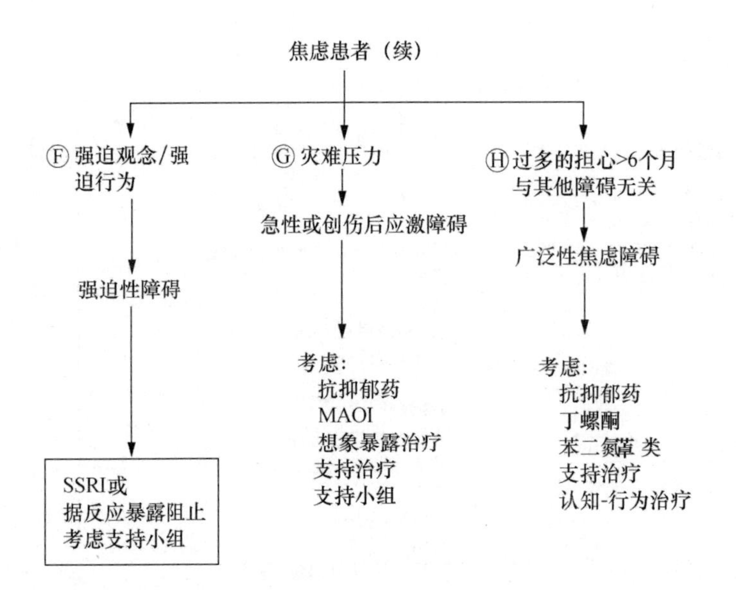

而不得不采取的反复的仪式行为，大多数患者意识到其行为是不合理且过分的。Yale-Brown强迫症状自评量表可以帮助识别这些患者的额外的强迫观念和强迫行为。许多患者受益于SSRI或非SSRI-氯米帕明试验（通常使用高于治疗其他疾病的剂量），行为疗法（如一种结构性的短期方案，涉及重复暴露于经授权的意在抑制焦虑、减轻强迫行为的诱发强迫观念的情境下），或二者的结合。加入支持小组可能对一些患者有帮助。立体定向手术可能也在考虑范围内。双侧大脑前扣带回切开术被用于对常规疗法反应迟钝的有伤残症状的患者。

G. 那些暴露于创伤事件（强奸、事故或自然灾害、军事战斗）的个人，由于自身或他人受到死亡或受伤的威胁，他们会感到非常的害怕、无助和恐惧，这些人应考虑急性应激障碍（持续<1个月）或创伤后应激障碍（PTSD，持续>1个月）。症状包括再次经历创伤事件（如反复回忆、噩梦、幻觉重现以及重新回忆此事件后痛苦），回避行为（如避免与此事件有关的思考、感觉或处境），情感及人际关系限制，以及兴奋性增加（如易醒、愤怒或高度警觉）。这些患者也可能表现深刻的负罪感，因为他们觉得自己在创伤中幸存而其他人已经死亡。考虑个人或群体心理治疗，来增加患者的自尊心、减少社会孤立感并提供应对资源；SSRI、治疗PTSD的其他抗抑郁药或MAOI来减轻症状或相关的沮丧情绪；推荐参加有序的行为治疗，其中包括频繁地想象暴露于压力源。

H. 广泛性焦虑症是一种排除诊断。询问患者，“你是否在大多数时间过多地担心日常事情（如工作、学校、家庭、财产）超过6个月?”首先考虑决策树流程中的其他紊乱（如惊恐障碍、重度抑郁）。治疗首选抗抑郁药，如文拉法辛或丙米嗪，然后考虑应用非苯二氮䓬类抗焦虑药丁螺酮；适量应用苯二氮䓬类镇静药物，特别是对那些老年患者或伴有认知障碍或精神物质使用障碍的患者；无法工作则终止治疗。虽然非药物治疗还没有确切的疗效，但一些针对焦虑主要特征的干预治疗正在研究中。

参考文献

American Psychiatric Association. Diagnostic and Statistical Manual of Mental Disorders, 4th ed. Text Revision. Washington, DC: American Psychiatric Association, 2000.

Barlow DH. Anxiety and Its Disorders: The Nature and Treatment of Anxiety and Panic. New York: Guilford Press, 1988.

Davies SJ, Ghahramani P, Jackson PR, et al. Association of panic disorder and panic attacks with hypertension. Am J Med 1999;107:310.

Hyman SE, Arana GW. Handbook of Psychiatric Drug Therapy, 3rd ed. Boston: Little, Brown, 1995.

Reiman EM. Anxiety. In Gelenberg AJ, Bassuk EL, eds. Practitioner's Guide to Psychoactive Drugs, 4th ed. New York: Plenum, 1997.

Rosenbaum JF. The drug treatment of anxiety. N Engl J Med 1982;306:401–404.

Roth WT, Yalom D. Treating Anxiety Disorders. Boston: Jossey-Bass, 1996.

Zaubler TS, Katon W. Panic disorder and medical comorbidity: a review of the medical and psychiatric literature. Bull Menninger Clin 1996;60(2):A13.

231. 抑　郁

John A. Fromson，Iris R. Bell

魏　巍　译

抑郁发生于儿童、青少年、成人和老年人。该病各个种族均会发生，有很高的发病率，在世界范围内导致很多患者失去劳动力。继高血压之后，该病已成为最常见的慢性疾病。抑郁可以是一种情绪，一个特定的症候群，或仅仅是另一种精神疾病或躯体疾病的症状，如精神分裂症或甲状腺功能不全。也可因治疗疾病使用糖皮质激素、麻醉剂或苯二氮䓬类制剂引起。

病理性心境恶劣是一种比较轻微的重性抑郁状态，在人群中发生率约 5%，女性及 25～44 岁人群多发。重性抑郁常有较高的发生率及死亡率，患者常发生自杀或伴随产生内科疾病且预后不良。许多患者最开始多以内科疾病就医，往往被误诊为焦虑或神经系统疾病，这就导致了忽视正确的诊断，以至不能及时治疗。

A. 抑郁是一种没有确切实验室检查来进行诊断的临床疾病，综合评估是诊断的主要依据。

B. 重性抑郁的诊断标准是至少符合以下 9 条日常表现中的 5 条，或出现症状持续 2 周并有明确的功能性改变指征。临床症状包括：①情绪低落；②对日常生活的兴趣下降或缺乏；③明显体重减轻或增加或有食欲的明显增加或减少；④失眠或嗜睡；⑤精神运动性激动或迟滞；⑥疲劳或精力明显减退；⑦自我评价过低或自责、甚至出现罪恶妄想；⑧注意力不集中或犹豫不定；⑨反复出现死亡的念头或有自杀行为。广义的鉴别诊断应排除由器质性情绪障碍、精神活性物质所导致的抑郁和重性抑郁。

C. 实验室检查可以帮助排除器质性疾病。结合病史及体格检查，阳性体征可以为更多的实验室检查（见 D）提供依据。专门检查是敏感的，但不是特异的，针对重性抑郁可采用地塞米松抑制试验、促甲状腺激素释放激素激发试验、多导睡眠分析帮助诊断。

D. 器质性原因的鉴别诊断包括药物滥用或依赖以及使用特定处方药物。最近的一组包括降压药、激素、镇静剂、抗癌药、抗帕金森药物、抗焦虑药和催眠药以及胃肠药物，内分泌和代谢紊乱（尤其是肾上腺和甲状腺），营养素缺乏（维生素 B_1、烟酸、叶酸、维生素 B_{12}），重金属中毒（如铅）。嗜酒的抑郁患者可通过戒酒消除症状。卒中患者 2 年内发生抑郁的概率高达 60%。去除药物性诱因可以解除抑郁症状，如果不能起效，应用抗抑郁诊疗方案也可治疗该病。

E. 首先，有规律的用药，特别是那些患有复杂疾病的患者，应用一种选择性 5-羟色胺再摄取抑制剂（SSRI，如氟西汀、舍曲林、帕罗西汀）。仲胺类三环抗抑郁药，以去甲替林和地昔帕明为代表，对慢性疼痛有一定疗效。此类药物能减少抗胆碱能药物的副作用，耐受性优于阿米替林或多塞平。如果 SSRI 及三环抗抑郁药不能起作用或有使用禁忌，还可以选用安非他酮、奈法唑酮、文拉法辛或单胺氧化酶抑制剂（MAOI，如苯乙肼、反苯环丙胺）。小剂量曲唑酮（应注意其有造成男性阴茎异常勃起的副作用）联合应用兴奋剂如氟西汀，有时可对失眠有效。选择特效药物（如特别针对精神运动性阻滞的药物），并记录副作用。注意氟西汀和 MAOI 之间的相互作用。MAOI 必须配合无酪胺的饮食。苯丙胺的刺激会激发患者的消化道疾病，但是其对重性抑郁的长期效果还有待评估。

F. 50%以上单极抑郁的患者部分或全部抗抑郁治疗无效后，全剂量加用锂盐治疗可起效。另外一些有争论的治疗方案包括丁螺酮补充（尤其是针对焦虑型抑郁），甲状腺药物，氟西汀及一种三环抗抑郁药联合治疗，MAOI 联合三环抗抑郁药治疗；最后 2 种方法具有较高的发生药物相互作用的风险。

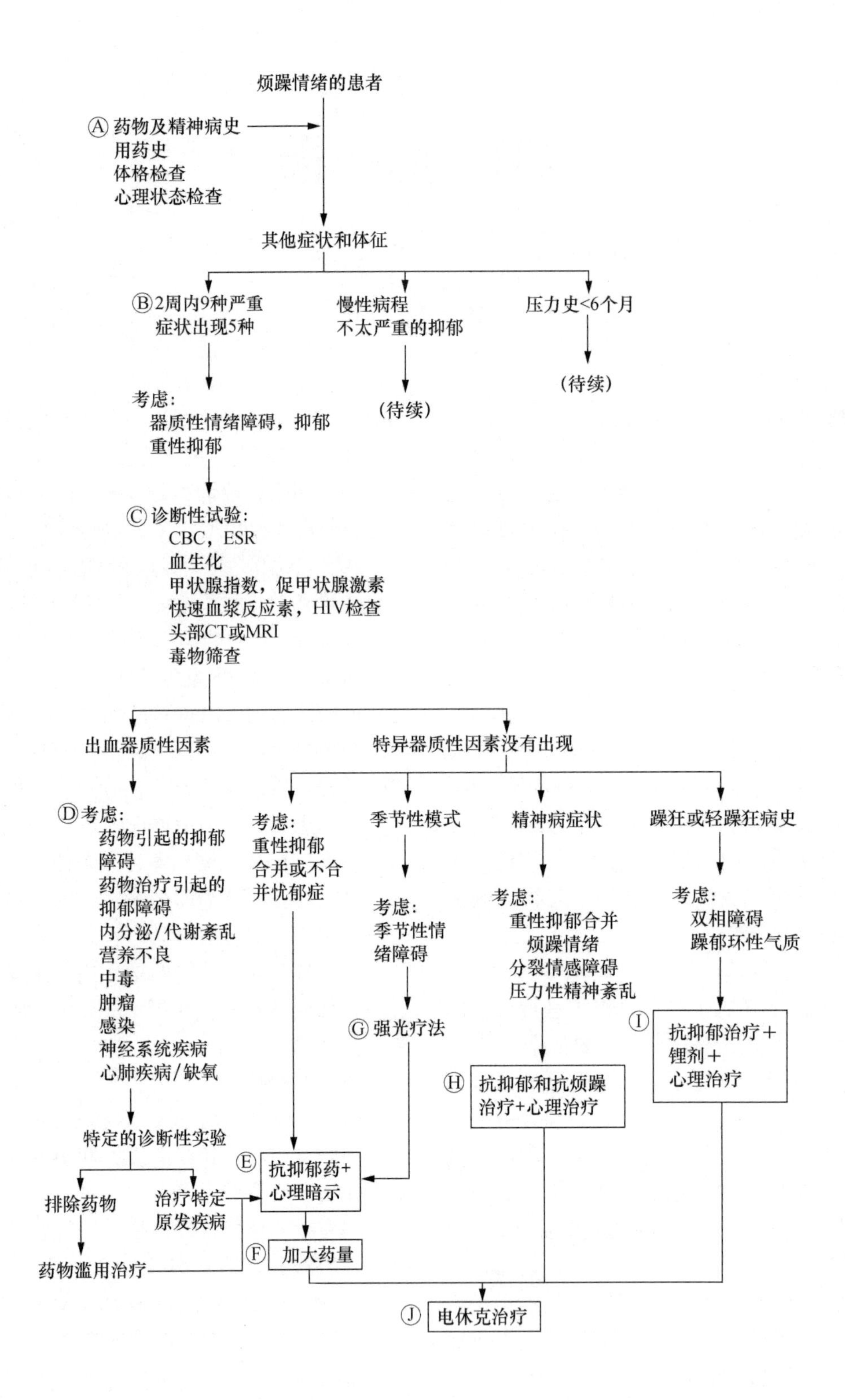

G. 越来越多的证据显示强光照射治疗对部分冬季抑郁的患者有效；加强标准躯体治疗同样有效。

H. 最近的研究表明治疗精神性抑郁时，联合应用抗抑郁和抗兴奋药物疗效优于单一使用一种药物。

I. 双相患者单用抗抑郁药治疗期间可以换变成躁狂发作。这些患者可能随身携带锂或其他情绪稳定剂（如丙戊酸、卡马西平）。一些其他证据提示安非他酮可能治疗双相抑郁时有效果。

J. 电休克治疗是针对重性抑郁非常有效的治疗措施，特别是精神症状明显的亚型。同时用于那些有急性自杀倾向、严重恶病质及摄入量少造成的脱水、许多复杂重性抑郁和抗抑郁药治疗无效的患者。

K. 一个至少 2 年的慢性过程或不太严重的抑郁提示心境恶劣障碍，它可以和重性抑郁同时发生。病理性心境恶劣或情绪波动也是慢性人格障碍

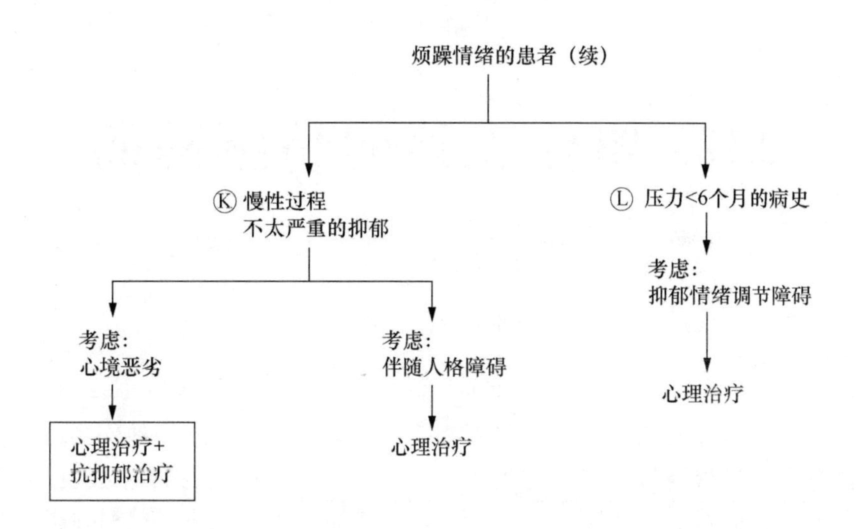

的主要特征，它会因不同心理治疗介入起不同反应。

L. 可识别的压力、适应不良的症状持续＜6 个月和不太严重的抑郁提示抑郁情绪调节障碍，它通常通过时间及心理治疗来解决。

参考文献

Brown SA, Inaba RK, Gillin JC, et al. Alcoholism and affective disorder: clinical course of depressive symptoms. Am J Psychiatry 1995;152:45.

Charney DS, Miller HL, Licinio J, et al. Treatment of depression. In Schatzberg AF, Nemeroff CB, eds. Textbook of Psychopharmacology. Washington, DC: American Psychiatric Press, 1995:575.

Cole S, Raju M. Making the diagnosis of depression in the primary care setting. Am J Med 1996;101:10S.

Fava GA, Grandi S, Zielezny M, et al. Four-year outcome for cognitive behavioral treatment of residual symptoms in major depression. Am J Psychiatry 1996;153:945.

Kleinman S. Culture and depression. N Engl J Med 2004;351: 951–953.

Klerman GL, Weissman MM. The course, morbidity, and costs of depression. Arch Gen Psychiatry 1992;49:831.

McCoy DM. Treatment considerations for depression in patients with significant medical comorbidity. J Fam Practice 1996;43 (6 Suppl):S35.

Nierenberg AA. Treatment choice after one antidepressant fails: a survey of Northeastern psychiatrists. J Clin Psychiatry 1991;52:383.

Wells KB, Sturm R, Sherbourne CD, et al. Caring for Depression. Cambridge, MA: Harvard University Press, 1996.

Whooley MA, Simon GE. Primary care: managing depression in medical outpatients. N Engl J Med 2000;343:1942–1950.

232. 躯体表达的情感障碍

John A. Fromson，John Misiaszek

陈　晫　译

以情感为基础的躯体主诉的患者大部分并未意识到他们的情感冲突。尽管通过躯体行为表达情感冲突的倾向不能使他们对真正的躯体疾病产生免疫，他们通常被贴上“患者（crocks）”的标签，接收差的和零散的治疗。此外，许多躯体疾病，如甲状腺疾病、多发性硬化及颞叶癫痫，可呈现为情感障碍，造成诊断和治疗的延迟。医师可以帮助使用身体表达精神痛苦的患者降低其身体、情感和医源性病态。这可以通过对探索起作用的心理因素提供一致性和支持、解释阴性试验结果来实现，同时最小化有创性程序和多余的评价。通过躯体表达的患者情绪受损；拒绝只会提高他们的病损。

A. 病史应该包括回顾患者和家庭成员中类似的、先前未诊断的障碍。通常，通过躯体表达的应付行为已经在生命早期被模仿或加强。情感发展早期经历的创伤可能会导致更严重的躯体形式表达，如造作性障碍。个人或家庭的病史也可能表明主要精神失常的倾向。

B. 急性或慢性精神病患者可能有怪异的躯体主诉（如他们可能会说外部力量使得他们的肠道翻转）。他们的整体思维障碍很容易表现在他们的报告中。有时很难区分主诉是妄想还是真正的身体不适的象征性和个性化的解释。具有精神病性抑郁或单一妄想障碍（如寄生虫病妄想）的患者可能有更集中或更固定的躯体关切，当进行高效力抗精神病药物治疗时，如氟哌啶醇或匹莫齐特治疗时，这些关切可能会也可能不会削弱。

C. 尽管神志不清或认知障碍的患者可能错误认知或捏造躯体症状，他们的原发精神问题通过呈现定期或持续混乱和定向障碍而与“功能性精神病”有所区别。抗精神病药物可能会减少躯体妄想和行为困难，但是对原发障碍进行治疗则可能治愈。

D. 抑郁可能被头痛或全身疲劳的主诉掩盖。抑郁的营养性特征可能多变，伴随着自尊减少和抑郁影响而呈现；这往往先于或与躯体感觉同时发生。原发的抑郁必须区别于作为躯体问题的结果而非原因的继发（或反应）的抑郁。

E. 广泛性焦虑障碍的患者可能呈现出各种躯体症状，如心动过速、活动张力或自主活动过度。惊恐发作的患者可能会担心心脏或肺疾病。原发的焦虑障碍需要区别于继发于身体症状的忧惧。

F. 疑病反应区别于传统的疑病症，因为它遵循明确确定的近期压力事件、早逝并且对再保证有反应。例如：好友死于心脏相关疾病后会对轻微胸部不适有所关注，医学生患有“疾病日”恐怖症，以及同一午餐人群对他们中间食物中毒受害者的错误报告表现出癔症。

G. 压力事件后出现躯体功能的缺失或改变，则出现的可能为转换障碍。由此产生的心理冲突不易被患者或识别程序发现。诊断还需要身体问题不能被已知的躯体障碍所解释。“泰然漠视”，即不适当的缺乏关心同种疾病中的其他人的感受，已经被广泛地夸大为特征性症状，但诊断价值很小。诊断转换障碍时要谨慎。研究表明13%～30%这样诊断的患者后来发展出能够解释原先躯体主诉的躯体问题。

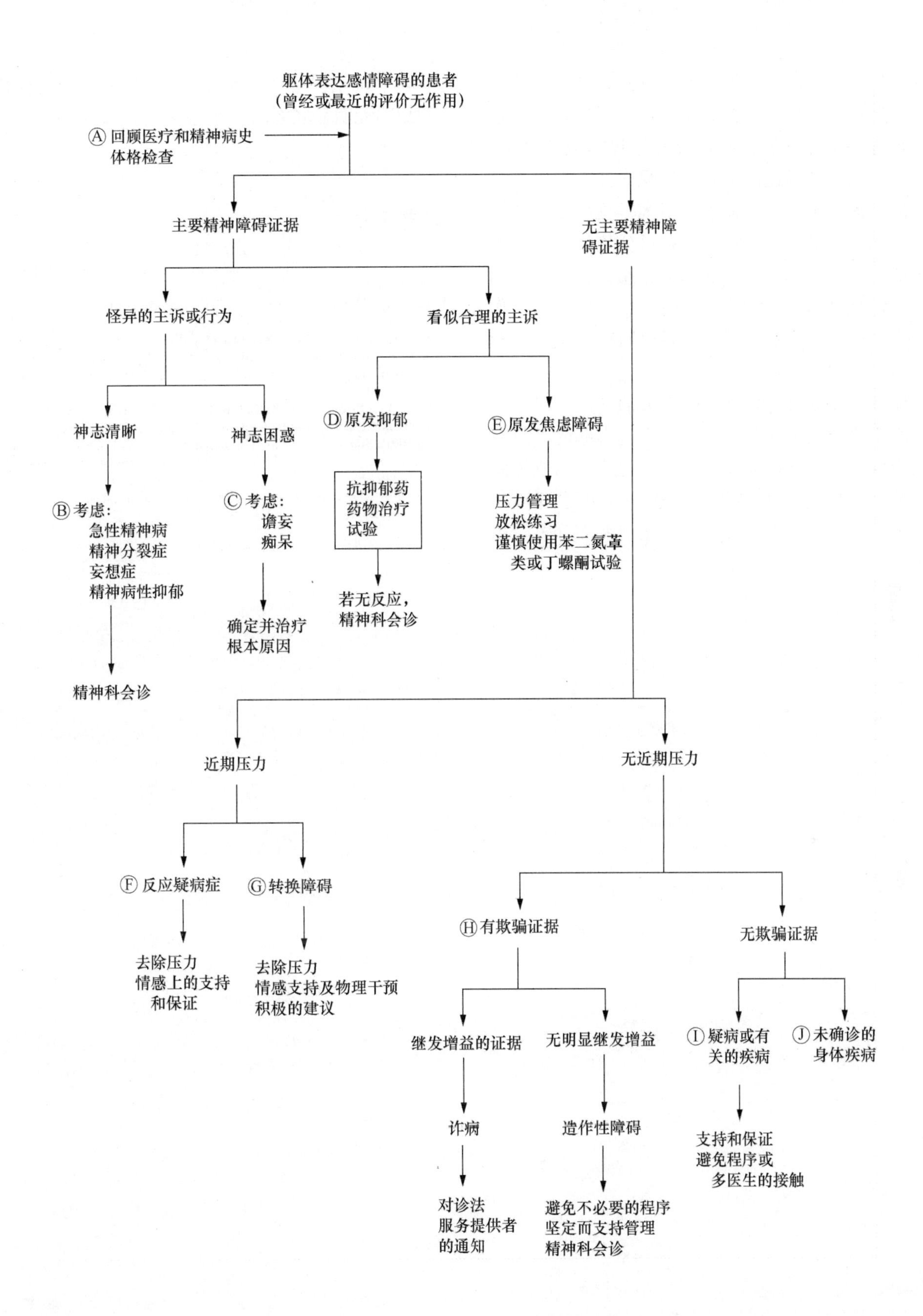

H. 在继发获益明显并且造作性障碍的原因不能被患者或医师理解时，有意欺骗被细分为诈病。例如，假装障碍以避免征兵为诈病，反之，造作性障碍（如米肖森综合征）的患者有复杂的、令人费解的伪造躯体障碍的原因，易生气且感情上受过创伤，有不稳定的生活，并且对其他人充满敌意。他们是医学上和精神病学上都很难治愈的患者；一个全面的医疗精神病治疗计划的对诊法很少发挥作用，并且面临着提高适应不良行为的风险。

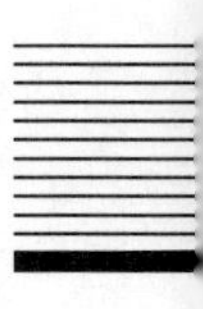

I. 疑病症是严重疾病体征或感觉的误解。患者通常恐怕，不易对支持和保证作出反应，返回进行进一步评估和治疗，或者寻找其他的医师。这些患者被描述成敌对的、受虐狂的和要求多的个体，拒绝依赖需求；不太常见的是，他们被描述成渐变的、被动的和过分依赖于与医生的关系的个体。相关的术语为躯体化障碍，当疼痛是具体的患疑病忧虑时，患者发展多个作为早期生活应对机制的“系统回顾”主诉和躯体形式的疼痛障碍。

J. 体征或建立自身物理诊断能力的缺乏，对于诊断主要的精神或躯体形式障碍是不够的。只有当联合的精神特征存在以及功能障碍和躯体问题为这些特征的结果时，这些诊断才可以确定。因为生活压力或不幸存在于大部分医疗患者中，并且每个患者均不同，因此，当与体格缺陷无明显联系时，小心不要扩大这种情况的发生。

参考文献

Allen LA, Woolfolk RL, Escobar JI, et al. Cognitive-behavioral therapy for somatization disorder: a randomized controlled trial. Arch Intern Med 2006;166(14):1512–1518.

Barsky AJ. Hypochondriasis: Medical management and psychiatric treatment. Psychosomatics 1996;37:48.

Barsky AJ, Stern TA, Greenberg DB, et al. Functional somatic symptoms and somatoform disorders. In Stern TA, ed. Massachusetts General Hospital Handbook of General Hospital Psychiatry, 5th ed. St Louis: Mosby, 2004:269.

Gerdes TT, Noyes R Jr, Kathal RG, et al. Physician recognition of hypochondriacal patients. Gen Hosp Psychiatr 1996;18:106.

Lipsitt DR, Starcevic V, Franz CP. Psychotherapy and pharmacotherapy in the treatment of somatoform disorders. Psychiatr Ann 2006;36: 341–348.

Stephenson DT, Price JR. Medically unexplained physical symptoms in emergency medicine. Emerg Med J 2006;23(8):595–600.

233. 悲　痛

John A. Fromson，Gail L. Schwartz

陈　暐　译

A. 正常悲痛反应不一。悲痛的过程可以被看成发生在如下三个阶段：最初的震惊或麻木期，急性哀悼期，消退或恢复期。感知社会支持的缺乏可预测康复难度。那些被看成最强烈的丧亲早期的悲痛者与相关的悲伤者相比，1年后可能有较差的结果。很少有证据支持对经历无麻烦的居丧者治疗的效果。

B. 抑郁的自主神经系统症状常见于居丧时。睡眠不安可能持续长达1年。食欲通常在损失后4个月内恢复。但是，活动滞后、沉思内疚和无价值感并非居丧的典型症状，表明需要心理评估和治疗。

C. 复杂悲痛的症状与居丧相关的抑郁和焦虑的症状不同。持续的焦虑和抑郁症保证了更详细的精神病评估。被诊断为抑郁的患者治疗通常结合抗抑郁药物和心理疗法。

D. 超过40%的死难者配偶在丧偶居丧第1年至少有1种类型的焦虑障碍。焦虑障碍症史是居丧期间呈现的一个强有力的预测器。焦虑症状包括躯体窘迫、强迫观念和强迫行为、恐怖症和惊恐发作。

E. 抗抑郁药在治疗大部分焦虑障碍上是有用的，可能因为无依赖的可能而首选苯二氮䓬类。

F. 成瘾障碍史是悲痛期间药物滥用的一个强有力的预测。因为药物滥用有显著的发病率和死亡率风险，因此必须仔细询问病史，并且焦虑和失眠这些令人焦虑的症状应该接受非药物治疗或最小成瘾潜力的药物治疗。

G. 在正常悲痛时，情感痛苦的强度是逐渐减少的；需要1年的时间才能明显消退。依恋行为埋论已被用来解释一些人悲痛过程复杂化这一困难（见表1）。

H. 研究表明，表达性心理治疗最适合于冲突悲痛综合征，认知疗法可能对依赖悲痛综合征尤其有用，并且专门为创伤后应激障碍患者开发的治疗可能对突然、意外损失的患者最有用。

表1　病理学悲痛综合征

依赖	稳定的自我意识依赖于失去的人的存在
意外损失	创伤后应激综合征及高反应性，侵入性记忆，以及噩梦交替影响压抑和麻木
冲突	失去亲人的矛盾心理是不可接受的，并且将负面情绪带给自己

参考文献

Boelen Paul A, van den Bout J. Complicated grief, depression, and anxiety as distinct postloss syndromes: a confirmatory factor analysis study. Am J Psychiatry 2005;162:2175.

Clayton PJ. Bereavement and depression. J Clin Psychiatry 1990; 51(Suppl):34.

Crow HE. How to help patients understand and conquer grief: avoiding depression in the midst of sadness. Postgrad Med 1991;89:117.

Kim K, Jacobs S. Pathologic grief and its relationship to other psychiatric disorders. J Affect Disord 1991;21:257.

Middleton W. Bereavement. Psychiatr Clin North Am 1987;10:329.

Rosenzweig A, Prigerson H, Miller MD, et al. Bereavement and late-life depression: grief and its complications in the elderly. Annu Rev Med 1997;48:421.

Rynearson EK. Psychotherapy of pathologic grief. Psychiatr Clin North Am 1987;10:487.

Zisook S. Anxiety and bereavement. Psychiatr Med 1990;8:83.

Zisook S, Schuchter SR, Sledge PA, et al. The spectrum of depressive phenomena after spousal bereavement. J Clin Psychiatry 1994;55(Suppl):29.

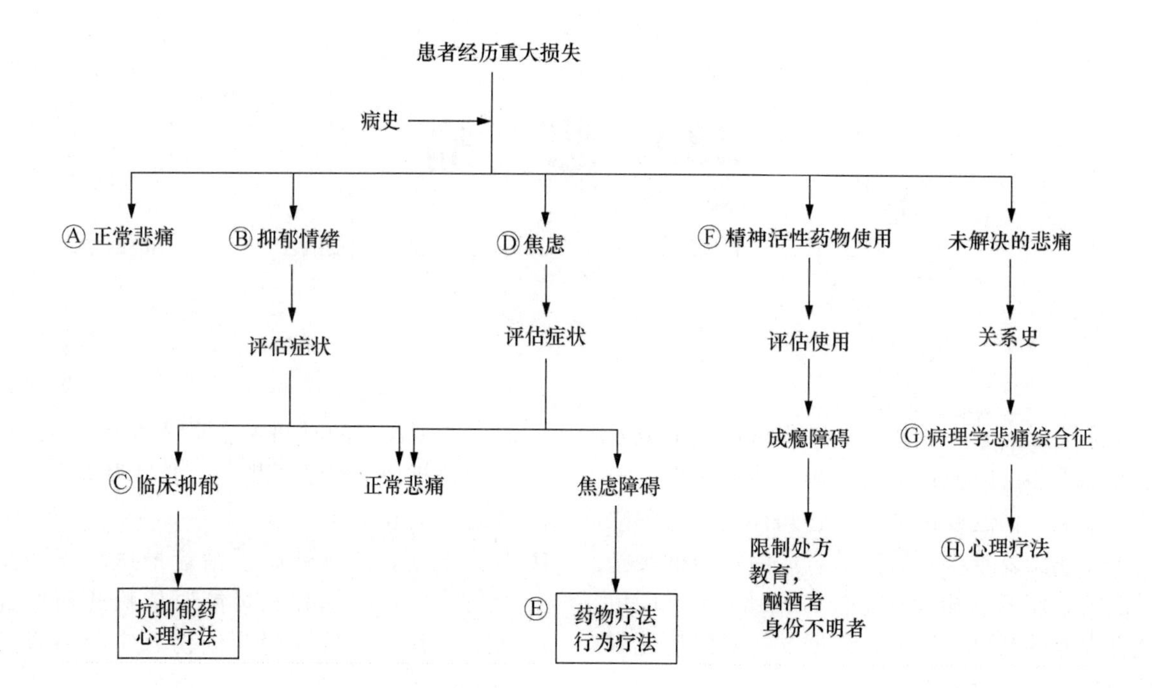
患者经历重大损失
病史
Ⓐ 正常悲痛
Ⓑ 抑郁情绪
Ⓓ 焦虑
Ⓕ 精神活性药物使用
未解决的悲痛
评估症状
评估症状
评估使用
关系史
成瘾障碍
Ⓖ 病理学悲痛综合征
Ⓒ 临床抑郁
正常悲痛
焦虑障碍
限制处方
教育，
酗酒者
身份不明者
Ⓗ 心理疗法
抗抑郁药
心理疗法
Ⓔ
药物疗法
行为疗法

234. 精神病

John A. Fromson，Alan J. Gelenberg

陈　暐　译

精神病被定义为混乱的思考、言论和行为，往往表现为幻觉（虚假的感觉印象：视觉、听觉、嗅觉、味觉、触觉）、妄想（虚假的固定信念）、难以区分现实和虚幻、杂乱无章的思维以及奇怪的和不恰当的行为。

A. 当面对急性精神病患者时，第一项任务是确保受伤可能死亡的患者及他人的安全。冷静、低刺激的环境及工作人员非胁迫性行为是至关重要的。不应该受到威胁物理力，除非可用压倒性的力量。不能将患者单独留在家里，且检查医师至少有 1 名其他人员陪同。有些患者可能需要化学和（或）物理的抑制。应当严肃地询问患者自杀或伤害他人的任何想法，特别是当幻觉为听觉上的和命令类型幻觉时。

B. 病史对于评价精神病患者是至关重要的。关于患者的心理状态，最有价值的信息可能来自认识患者的其他人。询问新出现的怪异行为和与任何先前存在的或急性医疗条件可能的联系、最近发生的躯体症状、传染或有毒物质的暴露、药物的使用、药物滥用、近期手术或者身体或精神创伤。

C. 急性精神病行为可能的医疗原因应被立即考虑和排除。尽管有难度，也要尽可能执行完整的体格检查，包括瞳孔，在可能范围内，还包括胃底。仔细检查患者的全身以发现创伤、药物滥用或任何其他的医疗情况的证据。凝望或刻板运动行为可能表明药物引起或癫痫发作相关状态，行脑电图检查是明智的。

D. 通过立即抽血随后进行静脉注射浓缩葡萄糖溶液的方法处理像低血糖这样的容易处理（潜在危险）的状况。

E. 如果病史（通常来自于其他人）、仔细的体格检查和指定的实验室测试未能解释精神病的任何器质性原因，则考虑进行精神病的鉴别诊断。

F. 精神分裂症是一种终身的慢性疾病，伴随急性精神病发作分散于较少扰乱时期，但仍然是不正常的行为。发作之间，精神分裂症患者通常表现出推动力缺乏、社交笨拙和孤立。急性精神分裂症发作进行抗精神病药治疗，通常维持较低的剂量的应用以减轻将来发作的可能性和严重性。现在，更多的精神分裂症患者正采用新生代的抗精神病药物，如氯氮平（氯氮平片剂）、利培酮（维思通）、奥氮平（再普乐）和喹硫平（思瑞康）。目前还不确定这些药物是否与传统的抗精神病药物一样能够抑制急性突发精神病行为。此外，到本书编写完成时为止，新制剂还没有胃肠外形式。急性发作期间需要使用苯二氮䓬作为辅助抗精神病药物，特别是当患者对自己和他人造成威胁时。

G. 躁狂往往表现为急性精神病。病史通常能够揭示过去的躁狂或重性抑郁的发作。精神状态检查表明患者有好大喜功的思想和高度兴奋、情绪不稳定、说话过多、强制言语，并且性欲亢进。急性治疗包括所需的抗精神病药物，通常伴随着辅助锂。双丙戊酸钠越来越多地被用来抑制躁狂急性症状。锂是大多数双相（躁狂-抑郁）患者的骨干治疗。情绪稳定剂奥氮平（再普乐）也可以有效地防止通过奥氮平和锂急性稳定患者的躁狂和混合发作的复发。这 2 种试剂在防止抑郁复发方面的作用不相上下。卡马西平（得理多及其他）以及较新的抗惊厥药［加巴喷丁和拉莫三嗪（利必通）］也正投入使用。电惊厥疗法（ECT）对于那些未能受益或不能耐受这些药物的患者通常是有效的。苯二氮䓬类可以被附带使用以控制急性发作。

H. 精神性抑郁可能作为复发的情感障碍本身或在双相性疾病过程中发作。妄想和幻觉通常表现为罪责和惩罚等抑郁主题。有效地治疗方法包

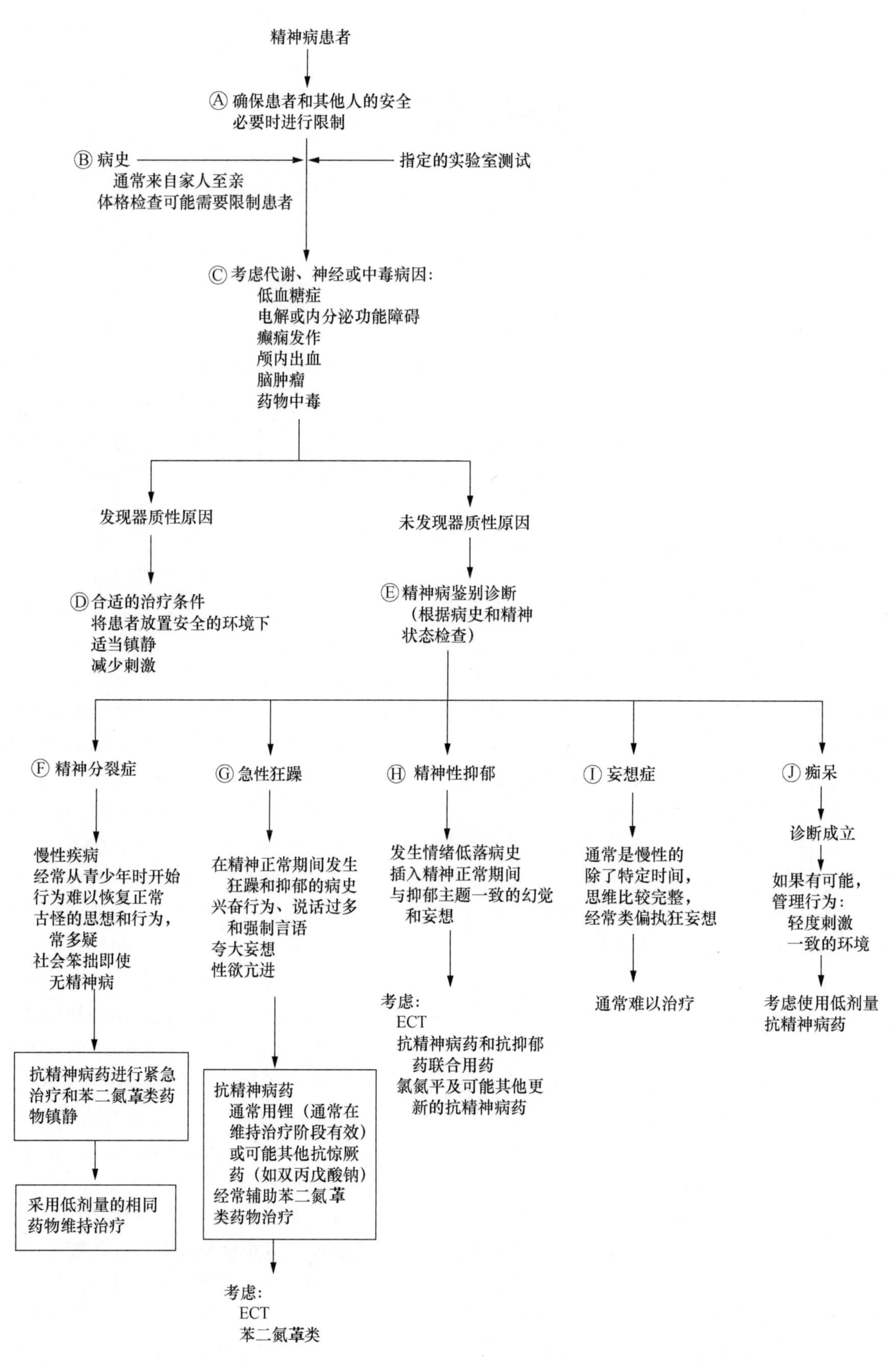

括 ECT 和联合抗精神病和抗抑郁药物。氯氮平和其他可能的新抗精神病药可能在治疗精神性抑郁方面特别有用。此类患者需防范自杀和无所不在的危险。2004 年 3 月，美国食品和药物管理局警告医生和患者 10 类更新的抗抑郁药所增加的自杀风险。但是，现有数据并不表明使用这些新抗抑郁药治疗后自杀或严重自杀倾向的风险增加。

I. 妄想障碍（偏执性精神障碍）是一种慢性疾病，以在其他完整思维中带有固定和集中的妄想系统为特点。通过生物和心理治疗常常难以治疗。

J. 痴呆患者常常表现出能够复杂化长期管理的精神病行为。排除急性医疗条件，如果可能的话，通过行为和环境的方式处理破坏行为。若无法实现，低剂量的抗精神病药物可能会协助管理。

参考文献

American Psychiatric Association. Treatment of Psychiatric Disorders: A Task Force of the American Psychiatric Association. Washington, DC: American Psychiatric Association, 1989:1485, 1655, 1725.

Gelenberg AJ, Keith SJ. Psychosis. In Gelenberg AJ, Bassak EL, eds. The Practitioner's Guide to Psychoactive Drugs, 4th ed. New York: Plenum, 1997.

Kaplan HI, Sadock BJ, eds. Comprehensive Textbook of Psychiatry, 6th ed. Baltimore: Williams & Wilkins, 1994.

Practice guideline for the psychiatric evaluation of adults, 2nd ed. Am J Psychiatry 2006;163(6 Suppl):3–36

Simon GE, Savarino J, Operskalski B, et al. Suicide risk during antidepressant treatment. Am J Psychiatry 2006;163:41.

Tohen M, Greil W, Calabrese JR, et al. Olanzapine versus lithium in the maintenance treatment of bipolar disorder: a 12-month, randomized, double-blind, controlled clinical trial. Am J Psychiatry 2005;162:1281

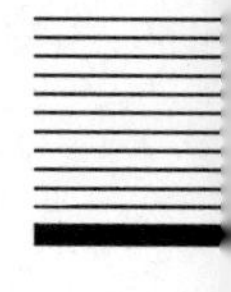

235. 戒　烟

Harry L. Greene II

陈　暐　译

美国外科医生认为导致死亡和残疾的主要可避免的因素是吸烟。每年全世界有 300 万人由于吸烟死亡。到 2025 年这一数字可能达到 1000 万。虽然 75％的患者每年至少就诊 1 次，吸烟者会因为疾病增加而增加就医。戒烟的第一步是通过简单问话“你吸烟吗?”来确定吸烟者。虽然少数吸烟者可能会回避，但多数吸烟者会承认，调查发现 80％的吸烟者说他们将会戒烟。据估计有 4600 万人由于有烟瘾而继续吸烟。

A. 恭喜那些不吸烟的人。鼓励那些已经戒烟的患者。告诫青春期以前的儿童和青少年抵抗来自同龄人的压力及广告宣传，不要把吸烟作为成熟的标志。现在的工作是研发尼古丁疫苗，假如这些疫苗能够有效注射于有开始吸烟风险的青少年。另一项工作是研究吸烟风险最大者的遗传药理学。

B. 告诫吸烟者吸烟对健康的危害后果和戒烟的益处，强调吸烟造成的损害和吸烟引起的疾病时刻存在。激励他们戒烟，并且给他们坚定和明确的戒烟建议。采用导问式，如“你意识到吸烟对你的健康的影响了吗?”使患者意识到存在的和相关吸烟引起的身体问题，去努力个性化吸烟的效果。现在提及戒烟的益处，包括降低癌症、猝死或心肌梗死（MI）的风险，并且延长生命（任何年龄段）。大多数吸烟者都是宿命论者，并且没有意识到吸烟相关的疾病和风险的不可逆性。做一个陈述，如“作为你的医生，我必须告诉你吸烟有害健康。”

C. 可以通过患者对于如下问题的反应来判断其是否完全戒烟：“作为吸烟者，你感觉如何? 什么理由促使你戒烟? 过去你能戒烟吗? 在那段时间你怎么做到的? 是什么促使你又开始吸烟? 如果你再有机会，你会做什么不同的举动?”这些问题的目的是去深刻理解，建立自信，解决问题，并且开始一项新的戒烟尝试。然后可以提出一系列关键问题：“你曾想过戒烟吗? 你认为你能戒烟吗? 你如何能做到? 我能帮你戒烟吗?”

D. 在这点上，有些患者没有表现出足够的动机，或者不愿意谈论或计划一项戒烟尝试。这些人经常缺乏自信，并且如果他们戒烟失败时，他们不愿意有损他们的自尊。在这些患者违背医生的忠告开始吸烟时，有些调查者认为他们应当签订弃权书。可以给他们一份宣传手册去阅读，并可在下次就医时讨论这个主题。当意愿变为行动时，注意可能发生的严重事件（如急性病，患者、朋友或亲戚有 MI，癌症，妊娠，一个值得珍惜朋友的死亡）。

E. 心理矛盾的患者经常不愿意选定一个戒烟日期或签署一份戒烟协议，但是愿意去做别的事情。戒烟日记可以帮助记录时间，地点，他们做什么，和谁一起，以及从 1（关键）到 5（不是非常重要）条香烟的价值。此日记可以帮助建立自我意识。它可以帮助逐渐减少吸烟（即戒掉不是非常重要的烟）。其他技术包括改吸低焦油和尼古丁含量的烟，并且每天少吸一些烟。这些方法主要是直接方法以建立成功停止尝试的自信。直到患者准备好去改变以前，最好不要导致失败。现在有新的药理制剂，可以帮助有心理矛盾的人去尝试戒烟。

F. 准备好去戒烟的患者，必须明确戒烟时间并签订协议。这些内容可以提前打印出来或写在图表中。如果协议副本与图表复印件放在一起，协议可以作为另外一种提醒。另外一份复印件放在患者选择的醒目位置（如冰箱上、镜子上）。有些患者可以在一段时间内坚持写吸烟日记来提高对吸烟时间、地点和原因的意识。一旦选择了戒烟日期，就要与患者建立一项行动计划来决定谁是家里和工作时的戒烟支持者，以及

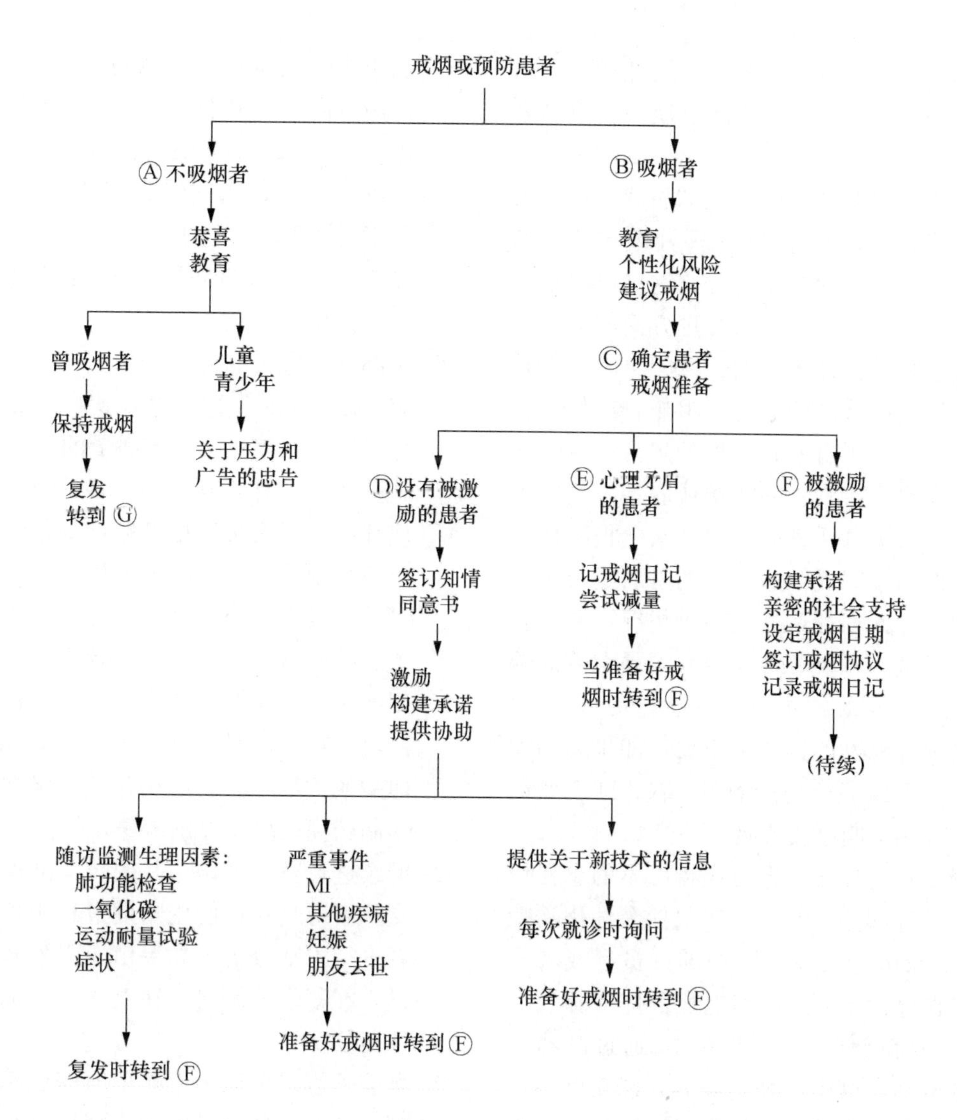

体重增加时如何处理［增加运动、低热量食物、使用安非他酮或尼古丁替代疗法（NRT）］。当肺功能恢复正常时，患者经常会咳嗽；需要从积极的角度强调这方面（如肺部清理）。告知患者只有用于帮助睡眠时才可以将止咳药作为最后的选择。选择伐尼克兰（Chantix）的患者必须在真正戒烟日期开始前 1 周使用此药，这样当他们戒烟时可以使用全量。

G. 依据患者对尼古丁是否有严重成瘾性来决定是否使用 NRT。这些可以根据历史数据或患者对以下 2 个问题的反应来明确："你在早晨起床后 30min 内吸烟吗?"以及"你每天吸烟超过 25 支吗?"也可以使用病史信息如患者曾经尝试戒烟，但由于戒断体征或症状而放弃。这些患者更适合使用 NRT。

H1. 对于尼古丁依赖的患者，应同时提供药理和心理干预，并讨论这些方法以保证能够选择对他们最好的方法。我们推荐患者使用一种持续的治疗方法（途径）和一种紧急药物治疗（吸入剂、锭剂或咀嚼胶）。后者允许使用紧急剂量，它能够在需要时刺激尼古丁急性脉冲。若选择伐尼克兰，则急性或慢性 NRT 药物均不被批准使用，因其作用模式是尼古丁阻断。伐尼克兰必须在戒烟日期前 1 周开始使用，然后适应调整剂量到全量。NRT 有几种选择，如尼古丁咀嚼胶、含尼古丁皮肤贴片、鼻腔喷雾、口腔吸入器、含尼古丁锭剂/迷你片剂和影响心理药物如安非他酮和伐尼克兰。由于可乐定和去甲替林频发副反应，它们被作为二线药物。有些患者不能使用咀嚼胶，由于牙齿问题或颞下颌关节问题，或者由于他们以前已经尝试过咀嚼胶并对其失去信心。对于这些患者建议使用皮肤贴剂。有些患者每天仅吸少量的烟或者可能不会选择尼古丁替代，不使用替代疗法而直接尝试戒烟可能更合适，或单独使用安非他酮或伐尼克兰。研究表明这些成分都能比替代疗法的戒烟成功率高 1.5～3 倍。少数患者可能一天吸烟量很小，或者可能希望自己进行

“冷火鸡法”。对于那些坚持及有自信的患者，可以不使用 NRT 而直接尝试戒烟。这组患者需小心随访。

为烟瘾极大和选择咀嚼胶的患者提供尼古丁咀嚼胶（力克雷）。现在有多种风味的咀嚼胶，且口感比以前的产品更好。这些可以根据时间表来进行，并且在消除心理方面的成瘾性后可以逐渐减量。许多戒烟失败的患者可能是由于没有使用足够量的尼古丁咀嚼胶或使用方法不正确。对于所有开始戒烟的患者，在最初数天或数周要保持紧密的随访或联系。这些可以通过工作人员电话查询或患者来电报告他们每天如何做的来完成。这样做的目的是及早发现复发情况，计划如何处理这种情况，并重新开始戒断尝试。一次短暂复吸并不预示着戒烟失败，大部分戒烟成功的患者已经历过 3～4 次复发情况。复发的详情很重要，如果急切需求是主因，可以联合使用急性 NRT 制剂如鼻腔喷雾、锭剂、咀嚼胶或吸入剂。

H2. 一旦选择了药物疗法，患者应将医生的忠告作为治疗的关键部分。治疗方法包括个性化治疗（你作为临床医生或你团队中的一员）或者戒烟顾问，群体性治疗（参与癌症群体或肺病相关群体、医院或保健计划群体），通过制药厂商提供的电话，健康计划，等等。现在可用网络支持，但是其有效性还没有经过测试。戒烟成功与更多社会支持相关，并且心理支持能够增加戒烟成功的概率。

I. 对于戒烟成功的患者，赞扬和支持是维持治疗的一部分。

J. 对于复吸的患者，分析复发原因有助于下一步治疗；从 F 重新开始。有 2 种规格的力克雷，2mg 或 4mg。根据患者吸烟量和吸烟方式，初始剂量 2mg 能够帮助逐渐减少对香烟中尼古丁的需求。斯坦福大学的 David sachs 建议 4s 规则［即每天 1 包烟（ppd），力克雷 12 片/天；1.5ppd，16 片/天；2ppd，20 片/天］伴随最终减少量。他也建议使用者采用咀嚼、停止和存放的方法（即缓慢咀嚼直到感觉兴奋，停止咀嚼并将药物放在牙龈和面颊间，当兴奋消失时开始咀嚼，当感觉到兴奋时停止咀嚼）。

K. 之后的就诊均应当包括关于加强戒烟的随访问题和继续表扬戒烟成功。

L. 对于成瘾患者和适用透皮尼古丁贴剂的患者，首剂量由患者吸烟数量和患者体型决定。

M. 体重＜48kg（105 磅）或吸烟＜20 支/天或有心绞痛的患者应当考虑以 14mg 为起始剂量。由于过量尼古丁症状而不能承受 21mg 贴剂的患者应当使用低剂量。14mg 的剂量应当至少持续使用 1 个月。

N. 大部分烟瘾大的患者（除去 M 中标记的情况）应当以 21mg 为透皮贴片初始剂量。持续 1 个月。患者在使用 21mg 剂量的药物时经常报告做梦清晰、改变或增多。多数患者贴剂下会出现红斑。每天必须更换贴剂部位。必须仔细遵照药品制造商的说明书使用。在使用贴剂时绝对不能吸烟，因为这样会导致尼古丁中毒，加重心绞痛或 MI。少数（1%～3%）患者在贴剂部位会出现严重的皮肤反应。这些患者应当使用咀嚼胶、吸入剂、鼻腔喷雾和（或）安非他酮或伐尼克兰。使用初始剂量之后，应当依据制药商的建议逐渐减量。

O. 继续进行密切随访，并按照 I 和 K 中所列进行支持。应当对在使用贴剂过程中烟瘾复发的患者进行失败分析，如果由于强烈吸烟愿望而复发，在复发开始时，在上一贴片剂量时给予急性药物。

P. 鼻腔喷雾出现尼古丁峰值时间比咀嚼胶、吸入剂、锭剂或贴片早。药物剂量是每个鼻孔喷射 1 次，两侧鼻孔均需喷射。药物剂量是每小时 2 次。用于治疗急性烟瘾时，喷雾与贴片联合使用。那些需要点燃香烟的“急速”效果的吸烟者通常选择喷雾。

Q. 尼古丁吸入剂于 20 世纪 90 年代出现，并且仍然由处方开出。吸入剂增加了“处理行为”就像处理香烟一样的身体优势。它为患者提供了他/她控制去调整剂量的机制。吸入剂中大部分尼古丁是通过口腔黏膜、食管和胃吸收，仅有一少部分通过肺吸收。单独使用时，它比安慰剂增加了 2 倍戒烟率，与贴片相比，戒烟率更高。

R. 当首次使用安非他酮（wellbutrin，zyban）150mg 剂量，每天 2 次时，1 年有 20%～23%的戒烟率。现在有缓释制剂，能够在提高疗效的同时，减少癫痫发作风险。持续使用 7 周剂量为 100～300mg/d，戒烟效率为 20%到将近 45%。安非他酮能够帮助那些试图减少每日用量的患

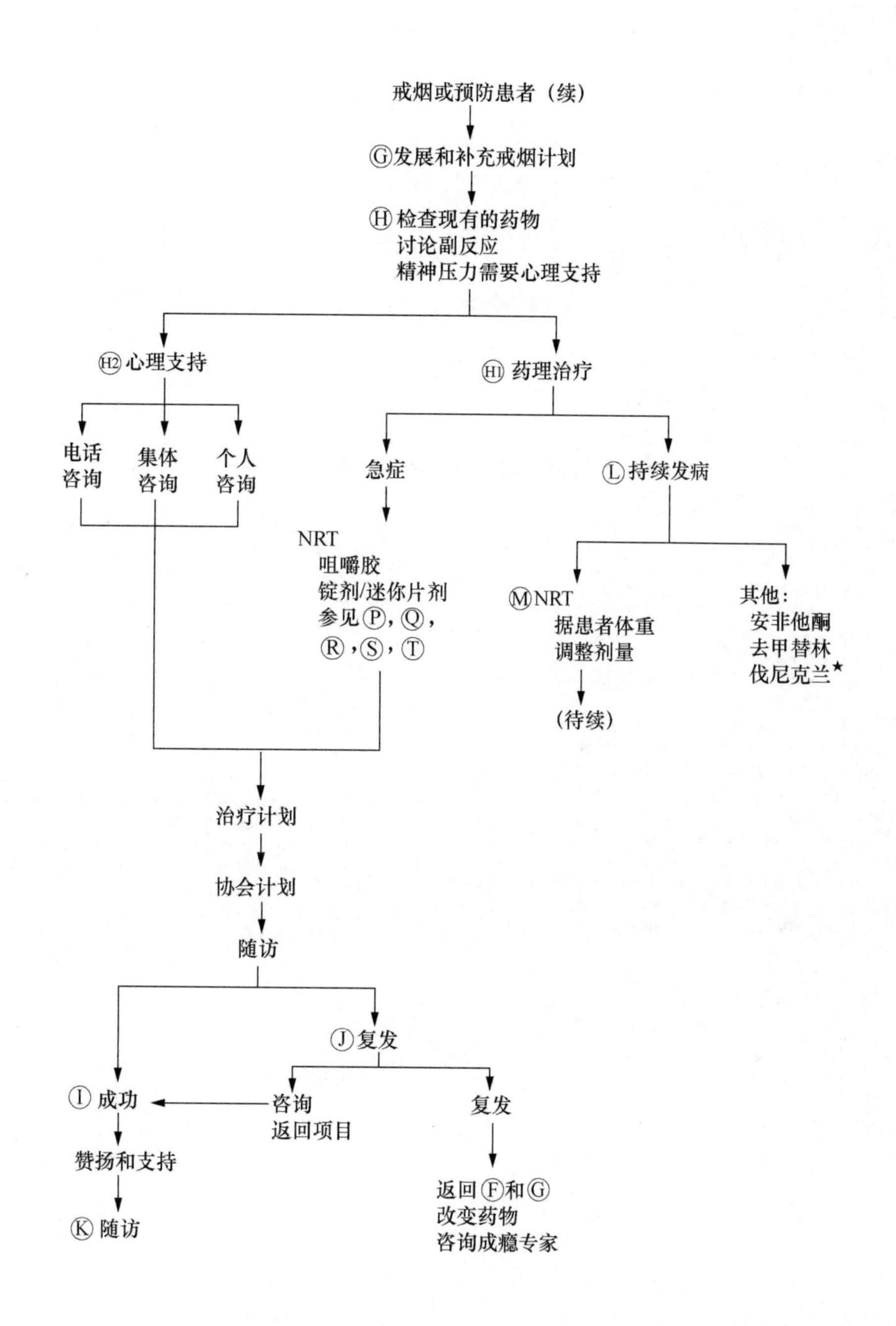

★应单独使用；密切监测抑郁和自杀观念。见FDA Alert2/1/2008.

者去减少吸烟量，并且与 NRT 结合使用时能够增加疗效。由于它与 NRT 不同，没有心脏副作用，它对那些刚从 MI 恢复的患者有特殊的作用。它减少了戒烟时体重增加的风险，对于孕妇属于 B 级药物。副作用包括口干燥、头痛和失眠。禁用于有癫痫发作病史或易发病的患者。

S. 去甲替林已经被美国医疗保健研究与质量局列为二线药物。它用于患有或无抑郁患者的戒烟。当与贴片使用时，能够比单独使用贴片增加戒烟率。

T. 伐尼克兰（chantix）是一种新的药理学药剂，与 α4β2 神经尼古丁乙酰胆碱受体具有高度亲和力和选择性，因此产生了激动活性。在戒烟日前 1 周开始，推荐剂量是 0.5mg 口服 1～3 天。之后 0.5mg 口服，每日 2 次，使用 4～7 天，然后在第 8 天开始口服 1.0mg 剂量，直到治疗完成。首次治疗周期是 12 周；对于那些仍有戒断症状的患者，必须继续治疗 12 周。最近报告关于使用伐尼克兰时患者出现关于情绪波动、抑郁、自杀观念和自杀未遂及已经自杀的警告，因此当患者接受治疗时需要关注其心理动向。

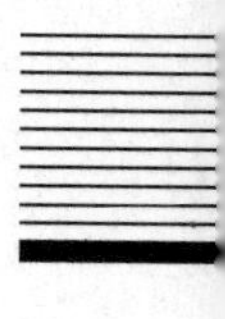

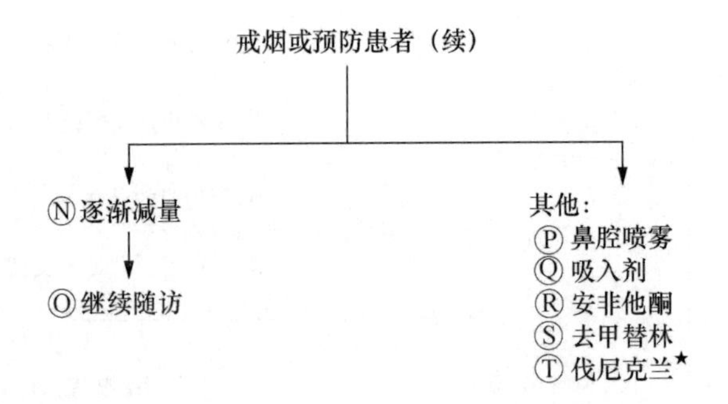

*应单独使用；密切监测抑郁和自杀观念。见FDA Alert2/1/2008.

参考文献

Aubin HJ. Tolerability and safety of sustained release bupropion in the management of smoking cessation. Drugs 2002;62(Suppl 2):45–52.

Bartecchi CE, MacKenzie TD, Schrier RW. The human costs of tobacco use. N Engl J Med 1994;330:907.

Benowitz NL. Treating tobacco addiction: nicotine or no nicotine? N Engl J Med 1997;337:1230.

Bronson DL, Flynn BS, Solomon LJ, et al. Smoking cessation counseling during periodic health examinations. Arch Intern Med 1989;149:1653.

Coates TJ, Cummings SR. Behavior modification. In Kassirer JP, Greene HL II, eds. Current Therapy in Adult Medicine, 4th ed. St Louis: Mosby, 1997:26.

DeNelsky GY. Smoking cessation: strategies that work. Cleve Clin J Med 1990;57:416.

Frishman WH, Mittas W, Kupersmith A, et al. Nicotine and non-nicotine smoking cessation pharmacotherapies. Cardiol Rev 2006;14:57–73.

Greene HL II. Smoking cessation. In Kassirer JP, Greene HL II, eds. Current Therapy in Adult Medicine, 4th ed. St Louis: Mosby, 1997:35.

Guise BJ, Goldstein MG, Clark MM, et al. Behavior change: the example of smoking. In Noble J, Greene HL, Levenson W, eds. Primary Care Medicine. St. Louis: Mosby, 1996:1650.

Henningfield JE, Fant RV, Buchalter AR, et al. Pharmacotherapy of nicotine dependence. Ca Cancer J Clin 2005;55:281–299.

Hughes JR. Does smoking reduction increase future cessation and decrease disease risk? Nicotine and Tobacco Research 2006;739–749.

Hurt RD, Sachs DP, Glover ED, et al. Comparison of sustained-release bupropion and placebo for smoking cessation. N Engl J Med 1997;337:1230–1231.

Joseph AM, Norman SM, Ferry LH, et al. The safety of transdermal nicotine as an aid to smoking cessation in patients with cardiac disease. N Engl J Med 1996;335:1792.

Ockene JK, Kristeller J, Goldberg R, et al. Increasing the efficacy of physician-delivered smoking interventions: a randomized clinical trial. J Gen Intern Med 1991;6:1.

Rigotti NA. Treatment of tobacco use and dependence. N Engl J Med 2002;346:506.

236. 自杀倾向的患者

John A. Fromson，Rebecca L. Potter

陈 暐 译

大多数有自杀倾向的人与周围的人交流时会有自我毁灭的意图，包括与他们的医生交流。多达 2/3 的自杀者在他们死亡前数周或数月看过医生。医学生和初级保健医生应该知道如何去评估一个患者是否有自杀倾向。患者是否看起来或感觉起来情绪低落并谈论“不想继续生活”，放弃，并且对社会活动失去兴趣？如果是这样，需要制定一个更详细的自杀风险评估。全面的自杀风险评估考虑的因素包括年龄，性别，社会和文化事件，精神诊断，预防措施，治疗设备，以及治疗类型。

A. 增加患者自杀观念和倾向风险的精神异常，包括抑郁、双相障碍、酒精或药物滥用、惊恐发作和惊恐障碍。情感性精神障碍的患者具有急性自杀高风险的因素，包括激动状态和严重焦虑形式、惊恐发作、全球失眠与兴趣缺失。

B. 以下心理因素使患者自杀风险增加：单身、离婚、丧偶或分居的婚姻状况，失业，社会支持减少，屈辱的生活事件（如最近失去工作或重要关系），慢性病，家族自杀史。先前试图自杀是对未来自杀的一种预测。

C. 不要忽视或尽量减少提到自杀，如谈论风险、谈论对过去事件的愧疚、“结束这一切”、立遗嘱或赠送珍贵的财产。直接询问患者他们是否自杀，他们是否有什么计划；评估他们对自杀计划的理解。他们有方法去执行计划吗？有初步尝试吗？确定患者的情绪，食欲和睡眠改变，存在的幻觉或妄想，以及语言质量。特别“命令”幻觉自杀的患者是高风险。有必要在体格检查和实验室研究中考虑附加原因或伴随而来的疾病。

D. 如果患者有严重的立即自杀意图，应考虑进行心理咨询以及自愿或非自愿住院。如果自杀风险并非迫在眉睫，应与患者建立并提供治疗关系。形成一个不自杀协议，按时间表经常会面，为将来提供再次保证和希望，这些是很重要的。允许患者公开感情，帮助他/她解决问题，交流同情和关怀。治疗任何潜在的精神或内科疾病。

参考文献

Blumenthal SJ. Suicide: a guide to risk factors, assessment, and treatment of suicidal patients. Med Clin North Am 1988;72:937.

Busch KA, Fawcett J, Jacobs DG. Clinical correlates of inpatient suicide. J Clin Psychiatry 2003;64:14–19.

Fawcett J, Clark DC, Busch KA. Assessing and treating the patient at risk for suicide. Psychiatr Annals 1993;23:244.

Fawcett J, Sheftner WA, Fogg L, et al. Time-related predictors of suicide in major affective disorder. Am J Psychiatry 1990;146:1189.

Hall RC, Platt DE, Hall RC. Suicide risk assessment: a review of risk factors in 100 patients who made severe suicide attempts: evaluation of suicide risk in a time of managed care. Psychosomatics 1999;40:18.

Hirschfeld JM, Russell JM. Assessment and treatment of suicidal patients. N Engl J Med 1997;337:910.

Malone KM, Szanto K, Corbitt EM, et al. Clinical assessment versus research methods in the assessment of suicidal behavior. Am J Psychiatry 1995;152:1601.

Roy A. Suicide. In Kaplan HI, Sadock BJ, eds. Comprehensive Textbook of Psychiatry, 6th ed. Baltimore: Williams & Wilkins, 1995.

Simon RI. Suicide risk: assessing the unpredictable. In Simon RI, Hales RE. The American Psychiatric Publishing Textbook of Suicide Assessment and Management. Washington, DC: American Psychiatric Publishing, 2006.

Weissman MM, Kierman GL, Markowitz JS, et al. Suicidal ideation and suicide attempts in panic disorder and attacks. N Engl J Med 1989;321:1209.

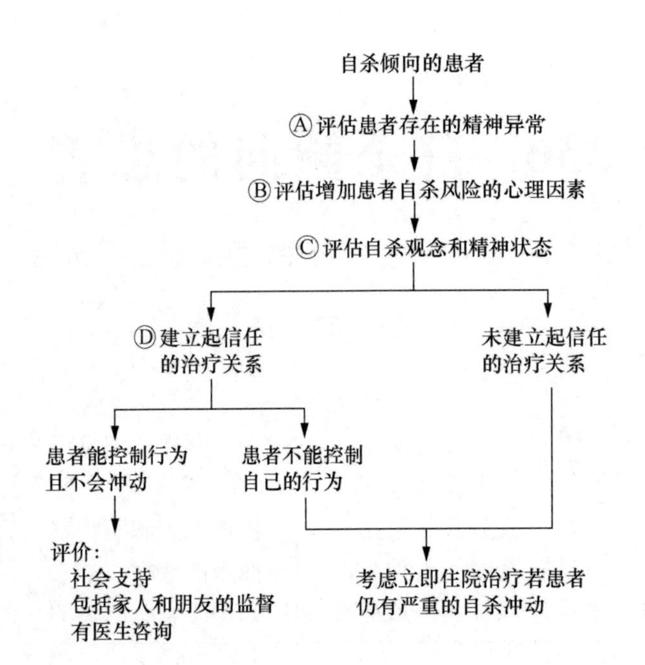
自杀倾向的患者
Ⓐ评估患者存在的精神异常
Ⓑ评估增加患者自杀风险的心理因素
Ⓒ评估自杀观念和精神状态
Ⓓ建立起信任的治疗关系
未建立起信任的治疗关系
患者能控制行为且不会冲动
患者不能控制自己的行为
评价：
社会支持
包括家人和朋友的监督
有医生咨询
考虑立即住院治疗若患者仍有严重的自杀冲动

药 理 学

Michael D. Katz

237. 急性抗凝

Michael D. Katz

张　弘　译

血栓性疾病及需要抗凝治疗疾病包括：近端深静脉血栓形成（DVT）、肺栓塞（PE）、心房颤动并栓子、急性心肌梗死、急性冠状动脉综合征及机械心瓣膜置换。在有威胁生命的血栓性疾病（不用于预防）如PE伴休克，在进行诊断试验前即开始使用肝素。

A. 诊断试验的敏感性及特异性有别。PE患者即使螺旋CT扫描或通气灌流扫描未确定或阴性时，临床高度怀疑同样需要抗凝治疗。

B. 肝素的禁忌证是相对的：治疗风险需与潜在的受益相权衡。大多数病例中，既往对肝素过敏或肝素诱导的血小板减少、急性出血、颅内出血、胃肠出血、血友病、血小板减少、重症高血压或近期脑、脊髓及眼手术等情况下不应该予以肝素抗凝治疗。肝素治疗禁忌证的PE患者考虑替换使用下腔静脉（IVC）过滤。

C. 对大面积PE或血流动力学受损的患者可考虑使用尿激酶或组织纤溶酶原激活剂（TPA）溶栓治疗。然而，临床试验显示在大多数静脉血栓栓塞的患者溶栓治疗较肝素无明显优势。

D. 有研究显示，按体重给予肝素治疗可以在取得较为迅速的抗凝治疗效果的同时，不增加出血的风险。很多医疗机构已经研发了肝素增量法方案以促进肝素的合理使用。然而，上述方案的实施并不与需要临床医生密切的临床和实验室监测相悖。在任何一次快速推注至少6h后检查部分凝血酶原时间（PTT）；过早检查PTT可能导致错误的升高结果。为肝素治疗而设定的PTT目标值需以各实验室的阈值水平为基础。现在很多实验室PTT检验的标化是根据肝素水平而定的。PTT基线量变化必须以当地实验室标准为依据，公布的治疗方案仅作为指导。

E. 很多低分子量肝素（LMWH）产品，如依诺肝素已上市。这些制剂至少与未分离肝素（UFH）同效，不需要进行PTT监测并可以间断皮下注射给药。然而，这些产品较UFH的价格高很多，且对住院患者无特别优势。有研究显示LMWH能安全地用于不住院的DVT或PE患者。病情稳定且有适宜的家庭环境及保险报销的患者可以出院使用LMWH（如依诺肝素1mg/kg每12h皮下注射1次或1.5mg/kg每24h 1次）。这种治疗一直持续到使用治疗水平的长效抗凝血药（华法林）。

F. 如果有使用长效抗凝血药的指征且无使用华法林的禁忌证，PTT达到治疗水平即可开始应用华法林。华法林的初始剂量应与预定的维持剂量相同。无药学原理及结果证据支持使用华法林“负荷”剂量。持续使用肝素至少4天后开始华法林治疗。过早使用华法林导致因子Ⅶ消耗而使凝血酶原时间/国际标准化比（PT/INR）增加。患者通常在因子Ⅱ及Ⅹ明显减少时才出现真正的抗凝反应。

参考文献

Buller HR, Agnelli G, Hull RD, et al. Antithrombotic therapy for venous thromboembolic disease: The Seventh ACCP Conference on Antithrombotic and Thrombolytic Therapy. Chest 2004;126:401–428.

Hirsh J, Raschke R. Heparin and low-molecular-weight heparin: The Seventh ACCP Conference on Antithrombotic and Thrombolytic Therapy. Chest 2004;126:188S–203S.

Raschke RA, Reilly BM, Guidry JR, et al. The weight-based heparin dosing nomogram compared with a “standard care” nomogram. A randomized controlled trial. Ann Intern Med 1993;119:874.

Spinler SA, Wittkowsky AK, Nutescu EA, et al. Anticoagulation monitoring. Part 2: unfractionated heparin and low-molecular-weight heparin. Ann Pharmacother 2005;39:1275–1285.

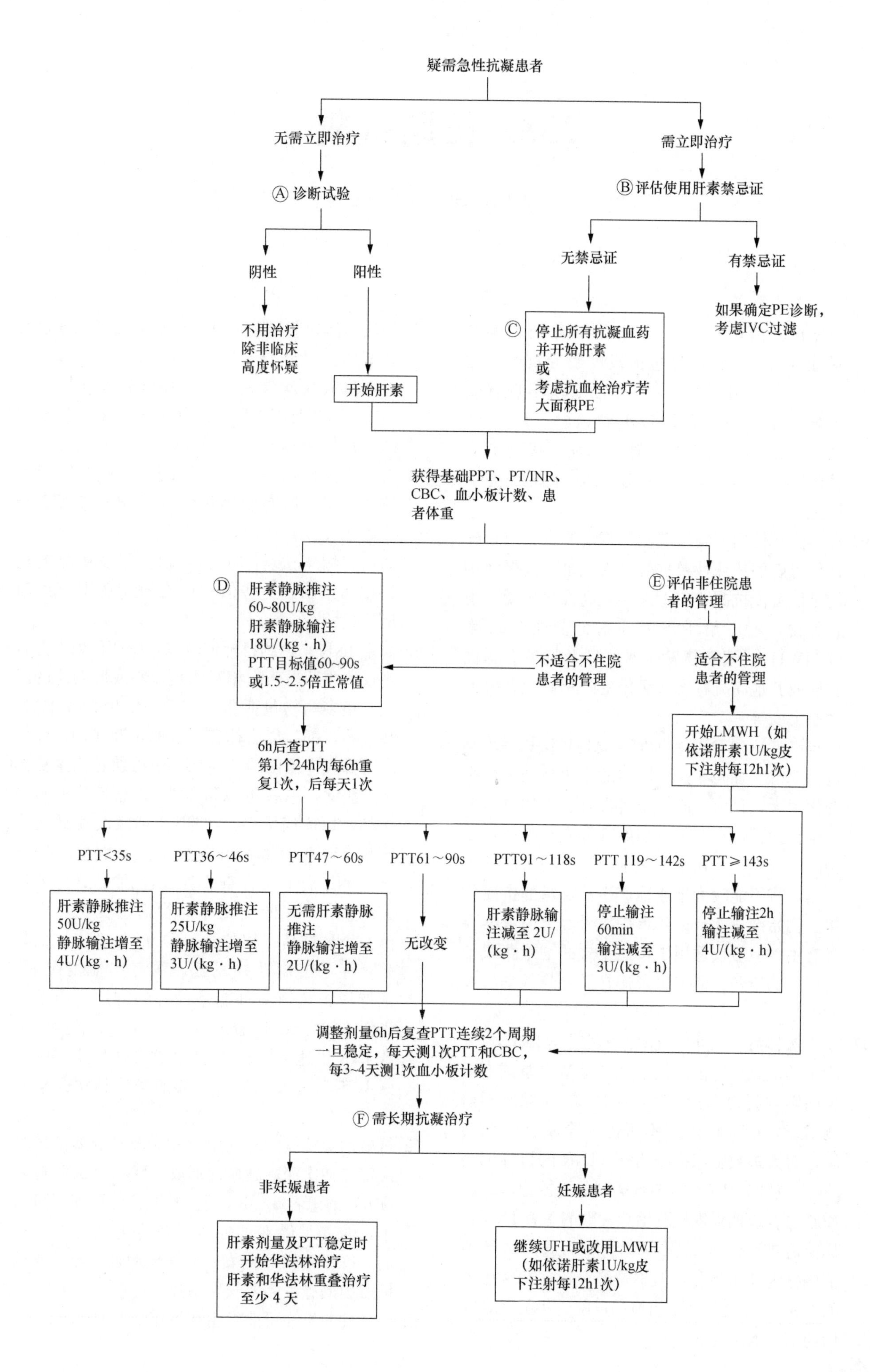

疑需急性抗凝患者
无需立即治疗
需立即治疗
Ⓐ 诊断试验
Ⓑ 评估使用肝素禁忌证
阴性
阳性
无禁忌证
有禁忌证
不用治疗
除非临床
高度怀疑
开始肝素
Ⓒ
停止所有抗凝血药
并开始肝素
或
考虑抗血栓治疗若
大面积PE
如果确定PE诊断，
考虑IVC过滤
获得基础PPT、PT/INR、
CBC、血小板计数、患
者体重
Ⓓ
肝素静脉推注
60~80U/kg
肝素静脉输注
18U/(kg · h)
PTT目标值60~90s
或1.5~2.5倍正常值
Ⓔ 评估非住院患
者的管理
不适合不住院
患者的管理
适合不住院
患者的管理
开始LMWH（如
依诺肝素1U/kg皮
下注射每12h1次）
6h后查PTT
第1个24h内每6h重
复1次，后每天1次
PTT<35s
PTT36～46s
PTT47～60s
PTT61～90s
PTT91～118s
PTT 119～142s
PTT≥143s
肝素静脉推注
50U/kg
静脉输注增至
4U/(kg · h)
肝素静脉推注
25U/kg
静脉输注增至
3U/(kg · h)
无需肝素静脉
推注
静脉输注增至
2U/(kg · h)
无改变
肝素静脉输
注减至 2U/
(kg · h)
停止输注
60min
输注减至
3U/(kg · h)
停止输注2h
输注减至
4U/(kg · h)
调整剂量6h后复查PTT连续2个周期
一旦稳定，每天测1次PTT和CBC，
每3~4天测1次血小板计数
Ⓕ 需长期抗凝治疗
非妊娠患者
妊娠患者
肝素剂量及PTT稳定时
开始华法林治疗
肝素和华法林重叠治疗
至少 4 天
继续UFH或改用LMWH
（如依诺肝素1U/kg皮
下注射每12h1次）

238. 长期抗凝

Michael D. Katz

张 弘 译

A. 长期抗凝治疗的禁忌证除急性抗凝所列的禁忌证（见前）外，还包括极度疲劳及严重营养不良者、明显外伤者、嗜酒者及不理解或不配合治疗者。必须考虑到风险-利益比。妊娠是使用华法林的绝对禁忌证。接受华法林治疗的育龄期女性必须采取有效的避孕措施。

B. 在华法林使用期间出现栓塞复发的患者应首先评估患者的依从性及抗凝是否充足。如果使用的是低强度抗凝，应考虑换成高强度抗凝。也就是说，考虑给予皮下注射低分子量肝素（LMWH）。频繁复发栓塞的患者应考虑恶性肿瘤或其他高凝状态（活化蛋白C缺乏、凝血酶原突变等）。

C. 成年患者达到INR目标值需要的华法林平均剂量是5mg。而每个患者所需的华法林剂量水平变化很大，且对一既定患者没有客观的方法来准确预测其治疗剂量。初始剂量应与维持剂量相同。假定一个初始负荷量与既定的华法林不一致，将不能较为迅速地产生治疗量的抗凝作用。初始剂量10mg可能在预测后续剂量需要时有用，但应仅适用于按照正式的剂量路线图所规定的给药。老年患者通常需要降低华法林的剂量。

D. 在华法林治疗期间的抗凝作用水平是由INR来确定的。此计算值纠正了因纤维蛋白原试剂差异而影响凝血酶原时间（PT）的问题。不监测INR，华法林治疗不可能安全、有效地实施。对大多数临床抗凝治疗，INR的目标值是2.5（范围为2～3）。多数类型的机械假体心脏瓣膜患者或低强度抗凝治疗失败的患者INR目标值需要达到3（范围2.5～3.5）。INR数值范围作为临床指导，但不是绝对值。特殊患者的INR目标值是基于出血的危险、年龄及合并用药情况而决定的。

E. 华法林治疗期间必须进行密切监测。当华法林逐渐加量时需要频繁监测；而患者病情稳定时则可减少就诊频率。非住院患者初始应在第1、第2及第4周各评估1次。如果INR持续在目标值范围，患者可每4～8周监测1次。研究显示若患者在抗凝门诊随诊，后果持续改善。所有使用华法林治疗的患者必须接受相关教育及指导，如潜在的血栓性疾病、如何服用华法林、可能的副作用及明显的药物相互作用。这些信息应在每位患者就诊时反复提醒。

F. 如果INR未达到目标值范围，应评估患者是否不规律用药、药物相互作用、心或肝功能的改变。很多药物包括非处方药、维生素及中药/替代药，都与华法林有明显的相互作用。任何新药都应谨慎使用。如果一个可纠正因素被确定并去除，患者可以继续服用先前剂量的华法林。以前病情稳定伴INR轻微波动且无临床状态改变的患者可继续维持原剂量的华法林，INR需1周复查1次。注意不推荐剂量大调整，INR的变化与药物剂量变化不成比例。INR过高（如＞6～10）的患者应评估其是否存在出血性并发症。没有出血情况时，维持华法林剂量可能是最好的方法。给予维生素K 2.5mg口服或0.5～1mg皮下注射可致INR迅速下降而不引起华法林耐药。维生素K剂量过大可延长后续的华法林耐药而应予以避免。

G. 抗凝治疗持续的时间由原发病及再栓塞的风险决定。初次深静脉血栓形成（DVT）或肺栓塞（PE）的患者3～6个月的抗凝治疗可能就可以了，尤其是潜在的原因被确定并去除时。然而，DVT或PE复发、心房颤动合并栓子或机械瓣膜的患者需要长期治疗。

H. 出血性并发症可能发生在治疗水平INR或INR

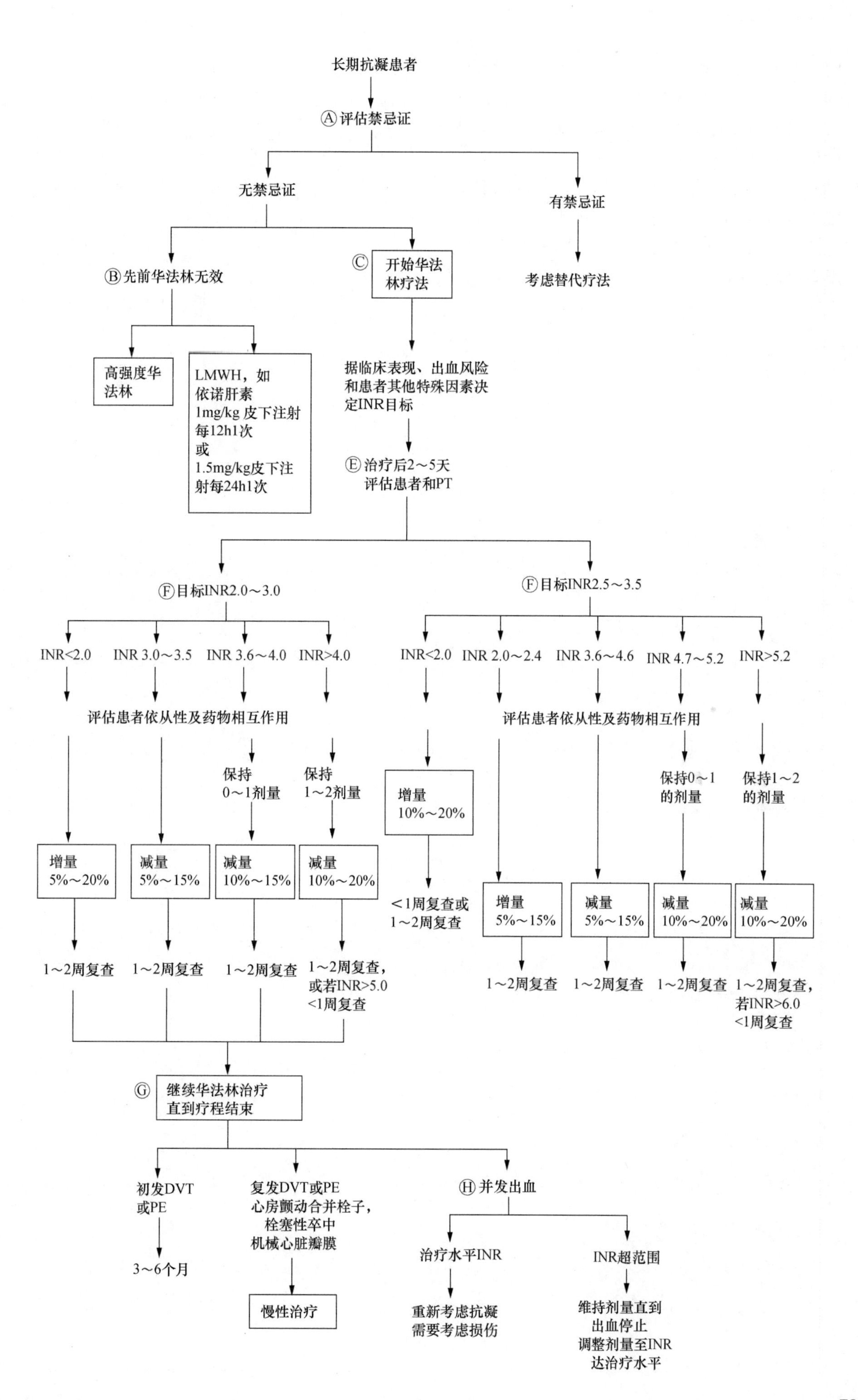
长期抗凝患者
Ⓐ评估禁忌证
无禁忌证
有禁忌证
考虑替代疗法
Ⓑ先前华法林无效
Ⓒ 开始华法林疗法
高强度华法林
LMWH，如依诺肝素1mg/kg皮下注射每12h1次或1.5mg/kg皮下注射每24h1次
据临床表现、出血风险和患者其他特殊因素决定INR目标
Ⓔ治疗后2～5天评估患者和PT
Ⓕ目标INR2.0～3.0
Ⓕ目标INR2.5～3.5
INR<2.0
INR 3.0～3.5
INR 3.6～4.0
INR>4.0
INR<2.0
INR 2.0～2.4
INR 3.6～4.6
INR 4.7～5.2
INR>5.2
评估患者依从性及药物相互作用
评估患者依从性及药物相互作用
保持0～1剂量
保持1～2剂量
增量10%～20%
保持0～1的剂量
保持1～2的剂量
增量5%～20%
减量5%～15%
减量10%～15%
减量10%～20%
<1周复查或1～2周复查
增量5%～15%
减量5%～15%
减量10%～20%
减量10%～20%
1～2周复查
1～2周复查
1～2周复查
1～2周复查，或若INR>5.0 <1周复查
1～2周复查
1～2周复查
1～2周复查
1～2周复查，若INR>6.0 <1周复查
Ⓖ 继续华法林治疗直到疗程结束
初发DVT或PE
复发DVT或PE心房颤动合并栓子，栓塞性卒中机械心脏瓣膜
Ⓗ并发出血
3～6个月
慢性治疗
治疗水平INR
INR超范围
重新考虑抗凝需要考虑损伤
维持剂量直到出血停止调整剂量至INR达治疗水平

增高的情况下。将来抗凝治疗的风险必需考虑到未来出血的风险。华法林相关的出血的处理通常通过持续使用华法林并给予维生素 K、新鲜冰冻血浆或两者同时使用完成。机械心脏瓣膜的患者不必要全逆转抗凝治疗。予以大剂量维生素 K（>5mg 皮下注射/静脉滴注）将引起未来数周对华法林的耐药。治疗水平 INR 的患者出现胃肠出血或血尿，可能是胃肠或尿路损伤。

参考文献

Ansell J, Hirsh J, Poller L, et al. The pharmacology and management of the vitamin K antagonists: the Seventh ACCP Conference on Antithrombotic and Thrombolytic Therapy. Chest 2004;126:204–233.

Ansell JE, Oertel LB, Wittkowsky AK. Managing Oral Anticoagulation Therapy. Gaithersburg, MD: Aspen, 1997.

Eckhoff CD, DiDomenico RJ, Shapiro NL. Initiating warfarin therapy: 5 mg versus 10 mg. Ann Pharmacother 2004;38:2115–2121.

Levine MN, Raskob G, Beyth RJ, et al. Hemorrhagic complications of anticoagulant treatment and thrombolytic therapy: the Seventh ACCP Conference on Antithrombotic and Thrombolytic Therapy. Chest 2004;126:287–310.

Spinler SA, Nutescu EA, Smythe MA, Wittkowsky AK. Anticoagulation monitoring part 1: warfarin and parenteral direct thrombin inhibitors. Ann Pharmacother 2005;39:1049–1055.

239. 过敏反应

Michael D. Katz

李　萍　译

过敏反应常见的症状和体征包括有先兆、鼻炎、咳嗽、瘙痒、荨麻疹、喉头水肿、全身性水肿、感觉降低、休克、支气管痉挛、胃肠痛性痉挛和呕吐。有少数患者可能产生心力衰竭、肺水肿及 DIC。其他条件如血管迷走神经反应、通气过度、癔球症和遗传血管性水肿可能模拟的多种过敏反应，应该排除在开始攻击疗法之前。

A. 过敏反应是与多种因素有关，其中包括食品、药品、昆虫叮咬、乳胶、精液以及锻炼。超过 1/3 的情况下没有可识别的原因。与过敏反应相关的药物包括 β-内酰胺抗生素、磺胺类、麻醉剂、糜木瓜酶、鱼精蛋白、右旋糖酐、疫苗和碘化放射对比造影剂。在任何有过敏反应的患者，医生应注意获得一个完整的接触史，包括以前的任何反应。

B. 局部反应通常由在注射部位出现的发红、肿胀和疼痛组成。系统性体征和症状可能迅速发展。减缓感染位置抗原吸收的措施，如敷用冰或使用静脉（非动脉）阻塞止血带，在患者到达医院以前在实际应用中是有用的。

C. 最初过敏反应处理以气道、呼吸和循环的支持为基础。把所有患者放置于头低脚高位（Trendelenburg position）并给予辅助供氧。心脏或呼吸停止或者严重心律失常的患者，启动基本和高级心脏生命支持措施。

D. 肾上腺素是治疗过敏反应的支柱；没有其他已证明有效的药物。肾上腺素逆转过敏反应介质作用，可能会降低这些介质的进一步释放。在大多数成人，给予 0.3～0.5ml 的 1：1000 溶液皮下注射（儿童 0.01ml/kg）。然而，如果患者处于休克状态，通过中央静脉或灌输到气管的置管给予肾上腺素。如果所需响应没有实现，且没有不良反应发生，10min 内重复给予肾上腺素。监视老年患者，特别是那些有潜在心脏疾病者，需要非常密切的关注。

E. 在严重的支气管痉挛患者，肾上腺素和吸入 β_2 受体激动剂（如沙丁胺醇）是最有效的治疗。没有证据表明静脉茶碱治疗急性、严重的支气管痉挛有效，而且可能增加患心律失常的风险。应该考虑早期的静脉皮质类固醇管理，因为这些药物有一个起效延迟出现。使用甲泼尼龙静脉剂量为 50～125mg/6h。在不太严重的情况下，口服泼尼松可能是可以的。

F. 抗组胺药作为二线治疗在长时间的过程中是有希望的。H1 受体阻断药如苯海拉明或羟嗪有可能有效，尤其是在瘙痒的治疗上。患者有长时间或难治的情况发生时，加入 H2 受体阻断药也许有帮助，如雷尼替丁 50mg 静脉或 150mg 口服。

G. 指导所有过敏反应的患者回避将来刺激药剂的可能暴露。如果知道过敏的起因，应该明显地记录在患者的医疗记录上，特别是药物诱发的过敏反应。因为现有疗法与 β 受体阻滞剂或血管紧张素转化酶（ACE）抑制剂可能会恶化过敏反应，如果可能的话这些药品应停用。

H. 在某些情况下特定的预防性治疗可能有所预示。不易避免未来暴露在蜂蜇伤过敏情况下的患者考虑脱敏。经常复发特发性过敏反应的患者，预防性治疗与皮质类固醇和抗组胺药也有效。自我注射包括肾上腺素也可被另外严重反应风险的患者使用。能导致患者冒着的另一个严重反应的风险。

参考文献

Lieberman PL, Kemp SF, Oppenheimer J, et al. The diagnosis and management of anaphylaxis: an updated practice parameter. J Allergy Clin Immunol 2005;115:S483–523.

Neugut AI, Ghatak AT, Miller RL. Anaphylaxis in the United States: an investigation into its epidemiology. Arch Intern Med 2001;161:15–21.

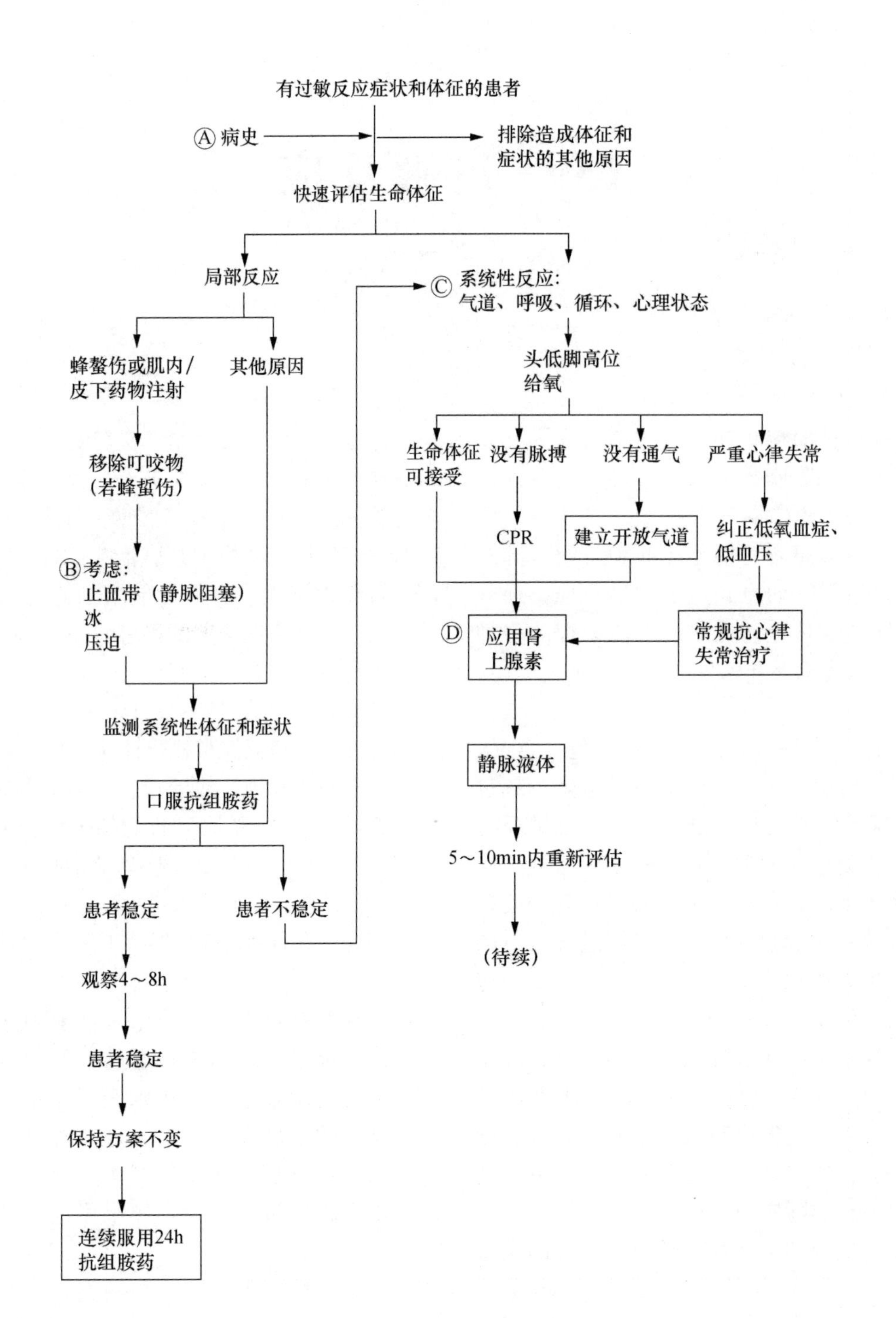
有过敏反应症状和体征的患者
Ⓐ病史
排除造成体征和症状的其他原因
快速评估生命体征
局部反应
Ⓒ系统性反应:
气道、呼吸、循环、心理状态
蜂螫伤或肌内/皮下药物注射
其他原因
头低脚高位
给氧
移除叮咬物
(若蜂蜇伤)
生命体征可接受
没有脉搏
没有通气
严重心律失常
CPR
建立开放气道
纠正低氧血症、低血压
Ⓑ考虑:
止血带(静脉阻塞)
冰
压迫
Ⓓ应用肾上腺素
常规抗心律失常治疗
监测系统性体征和症状
静脉液体
口服抗组胺药
5～10min内重新评估
患者稳定
患者不稳定
(待续)
观察4～8h
患者稳定
保持方案不变
连续服用24h抗组胺药

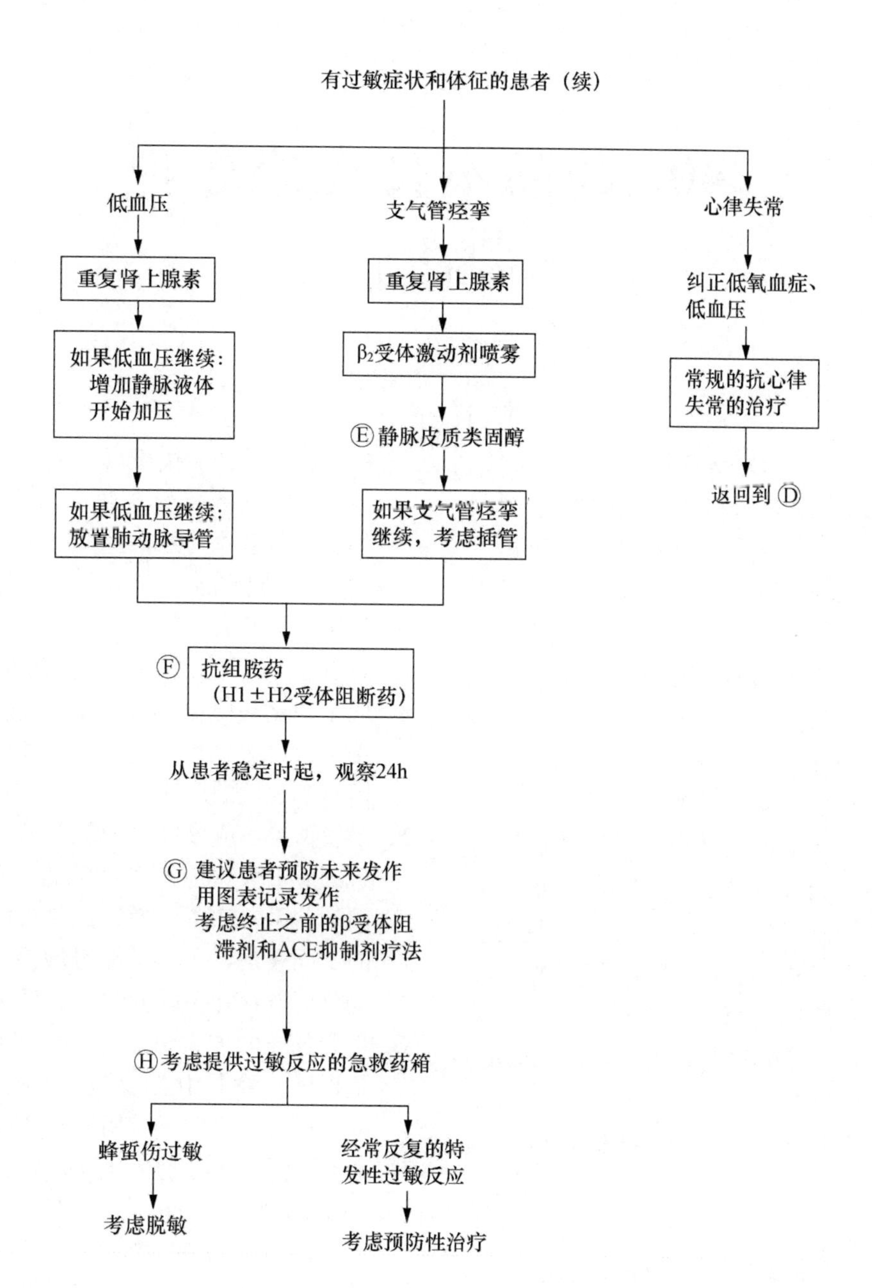
有过敏症状和体征的患者（续）
低血压
支气管痉挛
心律失常
重复肾上腺素
重复肾上腺素
纠正低氧血症、
低血压
如果低血压继续：
增加静脉液体
开始加压
β2受体激动剂喷雾
常规的抗心律
失常的治疗
Ⓔ 静脉皮质类固醇
返回到 Ⓓ
如果低血压继续：
放置肺动脉导管
如果支气管痉挛
继续，考虑插管
Ⓕ 抗组胺药
（H1±H2受体阻断药）
从患者稳定时起，观察24h
Ⓖ 建议患者预防未来发作
用图表记录发作
考虑终止之前的β受体阻
滞剂和ACE抑制剂疗法
Ⓗ 考虑提供过敏反应的急救药箱
蜂蜇伤过敏
经常反复的特
发性过敏反应
考虑脱敏
考虑预防性治疗

240. 药品不良反应评价

Michael D. Katz

董红筠　译

A. 药物不良反应（ADR）是意外的、无意识的、不希望发生的，或对药物或药物治疗过度反应：①需中断药物治疗；②需要改变药物治疗；③需要改变剂量；④需要住院；⑤延长卫生保健设施的时间；⑥需要支持治疗；⑦大大复杂诊断；⑧消极地影响预后；⑨导致临时或永久的伤害、残疾或死亡。药物治疗灾难的概念包括用药错误和ADR。

　　ADR远比很多临床医师认为的要常见。近期的一个对39个前瞻性研究进行的后设分析得出结论，严重的ADR发生在6.7%的住院患者，病死率为0.32%。每年，220万住院患者经历严重的ADR，每年106 000例死亡，使ADR成为美国第四大死因。老年人尤其容易产生ADR。约5%的住院治疗造成了ADR。据估计，11%的住院患者经历ADR，其中2.1%被认为是严重的。许多ADR是可以预防的。

B. 评估任何患者接受药物活性物质（包括诊断用药和替代产品）而出现不良事件以发现ADR。用药错误，包括不当的处方、配药或服药的错误，都是可能的ADR原因，标准药物信息资源可以从侧面帮助定义药品的不利影响。然而，关于新上市的药品可能很难获得这种信息。

C. 时序属性的建立往往是评估最困难的部分。大多数ADR在第一天或二次治疗且大多在治疗第二周期表现出来。时序关系因药物、患者和反应而有所不同。比较反应开始的时间与预期（基于之前报告的反应或者已知或提出的病理生理机制），以建立一个明确的时序关系。若未见怀疑药物的反应，比较同一类中类似制剂或药物。考虑到患者特异性（如Ⅰ型超敏反应可能会在曾暴露的患者中立即表现而在从未暴露患者中延迟5～10天）。

D. 如果可能，停止所有潜在的违规药物。然而，决定停止药物取决于反应的严重性、药品的有效性、持续治疗的需要及治疗选择的可用性。如果使用替代药物，选择一个不太可能导致相同ADR的药品。

E. 像反应的开始一样，结局因反应的特殊本质和患者情况而不同。要注意的是，某些不良反应，如氨基糖苷类的耳毒性或两性霉素B的肾毒性，可能只有经过长时期才能被解决或可能留有永久性的后遗症。

F. 激发试验不应该被采取除非好处大于风险，而且不应被仅仅应用于确认嫌疑药品和ADR之间的关系。注意，激发试验可能会有不良反应的不同表现，尤其是在过敏反应事件中。这些变化可能存在关联的时序关系或严重反应。

G. 各种各样的方案可用于评估ADR的概率和严重程度。除非引起反应的原因是常见和明确的，这可能有助于应用这些评估患者情况。

H. 美国食品和药物管理局（FDA）医学监视（MedWatch）项目是一个报告不良事件和药品问题的自愿系统。FDA尤其感兴趣的是严重的或不寻常的新反应，以及草药和其他替代医学产品的反应。药品监督网页系统报告可以通过传真提交（1-800-FDA-0178），邮件提交，或在线提交（www.fda.gov/medwatch/）。疫苗相关的ADR应该通过1-800-822-7967报告给疫苗副作用报告系统（VAERS）。

参考文献

American Society of Health-System Pharmacists. ASHP Guidelines on adverse drug reaction reporting and monitoring. Am J Health-Syst Pharm 1995;52:417–419.

Ayaji FO, Sun H, Perry J. Adverse drug reactions: a review of relevant factors. J Clin Pharmacol 2000;40:1093–1101.

Lazarou J, Pomeranz BH, Corey PN. Incidence of adverse drug reactions in hospitalized patients: a meta-analysis of prospective studies. JAMA 1998;279:1200.

Naranjo CA, Busto U, Sellers EM, et al. A method for estimating the probability of adverse drug reactions. Clin Pharmacol Ther 1981;30:239.

Thurmann PA. Methods and systems to detect adverse drug reactions in hospitals. Drug Saf 2001;24:961–968.

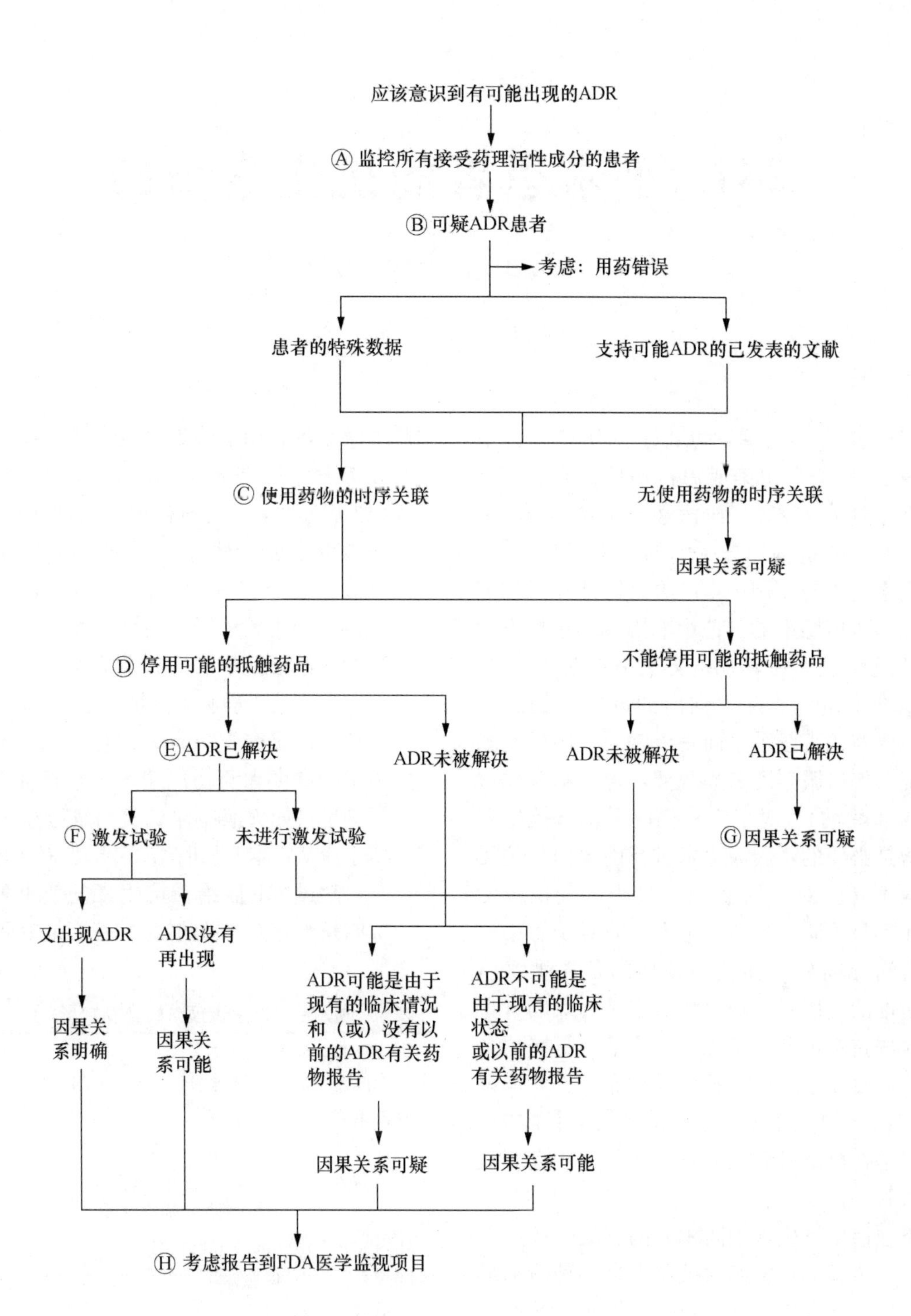
应该意识到有可能出现的ADR
Ⓐ 监控所有接受药理活性成分的患者
Ⓑ 可疑ADR患者
考虑：用药错误
患者的特殊数据
支持可能ADR的已发表的文献
Ⓒ 使用药物的时序关联
无使用药物的时序关联
因果关系可疑
Ⓓ 停用可能的抵触药品
不能停用可能的抵触药品
ⒺADR已解决
ADR未被解决
ADR未被解决
ADR已解决
Ⓕ 激发试验
未进行激发试验
Ⓖ因果关系可疑
又出现ADR
ADR没有
再出现
ADR可能是由于
现有的临床情况
和（或）没有以
前的ADR有关药
物报告
ADR不可能是
由于现有的临床
状态
或以前的ADR
有关药物报告
因果关
系明确
因果关
系可能
因果关系可疑
因果关系可能
Ⓗ 考虑报告到FDA医学监视项目

241. 手术患者的抗生素预防

Brian L. Erstad

董红筠　江智龙　译

A. 根据术后感染的概率，可将手术切口分为清洁、清洁-污染、污染或污秽伤口。清洁伤口的感染率通常<2%，而污秽伤口约为40%。但是，不同的机构同样手术的感染率却不同。在抗生素的预防使用中，应考虑医师和机构的个体性。术后感染的其他影响因素，包括不同疾病的危险性，在其他地方另有描述。（见Mangram et al.）。除了列出的抗生素的决策树，还要在结直肠手术前一天常规使用机械肠道清洗（如口服聚乙二醇溶液，含或不含比沙可啶的磷酸钠）。对于腹外伤的手术，抗生素的预防是必要的，因为手术进行前损伤部位无法精确确定。对于污秽手术过程，应积极治疗，而不是预防。虽然，指南说明对于污染伤口也有治疗需要（如结肠损伤的延迟手术），但预防性的使用对于部分病例也是有效的（如快速灌洗技术的较小破裂）。局部应用抗菌药物冲洗、浸渍或巩固涂抹以及纱布填充，应该可以达到与同类手术静脉滴注预防同样的效果，但是在可以可靠地推荐之前仍需要良好设计的试验去证实。

B. 不要单独使用抗生素预防术后的感染。按照普遍标准，全髋关节置换术被认为是一种清洁操作，但术后的假体感染可能是灾难性的。因此，给予充足调整预防后可大幅度降低难以接受的并发症的发病率。

C. 相比其他抗生素（如头孢呋辛），头孢唑林是预防清洁伤口的标准抗生素。头孢唑林价格低廉，半衰期适中，抗菌谱较广，疗效较好。对于β-内酰胺过敏的患者，可用克林霉素或万古霉素取代头孢唑林。另外，若已证明感染耐甲氧西林金黄色葡萄球菌或表皮葡萄球菌的高概率，万古霉素可用于假体材料或装置的手术（如全髋关节置换术），但并不作为常规用药，以防万古霉素耐药细菌。

D. 如果是混合菌群感染（及清洁-污染过程），可以考虑使用需氧菌和厌氧菌活性抗生素合用（如头孢西丁、头孢替坦、头孢唑林加甲硝唑，庆大霉素加克林霉素）。在结直肠手术中，静脉滴注复合需氧/厌氧活性抗生素是否比口服抗生素和机械灌肠更有效，目前尚未定论。但是静脉给予抗生素已成为常规。

首次给予静脉滴注抗生素60min（万古霉素或环丙沙星需120min）以保证浓度充足。依据手术的进度和药物代谢动力学特征，增加抗生素剂量（如头孢唑林二次剂量应给予4h，头孢西丁应从手术开始时给予2h）。对于心脏手术而言，超过24h后给予抗生素的效果欠佳（除非标明是治疗而非预防）。推荐剂量参见表1。

表1　成人手术抗生素预防的药物剂量*

药物	剂量
头孢唑林	1～2g 静脉滴注
头孢西丁	1～2g 静脉滴注
万古霉素	1g　静脉滴注
克林霉素	600～900mg 静脉滴注
庆大霉素	1.5～2mg/kg 静脉滴注（若超过理想体重30%则使用调整体重）
环丙沙星	400mg　静脉滴注
红霉素	1g 口服×3†
新霉素	1g 口服×3†

* 对于肥胖患者和术中失血过多患者应增加剂量

† 在手术前一天的13点、14点以及23点使用

参考文献

American Society of Health-System Pharmacists. ASHP therapeutic guidelines on antimicrobial prophylaxis in surgery. Am J Health-Syst Pharm 1999;56:1839.

Bratzler DW, Houck PM. Antimicrobial prophylaxis for surgery: an advisory statement from the National Surgical Infection Prevention Project. Clin Infect Dis 2004;38:1706.

Mangram AJ, Horan TC, Pearson ML, et al. Guideline for prevention of surgical site infection, 1999. Infect Control Hosp Epidemiol 1999;20:247.

National Nosocomial Infections Surveillance System. National Nosocomial Infections Surveillance (NNIS) report, data summary from October 1986–April 1996, issued May 1996. Am J Infect Control 1996;24:380.

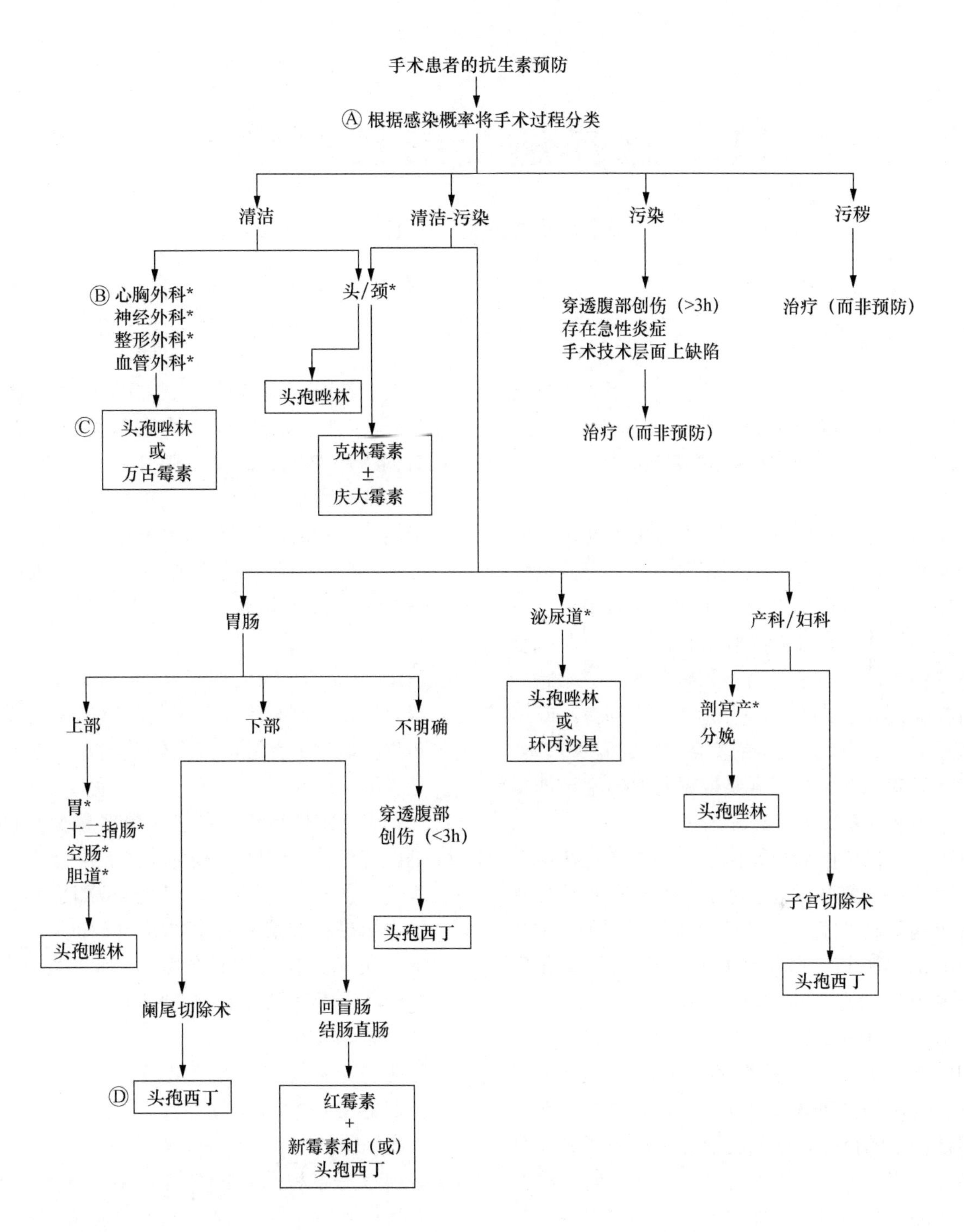

手术患者的抗生素预防
Ⓐ 根据感染概率将手术过程分类
清洁
清洁-污染
污染
污秽
Ⓑ 心胸外科*
神经外科*
整形外科*
血管外科*
头/颈*
穿透腹部创伤（>3h）
存在急性炎症
手术技术层面上缺陷
治疗（而非预防）
头孢唑林
Ⓒ 头孢唑林
或
万古霉素
克林霉素
±
庆大霉素
治疗（而非预防）
胃肠
泌尿道*
产科/妇科
上部
下部
不明确
头孢唑林
或
环丙沙星
剖宫产*
分娩
胃*
十二指肠*
空肠*
胆道*
穿透腹部
创伤（<3h）
头孢唑林
头孢唑林
头孢西丁
子宫切除术
头孢西丁
阑尾切除术
回盲肠
结肠直肠
Ⓓ 头孢西丁
红霉素
+
新霉素和（或）
头孢西丁

*仅高风险过程

242. 选择适当的抗菌治疗

Michael D. Katz

董红筠　译

选择适当的抗菌治疗应基于几个因素，包括治疗的病原体、抗菌谱和患者的各种特定因素。抗生素的选择应该有良好的理论基础。

A. 经验治疗是以对感染或临床综合征的初步诊断为基础。特别是在医院临床背景下，经验治疗应用广泛，被设计出应对在特殊患者中最有可能的病原体。在开始经验治疗前，需要获取合适的病原体样本进行培养和敏感测定。当感染潜在而迅速威胁生命（败血症、肺炎），或引起显著的发病率（尿路感染、严重痢疾）时，进行经验治疗。治疗需要根据有效的基于证据的指南而非药商的广告和销售。

B. 感染部位最可能的病原体或许是由于：在这个位置的正常菌群引起，对于各种器官或组织的特定病原体向性，以及患者特异性因素如之前的抗菌治疗、医院和社区获得性感染和患者的免疫状态。不是所有可能的病原体都需要覆盖——只需那些最有可能的。对在常见的细菌性病原体中耐药性的急诊，如肺炎链球菌、金黄色葡萄球菌及肠球菌，以及这些有机体社区中的传播，造成决定使用抗生素更加复杂。临床医生必须了解常见病原体当前局部的耐药性特征和主导增加耐药性的影响因素。某些药物（如万古霉素和利奈唑胺）的使用，需要依据严格的指南以减少耐药性的发展和传播。

C. 患者特异性因素包括：之前抗生素不良反应史，患者年龄，妊娠或哺乳，伴随药物，排泄器官功能，免疫状态，和感染部位等。对于严重病患，静脉注射能够更好地确保充足的药物集中到感染部位。

D. 联合疗法应用于：要求广谱覆盖时（败血症），多重感染中（腹膜内脓肿），为了预防耐药性的紧急情况（结核病），或为了提供抗菌协同（链球菌性心内膜炎，β-内酰胺类/氨基糖苷类对铜绿假单胞菌感染，两性霉素/5-氟胞嘧啶对隐球菌性脑膜炎）。

E. 药物治疗的成本不仅是药物成本，还包括给药方式、供应和监测的成本。在其他因素相同的情况下，选择花费最少的方案。然而，治疗效果是最重要的。

F. 确定性治疗发生在微生物学和临床诊断确认的情况下。确定性治疗是窄谱的且通常只需一种药物。如果患者之前接受经验治疗，需要决定是否继续治疗。

G. 在决定确定性治疗时易感性数据是有效的，但是也有陷阱。如果易感性数据不符合该种有机体通常的模式，那么信息的可靠性就值得怀疑。如果存在最小抑菌浓度（MIC），一般来说，任何药物的敏感 MIC 范围将是有效的。在标准实验室方法下，一些形式的抗生素耐药性可能无法发现。

H. 即使培养结果阳性，广谱治疗可能仍需进行，特别是在免疫抑制的患者。抗菌疗法选择以在临床判断和实验室数据为基础。

I. 必须考虑各种药物的具体因素。某些药剂不能渗透到特定的组织（如氨基糖苷类在中枢神经系统感染中，万古霉素在肺部感染中）。如果考虑一个相对较新的抗菌药物，需要这种感染的临床试验疗效记录与传统方案比较。考虑药物毒性；储备更多的有毒药物（氨基糖苷类、两性霉素 B）对患者存在更高的风险。

J. 如果患者无严重疾病且有足够的胃肠道功能，尽快给予口服抗菌药物。然而，在某些情况下，如果口服剂那是不适于特定的感染，则长期应用或家庭静脉使用抗菌治疗。

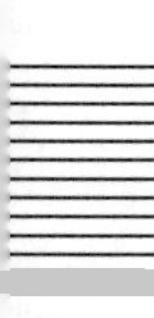

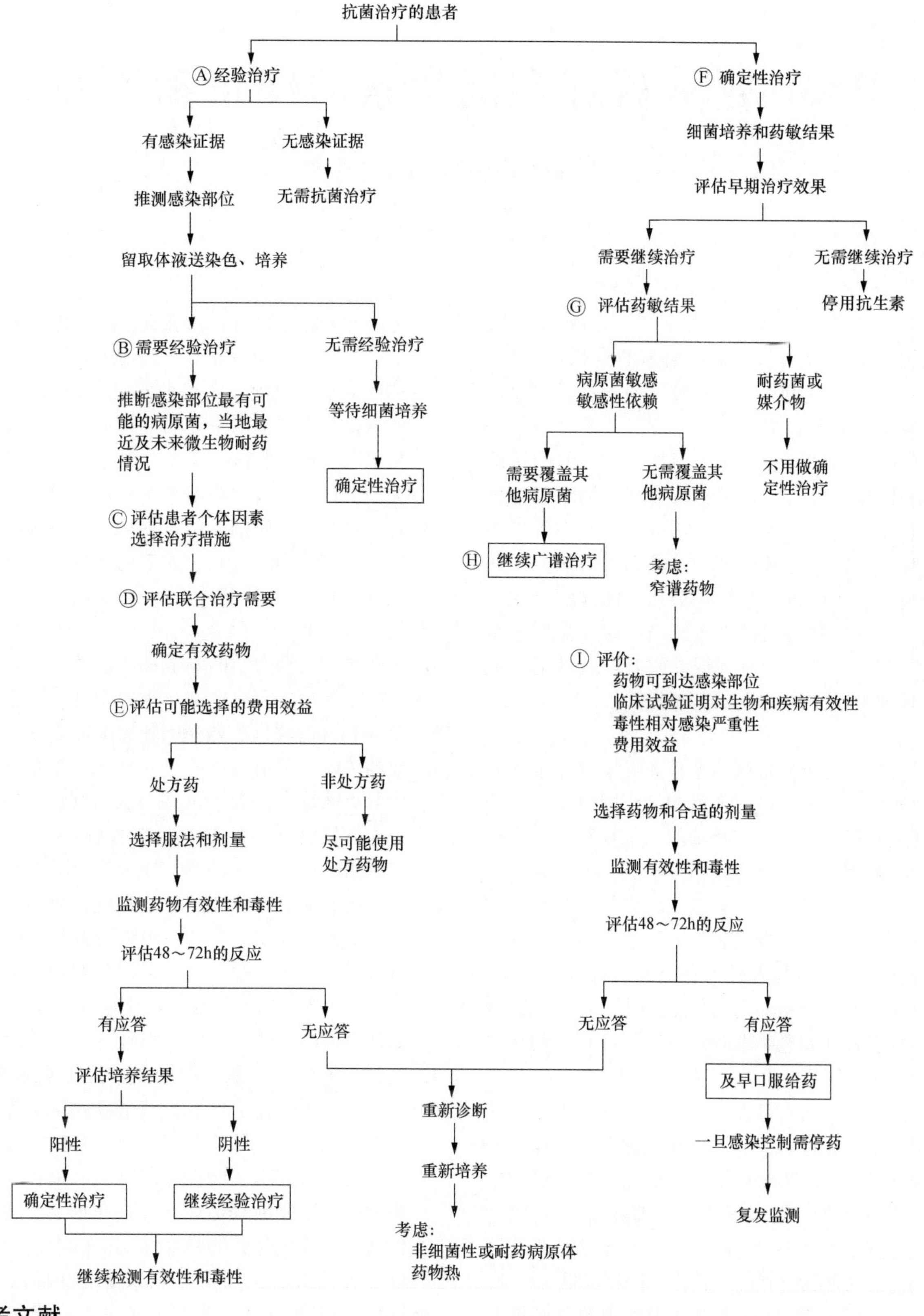

参考文献

Avorn J, Solomon DH. Cultural and economic factors that (mis)shape antibiotic use: the nonpharmacologic basis of therapeutics. Ann Intern Med 2000;133:128–135.

Burgess DS, Abate BJ. Antimicrobial regimen selection. In DiPiro JT, Talbert RL, Yee CG, et al, eds. Pharmacotherapy: A Pathophysiologic Approach, 6th ed. New York: McGraw-Hill, 2005:1909–1919.

Centers for Disease Control and Prevention. Antibiotic/antimicrobial resistance. Available at www.cdc.gov/drugresistance/publications.htm. Accessed March 23, 2006.

Choice of antibacterial drugs. Treat Guidel Med Lett 2004;2:13–26.

Infectious Diseases Society of America Standards. Practice guidelines and statements. Available at www.idsociety.org/Content/Navigation-Menu/Practice_Guidelines/Standards_Practice_Guidelines_Statements/Standards,_Practice_Guidelines,_and_Statements.htm. Accessed August 23, 2006.

243. 氨基糖苷类抗生素的使用和监测

Brian L. Erstad

董红筠　江智龙　译

氨基糖苷类中的庆大霉素（G）、妥布霉素（T）和阿米卡星（A）是一系列的抗感染药物。它们是注射类抗生素，具有极好的活性，主要用于对抗革兰阴性需氧杆菌，还有一些重要的例外（如嗜麦芽寡养单胞菌）。这药物具有类似的抗菌谱，所以妥布霉素对耐庆大霉素株的铜绿假单胞菌很有用，庆大霉素结合青霉素类或万古霉素对于治疗严重的肠球菌或葡萄球菌感染有效。一些传染病专家建议将氨基糖苷类与β-内酰胺类相结合治疗一些生物造成的严重感染，如铜绿假单胞菌，尽管这里几乎没有证据证明其联合效能，假定这种细菌对β-内酰胺类极其敏感。

A. 尽管一个的负荷量氨基糖苷类可以以体重为基础计算，但随后维持剂量的计算则需要考虑患者细胞外容积状态和肾功能。方程和计算机程序都被用于计算氨基糖苷类抗生素的应用剂量，然而每日一次方案涉及较少的混合服药剂量计算，可能较少的负荷密集型给药比常规剂量方法在大多数人群中有类似的效能。然而，很多人群不能被很好地研究（如孕妇），还有一些患者（如老年患者）应用每日一次剂量更倾向于有毒性。

B. 氨基糖苷类与青霉素类之间的干扰作用值得特别注意。在青霉素伴随存在的情况下，体内外氨基糖苷类的浓度可降低。虽然这种显著的干扰作用依靠于很多因素（如特定的氨基糖苷类、剂量方法），但最好通过尽可能的调度这些药剂来使其潜在的干扰作用降到最低。

C. 切记监测患者，并不是仅仅监测血清氨基糖苷类的浓度。潜在的肾毒性和耳毒性引起了很多医院对氨基糖苷类含量测定使用的注意。合理应用时，这些含量测定方法可以成为有价值的监测工具。然而它们并不是对临床评价的替代。氨基糖苷类的水平可能在治疗范围内，但患者并无临床改善，这就需要改变或重新评价治疗方案。预计治疗<5 天且患者肾功能稳定和体液平衡，则不需要监测氨基糖苷类水平。但在氨基糖苷类水平需要监测时，密切关注其集聚和分析是关键。一些意外情况下氨基糖苷类的剂量可能被忽略或给予。血液可于线性包含的氨基糖苷时抽取或不抽取。这种抽取可能发生在不恰当的时候。如果它的水平被规定并抽取正确，在分析之前样本可能未被正确储存。

D. 对药物代谢动力学的峰值和谷值的定义在医学文献中不再标定。本部分内容中峰值水平指一个 30min 的注入后氨基糖苷类抽取 30min 后的血药浓度。谷值是下一剂量注入之前的 30min 内的血药浓度。对于每日一次的剂量，一些调查人员建议在剂量给予后单水平拖拽 6～14h，随后的通过列线图调整。作为一个更直观的替代（峰值水平的相似假定），临床医师可得出一单独低值，应该在每日一次给药后<0.5mg/L。每日一次服药，意外的氨基糖苷类积累应当反映为一个提高的谷值浓度，这是主要被关注的。如果发现这种积累，需要进行药代动力学咨询。

E. 通过对革兰阴性菌活性增强的抗生素的介绍，使得临床医生在治疗这类感染方面有了更多的选择。然而，当氨基糖苷类被用来抵抗细菌或协同用来对抗革兰阳性球菌时，对患者进行恰当的监测以降低肾毒性和耳毒性是必要的。人们认为氨基糖苷类的肾毒性主要由于给予多种日常剂量来延长周期（即浓度时间曲线下区域）。和氨基糖苷类毒性有关其他因素包括肝病，休克，充血性心力衰竭，以及患者的年龄和性别（老人和女性中更高）。因为肾毒性和耳毒性最可能发生在那些延长氨基糖苷类治疗疗程的患者身上，治疗应限制在清除感染必要的最短疗程内。

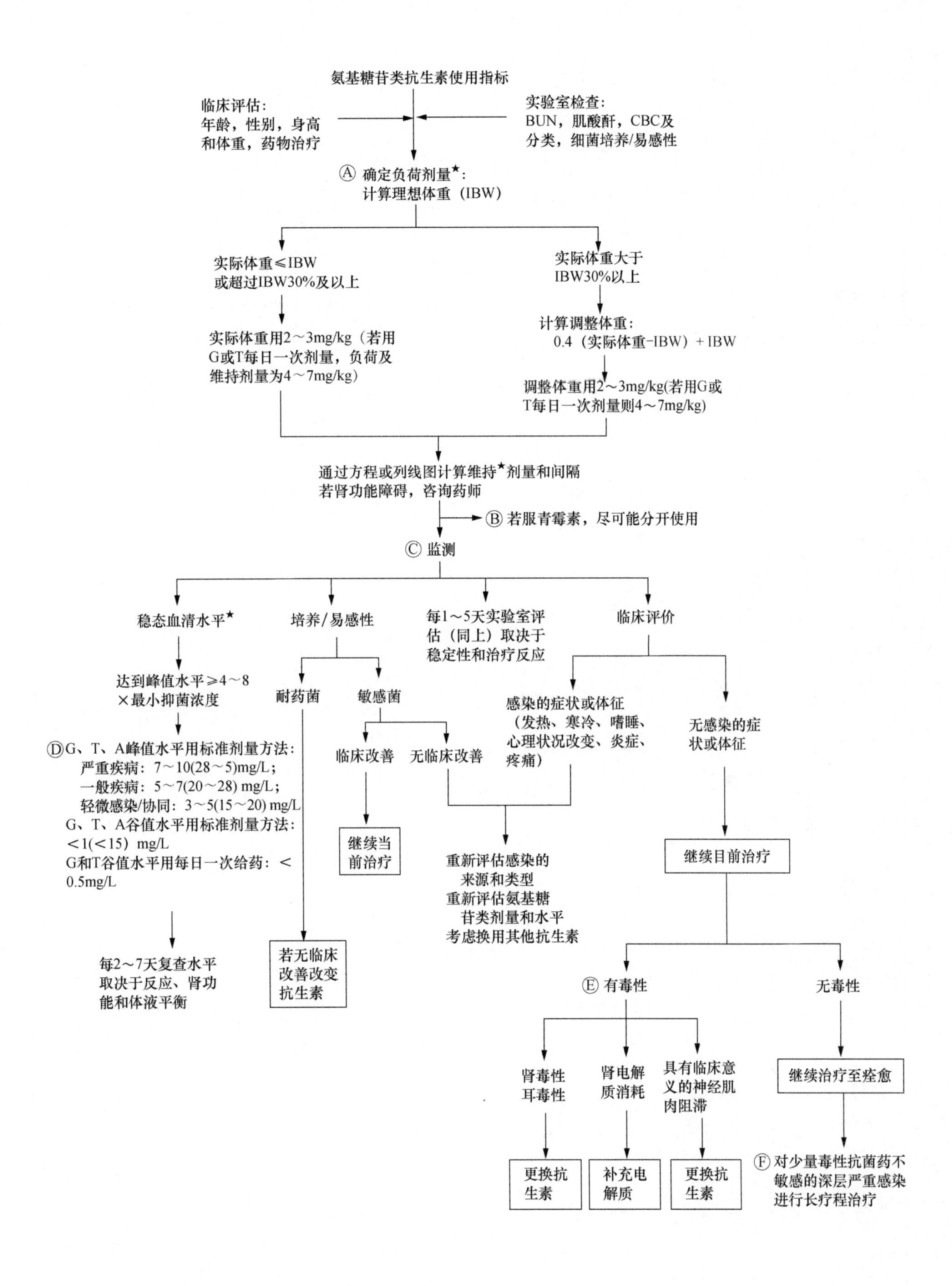

★对于危急患者使用剂量范围的上限，而为了协同增效则使用剂量范围的下限

F. 氨基糖苷类治疗的最佳时期还未研究充分。一般来说，延长疗程（数周）对更严重的感染如因对其他抗生素耐药的革兰阴性菌造成的骨髓炎是必需的。简单的伤口或尿路感染常常在氨基糖苷类治疗 3～5 天之后得到解决。考虑部位、严重性以及临床反应再决定中止治疗的时间。

参考文献

Barletta JF, Johnson SB, Nix DE, et al. Population pharmacokinetics of aminoglycosides in critically ill trauma patients on once-daily regimens. J Trauma 2000;49:869.

Bliziotis IA, Samonis G, Vardakas KZ, et al. Effect of aminoglycoside and β-lactam combination therapy versus β-lactam monotherapy on the emergence of antimicrobial resistance: a meta-analysis of randomized, controlled trials. Clin Infect Dis 2005;41:149.

Henderson JL, Polk RE, Kline BJ. In vitro interaction of gentamicin, tobramycin, and netilmicin by carbenicillin, azlocillin, or mezlocillin. Am J Hosp Pharm 1981;38:1167.

Nicolau DP, Freeman CD, Belliveau PP, et al. Experience with a once-daily aminoglycoside program administered to 2,184 adult patients. Antimicrob Agents Chemother 1995;39:650.

Prins JM, Weverling GJ, De Blok K, et al. Validation and nephrotoxicity of a simplified once-daily aminoglycoside dosing schedule and guidelines for monitoring therapy. Antimicrob Agents Chemother 1996;40:2494.

Rybak MJ, Abate BJ, Kang L, et al. Prospective evaluation of the effect of an aminoglycoside dosing regimen on rates of observed nephrotoxicity and ototoxicity. Antimicrob Agents Chemother 1999;43:1549.

244. 血药浓度的使用和评价

Jason M. Rominski，Kathryn R. Matthias，Brian L. Erstad

董红筠 译

A. 某些药物有一个狭窄治疗指数（NTI），即血药浓度（SDL）有一个具有一定治疗效果且产生最小毒性风险的狭窄范围。NTI 的药物包括卡马西平、地高辛、苯妥英、普鲁卡因胺、奎尼丁、茶碱、锂、环孢素以及氨基糖苷类抗生素（见氨基糖苷类抗生素的使用和监测部分）。当 SDL 和药理作用有已知的相关联系时，SDL 检测是有用的。实验室 SDL 检测的可利用性并不意味着其可测量既定患者的 SDL。一些药物只有在某些特定情况下才会监测其 SDL［如阿司匹林在川崎（Kawasaki）综合征中］。在获得 SDL 之前，考虑药物和 SDL 的需要非常重要，包括临床治疗目标的评价、用来评估这些目标的测量结果，以及基于药物剂量和治疗长度的毒性风险。应考虑使用具有相近效果的毒性较低的替代药物。SDL 检测是监测治疗效果的一种工具，但其本身并不是一个结果。

B. 适当的治疗药物监测（TDM）需要在一个适当的时间获取 SDL 监测特定药物治疗效果，以最大程度地提高疗效并降低毒性。

C. 使用药代动力学计算或列线图往往有助于在 SDL 基础上开发一种特定患者的给药方案。应获取患者的具体参数，如体重、身高、年龄、性别、肝肾功能，因为这些因素可能会对 SDL 和药物治疗反应有影响。

D. 大多数 NTI 药物的药物治疗或参考值范围都是基于谷值血水平，通常定义为在下一个药物剂量发挥作用之前，SDL 维持不超过 30min。过早的测定 SDL 可能会导致报道出错误的高水平结果，造成错误数据和治疗中进行不适当的改变。如果血液在药物（如地高辛）的注入和分布阶段被抽取就特别容易出问题。分布相期间，血浆中的药物与分布到血管外液体和组织中的药物浓度相平衡。

E. 患者的药物反应被认为比报道的 SDL 更为重要。取得理想治疗效果是首要目的，而 SDL 检测只是补充临床反应的工具。

F. 基于 SDL 的给药方案更改应慎重考虑。应考虑到一种剂量改变引起的全部利弊。例如，当茶碱水平已准确报道为 19μg/ml（治疗量 10～20μg/ml），而患者并无临床改善时，更谨慎的做法是增加一个额外的治疗或换用可替代性药物，而不是获得一个较高的 SDL。另外，基于 SDL 的任何药物剂量调整应优先考虑可能的药物相互作用和患者的药物时间依从性。

G. 当达到稳定状态（SS）后抽取患者血液测得的 SDL 往往更加有用。SS 是指具有线性动力学关系的药物其给药速率等于药物的清除速率。在药物达到 SS 之前抽血并测定 SDL，可能会得到相对于 SS 时低于预期的水平。4～5 个药物半衰期后可达到 SS，独立于给定剂量的数量。因此，计算一种药物何时达到 SS 时，临床医生必须先为特定患者（包括肝肾功能障碍的影响）估计药物的半衰期。如果给予一个负荷剂量的药物，那么达到 SS 之前可能会出现一个高于预期的 SDL。

H. 某些高蛋白结合药物，如苯妥英和水杨酸盐类，其总体（蛋白结合或游离药物）浓度 SDL 的评估应基于许多因素的作用，包括患者的血清白蛋白水平、肾功能、某些其他药物的同时服用以及其他任何在调整剂量之前可能改变蛋白结合度的因素。

参考文献

Holford NHG. Pharmacokinetics and pharmacodynamics: rational dosing and the time course of drug action. In Katzung BG, ed. Basic and Clinical Pharmacology, 9th ed. New York: McGraw-Hill, 2004: 35–50.

McCormack JP, Brown G. Rational use of drug concentration measurements. In Murphy JE, ed. Clinical Pharmacokinetics, 3rd ed. Bethesda, MD: American Society of Health-System Pharmacists, 2005:15–21.

Touw DJ, Neef C, Thomson AH, et al. Cost-effectiveness of therapeutic drug monitoring: a systemic review. Ther Drug Monit 2005;27(1): 10–17.

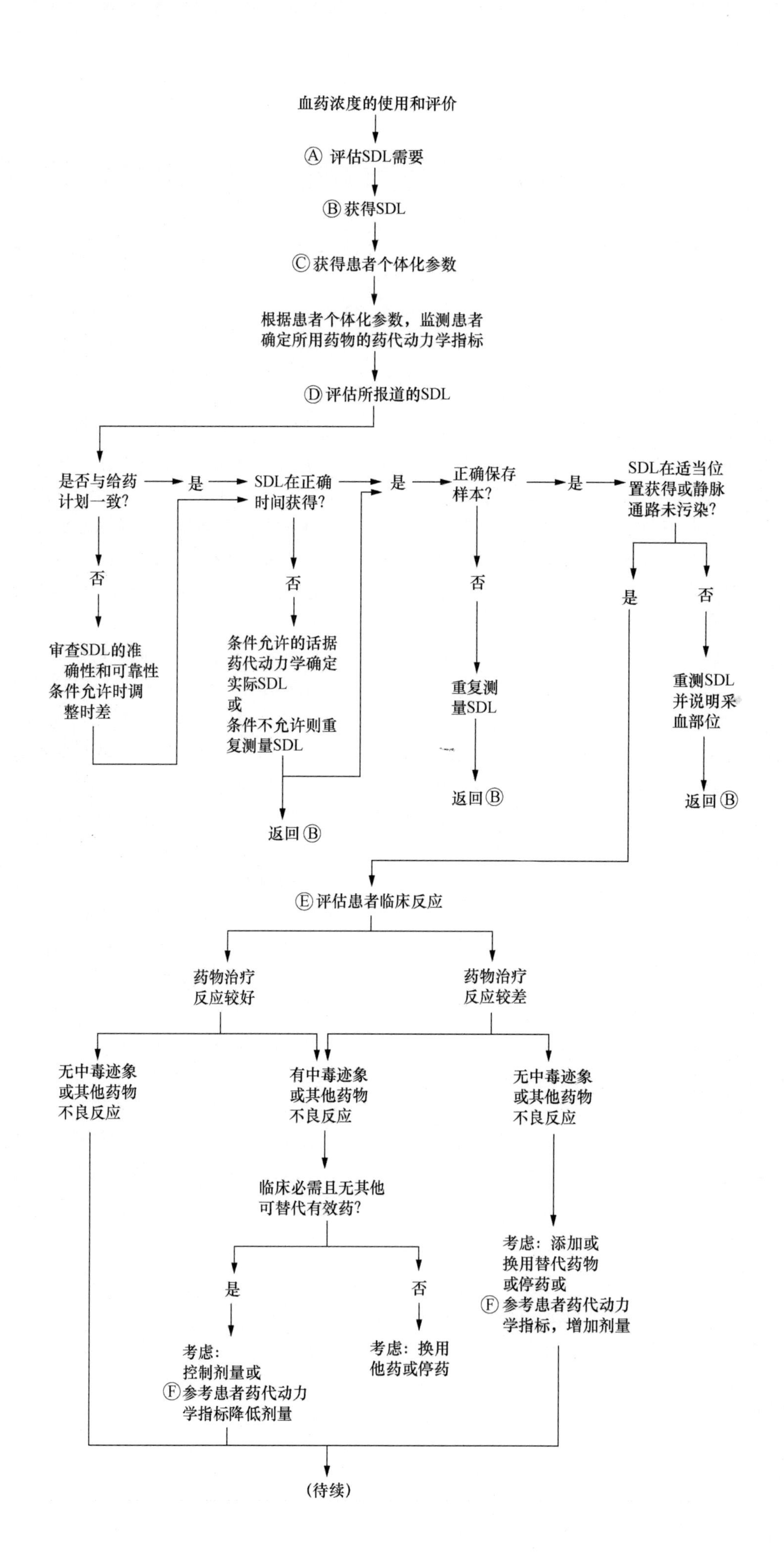
血药浓度的使用和评价
Ⓐ 评估SDL需要
Ⓑ 获得SDL
Ⓒ 获得患者个体化参数
根据患者个体化参数，监测患者
确定所用药物的药代动力学指标
Ⓓ 评估所报道的SDL
是否与给药
计划一致?
是
SDL在正确
时间获得?
是
正确保存
样本?
是
SDL在适当位
置获得或静脉
通路未污染?
否
审查SDL的准
确性和可靠性
条件允许时调
整时差
否
条件允许的话据
药代动力学确定
实际SDL
或
条件不允许则重
复测量SDL
返回 Ⓑ
否
重复测
量SDL
返回 Ⓑ
是
否
重测SDL
并说明采
血部位
返回 Ⓑ
Ⓔ 评估患者临床反应
药物治疗
反应较好
药物治疗
反应较差
无中毒迹象
或其他药物
不良反应
有中毒迹象
或其他药物
不良反应
无中毒迹象
或其他药物
不良反应
临床必需且无其他
可替代有效药?
是
否
考虑:
控制剂量或
Ⓕ 参考患者药代动力
学指标降低剂量
考虑：换用
他药或停药
考虑：添加或
换用替代药物
或停药或
Ⓕ 参考患者药代动力
学指标，增加剂量
(待续)

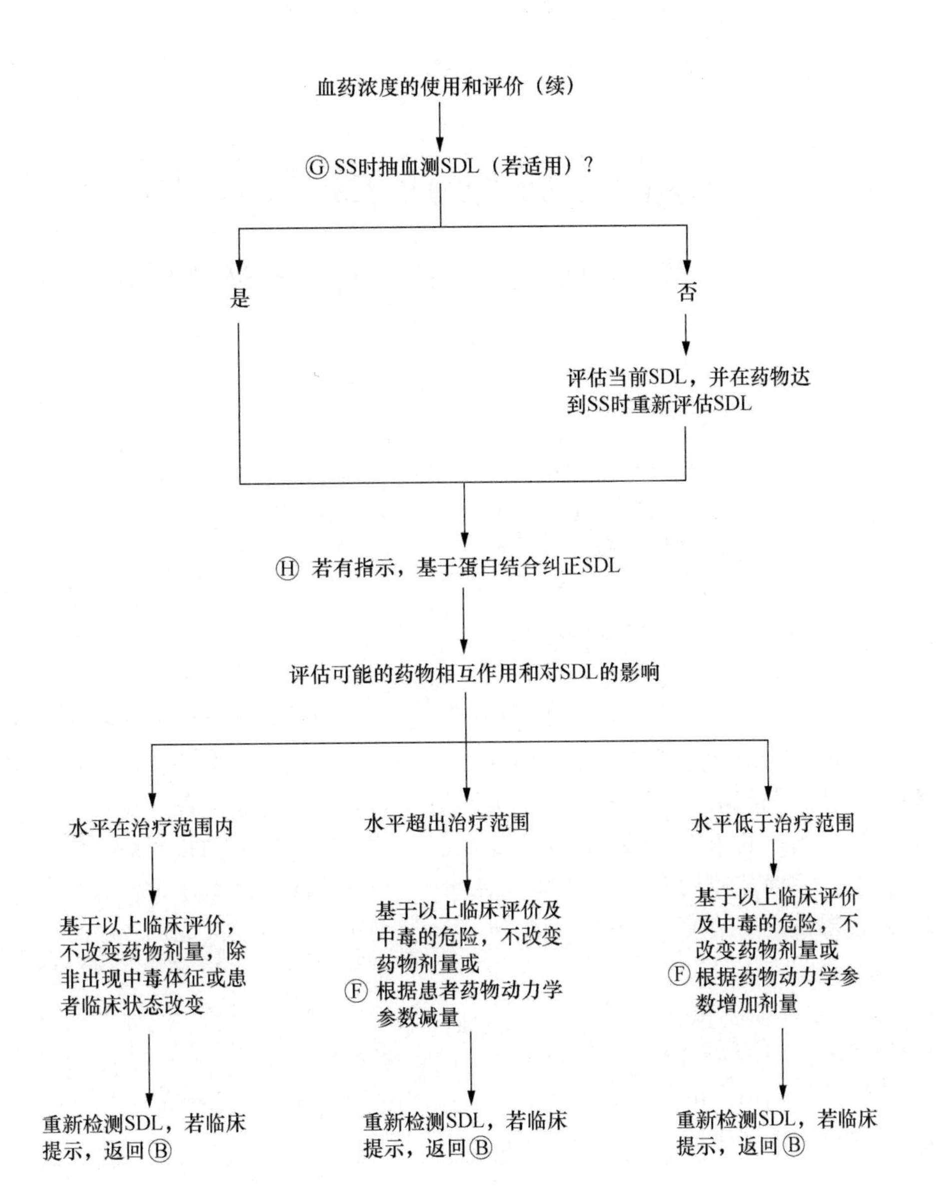
血药浓度的使用和评价（续）
Ⓖ SS时抽血测SDL（若适用）？
是
否
评估当前SDL，并在药物达到SS时重新评估SDL
Ⓗ 若有指示，基于蛋白结合纠正SDL
评估可能的药物相互作用和对SDL的影响
水平在治疗范围内
水平超出治疗范围
水平低于治疗范围
基于以上临床评价，不改变药物剂量，除非出现中毒体征或患者临床状态改变
基于以上临床评价及中毒的危险，不改变药物剂量或
Ⓕ 根据患者药物动力学参数减量
基于以上临床评价及中毒的危险，不改变药物剂量或
Ⓕ 根据药物动力学参数增加剂量
重新检测SDL，若临床提示，返回Ⓑ
重新检测SDL，若临床提示，返回Ⓑ
重新检测SDL，若临床提示，返回Ⓑ

245. 万古霉素血药浓度的使用及评估

Jason M. Rominski, Kathryn R. Matthias

董红筠 译

A. 万古霉素是20世纪50年代发现的一种糖肽类抗生素，主要用于革兰阳性细菌的感染。尽管万古霉素曾经因为其含有较多的杂质（发酵液培养基中的杂质），一度被称为“密西西比河烂泥”，但是先进的纯化技术改变了药物的品质和不良反应。随着万古霉素安全性的提高和多点耐药细菌比例的上升，万古霉素逐渐应用于经验性和针对性的抗菌治疗之中。当使用万古霉素进行经验性的抗菌治疗时，需要着重考虑可能的致病菌、当地的菌群敏感性以及全国公认的治疗指南。在确定使用万古霉素后，必须及时监测万古霉素血药浓度（VSDL）。虽然许多医学专家强调监测VSDL的重要性，但在监测过程中需要考虑临床治疗效果。病情较轻、短期治疗的患者不需要监测VSDL，但对于肾功能不全需要长期治疗的患者、肾功能不稳定的患者以及难治性感染的患者，需要监测VSDL。

B. VSDL大多处于谷值水平，有时处于峰值水平。关于峰值的定义尚存在争议，但是峰值大多出现在注射后30～90min。而谷值VSDL出现在下次注射前的60min之内。建议待药物在体内达到平衡后，再测定VSDL。患者的相关指标，如肾功能、年龄、体重、感染状态、合并症以及给药途径，都应该包括在VSDL测定中（详见血药浓度的使用和评价）。

C. 万古霉素的治疗效果要比是否把VSDL监测纳入标准治疗更重要（详见血药浓度的使用和评价）。

D. 如果患者白细胞计数、体温升高、影像学表现以及其他炎症指标的异常在一定时间内得不到缓解，万古霉素的治疗有可能需要加强或万古霉素就不是这种感染合理的抗菌药物。应考虑其他临床原因。

E. 如果存在万古霉素毒性的症状和体征，如白细胞减少、血小板减少症、耳毒性或肾毒性，可以考虑换用其他的抗生素。如果出现其他的副作用，如肌痛、“红人”综合征、低血压以及血栓性静脉炎，则根据剂量通过中心静脉导管输注万古霉素的时间不超过60min。

F. 如果监测了多VSDL，并想得到药物动力学评估，可以咨询临床药物专家。许多患者在根据治疗时间长度并不需要多次监测VSDL，短期治疗也不需要监测VSDL，除非肾功能有所损害。肾功能波动和病情不稳定的患者应多次监测VSDL。接受连续性肾代替疗法（CRRT）、血液透析以及其他肾治疗的患者需要评估。

G. 剂量的调整可以通过改变剂量、管理的频率，或两者兼而有之。增加剂量可以增加峰值浓度和浓度高于所需低谷水平的时间。增加管理的频率可以减少对峰值水平（在稳定状态）的影响，并提高增加低谷水平。该方法增加剂量频率通常是更适用于万古霉素，因为它表现出时间依赖而不是浓度依赖性杀伤。

H. 评估患者的VSDL应该包括临床状态、培养结果以及药物到感染部位的预计渗透性。VSDL谷值水平范围在大多数感染报告为5～15μg/ml。最近，临床实践趋势已经用VSDL谷值目标15～20μg/ml，用于万古霉素渗透性相对较差的部位的感染，如肺和骨。峰值VSDL目标达到30～40μg/ml；但是，这些范围是经验性的，且文献支持资料有限。

I. 万古霉素可连续推注在血液中维持一个较恒定的药物浓度，对于时间依赖性杀伤的药剂理论上是有利的。肺、脑脊液和骨往往万古霉素渗透性差，达到的水平将大大低于VSDL报道。如果感染的部位是难渗透的组织，随机VSDL应该定位于预期范围的上限。尽管SDL在24h内相对稳定，药物暴露通常是小于间歇加药方案。

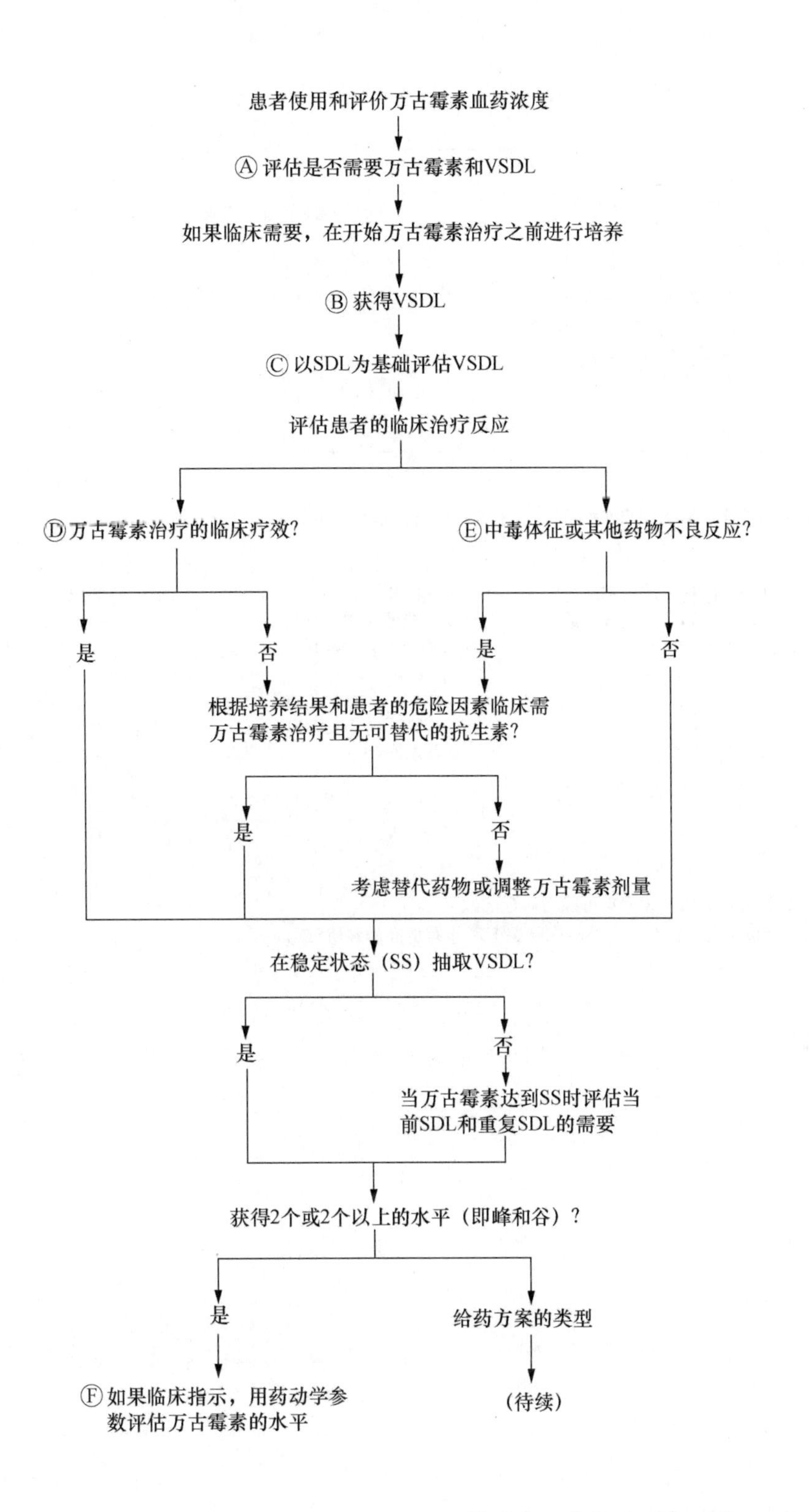

参考文献

American Thoracic Society; Infectious Diseases Society of America. Guidelines for the management of adults with hospital-acquired, ventilator-associated, and healthcare-associated pneumonia. Am J Respir Crit Care Med 2005;171:388–416.

Baddour LM, Wilson WR, Bayer AS, et al. Infective endocarditis. Circulation 2005;111:e394–434.

Darko W, Medicis JJ, Smith A, et al. Mississippi mud no more: cost-effectiveness of pharmacokinetic dosage adjustment of vancomycin to prevent nephrotoxicity. Pharmacotherapy 2003;23(5):643–650.

Kitzis MD, Goldstein FW. Monitoring of vancomycin serum levels for the treatment of staphylococcal infections. Clin Microbiol Infect 2006;12(1):92–95.

Tunkel AR, Hartman BJ, Kaplan SL, et al. Practice guidelines for the management of bacterial meningitis. Clin Infect Dis 2004;39:1267–1284.

Vuagnat A, Stern R, Lotthe A, et al. High-dose vancomycin for osteomyelitis: continuous vs. intermittent infusions. J Clin Pharm Ther 2004;29(4):351–357.

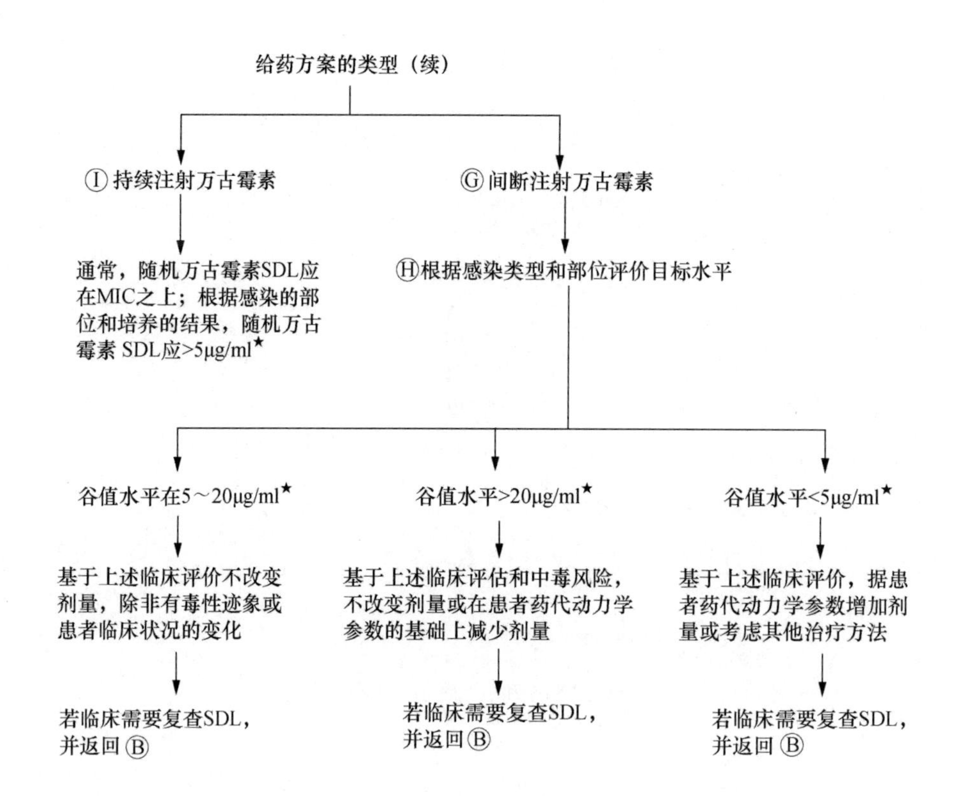

★推荐的目标谷值万古霉素SDL可能受客观的改变
最近的文献报道表明，在特定的临床状态下可能有更高的谷值SDL